炎症性肠病丛书

本系列图书受"胆固醇 25- 羟化酶（CH25H）在炎症性肠病中的作用及机制研究，国家自然科学基金，82370529""基于中国队列多组学分析的炎症性肠病精准诊疗技术研发及应用，广州市科技计划重点研发，2024B03J0466"项目出版资助

溃疡性结肠炎

——基础研究与临床实践

（第 2 版）

主　编　李明松　朱维铭
　　　　陈白莉　刘占举
　　　　刘小伟　周　伟
　　　　周智洋　董卫国

中国教育出版传媒集团
高等教育出版社·北京

内容简介

　　本书基于目前关于溃疡性结肠炎的最新研究成果，全面、系统地阐述了溃疡性结肠炎的流行病学、病因学、病理学、内镜学、影像学及实验室检查；并以此为基础，对溃疡性结肠炎的诊断、鉴别诊断、内科治疗、内镜治疗、外科治疗、营养治疗和精神心理治疗进行了充分的探讨；同时，对溃疡性结肠炎及其诊疗与生育、感染性疾病及癌变的相关性进行了深入分析。此外，本书还对儿童和老年人溃疡性结肠炎的特点及预后、随访和院外管理给予了详细说明，并对提高溃疡性结肠炎患者的生活质量提出了建设性建议。

　　本书文字简明扼要，配有作者们近年来收集和整理的大量典型消化内镜、组织病理学、影像学和临床表现图片，从溃疡性结肠炎的基础到临床所涉及的各个角度和层面，全面展示了溃疡性结肠炎的面貌和特点，为溃疡性结肠炎的临床诊断和治疗提供了清晰的思路。

　　本书不仅可供消化内科、消化内镜、消化外科、儿科、老年科、营养科、病理科及影像科医师及中医医师阅读，而且可作为对溃疡性结肠炎科研感兴趣的基础医学研究者和临床医师不可或缺的参考书。此外，本书对溃疡性结肠炎患者及其家属也是有益的。

图书在版编目（CIP）数据

溃疡性结肠炎：基础研究与临床实践 / 李明松等主编 . ––2 版 . –– 北京 : 高等教育出版社，2025.3.

ISBN 978-7-04-064176-9

Ⅰ. R574.62

中国国家版本馆 CIP 数据核字第 2025NN7332 号

Kuiyangxing Jiechangyan——Jichu Yanjiu Yu Linchuang Shijian

项目策划　李光跃　张映桥
策划编辑　张映桥　　　责任编辑　张映桥　　　封面设计　王　鹏　　　责任印制　耿　轩

出版发行	高等教育出版社	网　　址	http://www.hep.edu.cn
			http://www.hep.com.cn
社　　址	北京市西城区德外大街4号		
邮政编码	100120	网上订购	http://www.hepmall.com.cn
印　　刷	小森印刷（北京）有限公司		http://www.hepmall.com
开　　本	787mm×1092mm　1/16		http://www.hepmall.cn
印　　张	37	版　　次	2015 年 3 月第 1 版
			2025 年 3 月第 2 版
字　　数	704 千字		
购书热线	010-58581118	印　　次	2025 年 3 月第 1 次印刷
咨询电话	400-810-0598	定　　价	180.00元

编写人员名单

主　　编　李明松　朱维铭　陈白莉　刘占举　刘小伟
　　　　　周　伟　周智洋　董卫国
副 主 编　叶子茵　郅　敏　王新颖　张　燕　杜　鹏
　　　　　吴坚炯　李　惠　谭　琰
学术秘书　李夏西　刁　娜　贺程程　杨　逸
编写人员（按姓氏汉语拼音排序）
　　　　　蔡　敏　同济大学附属杨浦医院
　　　　　陈白莉　中山大学附属第一医院
　　　　　陈　雄　中南大学湘雅三医院
　　　　　陈　烨　南方医科大学南方医院
　　　　　陈泽曼　广东省中医院
　　　　　刁　娜　中山大学附属第六医院
　　　　　董卫国　武汉大学人民医院
　　　　　杜　鹏　上海交通大学医学院附属新华医院
　　　　　高云飞　南方医科大学南方医院
　　　　　谷云飞　江苏省中医院
　　　　　何　欢　中山大学附属第六医院
　　　　　贺程程　广州医科大学附属第三医院
　　　　　黄　瑛　复旦大学附属儿科医院
　　　　　贾　燕　中国人民解放军总医院第七医学中心
　　　　　江紫莹　中山大学附属第六医院
　　　　　蒋晓东　中山大学附属第六医院
　　　　　李　惠　哈尔滨医科大学附属第二医院
　　　　　李　瑾　武汉大学中南医院
　　　　　李军祥　北京中医药大学东方医院
　　　　　李俊蓉　华中科技大学同济医学院附属协和医院
　　　　　李明松　广州医科大学附属第三医院/附属第一医院
　　　　　李　舒　中国人民解放军总医院第七医学中心

李夏西　南方医科大学深圳医院

凌方梅　华中科技大学同济医学院附属协和医院

刘　超　山东大学齐鲁医院

刘得超　中山大学附属第六医院

刘思雪　中山大学孙逸仙纪念医院

刘小伟　中南大学湘雅医院

刘晓明　中南大学湘雅三医院

刘占举　同济大学附属上海第十人民医院

罗　娴　南方医科大学南方医院

吕腾飞　中国人民解放军东部战区总医院

毛　仁　中山大学附属第一医院

钱晓文　复旦大学附属儿科医院

任渝棠　北京清华大学长庚医院

申培君　中南大学湘雅三医院

沈　洪　江苏省中医院

沈振宇　中山大学附属第一医院

宋铱航　中山大学孙逸仙纪念医院

谭　琰　海南医学院第一附属医院

唐　文　苏州大学附属第二医院

陶玉荣　中国人民解放军总医院第七医学中心

王承党　福建医科大学附属第一医院

王　芬　中南大学湘雅三医院

王丽波　吉林大学白求恩第一医院

王丽娜　中山大学附属第一医院

王新颖　南方医科大学珠江医院（第二临床医学院）

王英德　大连医科大学附属第一医院

王玉芳　四川大学华西医院

吴坚炯　上海交通大学附属第一人民医院

吴现瑞　中山大学附属第六医院

谢　芳　南方医科大学南方医院

邢　慧　哈尔滨医科大学附属第二医院

徐萍萍　中山大学附属第一医院

杨　逸　广州医科大学附属第三医院

叶　梅　武汉大学中南医院

叶子茵　中山大学附属第一医院

余慕雪　中山大学附属第一医院

张北平　广东省中医院

张　虎　四川大学华西医院

张惠林　上海交通大学附属第一人民医院

张　强　南方医科大学南方医院

张腾辉　中国人民解放军东部战区总医院

张　燕　四川大学华西医院

张宗进　江苏省中医院

郅　敏　中山大学附属第六医院

钟英强　中山大学孙逸仙纪念医院

周　伟　浙江大学邵逸夫医院

周智洋　中山大学附属第六医院

朱兰香　苏州大学附属第一医院

朱良如　华中科技大学同济医学院附属协和医院

朱　薇　南方医科大学南方医院

朱维铭　江苏省中医院

主编简介

李明松

医学博士，主任医师，教授，博士生导师、博士后导师，德国癌症研究中心博士后。现任广州医科大学附属第一医院消化内科炎症性肠病中心主任，中国医药教育协会炎症性肠病专业委员会主任委员，中华医学会肠外肠内营养学分会副主任委员，中华医学会消化病学分会营养学组副组长，广东省医学会肠外肠内营养学分会主任委员。曾任美国国立卫生研究院研究员，吴阶平医学基金会炎症性肠病专家委员会主任委员。对消化系统疾病有丰富的理论知识和实践经验，擅长炎症性肠病早期诊断和优化治疗。主持国家级、省部级科研项目 20 余项，获成果奖 6 项，获国家发明专利授权 8 项，发表论文 100 余篇，主编炎症性肠病专著 7 部，主持制定炎症性肠病共识和指南 4 部。

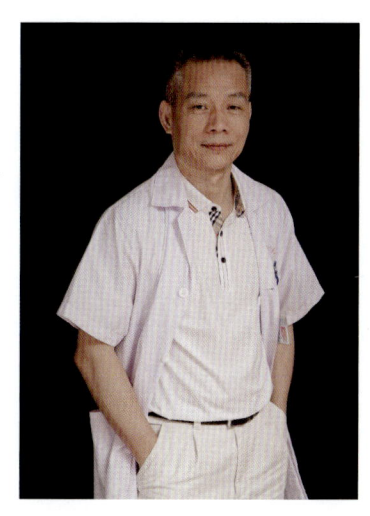

朱维铭

医学博士，主任医师，教授，博士生导师、博士后导师，师从我国著名外科专家黎介寿院士。南京大学教授，南京大学、东南大学、南京医科大学、南京中医药大学博士生导师。现任南京中医药大学附属医院炎症性肠病诊疗中心主任，《中华炎性肠病杂志》副总编，《中华外科杂志》《中华胃肠外科杂志》编委。曾任东部战区总医院普通外科主任、炎症性肠病治疗中心主任，中华医学会肠外与肠内营养学分会胃肠病与营养协作组组长、中华医学会消化病分会炎症性肠病学组顾问等。获教育部科技进步一等奖、军队科技进步二等奖、江苏省科技进步一等奖等多项，2010 年国家科技进步一等奖《肠功能障碍的治疗》主要完成人之一。主持国家自然科学基金项目 11 项，省部级课题多项。

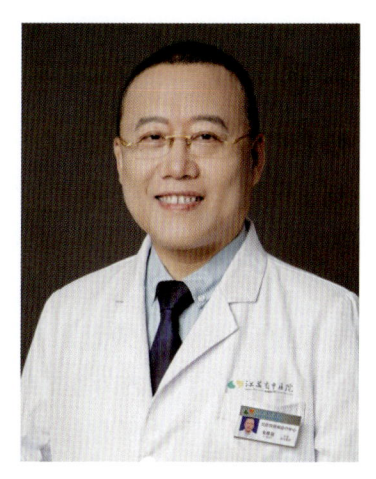

陈白莉

医学博士，中山大学附属第一医院消化内科主任医师，硕士研究生导师。现任中华医学会消化病学分会消化系统罕见病研究协作组委员、中华医学会消化病学分会炎症性肠病学组心理协作组委员、中华医学会消化内镜学分会胶囊内镜协作组委员、广东省医师协会消化内镜学医师分会小肠内镜专业组副组长。从事消化内科临床工作30余年，对炎症性肠病（克罗恩病、溃疡性结肠炎）、遗传性血管性水肿、自身免疫性肠病、乳糜泻、PD-1相关免疫性肠炎、蛋白丢失性肠病等疾病的诊断治疗有较丰富的经验。主要研究方向为炎症性肠病、小肠疑难疾病及罕见病。以第一作者、通讯作者在 *JAMA*、*Gasteroenterology*、*EBioMedicine* 等杂志上发表多篇论文，主编、参编专著多部。

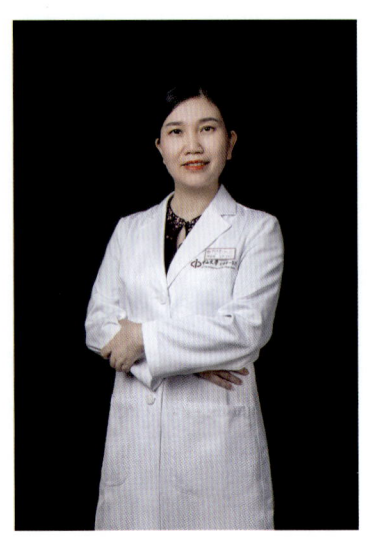

刘占举

二级主任医师、教授，博士生导师，比利时鲁汶大学医学博士，美国哈佛大学和康涅狄格大学博士后。现任上海市第十人民医院（暨同济大学附属第十人民医院）消化内科主任。入选新世纪百千万人才工程国家级人才、国务院政府特殊津贴等，担任第12届亚洲克罗恩病和结肠炎组织（AOCC）主席、中华医学会消化病学分会生物样本库与转化协作组副组长、中国医师协会肛肠医师分会炎症性肠病专业委员会副主任委员等职务，担任 *J Dig Dis*、《中华炎性肠病杂志》《胃肠病学与肝病学杂志》副主编等。长期从事消化系疾病，尤其是炎症性肠病临床诊疗和发病机制研究。牵头开展中国炎症性肠病易感基因学研究，填补了国内外空白。承担了国家自然科学基金重点项目、重大研究计划项目等项目。在 *Nat Genet*、*Gastroenterology*、*Gut* 等国际期刊发表论文230余篇。

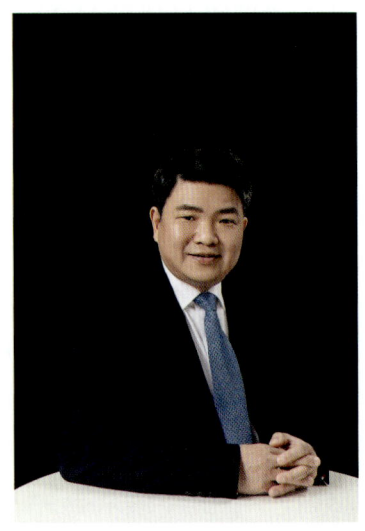

刘小伟

医学博士，一级主任医师，教授，博士生导师、博士后导师。现任中南大学湘雅医院消化内科主任、湖南省人工智能辅助消化病诊疗国际科技创新合作基地主任，湖南省高层次卫生人才医学学科带头人。兼任中华医学会消化内镜分会委员，中华医学会消化内镜学分会老年协作组副组长、中国医师协会内镜医师协会常委、中华医学会消化病学分会功能性胃肠病协作组副组长等。长期从事自身免疫消化病临床和基础研究。主持科技部重点研发计划课题 1 项，国家自然科学基金项目 8 项（含国自重点项目、IBD 重大专项各 1 项），省部级课题 7 项，获湖南省科技进步二等奖 1 项，以第一 / 通讯作者在 *Gastroenterology*、*Nature Communication*、*PNAS*、*Cell Death Differ* 等杂志发表论文 50 余篇。

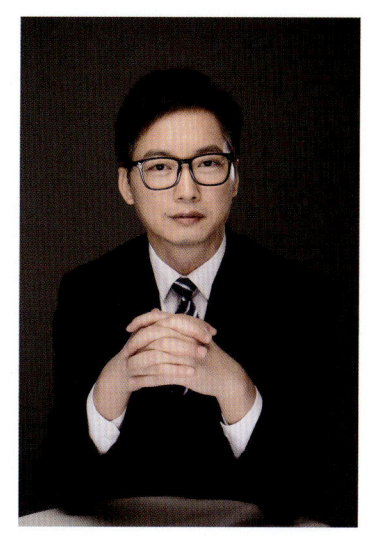

周伟

医学博士，主任医师，博士生导师。现任浙江大学医学院附属邵逸夫医院普外科主任助理，炎症性肠病中心副主任，《中华炎性肠病杂志》编委，中国医师协会肛肠分会炎症性肠病学组委员，中国医药教育协会炎症性肠病专业委员会常委，浙江省肠内肠外营养学会常委，浙江数理医学会理事、疑难肠病及肠功能障碍专委会主任委员，浙江医师协会炎症性肠病专委会常委。长期从事炎症性肠病外科治疗及肠瘘、腹腔感染、肠梗阻综合治疗工作。主持国家自然科学基金及浙江省自然科学基金项目 4 项，发表论文 100 余篇，其中第一作者、通讯作者 SCI 论文 40 余篇，获得浙江省自然科学奖一项。

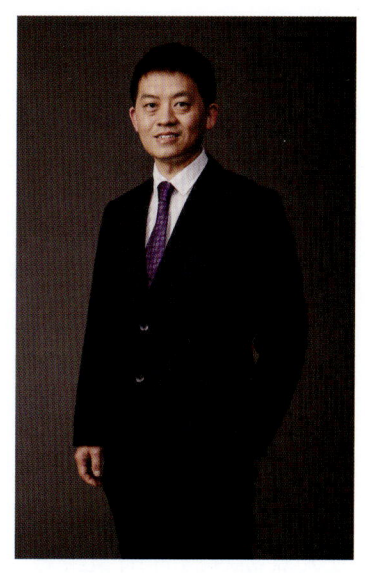

周智洋

医学博士，教授，主任医师，博士生导师。现任前海人寿广州总医院影像科主任，广东省医学影像临床重点专科学科带头人。曾任中山大学附属第六医院放射科主任。从事影像诊断工作 40 余年，对结直肠癌、炎症性肠病、肛周及盆底疾病影像学诊断有深入研究。兼任中华医学会肿瘤学分会肿瘤诊疗规范推广应用专家委员会影像组组长，国家结直肠肿瘤质控专家委员会全国委员，中国医师协会结直肠肿瘤专委会诊疗技术专委会副主任委员，海峡两岸医药卫生交流协会放射学专业委员会副主任委员，《中华炎性肠病杂志》等杂志编委。发表论文 110 余篇，主编或参编（译）《胃肠道 MRI 诊断学》《克罗恩病 – 基础研究与临床实践》等专著 36 部。

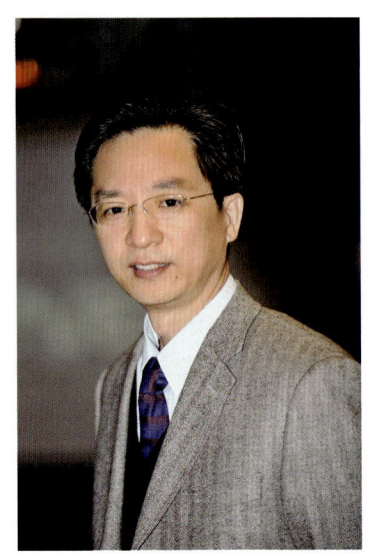

董卫国

二级教授，主任医师，博士生导师。现任武汉大学医学部副部长、武汉大学人民医院消化医院副院长。国家"万人计划"教学名师，教育部首批课程思政教学名师，国务院政府特殊津贴专家，湖北省医学领军人才，武汉大学弘毅特聘教授。兼任中华医学会消化病学分会常务委员，湖北省医学会消化病学分会主任委员，武汉医学会理事会副会长等。从事消化病学研究 35 年。先后主持国家自然科学基金项目及省部级项目 20 余项。发表论文 500 余篇，其中 SCI 收录 200 余篇，2020-2023 连续四年入选"中国高被引学者"榜单。主编及主译专著、教材 34 部。以第一完成人获高等教育国家级教学成果二等奖、湖北省高等学校教学成果一等奖、湖北省科技进步奖二等奖。

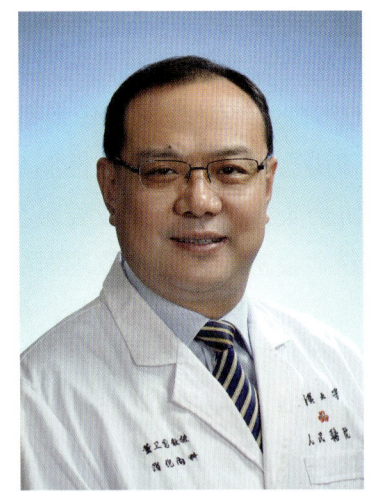

前　言

　　炎症性肠病（inflammatory bowel disease，IBD），主要包括克罗恩病（Crohn's disease，CD）和溃疡性结肠炎（ulcerative colitis，UC），为一组主要累及消化道的慢性炎症性疾病。IBD 原本是"西方病"，在欧美多见，在我国少见。但是，近 20 年来，由于国人的饮食习惯、生活节奏及环境的明显改变，我国 IBD 的发病率呈暴发性增长，已成为我国消化系统常见病之一。

　　IBD 多始发于青少年，具有反复发作、进行性加重及致残性等特点，严重影响患者的生长和发育、结婚和生育以及学习、工作、生活。IBD 的病因和确切的发生机制仍然不清楚，目前尚无法治愈，需要长期甚至终身治疗。IBD 的诊断和治疗不仅复杂，而且费用昂贵，众多 IBD 患者及其家庭因此病而致贫。目前治疗 IBD 的药物包括最新研发的生物制剂在内，虽然对 IBD 有一定的疗效，但是也只能暂时控制病情，既不能阻止 IBD 复发，也不能从根本上改变患者的预后，而且费用极其昂贵。因此，IBD 不仅是一个医学难题，而且也是一个社会问题。

　　由于既往 IBD 在欧洲和北美高发，近一个世纪以来，欧美的学者和临床医师在 IBD 的基础研究和临床实践领域均开展了大量卓有成效的工作，积累了丰富的知识、方法、技术和经验，并建立了相应的管理体系，为全球 IBD 的基础研究和临床实践提供了参考。然而，欧洲和北美的相关工作是基于当地人的疾病特点、自然环境、社会环境和人文背景进行研究的，一些内容并不完全适合我国的 IBD 患者。

　　近 20 年来，我国 IBD 的形势严峻，国内医学界在 IBD 的基础研究和临床实践领域均开展了大量开创性工作。但是，由于我国既往 IBD 病例较少，导致我们对 IBD 发生和发展的本质和规律认识不足，对 IBD 的诊断和治疗缺乏经验，以至于在 IBD 的实际诊断和治疗中仍然存在着种种不足，甚至是误诊和误治。这些是我国 IBD 事业成长中所付出的沉重代价。

　　长期战斗在 IBD 第一线的我们在总结了多年有关 IBD 基础研究和临床实践经验的基础上，参考当前有关 IBD 的最新研究成果，于 2013

年初开始集体编写了《克罗恩病——基础研究与临床实践》和《溃疡性结肠炎——基础研究与临床实践》的第 1 版，并于 2015 年 3 月由高等教育出版社出版和发行。这套书的面世对我国 IBD 的基础研究和临床诊疗的普及和提高起到了良好的推动作用。

近年来，随着我国 IBD 患病人数的迅速增多，我们对 IBD 的认识不断深入，在 IBD 的诊断和治疗领域逐渐积累了较丰富的经验，这些经验对我们以后更好地开展 IBD 的诊断和治疗是非常有价值的。此外，随着 IBD 基础和临床研究的不断进展，IBD 新的诊疗技术、方法和药物不断出现，我们对 IBD 的诊断和治疗又有了新的认识和选择。因此，我们再次聚集了一批长期战斗在 IBD 临床工作一线的中青年骨干，在总结了近年有关 IBD 基础研究和临床实践经验的基础上，以最新 IBD 诊断和治疗共识为准绳，以提高 IBD 患者生活质量为终极目标，编写了《克罗恩病——基础研究与临床实践》（第 2 版）和《溃疡性结肠炎——基础研究与临床实践》（第 2 版）。希望炎症性肠病这套书能够为我国 IBD 基础研究和临床实践取得长足的进步助一臂之力，更重要的是有助于改善 IBD 患者的预后、提高 IBD 患者的生活质量。

本书在编写过程中，得到了众多同行的帮助，在此深表谢意。林金安副总编辑和李光跃主任为本套书的顺利出版和发行提供了强有力的支持。李夏西、刁娜、贺程程、杨逸作为本套书的学术秘书做了大量事务性工作。

本书的编者来自全国二十多家医院和十多个学科，基于不同的专业背景和临床经验，在观点上有些许不尽一致之处，只要持之有据、言之成理，都兼容并蓄；在内容上也有少许重叠之处，为保持内容的完整性也一并保留。尽管我们已竭尽全力，但书中难免有不妥之处，欢迎各位同仁斧正。

李明松

2024 年 5 月 20 日于广州

目 录 | CONTENTS

第二部分　溃疡性结肠炎的实验室检查及临床表现

第三部分　溃疡性结肠炎的诊断与鉴别诊断

第四部分　溃疡性结肠炎的一般治疗

第五部分　不同年龄段溃疡性结肠炎的治疗

第六部分　溃疡性结肠炎特殊情况的处理

第一部分

溃疡性结肠炎的总体介绍

第一章
概　述

第一节　溃疡性结肠炎的过去

1875 年，Willks 和 Moxon 首先描述了一种病因不明确，临床表现为腹痛、腹泻、黏液脓血便及里急后重，病变主要累及直肠和临近结肠的慢性非特异性炎症性肠道疾病。1903 年，Willks 和 Boas 在进一步总结的基础上将上述疾病命名为溃疡性结肠炎（ulcerative colitis，UC）。1973 年，世界卫生组织（WHO）医学科学国际组织委员会将该病正式命名为溃疡性结肠炎。

由于 UC 和克罗恩病（Crohn's disease，CD）均以肠道炎症性病变为主，临床表现有诸多相似之处，因此将 UC 和 CD 合称为炎症性肠病（inflammatory bowel disease，IBD）。此外，IBD 还包括未定型的结肠炎（IBD unclassified，IBDu）。

第二节　溃疡性结肠炎的现在

UC 既往多发于欧美等西方发达国家，并被认为与西方生活方式密切相关，因此 UC 和 CD 曾一起被称为"西方病"。西欧和北美地区 UC 的患病率曾达到（23.14～57.9）/10 万，为全球 UC 最高发地区。近年来，西欧和北美地区 UC 患病率的增速已经明显放缓，有学者认为其原因与上述地区的环境改善以及生活方式和饮食结构的改变相关。

随着生活方式的逐渐西化以及工业化进程，UC 在亚洲国家日本和韩国的发病率已明显升高，为亚洲 UC 最高发地区，并逐步接近西欧和北美。

改革开放以前我国 UC 少见，但近年我国 UC 的发病率逐年明显升高，并有继续升高的趋势，目前已成为我国消化系统常见病，其中可能的主要原因是逐渐西化的饮食、生活方式及工业化进程所致的环境变化。

虽然 UC 确切的病因还不清楚，但普遍认为，UC 是具有易感基因的人群在多种环境因素的共同作用下，肠道及机体免疫系统产生持续的、不可逆转的、过激的免疫应答，从而损伤消化道。虽然 UC 与易感基因相关，具有遗传倾向，但 UC 不是遗传性疾病。从中国近 20 年来 UC 发病率的快速增长来看，20 年对人类基因的改变几乎可以忽略不计，而 UC 的发生率随着环境因素的改变快速增长，因此，有理由认为，环境因素在 UC 发生和发展中起到更为重要的作用。

虽然 UC 确切的发生机制目前还不清楚，但是，普遍认为 UC 是在多种因素的共同参与下，肠道微生物启动了肠道黏膜免疫产生持续、过激的免疫应答，导致肠道及肠外损伤。然而，肠道微生态的改变是 UC 的病因还是结果？哪些肠道微生物参与了 UC 的发生和发展？肠道微生物是如何启动肠道黏膜免疫产生持续、过激的免疫应答的？如何确认与 UC 相关的功能菌群或菌株？能否通过这些与 UC 相关的功能菌群或菌株预测 UC 的发生发展和预后以及精准诊疗 UC？这些目前仍然是未知的，值得我们进一步探讨。

UC 的病变主要累及直结肠黏膜和黏膜下层，临床表现为腹痛、腹泻、黏液脓血便和里急后重。UC 患者病情轻重不等，多呈反复发作的慢性病程，常伴有肠外表现，严重时可有全身症状。

UC 的诊断没有金标准，应根据临床表现、消化内镜、病理学、影像学和实验室检查结果进行综合判断，并在排除感染性和其他非感染性结肠炎的基础上进行诊断。结肠镜所见具有一定的特征性：自邻近肛门的直肠开始的连续性和弥漫性病变，可表现为充血、水肿、糜烂及溃疡，反复发作的 UC 可有炎性息肉、瘢痕及肠管狭窄。结肠镜检查及其相关的染色、放大和超声技术不仅对 UC 有诊断和鉴别诊断价值，而且在 UC 的随访、癌变监测及治疗中发挥着重要作用。

UC 的治疗目标包括诱导并维持临床缓解及黏膜愈合，防止并发症，提高患者生命质量，加强对患者的长期管理。治疗方案应根据患者的具体病情制订，包括：起病类型、发病年龄、病变部位、病变范围、活动程度、并发症、既往治疗方案及患者对治疗的应答，力求治疗方案兼有规范化和个性化。治疗 UC 的药物包括 5- 氨基水杨酸制剂、糖皮质激素（glucocorticoids，GCS）、免疫抑制剂或生物制剂等。氨基水杨酸制剂是轻度及中度 UC 患者的首选药物，对氨基水杨酸制剂应答较差或无应答者应考虑给予 GCS、免疫抑制剂或生物制剂治疗。GCS 对 UC 是有效的，但是，GCS 的副作用同样很明显，包括抑制儿童生长发育，诱发或加重高血压、糖尿病、精神心理异常及高凝状态和血管栓塞性病变。GCS 只能用于活动期 UC 的诱导缓解治疗，不能用于缓解期 UC 的维持治疗。免疫抑制剂可用于 CD 的维持缓解治疗，但是，其副作用需要预测和监测。

所有重症 UC 患者都应该住院接受系统治疗，并应该在多学科协作的基础上，采取以足量和足疗程静脉 GCS 为主的综合治疗。当足量和足疗程静脉 GCS 治疗无效时，应及时转换治疗方案，包括内科拯救治疗和外科手术治疗。内科拯救治疗包括环孢素、他克莫司及生物制剂；适时的外科手术治疗能够减少患者的手术风险，拯救患者的生命。约 15% 的 UC 患者需要手术治疗，手术治疗虽然可切除 UC 发生的病变肠段而治愈 UC，但是，术后仍然会有一系列问题需要处理，包括通过储袋相关病变、某些重度或重症 UC，宜早期考虑生物制剂（包括英夫利西单抗、阿达木单抗、维多利珠单抗及乌司奴单抗）治疗，不必等到 GCS 治疗无效再考虑生物制剂。为了获得更好的疗效和更少的副作用，需要优化生物制剂治疗方案。

当 UC 由活动期进入缓解期后，应立即由诱导缓解治疗转换为维持缓解治疗。维持缓解治疗的药物包括氨基水杨酸制剂、免疫抑制剂、生物制剂。

UC 患者常合并不同程度的营养不良，因此营养治疗也是 UC 治疗的重要内容之一，但是，UC 的营养治疗价值主要在于改善 UC 患者的营养不良和预防营养风险，这明显不同于营养治疗尤其是肠内营养治疗在 CD 中的诱导和维持缓解的作用。此外，压力、抑郁和焦虑也是造成 UC 患者生活质量下降的因素，在精神压力之下，许多 UC 患者会出现症状反复或加重。建立基于多学科协作的 IBD 诊疗中心，实施包括内科治疗、外科治疗、营养治疗和心理治疗在内的综合治疗常能增强疗效、减少不良反应、改变疾病进程、改善 UC 患者的生活质量，具有重要的临床价值。此外，UC 患者的依从性及院外治疗和良好的自我生活管理对治疗的成败同样具有重要影响。

由于 UC 的病程具有慢性和反复发作的特点，慢性炎症的长期存在会增加消化道癌变的发生概率。UC 相关的癌变不仅与疾病本身的肠道慢性炎症相关，也与免疫抑制药物的长期使用有关。因此，应对 UC 患者进行随访和癌症监测，争取及时发现癌前病变和早期癌症，并给予积极治疗。其中，内镜治疗是高级别异型增生和黏膜内癌的首选，必要时追加外科手术治疗。由于 UC 相关的肠道癌变可能是多中心性的，因此，UC 相关的肠道癌变的手术指征应该从宽。UC 相关的癌变不仅会发生于消化道，也会发生于消化道外，包括皮肤、血液系统、免疫系统、泌尿生殖系统等，同样需要密切随访和监测，争取早期发现、早期处理。

UC 是一个慢性反复发作性疾病，迄今尚无诊断的金标准及治愈的方法。部分患者症状顽固，治疗困难；部分患者会出现肠道及肠外并发症；随着病程的进展，部分患者会发生肠道和肠外癌变，需要外科手术治疗。因此，UC 的诊断和治疗目前仍然面临严峻的挑战。

第三节　溃疡性结肠炎的未来

随着对 UC 发生、发展机制的进一步了解，治疗经验的逐渐积累以及新一代治疗药物（尤其是新一代生物制剂药物、小分子药物）的不断开发和应用，UC 的治疗前景越来越广阔。

100 余年来，全球对 UC 的病因和发生机制进行了大量研究，但是，迄今尚未发现 UC 确切的病因和具体的发生机制。这也是目前尚不能治愈 UC 的关键因素。因此，加强对 UC 的病因和发生机制的研究具有重要意义。

尽管生物制剂是 UC 治疗中至关重要的一环，然而，生物制剂针对的似乎只是 UC 发生后的继发性改变：免疫功能紊乱，是治标，而不是治本，且生物制剂治疗存在原发无效或继发无应答的情况。因此，需要对 UC 发生的免疫学机制进行深入研究，探讨更加精准有效的诊断和治疗 UC 的新靶点。

此外，UC 研究的一个重点和热点在于分析 UC 相关的功能菌群或菌株，以及这些功能菌群或菌株是如何启动肠道黏膜产生过激的免疫应答的，并试图在此基础上通过调节 UC 相关的功能菌群来精准诊断和治疗 UC。然而，迄今尚未发现与 UC 的发生有因果关系的菌株或其他微生物。

（张燕　李明松）

主要参考文献

［1］ Yang Y，Owyang C，Wu G D. East meets west：the increasing incidence of inflammatory bowel disease in Asia as a paradigm for environmental effects on the pathogenesis of immune-mediated disease [J]. Gastroenterology，2016，151（6）：1-5.

［2］ Sartor R B，Wu G D. Roles for intestinal bacteria，viruses，and fungi in pathogenesis of inflammatory bowel diseases and therapeutic approaches [J]. Gastroenterology，2017，152（2）：327-339.

［3］ Sturm A，Maaser C，Calabrese E，et al. ECCO-ESGAR guideline for diagnostic assessment in IBD part 2：IBD scores and general principles and technical aspects [J]. J Crohns Colitis，2019，13（3）：273-284.

［4］ Maaser C，Sturm A，Vavricka S R，et al. ECCO-ESGAR guideline for diagnostic assessment in IBD part 1：initial diagnosis，monitoring of known IBD，detection of complications [J]. J Crohns Colitis，2019，13（2）：144-164.

［5］ Liu J J，Rosson T B，Xie J J，et al. Personalized inflammatory bowel disease care reduced hospitalizations [J]. Dig Dis Sci，2019，64（7）：1809-1814.

［6］ Pittayanon R，Lau J T，Leontiadis G I，et al. Differences in gut microbiota in patients with vs without inflammatory bowel diseases：a systematic review [J]. Gastroenterology，2020，158（4）：930-946.

第二章

流行病学

近年来，UC 在全球范围内的发病率和患病率呈快速上升趋势，但在不同地区有所不同。据统计，北欧、加拿大和澳大利亚等发达国家或地区 UC 年发病率最高，分别为 24.3/10 万、19.2/10 万和 17.4/10 万。挪威、加拿大和美国患病率最高，分别为 505/10 万、248/10 万和 214/10 万。而在东方国家，其发病率和患病率是最低的。具体而言，UC 在欧洲的发病率为（0.6～24.3）/10 万，在北美地区为（0～19.2）/10 万，在亚洲及中东地区为（2.3～6.3）/10 万。由于 UC 起病平均年龄较早，故患病率比发病率高 10～20 倍。

第一节　发达国家溃疡性结肠炎流行病学

一、发病率和患病率

UC 的发病率和患病率与地区的人文背景、环境因素和经济发展状况密切相关，且随着工业化的不断发展呈快速上升趋势。世界范围内 UC 的发病率为（5.5～24.3）/10 万，其中，欧洲和北美等发达地区 UC 的发病率较高，约为 24.3/10 万和 19.2/10 万。在欧洲不同地区 UC 发病率存在显著的差异，以北欧发病率最高。近 20 年来，北欧发病率为 24.3/10 万，患病率为（20～240）/10 万；英国的患病率为 269/10 万；冰岛的发病率为 16.5/10 万；挪威的发病率为（11.7～18.6）/10 万；荷兰的发病率为 21.47/10 万；丹麦国家中央统计局资料显示，1980—2013 年，该地区 UC 发病率为 18.0/10 万。

西班牙 UC 发病率类似于其他南欧国家，约为 7.6/10 万，意大利 UC 发病率为 5.0/10 万，均低于北欧国家。源于东欧的统计数据较少。罗马尼亚一多中心前瞻性研究表明，UC 发病率为 0.97/10 万，患病率为 2.42/10 万。匈牙利的近期调查显示其发病率从 1997 年的 1.6/10 万增加到 2006 年的 11.9/10 万，患病率从 1991 年末的

59.2/10 万增加到 2006 年末的 211.1/10 万。克罗地亚地区也呈现出相同的趋势。但捷克、波兰等国家报道的 UC 发病率与患病率仍处于较低的水平。

在北美洲，UC 发病率也存在着地区差异，北方的发病率较南方高。1998—2000 年，加拿大 UC 平均每年发病率为（9.9 ~ 19.5）/10 万，2000 年统计的患病率为（162 ~ 249）/10 万，2012 年全国约有 104 000 例 UC 患者。美国 2018 年一项研究表明：成人 UC 患病率为 286/10 万，每年大约有 3 万新增病例数，其北部 UC 的发病率更高。

澳大利亚 UC 近年来多见，已达到其他发达工业国家的发病率，2011 年发病率约为 30.3/10 万。

UC 在日本的发病率在 1974 年是 5/10 万，2009 年上升到 6.36/10 万。韩国 1986—2005 年发病率上升了约 23 倍［（0.07 ~ 1.68）/10 万］。而在中国香港，UC 的发病率在 1986—2006 年上升了约 6 倍［（0.3 ~ 1.8）/10 万］。统计数据表明，2014 年中国香港调整年龄后的 UC 患病率为 21.14/10 万。在中国台湾，2000 年男性和女性 UC 发病率分别为 0.690/10 万和 0.386/10 万，2010 年男性和女性发病率分别上升到 1.351/10 万和 0.858/10 万；到 2015 年 UC 患病率已增加到 12.3/10 万。黎巴嫩 UC 的年发病率为 4.1/10 万，而以色列基布兹为 5.04/10 万。

韩国消化病中心的一项调查数据显示，近 20 年来，以色列、韩国和中国香港等亚洲地区 UC 患病率呈显著增高趋势，其中，以色列的 UC 年患病率从 1987 年的 121.0/10 万增长到了 1997 年的 167.2/10 万，韩国的 UC 患病率从 1997 年的 7.57/10 万增长到了 2005 年的 30.87/10 万；2015 年 UC 的患病率为 76.66/10 万［95%CI：75.91 ~ 77.42］。中国香港地区的 UC 患病率在 1997—2006 年增长了近 3 倍。

2019 年韩国最新研究表明，韩国每 10 万居民 UC 的调整后平均年发病率分别从 1986—1990 年的 0.29（95%CI，0.27 ~ 0.31］上升到 2011—2015 年的 5.82（95%CI：5.73 ~ 5.92）。IBD 发病率的年平均变化率 1986—1995 年为 12.3%，1996—2005 年为 12.3%，2006—2015 年为 3.3%。UC 的发病率的男女比例为 1.2∶1。

二、年龄及性别

在西方国家，UC 的发病率呈双峰趋势，发病最高峰为 15 ~ 30 岁，其次为 50 ~ 70 岁。2018 年一项纳入 140 个研究的系统回顾显示，儿童 IBD 发病率不论在发达国家还是发展中国家均呈递增变化。尽管 UC 在儿童发病不常见，但最近的研究证实儿童及青少年 UC 患者数量已大大增加。例如，近年来在瑞典发现 16 岁以下 UC 发病率显著增加：由 1990—1995 的 1.59/10 万（95%CI：1.28 ~ 1.94）增加到 2003—2008 的 2.06/10 万（95%CI：1.70 ~ 2.47；P = 0.023）。在 60 岁或 60 岁以上人群 UC 发病率为 19/10（万人·年）。2017 年数据表明，日本 0 ~ 19 岁儿童 2004

年 UC 的患病率为 11.1/10 万，相应的年轻人（20～39 岁）的患病率为 89.8/10 万，2016 年 UC 的患病率为 15.0/10 万。Lindberg 等研究表明，UC 青春期发病率高于童年时期，且其发病率在 11～15 岁升高明显，但其在 10 岁以下的发病率一直保持稳定。

大部分的研究表明，在西方国家，UC 在男性的发病率较高。意大利的研究发现，参与胰岛素信号转导的一种酶的多态性（胞浆内小分子蛋白酪氨酸磷酸酶）会增加女性 CD 及男性 UC 的发病倾向。然而，西班牙的 Betteridge 等在最近的一项包含了 35 404 例 IBD 患者研究中发现，UC 患者女性的发病率高于男性（风险率 1.35，95%*CI*：1.32～1.39）。但是 2018 年美国一项研究表明：在 45 岁之前，女性和男性患者（5～9 岁年龄组除外）UC 发病率没有显著差异；此后，男性发病率明显高于女性。2019 年一项研究表明亚太地区在 15～65 岁年龄段患者中，男性发病率比女性高 20%～42%。

三、风险因素

（一）遗传因素

家族史是 IBD 最重要的独立危险因素，患者直系亲属的发病风险是最高的。在西方国家 5.7%～15.5% 的 UC 患者有直系亲属家族史。在澳大利亚，17.7% 的 UC 患者有家族史。Baron S 等对 282 例 IBD 患者进行回顾性研究分析发现，UC 患者中有 IBD 家族史的比例是非 UC 人群的 12.5 倍，Sehlmann ME 等通过对德国双生子的研究发现，同卵双生子同时患 UC 的比例为 16.2%，显著高于异卵双生子同时患 UC 的比例（1.6%）。上述研究结果说明 UC 具有一定的遗传倾向。另外，犹太人比其他种族人 UC 发病率高 3～5 倍，表明其中有着其他基因相关性。然而，UC 的种族差异正在缩小，意味着环境是导致疾病的重要因素。

现有研究发现 240 余个与 IBD 相关的基因。日本新近研究发现肺表面活性相关蛋白 D（SFTPD）、HSP70-2 多态性和 NUDT15 与 IBD 相关。韩国的研究发现与 IBD 有关的基因包括 *TNFSF15*、*IL23R*、*RNASET2-FGFR1OP-CCR6*、*IRGM*。

（二）环境因素

研究显示，UC 多发于北欧、北美等发达国家或地区，而在东南亚、中东和非洲等地区较为少见，原因可能与不同地域所具有的土壤类型、气候条件以及空气状况等不同有关。另外，城镇地区的发病率普遍高于农村地区，这些发现部分归因于城镇地区的卫生保健工作及医疗记录相对于农村地区更加完善和健全。工业化国家的卫生条件改善可能导致居民自幼接触肠道感染的概率降低，从而抑制了黏膜免疫系统的成熟，导致未来在接触感染性微生物时免疫反应不完全。例如，城市居民寄生虫感染率较低，而寄生虫可以通过调节机体主动免疫细胞的功能起到抑制炎症的作用；而抗生素的大量使用可以进一步破坏肠道菌群的动态平衡，增加 UC 的发病风险。此外，汽车尾气和工业废气等环境因素也是 UC 发病的一项重要风险因素。移民到欧洲发达国家的西班牙人患 UC 的概率显著高于移民到拉丁美洲不发达国家的西班牙人，表明工业化相关的环境地域因素可能影响了 UC 的发生发展。

众多研究显示，吸烟是 UC 的保护性因素，但没有直接证据证明被动吸烟与 UC 之间存在联系（$OR = 1.11$，$95\%CI$：$0.63 \sim 1.97$）。Mahid SS 等通过对 1980—2006 年吸烟与 IBD 关联研究的荟萃分析发现，吸烟人群 UC 的患病风险明显低于非吸烟人群（$OR = 0.58$，$95\%CI$ $0.45 \sim 0.75$），但具体机制尚不明确。Parkes GC 等认为，其机制可能与烟碱调节机体的自身免疫功能、促使肠道菌群向有益 UC 病情改善的方向发展有关。与不吸烟者相比，吸烟并不能改善 UC 的自然病程，但可能参与心血管、癌症等疾病的发生、发展，将吸烟纳入 UC 的治疗中是不可取的。另外，与不饮酒的人群相比，少量饮酒者与酗酒者 UC 的发病风险更高（少量饮酒者：$OR = 1.264$，$95\%CI$：$1.073 \sim 1.490$，$P = 0.005$；酗酒者：$OR = 1.453$，$95\%CI$：$1.122 \sim 1.882$，$P = 0.005$），饮酒伴随吸烟时，吸烟的保护作用就会被抵消。

一项多变量分析表明，饮用管道自来水是 UC 的保护因素（$OR = 0.424$，$95\%CI$：$0.302 \sim 0.594$，$P < 0.001$）。另外，与不饮或少饮茶的人群相比，大量饮茶似乎对 UC 的病程进展起保护作用（$OR = 0.738$，$95\%CI$：$0.591 \sim 0.922$，$P = 0.007$）。其他潜在的危险因素包括经常处于应激状态（$OR = 1.981$，$95\%CI$：$1.447 \sim 2.711$，$P < 0.001$）、摄入辛辣的食物（少量摄入：$OR = 3.329$，$95\%CI$：$2.282 \sim 4.857$，$P < 0.001$；大量摄入：$OR = 3.979$，$95\%CI$：$2.700 \sim 5.863$，$P < 0.001$）以及过量的糖摄入（$OR = 1.632$，$95\%CI$：$1.156 \sim 2.305$，$P < 0.001$）。有研究发现，维生素 C 对 UC 有较强的预防作用。高脂饮食会延长 UC 病程，加重肠道炎症表现，其机制与肠道菌群紊乱关联紧密。进一步研究发现，W-6 多不饱和脂肪酸（亚麻油酸、花生四烯酸等）的摄入与 UC 发病率增高有关，与 CD 关联不大，可能与 TNF-α 及其受体 TNFR1/2、C 反应蛋白、白介素 -6（IL-6）及可溶性黏附受体（内皮功能失调的标志）的水平提高有关。而另一种 ω-3 多不饱和脂肪酸（如二十二碳五烯酸、EPA、DHA）的摄入与 UC 发病风险呈负相关，可能的机制为：作为竞争性底物，抑制花生四烯酸转变为类花生酸，继而降低黏膜白三烯 B4 的水平；影响细胞膜结构，抑制 TLR-4 的聚合及活化，TLR-4 对于介导肠道炎症起重要作用；抑制血管黏附因子的表达；结合 PPARγ 抑制 T 细胞增殖和抗原表达，调节适应性免疫反应。此外，研究发现摄入牛奶、蔬菜和肉类食物对于 UC 的发病无明显影响。

四、既往史

既往的胃肠道感染病史（如沙门菌、志贺菌、弯曲杆菌等）可使 UC 的发病率增加2倍，表明急性肠道感染会改变肠道菌群，继而诱发基因易感人群的慢性炎症进程。相对于健康人群，更多的UC患者有感染性腹泻病史，比例分别为9.3%与14.1%（$OR = 1.610$，$95\%CI$：$1.256 \sim 2.064$，$P < 0.001$）。然而，非特异性非甾体抗炎药（non-steroidal anti-inflammatory drugs，NSAIDs）的应用与UC的初发与复发只存在很弱的流行病学相关性。阑尾切除术对UC临床结局的影响（如结肠切除术）是有争议的。一些研究显示，阑尾切除术能预防UC的发生，但该作用仅限于在20岁前患过急性阑尾炎的人群。另一项荟萃分析发现阑尾切除术可以降低UC 69%的发病率（$OR = 0.31$，$95\%CI$：$0.25 \sim 0.38$）。Naganuma M等对日本人群的研究显示，阑尾切除不仅是UC的保护性因素，还可以降低UC的复发率及患病程度。鉴于阑尾切除术潜在的保护作用，部分研究者提出将阑尾切除术用于UC的治疗，甚至作为遗传易感个体的初级预防。但是，最近Parian等进行荟萃分析发现，阑尾切除不能使UC患者结肠切除术风险降低，部分患者于UC确诊后行阑尾切除术，结肠切除风险可能会更高。尽管有几项回顾性研究曾假设UC的发生具有季节性，实际上，它们之间的联系相当小。

精神心理因素是UC发生发展的重要危险因素，包括：长期持续性心理应激可以引起或加重肠道炎症而使UC患者临床症状恶化；UC患者也会因反复腹泻、便血等症状而产生巨大心理压力，促使病情进一步恶化。

部分研究发现，口服避孕药与疾病的发生有一定相关性。但也存在相反的研究结论。

研究显示，母乳喂养可降低UC的患病风险。哺乳对UC的进展起保护作用（$OR = 0.56$，$95\%CI$：$0.38 \sim 0.81$），但仅限于哺乳期长于3个月。另一项包含14例病例的荟萃分析也提示，母乳喂养较其他喂养方式人群发生UC的危险性低（$OR = 0.615$，$95\%CI$：$0.44 \sim 0.84$），这可能与母乳喂养有助于肠道菌群的优化、促进肠道正常免疫机制的建立及肠黏膜屏障功能的进一步完善有关。

研究发现，肥胖患者肥大的脂肪细胞导致炎症因子的释放，这些炎症因子常常引发肠道微炎症，导致肠黏膜屏障通透性升高，促进细菌易位。同时，近年来多项研究表明，肥胖和代谢综合征患者肠道微生态改变显著，这些改变均与UC发病紧密相关。

五、社会经济学因素

大量研究显示，社会经济学因素是影响UC发病率的重要因素之一，工业化越发达的国家UC发病率越高。同时，UC易发生在社会经济和教育水平较高的群体中，即白领人群较蓝领发病率高，常见于做行政管理、文秘及教师等久坐的室内工作者，而农民和建筑工人则发病率较低。

六、疾病特征

UC 最常见的临床表现为腹泻、便血及粪便中带黏液，而确诊前症状持续时间的中位数为 13 个月，25.8% 的 UC 患者有肠外表现，其中 9.7% 的患者表现为口腔溃疡，12.9% 的患者表现为关节痛。

第二节 发展中国家溃疡性结肠炎流行病学

一、发病率和患病率

传统上，除日本、韩国及中国香港地区以外，亚洲其他地区是 UC 发病率较低的地区，但近年来文献报道亚太地区随着经济社会的不断发展，UC 发病率逐年升高。

在北印度旁遮普地区，UC 的年发病率为 6.02/10 万，年患病率为 44.3/10 万。近 15 年中国的 UC 病例数为 143 511 例，其年患病率约为 11.6/10 万。逐渐工业化的环境和西方化的生活方式被认为是 UC 亚洲年发病率上升的主要诱发因素。

一项在波多黎各进行的研究表明，UC 的患病率为 23.3/10 万。而在发展中国家巴西，其东南部 UC 的患病率有所上升，2001—2005 年，平均患病率约为 14.81/10 万。大洋洲和非洲关于 UC 的报道少见。既往在苏丹 UC 被认为是罕见的疾病，但 1990—2001 年，苏丹人确诊 UC 病例已达 73 例。

二、年龄及性别

大部分的研究表明，在西方国家，UC 在男性的发病率较高，而在亚洲，UC 的发病率男女几乎相同无明显性别差异。而且在亚洲国家，UC 发病高峰为 20 ~ 39 岁，并没有发现明显的发病第二高峰。

三、风险因素

（一）遗传因素

亚洲国家，约 3.4% 的 IBD 患者有家族史。在中国，5.6% 的 UC 患者有家族史。伊朗的一项病例对照研究发现，等位基因 *C3435–T* 与 UC 有显著关系（$P = 0.001$）。同样，在 UC 患者中，该基因的纯合子（T/T）及杂合子（C/T）的表达水平比对照组显著增高（分别为 $P = 0.041$ 及 $P = 0.044$）。实际上，*MDR1* 基因通过 P- 糖蛋白表达减少产生多态性基因 *C3435T*，与 UC 的发生相关。这些结果在中国及马来西亚患者中也有发现。中国和马来西亚患者中，C 等位基因的表达水平比印度患者要高（分别为：$OR = 0.46$，$95\%CI\ 0.39 \sim 0.53$；$OR = 0.48$，$95\%CI\ 0.42 \sim 0.55$，以及 $OR = 0.38$，$95\%CI\ 0.31 \sim 0.45$）。

Lankarani 等在 2006 年通过病例对照研究评价了 $CTLA-4$ 基因与 UC 的关系，$CTLA-4$ 在伊朗人群中的多态性与 UC 没有相关性。但是，在中国，$CTLA-4$ 与 UC 有着显著联系。在日本患者中也有相同联系。在另一项病例对照研究中，发现了 UC 患者与对照人群之间两个 TGF-β1 启动子基因（$-800G/A$ 及 $-509C/T$）的表达程度存在显著差异。UC 易感基因的多态性与其发病密切相关，目前仍需要进行大样本基因组研究，以明确 UC 发病基因机制，使基因靶向治疗早日实现。

（二）环境因素

发展中国家 UC 的发病率普遍低于发达国家，且农村地区普遍低于城镇地区。这些发现部分归因于发展中国家的卫生保健工作及医疗记录较发达国家欠完善健全。另外，发展中国家工业化程度较发达国家低，环境污染程度可能较发达国家轻。此外，在亚洲，UC 患者中只有 6% 有吸烟史，低于发达国家平均水平，而多项研究显示吸烟可能是 UC 的一项保护因素。

四、既往史

既往有感染性腹泻病史可使 UC 的发病率增高。许多研究证实，母乳喂养与人工喂养相比，可以更好地调节婴幼儿机体免疫功能，并降低其 UC 的患病风险。发展中国家哺乳期较发达国家长，且肥胖和代谢综合征患病率虽然随着经济社会的进步而逐年增高，但仍低于发达国家水平，这可能是导致其 UC 发病率较低的部分原因。Lopez-Serrano P 等研究则证实，儿童时期接触不良的卫生环境、呼吸道及胃肠道曾发生感染等可以降低成年后 UC 的患病风险。

五、社会经济学因素

大量研究显示，发展中国家中工业化越发达的地区 UC 发病率越高，且好发于社会经济和教育水平较高的群体中。据统计，白领人群发病率高于蓝领，亦常见于做行政管理、文秘等久坐的工作者，而农民和建筑工人则发病率较低。

六、疾病特征

亚洲发展中国家人群与澳大利亚人群相比，UC 的发病部位相似，其中直肠炎分别为 37% 与 32%，左半结肠炎分别为 32% 与 27%，全结肠炎分别为 31% 与 41%。

在亚洲，IBD 患者伴发眼、关节、皮肤症状、强直性脊柱炎及原发性胆管硬化的比例分别为 2%、15%、4%、4% 及 1%。

第三节 中国溃疡性结肠炎流行病学

一、发病率和患病率

过去，UC 在中国少见，但近年来已经有越来越多的病例报道，从 1981—1990 年的 2 506 例增加到 1991—2000 年的 7 512 例，最近 10 年诊断的 UC 病例数目是过去 10 年的 3.8 倍。在过去的 10 年中，中国人的营养状况、生活环境和生活方式的确发生了很大的变化，且遗传因素很难在 10 年中发生显著变化，因此中国 UC 发病率显著增加可能与环境因素的变化更密切相关。

在我国，不同地区的 IBD 发病率也存在很大差异。2010—2013 年在黑龙江省大庆市的流行病学调查数据显示，经过年龄标准化，UC 的发病率为 0.13/10 万。2011—2012 年广东省中山市 UC 的发病率为 2.05/10 万。2011—2012 年成都、西安的研究表明，经调整年龄标准化后，成都 UC 发病率为 0.42/10 万；西安 UC 发病率为 0.41/10 万。2013 年国内一项对武汉 IBD 患者的研究显示，UC 标准化发病率为 1.45/10 万。

二、年龄及性别

国内部分不完整的临床资料显示，UC 好发于 30~49 岁的人群，但任何年龄均可发病（6~80 岁均有报道），平均发病年龄是 40.7 岁，较西方国家高发年龄在 30 岁要相对较大。国外大部分有关 UC 的研究均表明男性发病占主导，或性别分布一致。而在中国，据文献报道，男女发病比例大致相等，男女之比是 1∶1.09。

三、风险因素

（一）遗传因素

虽然西方国家 IBD 家族聚集较为常见，但我国 IBD 具有家族史的报道 <3%，有关 UC 患者家族遗传倾向的研究报道更少见。有临床报道在济南军区总医院的 270 例患者中，有来自 2 个家庭的 4 例患者（1.48%）有家族史，远低于西方国家。这些差异的原因目前还不明确，可能与无大量完整的临床资料有关。

（二）环境因素

随着工业化进程的加速，我国部分地区，尤其是工业化程度较高、环境污染程度较严重的珠江三角洲和长江三角洲地区 UC 的发病率明显升高，而且明显高于中国其他地区。

吸烟是与 UC 相关的长期存在的环境暴露因素。国外大量研究表明，吸烟对 UC 具有保护作用。而国内相关资料显示，二者之间无显著负相关关系，但以前吸烟的患者，如果在发病后戒烟，则较不戒烟者更容易复发。

四、既往史

与发展中国家类似。据统计，既往有感染性腹泻病史者 UC 的发病率较高。

五、社会经济学因素

此因素与发展中国家及发达国家类似。据统计，东南沿海工业发达地区较内陆工业欠发达地区 UC 发病率高，且此病易发生于白领人群。

六、疾病特征

在中国，UC 病变主要发生在直肠、乙状结肠、降结肠，通常称为直肠乙状结肠炎。临床统计资料显示，92.7% 病变位于左半结肠（直肠乙状结肠炎或直肠炎占 70.20%，左半结肠炎占 22.50%），全结肠炎仅占 7.30%，远低于西方国家。

本病呈慢性病程，但可反复发作。临床资料显示，国内该病初发型占 34.8%，慢性反复发作型占 52.6%，慢性持续型 10.7%，急性暴发型占 1.9%，主要以慢性反复发作型为主，但大部分患者（75.5%）病程少于 5 年，约有 15.5% 患者在 5 年和 10 年之间，只有 9.1% 患者的病程大于 10 年，大部分患者全身症状较轻，肠外并发症少见，只有 6.1%，远低于西方国家。

（陈烨　贾燕　陶玉荣）

主要参考文献

[1] De Silva P S, Olsen A, Christensen J, et al. An association between dietary arachidonic acid, measured in adipose tissue, and ulcerative colitis [J]. Gastroenterology, 2010, 139（6）: 1912-1917.

[2] Gearry R B, Richardson A K, Frampton C M, et al. Population-based cases control study of inflammatory bowel disease risk factors [J]. J Gastroenterol Hepatol, 2010, 25（2）: 325-333.

[3] Lee J H, Cheon J H, Kim E S, et al. The prevalence and clinical significance of perinuclear anti-neutrophil cytoplasmic antibody in Korean patients with ulcerative colitis [J]. Dig Dis Sci, 2010, 55（5）: 1406-1412.

[4] Lakatos L, Kiss L S, David G, et al. Incidence, disease phenotype at diagnosis, and early disease course in inflammatory bowel diseases in Western Hungary, 2002-2006 [J]. Inflamm Bowel Dis, 2011, 17（12）: 2558-2565.

［ 5 ］ Vegh Z, Burisch J, Pedersen N, et al. Incidence and initial disease course of inflammatory bowel diseases in 2011 in Europe and Australia: results of the 2011 ECCO-EpiCom inception cohort [J]. J Crohns Colitis, 2014, 8（11）: 1506-1515.

［ 6 ］ Ben-Horin S, Tamir S, Kopylov U, et al. Familial ulcerative colitis in Israeli Jews: its prevalence and clinical severity compared to sporadic disease [J]. Ann Gastroenterol, 2011, 24（4）: 285-289.

［ 7 ］ Beamish L A, Osornio-Vargas A R, Wine E. Air pollution: an environmental factor contributing to intestinal disease [J]. J Crohns Colitis, 2011, 5（4）: 279-286.

［ 8 ］ Molodecky N A, Soon I S, Rabi D M, et al. Increasing incidence and prevalence of the inflammatory bowel diseases with time, based on systematic review [J]. Gastroenterology, 2012, 142（1）: 46-54.

［ 9 ］ Rocchi A, Benchimol E I, Bernstein C N, et al. Inflammatory bowel disease: a Canadian burden of illness review [J]. Can J Gastroenterol, 2012, 26（11）: 811-817.

［ 10 ］ Prideaux L, Kamm M A, De Cruz P P, et al. Inflammatory bowel disease in Asia: a systematic review [J]. J Gastroenterol Hepatol, 2012, 27（8）: 1266-1280.

［ 11 ］ Wang Y F, Ou-Yang Q, Xia B, et al. Multicenter case-control study of the risk factors for ulcerative colitis in China [J]. World J Gastroenterol, 2013, 19（11）: 1827-1833.

［ 12 ］ Vendrell R, Venegas H L, Perez C M, et al. Differences in prevalence of inflammatory bowel disease in Puerto Rico between commercial and government-sponsored managed health care insured individuals [J]. Bol Asoc Med P R, 2013, 105（2）: 15-19.

［ 13 ］ Safarpour A R, Hosseini S V, Mehrabani D. Epidemiology of inflammatory bowel diseases in iran and Asia, a mini review [J]. Iran J Med Sci, 2013, 38（2 Suppl）: 140-149.

［ 14 ］ Moon C M, Shin D J, Kim S W, et al. Associations between genetic variants in the IRGM gene and inflammatory bowel diseases in the Korean population [J]. Inflamm Bowel Dis, 2013, 19（1）: 106-114.

［ 15 ］ Zeng Z, Zhu Z, Yang Y, et al. Incidence and clinical characteristics of inflammatory bowel disease in a developed region of Guangdong province, China: a prospective population-based study [J]. J Gastroenterol Hepatol, 2013, 28（7）: 1148-1153.

［ 16 ］ Zhao J, Ng S C, Ldei Y, et al. First prospective, populationbased inflammatory bowel disease incidence study in mainland of China: the emergence of "western" disease [J]. Inflamm Bowel Dis, 2013, 19（9）: 1839-1845.

［ 17 ］ Ng S C, Bernstein C N, Vatn M H, et al. Geographical variability and environmental risk factors in inflammatory bowel disease [J]. Gut, 2013, 62（4）: 630-649.

［ 18 ］ Achitei D, Gologan E, Stefanescu G, et al. Biological and epidemiological aspects of inflammatory bowel diseases in North-East Romania [J]. Rev Med Chir Soc Med Nat Iasi, 2013, 117（1）: 16-22.

［ 19 ］ Kappelman M D, Moore K R, Allen J K, et al. Recent trends in the prevalence of Crohn's disease and ulcerative colitis in a commercially insured US population [J]. Dig Dis Sci, 2013, 58（2）: 519-525.

［ 20 ］ Betteridge J D, Armbruster S P, Maydonovitch C, et al. Inflammatory bowel disease prevalence by age，gender，race，and geographic location in the U.S. military health care population [J]. Inflamm Bowel Dis，2013，19（7）：1421-1427.

[21] Sourianarayanane A，Garg G，Smith T H，et al. Risk factors of non-alcoholic fatty liver disease in patients with inflammatory bowel disease [J]. J Crohns Colitis，2013，7（8）：279-285.

[22] Hlavaty T，Toth J，Koller T，et al. Smoking，breastfeeding，physical inactivity，contact with animals，and size of the family influence the risk of inflammatory bowel disease：a slovak case-control study [J]. United European Gastroenterol J，2013，1（2）：109-119.

[23] Yang S K，Hong M，Zhao W，et al. Genome-wide associa-tion study of Crohn's disease in Koreans revealed three new sus-ceptibility loci and common attributes of genetic susceptibility across ethnic populations [J]. Gut，2014，63（1）：80-87.

[24] Yang H，Li Y，Wu W，et al. The incidence of inflammatory bowel disease in Northern China：a prospective population-based study [J]. PLoS One，2014，9（7）：101296.

[25] Parkes G C，Whelan K，Lindsay J O. Smoking in inflammatory bowel disease：impact on disease course and insights into the aetiology of its effect [J]. J Crohns Colitis，2014，8（8）：717-725.

[26] Wang J，Guo X，Yu S，et al. MDR1 C3435T polymorphism and inflammatory bowel disease risk：a meta-analysis [J]. Mol Biol Rep，2014，41（4）：2679-2685.

[27] Ko Y，Kariyawasam V，Karnib M，et al. Inflammatory bowel disease environmental risk factors：a population-based case-control study of middle eastern migration to australia [J]. Clin Gastroenterol Hepatol，2015，13（8）：1453-1463.

[28] Zhao J J，Wang D，Yao H，et al. CTLA-4 and MDR1 polymorphisms increase the risk for ulcerative colitis：a meta-analysis [J]. World J Gastroenterol，2015，21（34）：10025-10040.

[29] Hilmi I，Jaya F，Chua A，et al. A first study on the incidence and prevalence of IBD in Malaysia—results from the Kinta Valley IBD epidemiology study [J]. J Crohns Colitis，2015，9（5）：404-409.

[30] Cao Y，Qu C，Chen Y，et al. Association of ABCB1 polymorphisms and ulcerative colitis susceptibility [J]. Int J Clin Exp Pathol，2015，8（1）：943-947.

[31] Mendall M，Chan D，Kumar D. Comments on measures of obesity and risk of Crohn's disease and ulcerative colitis [J]. Inflamm Bowel Dis，2015，21（8）：17-18.

[32] Seminerio J L，Koutroubakis I E，Ramos-Rivers C，et al. Impact of obesity on the management and clinical course of patients with inflammatory bowel disease [J]. Inflamm Bowel Dis，2015，21（12）：2857-2863.

[33] Rencz F，Pentek M，Bortlik M，et al. Biological therapy in inflammatory bowel diseases：access in Central and Eastern Europe [J]. World J Gastroenterol，2015，21（6）：1728-1737.

[34] Kuo C J，Yu K H，See L C，et al. The trend of inflammatory bowel diseases in taiwan：a population-based study [J]. Dig Dis Sci，2015，60（8）：2454-2462.

[35] Kaplan G G. The global burden of IBD：from 2015 to 2025 [J]. Nat Rev Gastroenterol Hepatol，2015，12（12）：720-727.

[36] Kakuta Y，Natio T，Onodera M，et al. NUDT15 R139C causes thiopurine-induced early severe hair

loss and leukopenia in Japanese patients with IBD [J]. Pharmacogenomics J, 2016, 16 (3): 280–285.

[37] Harper J W, Zisman T L. Interaction of obesity and inflammatory bowel disease [J]. World J Gastroenterol, 2016, 22 (35): 7868–7881.

[38] Abegunde A T, Muhammad B H, Bhatti O, et al. Environmental risk factors for inflammatory bowel diseases: evidence based literature review [J]. World J Gastroenterol, 2016, 22 (27): 6296–6317.

[39] To N, Ford A C, Gracie D J. Systematic review with meta-analysis: the effect of tobacco smoking on the natural history of ulcerative colitis [J]. Aliment Pharmacol Ther, 2016, 44 (2): 117–126.

[40] Shivashankar R, Tremaine W J, Harmsen W S, et al. Incidence and prevalence of Crohn's disease and ulcerative colitis in olmsted county, Minnesota from 1970 through 2010 [J]. Clin Gastroenterol Hepatol, 2017, 15 (6): 857.

[41] Ishige T, Tomomasa T, Hatori R, et al. Temporal trend of pediatric inflammatory bowel disease: analysis of national registry data 2004 to 2013 in Japan [J]. J Pediatr Gastroenterol Nutr, 2017, 65 (4): 80–82.

[42] Ungaro R, Mehandru S, Allen P B, et al. Ulcerative colitis [J]. Lancet, 2017, 389 (10080): 1756–1770.

[43] Lophaven S N, Lynge E, Burisch J. The incidence of inflammatory bowel disease in Denmark 1980–2013: a nationwide cohort study [J]. Aliment Pharmacol Ther, 2017, 45 (7): 961–972.

[44] Arguelles-Arias F, Chaaro B D, Benitez J M, et al. Evolution of the incidence of inflammatory bowel disease in Southern Spain [J]. Rev Esp Enferm Dig, 2017, 109 (11): 757–760.

[45] Despalatovic B R, Bratanic A, Radic M, et al. Epidemiological trends of inflammatory bowel disease (IBD) in Split-Dalmatia County, Croatia from 2006 to 2014 [J]. Eur J Intern Med, 2017, 46: 17–19.

[46] Parian A, Limketkai B, Koh J, et al. Appendectomy does not decrease the risk of future colectomy in UC: results from a large cohort and meta-analysis [J]. Gut, 2017, 66 (8): 1390–1397.

[47] Jeong Y. H, Kim K O, Lee H C, et al. Gallstone prevalence and risk factors in patients with ulcerative colitis in korean population [J]. Medicine (Baltimore), 2017, 96: 7653.

[48] 张声生, 沈洪, 郑凯. 溃疡性结肠炎中医诊疗专家共识意见（2017）[J]. 中华中医药杂志, 2017, 32 (8): 3585–3589.

[49] Gordillo J, Zabana Y, Garcia-Planella E, et al. Prevalence and risk factors for colorectal adenomas in patients with ulcerative colitis [J]. United European Gastroenterol J, 2018, 6 (2): 322–330.

[50] Shah S C, Khalili H, Gower-Rousseau C, et al. Sex-based differences in incidence of inflammatory bowel diseases-pooled analysis of population-based studies from western countries [J]. Gastroenterology, 2018, 155 (4): 1079–1089.

[51] Everhov A H, Halfvarson J, Myrelid P, et al. Incidence and treatment of patients diagnosed with inflammatory bowel diseases at 60 years or older in Sweden [J]. Gastroenterology, 2018, 154 (3): 518–528.

［52］Valpiani D, Manzi I, Mercuriali M, et al. A model of an inflammatory bowel disease population-based registry: the Forlì experience (1993-2013)[J]. Dig Liver Dis, 2018, 50 (1): 32-36.

［53］Aniwan S, Harmsen W S, Tremaine W J, et al. Overall and cause-specific mortality of inflammatory bowel disease in olmsted county, Minnesota, from 1970 Through 2016 [J]. Mayo Clin Proc, 2018, 93 (10): 1415-1422.

［54］Shah S C, Khalili H, Chen C Y, et al. Sex-based differences in the incidence of inflammatory bowel diseases-pooled analysis of population-based studies from the Asia-Pacific region [J]. Aliment Pharmacol Ther, 2019, 49 (7): 904-911.

［55］Park S H, Kim Y J, Rhee K H, et al. A 30-year trend analysis in the epidemiology of inflammatory bowel disease in the Songpa-Kangdong District of Seoul, Korea in 1986—2015 [J]. J Crohns Colitis, 2019, 13 (11): 1410-1417.

［56］Zvidi I, Boltin D, Niv Y, et al. The incidence and prevalence of inflammatory bowel disease in the Jewish and Arab populations of Israel [J]. Isr Med Assoc J, 2019, 21 (3): 194-197.

［57］Dias C C, Santiago M, Correia L, et al. Hospitalization trends of the inflammatory bowel disease landscape: a nationwide overview of 16 years [J]. Dig Liver Dis, 2019, 51 (7): 952-960.

［58］Ng S C, Kaplan G G, Tang W, et al. Population density and risk of inflammatory bowel disease: a prospective population-based study in 13 countries or regions in Asia-Pacific [J]. Am J Gastroenterol, 2019, 114 (1): 107-115.

［59］Law A D, Dutta U, Kochhar R, et al. Vitamin D deficiency in adult patients with ulcerative colitis: Prevalence and relationship with disease severity, extent, and duration [J]. Indian J Gastroenterol, 2019, 38 (1): 6-14.

［60］高旭东, 张莉, 谭静范, 等. 溃疡性结肠炎的中医治疗进展 [J]. 中日友好医院学报, 2019, 33 (4): 243-245.

第三章

病因学

UC 的发病原因和发病机制仍不清楚，其发病原因可能与肠道菌群失衡、持续的肠道炎症、基因遗传因素及环境因素有关。UC 的发病机制主要是具有易感基因的人群在特定环境因素作用下，肠道黏膜免疫系统对肠道微生物产生过激的免疫应答引起肠道炎症损伤（图 3-1）。其中，肠黏膜免疫反应可能在 UC 的发生发展中起着更重要的作用。

第一节　易感基因

大量的临床研究发现 UC 的发生与易感基因密切相关。易感基因是一些与某种疾病具有一定相关性的基因。易感基因并不会导致某种疾病一定会发生，但使患病的风险明显增高。与易感基因相关的疾病还必须有其他因素（如环境因素、饮食因素等）的参与才会发生和发展。因此，UC 虽然与易感基因相关，有一定的遗传倾向，但 UC 不属于遗传性疾病。

在 UC 的发生和发展中，虽然特定的易感基因同肠道免疫应答、肠道菌群及环境因素的相互作用机制并不明确，但是在过去的 20 年内，这类易感基因被逐步发现，其功能也逐步明确。

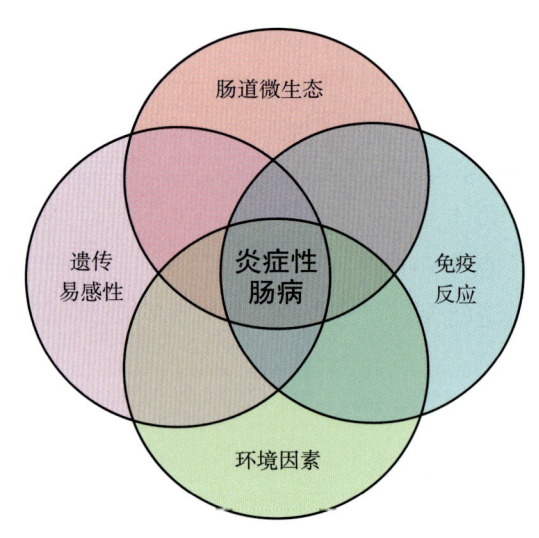

■ 图 3-1　UC 的发病机制示意图

一、UC 的家族聚集性

在 5%～20% 的 IBD 患者中，存在家族遗传倾向，其一级亲属患病危险度也会升高 10~15 倍。UC 的家族聚集性不如 CD。虽然 UC 患者中可能存在相同的生活环境，但是研究发现 UC 家族中收养小孩患 UC 的危险度并未升高。对于双生儿的研究发现：同卵双生儿 UC 的共患病率为 11%，而异卵双生儿的共患病率仅为 3%。在 80% 的 UC 家族中，患者具有相同或者相似的患病类型，例如都患有 UC 或 CD。IBD 的家族聚集性研究提示，UC 患者很可能具有一大类相似的易感基因或致病基因。

二、易感基因的筛查方法

易感基因最初的研究集中在调节炎症过程的靶基因，在 IBD 患者及种族匹配的健康对照中，研究 IBD 靶基因出现频率与相关性。当在 IBD 患者中基因的出现频率发生变化时，被认为存在连锁不平衡，也就是存在相关性基因。此方法为非连锁分析，容易出现假阳性结果，尤其是当种族不匹配时。

另一种研究方法是连锁分析。在有阳性家族史的 IBD 患者中，进行基因组学的连锁分析。以基因多态性位点作为标志，在某染色体区域或者位点出现共遗传现象时，这些区域或位点被认为与 IBD 的发生密切相关。相关的区域和位点一旦确定，就可以分析此位点上的致病基因，其中 *NOD2* 基因也是通过这样方法发现的。

随着人类基因组计划的完成，使进行全基因序列相关研究（genome-wide association studies，GWAS）变得可能。这一研究揭示了很多意想不到的致病基因和致病途径，改变了我们对于很多自身免疫病的认识，比如糖尿病、系统性红斑狼疮、类风湿关节炎及 IBD。GWAS 的主要方法是利用数十万个基因标志物，来比较目标基因在患者及健康人中出现的基因频率，从而确定其相关的致病基因。这个研究在 CD 及 UC 中发现了很多全新的致病基因，其中一大部分涉及固有免疫系统以及最新的免疫病理机制，如黏膜免疫应答。近年来研究发现 IBD 相关基因位点 200 余个，其中 110 个位点为 CD 及 UC 所共有，而 30 个位点是 CD 所特有的，23 个位点是 UC 所特有的（表 3-1）。最新的 GWAS 技术可以精确地识别到单个核苷酸位点（SNP），与黏膜免疫相关的基因与 UC 关系更密切。本文就 UC 的重要相关基因进行阐述。

表 3-1　GWAS 所发现的 IBD 相关基因群

染色体位置	受累及基因或位点	种族差异	相关的其他疾病
与 CD 相关			
16q12	*NOD2*	白种人多见，亚洲人未发现相关性	移植物抗宿主病
5q31	多个基因（*IBD5*）	亚洲人未发现相关性	银屑病，溃结
9q32	*ZNF365*	未报道	未报道

续表

染色体位置	受累及基因或位点	种族差异	相关的其他疾病
10q21	多个基因	未报道	未报道
18p11	PTPN2	未报道	1型糖尿病，乳糜泻
22q13	多个基因	未报道	未报道
与自噬相关			
2q37	ATG16L1	亚洲人未发现相关性	未报道
5q33.1	IRGM	亚洲人未发现相关性	对结核杆菌产生免疫
12q12	LRRK2 MUC19	未报道	帕金森病，麻风
与UC相关			
6p21	MHC	白种人和亚洲人都有相关性	CD
1q23	CPGR2A	与日本人UC有关	系统性红斑狼疮，1型糖尿病
1p36	多个基因	与日本人UC有关	未报道
12q14	INF-γ，IL-26，IL-22	未报道	未报道
与黏膜免疫相关			
7q22	多个基因，包括LAMB1	未报道	未报道
20q13	多个基因，包括HNF4A	未报道	未报道
与CD和UC均相关			
12q13，5q33，1p31，19p24等	IL-23信号通路相关基因	白种人和亚洲人都有相关性	银屑病，强直性脊柱炎，原发性硬化性胆管炎
1q32	多个基因，包括IL-10	未报道	1型糖尿病，系统性红斑狼疮
5p13	基因沙漠，邻近PTGER4	未报道	多发性硬化
9q32	TNFSF8，TNSF15	白种人和亚洲人都有相关性	麻风
9q34	多个基因，包括CARD9	未报道	强直性脊柱炎
转录因子			
10q22	ZMIZ1	未报道	乳糜泻，多发性硬化，白癜风
10q24	NKX2-3	白种人和亚洲人都有相关性	未报道
15q22	SMAD3	未报道	哮喘

三、人类白细胞抗原相关基因

人类白细胞抗原（HLA）是基因复合体，位于6p21.3，包含HLA-Ⅰ、HLA-Ⅱ及HLA-Ⅲ。HLA-Ⅰ有B、C、A三个位点，广泛分布于有核细胞，将抗原肽呈递给CD8⁺T细胞。HLA-Ⅱ有DP、DQ、DR三个亚区；其表达产物分布于抗原递呈细胞

（antigen presenting cell，APC）、胸腺上皮细胞及活化 T 细胞表面，将抗原肽呈递给 CD4⁺ T 细胞，启动获得性免疫应答。*HLA-Ⅲ* 表达补体成分及炎症因子。

在亚洲人群及欧洲白种人群中，均发现 *HLA* 多态性同 UC 有关，其可能的机制是宿主细胞同病原体的作用存在正常至异常的多样性。在 *HLA-Ⅰ* 及 *HLA-Ⅱ* 基因中，*HLA-B*52* 被发现同日本人 UC 有关；*HLA-B27* 及 *Bw35* 则被发现同高加索人 UC 相关；*HLA-B*A33* 及 *Cw6* 被发现同亚洲印度人 UC 有关；*HLA-DRB1*1501* 和 *DRB1*0103* 被发现同西班牙人 UC 有关，而且 *HLA-B7* 被发现同远端结肠型 UC 有关。

最近一组新的非经典 *HLA* 基因——人类 MHC Ⅰ 相关基因（*MIC*）被发现。这个基因包含 11 kb 碱基对，距离 *HLA-B* 基因有 41.2 kb 碱基对。目前至少有 7 个 *MIC* 基因亚型被发现：*MICA* 及 *MICB* 是功能基因，*MICC*、*MICD*、*MICE*、*MICF* 和 *MICG* 都是假基因。*MICA* 基因编码的蛋白结构包括 3 个胞外段（α1、α2 及 α3）、1 个跨膜段以及含 1 个羧基的胞内段。MICA 分子的主要结构同 HLA-Ⅰ 蛋白分子结构类似。MICA 分子表达于胃肠道黏膜上皮，并起到调节肠道上皮免疫细胞（TCRγd⁺ CD8⁺ IEL 细胞）的保护性免疫反应作用。同 *HLA-I* 基因类似，*MICA* 的基因位点具有高度可变性。微卫星重复序列（GCT/AGC）位于其跨膜区，编码不同数目的丙氨酸，根据其不同数量的重复序列，将 *MICA* 不同的等位基因命名为 A4、A5、A6 和 A9。等位基因 *A5.1* 为在重复序列里插入碱基对 G/C（GGCT/AGCC），编码被截断的肽链。

许多研究显示 *MICA* 微卫星重复序列的等位基因同自身免疫病有关，如 1 型糖尿病、Addison 病、乳糜泻、类风湿关节炎、白塞病及 UC。Sugimura 等研究发现 *MICA-A6* 等位基因同日本人 UC 发病相关，并且携带 A6 纯合子的患者发病年龄更早。然而，在高加索人种里，并未发现 *MICA-A6* 等位基因与 UC 相关。Yijuan Ding 等发现 *MICA-A5.1* 亚型同中国人 UC 有关（A5.1 纯合子 $OR = 3.781$，A5.1 杂合子 $OR = 2.326$），并且 A5.1 在女性 UC 患者中出现频率更高。Juan 等发现 *MICA-A5* 同广泛结肠型 UC 有关（$OR = 2.4$），而 MICA-A5.1 则局限于远端结肠型 UC 患者（$OR = 3.82$）。

NF-κB 样基因（*IKBL* 或 *NFKBIL1*）位于染色体 14q13，即肿瘤坏死因子（*TNF*）基因簇的 MHC 末端区域。其基因多态性主要是第 738 位点胸腺嘧啶 T 和胞嘧啶 C 的转化，其结果是表达的蛋白中半胱氨酸被替代为精氨酸，而这个位点是蛋白激酶 C 的一个磷酸化位点。IKBL 蛋白同 IκBα 蛋白类似，均可以调控 NF-κB 在细胞核内的分布，并且影响多种细胞因子的转录如 TNF-α。*IKBL+738*（C）突变基因最开始发现同 *HLA-DRB1*1501* 共存，其后发现其可以和 *HLA-DRB1*1501* 或 *DRB1*0103* 共存，而这 2 个 HLA-Ⅱ 亚型同 UC 相关。携带 *IKBL+738*（C）突变基因同广泛结肠型 UC、重症 UC 及难治性 UC 均存在相关性（$P < 0.001$）。

Garrity 等对比研究了 114 例 UC 合并结直肠癌的患者，发现较不合并结直肠癌的患者，合并结直肠癌的 UC 患者更多携带 HLA-DR17 或 DR13 基因（$P < 0.000\ 1$ 和 $P = 0.02$）；而不合并 UC 患者更多携带 HLA-DR7、DR1 或 DQ5 基因（$P = 0.002$、$P = 0.05$ 及 $P = 0.01$）。第二类反式激活基因（CIITA）甲基化可以下调组织 HLA-Ⅱ 基因的表达，并且导致肿瘤细胞逃逸免疫监控而出现扩散。在 UC 的结直肠癌组织中，CIITA 基因的甲基化同 DR17 或者 DQ2 基因相关（$P = 0.04$ 和 $P = 0.02$），提示 DR17 和 DQ2 基因对于 UC 肿瘤的发生有重要关系。

近期国内学者收集了 10 例 UC 相关癌变的组织标本，通过全基因组学分析研究发现有 44 个非重复性体细胞突变，包括 25 个基因缺失［主要与细胞凋亡和 PI3K-Akt 信号通路的（COL6A3、FN1）、细胞自噬（ULK1）、细胞黏附（PODXL、PTPRT、ZFHX4）及表观基因调节（ARID1A、NCOR2、KMT2D、NCOA6、MECP2、SUPT6H）］与散发性结肠癌进行对比研究发现，UC 相关癌变的基因主要有 APC、APOB、MECP2、NCOR2、NTRK2、PODXL、RABGAP1、SIK3、SUPT6H、ULK1、USP48，这些研究提示国人 UC 患者出现癌变时，与西方人群存在差异，为探索我国 UC 癌变的发病机制提供了重要的理论依据。

四、黏膜免疫相关基因

Andre Franke 等通过 GWAS 方法对比研究了 1043 例德国 UC 患者及 1 703 名健康人，发现新的危险基因位点在染色体 7q22 及 22q13（IL-17REL 基因），其对应的单核苷酸多态型为 rs7809799 及 rs5771069，其中 IL-17REL 基因是细胞因子 IL-17 受体 E 的类似物，其功能尚不明确。IL-17REL 的基因表达产物同 IL-17RE 同源，并且同属于 IL-17 受体家族。IL-17REL 蛋白形成寡聚体，并结合 IL-17。因此，IL-17REL 基因的单核苷酸多态性（SNP）可能会影响 IL-17REL 蛋白的结构，进而影响其功能，包括寡聚体形成及配体结合。Juan L 等的一项荟萃分析纳入了 14 项亚洲人的研究和 2 项高加索人的研究，结果提示 IL-17A G197A（rs2275913）和 IL-17F 7488 A > G（rs763780）基因多态性增加了患 UC 的风险（$P < 0.001$），并且与患者血清高 IL-17 水平相关（$SMD = 5.95$，95%CI：$4.25 \sim 7.65$，$P < 0.001$）。

英国 IBD 基因遗传协作组采用 GWAS 方法研究了 2361 例 UC 患者及 5 417 名健康人，发现了 3 个全新的相关基因位点：染色体 20q13（HNF4A，$P = 3.2 \times 10^{-17}$）、染色体 16q22（CDH1 和 CDH3，$P = 3.2 \times 10^{-8}$）以及染色体 7q31（LAMB1，$P = 3.0 \times 10^{-8}$），每个基因位点均包含至少一个有关的功能基因。HNF4A 基因表达转录因子——肝细胞核因子 HNF4α，并调节细胞和细胞之间的连接，包括紧密连接、黏着连接及桥粒连接。HNF4α 对于哺乳动物胃肠道胚胎发育也起到了至关重要的作用。

敲除 *HNF4α* 小鼠的肠道黏膜通透性增加，葡聚糖硫酸钠（DSS）诱导的结肠炎也更为严重。

英国 IBD 基因遗传协作组还发现同 UC 相关的基因单核苷酸多态性 *rs6017342* 位于 *HNF4A* 基因的上游非翻译区的约 5 kb 的位置，从而提示 *rs6017342* 可能会影响 *HNF4A* 基因的表达。

位于染色体 16q22 区域的 UC 相关基因多态性为 *rs1728785*，其附近的重组热点跨越约 411 kb 碱基对，包含数个功能基因，其中一个基因为 *CDH1*，表达 E-cadhern。E-cadherin 为跨膜糖蛋白，是肠道上皮细胞黏着连接的重要介质，同时参与上皮重建及黏膜修复损伤。UC 活动部位的结肠黏膜 CDH1 表达下降。除此之外，单核苷酸多态性 *rs1728785* 还与 UC 继发结肠癌相关。

Jurgen 等研究了 *IL-2/IL-21* 基因组群多态性与 UC 的关系，发现位于染色体 4q27 区域的基因连锁组群 *KIAA1109-TENR-IL-2-IL-21* 有 3 个多态性位点：*rs6840978*（$P = 0.0082$，$OR = 0.77$）、*rs6822844*（$P = 0.0028$，$OR = 0.73$）和 *rs13119723*（$P = 0.0058$，$OR = 0.75$），均对 UC 具有保护作用，并且还发现与 UC 有正相关关系的 IL-23R 单核苷酸多态性 *rs1004819* 与所发现基因连锁组群 *KIAA1109-TENR-IL-2-IL-21* 单核苷酸多态性 *rs13151961*、*rs13119723* 和 *rs6822844* 具有负相关关系。IL-21 与 IL-23 共同作用参与 Th17 淋巴细胞的活化和增殖，而 IL-23 信号通路是 UC 重要的炎症信号通路，因此基因连锁组群 *KIAA1109-TENR-IL-2-IL-21* 单核苷酸多态性 *rs13151961*、*rs13119723* 和 *rs6822844* 可能对 *IL-23R* 基因表达存在负性的调节作用。

TNF-α 是重要的炎症因子，参与了 UC 的发生，其基因位于 6p21，处在 HLA-Ⅲ 的中心区域。其上游启动子 -308 位被发现有 1 种单核苷酸多态性可能同 UC 相关：G（*TNF1* 等位基因）/A（*TNF2* 等位基因），但是其相关性尚无定论。Lu ZH 等进行了一项荟萃分析发现，*TNF* 等位基因在欧洲人种里同 UC 无关，但是在东亚人种里，却与 UC 相关（$OR = 2.27$，$P = 0.03$）。

IL-23 受体基因位于染色体 1p31，IL-23 受体与 IL-23 结合后促进 Th17 细胞的分化和调节其功能。其基因多态性被发现与不同种族人群 UC 的患病有关。Liu M 等的一项荟萃分析纳入了 16 项研究，共 5438 例 UC 患者和 7 380 名健康人对照。总体上 *SNPs rs11209026*（显性遗传，GG+TG 对 TT，$OR = 0.71$，$95\%CI$：$0.53 \sim 0.94$，$P = 0.02$），*rs7517847*（隐性遗传，GG 对 TT，$OR = 0.80$，$95\%CI$：$0.65 \sim 0.99$，$P = 0.04$）是 UC 发病的保护因素。而 *rs11209032*（显性遗传，GA+AA 对 GG，$OR = 1.31$，$95\%CI$：$1.01 \sim 1.26$，$P = 0.04$；AA 对 GG，$OR = 1.21$，$95\%CI$：$1.01 \sim 1.45$，$P = 0.04$）是 UC 发病的危险因素。

Foxp3 是叉头 / 翼状转录因子，是调节性 T 细胞的转录标志物，不仅能促进胸腺内 Treg 细胞成熟、发育，还可以调节 IL-2、TNF-α、GM-CSF 和 IL-10 细胞因子的水平。章达冠等在浙江汉族人群中发现 *Foxp3* 三种 *SNP rs2232365*、*rs2294021* 和 *rs3761548* 在重度 UC 患者中等位基因 C、G、A 频率显著增高，提示 *Foxp3* 基因多态性可能是 UC 发病的危险因素。

CTLA-4 基因位于染色体 2q33，编码 CTLA-4 跨膜糖蛋白，是重要的 T 细胞介导的负性免疫调节因子。CTLA-4 是抗原递呈细胞 B7.1 和 B7.2 的共刺激因子。CTLA-4 能减弱抗原递呈细胞向 T 细胞递呈抗原，在自身免疫病中，CTLA-4 表达下降。Jiajun Zhao 等荟萃分析纳入了 12 项病例对照研究，包含 1860 例 UC 患者和 2 663 名健康人对照。研究发现 *CTLA-4* 基因 *SNPs* 中 *rs3087243* 和 *rs231775* 是 UC 的危险因素。

第二节　环 境 因 素

与大多数免疫介导的疾病类似，UC 被认为是易感基因、环境因素与肠黏膜局部免疫反应相互作用引起的肠道炎症损伤。

近 50 年内，国内外临床统计数据显示 UC 的发病率和患病率均较前明显增加，但基因的变化在如此短暂的时间内几乎可以忽略不计。因此，在 UC 的发生发展过程中，环境因素可能起更重要的促进作用。

这类环境因素包括空气污染、吸烟、饮食、药物、人文和地理因素、精神应激和心理异常、阑尾切除术、胃肠道感染史，以及肠道菌群紊乱和肠黏膜屏障的改变。其中，吸烟、高膳食纤维饮食、维生素 D、幽门螺杆菌和寄生虫感染及阑尾切除术是 UC 的保护因素；而胃肠道感染、抗生素、NSAIDs、口服避孕药、高糖和高脂饮食、环境污染、精神紧张和应激等是 UC 的危险因素（图 3-2，图 3-3）。

环境因素在 UC 中的作用通常不是单一的，而是多因素共同作用的结果，在某一特定个体，某一种或几种因素可能起主导作用。

一、危险因素

（一）"三高"饮食

UC 在西欧及北美的发病率和患病率明显高于其他地区，而既往在中国、韩国及日本被认为是罕见疾病，但随着生活方式逐渐西化，UC 在亚洲的发病率逐渐升高。因此，同 CD 类似，也有人提出"西方饮食方式"的流行，即高脂肪、高蛋白质、低水果和蔬菜的摄入，可能是 UC 在西方高发、在生活逐渐西化的发展中国家（包括中国）发病率逐年升高的重要原因。

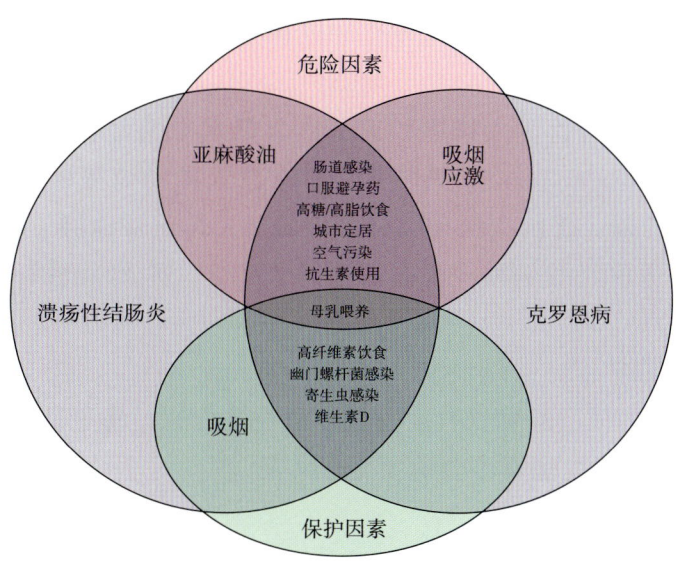

■ 图 3-2　UC 和 CD 相关环境因素示意图

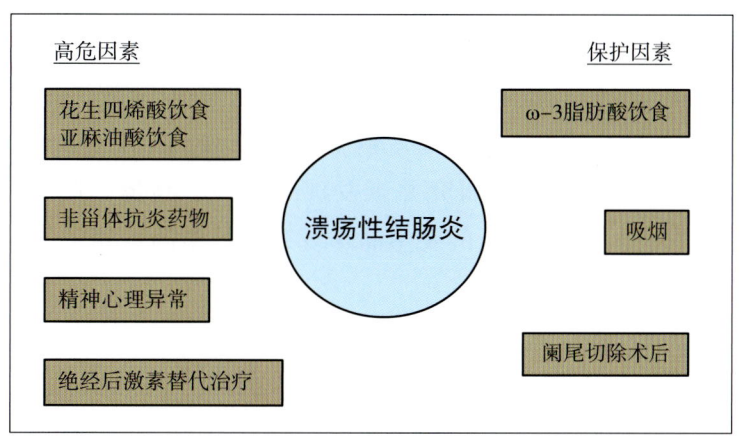

■ 图 3-3　UC 高危因素和保护因素示意图

　　Reif 等早在 1997 年报道，UC 发病率与单不饱和脂肪酸（monounsaturated fatty acid，MUFA）及多不饱和脂肪酸（polyunsaturated fatty acid，PUFA）的摄入有关（$OR = 3.66$，$OR = 6.54$）。此后 Sakamoto 等的研究对能量摄入、年龄、性别、地域、教育及吸烟进行了校正后也发现了类似的规律。

　　Tragone 等的研究还发现蛋白质的摄入同 UC 发病有关（$OR = 3.7$）。Jantchou 等在对摄入能量及体重进行率的调整后发现，总蛋白的摄入同 UC 发病有关（$OR = 3.24$），但是仅局限于动物蛋白的摄入（$OR = 3.29$），同植物蛋白的摄入无关。

　　Tragnone 等在 1995 年报道了高碳水化合物的摄入是 UC 的高危因素（$OR = 8.1$），其中多糖（$OR = 6.0$）较单糖或者双糖（$OR = 3.2$）与 UC 的相关性更为显著。

高脂肪、高蛋白质饮食参与 UC 发生的机制可能涉及以下几个方面。

1. 改变肠道菌群

高脂肪、高蛋白质饮食人群中肠道菌群含低水平的普雷沃菌（prevotella）和高水平的类杆菌（bacteroides）；高膳食纤维饮食人群肠道菌群含高水平的普雷沃菌和低水平的类杆菌。普雷沃菌和类杆菌均属于人类正常菌群，但不是互相依存，而是有竞争性，更重要的是类杆菌有较强的致病性，尤其是感染后产生较强的炎症反应。

2. 诱发变态反应

高脂肪、高蛋白质、高糖饮食含有较多食物性抗原，易于诱导变态反应，而高膳食纤维饮食抗原很少，通常不会诱导变态反应。

3. 损伤肠道黏膜屏障

高脂肪、高蛋白质饮食减少肠道黏液的分泌，增高肠道黏膜通透，有利于抗原及病原体进入肠道黏膜并进一步激活肠道免疫系统。

4. 增强炎症反应

高脂肪、高蛋白质、高糖饮食中长链脂肪酸含量高，降低抗炎因子合成的共同通道 PPARγ 的活性，导致肠道黏膜致炎因子增加、抗炎因子减少；而高膳食纤维饮食人群中长链脂肪酸含量低，导致肠道黏膜抗炎因子增加、致炎因子减少。

但是，也有一些学者的类似研究并未发现高脂肪、高蛋白质、高糖饮食与 UC 的发生有明确的相关性，提示 UC 的发生非常复杂，是多因素相互作用的结果。

（二）药物

1. 口服避孕药

多项病例对照研究及队列研究均提示使用口服避孕药的女性 UC 患病率增高。一项美国和英国的队列研究纳入了 80 000 例女性，发现 UC 患病率有增高的趋势，但是，调整吸烟这一混杂因素后，使用口服避孕药同 UC 发病无关。另一项研究也提示，在调整吸烟因素后，使用口服避孕药的女性患 UC 的风险虽然升高 29%，但未达到统计差异。一些研究还提示 UC 同长期使用口服避孕药存在剂量相关性。低剂量的口服避孕药并不能改变 UC 疾病的活动度。

使用口服避孕药的 UC 患者临床结局是否更差没有定论。考虑到 UC 活动期的高凝状态，使用口服避孕药可能会加重高凝状态从而加重肠道炎症。

2. NSAIDs

NSAIDs 本身会引起机体损伤，尤其全消化道黏膜损伤，包括肠道溃疡。Kaufmann 曾报道了 8 例 UC 患者因为服用 NSAIDs 而加重病情。Danniel 等对 *Il-10* 基因敲除小鼠的研究提示，NSAIDs 可以抑制内源性前列腺素的生成，而内源性前列腺素可以抑制结肠炎的发生。

3. 抗生素

抗生素使用直接影响肠道菌群的组成。Bernstein 等的研究显示抗生素的使用能够增加 UC 患病风险。Card 等发现 UC 患者在获得诊断前数年内接触过更多的抗生素。Bernstein 收集了 1995—2008 年 Manitoba 地区 IBD 患者（包含 UC）的数据，发现儿童如果在出生第一年接受过抗生素治疗，则患病风险增加 3 倍，其中最常使用的抗生素为青霉素。

（三）环境污染

1. 食物污染

铝经常存在于加工食品如罐头食品中，而铝对中枢神经系统具有毒性。铝进入肠道后接触肠黏膜可能会诱发免疫反应。在结肠炎动物模型中，如 TNBS、DSS 或 *Il-10* 基因删除自发性结肠炎小鼠模型中，铝能够显著地加重肠道炎症反应。食物中微小的非生物粒子（<1 μm，常用的有 TiO_2）常常被作为食品蓬松剂使用，尤其是在零食中使用较多。这些微粒在肠黏膜集合淋巴结（Peyer's 结）中聚集。TiO_2 微粒可以激活 NLRP3 炎症复合体，其中 NLRP3 是一种细胞内模式识别受体，能够激活细胞因子 IL-1β 和 IL-18。肠黏膜细胞也能够摄取 TiO_2，促进肠道炎症发生。但目前尚无这类食品污染与 UC 患病的流行病学报道。

2. 水污染

水污染可能是造成 IBD 复发的原因，也可能影响治疗的效果。在煮沸过的水中能够发现糖皮质激素（GCS）受体的拮抗剂，可能会影响 GCS 的作用。这类物质被称为"扰乱内分泌的化学物（EDCs）"。这类物质可能会通过孕烷 X 受体（PXR）影响 GCS 的效用。但目前尚无水污染与 UC 患病的流行病学报道。

3. 空气污染

工业化时代带来了空气污染，而 UC 出现在工业化之后。Kaplan 等使用英国的健康促进网络数据库（THIN）纳入了 367 例 UC 患者，比较高空气污染（NO_2、SO_2 和 PM10）地区的患病率。研究发现在高 SO_2 污染区域，年轻患者（≤25 岁）更可能被诊断为 UC（$OR = 2.00$，$95\%CI$：$1.08 \sim 3.72$）。Ananthakrishnan 等发现，空气污染物增加一个对数单位，IBD 住院病患增加 40%（$RR = 1.40$，$95\%CI$：$1.31 \sim 1.50$）。

空气污染造成 UC 患病率增加的原因可能是污染物通过吸收进入肠道后可能会在高危人群中损伤肠道黏膜上皮，促进炎症发生。在肺泡损伤模型动物中，吸入空气污染物可能会增加促炎因子如 IL-1、IL-12、TNF-α 和 INF-γ 释放，进而造成自身免疫损伤。

4. 胃肠道感染

肠道病原体感染同 UC 的发病和复发有关。研究提示，10% 的 UC 复发与肠道感染有关，尤其是广泛结肠型 UC。Baliellas 等报道有 50% 的活动性 UC 和大便培养阳性的患者能够从抗生素使用获益。在过去的 20 年里，艰难梭菌（*Clostridium difficile*）在 UC 患者的感染率增加了 2 倍，并且与年龄增长和 GCS 使用有关。艰难梭菌感染的 UC 患者预后更差，手术率更高，住院时间更长，死亡率也更高。肠道巨细胞病毒（CMV）感染也是逐渐被关注的问题。两项前瞻性研究发现 CMV 感染仅仅存在于活动性对 GCS 抵抗的 UC 病例中，但是，由于纳入样本量少，并不能确认 CMV 感染是 UC 对 GCS 抵抗的原因还是使用 GCS 的结果。

二、保护因素

（一）吸烟

1982 年，Harries 等第一次报道了 UC 与吸烟的关系。此后，又有更多的研究证实这一关系：在吸烟者中，患 UC 的相对危险度明显较低。

以往的研究还发现，既往吸烟者比从不吸烟者患 UC 的风险增加。预计既往吸烟者比从不吸烟者患 UC 的风险增高 70%，其原因尚不清楚。一些学者指出，早期消化道症状可能会促使患者戒烟，从而解释"既往吸烟者"患 UC 风险增加。然而，另有研究发现，即使是过去吸烟史，也会导致患 UC 的风险升高。

吸烟还可能影响 UC 的病程。在一项研究中，主动吸烟的 UC 患者的住院率是从不吸烟 UC 患者住院率的一半。既往吸烟的患者 UC 相关的住院率是目前吸烟患者的 1.5 倍，并且其需要接受手术切除结肠治疗的风险是从不吸烟患者的 2 倍。在另一项研究中，吸烟能让约 45% 的 UC 患者症状获得缓解，其中缓解的患者其平均吸烟量是未获得缓解者吸烟量的 2 倍。法国的一项研究提示，UC 患者如果戒烟，其疾病活动度会增加，会面临更多的住院风险，其需要 GCS 及硫唑嘌呤（azathioprine，AZA）的剂量也会增加。

有两项随机安慰剂对照研究结果显示，活动期 UC 患者利用经皮尼古丁贴剂治疗后，其临床症状可以获得 40%～50% 的改善，而安慰剂对照组临床症状改善率仅为 9%～24%，然而，UC 的诱导缓解率在两组之间没有差异。另一项随机安慰剂对照研究并未发现经皮尼古丁贴剂在维持缓解方面较安慰剂存在优势。Thomas 等比较了经皮尼古丁贴剂和中等剂量 GCS 治疗 UC 的疗效，发现经皮尼古丁贴剂组具有更低的缓解率，但是 GSC 治疗组有更多的不良反应。在 6 周的研究中，尼古丁组仅有 20% 的患者达到完全黏膜愈合。结果提示尼古丁贴剂可能无法提供吸烟对于 UC 的保护作用所需的尼古丁量，或者卷烟中其他成分参与了保护作用。

被动吸烟同 UC 也有关系，但是研究结果不确定。一项研究提示，儿时有过被动吸烟，其患 UC 的风险降低 50%。儿时的被动吸烟暴露效应同成年主动吸烟的保护作用相当。然而，另一项研究提示出生时被动吸烟者 UC 发病率增加。

目前对吸烟如何对 UC 患者起保护作用的机制尚不清楚。近期有研究显示吸烟可以调控肠黏膜组织内巨噬细胞的极化效应。巨噬细胞在不同的微环境可以极化为具有促炎效应的经典活化型巨噬细胞（即 M1 型）和具有免疫抑制效应的替代活化型巨噬细胞（即 M2 型）。有研究显示烟雾中的尼古丁可以诱导巨噬细胞向 M2 型极化，表达高水平的抑制炎症反映的细胞因子（IL-10、TGF-b），参与肠黏膜免疫保护作用。

（二）膳食纤维

给予 *Il-10* 基因敲除小鼠自发性结肠炎模型摄入可溶纤维治疗，发现可以降低结肠炎症的发生。流行病学调查发现，摄入较多膳食纤维，尤其是水果和十字花科蔬菜可以降低 CD 的患病率，但不能降低 UC 患病率。Hou JK 等的一项荟萃分析纳入了 19 项研究，包含 1 340 例 UC 患者和 4 000 名健康人对照，发现高纤维素摄入可以降低 UC 患病风险。一项 RCT 研究提示卵叶车前草在 UC 患者维持缓解治疗疗效与美沙拉嗪类似。高膳食纤维饮食可以通过分解产生短链脂肪酸（SCFA）来调节肠道黏膜屏障功能及免疫调节功能，进而调节肠道菌群组成。SCFA 由肠道细菌分解食物纤维产生，在肠道免疫中发挥作用的主要是乙酸、丙酸、丁酸。它们通过结合免疫细胞表面 G 蛋白偶联受体（GPR）41、GPR43、GPR109 调控其分化、增殖及外分泌等功能。在 B 细胞内，SCFA 可促乙酰辅酶 A 生成并调节代谢感受器，从而使抗体产生增多，诱导 B 细胞向浆细胞分化。其中，SCFA 乙酸可以通过 GPR43 诱导肠 B 细胞分泌 sIgA。另外，SCFA（例如丁酸）能够诱导肠黏膜组织 $CD4^+$ T 细胞表达 IL-10，诱导向 Treg 细胞增殖分化，降低肠黏膜炎症反应，说明 SCFA 通过 GPR43 调控 $CD4^+$ T 细胞分化以及促进 IL-10 产生，对肠黏膜炎症损伤起保护作用。

（三）阑尾切除术

阑尾切除术对于 UC 的发生具有保护作用，这一负相关性最早是被一多中心儿童 IBD 研究所报道，其后被其他研究所证实。

一项包含 17 个病例对照研究的荟萃分析纳入了 3 600 例 IBD 患者及超过 4 600 例对照，结果提示阑尾切除术可以使 UC 的发生率减少 69%。即使是在多因素分析的研究中，控制了其他重要因素（如吸烟），阑尾切除术的保护作用仍然显著。

阑尾切除术与 UC 的队列研究结果并不一致。一项瑞典的国家住院患者注册数据库纳入了超过 212 000 例阑尾切除的患者，以及年龄、性别及地域匹配的对照。这项队列研究年随访超过 500 万人次，并记录下 UC 发病率：接受了阑尾切除术患者 UC 的发生率仅为未切除阑尾的患者的 75%，同低 UC 发生有关的因素包括 20 岁之前接受阑尾切除术以及因为阑尾炎或肠系膜淋巴结炎切除阑尾。一项丹麦的队列研究纳入了 154 000 例接受阑尾切除术的患者，年随访超过 100 万人次，并记录其中 IBD 的发生率，结果显示，阑尾切除术能够减少 13% 的 UC 发病，但未达到统计学差异。这两个大型队列研究结果存在差异原因不明确。瑞典的研究剔除了在切除阑尾后 1 年诊断为 UC 的患者，而丹麦的研究没有剔除。即使是将瑞典研究剔除的患者再次纳入分析，其结论仍未改变。因此，大多数病例对照及队列研究提示阑尾切除术是 UC 的保护因素。

同吸烟类似，阑尾切除术不但会影响 UC 的发生，也会影响 UC 的病程。在一项日本的多中心调查研究中，阑尾切除术后患 UC 的患者确诊年龄偏大，并且不如未切除阑尾的 UC 患者复发频繁。法国和澳大利亚的研究显示，阑尾切除术后患 UC 的患者结肠切除率更低。在澳大利亚的研究中，阑尾切除术后患 UC 的患者需要使用免疫抑制剂控制病情的剂量也更低。阑尾切除术对于 UC 病程影响的研究局限于病例报道，小型的队列研究结果并不一致。

阑尾切除术减少 UC 发病率的原因尚不明确，可能与阑尾炎症或肠系膜淋巴结炎能够促进 UC 的发生相关。因此，切除阑尾后改变了肠道的黏膜免疫，从而降低了发生 UC 的风险。

（四）寄生虫感染

寄生虫（如蠕虫）被认为具有免疫调节作用。蠕虫感染是 "IBD 卫生假说" 中发展中国家低发病率和高发病率的原因。动物试验、临床研究和流行病学调查支持了这一假说。蠕虫感染能够促进肠黏膜组织内 $CD4^+$ T 细胞 IL-10 分泌，降低 Th1 细胞反应，降低小鼠结肠炎的严重程度，原理是蠕虫能增加肠黏膜上皮 Treg 细胞，促进黏膜固有层 $CD4^+$ T 细胞分泌 IL-10 和 TGF-β，促进分泌 IL-4 的 Th2 细胞来抑制 Th1 反应。

（五）维生素 D

维生素 D 具有免疫调节作用，机制在于通过维生素 D 受体（VDR）调节相关基因表达。维生素 D 可能会影响 UC 患病率和活动度。1,25-二羟维生素 D_3 能够促进调节性 Th17 产生，并能够影响 NKT 细胞作用。维生素 D 受体和 *Il-10* 双敲除小鼠试验中显示，结肠内促炎细胞因子表达增加，更容易出现结肠炎；如果摄入 1,25-二羟维生素 D_3 可以降低结肠炎的严重度，抑制 *TNF-α* 基因表达。然而 GWAS 研究提示维生素 D 受体基因多态性对 UC 的发病风险存在不一致。流行病学调查提示，北方高纬度地区 UC 的发病风险高于南方低纬度地区，提示紫外线照射的差异。护士健康研究虽然发现高血维生素 D 水平可以预防 22 年后的 CD 患病率，但未观察到其降低 UC 的作用。一项大型前瞻性研究提示低维生素 D 水平能够增加 UC 的患病率和严重程度。UC 患者中维生素 D 缺乏可能与疾病慢性活动有关。维生素 D 缺乏在 UC 患者常见，长期缺乏可降低骨密度。因此需要在 UC 患者中常规筛查维生素 D 水平。

第三节　精神心理因素

这类危险因素非常复杂，并且相互联系，分析较为困难。研究表明焦虑/抑郁与 IBD 关系密切。IBD 患者焦虑及抑郁的发病率远高于正常人群（焦虑 19.1% vs 9.6%，抑郁 21.1% vs 13.4%），活动期 IBD 患者焦虑及抑郁的发病率高于缓解期患者。此外，焦虑及抑郁的发生也与 IBD 患者症状的严重程度、疾病复发次数、住院率及治疗的医从性密切相关。另一方面，抑郁人群更易患 IBD，抗抑郁治疗可降低该类患者 IBD 的发病率。来自 Ananthakrishnan 的一项前瞻性研究显示抑郁症患者患 UC 的概率较正常人群明显增加。动物实验也得到同样的结果，研究者们反复给小鼠喂食葡聚糖硫酸钠（DSS）建立慢性结肠炎模型，再通过嗅球切除或脑室内注射利血平诱导小鼠产生抑郁症，结果发现抑郁可诱导小鼠结肠炎复发，三环类抗抑郁药物可阻断抑郁诱导的小鼠结肠炎的复发。

精神心理异常参与 UC 发生和发展的确切机制并不十分明确，目前认为，脑－肠轴在 IBD 的发病机制中起关键作用。脑－肠轴是指将中枢神经系统与胃肠道联系起来的双向神经－内分泌网络（图 3-4）。其结构包括：①自主神经系统；②中枢神经系统；③应激系统（下丘脑）－垂体－肾上腺轴；④促肾上腺皮质激素释放因子系统；⑤肠道反应（包括肠道屏障、管腔微生物群和肠道免疫反应）。

目前认为精神心理因素主要通过以下途径对 UC 的病程发展产生影响。

1. 精神心身应激激活肥大细胞和自主神经系统（图 3-5）。精神应激下，肠黏膜肥大细胞作为脑－肠轴的末端效应器，可通过诱导肠道通透性和激活黏膜免疫功能以及释放多种介质、细胞因子和趋化因子从而对胃肠生理产生深远影响。另外，精神心理应激还可激活 SNS（VN 和 SN），释放系列 GCS。GC 和上述各种神经递质可进一步调节肠黏膜结构和功能，增加肠黏膜的通透性，改变肠道微生态。

2. 精神心理异常抑制迷走神经功能。迷走神经可通过胆碱能信号通路，抑制脂多糖激活的免疫细胞表达包括 TNF-α 在内的多种促炎因子发挥抗炎作用；其次，迷走神经通过调节脾脏的免疫功能，抑制免疫应答（图 3-6）。另有研究显示迷走神经可增强肠道上皮细胞紧密连接，降低肠通透性，减轻肠道炎症。精神心身应激可降低迷走神经功能，增加交感神经和肾上腺髓质功能，促使去甲肾上腺素和肾上腺素水平升高，进而抑制免疫细胞功能，促进肠道炎症的发生。

3. 精神心身异常调节前额叶－杏仁核复合体活性。前额叶－杏仁核复合体活性可影响交感神经功能和 HPA 轴（下丘脑－垂体－肾上腺轴）活动水平。如前额叶可抑制 HPA 轴负反馈调节，而杏仁核可激活 HPA 轴负反馈调节。另外，前额叶既

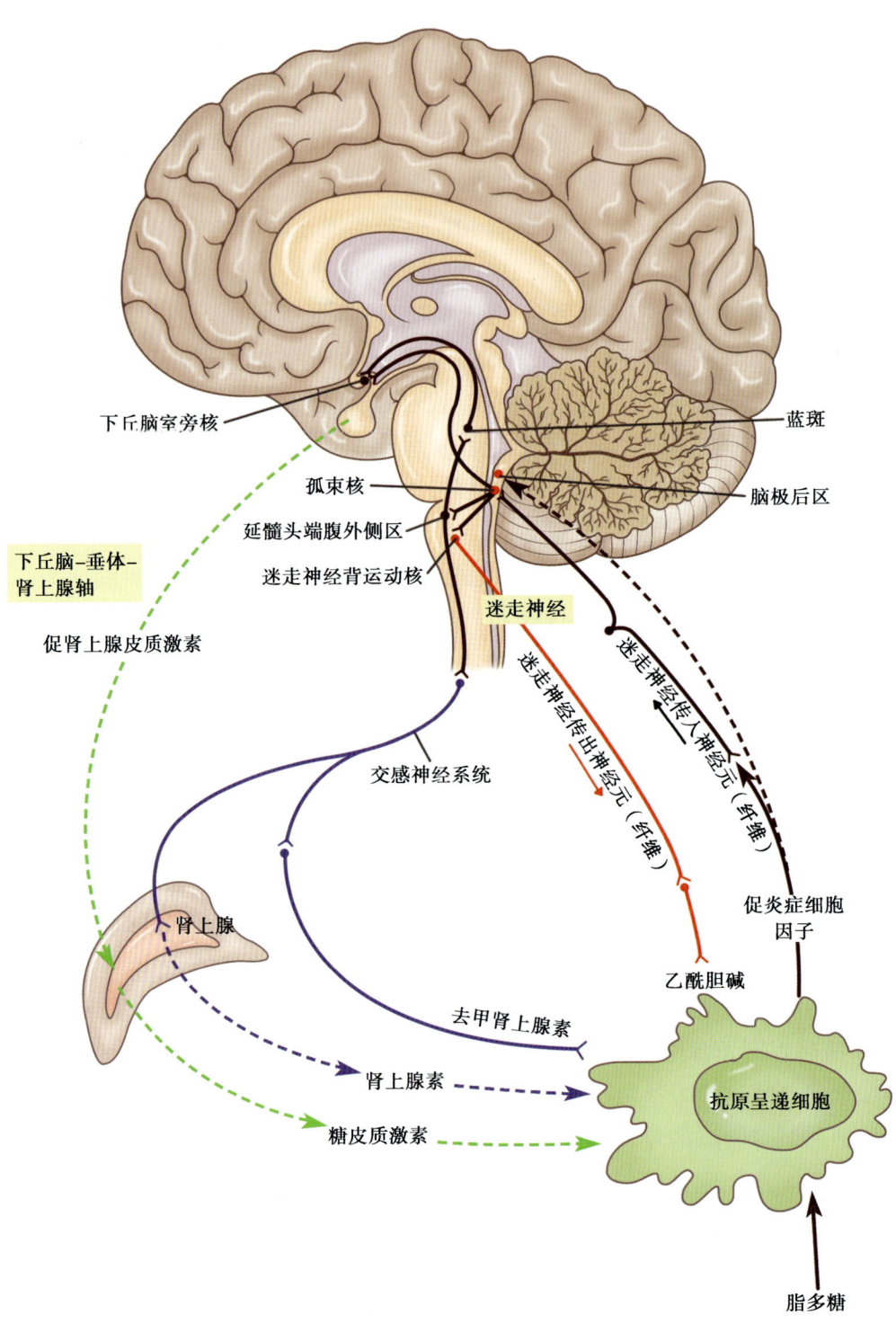

下丘脑室旁核

蓝斑

孤束核

脑极后区

延髓头端腹外侧区

迷走神经背运动核

迷走神经

下丘脑-垂体-肾上腺轴

促肾上腺皮质激素

迷走神经传出神经元（纤维）

迷走神经传入神经元（纤维）

交感神经系统

肾上腺

促炎症细胞因子

乙酰胆碱

去甲肾上腺素

肾上腺素

抗原呈递细胞

糖皮质激素

脂多糖

■ 图 3-4　脑 - 肠轴的解剖图示意图

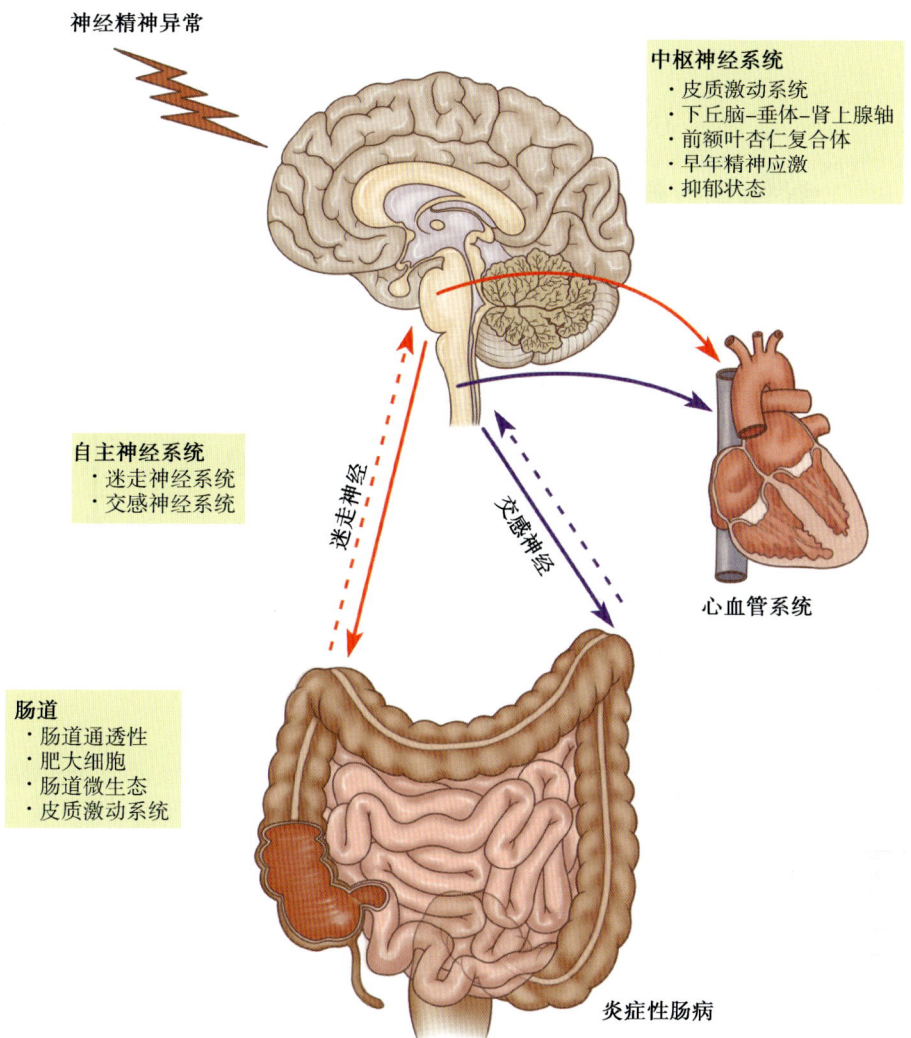

神经精神异常

中枢神经系统
·皮质激动系统
·下丘脑-垂体-肾上腺轴
·前额叶杏仁复合体
·早年精神应激
·抑郁状态

自主神经系统
·迷走神经系统
·交感神经系统

迷走神经

交感神经

心血管系统

肠道
·肠道通透性
·肥大细胞
·肠道微生态
·皮质激动系统

炎症性肠病

■ 图 3-5 精神心理异常对消化道内环境的影响示意图

可通过自主神经和神经内分泌途径调节外周免疫细胞功能，又可通过调节迷走神经功能来抑制副交感神经。研究表明，精神应激可降低前额叶活性，增强杏仁核功能。杏仁核和前额皮质之间的失衡可导致 HPA 轴和 ANS 之间的不平衡，进而产生促炎状态。

4. 精神心身异常抑制 HPA 轴活性。HPA 轴活性的降低能够抑制抗炎因子的产生，促进致炎因子产生。

5. 精神心身应激增强外周肾上腺皮质激素（CRF）系统活性。CRF 是心身应激状态下的主要神经递质，在调节机体内分泌、自主神经、内脏功能中发生重要作用。CRF 配体和受体广泛表达于胃肠道中，发挥抗炎与促炎的作用。在动物试验中，应

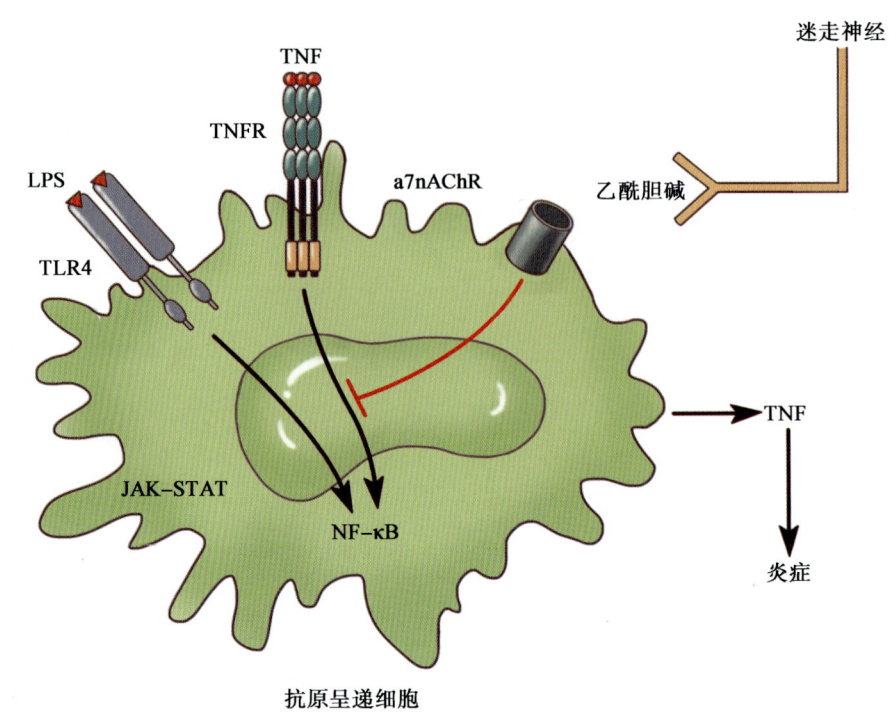

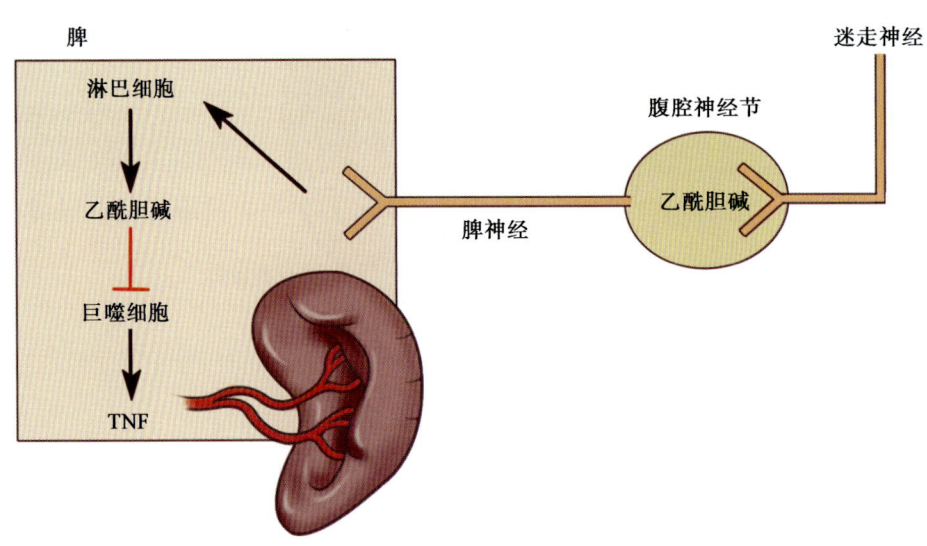

■ 图 3-6　迷走神经的抗炎作用示意图

激产生的 CRF 通过 CRF 受体依赖机制激活肥大细胞后，通过肥大细胞依赖性释放肿瘤坏死因子和蛋白酶增加大鼠的结肠通透性。后者有利于细菌突破黏膜屏障，产生过激免疫应答。

6. 精神心身应激改变肠道微生态。消化道微生物 - 脑肠轴之间存在双向调节。精神心身应激可激活 SNS，通过释放儿茶酚胺，刺激细菌生长，改变肠道微生态，同时增加肠黏膜通透性，使细菌穿过上皮屏障，从而激活黏膜免疫反应，并刺激次级淋巴器官，激活先天免疫系统。肠道微生态的改变对脑－肠轴有反馈调节作用，调节脑起源的神经营养因子，进一步调节免疫细胞活性，诱导过激的免疫应答。

第四节　肠道微生态

UC 的发生被认为是具有易感基因人群的免疫系统对于肠道内的微生态产生了异常免疫应答引起的。相对于 CD 而言，UC 的肠道微生态研究较少。在一些研究中，部分细菌被认为对于 UC 的发生具有促进作用，这些细菌包括拟杆菌、志贺菌、链球菌、梭杆菌及脱硫弧菌。但是，UC 并没有特定的病原体。Seksik 等的研究认为，UC 的大便中含有较多的兼性厌氧菌，而另一些研究认为抗专性厌氧菌的抗生素对于预防动物模型中的肠道溃疡有效。Monterio 等的研究提示 UC 患者的血清中含有抗厌氧菌的抗体，但是相关细菌并不具有传染性。

一、UC 患者肠道微生态失衡

肠道菌群组成在 UC 的改变十分复杂。同 CD 类似，UC 患者肠道微生态环境同样存在失衡。Hideyuki 等利用末端限制片段长度多态性（T-RFLP）分析了 48 例 UC 患者及 36 名健康对照的粪便菌群，并绘制了系统树图。系统树图将粪便菌群分为 4 组：1 个健康组和 4 个 UC 组，分组与 UC 的肠道受累范围及活动度均无关。不管是健康组菌群还是 UC 组菌群均有类似的细菌种类，但是其主要组成细菌的数量（如拟杆菌及梭菌亚组 XIVab）在 UC 中的数量减低。Ando 等利用 T-RFLP 技术分析肠道菌群多态性后发现 UC 患者肠道菌群多态性降低，已知的细菌和未知的细菌共同参与了这个改变。但是，Hideyuki 等的研究并未发现 UC 特异性的细菌。

Martinetz 等发现，随着 UC 病程的延长，肠道菌群的多态性逐渐下降。除此之外，5- 氨基水杨酸（5-ASA）或免疫抑制剂的治疗、肠道益生菌的使用、饮食习惯及大便习惯均可能改变肠道菌群。Hideyuki 等的研究发现 5-ASA 的使用并不改变拟杆菌及梭菌 XIVab 的含量。服用含有丁酸梭菌的益生菌胶囊也未能改变主要厌氧菌的水平。但是，UC 患者腹泻次数与梭菌 XIVab 的含量存在负相关，而腹泻的次数与拟杆菌并不相关。

在少数需氧细菌中，虽然不管是大便培养还是适时 PCR，均发现 UC 患者肠道肠球菌含量增加。虽然肠球菌是健康人肠道的正常菌群，但是，粪肠球菌被发现可以促进肠上皮细胞促炎细胞因子表达，并在 *IL-10* 基因敲除老鼠中导致结肠炎发生。因此，肠球菌对于 UC 的发生具有促进作用。

虽然双歧杆菌被认为可以缓解 UC，但 Hideyuki 等的研究发现 UC 和健康对照间双歧杆菌数量并无区别，而 Vigsnaes 等则发现乳酸杆菌在 UC 患者大便中含量显著下降。乳酸杆菌虽然仅占肠道菌群数量的 2%，但是同双歧杆菌一样，是有益的共生菌，并且能够起到抗炎作用。动物实验表明乳酸杆菌能够降低促炎症细胞因子的表达、预防化学诱导的结肠炎发生以及降低结肠黏膜的通透性。Zocco 等报道乳酸杆菌能够帮助维持 UC 的缓解。因此，乳酸杆菌的减少可能会促进肠道炎症的发生，也可能是肠道炎症发展的结局。

可降解黏液的细菌 *Akkermansia muciniphila*（嗜黏蛋白阿克曼菌）也是肠道菌群的一种，被发现同肠道炎症的发生有关。Vigsnaes 等发现这种细菌在活动期 UC 中数量下降，其可能为 UC 黏膜黏液分泌减少所致，因为黏液是其主要的碳来源。Pullan等的研究发现，UC 左半结肠和直肠的黏液层更薄，有活动性炎症的区域黏液层甚至消失。因此，Derrien 提出嗜黏蛋白阿克曼菌是肠道炎症的致病菌，因为它降解了保护性的黏液。但是，Vigsnaes 等的研究发现与此相矛盾。

Arumugam 等通过宏基因组学研究将人肠道菌群分为 3 个亚组：第一个亚组以拟杆菌为主；第二个亚组以普雷沃菌为主；第三个亚组以瘤胃球菌、*Alistipes* 和嗜黏蛋白阿克曼菌为主。Vigsnaes 等的研究发现，UC 患者肠道菌群是以普雷沃菌为主，而健康人的肠道菌群是以乳酸杆菌、梭菌和嗜黏蛋白阿克曼菌为主。Mirjana 等通过 HITChip 基因芯片的高通量研究发现，UC 患者肠道菌群发生了如图 3-7 所示的变化。Kathleen 等的研究发现产丁酸的人型罗氏菌及柔嫩梭菌减少是 UC 的标志物。

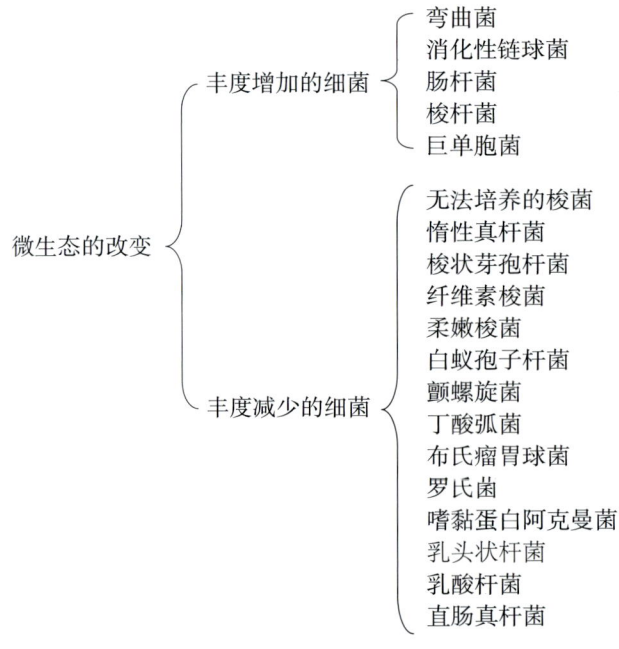

■ 图 3-7　UC 患者肠道微生态失衡

二、UC 患者肠道细菌代谢产物的变化

在 UC 患者的粪便中，细菌有机物代谢物也存在异常，主要表现为丁酸和其他短链脂肪酸（SCFA）减少。UC 患者粪便中 SCFA 水平的下降同肠道细菌 *Ruminococcus bromii* 数量下降有关。*Ruminococcus bromii* 在肠道内主要发酵并降解淀粉形成丁酸。在一个链接反应中，丁酸再次被直肠真杆菌代谢形成乙酸。在 UC 肠道中，这两种细菌的数量均被发现减少。除此之外，低丁酸水平还同产丁酸的罗氏菌数量减少有关。

近期，有报道 UC 患者肠道黏膜代谢丁酸的相关基因表达减低，这可能是丁酸代谢下降的适应性改变。丁酸为肠黏膜上皮提供营养，并起到抗炎和维持内环境稳定的作用。丁酸的抗炎作用是 G 蛋白偶联受体 43 介导，通过诱发炎症细胞凋亡途径实现的。

需要注意的是丙酸也有抗炎的作用。在 UC 中，主要产丙酸的细菌 *Akkermansia muciniphila* 减少为原来的 1/5，其他产丙酸的次要细菌如巨单胞菌、巨球菌及光岗菌均有所增加。*Akkermansia muciniphila* 仅生长在黏液层，并且同肠黏膜上皮细胞存在紧密联系。虽然 *Akkermansia muciniphila* 的影响还在研究中，但有证据表明这类细菌可以引起固有免疫和适应性免疫反应的改变。

UC 患者肠道中芳香族氨基酸代谢同样有所改变，其尿中的马尿酸分泌下降。一种未被培养出的菌种被命名为 MPN 隔离的第 25 组菌，这种细菌同尿中马尿酸分泌减少存在正相关。它和柔嫩梭菌在系统发生上存在 98% 的基因相似性，其相关菌群在 UC 患者的粪便中显著下降。另一种能够被培养出的细菌 *Sporobacter termitidis* 在 UC 肠道中也显著减少，这种细菌只以芳香族氨基酸为能量来源。因此，UC 肠道芳香族氨基酸的代谢水平下降。

虽然大量研究表明肠道微生态失衡与 UC 的发生相关，但是目前仍然不清楚肠道微生态失衡是 UC 的病因还是 UC 发病后的结果，同时，肠道微生态的代谢产物如短链脂肪酸及芳香族氨基酸的水平变化可能也参与了 UC 的发生。

肠道微生态改变的研究、基因表达的研究及代谢谱的变化都有助于发现 UC 新的发病机制，并且寻找新的治疗方法，如粪菌移植（fecal microbiota transplantation，FMT）。近年来有研究报道使用 FMT 治疗，可以使轻中度 UC 患者病情缓解，降低疾病程度，改善肠道菌群的多样性和丰度。这些治疗措施为 UC 患者的临床治疗奠定了重要的理论基础。

第五节　肠道黏膜免疫应答

UC 存在关系复杂的易感基因、环境及肠道微生态等致病因素和保护因素。但是，毋庸置疑的是 UC 患者肠壁内存在过度的免疫反应，正是这些过度的免疫应答启动了 UC 的病理生理发病过程。

同 CD 相比，UC 免疫机制可能完全不同。但是，UC 和 CD 可能共享最终的免疫损伤结果。目前，UC 的治疗目标也在于抑制或调节免疫系统活性。本节主要讲述 UC 的免疫病理学发病机制。

一、T 细胞及其细胞因子在 UC 中的作用

目前的观点认为，幼稚的 $CD4^+$ T 淋巴细胞能够分化为 4 种不同的 T 淋巴细胞亚群，包括 Th1、Th2、Th17 以及可被诱导的调节性 T 淋巴细胞（Treg）。$CD4^+$ T 细胞的分化方向取决于抗原信号。Shigeo 等利用 RT-PCR 研究了 UC 直肠黏膜的炎症细胞因子表达谱，总共纳入 61 例 UC 患者、18 例炎症患者及 16 例健康对照，发现 UC 患者 IL-4、IL-13 及 IL-10 表达增高，而 IL-2、IFN-γ 及 IL-15 表达同对照组并无差异，提示 UC 存在 Th2 细胞、NKT 淋巴细胞及 Treg 激活，此外，还有 Th17 淋巴细胞的激活。

（一）Th2 淋巴细胞及相关细胞因子

Th2 淋巴细胞主要参与对抗寄生虫的免疫反应，主要为 IL-4 所诱发，表达转录因子 -GATA 结合蛋白 3（GATA-3），分泌细胞因子 IL-4、IL-5 及 IL-13，其下游细胞为肥大细胞、嗜酸性粒细胞、嗜碱性粒细胞和产生 IgE 的 B 淋巴细胞等。Th2 细胞分泌的 IL-5 活化嗜酸性粒细胞，并攻击寄生虫。另外，IL-4 和 IgE 活化肥大细胞而放出组胺及血清素，造成气管收缩及肠蠕动增加。Th2 相关免疫反应对应的是 I 型过敏性反应，比如过敏性鼻炎、哮喘及异位性皮肤炎。近期的研究发现，Th2 细胞也参与了 UC 的发生。

IL-4 是典型的 Th2 细胞因子，也参与介导 B 淋巴细胞类别转换（倾向于 IgE 应答）。IL-4 也是 T 淋巴细胞和肥大细胞的生长因子。IL-4 主要由 Th2 分泌，也可由肥大细胞及骨髓间质细胞分泌，能够抑制 Th1 应答，如 Th1 细胞分化、IgG2a 和 IFN-γ 产生、巨噬细胞活化及迟发型过敏反应。IL-4 在一些过敏反应及寄生虫感染中表达上调。IL-4R 主要由 IL-4Rα 及共用的 γc 链形成的异二聚体，结合配体后激活下游信号通路，包括 JAK/STAT 途径，其中，STAT6 是重要的中转分子。Th2 的转录因子 GATA-3 调控 IL-4 转录，IL-4 自身还能正反馈激活 IL-4 及 IL-4R 的表达。

暴露于半抗原的噁唑酮（oxazolone）诱发的结肠炎小鼠模型是 Th2 相关的免疫炎症反应，这种结肠炎炎症反应比较浅表，同 UC 病理类似，受累结肠黏膜表达 IL-4 及 IL-5 增多，并且利用抗体拮抗 IL-4 可以避免结肠炎的形成。*TCRα* 基因缺陷小鼠可以自发产生 Th2 相关的结肠炎，IL-4 在其中起到了重要作用。

Wiskott-Aldrich 综合征蛋白（*WASP*）基因缺陷小鼠也能自发产生 Th2 相关结肠炎。Wiskott-Aldrich 综合征是 X 连锁隐性遗传的人类免疫缺陷病，患者可以形成自身免疫病，包括 IBD 样的肠炎。在该基因缺陷小鼠中，受累肠道黏膜及固有层单个核细胞（LPMCs）IL-4 表达均增加。利用抗 IL-4 抗体可以缓解肠道炎症，但是 *WASP/IL-4* 双基因缺陷小鼠仍然可以产生肠道炎症，提示并非仅仅 IL-4 依赖。

另一个结肠炎模型是将 OVA 特异的 *DO11.10 TCR* 转基因 Th2 细胞移植到 *RAG-2* 基因缺陷小鼠，并喂养表达 OVA 的 *E. coli*。这样的模型可以形成自发性结肠炎，其 IL-4 及 IL-10 表达增加。利用 TNBS 处理 *Bal blc* 小鼠，也可以制造 Th2 细胞相关结肠炎模型，其中 IL-4 及 IL-5 表达增加。

在 UC 患者受累肠道中，IL-4 表达正常或者增加；相反，CD 患者受累肠道 IL-4 表达下降。虽然动物实验提示利用抗体中和 IL-4 可以治疗 Th2 介导的结肠炎模型，但迄今尚未见到公开发表的抗 IL-4 单抗治疗 UC 的临床试验。

IL-5 通过受体 IL-5R 发挥作用。IL-5R 包括低亲和力的 α 亚基以及和 IL-3R 及 GM-CSF 受体合用的 β 亚基构成。IL-5 参与了过敏及抗寄生虫的免疫反应。

在 Th2 结肠炎小鼠模型中，IL-5 表达增加。*SAMP1/Yit* 小鼠可出现自发性的回肠炎，其 IL-5 及 IL-4 表达均增加，并且 IL-5 升高的程度同嗜酸性粒细胞升高的程度存在正相关。将 *SAMP1/Yit* CD4$^+$ T 淋巴细胞转移至严重联合免疫缺陷（SCID）小鼠腹腔内可以诱导回肠炎形成。利用抗 IL-5 抗体中和后，其回肠炎的发生受到抑制，炎症反应程度降低，嗜酸性粒细胞浸润程度下降。动物模型实验提示 IL-5 在 Th2 相关结肠炎发展中起到了重要作用。

在 UC 患者受累结肠中，IL-5 表达增加，而 CD 患者 IL-5 表达不变。目前还没有公开发表的抗 IL-5 单抗治疗 UC 的临床试验。

IL-25 在 2001 年通过 BLAST 搜索 IL-17A 同源序列时被发现。这个细胞因子大小为 17.5 kDa，与 IL-17A 只有 16% 的同源序列。IL-25 是 IL-17 家族的一员，也被称为 IL-17E。仅有 Th2 细胞分泌 IL-25，IL-25 的作用局限于黏膜。为小鼠注射 IL-25 后可出现 Th2 相关的免疫反应，比如血嗜酸性粒细胞增多、IgE、IgA 及 IgG1 产生增加。IL-25 也能增加 IL-4、IL-5 及 IL-13 的表达。在注射 IL-25 后，食管和胃出现黏膜上皮增生以及大量嗜酸性粒细胞浸润、小肠和大肠黏膜黏液分泌增加及杯状细胞增生。这些变化在 *IL-4Rα* 基因缺陷小鼠中消失，虽然血嗜酸性粒细胞有升高，提示黏膜病变是 IL-4Rα 依赖的。

IL-33 属于 IL-1 家族的细胞因子，可被 Caspase 3、Caspase 7 酶切成小片段。致癌抑制因子 2（suppression of tumorigenicity 2，ST2）是 IL-33 的受体，分为分泌型 ST2（soluble ST2，sST2）和膜结合型 ST2（ST2L）两种类型，其中 sST2 与 IL-3 结合后阻断 IL-33 的生物学功能。IL-33 在活动性 UC 患者外周血清中和炎症肠黏膜组织内表达升高，且主要表达在肠上皮细胞、巨噬细胞、肌成纤维细胞等，一些促炎症细胞因子（如 TNF-α、IL-1α）可上调其表达。这些研究提示 IL-33 可能参与了肠黏膜局部免疫应答，也可能参与了肠上皮细胞损伤修复等。

（二）NKT 淋巴细胞及相关细胞因子

NKT 淋巴细胞来自于 T 淋巴细胞系，表达 NK 细胞受体如 CD161，识别抗原递呈细胞的 CD1d。CD1d 分子采用不同的细胞内自身的或异己的脂质，并将这些脂质暴露于 CD1d 限制的细胞。大多数 NKT 淋巴细胞对革兰阴性 LPS 阴性细菌细胞壁中的 α- 葡萄糖苷神经酰胺起反应。NKT 淋巴细胞识别这些细菌配体，并激活了 Th1 及 Th2 免疫反应。从 UC 患者受累肠道分离的黏膜固有层 T 淋巴细胞表达 NK 特异的标志物 CD161，并识别 CD1d，提示为 NKT 淋巴细胞。这类 NKT 淋巴细胞表现为对肠上皮细胞的细胞毒性。结肠上皮细胞表达 CD1d 及 EB 病毒诱导基因（*EBI3*）。其中 *EBI3* 表达产物为同 IL-12p40 相关的蛋白，能够活化产生 IL-13 的 NKT 淋巴细胞。

IL-13 由 NKT 淋巴细胞和 CD4$^+$ Th2 细胞分泌，同 IL-4 功能类似，包括促进 B 淋巴细胞增殖、分化以及向分泌 IgE 转换。IL-13 的受体也是异二聚体，包括 IL-4Rβ 链以及 IL-13α 链，能够激活 JAK1/Tyk2、STAT3 及 STAT6 信号通路。IL-13 也参与了哮喘、异位性皮炎及其他过敏反应。IL-13 参与了噁唑酮诱导的结肠炎小鼠模型，这个模型由肠道内共生细菌所诱发，由 Th2 细胞介导，NKT 淋巴细胞也参与了反应。从其受累肠道黏膜分离的 LPMC 表达大量的 IL-13。小鼠的 NKT 淋巴细胞表达 T 淋巴细胞受体（Vα14Jα281）链以及相对保守的 β 链。Heller 等发现在小鼠噁唑酮结肠炎模型中，NKT 淋巴细胞是 IL-13 主要来源，因为分离的 LPMC 在受到 α-GalCer 活化后的 CD1d 抗原呈递细胞的刺激后，分泌大量的 IL-13。利用抗 IL-13 抗体，敲除 NKT 淋巴细胞 *TCR* 基因或者 *CD1d* 基因的小鼠都可以避免结肠炎的发生。在 *WASP* 基因缺陷小鼠中，IL-13 升高水平同 Th2 相关结肠炎活动度呈正相关，从其结肠分离的 LPMCs 受到刺激后分泌大量的 IL-13。从 UC 患者肠道分离的 NKT 淋巴细胞表达 IL-5 及 IL-13，并且这类细胞对肠上皮细胞表现为细胞毒性。肠上皮细胞表达 CD1d 及 EBI3，其表达蛋白同 IL-12p40 相关。EBI3 相关的细胞因子被认为可以激活产生 IL-13 的 NKT 淋巴细胞。在 UC 患者的黏膜中，*EBI3* 表达产物增加。在一个 I 期临床试验中，抗 IL-13 单抗（anrukinzumab）被用来治疗哮喘，获得一定的疗效。目前正在进行治疗 UC 的尝试。

（三）Th17 淋巴细胞及相关细胞因子

Th17 淋巴细胞最早在类风湿关节炎患者中发现。Langrish 等在 2005 年首次提出 Th17 是一种新的效应 Th 细胞，参与了调节炎症反应。Th17 淋巴细胞表达转录因子——视黄酸孤儿受体（RORγt），而不表达 T-bet 及 GATA-3。Th17 淋巴细胞表达高水平的 IL-17A 及 IL-17F，参与对细胞外病原体的免疫反应。同时，Th17 淋巴细胞既参与了 CD 的发生，也参与了 UC 的发生。

IL-17 家族有 6 种分子，包括 IL-17A、IL-17B、IL-17C、IL-17D、IL-17E 及 IL-17F。在经典研究中所指的 IL-17 细胞因子是 IL-17A。IL-17A 结合 IL-17AR 并传导信号。IL-17 由 Th17 淋巴细胞、CD8$^+$ T 细胞、NK 细胞、TCRγδ$^+$ T 淋巴细胞以及中性粒细胞分泌。IL-17 的表达是由 Th17 特异的转录因子 RORγt 诱导。Th17 淋巴细胞同时分泌 IL-17F，IL-17F 在 IL-17 家族中与 IL-17A 同源性最强。IL-17D 及 IL-17E 也被称为 IL-27 及 IL-25。有趣的是，10% 的肠道黏膜固有层淋巴细胞表达 RORγt，提示 Th17 淋巴细胞在正常肠道中起着生理性作用。注射抗 IL-17A 单抗后，DSS 诱导的小鼠更容易发生结肠炎。IL-17 也能增加黏膜屏障功能，体外用 IL-17 处理后，肠上皮细胞之间紧密连接增加。

在 UC 患者受累肠道中，可以发现大量的 Th17 淋巴细胞以及过量的 Th17 淋巴细胞相关的细胞因子表达，比如 IL-17A、IL-17F、IL-22、IL-26、IL-21 及 IL-23。如前所述，Th17 相关基因多态性如 *STAT3* 及 *IL-23R* 同 UC 的发病相关。从 UC 患者肠道分离的 Th17 淋巴细胞受到 IL-23 刺激后，IL-17 表达提高，而这个现象在 CD 患者中则表现为 IFN-γ 表达增高，这个现象提示 IL-17 参与了 UC 的发生。在 UC 的肠道黏膜中，Th17 淋巴细胞的趋化因子 CCL20 表达增加，并且受到 IL-21 的调控。

IL-23 是一个异二聚体，包括一个独特的 p19 亚基（IL23A）以及一个同 IL-12 共享的 p40 亚基（IL12B）。IL-23 主要是由活化的树突状细胞和巨噬细胞分泌，并且诱导记忆 T 淋巴细胞的扩增。IL-23 的刺激促进 IL-17A 及 IL-17F 的分泌，能够诱导幼稚细胞分化为 Th17 淋巴细胞。在体外，人类和小鼠不同。在小鼠，联合 TGF-β 及 IL-6 能够促进 Th17 淋巴细胞的分化、存活及扩增。在人类，需要联合 IL-1β 及 IL-6 信号。体内试验提示，*Il-23R* 基因缺陷小鼠 Th17 淋巴细胞的终末分化受到抑制，提示 IL-23 参与了 Th17 的终末分化。IL-23 结合的受体 IL-23R 也是一个异二聚体，由同 IL-12R 共用的亚基 IL-12Rβ1 及独特的可被诱导产生的亚基 IL-23Rα 构成。IL-23 信号传导激活 STAT3 和 STAT4。IL-23 对于免疫的稳定性非常重要。组成性表达 p19 的转基因小鼠能够抑制多个器官的免疫反应，包括肠道。

IL-23 在肠道起着生理作用，在回肠末端的树突状细胞负责 IL-23 的基础分泌。IL-23 的重要作用是保护机体免受细胞外细菌的侵犯。*Il-23* 基因缺陷小鼠对于一些细胞外细菌如鼠柠檬酸杆菌易感。*IL–12B* 基因多态性是 UC 的危险因素，而 IL–23p19 过度表达的小鼠其多个脏器存在自发性的炎症，包括小肠炎症。

虽然 IL–23 诱导幼稚 CD4+T 淋巴细胞分化为 Th17 淋巴细胞，在 UC 中，*IL–23R* 基因多态性的致病机制可能还有其他免疫细胞参与。IL–23 在肠黏膜中的表达不仅仅是 T 淋巴细胞依赖的，也有非 T 淋巴细胞依赖的自由途径。在 mRNA 水平，NK 细胞、NKT 细胞、CD4+ T 淋巴细胞以及 CD8+ T 淋巴细胞均表达 *IL–23R*。*IL–23R* 的基因多态性可能会影响邻近基因 *IL–12RB2* 的表达，而 *IL–23R* 以及 *IL–12RB2* 表达的调节可以影响 T 淋巴细胞的分化。

利用抗体中和 p40 可以同时抑制 IL–23 及 IL–12 信号传导，而 p19 特异性的抗体仅能抑制 IL–23 信号传导，然而 IL–12R 以及 IL–23R 的信号通路间存在复杂的交叉作用。*IL–23 p19* 基因缺陷的小鼠经过 TNBS 处理后可以形成自发性的结肠炎，利用 p40 特异性的抗体可以缓解结肠炎症。

IL–23 结合于 IL–23R 激活 JAK2，并且导致核转录因子 STAT3 的活化，*STAT3* 基因的多态性同 UC 存在相关性。*STAT3* 基因敲除小鼠对于 Th2 相关结肠炎模型敏感性增高，并且炎症反应仅局限于上皮层。

作用于 IL–12/IL–23 p40 亚基的单克隆抗体（ustekinumab）显示出对 UC 有一定的治疗作用。作用于 IL–12/IL–23 下游信号通路的分子（比如 JAKs）治疗 UC 的相关临床研究也显示出良好的治疗效果。

（四）Treg 淋巴细胞及相关细胞因子

Treg 淋巴细胞表达 CD4 及 CD25，在接受 TCR 介导的刺激后能够抑制效应 T 淋巴细胞增殖及释放细胞因子。Treg 淋巴细胞在体内能够抑制自身免疫相关 T 淋巴细胞的活动，从而避免自身免疫病的发生。

Foxp3 是一种叉头翼转录因子，对于 CD4+CD25+ Treg 淋巴细胞的发育及功能具有重要作用。*Foxp3* 基因突变可能会导致遗传性自身免疫性疾病，比如 IPEX（免疫失调、多发性内分泌腺病变、肠病以及 X 相关综合征）和 XLAAD（X 连锁自身免疫性过敏综合征）。

CD4+CD25+Foxp3+ Treg 淋巴细胞对于免疫系统的平衡至关重要。CD4+CD25+Foxp3+ Treg 淋巴细胞最早发生于胸腺，在抗原刺激下在周围黏膜器官如肠道黏膜淋巴组织内成熟。一项近期的研究提示，TGF–β 介导的 Foxp3+ Treg 淋巴细胞可以抑制移植 CD4+CD62L+ T 淋巴细胞后形成小鼠结肠炎模型。Foxp3+ Treg 淋巴细胞通过分泌 IL–10 和 TGF–β 抑制先天性或获得性免疫相关的肠道炎症反应，移植 Foxp3+ Treg 淋巴细胞可以治疗慢性结肠炎的发生，提示 Foxp3+ Treg 淋巴细胞可能在 UC 中有一定的治疗作用。

Treg 淋巴细胞主要分布于外周血、肠系膜淋巴结以及肠道的黏膜固有层，分泌

IL-10 和 TGF-β 细胞因子。Treg 淋巴细胞包括两种细胞亚型：自然 Treg 淋巴细胞（nTreg）及诱导 Treg 淋巴细胞（iTreg）。nTreg 淋巴细胞在胸腺中由自身抗原诱导产生，iTreg 在外周淋巴组织如 GALT 中由幼稚 CD4⁺T 淋巴细胞发育产生，对自身抗原以及肠道内的异己抗原发生反应。既往研究发现 Treg 淋巴细胞在 UC 受累或非受累结肠中均增高。Treg 淋巴细胞的抑制作用不依赖细胞因子的细胞间接触产生。Treg 淋巴细胞可以抑制 Th1（IFN-γ、IL-2）以及 Th2（IL-5、IL-13）相关细胞因子。在一些临床研究中发现 UC 患者外周血中 Treg 淋巴细胞表达下降。

有趣的是，不管是在 UC 还是 CD 中，均存在 Treg/Th17 比例失衡，表现为在外周血中 Treg 淋巴细胞数量下降，而 Th17 淋巴细胞数量上升。

Treg 淋巴细胞相关细胞治疗仍然处于萌芽状态。Sumida 等利用白细胞去除法分离 UC 患者外周血的 CD4⁺CD25⁺T 淋巴细胞，使得 Treg 淋巴细胞治疗 UC 变得可能。

近年来国外科学家开始设计一种突变的 IL-2 蛋白（即 IL-2Ra 链不能识别），该蛋白可以显示诱导 CD4⁺T 激活，分化为 Treg。因此，该蛋白有可能将来应用于临床，治疗一些免疫介导的自身免疫性疾病（如类风湿关节炎、IBD）。

IL-10 既由 Th2 细胞分泌，也由 CD4⁺CD25⁺Foxp3⁺ Treg 淋巴细胞和 Tr1 淋巴细胞分泌。IL-10 具有免疫抑制的作用，能够抑制抗原递呈细胞如巨噬细胞和树突状细胞。IL-10 可以增强 B 淋巴细胞表达 MHC Ⅱ 类分子，促进 IgA 分泌及强化 CD8⁺ 淋巴细胞和 NK 细胞细胞毒性。IL-10 结合于其同源的受体（IFN 受体家族），包括 IL-10R1（结合配体）及 IL-10R2（信号传导）。在结合了 IL-10 后，IL-10R 激活络氨酸激酶 JAK1、JAK2 及 Tyk2，进一步活化 STAT3、STAT1 及 STAT5。IL-10 参与维持肠道免疫稳态。*Il-10* 基因缺陷小鼠能够出现自发结肠炎，这一过程同 Tr1 淋巴细胞（产 IL-10 的 Treg）的缺失有关，同时也依赖于细菌信号。MyD88 依赖的信号传导对于结肠炎的发生也是重要的，因为 *Il-10/MyD88* 双基因缺陷小鼠不会出现结肠炎。

Tr1 淋巴细胞可以通过在体外利用 IL-10 刺激幼稚多克隆 T 淋巴细胞分化产生。Tr1 淋巴细胞可以抑制 SCID 小鼠移植 CD45⁺RB^high CD4⁺ 细胞后发生的慢性结肠炎，这个作用是 IL-10 特异性的，因为注射重组的 IL-10 也可以阻止移植后结肠炎的发生。*IL-10* 基因缺陷的 CD45⁺RB^low CD4⁺ 细胞不能阻止移植 CD45⁺RB^high CD4⁺ 细胞后发生的慢性结肠炎。

IL-10 的作用同样也在其他 Th1 结肠炎模型中被证实，如 *IL-2* 基因缺陷小鼠及 *C3H/Hej* 小鼠，这些实验模型中结肠 IL-10 分泌增加，提示 IL-10 参与了肠道的免疫调节，但是，Tr1 淋巴细胞是否在其中起保护作用仍然不明确。在正常生理条件下，结肠黏膜固有层约有 1/3 的 CD4⁺ 淋巴细胞产生 IL-10，具有免疫抑制作用，但是，这些细胞是否为 iTreg 淋巴细胞或是 nTreg 淋巴细胞仍然未知。虽然在小肠黏膜固有层可以发现产 IL-10 的 Foxp3⁻ 及 Foxp3⁺CD4⁺ 淋巴细胞，结肠黏膜固有层发现的 CD4⁺IL-10⁺ 细胞均表达 Foxp3。

在人类结肠中，一些研究提示 UC 结肠黏膜 IL-10 表达增加，而另一些研究提示 IL-10 表达下降。一项 II 期的安慰剂对照临床试验并未发现重组的 IL-10 对 UC 的治疗作用。目前还有通过基因工程开发的表达 IL-10 的乳酸杆菌尝试治疗 CD 的研究，但尚未见到公开发表的治疗 UC 的研究。

TGF-β 是一类细胞因子，包括 TGF-β1、TGF-β2、TGF-β3，参与细胞分裂、生长、移动以及细胞外基质的产生。它们参与了许多生理过程，包括胚胎发育、组织重建、伤口愈合及免疫调节。TGF-β 由 T 淋巴细胞、B 淋巴细胞、NK 细胞、树突状细胞、巨噬细胞、肥大细胞、中性粒细胞及其他非免疫细胞产生。Treg 淋巴细胞也分泌 TGF-β。在正常肠道中，TGF-β 含量较高，参与上皮细胞分化及 IgA 抗体转换，通过服用髓磷脂蛋白可以诱导产生 TGF-β1 的 CD4⁺T 淋巴细胞克隆。这类细胞也被称为 Th3 细胞。TGF-β 参与了肠道的免疫稳态调节。Gorelik 等发现结肠炎模型小鼠中 T 淋巴细胞 TGF-β 受体表达增加。在 *IL-2* 基因缺陷小鼠中，利用抗 TGF-β1 抗体可使结肠炎加重。肠道黏膜上皮表达负性突变的 TGF-β II 型受体的小鼠，对于 DSS 诱导的结肠炎更为易感。这些实验提示分泌 TGF-β1 的上皮细胞及获得性免疫细胞均参与了免疫调节。因为 Th3 细胞并没有特异的细胞标记，一类实验试图证实 Th3 和 CD4⁺CD25⁺Foxp3⁺ Treg 淋巴细胞是否存在重叠。在 CD45RB^high CD4⁺ 细胞移植 SCID 小鼠结肠炎模型中，移植来自 *TGF-β* 基因缺陷小鼠的 CD4⁺CD25⁺ 细胞对于结肠炎并不具有保护作用。在同样的模型中，移植 CD4⁺CD45⁺RB^low 细胞的保护作用在使用抗 TGF-β 中和抗体后消失。体外实验证实，TGF-β 可以在外周诱导 CD4⁺Foxp3⁺ 细胞分化，而 TGF-β 和 IL-6 协同诱导 Th17 淋巴细胞分化。在肠道固有层中，TGF-β 通过表达整合素 α^eβ⁷（CD103）的树突状细胞诱导 Foxp3 表达。在 *CD103* 基因缺陷 SCID 结肠炎模型小鼠中，移植野生型 CD4⁺CD25⁺ 细胞不能控制结肠炎发生。CD103⁺ 树突状细胞可以诱导 CD4⁺ 淋巴细胞表达肠道归巢趋化因子受体 CCR9。维生素 A 代谢物维甲酸同 TGF-β 协同诱导外周 T 淋巴细胞表达 Foxp3，并抑制 Th17 淋巴细胞分化。

在活动性 UC 患者肠道中，TGF-β 表达增加。TGF-β1 下游信号通路也参与 UC 的发生。Smad7 是 TGF-β1 下游抑制信号分子，在 UC 患者肠道标本中表达增加，同时 Smad3 的磷酸化下降。通过反义 RNA 抑制 Smad7 作用后，Smad3 磷酸化程度下降，从而抑制促炎症因子如 TNF-α 和 IFN-γ 分泌。目前还没有公开发表的临床试验证实 TGF-β1 在 UC 的治疗作用。

Tr1 淋巴细胞是适应性抗原特异性调节性 T 淋巴细胞。Tr1 淋巴细胞不表达 Foxp3，但是产生高水平的 IL-10 及 TGF-β，通过细胞因子依赖模式来抑制 T 淋巴细胞的反应。这类细胞可以在体外产生，并已经在 UC 患者中有过 I 期临床试验。

二、自身抗体在 UC 中的作用

UC 同其他自身免疫病存在重叠现象，如原发胆汁性肝硬化（PSC）、自身免疫性甲状腺炎、糖尿病及恶性贫血。早期对免疫功能异常的研究提示抗体介导了 UC 的发生。在 60%UC 患者的血清中，抗中性粒细胞胞浆抗体（ANCA）监测阳性，虽然这类抗体可能同肠道内共生细菌存在交叉反应，提示这个抗体可能是疾病相关的自身抗体。

在 UC 受累结肠黏膜中，存在分布广泛并且持续分泌 IgG 的浆细胞，这和 CD 不同，CD 的 IgG 浆细胞仅分布于溃疡周围。抗体介导的免疫反应是造成 UC 组织损伤的原因之一。对家兔注射免疫复合物，并利用刺激物进行灌肠时，这类免疫复合物可以沉积在结肠壁，并产生组织学同 UC 一样的阿弗他溃疡。UC 病变中有大量中性粒细胞浸润，并且形成了中性粒细胞的隐窝脓肿，提示 IgG 浆细胞在 UC 中可能是原发启动因素。

利用免疫组织化学可以发现，在 UC 患者受累肠道黏膜中存在 IgG1 抗体及 C1q、C4c、C3b 等补体。其中 IgG1 部分识别肌原蛋白，为抗肌原蛋白抗体。在 $TCR\alpha$ 基因缺陷的小鼠可以形成 Th2 细胞介导的结肠炎模型，同 UC 一样，小鼠血清以及结肠黏膜固有层均可以发现 pANCA 以及原肌球蛋白抗体。有研究提示这类抗体同肠道共生细菌存在相互作用。$TCR\alpha$ 基因缺陷小鼠在幼年（＜6 周）并不进展为结肠炎，也不会产生抗细菌的抗体。阑尾切除术对于 UC 的预防作用可能源于阑尾是肠道重要的免疫器官，阑尾能够产生 B 淋巴细胞，是 B 淋巴细胞库。移除阑尾后等于去除了能够对结肠或共生细菌产生免疫反应的 B 淋巴细胞。

对 UC 自身抗体的研究也提示 UC 患者存在机体免疫系统对自体以及肠道共生细菌存在反应缺陷。在 UC 受累肠道中，产生 pANCA 的 B 淋巴细胞仅分布于结肠黏膜及肠系膜淋巴结，而在外周血并未发现。这个发现提示产 pANCA 的 B 淋巴细胞是结肠黏膜起源的，同黏膜特异的抗原发生反应。利用电镜观察可以发现同 pANCA 相互作用的抗原分布在中性粒细胞核周围。如果事先利用 DNA 酶处理中性粒细胞，这类抗原消失。利用人类单克隆抗体库，可以识别出这类抗原包含组蛋白 H-1。这类抗原还同分离的黏膜肥大细胞存在交叉反应。除此之外，这类抗体也同肠道分离的细菌抗原存在交叉反应。这些结果提示 pANCA 结合 DNA 的抗体表位同样也识别组蛋白 H-1 和共生细菌抗原，并且这些表位是高度保守的。Seibold 等发现吸附了细菌抗原后，pANCA 诱导的免疫反应被中止。

对于 UC 术后储袋炎的研究也提示细菌参与了 UC 的发生。储袋炎出现于 UC 患者接受末端回肠储袋 – 肛管吻合术（ileal pouch-anal anastomosis，IPAA）手术后，表现为储袋黏膜的炎症反应。而家族性腺瘤性息肉病进行 IPAA 手术后并未出现储袋炎，提示存在造成发病的免疫因素。约 50% 的 UC 患者在接受 IPAA 手术后会出现储袋炎。在一项涉及 95 例患者的前瞻性研究中，Fleshner 等评估是否术前 pANCA 的表达同 IPAA 术后出现储袋炎有关。42% pANCA（+）的 UC 患者术后出现储袋炎，而仅有 20% pANCA（−）的 UC 患者术后出现储袋炎。高水平的 pANCA 滴度与储袋炎的发生成正相关。这个研究的结果提示，不仅术前 pANCA 抗体水平能够预示储袋炎的发生，还提示共生细菌也参与了发病，需要手术前抗生素预防。Gionchetti 等证实利用肠道益生菌（VSL#3）可以有效地预防储袋炎的复发。在这个安慰剂对照研究中，接受 VSL#3 治疗的患者仅有 10% 术后出现储袋炎，而安慰剂组有 40% 的患者出现储袋炎。

三、UC 的免疫发病机制

UC 的免疫机制具有较大的异质性，但具有相同的临床表型。对于抗原是否能激发黏膜的免疫反应就存在遗传性倾向，比如肠上皮对于细菌抗原采样的缺陷可能也是通过遗传特质增强的 Toll 样受体介导。对于抗原的过度反应激活树突状细胞，然后将抗原呈递并激活 Th2 细胞和 NKT 淋巴细胞，分泌细胞因子，并激活免疫反应造成组织损伤。因此，UC 的炎症反应过程是一个动态过程，在易感患者中同时能够产生抗黏膜抗原的自身抗体。UC 患者产生的自身抗体并不是造成 UC 发生的原发性因素，它们只是疾病相关抗原的标志物，与肠道共生细菌抗原存在交叉反应。在遗传易感的患者中，缺乏调节性免疫细胞及增强的效应细胞（如 $CD4^+$ T 淋巴细胞）启动了疾病的发生。随着时间的进展，免疫反应扩展到针对于自身抗原。因此，移除这些细菌不再会影响疾病的活动度。

这类抗原以及可能的缺陷基因控制了 $CD4^+$ T 效应细胞反应的种类，同时也存在遗传上的缺陷基因来控制调节或抑制免疫细胞的活动。如前文所述，在 UC 中，抗原诱导的 $CD4^+$ T 淋巴细胞反应是 Th2 主导的（IL-4、IL-13）特殊化的细胞如 NKT 细胞（IL-13）参与介导。其中 NKT 细胞及其分泌的细胞因子对于结肠上皮组织具有细胞毒性作用。以 IL-13-NKT 细胞为靶点对于将来 UC 治疗可能具有重要意义。

对于 UC 的生物治疗也能揭示部分发病机制。Visilizumab 是人源化的非 FC 受体结合抗 CD3 的 IgG2 单克隆抗体，被尝试用来治疗糖皮质激素抵抗的 UC。其作用机制可能包含选择性地诱导活化 T 淋巴细胞凋亡、向 Th2 细胞反应转换及促进 Treg 淋巴细胞的产生。Tsao 等发现在使用 Visilizumab 后 Th2 细胞因子水平不变，而 Th1 细胞因子水平却发生下降。

以 TNF-α 为靶点的人鼠嵌合型单抗英夫利西（inflixmab，IFX）在 UC 中具有良好的治疗作用。然而，与 CD 不同，在 UC 患者结肠黏膜中 TNF-α 的水平并未升高。

UC 主要的效应细胞因子是 IL-13，IFX 在治疗 UC 中的作用机制可能在于诱导释放细胞因子的 T 淋巴细胞和抗原呈递细胞凋亡以及诱导表达 TNF-α 受体的效应细胞凋亡。

四、过氧化物酶体增殖体激活受体在 UC 中的作用

过氧化物酶体增殖体激活受体（PPAR）是重要的核 GCS 受体，也是合成诱导溶酶体分裂因子的重要靶点。PPARγ 能够控制脂质代谢以及胰岛素敏感性地调节基因的表达，还参与了调控炎症反应及细胞增殖的基因表达。激活后，PPARγ 与视黄醛受体 X 结合形成异二聚体，并结合特定的 DNA 序列称为溶酶体增殖体反应单元（PPRE）。PPRE 包括一系列炎症反应信号通路分子：细胞黏附因子、NF-κB、NFAT、促炎症细胞因子（IL-1β、TNF-α）及趋化因子等。PPARγ 在结肠黏膜上皮细胞高水平表达，其表达水平还受到肠道菌群的调控。有趣的是，在 UC 患者肠道中，PPARγ 表达下降，提示共生的菌群可能降低了 PPAR-γ 的表达。

在小鼠 IBD 模型中，利用噻唑烷二酮结合 PPARγ 可以减少结肠炎发生。一项随机对照研究提示治疗糖尿病的药物罗格列酮对 UC 治疗有效。此外，5-ASA 在结肠黏膜上皮细胞中也是 PPARγ 的配体，并且促进其转运至细胞核内。目前 5-ASA 对于 PPARγ 通路的研究还处于初期研究阶段。

五、UC 的下游免疫损伤机制

UC 的下游免疫损伤机制包括产生了过多的花生四烯酸、白三烯、自由基及细胞因子。在 IBD 动物模型中，抑制这些信号通路可以起到治疗作用。然而，在 UC 患者中，仅有拮抗细胞因子的治疗取得了效果。

目前尚无证据表明 IL-1β 及 TNF-α 直接损害肠道，这些细胞因子通过激活 NF-κB 依赖的通路来促进炎症反应，比如上调黏附因子以及趋化因子的表达，从而募集循环血的炎症细胞迁移至组织中。

UC 的溃疡形成主要是细胞因子（IL-1β 及 TNF-α）诱导产生的中性内肽酶、组织金属蛋白酶（MMP）作用的结果。大部分 MMPs 都不由炎症细胞分泌，除了 MMP2 及 MMP9（白明胶酶）由中性粒细胞分泌以及 MMP12（弹性蛋白酶）由巨噬细胞分泌，其他胶原蛋白酶（MMP1 和 MMP13）及基质溶素（MMP3 和 MMP10）由细胞因子激活的黏膜成纤维细胞及上皮细胞分泌，原位杂交和 Western Blot 提示这类分子在受累肠道组织及溃疡周围高度表达。MMP1、MMP3、MMP10 和 MMP13 以酶原形式分泌，在细胞外基质中由血纤维蛋白溶酶、自由基及活化的 MMP 激活。MMP 能够降解黏膜固有层和基底膜间质的纤维蛋白以及黏膜固有层中的蛋白聚糖。利用抗 CD3 抗体以及外源性 IL-12 激活 T 淋巴细胞，其所在的黏膜中 MMP 可以快速降解植入的人类胚胎肠道。

　　细胞基质能够吸附生长因子，提供细胞表面受体的配体，起到调节细胞生存、细胞形态、生长及分化的作用。因为 MMP 可以调节细胞基质，从而控制微环境。比如基质中的核心蛋白聚糖（同胶原蛋白结合）可以吸附 TGF-β，TNF-α 活化的黏膜固有层肌纤维细胞分泌的 MMPs 降解核心蛋白聚糖，从而使 TGF-β 生物利用度提高，激活成纤维细胞分泌成纤维蛋白。TGF-β 是潜在的 MMP1 及 MMP3 抑制因子，TGF-β1 释放反馈抑制肌纤维细胞分泌 MMPs。然而，TGF-β 信号通路自身也存在一个负反馈。Smad7 是 TGF-β 信号抑制因子，因此可以保证 TNF-α 持续促进 MMP 分泌。MMP3 及 MMP7 可以切断上皮细胞间黏附蛋白 E- 钙黏着蛋白。因为 E- 钙黏着蛋白不仅能维持上皮细胞屏障也能抑制肿瘤的发生。肠道中的 MMP3 不仅能够破坏肠黏膜屏障，还能促进肿瘤发生。MMP 能从细胞膜上切断 TNF-α 前体，升高肠道组织中 TNF-α 浓度，还能降解 IL-1β，从而促进炎症反应发生。临床上尝试利用 MMP 抑制剂治疗 UC，但因为不良反应而终止。

六、纤维化和固有免疫系统在 UC 中的作用

　　纤维化是 UC 慢性炎症的结局，进而导致肠道出现分泌和动力障碍，最终影响大肠的功能。在终末期，僵硬的无功能的大肠可能需要通过手术切除。纤维化的机制非常复杂，免疫细胞、上皮细胞以及间充质细胞均有参与，细胞因子也在其中起到重要作用。

　　在炎症组织中，局部间充质细胞分化为成纤维细胞和成肌纤维细胞，或者平滑肌。肠道成纤维细胞 / 成肌纤维细胞能分泌细胞外基质（ECM），被认为是导致纤维化的主要效应细胞，其中，胶原蛋白起到了主要作用。目前的研究集中在激活成纤维细胞 / 成肌纤维细胞的细胞因子。

　　TGF-β1 是主要的促纤维化细胞因子。在一些动物模型中，如 TNBS 结肠炎和噁唑酮结肠炎均发现 IL-13 是主要的促炎症细胞因子。在 TNBS 结肠炎模型中，反复利用 TNBS 半抗原灌肠可以导致黏膜固有层纤维化。虽然在早期，这类小鼠模型表现为 Th1 细胞反应，IFNγ 及 IL-12p70 表达增加，但是在慢性纤维形成期，Th2 和 Th17 淋巴细胞反应增加。在这个模型中，阻断 IL-13 及 TGF-β1 信号通路可以阻断纤维化发生。噁唑酮诱导的结肠炎模型也提示 IL-13 及 TGF-β1 也参与了纤维化发生。在这个模型中，IL-13 通过 IL-13RA2 信号通路介导纤维化发生。IL-13 和 TGF-β1 的下游促纤维因子包括 IGF-1 及 Egr 1。这两种因子在促纤维化中起着协同作用，通过诱导成肌纤维细胞凋亡及再生来产生胶原蛋白。TGF-β1 及 IGF-1 都可以诱导成纤维细胞转化为产胶原的成肌纤维细胞。

　　在小鼠模型中研究发现，IL-33 可以诱导黏膜损伤，也能够通过 IL-13 依赖的途径促进纤维化。在 UC 患者中，IL-33 由上皮下及溃疡边缘的成肌纤维细胞产生。

这类细胞共同表达成纤维细胞和成肌纤维细胞的标志物。

固有免疫系统在 UC 中并不像 CD 占据主导作用。肠道细菌表达抗原相关分子模式（PAMPs）包括脂蛋白、DNA、RNA 或细菌细胞壁分子的特异性结构。固有免疫系统通过 Toll 样受体（TLRs）或核寡聚域 NOD 样受体（NLRs）来识别 PAMPs。UC 广泛的黏膜屏障破坏导致黏膜免疫系统直接接触肠道内细菌。成纤维细胞表达 TLRs 及 NLRs。革兰阴性杆菌细胞壁的脂多糖激活 TLR4，而革兰阳性细菌脂磷壁酸激活 TLR2，进一步促进纤维化发生。

生长因子可以增加黏膜通透性，并促进组织修复，重建肠道黏膜屏障，因此，可以避免肠道固有免疫系统激活。角质细胞生长因子 2（Repifermin）并未表现出临床上的疗效，而在一个小样本 RCT 研究中，通过内镜下喷洒表皮生长因子 EGF 可以诱导内镜和临床上的缓解。需要进一步的研究证实其疗效，并且观察其可能的潜在致癌风险。

上述内容可能是 UC 的免疫病理机制中的冰山一角，环境因素结合遗传易感性参与了促炎症反应，导致免疫系统激活，尤其是肠上皮细胞。这个免疫反应的中间环节就是黏膜固有层的 NKT 细胞，参与了黏膜细胞毒性，同时也激活免疫系统对于暴露的肠道菌群的识别。此外，UC 免疫失去正常调节作用，效应 T 淋巴细胞和抑制 T 淋巴细胞比例失调，使免疫反应向 Th2 方向转化，活化 NKT 细胞参与分泌 IL-13，同 TGF-β1 及暴露的肠道菌群一同活化成纤维细胞，促进肠道纤维化。未来的工作在于选择性地抑制参与免疫激活的细胞种类，阻断其活化及下游信号通路，阻止其迁徙至炎症反应区域，阻断其相关的细胞因子，进而避免肠道纤维化产生。

（任渝棠　刘占举　张燕　杨逸　李明松）

主要参考文献

［1］Jostins L，Ripke S，Weersma R K，et al. Host-microbe interactions have shaped the genetic architecture of inflammatory bowel disease [J]. Nature，2012，491（7422）：119-124.

［2］Rajilic-Stojanovic M，Shanahan F，Guarner F，et al. Phylogenetic analysis of dysbiosis in ulcerative colitis during remission [J]. Inflamm Bowel Dis，2013，19（3）：481-488.

［3］Sun M，He C，Cong Y，et al. Regulatory immune cells in regulation of intestinal inflammatory response to microbiota [J]. Mucosal Immunol，2015，8（5）：969-978.

［4］Zhou G，Song Y，Yang W，et al. ASCA，ANCA，ALCA and many more：are they useful in the diagnosis of inflammatory bowel disease? [J]. Dig Dis，2016，34（1-2）：90-97.

［5］Kmiec Z，Cyman M，Slebioda T J. Cells of the innate and adaptive immunity and their interactions in inflammatory bowel disease [J]. Adv Med Sci，2017，62（1）：1-16.

［6］Blander J M，Longman R S，Iliev I D，et al. Regulation of inflammation by microbiota interactions with the host [J]. Nat Immunol，2017，18（8）：851-860.

[7] Choy M C，Visvanathan K，De Cruz P. An overview of the innate and adaptive immune system in inflammatory bowel disease [J]. Inflamm Bowel Dis，2017，23（1）：2-13.

[8] Argollo M，Fiorino G，Hindryckx P，et al. Novel therapeutic targets for inflammatory bowel disease [J]. J Autoimmun，2017，85：103-116.

[9] Huang H，Fang M，Jostins L，et al. Fine-mapping inflammatory bowel disease loci to single-variant resolution [J]. Nature，2017，547（7662）：173-178.

[10] Forbes A，Escher J，Hebuterne X，et al. ESPEN guideline：clinical nutrition in inflammatory bowel disease [J]. Clin Nutr，2017，36（2）：321-347.

[11] Magro F，Gionchetti P，Eliakim R，et al. Third european evidence-based consensus on diagnosis and management of ulcerative colitis. part 1：definitions，diagnosis，extra-intestinal manifestations，pregnancy，cancer surveillance，surgery，and ileo-anal pouch disorders [J]. J Crohns Colitis，2017，11（6）：649-670.

[12] Aleksandrova K，Romero-Mosquera B，Hernandez V. Diet，gut microbiome and epigenetics：emerging links with inflammatory bowel diseases and prospects for management and prevention [J]. Nutrients，2017，9（9）：962.

[13] Wu W，Sun M，Chen F，et al. Microbiota metabolite short-chain fatty acid acetate promotes intestinal IgA response to microbiota which is mediated by GPR43 [J]. Mucosal Immunol，2017，10（4）：946-956.

[14] Ungaro R，Mehandru S，Allen P B，et al. Ulcerative colitis [J]. Lancet，2017，389（10080）：1756-1770.

[15] Rieder F，Fiocchi C，Rogler G. Mechanisms，management and treatment of fibrosis in patients with inflammatory bowel diseases [J]. Gastroenterology，2017，152（2）：340-350.

[16] Sartor R B，Wu G D. Roles for intestinal bacteria，viruses and fungi in pathogenesis of inflammatory bowel diseases and therapeutic approaches [J]. Gastroenterology，2017，152（2）：327-339.

[17] Shouval D S，Rufo P A. The role of environmental factors in the pathogenesis of inflammatory bowel diseases：a review [J]. JAMA Pediatr，2017，171（10）：999-1005.

[18] Sun M，Wu W，Chen L，et al. Microbiota-derived short-chain fatty acids promote Th1 cell IL-10 production to maintain intestinal homeostasis [J]. Nat Commun，2018，9（1）：3555.

[19] Ananthakrishnan A N，Bernstein C N，Iliopoulos D，et al. Environmental triggers in IBD：a review of progress and evidence [J]. Nat Rev Gastroenterol Hepatol，2018，15（1）：39-49.

[20] Khalili H，Chan S，Lochhead P，et al. The role of diet in the aetiopathogenesis of inflammatory bowel disease [J]. Nat Rev Gastroenterol Hepatol，2018，15（9）：525-535.

[21] Nishida A，Inoue R，Inatomi O，et al. Gut microbiota in the pathogenesis of inflammatory bowel disease [J]. Clin J Gastroenterol，2018，11（1）：1-10.

[22] Cani P D. Human gut microbiome：hopes，threats and promises. Gut，2018，67（9）：1716-1725.

[23] Gracie D J，Hamlin P J，Ford A C. The influence of the brain-gut axis in inflammatory bowel disease and possible implications for treatment [J]. Lancet Gastroenterol Hepatol，2019，4（8）：632-642.

［24］Piovani D，Danese S，Peyrin-Biroulet L，et al. Environmental risk factors for inflammatory bowel diseases：an umbrella review of meta-analyses [J]. Gastroenterology，2019，157（3）：647-659.

［25］Lloyd-Price J，Arze C，Ananthakrishnan A N，et al. Multi-omics of the gut microbial ecosystem in inflammatory bowel diseases [J]. Nature，2019，569（7758）：655-662.

［26］Ray G，Longworth M S. Epigenetics，DNA organization and inflammatory bowel disease [J]. Inflamm Bowel Dis，2019，25（2）：235-247.

［27］Ananthakrishnan A N，Kaplan G G，Ng S C. Changing global epidemiology of inflammatory bowel diseases：sustaining health care delivery into the 21st century [J]. Clin Gastroenterol Hepatol，2020，18（6）：1252-1260.

［28］Graham D B，Xavier R J. Pathway paradigms revealed from the genetics of inflammatory bowel disease [J]. Nature，2020，578（7796）：527-539.

［29］Bischoff S C，Escher J，Hebuterne X，et al. ESPEN practical guideline：clinical nutrition in inflammatory bowel disease [J]. Clin Nutr，2020，39（3）：632-653.

第四章

病理检查

UC 是一种病因不明的炎症性疾病，常累及表浅肠壁，病变呈连续性、弥漫性分布。病变虽可累及全结肠，一般起始于直肠，向近端结肠延伸，越靠近直肠，病变越严重。本章分别介绍内镜下活检标本及手术切除标本的病理形态学特点及诊断中应该注意的问题。

第一节　内镜下活检标本

UC 的病变呈连续性、弥漫性分布，病变主要位于黏膜层，故内镜下活检往往能显示诊断所需的病变特征，结合临床表现及内镜所见，一般可确定诊断。

一、内镜下活检标本诊断要求临床医生和病理医生充分合作

IBD 的病理诊断和鉴别诊断都不能单纯依靠病理形态，要提高内镜下活检标本诊断的准确性，对临床医师和病理医师都提出较高的要求。临床医师和病理医师应相互沟通，充分交流合作。

（一）病理医师应通过消化病理亚专科培训，增强对 IBD 组织学诊断及鉴别诊断的认识

IBD 组织学形态多样，与消化道其他非肿瘤性病变的形态具有重叠性，不同的病变可有或多或少相似的组织学形态，没有特殊染色或免疫组化可帮助诊断 IBD。因此，病理医师对病变形态的认识与理解对于疾病诊断非常重要，需要通过消化病理亚专科培训，掌握病变的本质，理解病变发生过程中形态的变化，判断病变的主次、先后顺序，才能准确诊断疾病。

（二）病理医师应了解相关的临床知识，多与临床医生交流

非肿瘤性疾病的形态改变往往没有特异性，病程不同阶段、药物作用下可能影响疾病形态，若单从病理学改变做出诊断，而完全不考虑临床情况，诊断很可能与

真实情况相距甚远，病理诊断需要密切结合临床。

对于胃肠道内镜下活检的非肿瘤性疾病标本，临床医师已不能满足于得到"黏膜慢性炎，未见肿瘤"的病理报告，而是希望从活检组织中获取更多的信息为临床诊断、治疗提供依据。故病理医师应多与临床医师相互交流，一方面了解不同疾病的临床特点，参考临床、内镜、影像学等特征综合分析；另一方面需要了解不同病程、药物等因素对病变形态的影响，学会从临床角度出发，才能提高 IBD 病理诊断准确性，提供更为丰富的信息为临床所用。

（三）内镜医师应规范内镜下取材标准，为病理医师提供充足组织样本

内镜下标本取材对病理诊断有至关重要的作用，取材不恰当，往往影响病理诊断的准确性。标本完全为溃疡或肉芽组织、标本体积太小、钳取标本过浅等情况都会导致送检组织完全没有诊断价值，无法提供任何有用信息。消化道非肿瘤性病变组织学形态虽多无特异性改变，但病变程度和范围各有特点，单个部位活检提供信息有限，往往很难明确诊断，充分的活检常可提供有价值的诊断和鉴别诊断信息。建议初诊患者进行规范的系统性活检，多段多点取材，病理医师才能全面观察、评估病变分布特征，最大程度地发挥病理的诊断作用。药物可能影响病变组织学形态，经治疗后病变形态可能变得不典型，建议初诊患者在治疗前进行活检。内镜医师应统一内镜下取材规范，包括病变的取材部位、取材数量、取材深度等。

（四）临床医师应明确病理学活检的作用与局限性

在病变早期还未出现典型形态学改变时取活检，儿童患者病变不典型、药物治疗使黏膜愈合等因素都可能出现不典型的形态改变，增加病理诊断及鉴别诊断的难度。取材标本不规范，也往往影响病理诊断的有效性和准确性，从而导致诊断困难。有些病例病变不典型，单次活检可能很难明确诊断，但通过治疗前后活检组织的对比评估病变形态有无改善而判断治疗是否有效，可间接为诊断和鉴别诊断提供支持或排除线索。

病理活检可为临床提供明确信息：有无异型增生、有无肿瘤存在。有些特殊感染可通过特殊染色、免疫组化等技术，检测病原体，如抗酸染色可显示结核杆菌，免疫组化可显示巨细胞病毒（CMV）感染，原位杂交可显示 EB 病毒感染等。

（五）临床医师应为病理医师提供充分的临床信息

由于非肿瘤性疾病病理改变的非特异性，很多疾病在形态上与 IBD 相似或有重叠，没有充分的临床和内镜资料会给病理诊断带来极大的困难。病程处于不同阶段，病变组织形态会有改变。未经治疗的患者活检组织病变比较有特征性。药物治疗使病变修复，甚至正常化，炎症由弥漫性变为局灶性，病变往往缺乏特异性，病理诊断难度更大。因此，临床医师应在标本送检单中提供充足的临床信息，包括临床病史、内镜下表现、初步考虑的诊断和鉴别诊断疾病、治疗经过及对治疗的反应等，以供病理医师参考。

案例：患者，男，53 岁，反复腹泻、腹痛 13 年。

初诊肠镜及系统性活检，病理示结肠黏膜呈活动性慢性肠炎，炎症分布呈弥漫性，形态符合溃疡性结肠炎（图 4-1）。治疗半年后复查肠镜并活检，病理示结肠黏膜呈非活动性慢性肠炎，炎症分布呈局灶性。结合病史，符合溃疡性结肠炎治疗后改变。若无初诊活检资料，或临床未提供溃疡性结肠炎病史，第二次活检病理特征可能误认为克罗恩病。

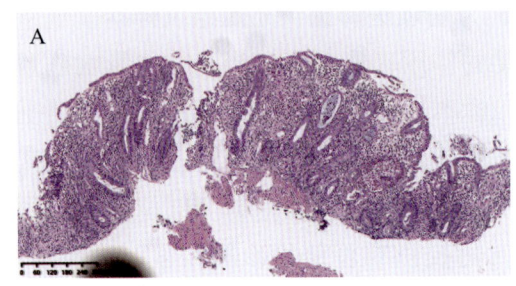 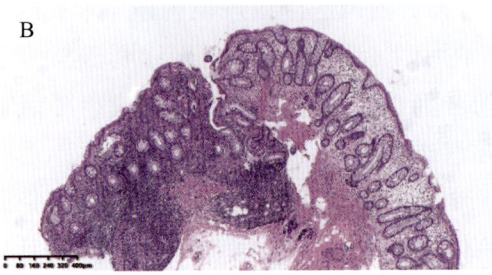

■ **图 4-1** 溃疡性结肠炎治疗后炎症分布特征变化
临床诊断为 UC，初诊内镜活检标本病理学检查呈活动性慢性肠炎，炎症呈弥漫性分布（A）。治疗半年后复查内镜活检标本病理学检查炎症分布呈局灶性，隐窝结构改变程度减轻（B）

（六）定期临床病理影像多学科讨论，对提高诊断准确性非常重要

临床信息是诊断的基础，但缺乏形态学这一最直接的证据；病理形态是疾病最直观的改变，但内镜下活检仅能取到肠壁浅表组织；影像学检查如 CTE、MRE 等，可全面观察小肠、结肠肠壁病变情况，也可观察肠系膜淋巴结、血管等病变，却无法提供病变直接形态改变。三方面的信息相互结合，各自发挥优势，可全面提供病变信息，显著提高诊断准确性。IBD 的诊疗需要多学科专家团队合作，由消化内科、胃肠外科、病理科、影像科医师组成，诊断需要综合临床病史、实验室检查、内镜表现、组织学改变和影像学改变等多方面信息。多学科讨论会使各专业的医师相互交流、相互理解，促进各学科的发展。

二、内镜下活检标本取材及处理的要求

为明确诊断而做的活检，应在药物治疗开始前进行，药物可引起形态学改变，而影响诊断的准确性。活检标本取材的部位、数量、大小、深度等对病理诊断至关重要，取材不佳的标本往往无法提供有效的形态学信息，因此内镜下活检取材及组织处理需要统一规范。

（一）活检数量

UC 病变呈连续性、弥漫性分布，为提供病变分布情况的充分信息，初诊病例应

进行规范的系统性黏膜活检，包括回肠末段、盲肠、升结肠、横结肠、降结肠、乙状结肠、直肠。内镜下回肠末段正常病例，也应该在回肠末段进行取材活检。回肠末段黏膜活检对于鉴别溃疡性结肠炎与克罗恩病具有非常重要的作用。随访病例可适当减少取材数量。

（二）取材的大小和深度

组织学评估主要依据是黏膜隐窝分布及形态、固有层炎症细胞数量及分布，因此活检取材组织应为黏膜全层。活检组织过小或仅仅在黏膜表面取材，常常无法提供有价值的诊断信息。

在溃疡处取材，应注意取溃疡旁黏膜组织，而避免完全在溃疡底部取材，溃疡底组织学为炎性肉芽组织，对疾病诊断不具有特异性。

（三）活检标本的处理

取出活检组织后，应立刻放入标本瓶中，不同部位取的组织应分开标本瓶，注明取材部位。标本瓶中应预先装有足够量的 10% 中性缓冲甲醛固定液。

组织包埋应注意方向性，病理技术员包埋时应细心观察组织方向，包埋方向与黏膜肌层方向垂直，片状活检组织应竖立包埋，使切片中黏膜呈正确方向，可观察黏膜全层结构。包埋方向不正确，不利于隐窝结构的评估，也会损失黏膜基底部的形态特征，尤其是基底浆细胞增多与帕内特细胞化生（图 4-2）。建议连续切片 4～6

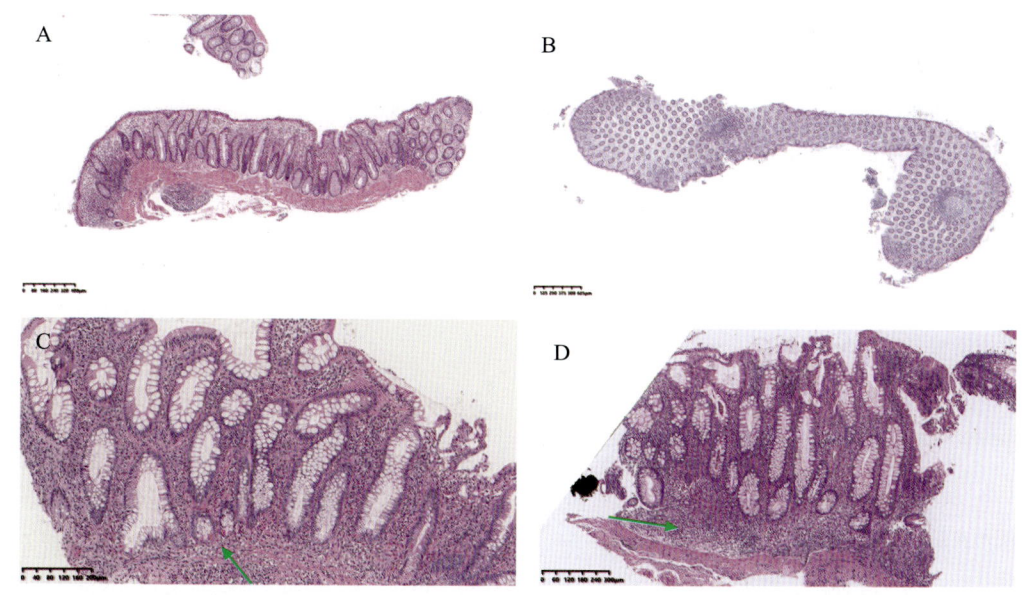

■ **图 4-2　组织包埋注意黏膜方向**
正确包埋组织切片观察黏膜全层结构（A），包埋方向不正确，仅见黏膜表面组织，无法观察黏膜基底部（B）。正确包埋组织切片可观察隐窝基底部形态，才能观察到帕内特细胞化生（C）和基底浆细胞增多（D）

片，或多个组织平面切片，有利于观察病变在不同平面的形态。隐窝溶解性肉芽肿由于隐窝破裂引起肉芽肿反应，可出现在 UC、感染性结肠炎、憩室性结肠炎等多种结肠炎中，隐窝溶解性肉芽肿不是排除 UC 的证据，连续切片可帮助辨认破裂隐窝与肉芽肿的密切位置关系。

三、活检标本诊断步骤

UC 病理改变多样，需要全面观察组织各个结构的改变，建议建立一套系统性诊断步骤，逐个结构进行观察，才不会遗漏任何重要的信息。系统性诊断步骤应包括观察表面上皮及隐窝的改变、黏膜固有层的改变、黏膜肌层及黏膜下层的改变等（表 4-1）。提示慢性病变的改变包括：隐窝结构的改变、基底浆细胞增生和帕内特细胞化生或幽门腺化生等。

表 4-1　内镜下活检组织诊断的系统性观察

系统性观察内容
黏膜结构改变
隐窝方向（有无分支变形）
隐窝长度（有无隐窝延长）
隐窝基底到黏膜肌层的距离（有无隐窝缩短）
隐窝间的距离（有无隐窝缺失）
小肠黏膜绒毛有无变短变平
结肠黏膜表面有无绒毛化
帕内特细胞化生或幽门腺化生
黏蛋白含量（杯状细胞数量）
神经内分泌细胞增生
炎症改变
炎症细胞有无增多
慢性炎症细胞分布（弥漫性 / 局灶性）
中性粒细胞浸润（上皮内 / 隐窝腔内 / 固有层）
上皮内有无淋巴细胞增多
有无大量嗜酸性粒细胞浸润
肉芽肿：肉芽肿部位、数量、大小，有无多核巨细胞、坏死
有无特殊病原体感染
黏膜下层
纤维化

四、UC 内镜下活检的形态特征

UC 内镜下活检一般在活动期进行，组织学表现为黏膜弥漫性重度慢性肠炎，广泛隐窝结构改变，伴隐窝炎、隐窝脓肿形成。

（一）慢性肠炎

慢性肠炎指黏膜固有层大量淋巴细胞、浆细胞浸润，同时黏膜结构异常，出现隐窝结构改变、幽门腺化生或帕内特细胞化生、基底浆细胞增多、炎性息肉、结肠表面绒毛化等。

慢性肠炎不等同于"黏膜慢性炎"，慢性肠炎一般指长期慢性炎症或在慢性损伤的基础上，出现黏膜结构改变。慢性肠炎可见于炎症性肠病、慢性感染性肠炎、慢性缺血、药物损伤等。识别慢性肠炎，注意慢性肠炎的范围、程度，对炎症性肠病的诊断及鉴别诊断具有重要作用。

1. 隐窝结构改变

隐窝结构改变包括隐窝分支、隐窝扭曲变形、隐窝延长、隐窝缩短和隐窝缺失等。在包埋方向良好的黏膜活检组织中出现两个以上的分支隐窝可认为异常（图 4-3）。隐窝分支指隐窝分成两个或多个分支。隐窝变形指隐窝非平行排列，大小不等或囊状扩张。隐窝延长指与周围正常黏膜隐窝相比，隐窝长度明显加长。隐窝缩短指隐窝长度变短，底部不与黏膜肌层相贴，伴或不伴基底浆细胞增多。

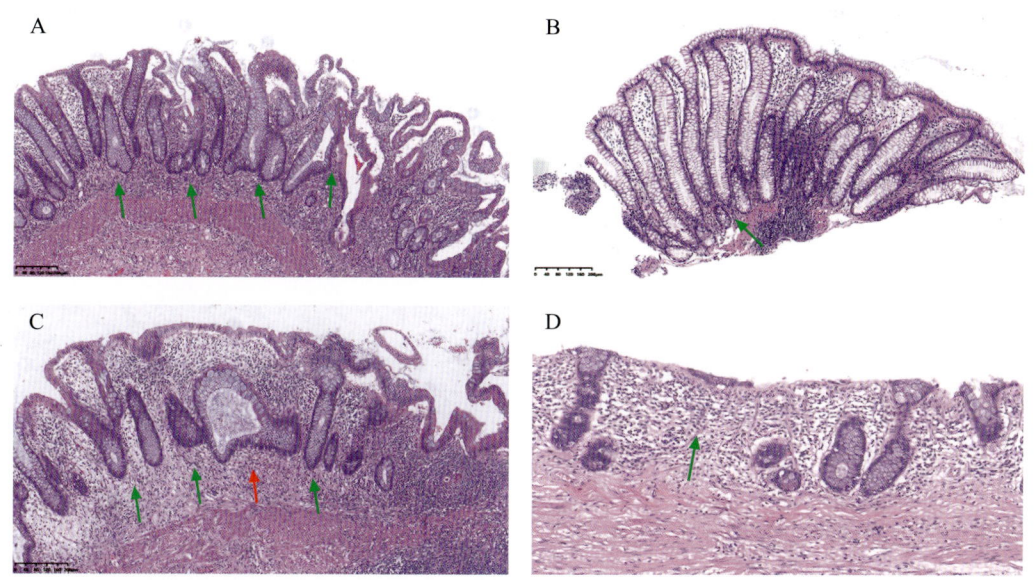

■ **图 4-3** 　隐窝结构改变

内镜活检标本病理学检查隐窝结构改变：A. 隐窝分支；B. 隐窝延长；C. 隐窝缩短（绿色箭头）、隐窝变形（红色箭头）；D. 隐窝缺失

隐窝底部到黏膜肌层的距离不应在淋巴滤泡附近评估。隐窝缺失指隐窝数量减少，隐窝之间距离显著增宽，超过一个隐窝宽度。隐窝受挤压塌陷的组织不适宜衡量是否存在黏膜缺失。

但应注意的是，盲肠正常情况下也可出现隐窝间距离增大和隐窝底到黏膜肌层距离增大，不应作为评估隐窝萎缩的区域。正常直肠黏膜可出现不规则或缩短的隐窝，尤其是直肠肛门移行处取的活检组织不适宜评估是否有隐窝分支或隐窝变形改变。

UC隐窝结构改变广泛而严重，同一部位不同活检组织隐窝结构改变程度相似，可见大量隐窝分支、变形、缩短等，一般直肠、乙状结肠病变最为严重，近端结肠病变减轻（图4-4）。

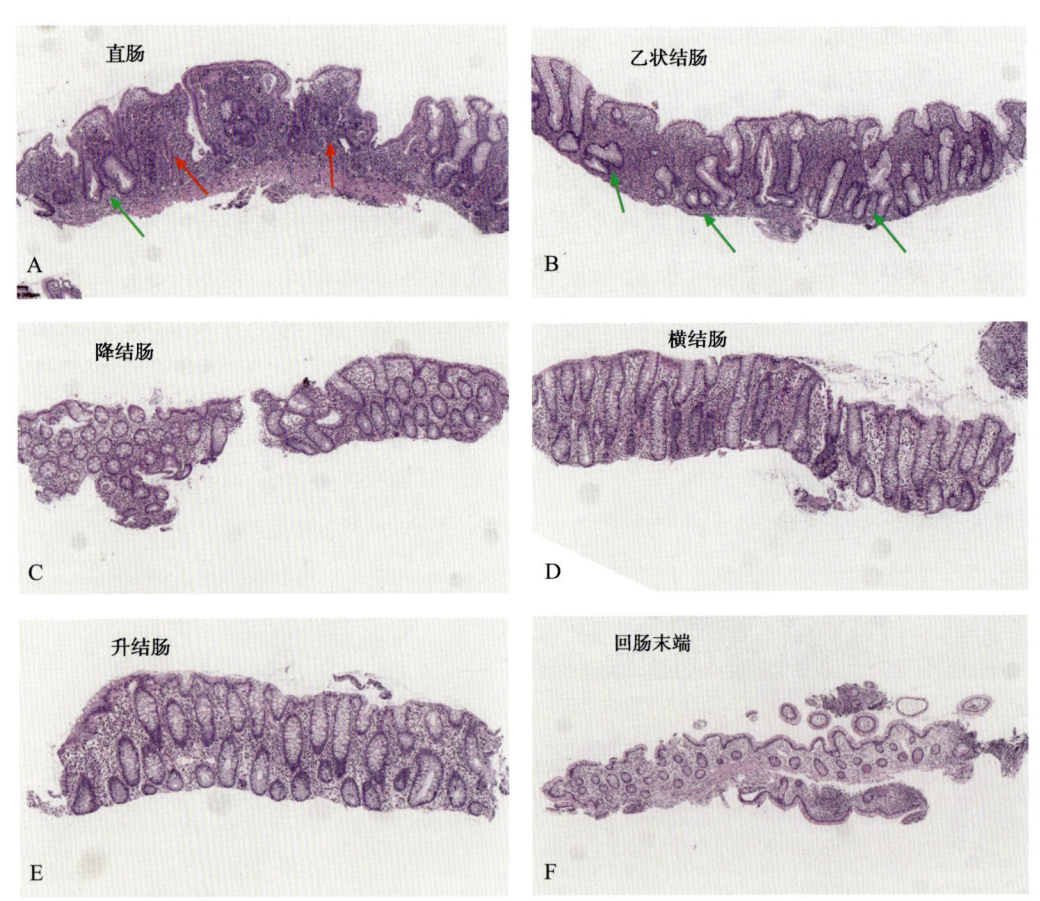

■ 图4-4　溃疡性结肠炎慢性肠炎分布

临床诊断为UC，内镜活检标本病理学检查见直肠、乙状结肠黏膜隐窝结构改变明显，大量隐窝分支（绿色箭头），可见隐窝缺失（红色箭头），固有层大量炎症细胞浸润（A、B），降结肠、横结肠、升结肠黏膜隐窝结构改变轻微，固有层炎症细胞浸润减轻（C、D、E），回肠末段黏膜正常（F）

2. 化生

化生包括幽门腺化生与帕内特细胞化生。UC 多见帕内特细胞化生，幽门腺化生则多见于小肠 CD。

正常情况下帕内特细胞不出现于结肠脾曲远端。当远端结肠黏膜出现帕内特细胞，则称为帕内特细胞化生（图 4-5），一般位于隐窝底部，胞浆富含嗜酸性颗粒。帕内特细胞化生是慢性炎症导致上皮破坏后修复和再生所引起的。UC 出现帕内特细胞化生提示病变慢性黏膜损伤引起的化生性改变，但缺乏诊断特异性，一般不出现在病变早期。

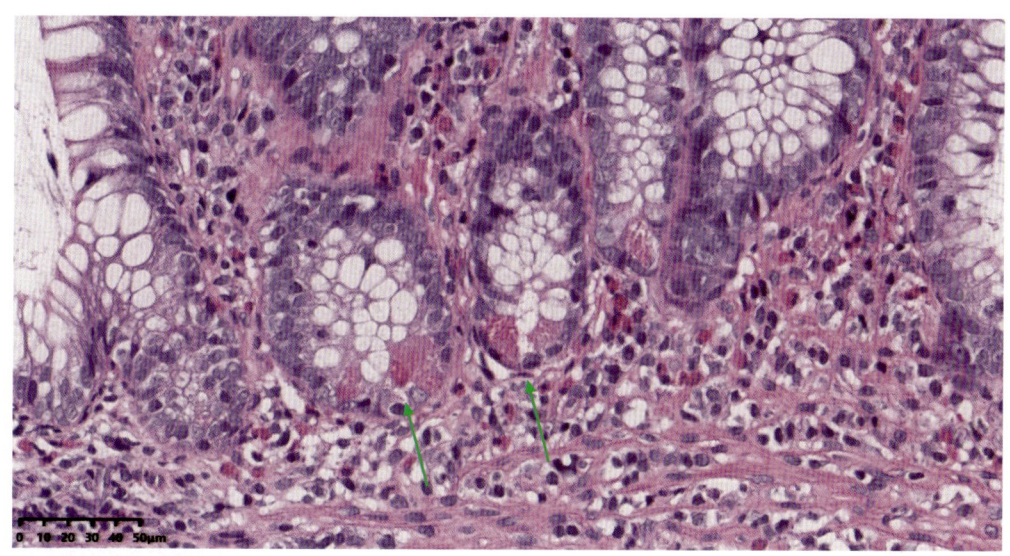

■ 图 4-5　帕内特细胞化生
临床诊断为 UC，内镜活检标本病理检查见降结肠黏膜帕内特细胞化生

3. 结肠黏膜表面绒毛化

黏膜再生可伴增生，隐窝拉长，并向黏膜表面增生，隐窝开口增宽，黏膜表面呈指状突起或绒毛状突起（图 4-6）。绒毛状突起高度与隐窝深度之比超过 1.5，称为黏膜表面绒毛化，绒毛状突起高度与隐窝深度之比在 1～1.5 之间，称为黏膜表面不规则。

4. 基底浆细胞增多

基底浆细胞增多（basal plamacytosis）是最早出现且具有特异性的 IBD 特征。正常肠黏膜固有层内浆细胞分布具有梯度变化，浆细胞主要位于黏膜固有层上 1/3，随着深度增加，浆细胞数量逐渐减少。正常情况下，仅盲肠和升结肠可在黏膜基底出现浆细胞，而不出现浆细胞梯度变化。基底浆细胞增多指黏膜基底部（黏膜固有层下 1/5）浆细胞数量明显增多，失去正常的浆细胞分布梯度变化，浆细胞聚集于隐窝旁或隐窝下方，隐窝底与黏膜肌层距离增宽，两者之间有较厚的浆细胞浸润带，甚至可穿透黏膜肌层（图 4-6）。基底浆细胞增多约见于 63% 的 UC 病例，是鉴别 UC 和感染性肠炎的重要特征，但不能区分 UC 与 CD。基底浆细胞增多可为局灶性或弥漫性，不一定所有病例都出现，新发或治疗后病例可无明显基底浆细胞增多。

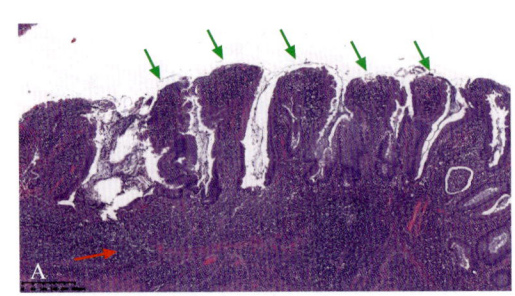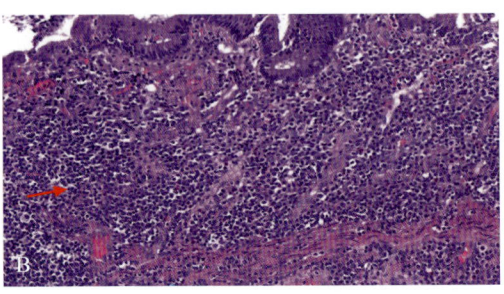

■ **图 4-6** 结肠黏膜表面绒毛化和基底浆细胞增多
临床诊断为 UC，内镜活检标本病理学检查见黏膜表面绒毛化，呈指状突起（绿色箭头），并可见基底浆细胞增多（红色箭头）及隐窝缩短

（二）黏膜固有层弥漫性炎症细胞浸润

黏膜固有层全层内弥漫性、重度炎症细胞浸润，是 UC 炎症细胞浸润的重要特征（图 4-4），浸润细胞包括浆细胞、淋巴细胞、中性粒细胞、组织细胞、嗜酸性粒细胞等各种炎症细胞。炎症细胞主要位于黏膜层，有时可浸润浅表黏膜下层。炎症呈连续性分布，炎症细胞密度没有显著区别，不出现跳跃性病变，越靠近直肠病变越严重。该特征在未经治疗成人患者比较典型，但儿童病变初发阶段、药物治疗后、消退期或缓解期病例，黏膜可表现正常或炎症呈局灶性改变，应避免在这类情况下取材活检来做出诊断，或在诊断中应该考虑这些因素造成的影响。正常情况下盲肠黏膜活检也会出现炎症细胞增多。

中性粒细胞浸润可位于黏膜固有层，也可位于上皮细胞内形成隐窝炎。黏膜固有层内在毛细血管外出现 3 个以上中性粒细胞可认为异常。上皮细胞破坏伴中性粒细胞浸润提示病变活动，缓解期则一般没有中性粒细胞在黏膜固有层或上皮内浸润。中性粒细胞浸润并非特异性改变，在感染性肠炎及其他类型的肠炎中都可出现。嗜酸性粒细胞增多较为显著。

（三）隐窝炎和隐窝脓肿

活动期 UC 常见隐窝炎、隐窝脓肿、糜烂和溃疡等活动性改变。隐窝炎指中性粒细胞迁移至隐窝上皮内。隐窝炎使细胞表面损伤，引起隐窝破坏和隐窝脓肿。隐窝脓肿指中性粒细胞聚集于隐窝腔内（图 4-7）。隐窝脓肿可单个出现于慢性炎症细胞浸润的背景中，也可多个隐窝脓肿形成范围更广的病变。隐窝溃疡指炎症引起的隐窝破裂，隐窝腔内容物和黏液外溢至周围固有层内，组织细胞增生将其包裹，可形成隐窝溶解性肉芽肿（cryptolytic granuloma）或黏液性肉芽肿（mucin granuloma）（图 4-8）。该肉芽肿包绕隐窝破裂处，其内常可见异物巨细胞。连续切片，可显示肉芽肿与破裂隐窝关系密切。这种肉芽肿不应认为是诊断 CD 的证据。若在慢性结肠炎的背景下，远离上皮损伤处发现肉芽肿或多核巨细胞，则应考虑 CD 的可能性。

应该注意的是，隐窝炎、隐窝脓肿仅代表活动性改变，并非 UC 的特异性改变，活动期 UC 常可见较多隐窝炎、隐窝脓肿，静止期 UC 则无隐窝炎、隐窝脓肿。在急性肠炎及其他慢性肠炎伴活动性炎时也可见隐窝炎及隐窝脓肿，如 CD、急性自限性

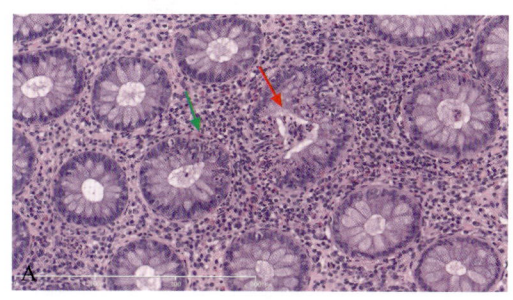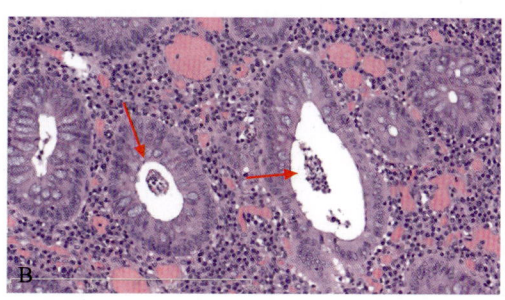

■ 图 4-7　隐窝炎及隐窝脓肿

临床诊断为 UC，内镜活检标本病理学检查见隐窝炎及隐窝脓肿，中性粒细胞迁移至隐窝上皮内形成隐窝炎（绿色箭头），右边隐窝腔内可见中性粒细胞聚集，形成隐窝脓肿（红色箭头）

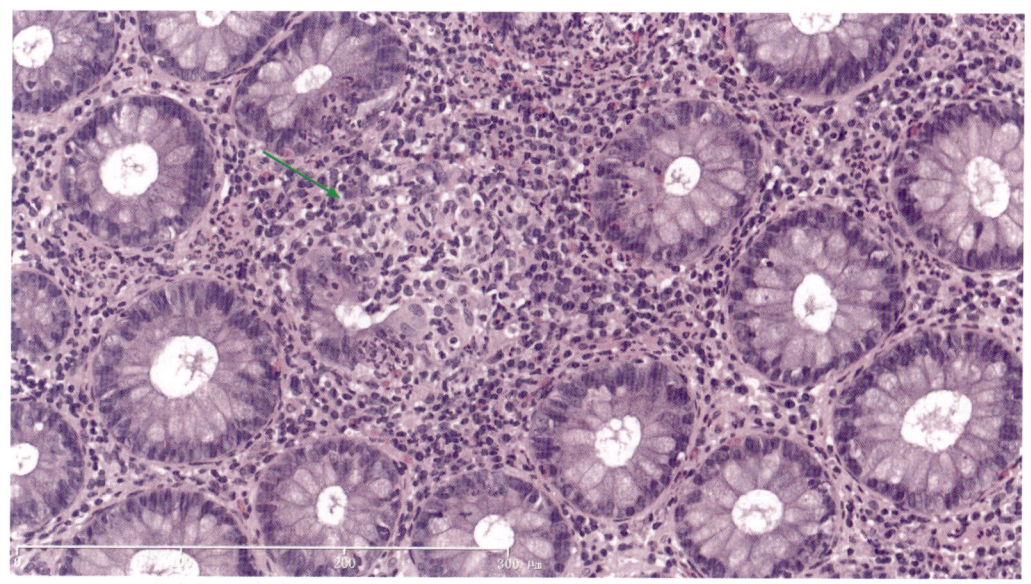

■ 图 4-8　隐窝溶解性肉芽肿

临床诊断为 UC，内镜活检标本病理检查见隐窝溶解性肉芽肿，隐窝破裂，黏液外溢形成反应性肉芽肿，包绕隐窝破裂处

肠炎、艰难梭状芽孢杆菌感染等。

（四）杯状细胞及黏蛋白减少

杯状细胞及黏蛋白减少（mucin depletion）表现为杯状细胞减少或细胞内黏蛋白减少（图 4-9）。虽然特异性不高，在 CD 和感染性肠炎均可出现，但是这是一个对诊断有帮助的特征。广泛黏蛋白减少是支持 UC 的证据，与病变活动相关，但并非诊断的关键依据。若在活动性病变中黏蛋白保存，则支持 CD。

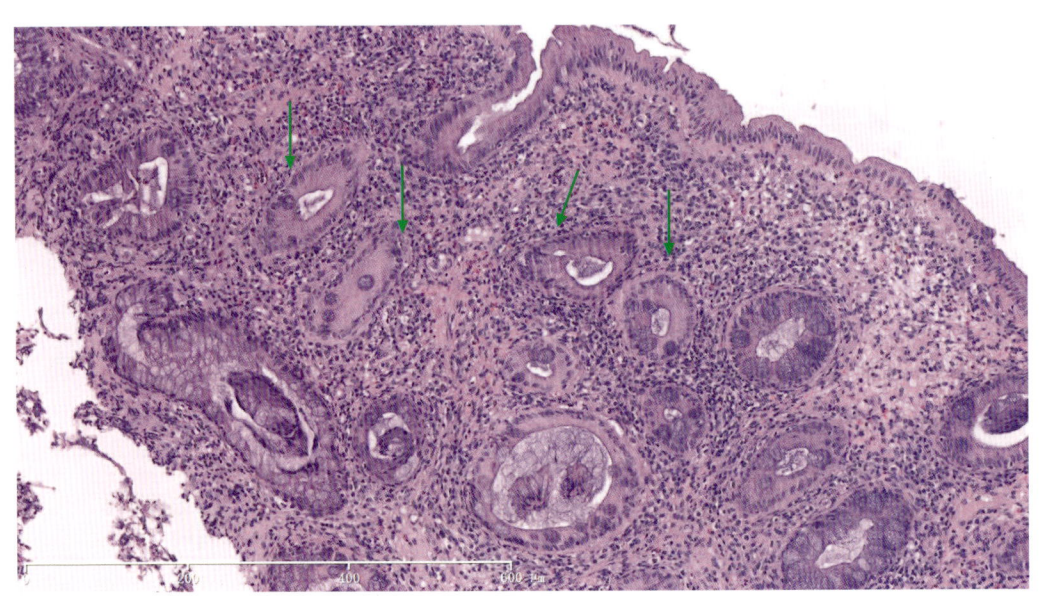

■ 图 4-9　杯状细胞及黏蛋白减少
临床诊断为 UC，内镜活检标本病理学检查见杯状细胞减少，细胞内黏蛋白减少

五、活动性

病理报告应包括病变活动性，以便于评估治疗反应及预测复发危险性。上皮细胞破坏伴中性粒细胞浸润是活动性的指标。形态学上病变活动性的指标是中性粒细胞浸润引起上皮破坏，形成隐窝炎、隐窝脓肿或黏膜上皮糜烂。黏膜固有层中性粒细胞浸润一般不作为组织学上病变活动性判断的标准。有研究应用评分系统进行 UC 活动性分级评估，相关分级见表 4-2。

但由于这种分级系统比较复杂，主要用于临床治疗试验中。在日常工作中，可使用简化的分级系统，分为非活动性 UC 和活动性 UC，活动性 UC 按轻度、中度、重度进行分级。组织学上缺乏活动性的证据，未见中性粒细胞浸润肠上皮或隐窝，则属于非活动性 UC。轻度活动性 UC 定义为中性粒细胞浸润肠黏膜上皮，或形成隐窝炎、隐窝脓肿 < 50% 隐窝。中度活动性 UC 定义为隐窝炎、隐窝脓肿 > 50% 隐窝。

表 4-2　UC 活动性分级

	隐窝变形	慢性炎症	中性粒细胞浸润	溃疡
静止期 UC	有	无	无	无
非活动 UC	有	有	无	无
轻度活动性 UC	有	有	有，< 50% 隐窝	无
中度活动性 UC	有	有	有，> 50% 隐窝	无
重度活动性 UC	有	有	有，> 50% 隐窝	有，< 50% 黏膜

重度活动性 UC 定义为可见黏膜糜烂或溃疡。

组织学活动性分级与内镜取材有很大关系，同一次内镜检查中在不同部位取材，组织学评估的活动性可能不一样。通过组织学活动性评估，可帮助临床确定疾病严重程度的分布。

对于轻 – 中度活动性 UC 患者，临床与内镜评估与组织学改变可能不一致，有些患者根据临床和内镜标准属于活动期，但组织学却没有活动性证据，在临床试验中，这类患者则不应纳入活动性范围。

六、病理诊断

诊断 UC 比较可靠的依据是广泛而严重的慢性肠炎、弥漫性重度黏膜全层炎症，结合临床及内镜表现，诊断 UC 的准确性约为 75%。

七、病程与药物治疗对组织学形态的影响

治疗前活检对 UC 的诊断及鉴别诊断、病变范围的评估具有非常重要的价值。未经治疗的 UC，结肠黏膜炎症连续性分布，严重程度从远端到近端结肠递减。显著慢性肠炎、隐窝炎及隐窝脓肿易见，对诊断 UC 预测值高。但这些改变可能随病程变化、患者年龄、治疗等因素改变。

早期 UC（首发症状出现 10 天内）需要与急性感染性肠炎相鉴别，两者均可出现非特异性炎症细胞浸润。此时，隐窝结构保存、没有累及全黏膜层的炎症并不能排除早期 UC。因此，建议于首次评估后不少于 6 周再重复活检，UC 患者可出现特征性改变，有助于鉴别诊断。基底浆细胞增多是 UC 出现最早的诊断性特征，约在首发症状出现 2 周内可见，儿童患者更为明显，可帮助鉴别早期 UC 和感染性肠炎，常在直肠黏膜最为显著，近端肠段减轻。早期 UC 的基底浆细胞增多为局灶性，逐渐增多呈弥漫性。弥漫性慢性肠炎是 UC 特征性改变，但在早期病变多未出现，隐窝结构改变及黏膜表面绒毛状结构一般在首发症状后 16 ~ 30 天出现。

UC 诊断主要依据是隐窝结构改变广泛而严重，黏膜全层弥漫性炎症细胞浸润，但有时会出现不典型改变，如黏膜正常化、节段性、局灶性炎症细胞浸润、直肠豁免等。病变可随着时间延长而减轻，最终可能出现直肠黏膜完全恢复正常（直肠豁免），病变分布可由连续性演变为跳跃性。隐窝结构恢复正常可使黏膜恢复正常形态。这些改变都会使诊断变得困难，应注意寻找支持 UC 的其他证据，如黏膜全层炎症细胞密度增加，隐窝炎、隐窝脓肿、黏蛋白减少（杯状细胞减少）和帕内特细胞化生等。明确的 UC 病史，复查治疗前结肠黏膜活检切片，有助于诊断。有些情况下，尽管活检标本未见显著的隐窝分支或缺失，但仔细观察，仍可发现隐窝与正常黏膜相比，广泛缩短，提示弥漫性黏膜萎缩。

药物治疗可使变形的隐窝完全恢复正常结构，炎症细胞消退，连续性、弥漫性病变可变为跳跃性、局灶性，这些改变增加诊断和鉴别诊断的难度（图 4-1）。如果不了解前期药物治疗的经过，单纯依靠组织学改变，则容易误诊或漏诊。有些药物有特殊的形态改变，如 5-ASA（5-氨基水杨酸）和外用 GCS 可使部分 UC 患者黏膜正常化。CsA 可引起异型增生。药物治疗可能导致并发症，如 CMV 感染，伴或不伴继发性血管内膜炎及缺血性改变。GCS 撤退后可引起急性肠梗阻。

八、鉴别诊断

（一）CD

CD 主要累及回肠及右半结肠，病变呈斑片状、局灶性分布，与 UC 炎症分布特征不同，多数病例容易鉴别，但 UC 治疗后，病变分布可由弥漫性变为跳跃性，则需要与 CD 进行鉴别（表 4-3）。病史及治疗前内镜黏膜活检组织对诊断非常重要。CD 炎症呈斑片状、局灶性分布，慢性肠炎改变较 UC 轻，不成比例的黏膜下层炎症细胞浸润，非隐窝溶解性肉芽肿的出现支持 CD（图 4-10，图 4-11）。

表 4-3　内镜下活检标本 CD 与 UC 形态学的区别

	CD	UC
固有层慢性炎症细胞浸润	局灶性	弥漫性
回肠病变	常见	少见
隐窝结构改变	局灶性	弥漫性
隐窝炎、隐窝脓肿	局灶性	常见
黏蛋白减少（杯状细胞减少）	少见	明显
肉芽肿	可见	无，隐窝溶解性肉芽肿除外
帕内特细胞化生	少见	可见
幽门腺化生	可见	少见

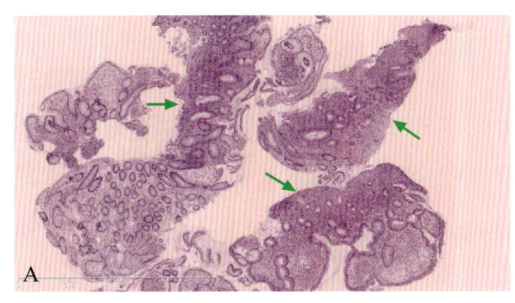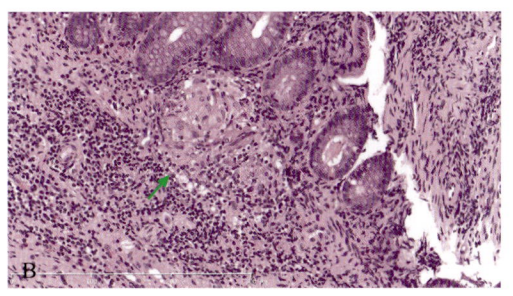

■ 图 4-10 克罗恩病

临床诊断为 CD，内镜活检标本病理学检查见黏膜固有层炎症细胞呈局灶性浸润，伴局灶性隐窝结构改变（A），可见肉芽肿（B）

UC 出现反流性回肠炎应与 CD 相鉴别，局灶性炎症、散在回肠糜烂、慢性小肠炎、幽门腺化生等提示 CD。

（二）感染性肠炎

早期 UC 需要与急性感染性肠炎相鉴别，两者均可出现非特异性炎症细胞浸润，不伴隐窝结构改变。临床病史、患者免疫状态及实验室检查有助于鉴别。急性感染性肠炎无慢性肠炎改变，隐窝结构正常，中性粒细胞浸润上皮内而不是固有层。

慢性感染性肠炎常导致结肠黏膜呈活动性慢性肠炎改变，尤其是以直肠、乙状结肠炎症为主的病变，与 UC 形态相似，需要仔细观察形态，寻找病原体的组织学证据。组织胞浆菌常引起巨噬细胞片状增生，菌体呈球形，大量存在于巨噬细胞胞浆内（图 4-11A）。巨细胞病毒感染常引起肠道溃疡，溃疡底部及溃疡边缘可见感染细胞体积明显增大，核内可见鹰眼状包涵体（图 4-11B）。巨细胞病毒免疫组化或原位杂交可显示包涵体。梅毒感染可见组织内浆细胞显著增生，围绕血管，Warthin-Starry 染色及免疫组化染色可显示梅毒螺旋体。但是也有不少感染无法从病理获得有效的病原体诊断信息，需要通过其他微生物检测手段明确诊断。

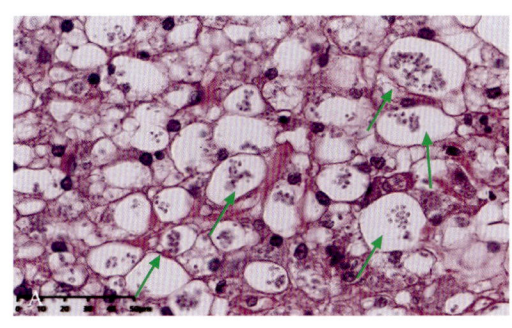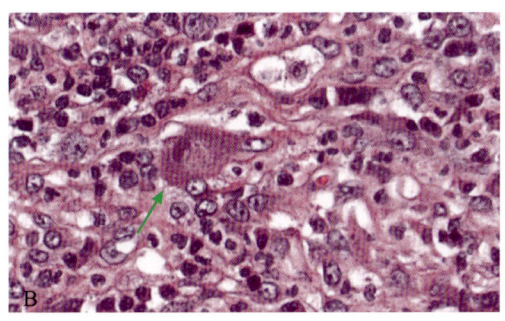

■ 图 4-11 感染性肠炎

A. 组织胞浆菌肠炎，巨噬细胞胞浆可见大量球形菌体；B. 巨细胞病毒肠炎，感染细胞体积明显增大，核内可见鹰眼状包涵体

（三）缺血性肠炎

缺血性肠炎与动脉粥样硬化、低血容量引起肠壁低灌注、血管炎、腹腔粘连、药物等因素有关，常见于有心血管基础疾病的老年人，或有服用药物病史或腹部手术的年轻人，好发于结肠脾曲及乙状结肠。组织学上，急性缺血性肠炎形态具有特征性，黏膜上半部隐窝枯萎，隐窝体积变小，上皮细胞呈立方状，胞浆减少，杯状细胞消失，上皮萎缩或脱落，黏膜固有层透明变性，炎症细胞少（图 4-12）。严重的急性缺血，肠壁出现凝固性坏死。慢性缺血性肠炎，则常表现为隐窝结构不同程度改变，可伴化生，也可出现肠壁纤维化，则常常需要与 CD 相鉴别。

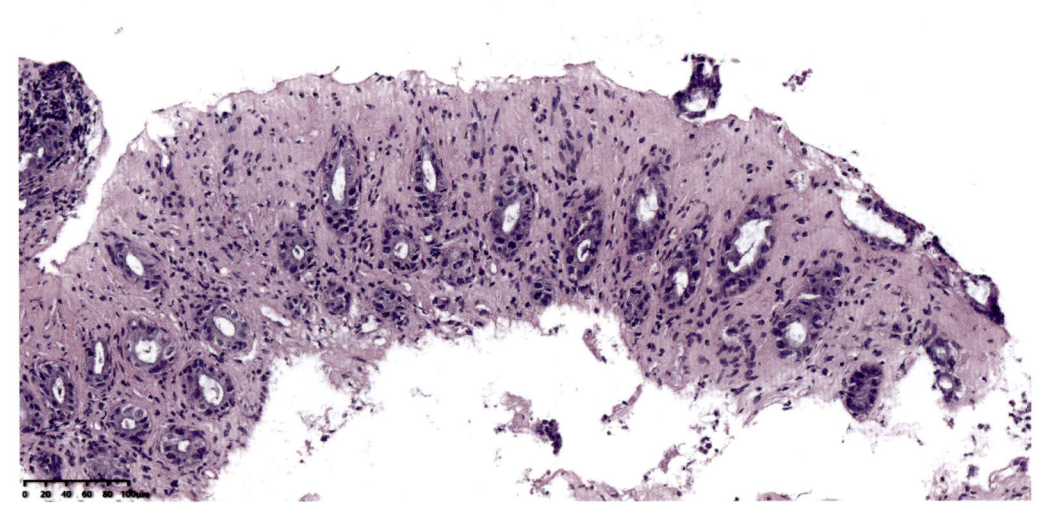

■ 图 4-12　缺血性肠炎
临床诊断为 CD，内镜活检标本病理学检查见黏膜隐窝表面枯萎，细胞体积变小，表面上皮脱落，固有层透明变性，炎症细胞很少

（四）药物性肠炎

药物性肠炎的内镜下常可见结肠黏膜广泛充血、红斑、糜烂，与溃疡性结肠炎的内镜改变相似。组织学上，不同药物可引起不同的黏膜损伤模式，包括缺血模式、局灶性活动性肠炎模式、移植物抗宿主反应样模式、显微镜下肠炎模式、慢性肠炎模式、坏死性肠炎模式等。仔细询问用药史与肠道症状发生的时间关系，对明确诊断有很重要的意义。

第二节 手术切除标本

一、大体标本检查与取材方法

测量结肠的长度、管径，观察肠壁浆膜面是否光滑。沿前结肠带剪开结肠。观察肠黏膜病变分布是连续性或节段性，是否有溃疡、颗粒状等特殊改变。测量肠壁厚度，有无肠管狭窄、扩张，记录肠壁最厚、最薄处。

UC 的大体取材应在送检标本全部肠段有规律地取材观察，以评估病变分布情况，并尽可能保证不遗漏扁平型异型增生病灶。建议每隔 3~5 cm 取一块组织，切面与肠管长轴平行。此外，肉眼可见的改变，如黏膜面的溃疡、息肉等，也应取材。肠系膜淋巴结、系膜血管、手术切缘等也应取材。

二、大体形态

（一）病变范围

病变一般从直肠开始，向近端结肠呈连续性延伸，延伸的范围长短不一，可表现为直肠炎、直肠乙状结肠炎、左半结肠直肠炎、次全直肠结肠炎及全结肠炎。病变可在回盲瓣或远端结肠某个部位突然终止，病变肠段与正常肠段分界清楚。起病时，直肠炎及直肠乙状结肠炎约占 45%，左半结肠直肠炎占 50%~60%，全结肠炎约占 20%。长期随访发现，直肠炎及直肠乙状结肠炎中约 46% 发展到全结肠炎，左半结肠直肠炎中约 70% 发展到全结肠炎。

有时可由于溃疡间黏膜大体形态正常，而造成节段性病变的印象，或由于药物灌肠、黏膜愈合而造成直肠豁免的假象，但这些大体看似正常的组织在组织学上都有黏膜结构异常的证据，因此病变的真正累及范围在大体标本中不容易确定，需要依靠组织学才能明确。

左半结肠型 UC 可同时伴阑尾口周围炎，形成不连续性炎症，这种不典型的炎症浸润方式称为"盲肠红斑"。暴发性 UC 也可出现累及左半结肠及回肠的不连续性炎症。

（二）黏膜面颗粒状外观

活动期 UC 黏膜表面呈弥漫性、大小一致的细颗粒状伴充血、出血，可见浅溃疡形成（图 4-13）。缓解期黏膜面呈颗粒状，伴或不伴炎性息肉，充血、出血不明显或消失。静止期黏膜皱襞消失，黏膜面变得萎缩、光滑。

（三）假息肉

假息肉是由于黏膜全层溃疡残留的黏膜岛相对突起形成的，或肉芽组织增生突

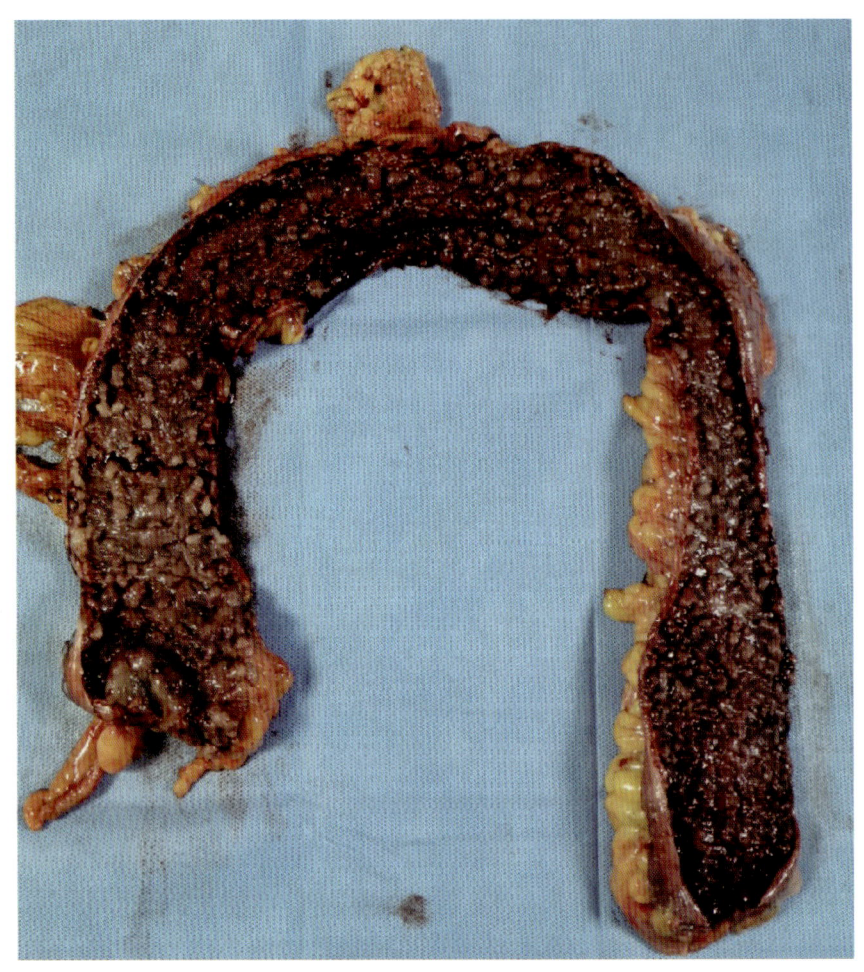

■ 图 4-13　UC 手术切除标本
临床诊断为活动期 UC，病变肠段连续性分布，黏膜表面弥漫性充血、糜烂

起于黏膜面，表面披覆肠上皮。一般比较短，高度不超过 1.5 cm。假息肉形成后持续存在。多见于乙状结肠和降结肠，直肠罕见。相邻的假息肉表面溃疡，肉芽组织内成纤维细胞在假息肉间增生，可使两者融合，形成迷宫样黏膜桥。偶见体积较大的假息肉，形状怪异，可引起急性肠梗阻或肠套叠，甚至被误诊为癌。丝状息肉病（filiform polyposis）是一种罕见的假息肉病，多见于 UC 和 CD，由大量细长、绒毛状息肉密集排列构成，长度为 2～3 cm，伴炎症和水肿。可见于结肠各处，但一般不发生于直肠。

三、组织学形态

　　UC 病变比较表浅，主要位于黏膜层，表浅黏膜下层可被炎症波及，一般黏膜下层深部、固有肌层、浆膜层不受累（图 4-14）。

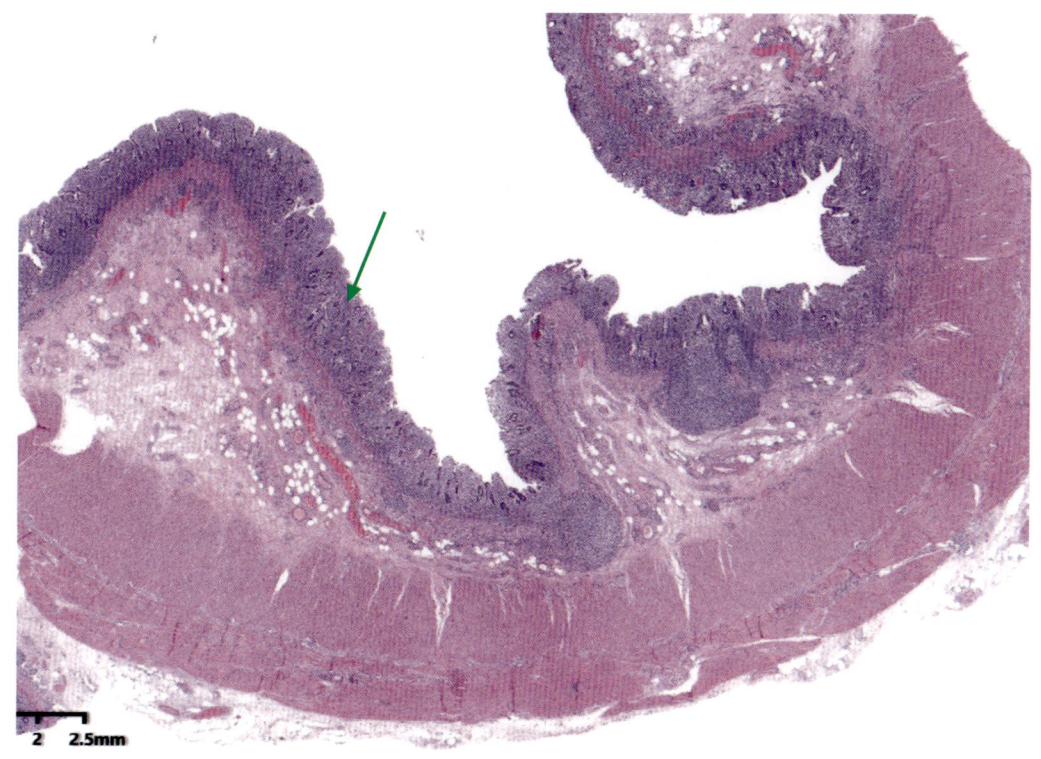

■ 图 4-14　黏膜层内重度弥漫性炎症
临床诊断为活动期 UC，手术切除标本病理检查见黏膜层内重度弥漫性炎症，黏膜下层炎症轻，固有肌层、浆膜层不受累

　　黏膜层炎症呈连续性、弥漫性分布，表现为程度严重的慢性肠炎，隐窝结构改变显著，广泛隐窝分支、变形、延长、萎缩（图 4-15），可见基底浆细胞增多及帕内特细胞化生，黏膜表面不规则，可呈绒毛化。黏膜固有层全层内弥漫性、重度炎症细胞浸润。与 CD 相比，UC 慢性肠炎改变更广泛、更严重。

　　病变严重者，固有肌层及黏膜肌层均可出现不同程度增生，肌层增厚，黏膜肌层可与固有肌层融合，黏膜下层消失（图 4-15）。

四、病变各阶段特点

（一）活动期 UC

　　大体形态：活动性 UC（active UC）黏膜表面呈弥漫性、大小一致的细颗粒状伴充血、出血，可见浅溃疡形成。严重病例溃疡在邻近黏膜下潜行，最终使表面黏膜剥落，或穿透至黏膜肌层。广泛溃疡间残留的黏膜岛形成假息肉，常见于乙状结肠和降结肠，但直肠罕见。

　　组织学形态：活动期 UC 在弥漫性重度慢性肠炎基础上，出现明显的活动性改

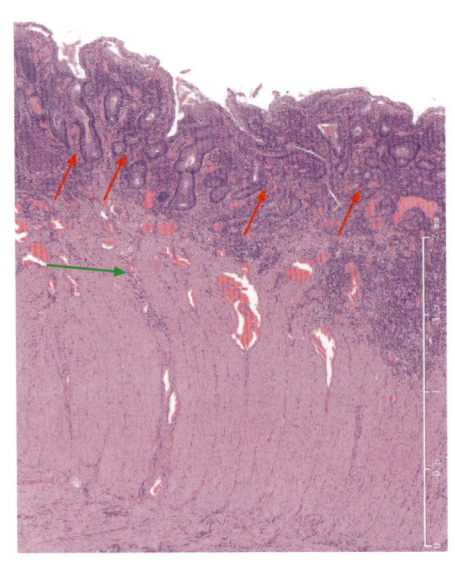

■ 图 4-15　黏膜层慢性肠炎及固有肌层增厚

临床诊断为活动期 UC，手术切除标本病理检查见黏膜层程度严重的慢性肠炎，广泛隐窝结构改变（红色箭头），固有肌层增厚，与黏膜肌层融合，黏膜下层消失（绿色箭头）

变。活动性的标志为中性粒细胞浸润隐窝上皮和黏膜固有层。活动期 UC 早期表现为隐窝炎，逐渐发展为隐窝脓肿和隐窝破裂。隐窝脓肿破裂后，播散至邻近组织，表面黏膜上皮脱离，形成小而浅的溃疡。偶见严重病例溃疡可达固有肌层，但一般不会穿透固有肌层或浆膜层（图 4-16）。黏膜毛细血管充血，血管扩张，严重病例伴黏膜内出血。可出现黏蛋白减少，杯状细胞减少，严重病例杯状细胞可完全消失。上皮细胞破坏、再生后，可出现帕内特细胞化生。活动性病变可自然缓解或经药物治疗后消退。

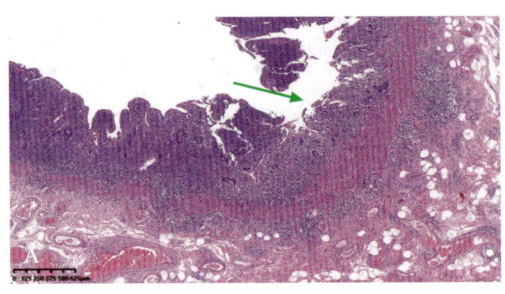 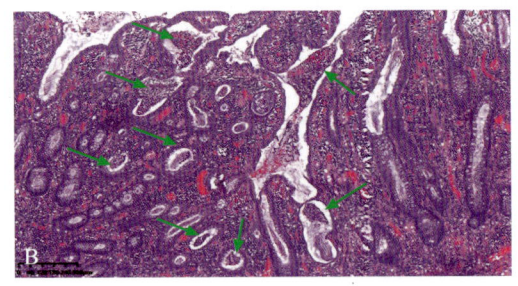

■ 图 4-16　溃疡及隐窝脓肿

临床诊断为活动期 UC，手术切除标本病理学检查见黏膜表浅溃疡（A），黏膜层内大量隐窝脓肿（B）

（二）缓解期 UC

缓解期 UC（remission UC）是指急性炎症逐渐消退，进入缓解的过程。

大体形态：黏膜面呈颗粒状，伴或不伴炎性息肉，充血、出血不明显或消失。

组织学形态：活动期 UC 需经过数周或数月进入缓解期，活动性改变逐渐减轻，中性粒细胞数量逐渐减少，最后完全消失，隐窝炎、隐窝脓肿消失，溃疡修复。随着炎症消退，淋巴细胞和浆细胞数量逐渐减少，病变由弥漫性变为局灶性，需与 CD 相鉴别。最终基底浆细胞减少，使黏膜固有层恢复正常炎症细胞密度。

当病变损伤轻，炎症完全消除，黏膜结构可完全恢复正常。但多数情况下，黏膜结构改变持续存在，仍可见隐窝分支、变形、延长、缩短、帕内特细胞化生等改变，提示曾有活动性病变（图 4-17）。组织学修复与临床和内镜改变可能不同步，有些在临床和内镜下为缓解期的病例，组织学上仍可见炎症的证据。

显著的隐窝分支、黏膜表面绒毛状转化、缺乏杯状细胞的肠上皮及再生性肠上皮细胞核都可能与 UC 合并异型增生混淆。再生性上皮基底部细胞核增大，表面上皮成熟，一般不会排列拥挤、极向消失，核染色质细、分布均匀，核浆比无明显增大。免疫组化 Ki-67 等增殖指标可帮助鉴别。

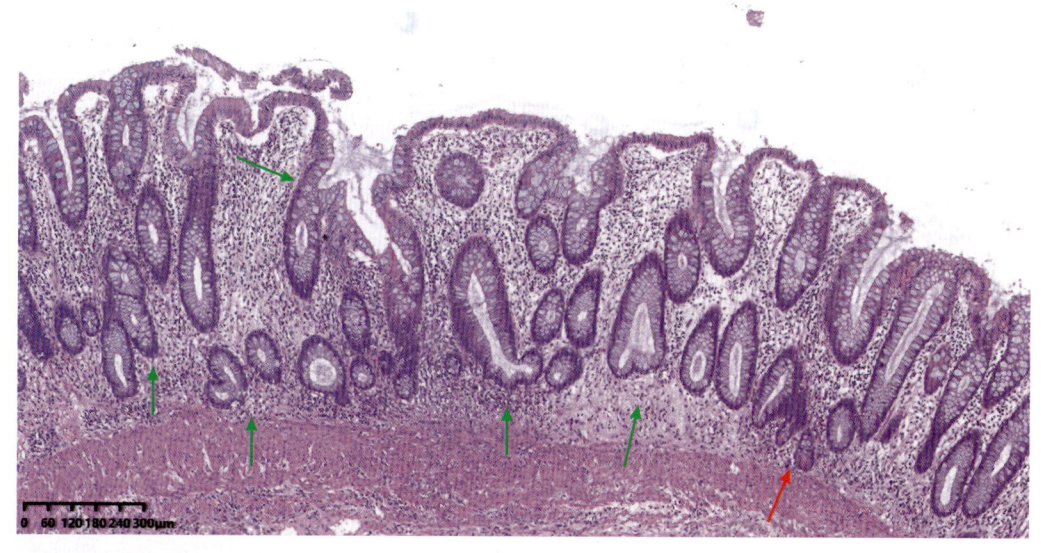

■ 图 4-17　缓解期 UC
临床诊断为 UC，手术切除标本病理学检查黏膜固有层见炎症减轻，没有隐窝炎隐窝脓肿，仍可见隐窝结构改变（绿色箭头）和帕内特细胞化生（红色箭头）

（三）静止期 UC

大体形态：静止期 UC（quiescent UC）黏膜皱襞消失，黏膜面变得萎缩、光滑。

组织学形态：黏膜广泛萎缩，隐窝数量明显减少，分布稀疏，但仍遗留隐窝结构改变，如隐窝分支、缺失、缩短等，可遗留帕内特细胞化生。严重病例黏膜仅剩下一层表面柱状上皮和数个缩短的隐窝。病变较轻的病例，黏膜形态可完全恢复正常。固有层炎症消退，恢复正常炎症细胞密度，隐窝炎、隐窝脓肿等活动性改变完

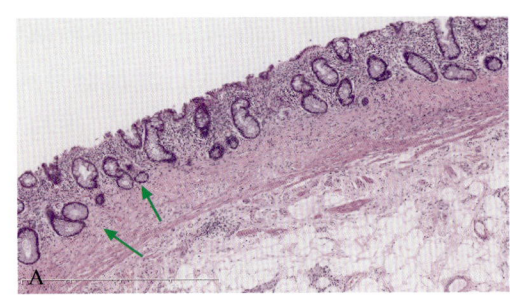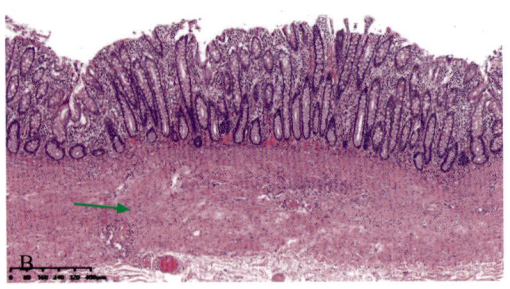

■ 图 4-18　静止期 UC

临床诊断为 UC，手术切除标本病理检查见黏膜广泛萎缩伴隐窝结构改变（A），有时黏膜可完全恢复正常，黏膜肌层增厚（B）

全消失。溃疡与平滑肌再生可引起黏膜肌层增厚（图 4-18）。

　　静止期患者出现黏膜固有层持续大量炎症细胞浸润伴基底浆细胞增多、大量嗜酸性粒细胞浸润都是提示复发的组织学依据。组织学上提示静止期 UC 可能复发的特征包括：基底浆细胞增多、黏膜全层炎症细胞密度增加、大量中性粒细胞及嗜酸性粒细胞浸润、隐窝脓肿、黏蛋白减少（杯状细胞减少）和表面肠上皮损伤。

五、溃疡性结肠炎的特殊形态

（一）直肠豁免

　　直肠豁免（rectal sparing）在内镜和显微镜下均无直肠炎症的表现，多见于儿童和成年治疗后病例。成年病例药物灌肠治疗后，直肠炎症可消失，或由弥漫性炎症变为斑片状炎症。

（二）倒灌性回肠炎

　　UC 可出现末段回肠炎症，称为倒灌性回肠炎（backwash ileitis），多见于重度活动性全结肠炎患者，占 UC 病例的 5%～20%。回肠末段出现结肠炎症相连续炎症，常累及回盲瓣近端 5 cm 以内的末段回肠，重症病例偶尔可累及至 10 cm。发生机制可能由于结肠炎症造成回盲瓣关闭不全，结肠内容物反流至回肠末段造成，也可能与结肠炎症连续性蔓延至回肠末段有关。末段回肠弥漫性充血、糜烂、溃疡。组织学上可见回肠黏膜呈活动性小肠炎，灶性中性粒细胞浸润黏膜固有层，局灶隐窝炎或隐窝脓肿形成，绒毛增粗、缩短，浅表溃疡。不会出现裂隙状溃疡、跳跃性病变，这是与 CD 鉴别的主要特征。

（三）阑尾跳跃性病变及溃疡性阑尾炎

　　全结肠 UC 可累及阑尾形成连续性病变，约 75%UC 患者累及阑尾与结肠病变并不连续，形成跳跃性病变，后者并无临床特殊意义，但应注意不能误诊为 CD。有时阑尾病变活动性可重于结肠病变。当其他部位表现为典型的 UC 改变时，跳跃性溃疡性阑尾炎（ulcerative appendicitis），或阑尾病变比结肠病变重，均不能成为否定 UC 诊断的证据。

左半结肠型 UC 及盲肠（阑尾口）出现跳跃性病变，病变肠段之间结肠不被累及，称为"盲肠红斑（cecal patch）"。

（四）暴发性 UC

暴发性 UC（fulminant UC）指结肠急性暴发性重症炎症伴系统性毒性反应。常为全结肠炎，肠腔显著扩张。组织学上，黏膜广泛溃疡，被大量肉芽组织取代，深溃疡底部炎症可累及固有肌层，甚至呈透壁性炎。固有肌层肌纤维退变及坏死，肌间神经丛变形、水肿。但透壁性炎一般不会出现于远离溃疡部位，也不会出现肠壁纤维化等改变。

六、鉴别诊断

（一）CD

CD 病变以节段性、透壁性炎症为主要特点，病变肠段炎症细胞浸润肠壁全层，透壁性淋巴滤泡增生，裂隙状溃疡，与隐窝破裂或异物无关的肉芽肿形成，小肠绒毛增粗、变短，隐窝变形、分支，幽门腺化生，肠壁纤维组织增生、胶原化，神经组织增生（表 4-4，图 4-19）。

在结肠表现为广泛而表浅的炎症，无肉芽肿形成的情况下，即使出现直肠豁免或节段性豁免（不超过一个节段），仍应诊断为 UC。

表 4-4 手术切除标本 CD 与 UC 形态学的区别

特征	CD	UC
大体形态		
部位	全胃肠道，常累及回肠，右半结肠多于左半结肠	多见于结直肠，回肠少见
病变分布	节段性	连续性
溃疡	纵行溃疡	表浅溃疡
黏膜萎缩	少见	明显
肠管狭窄	可见	少见
肠壁厚度	增厚	正常
脂肪包绕肠管	可见	无
瘘管	可见	少见
组织学形态		
肠壁炎症深度	透壁性	表浅
隐窝结构改变	局灶性	弥漫性
隐窝脓肿	局灶性	常见

续表

特征	CD	UC
黏蛋白减少（杯状细胞减少）	少见	明显
肉芽肿	可见	无，隐窝溶解性肉芽肿除外
淋巴滤泡增生	透壁性	主要位于黏膜层、黏膜下层
帕内特细胞化生	少见	可见
幽门腺化生	可见	少见
纤维化	常见	少见
神经组织增生	常见	少见
固有肌层增生	常见	无

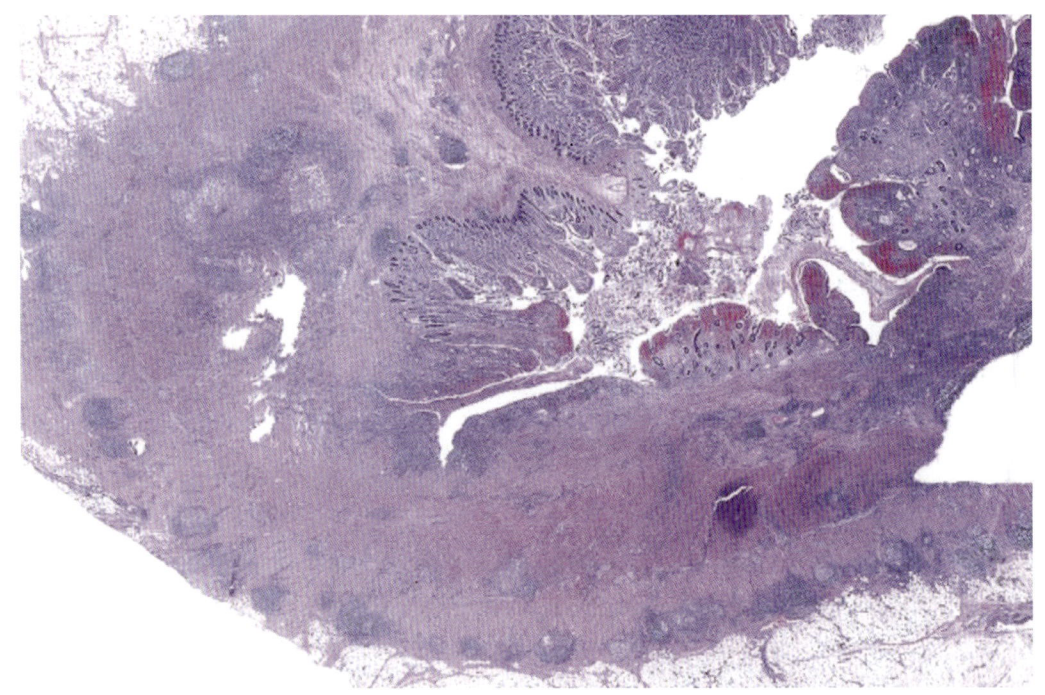

■ 图 4-19　CD 透壁性炎症
临床诊断为 CD，手术切除标本病理学检查见透壁性炎症，黏膜绒毛增粗，黏膜下层纤维化

（二）巨细胞病毒肠炎

原发性巨细胞病毒肠炎多见于免疫低下者或老年人，可见单发或多发溃疡。肠壁溃疡，溃疡底部可见感染细胞，主要为间质细胞或血管内皮，细胞体积明显增大，细胞核内可见巨大紫红色病毒包涵体，呈枭眼状，胞浆也可见大小不等的颗粒状病毒包涵体（图 4-20）。溃疡周边黏膜可呈局限性慢性肠炎改变，可出现隐窝结构改变。

UC 也可合并巨细胞病毒感染，鉴别时需注意评估慢性肠炎的范围及感染的范

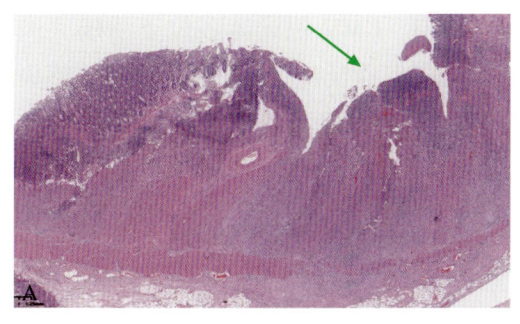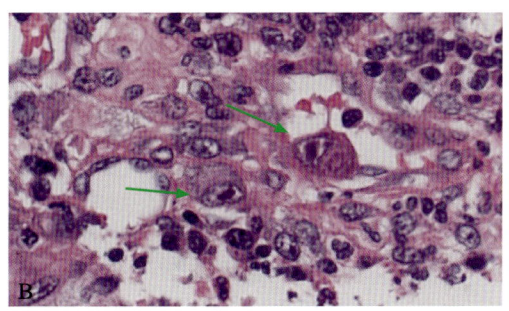

■ 图 4-20　巨细胞病毒肠炎

手术切除标本见肠壁溃疡（A），溃疡底部间质内可见巨细胞，核内可见病毒包涵体（B）

围。原发性巨细胞病毒肠炎溃疡间黏膜没有显著慢性肠炎改变。溃疡性结肠炎合并巨细胞病毒感染，慢性肠炎病变范围广，呈弥漫性、连续性分布。

第三节　机会性感染

一、巨细胞病毒感染

潜伏性巨细胞病毒（cytomegalovirus，CMV）感染在 UC 患者中重激活率高于 CD。CMV 的重激活与使用的免疫抑制剂种类有关，对 GCS 治疗无效者更易发生，常导致疾病加重，发病率和住院率均增高。对于暴发性疾病、对治疗无反应患者、溃疡较大肉芽组织明显的情况，均应该常规查找 CMV 感染的证据。

组织学上，CMV 感染的细胞体积明显增大，常为正常细胞的 2～4 倍，在细胞核和（或）细胞质可见显著的嗜酸性病毒包涵体，呈枭眼状，其周边可见空晕（图 4-21），

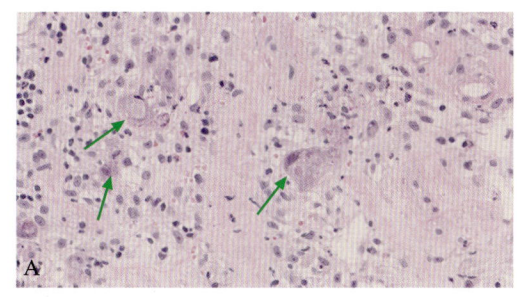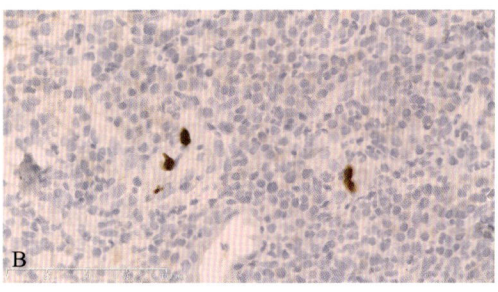

■ 图 4-21　CMV 感染

临床诊断为活动期 UC，内镜活检标本病理检查见 CMV 感染的细胞体积明显增大，在细胞核和（或）细胞质可见显著的嗜酸性病毒包涵体，呈枭眼状（A），免疫组化显示 CMV 阳性（B）

多见于血管内皮细胞和成纤维细胞，偶见于上皮细胞。CMV 包涵体多位于溃疡底肉芽组织中，但在严重免疫缺陷患者则可见于完全没有炎症反应的组织中。CMV 感染可伴透明血栓和血管内膜炎，导致继发的缺血性改变，炎症浸润更深，甚至掩盖典型 UC 改变，可能出现误诊。

虽然 HE 染色切片中可见 CMV 包涵体，但在感染病毒负荷低、包涵体数量少时，容易漏诊。免疫组化染色则可更为敏感而准确地检测 CMV 感染，报告中建议提供 CMV 阳性细胞的数量和（或）CMV 阳性组织数量。

二、EBV 机会性感染

免疫抑制剂的使用，改变体内免疫监视状态，使 EBV 重激活，增加 UC 患者 EBV 机会性感染风险，并可能引起 EBV 相关淋巴组织增殖性病变或 EBV 阳性淋巴瘤。

UC 伴 EBV 机会性感染，组织学形态与普通 UC 难以区别，临床上对难治性 UC 或治疗中病情加重的患者，应通过 EBER 原位杂交检测确定有无 EBV 机会性感染。EBER 在正常结肠黏膜，可见个别小淋巴细胞阳性，属于无症状的潜伏性感染。但出现 EBV 机会性感染时，EBER 阳性细胞数量显著增多，多集中于活动性炎症较重的区域（图 4-22）。目前组织学上对 EBER 机会性感染的确定尚无统一的标准，有文献提出 EBER 阳性细胞 > 10 个 /HPF 为高滴度感染，≤ 10 个 /HPF 为低滴度感染。

IBD 患者使用免疫抑制剂或生物制剂，机体免疫监视受抑制，引起淋巴组织组

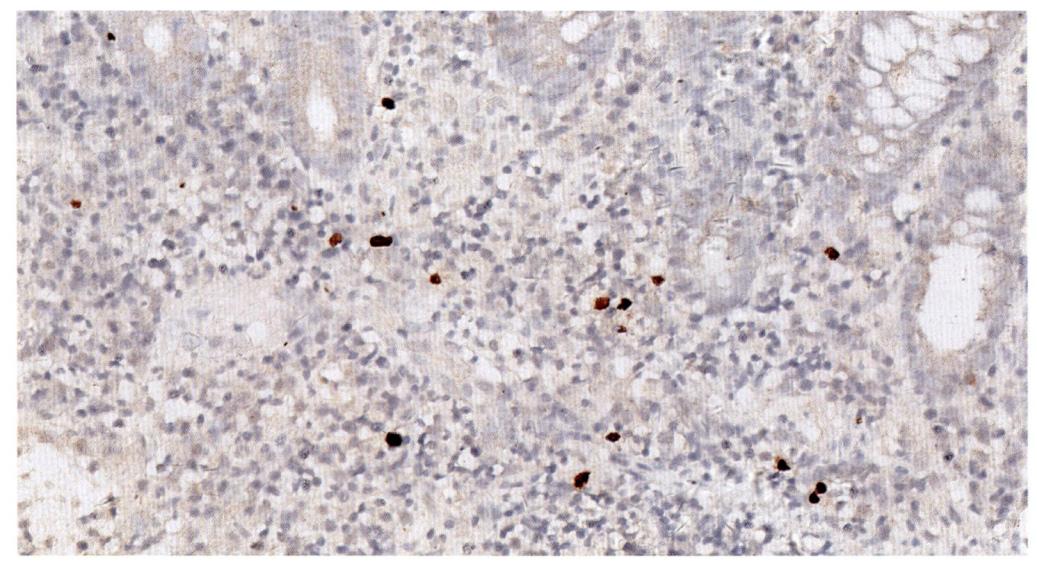

■ 图 4-22　EBV 机会性感染
临床诊断为活动期 UC，内镜活检标本 EBER 原位杂交显示较多 EBV 感染的淋巴细胞

织，发生医源性免疫缺陷相关淋巴组织增殖性病变。发病风险与年龄、炎症程度、患者遗传背景有关。整体发病率低，50 岁以下罕见，65 岁以上长期使用免疫抑制剂患者年发病率为 5.41 人 /1 000（人·年）。文献报道的医源性免疫缺陷相关淋巴组织增殖性病变组织学类型多样，包括 EBV 阳性黏膜皮肤溃疡、弥漫大 B 细胞淋巴瘤、滤泡性淋巴瘤、Burkitt 淋巴瘤、非特殊性外周 T 细胞淋巴瘤、霍奇金淋巴瘤等。

诊断 IBD 相关的医源性免疫缺陷相关淋巴组织增殖性病变，应注意与原发的 EBV+LPD 或 EBV 阳性淋巴瘤相鉴别，从发病率来说，EBV 阳性淋巴瘤更常见。IBD 相关的医源性免疫缺陷相关淋巴组织增殖性病变患者应有明确、长期的 IBD 病史，在此基础上出现淋巴组织异常增殖，才能诊断。对于没有明确 IBD 病史者，就诊时考虑 IBD 与淋巴瘤鉴别的病例，活检组织中见 EBV 阳性的淋巴细胞增生，不应误认为 IBD 相关的 EBV 阳性淋巴组织增殖性病变。特别需要注意的是，有些肠道淋巴瘤主体位于肠壁深层，肠黏膜活检可能无法取到病变最典型处，仅能取到肿瘤边缘，只见异型性不明显的 EBV 阳性淋巴细胞浸润，此时应特别注意鉴别淋巴瘤与 EBV 阳性淋巴组织增殖性病变。这种情况下，病理改变很难鉴别，主要依靠临床表现及病程经过，前者临床进展比较快，后者病程多数大于 3 个月，病情反复，缓慢进展。

第四节 异型增生与癌变

UC 患者结直肠癌的发病率是对照人群的 20 倍，癌变危险性与病程、病变范围有关。累及超过结直肠长度一半的广泛结肠型 UC 是高危因素，约 15% 癌变；左半结肠 UC 则危险性小，约 5% 癌变；直肠型 UC 癌变危险性与对照人群相同。其他危险因素包括原发性硬化性胆管炎、发病早、组织学为重度炎症、假息肉形成及家族性结直肠癌病史。

异型增生（dysplasia），即上皮内瘤变，是指组织学上有明确的肿瘤性上皮，但不伴间质浸润，是癌变危险性最可靠的表现。异型增生可分为不确定性异型增生（indefinite for dysplasia）、低级别异型增生（low-grade dysplasia）及高级别异型增生（high-grade dysplasia）。不确定性异型增生，指形态上难以鉴别活动性病变引起的反应性改变还是真正的异型增生，需建议临床在治疗活动性病变（6 个月内）后进行复查。

异型增生可发生于任何肠段，常为多灶性，形态上包括结构异常和细胞形态异常。结构异常指黏膜层增厚，隐窝密集、增大、变长及形状改变，形成广泛的上皮簇。表面上皮和隐窝被覆上皮变成高柱状，可伴黏液分泌，但黏液位于高柱状上皮内，而不是杯状细胞内。细胞形态异常是指细胞层次增多，失去极向，细胞核增大。

核染色质深，核拥挤、重叠。核分裂象可位于隐窝上部，甚至位于表面。

　　低级别异型增生细胞核类似腺瘤的细胞核，呈长杆状（图 4-23A）。高级别异型增生结构异常更显著，可呈筛状。细胞核位于细胞的上半部，完全失去极向，细胞层次更多，细胞核大，多形性，以圆形或卵圆形为主，核仁明显，核分裂象易见（图 4-23B）。不建议使用"原位癌"做诊断。在低级别异型增生为主的病变中至少出现 3 个隐窝形态改变符合高级别异型增生，方能将异型增生级别提高到高级别。

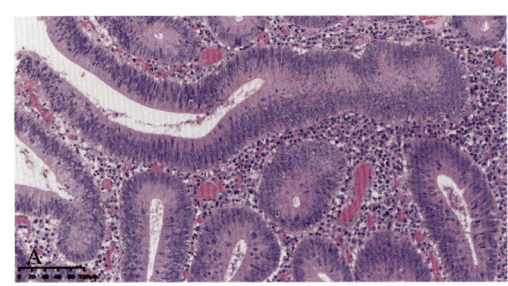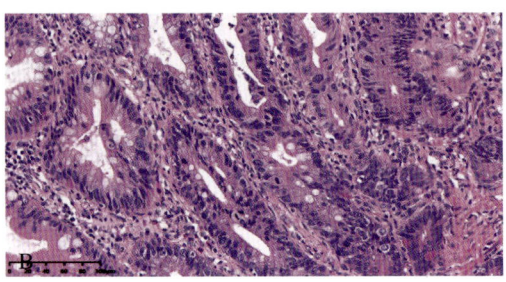

■ 图 4-23　UC 合并异型增生
临床诊断为活动期 UC，内镜活检标本病理学检查见低级别异型增生，细胞核排列密集，呈长杆状（A）；高级别异型增生，细胞极向紊乱，核大深染，核分裂象易见（B）

　　异型增生在内镜下形态包括息肉状、非息肉状和内镜下不可见三种类型。息肉状异型增生指突起于黏膜面 ≥ 2.5 mm 的有蒂或无蒂病变。非息肉状异型增生指突起于黏膜面 < 2.5 mm、变平或凹陷性病变，可表现为大片天鹅绒样斑片、不规则斑块、不规则隆起或结节、疣状病变、大的宽基无蒂息肉样病变或局灶性狭窄等多种形态。内镜下不可见异型增生指内镜下没有可见病变，仅通过组织学检查发现异型增生的病变。

　　文献曾报道一些少见的非肠型异型增生，但这些异型增生的生物学行为尚缺乏可靠的研究数据，有待进一步研究明确。黏液性异型增生（mucious dysplasia）常呈绒毛状结构，细胞富含黏液，细胞核位于基底部，体积小、核深染。锯齿状异型增生（serrated dysplasia）隐窝表面呈锯齿状形态，细胞胞浆嗜酸性，细胞核增大、拥挤，类似于传统锯齿状腺瘤，部分病变类似于无蒂锯齿状病变，一般不会出现高级别异型增生的细胞形态。若出现锯齿状病变，而没有发现异型增生，需进一步取材寻找异型增生病灶。当进一步活检没有发现异型增生，仍应提示临床短期内再复查，以免遗漏异型增生或浸润癌。隐窝异型增生（crypt dysplasia）异型细胞仅局限于隐窝底部，不累及隐窝表面上皮，表面成熟现象存在。隐窝异型增生需要与炎症造成的隐窝再生相鉴别，在溃疡或严重的炎症病变旁不用轻易诊断隐窝异型增生。

　　p53 突变是 IBD 相关结直肠癌发生过程中的重要因素，在 UC 相关结直肠癌中是最常见的基因突变类型。*p53* 过表达可见于 33% ~ 67% 异型增生病例，83% ~ 95%

UC 相关结直肠癌病例，表现为强阳性表达，阳性细胞从隐窝底部延伸至隐窝表面。α- 甲酰辅酶 A 消旋酶（AMACR）表达对 IBD 伴异型增生敏感性和特异性都很高。同时表达 p53 和 AMACR 的可疑异型增生与低级别异型增生病例容易发展到高级别异型增生和腺癌。增殖指数（Ki-67）可协助鉴别腺上皮异型增生和再生。再生性腺体 Ki-67 阳性细胞主要位于隐窝底部，增生区稍扩大；异型增生腺体 Ki-67 阳性细胞数量在隐窝底部与表面相似，没有梯度变化。总的来说，从形态学改变判断异型增生仍然是目前确定 UC 癌变危险性最重要的方法。免疫组化在难以确定是否为异型增生的情况下，可以起辅助作用。例如，重度炎症的黏膜组织疑有异型增生，而 p53 弥漫强阳性，则提示异型增生可能性大。

UC 伴隆起型异型增生的腺体形态与散发性腺瘤非常相似，但由于两者临床处理完全不同，必须将两者区别开。患者年龄、病变部位、病变形态等特点，可帮助鉴别诊断。UC 伴异型增生发病年龄多小于 50 岁，病史长，异型增生区域边界不清，位于炎性病灶内，黏膜扁平或隆起，腺体大小、形态不规则，固有层炎症细胞较多，黏膜表面常见正常腺体与异型增生腺体混杂。散发性腺瘤发病年龄较大，常大于 60 岁，病史短，黏膜呈息肉状突起，病变边界清，腺体形态一致，固有层炎症细胞数量不多。

UC 相关结直肠癌常为多灶性，呈扁平型或浸润型，组织学上可为管状腺癌、黏液腺癌或印戒细胞癌（图 4-24）。分子遗传学改变与散发性腺瘤相似，但 APC 突变发生较迟，而 *TP53* 突变则发生较早，微卫星高度不稳定性常见。

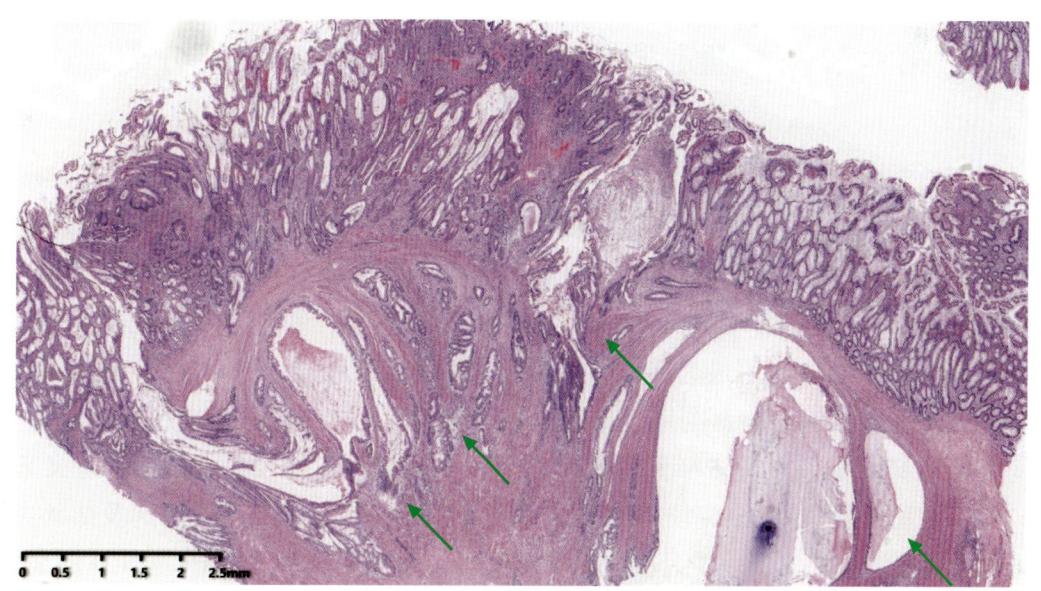

■ 图 4-24　UC 相关结肠癌
临床诊断为 UC，手术切除标本示腺癌浸润肠壁肌层

第五节　溃疡性结肠炎的肠外表现

UC 患者在病程中 30% ~ 40% 有肠外表现，最常见的是骨关节病变、口腔病变和肝胆系统疾病。常见肠外病变的组织学详见表 4-5。

表 4-5　常见 UC 肠外表现的组织学形态

肠外病变	组织学形态
关节炎	滑膜活检显示非特异性滑膜炎伴滑膜细胞缺失和炎症细胞浸润
口腔阿弗他溃疡	口腔黏膜表浅溃疡伴炎症细胞浸润
脂肪肝	大泡型肝脂肪变性，弥漫性、小叶中心性、门管周围性分布
胆管周围炎	胆管周围广泛慢性炎症细胞浸润，后期伴胆管周纤维化
原发性硬化性胆管炎	肝外胆管进行性闭塞性硬化，偶可见于肝内胆管
胆管癌	肝外胆管常见，腺癌，多为多中心性
胆结石	
胰腺炎	胰腺导管周围炎症细胞浸润
坏疽性脓皮病	环形脓疱疹，组织学为假上皮瘤样增生，表皮内脓肿

第六节　不确定型结肠炎和炎症性肠病不能分类

对于没有明确诊断的慢性结肠炎患者，诊断用词很混乱，包括不确定型结肠炎（indeterminate colitis，IC）、未确定结肠炎（uncertain colitis）、炎症性肠病不能分类（inflammatory bowel disease unclassified）、非特指性慢性特发性炎症性肠病（chronic idiopathic inflammatory bowel disease，not otherwise specified）等。

不确定型结肠炎使用最为广泛，主要用于手术切除标本，但对这一名称一直没有统一的定义，尽管普遍认为用于确定 IBD，但无法确定是 CD 抑或 UC 的情况，但组织学界定却不统一。2005 年蒙特利尔世界胃肠病学会议建议确立统一的定义来界定"不确定型结肠炎"，该建议得到炎症性肠病国际组织及欧洲克罗恩病及结肠炎组织 / 欧洲病理学会的支持。IC 用于描述在手术切除标本中无法明确 UC 或 CD 的病变。IC 病例大多表现为急性暴发性肠炎，由于病情进展迅速，广泛黏膜坏死，加上激素治疗，掩盖 UC 或 CD 的典型特征，而导致明确诊断困难。IC 的大体形态特点为以广泛溃疡，累及横结肠及右半结肠，通常为弥漫性病变（远端结肠较轻）。镜下形态特点为广泛溃疡，与正常黏膜间边界清楚，多发 V 形溃疡不伴周围炎症。重叠性特征包括严重的黏膜和肠壁受累，裂隙状溃疡达固有肌层，节段性病变。病理学上诊断 IC 应该基于重叠性特征的出现或缺乏明确的诊断性特征，IC 并不是真正的阳性诊断。有相当多诊断为 IC 的病例，在补充完整临床、内镜、影像学资料后，都能得出明确诊断。

IC 目前的定义基于结肠切除标本，在充分观察肠壁全层病变的基础上仍不能确定是 CD 还是 UC，故不适用于内镜下活检标本。目前也没有明确的内镜下活检标本诊断 IC 的标准。大多内镜下活检无法确定 CD 或 UC 的病例，在随后的手术切除标本中都能确诊。而对于临床病史支持 IBD 的慢性结肠炎患者，大体和（或）内镜下活检无法确定是 CD 抑或 UC，可用"炎症性肠病不能分类（inflammatory bowel disease unclassified，IBDU）"，这一名称首先确定诊断是 IBD，但无法进一步分为 CD 或 UC。IBDU 是在充分的临床、内镜资料，多段多点黏膜活检，适当的影像学检查均无法确切分类的情况下应用。对于不能确定是否为 IBD 的病例，则不应该使用这个名称。同时应该明确，并没有一种介于 UC 和 CD 之间的疾病类型，故不能使用如"介于 UC 和 CD 之间的中间类型"这种杜撰的病名。

IC 和 IBDU 都是暂时性诊断，多见于儿童，也可见于成人 UC 自然病程中或在治疗后出现。流行病学研究表明大部分诊断不明确的病例表现都像 UC。

第七节　炎症性肠炎病理报告模式

理想的病理报告应包含病变范围、程度、活动性等资料，明确病变类型及有无并发症。建议建立标准化的病理报告模板（表 4-6 至表 4-8），不易遗漏观察点，也便于病例研究时资料的整理。

表 4-6　IBD 肠镜活检组织病理报告模板

1. 回肠末段

慢性肠炎：□无　□有

　　固有层慢性炎症细胞增多：□无　□有

　　固有层炎症细胞浸润模式：□局灶性　□弥漫性

　　结构改变：□无　□隐窝分支　□隐窝延长　□隐窝缺失　□隐窝缩短　□小肠绒毛变短、变平（□局灶性　□弥漫性）

　　化生：□无　□幽门腺化生

息肉：□无　□炎性息肉

活动性炎：□无　□散在隐窝炎　□明显隐窝炎　□隐窝脓肿　□糜烂　□溃疡

肉芽肿：□无　□有

　　位置：□黏膜层　□黏膜下层

　　数量：□单个　□多个

　　最大直径：　　　mm

　　坏死：□无　□有

　　抗酸染色：□未做　□阴性　□阳性

　　异型增生：□无　□低级别异型增生　□高级别异型增生　□不确定性异型增生

2. 盲肠 / 升结肠 / 横结肠 / 降结肠 / 乙状结肠 / 直肠

慢性肠炎：□无　□有

　　固有层慢性炎症细胞增多：□无　□有

　　固有层炎症细胞浸润模式：□局灶性　□弥漫性

　　结构改变：□无　□隐窝分支　□隐窝延长　□隐窝缺失　□隐窝缩短　□基底淋巴浆细胞增多　□结肠表面绒毛化

　　化生：□无　□帕内特细胞化生（脾曲以后）

　　息肉：□无　□炎性息肉

活动性炎：□无　□散在隐窝炎　□明显隐窝炎　□隐窝脓肿　□糜烂　□溃疡

肉芽肿：□无　□有

　　位置：□黏膜层　□黏膜下层

　　数量：□单个　□多个

　　最大直径：　　　mm

　　坏死：□无　□有

　　抗酸染色：□未做　□阴性　□阳性

异型增生：□无　□低级别异型增生　□高级别异型增生　□不确定性异型增生

备注：

表 4-7　IBD 胃镜活检组织病理报告模板

1. 食管：□未见明确异常　□糜烂性食管炎　□上皮内淋巴细胞增多　□交界性淋巴细胞浸润　□其他

炎症分布：□局灶性　□弥漫性

活动性：□上皮内　□固有层

肉芽肿：□无　□有

　　位置：□黏膜层　□黏膜下层

　　数量：□单个 □多个

　　最大直径：　　　mm

　　抗酸染色：□阴性 □阳性

2. 胃体：□未见明确异常 □局灶增强性胃炎 □非活动性胃炎 □慢性活动性幽门螺杆菌胃炎 □其他

炎症分布：□局灶性 □弥漫性

活动性：□无 □上皮内 □固有层

腺体破坏：□无 □个别 □多灶 □弥漫

肠上皮化生：□无 □少量 □大量

萎缩：□无 □有

幽门螺杆菌：□无 □少量 □大量

肉芽肿：□无 □有

　　位置：□黏膜层 □黏膜下层

　　数量：□单个 □多个

　　最大直径：　　　mm

　　抗酸染色：□阴性 □阳性

3. 胃窦：□未见明确异常 □局灶增强性胃炎 □非活动性胃炎 □慢性活动性幽门螺杆菌胃炎 □其他

炎症分布：□局灶性 □弥漫性

活动性：□无 □上皮内 □固有层

腺体破坏：□无 □个别 □多灶 □弥漫

肠上皮化生：□无 □少量 □大量

萎缩：□无 □有

幽门螺杆菌：□无 □少量 □大量

肉芽肿：□无 □有

　　位置：□黏膜层 □黏膜下层

　　数量：□单个 □多个

　　最大直径：　　　mm

　　抗酸染色：□阴性 □阳性

4. 十二指肠：□未见明确异常 □活动性慢性十二指肠炎 □慢性十二指肠炎 □其他

炎症分布：□局灶性 □弥漫性

绒毛变短、变平：□无 □有

上皮内淋巴细胞增多：□无 □有

活动性炎：□无 □散在隐窝炎 □明显隐窝炎 □糜烂 □溃疡

肉芽肿：□无 □有

位置：□黏膜层　□黏膜下层

数量：□单个　□多个

最大直径：　　mm

抗酸染色：□阴性　□阳性

备注：

表 4-8　IBD 手术切除标本病理报告模板

1. 大体描述

送检肠管长　　cm，其中小肠长　　cm，管径　　cm；结肠长　　cm，管径　　cm；阑尾长　　cm，管径　　cm

溃疡：□无　□纵行溃疡（长　　cm）　□不规则溃疡（　　cm×　　cm）　□环形溃疡

溃疡数量：□单个　□多个

息肉：□无　□有

铺路石改变：□无　□有

肠腔狭窄：□无　□有

肠穿孔：□无　□有

肠粘连：□无　□有

肠壁脂肪包绕：□无　□有

2. 显微镜下描述

肠壁：

活动性炎：□无　□隐窝炎　□隐窝脓肿　□糜烂　□溃疡　□裂隙状溃疡　□脓肿（□肠壁　□浆膜下层）

固有层慢性炎症细胞增多：□无　□有

炎症分布模式：□无法判断　□节段性　□连续性

结构改变：□无　□隐窝分支　□异常隐窝形状　□隐窝缺失　□隐窝缩短　□隐窝延长　□基底浆细胞增多　□结肠表面绒毛化　□小肠绒毛变短、变平

化生：□无　□幽门腺化生　□帕内特细胞化生

息肉 / 假息肉：□无　□炎性息肉　□假息肉

透壁性炎：□无　□有

淋巴滤泡串珠：□无　□有（□黏膜下层　□浆膜下层）

纤维组织增生：□无　□有（□黏膜下层　□浆膜下层）

神经组织增生：□无　□有（□黏膜下层　□固有肌层　□浆膜下层）

肌层增生：□无　□黏膜肌层增厚　□固有肌层增厚　□固有肌层与黏膜肌层融合

续表

肉芽肿：□无　□有（最大直径：　　mm）

位置：□黏膜层　□黏膜下层　□固有肌层　□浆膜下层

数量：□少量　□多量

最大直径：　　mm

坏死：□无　□有

抗酸染色：□未做　□阴性　□阳性

异型增生：□无　□低级别　□高级别　□不确定性

切缘：□未见明显病变　□慢性肠炎　□透壁性炎　□肠壁纤维组织增生　□肉芽肿

阑尾：□未见明显病变　□慢性阑尾炎　□可见肉芽肿（最大直径：　　mm）　□未送检　□其他

肠系膜血管及肠壁血管：□未见明显病变　□血管壁增厚，管腔狭窄（□个别血管　□多量血管）　□血管炎　□未见肠系膜血管　□其他

淋巴结：□未见肉芽肿　□可见肉芽肿（最大直径：　　mm）　□未送检

备注：

（叶子茵）

主要参考文献

［1］Dignass A，Eliakim R，Magro F，et al. Second European evidence-based consensus on the diagnosis and management of ulcerative colitis part 1：definitions and diagnosis [J]. J Crohns Colitis，2012，6（10）：965-990.

［2］Magro F，Langner C，Driessen A，et al. European consensus on the histopathology of inflammatory bowel disease [J]. J Crohns Colitis，2013，7（10）：827-851.

［3］Feakins R M. Inflammatory bowel disease biopsies：updated British society of gastroenterology reporting guidelines [J]. J Clin Pathol，2013，66（12）：1005-1026.

［4］Zenlea T，Yee E U，Rosenberg L，et al. Histology grade is independently associated with relapse risk in patients with ulcerative colitis in clinical remission：a prospective study [J]. Am J Gastroenterol，2016，111（5）：685-690.

［5］Magro F，Gionchetti P，Eliakim R，et al. Third European evidence-based consensus on diagnosis and management of ulcerative colitis part 1：definitions，diagnosis，extra-intestinal manifestations，pregnancy，cancer surveillance，surgery and ileo-anal pouch disorders [J]. J Crohns Colitis，2017，11（6）：649-670.

［6］李增山，叶子茵，肖书渊，等 . 肠道 EB 病毒感染组织检测和病理诊断共识 [J]. 中华消化杂志，2019，39（7）：433-437.

［7］Maaser C，Sturm A，Vavricka S R，et al. ECCO-ESGAR guideline for diagnostic assessment in IBD part 1：initial diagnosis，monitoring of known IBD，detection of complications [J]. J Crohns Colitis，

2019，13（2）：144-164.

[8] Sturm A，Maaser C，Calabrese E，et al. ECCO-ESGAR guideline for diagnostic assessment in IBD part 2：IBD scores and general principles and technical aspects [J]. J Crohns Colitis，2019，13（3）：273-284.

第五章

内镜检查

第一节 概　　述

　　结肠镜检查并活检是 UC 诊断的主要手段。UC 是以累及结直肠黏膜与黏膜下层为主的炎症性病变，并于不同的疾病阶段可有不同的黏膜形态表现。UC 典型表现是炎症起始于肛缘，并向近侧呈弥漫性、连续性扩展，表现为从齿状线开始的黏膜弥漫充血、水肿、糜烂，并可出现点状、斑片状、大片状溃疡，炎症和正常组织间通常边界清晰。内镜下黏膜染色技术能提高内镜对黏膜病变的识别能力，有助于 UC 诊断并有助于早期发现癌前病变。如出现肠道狭窄，结肠镜检查时建议进行多部位活检以排除肠道癌变。

　　包括结肠镜、小肠镜、胶囊内镜、胃镜和超声内镜在内的全消化道内镜检查，及其相关的染色、放大和超声技术的应用，对 UC 具有诊断和鉴别诊断价值。不仅如此，消化内镜还能对确诊的 UC 进行复查、随访、癌变监测及一系列内镜下的治疗。其中结肠镜检查是任何疑诊 UC 患者的首选检查，其他消化内镜对 UC 的诊断和鉴别诊断同样具有重要意义。

第二节 结　肠　镜

　　结肠镜不仅能够直接观察肠道黏膜病变，而且运用染色、放大和超声技术，可对病变进行定性和定量分析，同时，还可实施活检，获得组织标本进行病理检查，有助于 UC 的诊断和鉴别诊断。因此，结肠镜检查及活检是 UC 必备的、首选的诊断和鉴别诊断方法。

　　此外，结肠镜还在 UC 治疗后的随访和复查中发挥重要作用。由于 UC 为慢性炎症性疾病，长期炎症的不良刺激会诱发 UC 患者肠道黏膜癌变。因此，对于病程较长的 UC 患者，必须进行肠道黏膜癌变的筛查和监测。结肠镜检查及相关的染色、放大和超声技术在 UC 患者肠道癌变的筛查和监测中发挥关键作用。

不仅如此，结肠镜还能对 UC 并发的消化道出血、狭窄以及继发的癌前病变和早期癌变进行内镜下治疗。

概括来讲，针对 UC 患者，结肠镜检查能够发挥如下作用：①确认病变部位、范围及疾病活动度；②活检及病理组织学检查以协助诊断和鉴别诊断；③排除肿瘤性病变；④ UC 疾病治疗过程的随访和复查；⑤癌变高危人群的筛查和监测；⑥ UC 并发的出血、狭窄等病变诊断和治疗；⑦ UC 继发的癌前病变和早期癌变的诊断及治疗。

一、适应证

凡临床疑诊为 UC 的患者，均应积极进行结肠镜检查，以确认或排除 UC。

二、禁忌证

心肺功能异常及疑有肠梗阻、肠穿孔、腹膜炎及中毒性巨结肠者，为结肠镜检查的禁忌。

重度 UC 也属结肠镜检查的相对禁忌证。不推荐急性重度 UC 患者行送达回肠末端的全结肠镜检查，特别是对于使用糖皮质激素的患者。对于这类严重病例，确实需要行结肠镜检查来了解肠道情况以明确诊断与指导治疗时，酌情选择术前不使用口服清肠而仅做灌肠即可，甚至不做灌肠也可直接行结肠镜检查，只进行直肠、乙状结肠的检查，以减少术前准备及内镜检查可能引起的病情加重及穿孔、梗阻等风险。重度 UC 的内镜标准包括黏膜出血伴深溃疡、溃疡边缘黏膜分离及深凿样溃疡。检查时应慎重、轻柔地操作，有条件宜选用二氧化碳注气，并根据患者具体情况适可而止。

三、结肠镜检查注意事项

（一）肠道准备

彻底、有效的肠道清洁将有利于结肠镜检查的过程及效果，并能清楚地对病变进行细致的观察，也更有利于放大内镜与色素内镜的操作。如无梗阻、穿孔等禁忌，饮食控制配合口服清肠剂是行之有效的肠道清洁方法。

口服清肠剂前确保胃排空是理想肠道清洁的关键环节之一，建议患者在内镜检查前 1 天开始低纤维饮食，以提高肠道准备的清洁度。但对于饮食限制的时间不建议超过内镜检查前 24 小时。

清肠剂首选聚乙二醇电解质液。聚乙二醇作为容积性泻剂，通过大量排空消化液来清洗肠道，不影响肠道的吸收和分泌，因而不会导致水和电解质平衡紊乱。在内镜检查前4小时左右，服用聚乙二醇等渗溶液2 L，每10～15分钟服用250～300 mL，1～2小时服完。如有严重腹胀或不适，可放慢服用速度或暂停服用，待症状消除后再继续服用，直至排出清水样便，可以不再继续服用。对于无法耐受一次性大剂量聚乙二醇清肠的患者，可考虑分次服用方法，即1 L泻剂在肠道检查前1天晚上服用，1 L剂量在肠道检查当天提前4小时左右服用。有研究表明，分次服用能提高肠道准备质量，并增强患者依从性，值得推荐。对于不能获得充分肠道清洁的患者，可以考虑清洁灌肠或者再次进行加强的肠道准备。

对于病情严重的病例，应注意评估清肠过程对病情的影响，适当把握清肠的程度，以免因过度强调肠道清洁而加重病情。

对于病情严重者，必要时仅做简单灌肠后再做左半结肠，甚至直接行直肠检查，以了解肠道一些基本情况，协助诊治方案的制订，待病情改善后再择机完成其他肠段的检查。

值得注意的是，肠道清洁及结肠镜检查可诱发或加重UC，原因不明。可能与肠道清洁及肠镜操作时加重肠黏膜损伤增加肠道感染风险有关，结肠镜表面残留消毒剂亦有加重肠黏膜损伤的可能。

（二）内镜医师的选择

UC患者的结肠镜检查应由有丰富内镜经验和IBD诊疗经验的高年资医师操作，而且最好能由相对固定的医师进行检查。这样做不仅能保证结肠镜检查的安全性，而且也能确保内镜诊断的准确性和一致性。

（三）操作要点及注意事项

结肠镜检查前应慎用麻醉剂、镇静剂及解痉剂，尤其对于重度溃结的患者，以免诱发肠梗阻和中毒性巨结肠。结肠镜检查过程应轻柔细致，避免过度充气。遇到明显肠腔狭窄、肠段固定而插镜困难时，应慎重评估继续进镜的风险与效益。原则上，对于可疑的UC患者，尤其是广泛结肠型UC、回盲部有病变及直肠未见明显病变时，结肠镜检查应进入回肠末端。但不能过分强调以回肠末端为终点的全结肠检查，以免增加肠穿孔的发生。对于无法在该次结肠镜检查中达到的肠段情况，可通过影像学检查进行观察，确保安全。

结肠镜检查的安全性应该予以高度重视。对于活动期UC，尤其是重度活动期UC，一旦出现肠穿孔，由于一期吻合或修补后出现吻合口瘘的概率非常高，常不能行一期手术，不得不先造口，然后再择期行二期手术，甚至三期手术，后果严重。

四、UC 的结肠镜特点

UC 主要表现为黏膜与黏膜下层的炎症，早期或急性发作期可见连续性和弥漫性黏膜充血、水肿、糜烂、溃疡，黏膜表面可有不同程度的黏液附着，缓解期则可出现黏膜萎缩和假息肉等。

实际上，在 UC 的诊断过程中，结肠镜检查并没有特异性的诊断标准，对于诊断最有帮助的结肠镜特征是病变从邻近肛门的直肠开始，呈连续性、弥漫性分布，病变肠段与其口侧正常肠段间边界分明；轻度炎症的内镜特征为红斑、黏膜充血和血管纹理消失；中度炎症的内镜特征为血管形态消失，出血黏附在黏膜表面、糜烂，常伴有粗糙呈颗粒状的外观及黏膜脆性增加（接触性出血）；重度炎症则表现为黏膜自发性出血及溃疡。缓解期可见正常黏膜表现，部分患者可有假性息肉形成，或瘢痕样改变。病程较长的患者，黏膜萎缩可导致结肠袋形态消失、肠腔狭窄，以及炎（假）性息肉（图 5–1 至图 5–8）。伴巨细胞病毒（cytomegalovirus，CMV）感染时，内镜下可见不规则、深凿样或纵行溃疡，部分伴大片状黏膜缺失。

与 CD 相比，狭窄在 UC 中相对少见，结肠镜下发现狭窄性病变时，应注意细致观察狭窄部及其周围组织情况，尤其要除外癌变，应做多点及深部取材活检。如果结肠镜插入困难，应行影像学检查，如双对比钡剂灌肠、CT 肠道成像（CTE）和 MR 肠道成像（MRE）。

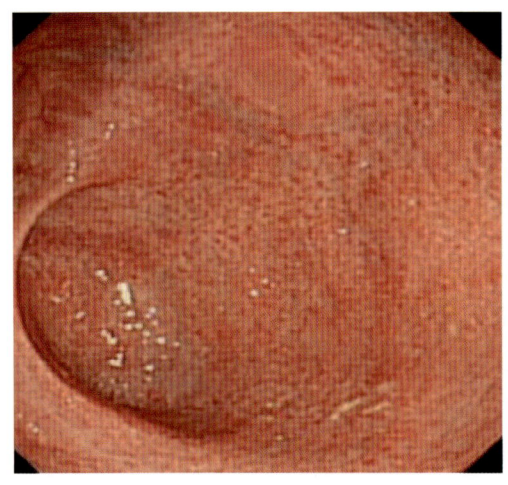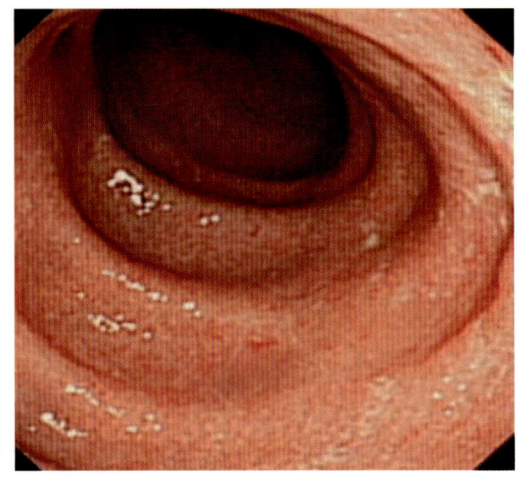

■ 图 5–1　活动期 UC（初发型，直肠型，活动期，轻度）
结肠镜下见黏膜充血水肿，呈细小颗粒状，表面有渗出

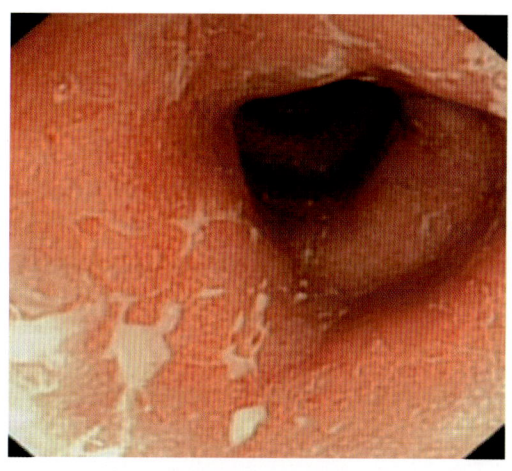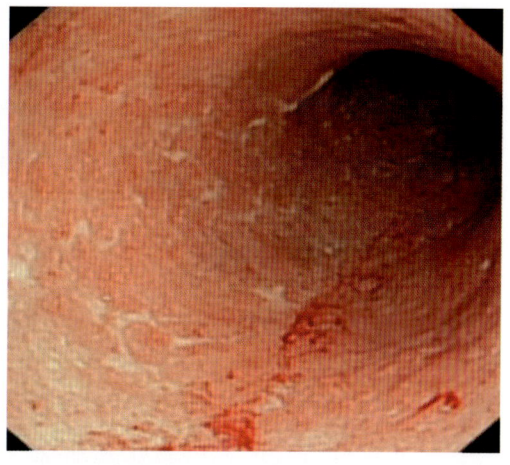

■ 图 5-2 活动期 UC（复发型，左半结肠型，活动期，中度）
结肠镜下见广泛糜烂及浅表溃疡，表面覆分泌物，黏膜脆性增加，有接触性出血

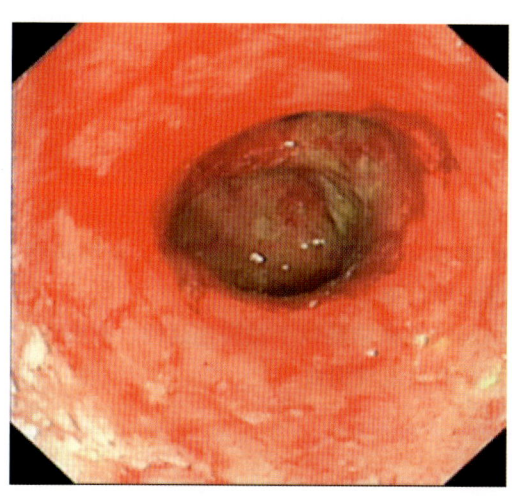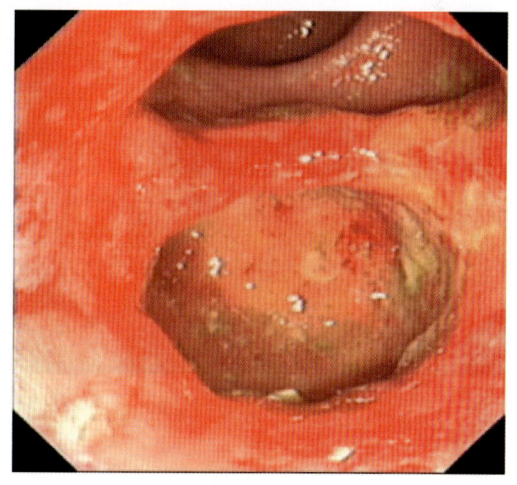

■ 图 5-3 活动期 UC（复发型，广泛结肠型，活动期，重度）
结肠镜下见黏膜弥漫性溃疡，有接触性出血和自发性出血，管壁僵硬，管腔狭窄

五、UC 结肠镜下的特殊表现

（一）阑尾开口炎症

尽管病变并未蔓延到回盲部，但高达 75% 的 UC 患者结肠镜下可见伴随的阑尾开口炎症（图 5-9）。有阑尾开口炎症的 UC 患者通常对治疗有良好的应答，但回肠吻合术后患储袋炎的风险更高。

（二）盲肠斑

尽管病变并未蔓延到盲肠，但约 30% UC 患者结肠镜下可见盲肠黏膜斑片状炎症（图 5-10）。盲肠斑片状炎症被称为"盲肠斑"，常见于直肠及左半结肠型 UC 患

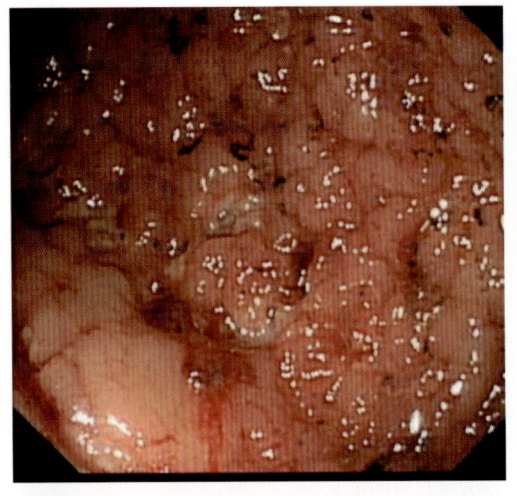
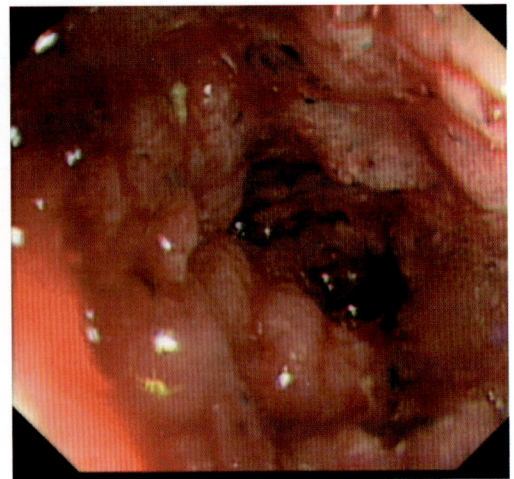
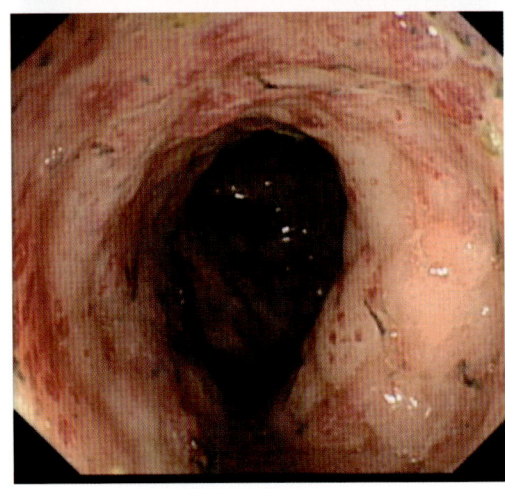

■ 图 5-4 活动期 UC（初发型，全结肠型，活动期，重度）

结肠镜见横结肠以下黏膜连续性、弥漫性溃烂，有自发性出血

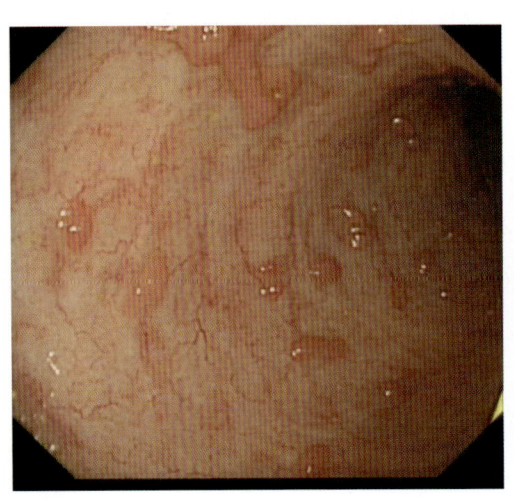
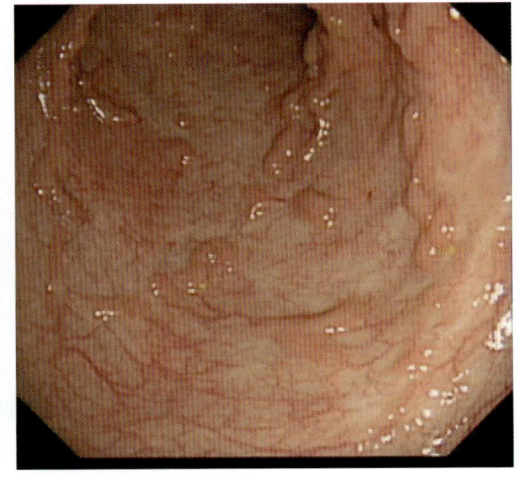

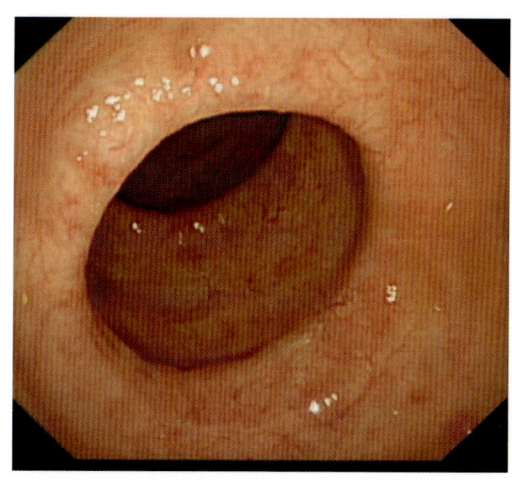

■ 图5-5 缓解期 UC（一）（初发型，左半结肠型，缓解期）
结肠镜下见黏膜溃疡愈合，散在大小及形态不等的炎性息肉

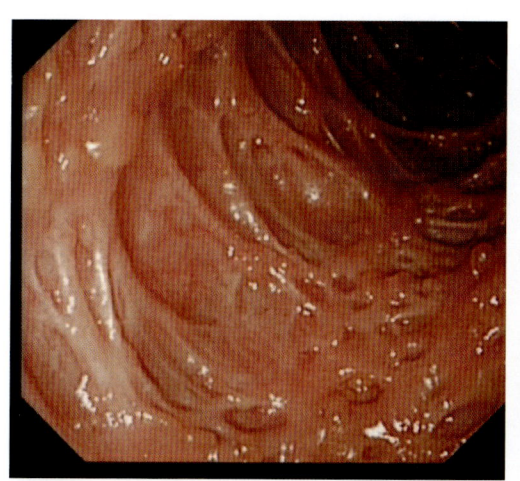

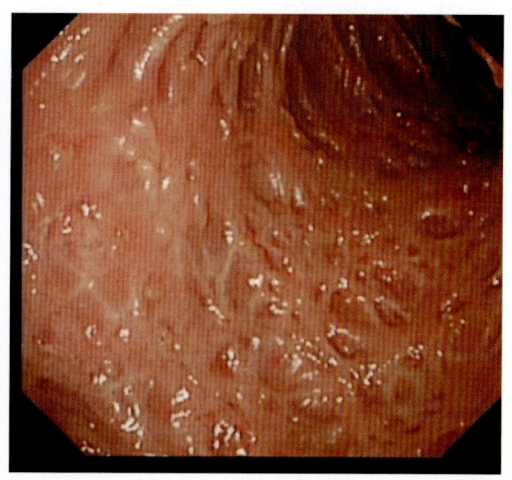

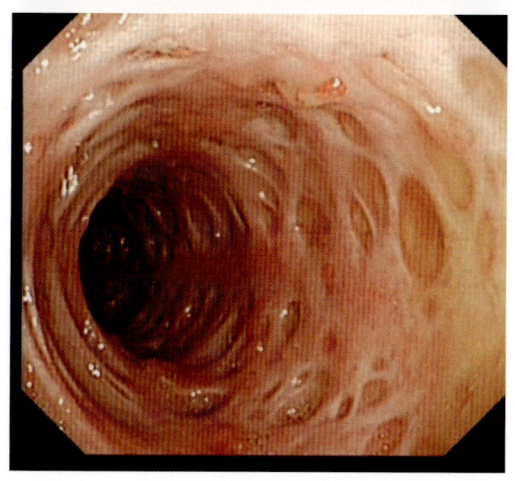

■ 图5-6 缓解期 UC（二）
患者以标准剂量类克分别于第0、2、6周治疗3次后，结肠镜见横结肠以下黏膜溃疡愈合及瘢痕形成，散在炎性息肉，表明UC由活动期进入缓解期

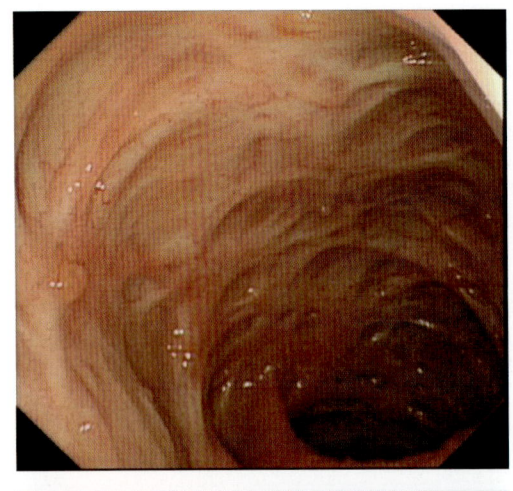

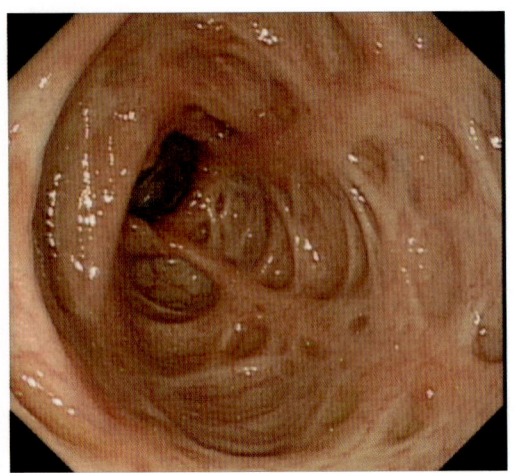

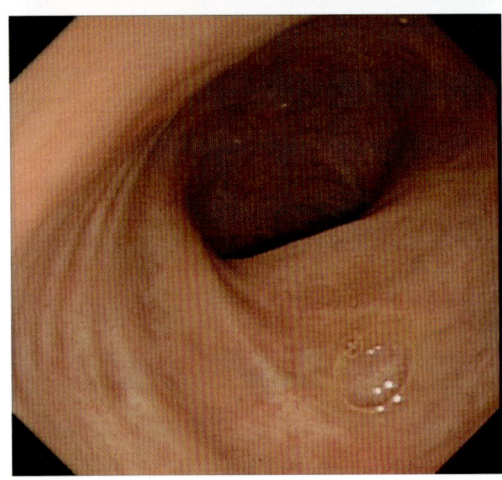

■ 图 5-7　缓解期 UC（三）
上述 UC 患者按缓解期 UC 以标准剂量 AZA 维
持缓解治疗，结肠镜见横结肠以下黏膜溃疡
进一步愈合，炎性息肉基本消退

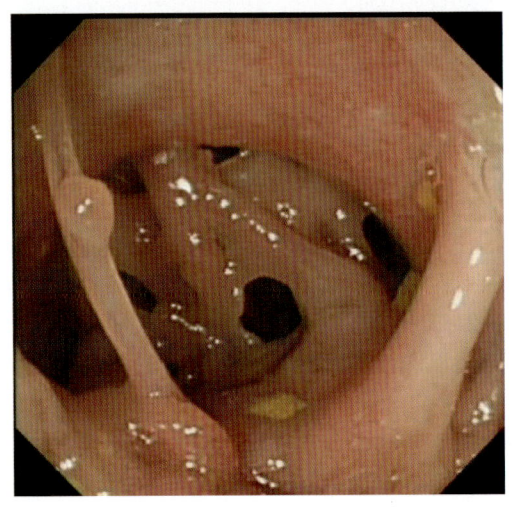

■ 图 5-8　缓解期 UC（四）
临床诊断为 UC，治疗后临床缓解，结肠镜见
黏膜溃疡愈合及黏膜桥形成

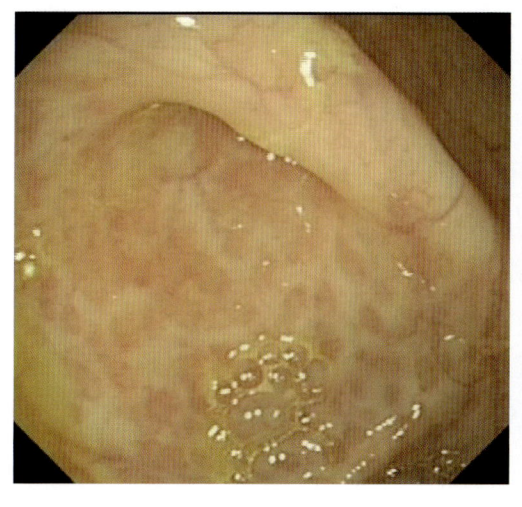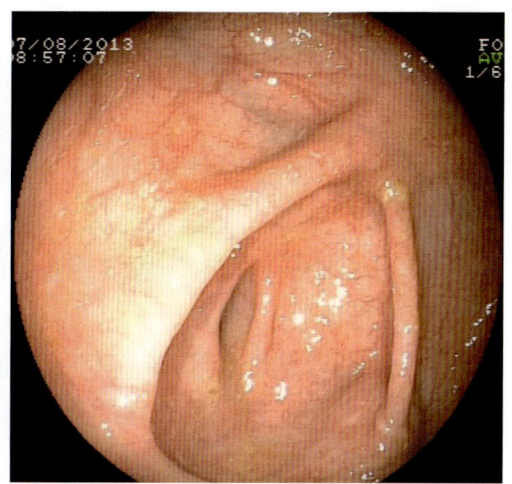

■ 图 5-9 阑尾开口炎症

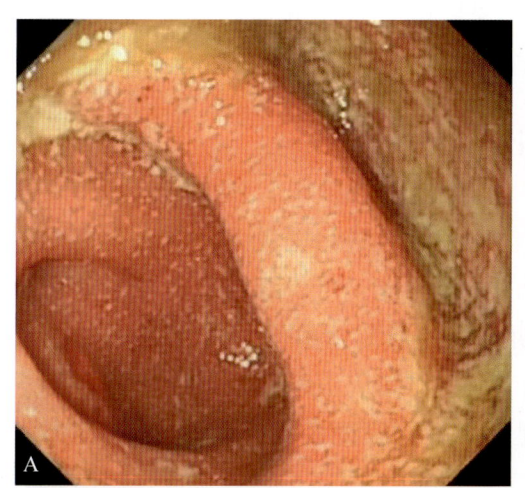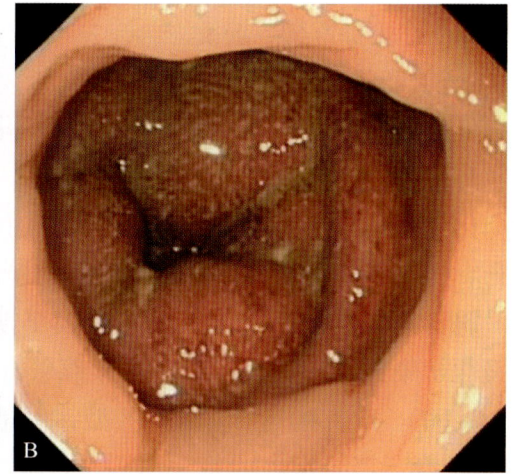

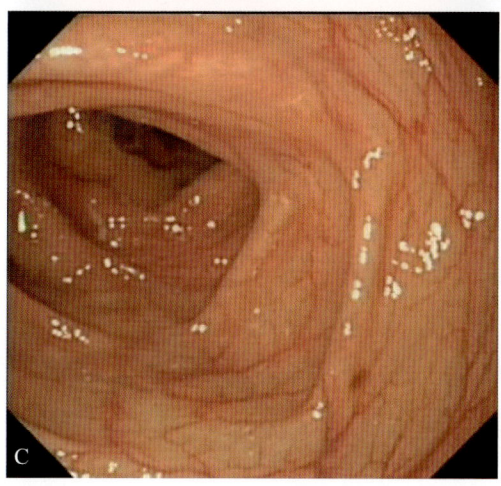

■ 图 5-10 盲肠斑片状炎症
临床诊断为左半结肠型 UC，结肠镜见跳跃性的盲肠斑片状炎症（A、B），邻近升结肠及横结肠黏膜未见异常（C）

者。有盲肠斑的 UC 自然病程与单纯左半结肠型 UC 的患者相似，但一旦发现盲肠斑，应检查小肠，排除 CD。

（三）倒灌性回肠炎

约 20% 的 UC 患者结肠镜下可见盲肠至回肠末段的连续性炎症，这一表现称为倒灌性回肠炎。倒灌性回肠炎提示 UC 病情易反复发作。此外，发现倒灌性回肠炎时，须进一步行小肠内镜和影像学检查，除外 CD。

（四）直肠赦免

部分 UC 患者结肠镜下直肠未见明显异常或基本正常，称为直肠赦免。直肠赦免可见于病变特征未完全显露的早期儿童 UC 患者，或经过直肠局部治疗后的 UC 患者。

六、内镜染色、放大及超声技术的应用

近 20 年来，消化内镜从硬件到软件发生了根本性的改变，尤其是染色、放大和超声技术的应用，使得消化内镜对消化道疾病的诊断和治疗发生了革命性的变化：诊断和治疗更加准确、简捷。

（一）染色内镜

目前应用于 UC 的消化内镜染色包括化学染色和电子染色。

1. 化学染色

化学染色是使用特殊的化学染色剂对消化道黏膜进行染色，使得黏膜结构更加清晰、病变部位更加突出。结合消化内镜的放大功能，可详细观察消化道黏膜的隐窝、腺管开口及黏膜下血管，对黏膜早期病变的诊断价值明显优于普通内镜。结肠镜化学染色及放大观察时，黏膜腺管开口 pit 类型从正常到进展期癌症分为 7 型（图 5-11）。UC pit 分型通常为 Ⅱ 型，但是，继发黏膜癌变时，病变处 pit 类型可为 Ⅲ1 ~ Ⅴ 型。需要指出的是，由于慢性炎症对黏膜的影响，根据腺管开口形态对病变分类的 Kudo 分型法并不完全适合判断 IBD 相关性异型增生，活检是必须的。

化学染色的基本原理包括对比法、着色法、反应法和荧光法。常用的染色剂包括亚甲蓝、甲苯胺蓝、卢戈液、靛胭脂和刚果红。其中，靛胭脂在消化道黏膜的染色中应用更加广泛，对于 UC 的诊断有重要的参考价值。

为获得良好的化学染色效果，应注意以下几点：①充分的消化道准备，尽可能保持消化道清洁；②在喷洒化学染色剂之前宜用含蛋白分解酶的除泡剂冲洗可疑病变部位；③选择合适浓度的化学染色剂；④在合适的时间内进行观察。

结肠镜检查结合黏膜染色技术能提高内镜对黏膜病变的识别能力，结合放大内镜技术，通过对黏膜微细结构的观察和病变特征的判别，有助于 UC 的诊断和鉴别诊断（图 5-12 ~ 图 5-16）。

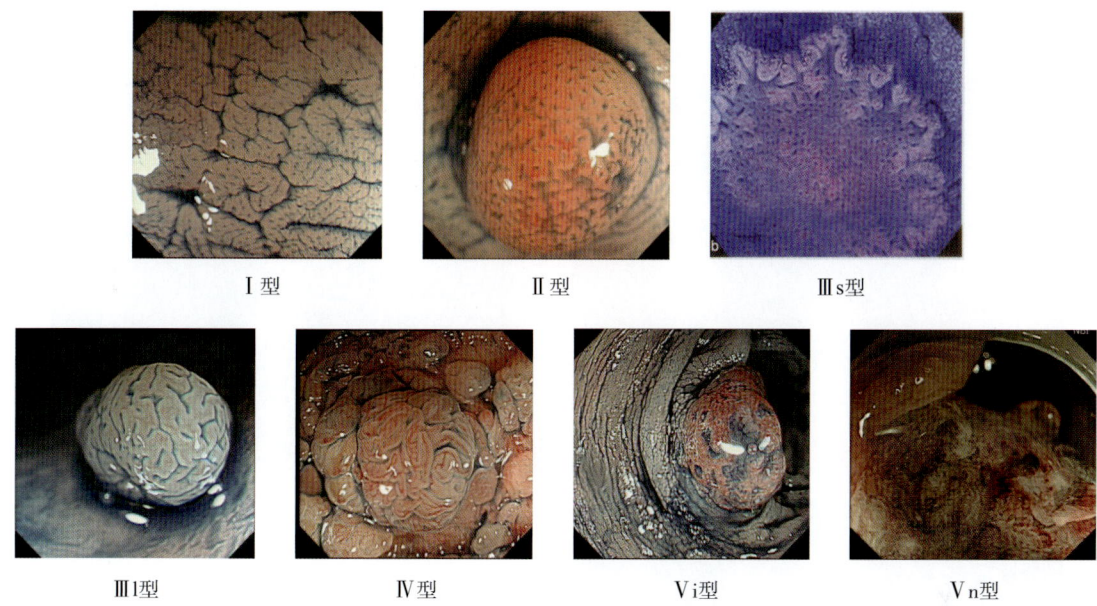

I 型 II 型 IIIs型

III l型 IV型 V i型 V n型

■ 图 5-11 结肠镜化学染色及放大清晰显示结肠黏膜 pit 分型图例

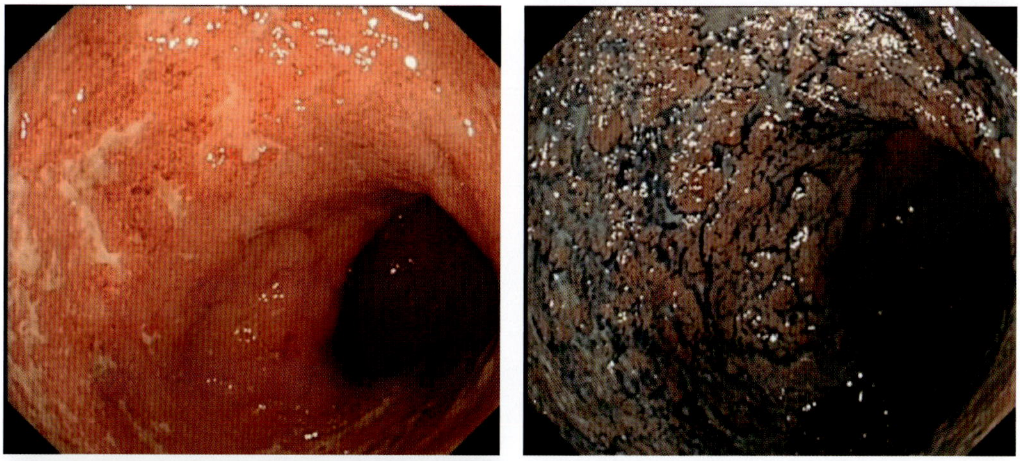

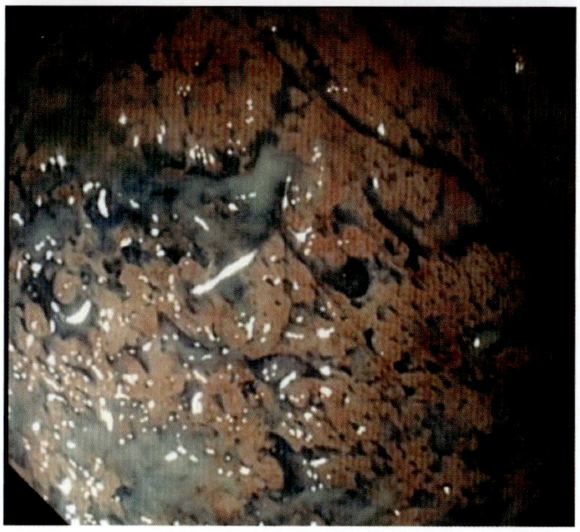

■ 图 5-12 活动期 UC（初发型，左半结肠型，活动期，重度）

结肠镜检查见广泛糜烂及溃疡，覆分泌物，有自发性出血，靛胭脂染色及放大见黏膜呈珊瑚样改变

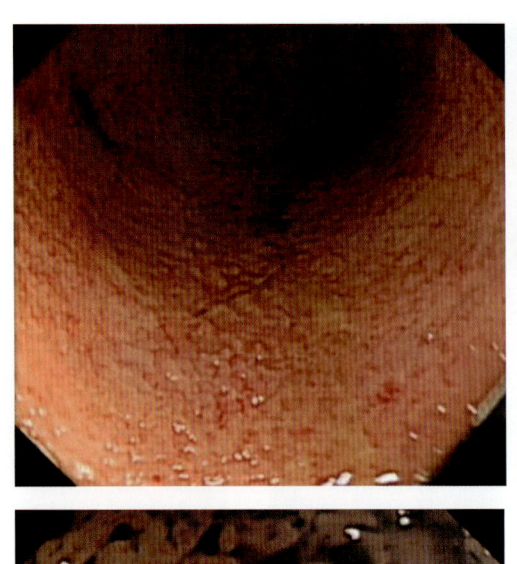

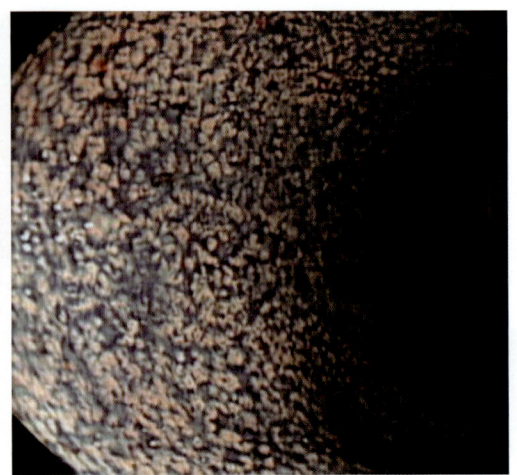

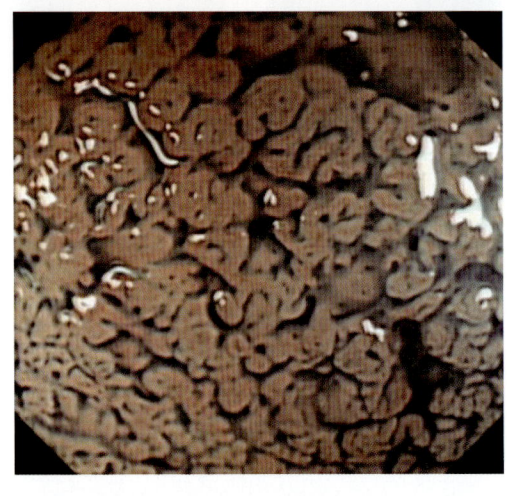

■ 图 5-13　活动期 UC（初发型，左半结肠型，活动期，中度）

结肠镜检查见广泛糜烂及溃疡，覆分泌物，有接触性出血，靛胭脂染色及放大见珊瑚样改变

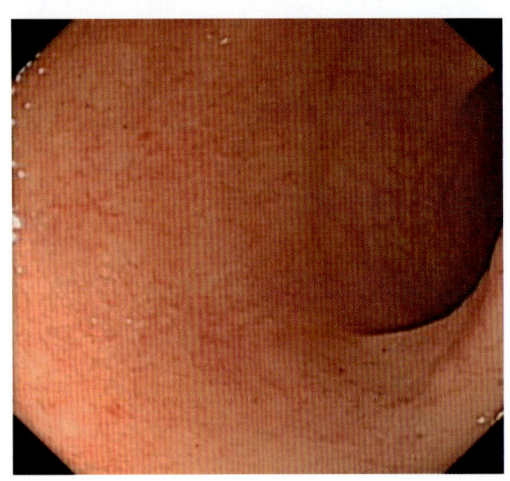

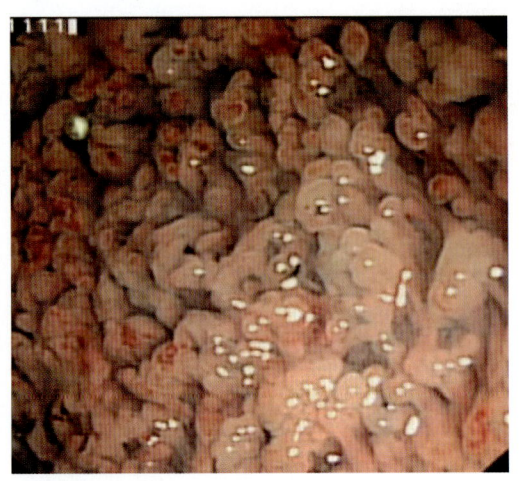

■ 图 5-14　活动期 UC（初发型，左半结肠型，活动期，轻度）

黏液血便2个月余，结肠镜下见广泛充血、水肿及糜烂，表面覆分泌物，靛胭脂染色及放大见绒毛样结构

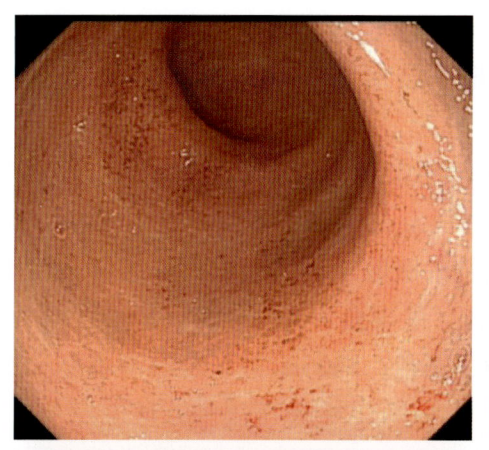
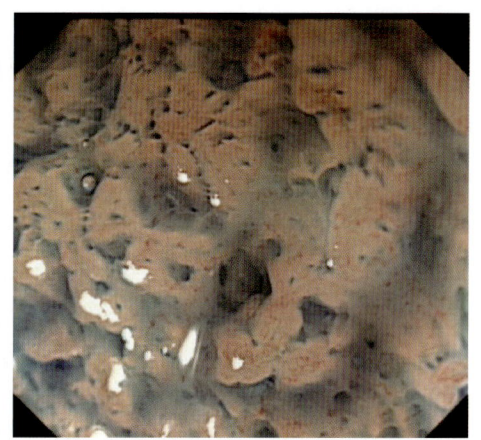
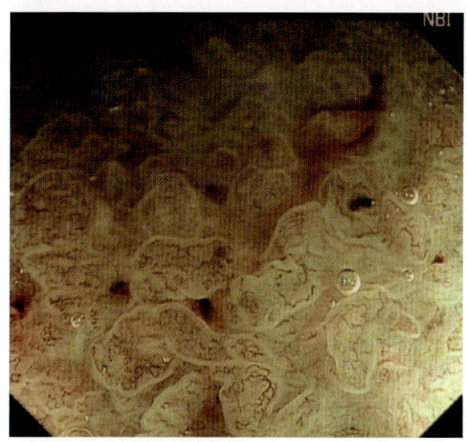

■ 图 5-15　活动期 UC（初发型，左半
结肠型，活动期，中度）
结肠镜下见广泛糜烂及浅表溃疡，表面
覆分泌物，有轻度接触性出血，靛胭脂
染色及放大见黏膜隐窝变形，黏膜呈珊
瑚样改变，NBI 染色及放大见黏膜血管呈
CP Ⅱ 型

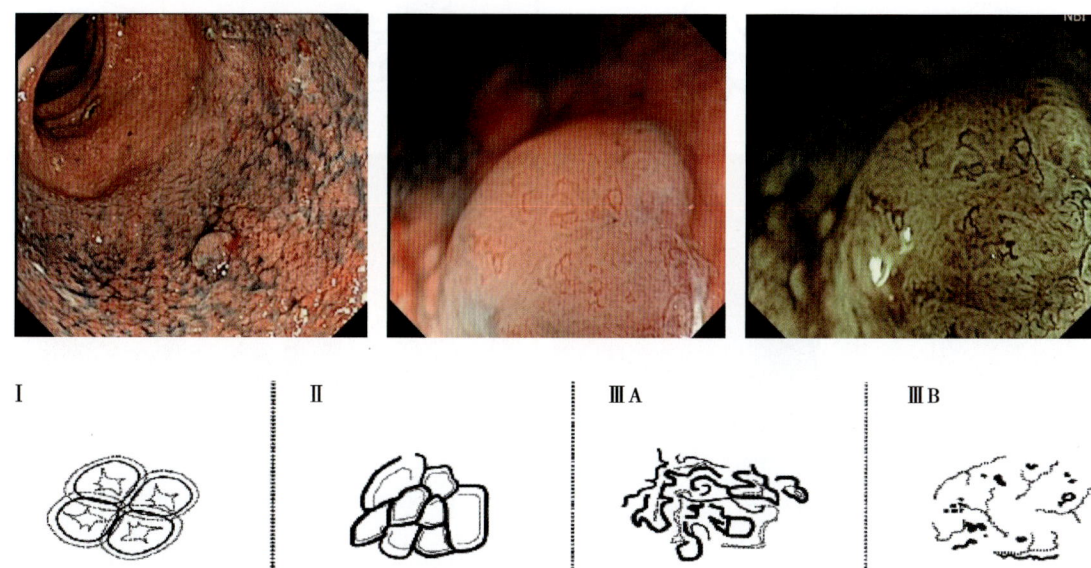

■ 图 5-16　活动期 UC（复发型，左半结肠型，活动期，中度）伴肠道癌变
结肠镜下见连续性弥漫性溃疡性病变，表面覆分泌物，有轻度接触性出血，靛胭脂染色及放大见
一隆起性病灶呈 Pit Ⅳ 型，NBI 染色及放大见该隆起性病灶黏膜血管呈 CP Ⅲ A 型，部分呈 CP Ⅲ B 型

2. 电子染色　目前常用于 UC 的电子染色包括窄带成像技术（narrow band imaging，NBI）和可扩展电子分光色彩增强技术（flexible spectral imaging color enhancement，FICE）。

（1）NBI 是一种利用特殊的光学滤镜，将组成白光的蓝、绿、红 3 个波段过滤形成带宽较小的 3 个窄波段，其中间波长分别为 500 nm、445 nm 和 415 nm。由于消化道黏膜上毛细血管内的血红蛋白拥有很强的吸收窄波光的能力，通过血红蛋白的强吸收和黏膜表面的强反射形成的鲜明对比，展现血管形态和黏膜清晰结构。其中，415 nm 波长能够清晰地显示黏膜表层血管为茶色；540 nm 波长能够清晰显示黏膜下血管为青色。

NBI 常与放大内镜联合应用，不仅能够清晰观察黏膜表面细微结构，而且能够清晰观察黏膜及黏膜下层毛细血管网，有利于对消化道早期病变和病变的性质进行定性观察和分析，在 UC 的诊断和鉴别诊断中具有重要价值。NBI 可强化黏膜及黏膜下层毛细血管形态（capillary pattern，CP）及黏膜表面结构，Sano CP 分类以此将肠道黏膜从正常到进展期癌症依次分为 CPⅠ、CPⅡ、CPⅢA 和 CPⅢB。通常 UC 患者肠道黏膜 NBI 观察 CP 分型为 CPⅡ型，若已发生癌变，则其 NBI 的 CP 分型可为 CPⅢA 或 CPⅢB（图 5-17）。

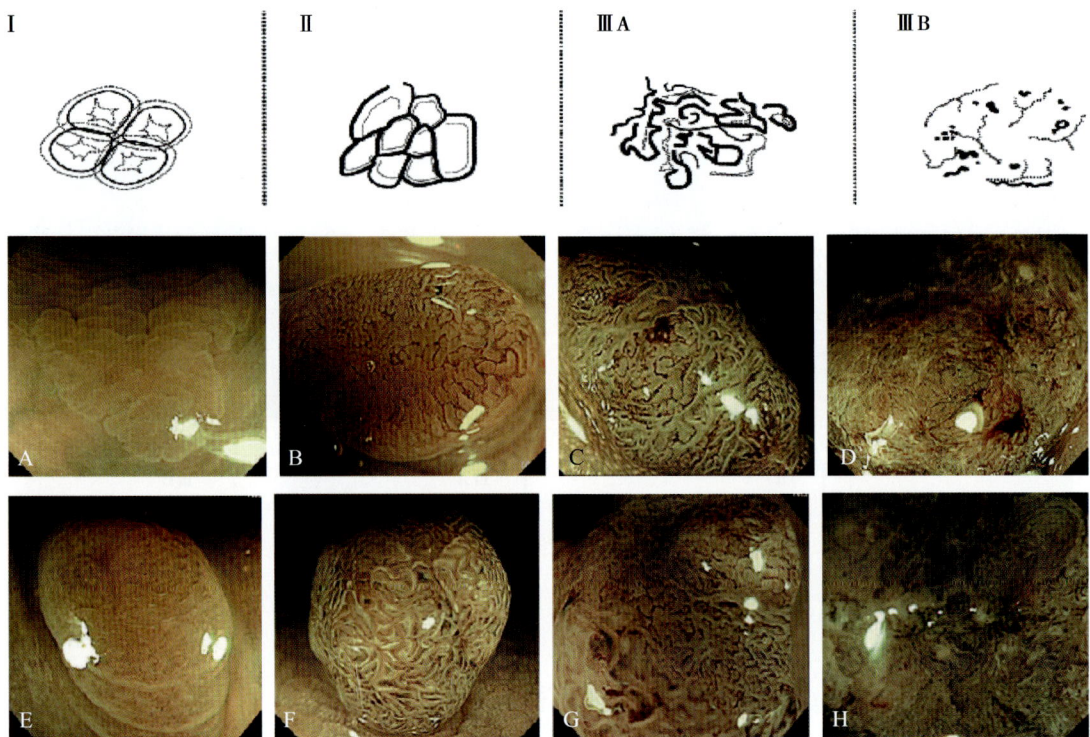

■ 图 5-17　Sano 结直肠病灶 NBI 示意图及实例对照

（2）FICE 原来为 Fuji intelligent color enhancement 的缩写，即富士能智能分光色彩增强技术，通过模拟色素内镜，可以再现黏膜表层细微结构及毛细血管走向。2008 年更名全称为 flexible spectral imaging color enhancement，意为可扩展电子分光色彩增强技术。

FICE 技术是利用光谱分析技术原理，将普通内镜图像经处理、分析产生一幅特定、单一波长的分光图像。这种分光图像的单一波长被赋予红色（R）、绿色（G）或蓝色（B）。不同组合的 RGB 分光图像再经处理还原而产生 FICE 的特定图像，呈现不同的颜色和不同层次的深度，有利于观察黏膜表层结构和毛细血管形态结构，增强黏膜表面血管及其他结构的可见度，体现黏膜表面微细变化，更有利于判断病变性质。联合放大内镜技术则可更清晰地显示腺管开口形态和毛细血管结构，更有助于提高病变诊断的准确性，包括病变性质的初步确定和病变深度的初步判断。FICE 模式下肿瘤性血管较非肿瘤性血管颜色更深、更粗大，伴有血管扭曲变形、结构紊乱、血管网破坏等（图 5-18）。

根据血管及黏膜腺管结构，FICE 分为 A 型、B 型、C1/C2 型、C3 型。

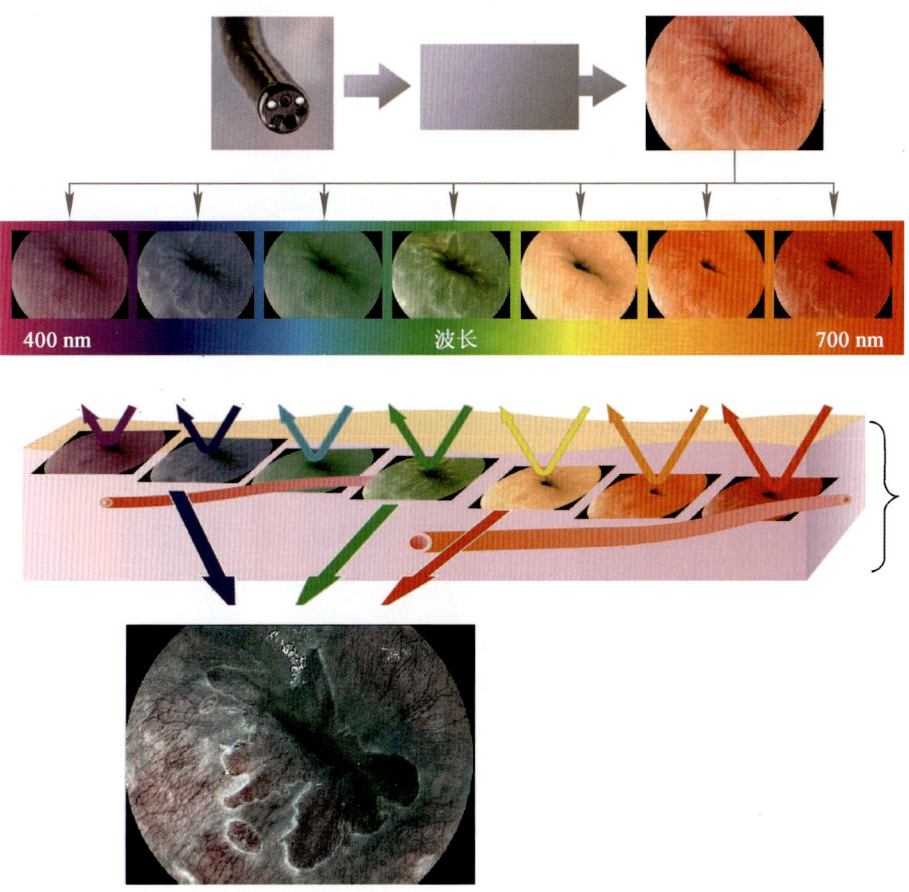

400 nm　　　波长　　　700 nm

■ 图 5-18　FICE 工作原理示意图

A 型没有血管，表面腺管呈圆点状结构，见于正常黏膜或炎症。

B 型见棒状或乳头状血管，表面腺管呈Ⅲ1、Ⅲs 或Ⅳ结构，见于腺瘤。

C1/C2 型血管扩张，严重扭曲，表面腺管呈 Vi 结构，见于黏膜内癌。

C3 型血管严重扩张或无血管，表面腺管呈 Vn 结构，见于浸润癌（图 5-19）。

（二）放大内镜

光学技术和电子技术的进步，不仅能对消化内镜所见进行放大，而且已经实现了数字化和可变焦，操作灵活、便捷。目前放大内镜放大倍数可达 100 倍以上，能够对消化道黏膜表面的细微结构进行详细观察，与染色内镜联合应用，对 UC 有更好的诊断和鉴别诊断价值。

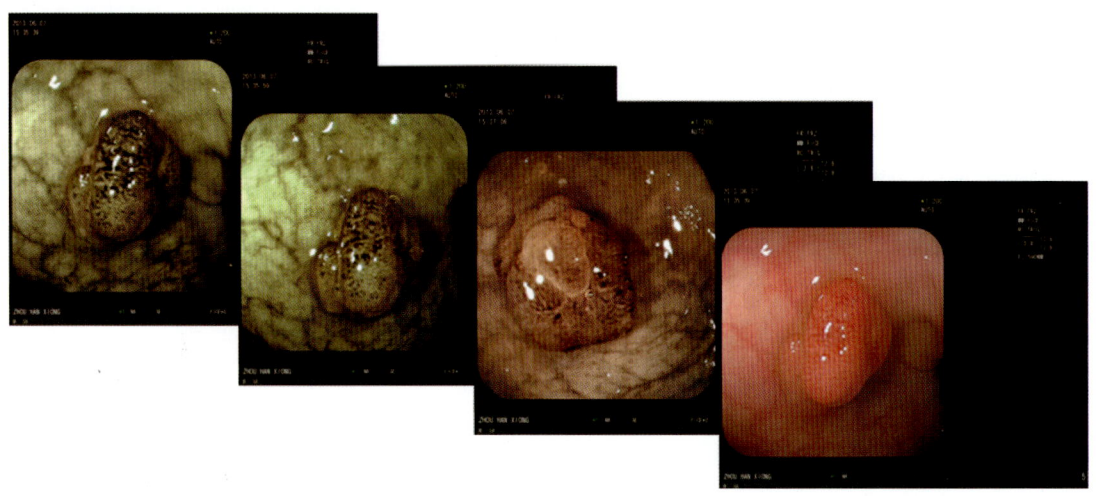

■ 图 5-19　不同波长组合时的 FICE 图像演变

七、结肠镜下活检及标本处理

（一）活检

所有因疑诊及初诊 UC 而接受结肠镜检查患者均应同时进行活检。对初诊 UC 患者，为建立可靠的 UC 诊断，样本最好取自受累肠段和正常肠段，行直肠及全结肠活检，而不是单纯的直肠活检。ECCO 推荐的方法是必须至少在回肠末端和升结肠、横结肠、降结肠、乙状结肠和直肠六个部位多处活检，每处至少取两个样本。

对于重症或暴发性结肠炎的 UC 患者，结肠镜不能过度深入，但为明确诊断，至少应该在一个部位行内镜活检，该部位须取两块标本。

内科治疗后随访检查时，2~3 块活检标本即可确立诊断。外科术后随访，当怀疑疾病再发时须行新的回肠末端活检。

长病程 UC 患者应及时并定期接受结肠镜筛查，才能早期发现结直肠癌和癌前病变。然而，与普通人群相比，IBD 患者筛查结直肠癌，尤其是早期癌变难度较大，主要原因在于 IBD 患者癌前病变的形态大多扁平（Ⅱa 型或侧向生长型），加上背景黏膜有不同程度的水肿、充血、糜烂和瘢痕改变，内镜医师须具有一定的技术和经验方能识别，否则容易漏诊。传统内镜由于分辨率有限，医师无法观察黏膜细节，只能依靠随机多点活检等效率较低的手段检出异性增生，但这种多部位和多点的随机活检具有对患者的损伤大、内镜医师和病理医师工作量大、同时准确性较差等缺点，具有较大的盲目性，因此，这种活检也被称为盲目活检。2015 年《美国炎症性肠病不典型增生监测与管理国际专家共识》指出在高分辨率内镜的基础上，应用染色技术可进一步提高病变检出率。因此，运用高分辨内镜联动染色内镜、放大内镜和超声内镜技术，首先发现并定点观察可疑病变部位，判断异常后再进行靶向活检，具有准确、高效和损伤小的特点，值得推广和普及。

（二）活检标本的处理

每个活检标本应标明活检的部位，并应将标本分装入不同的器皿、多孔板或醋酸酯片。样本固定前用滤纸确定方向（黏膜下层朝下），以便更好地评估结构异常。所有组织标本应立即浸泡于甲醛固定液中再行转运。每个标本应进行多个切片观察，病理诊断阳性率随观察切片数目的增加而升高。

不同部位的活检标本应单独装瓶送检，分别标注部位，并附上详细的内镜资料和临床资料（包括年龄、疾病持续时间、治疗方案和疗程），有利于病理医师进行诊断和鉴别诊断。

八、结肠镜及活检在鉴别诊断中的应用

由于 UC 的诊断没有金标准，即使有包括结肠镜检查结果在内的完整的资料，有时仍不足以作出临床诊断，必须进行鉴别诊断。

（一）UC 与 CD 的鉴别

没有任何一种内镜特征是 UC 或 CD 特有的。

UC 最有价值的内镜特征是连续性、弥漫性的大肠炎症性病变，病变肠段与正常肠段黏膜间界限清晰，通常有直肠受累。结肠镜下染色及放大时见隐窝结构破坏，呈绒毛样结构或珊瑚样改变，活检标本病理学检查见黏膜全层及黏膜下层弥漫性重度炎症（图 5-20，图 5-21）。

而 CD 最有价值的内镜特征是节段性、溃疡性病变，常有肠道狭窄性病变、穿透性病变和肛周病变，直肠较少受累。黏膜活检标本病理学特征是局灶性炎症、不成比例的黏膜下层炎症细胞浸润（图 5-22）及非干酪性肉芽肿形成（图 5-23），病变肠段黏膜表面通常光滑，无绒毛状结构（图 5-24）。UC 和 CD 在黏膜活检标本病理检查的鉴别要点见图 5-25 及表 5-1。

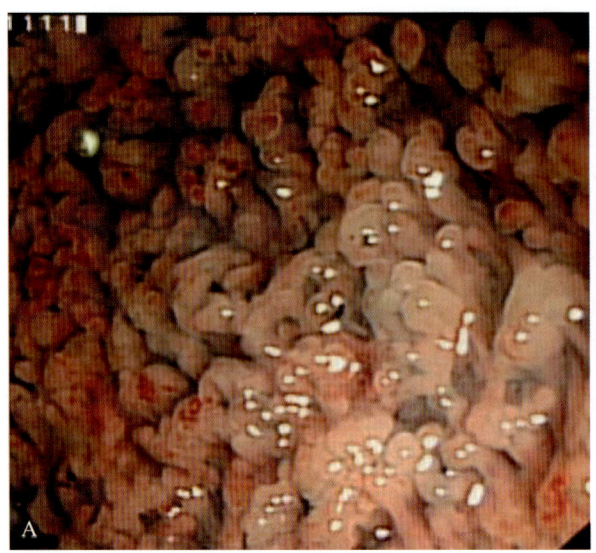
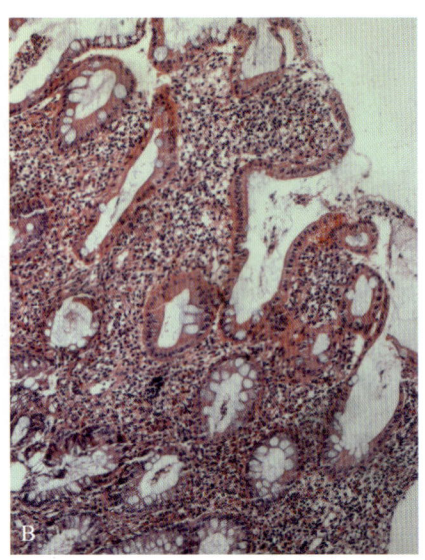

■ 图 5-20 早期初发型活动期 UC
结肠镜染色及放大见外观呈绒毛样或不规则突起（A），活检标本病理学检查见肠黏膜全层炎症（B）

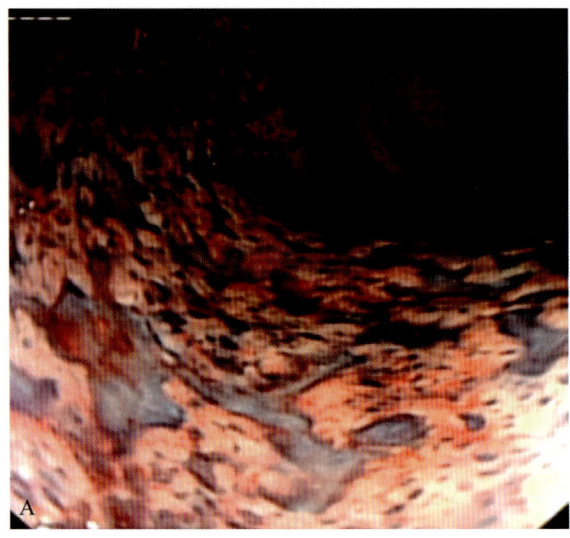
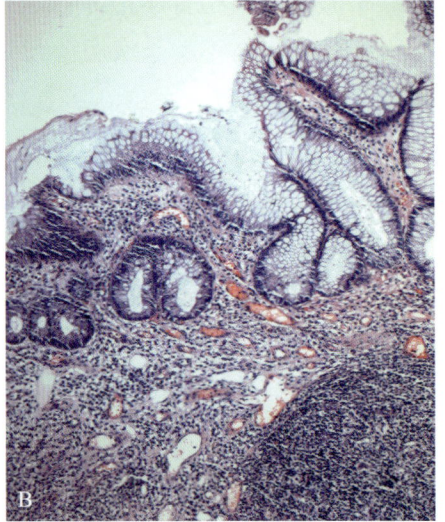

■ 图 5-21 复发型活动期 UC
内镜染色及放大见直肠黏膜呈珊瑚样改变（A），黏膜活检标本病理学检查见隐窝腺体出现不规则分支或扭曲、腺体萎缩（B）

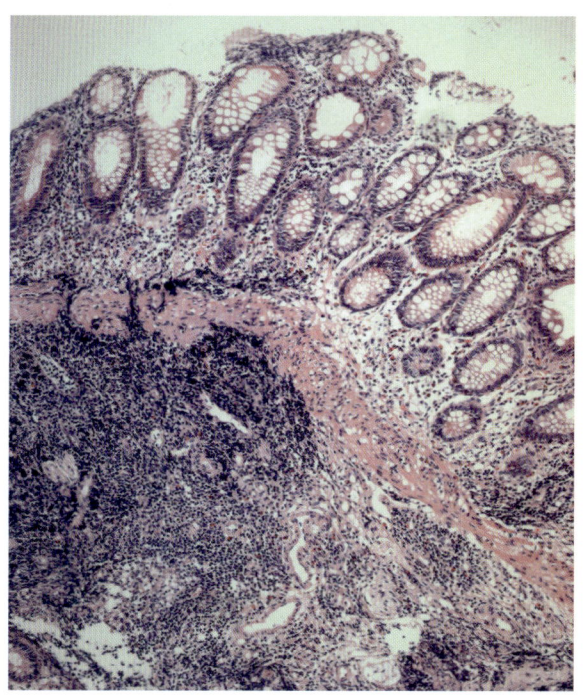

■ 图 5-22 活动期 CD（一）
内镜活检标本病理学检查见局灶性炎症

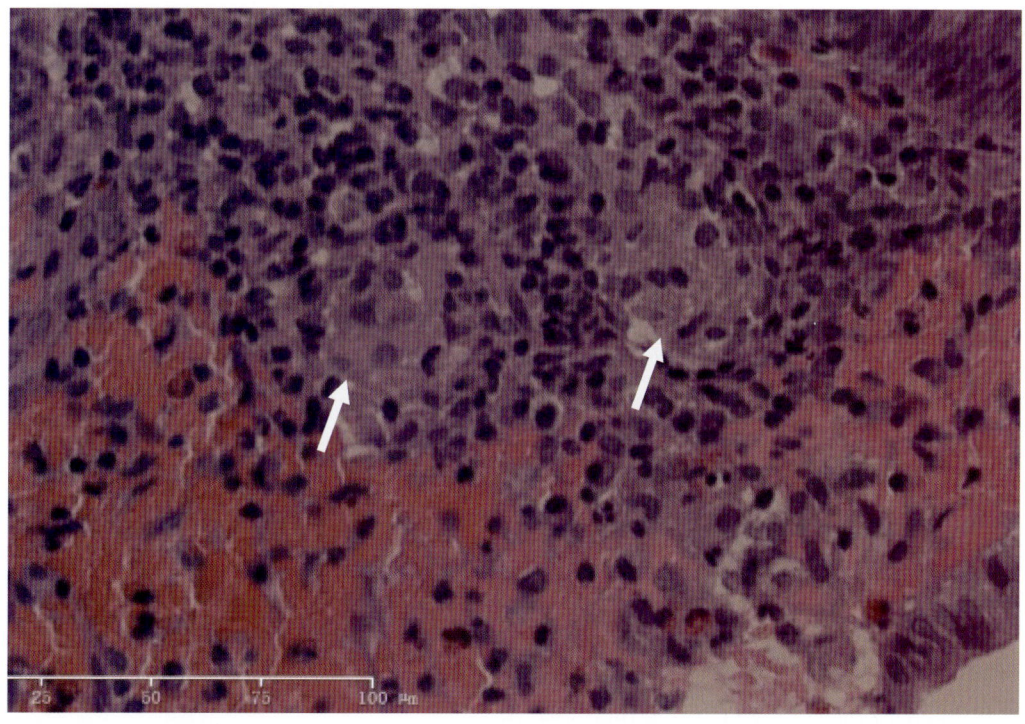

■ 图 5-23 活动期 CD（二）
内镜活检标本病理学检查见黏膜层非干酪性肉芽肿病变，通常直径较小，是诊断CD的特征性线索

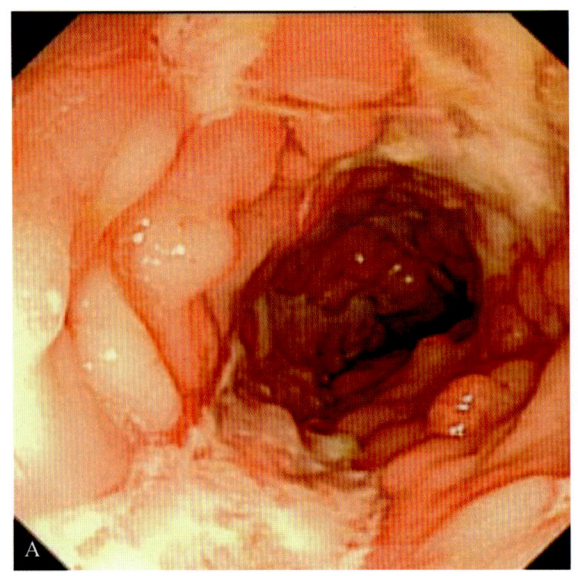
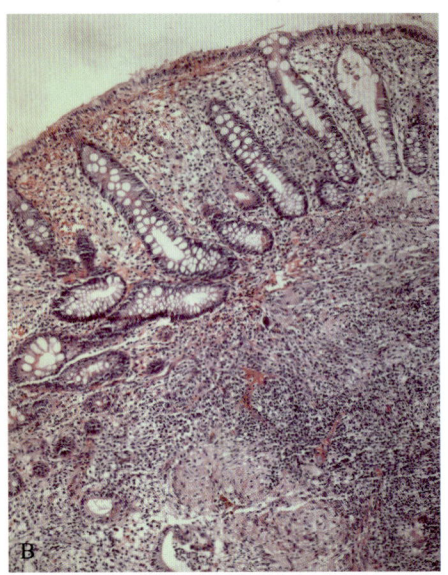

■ 图 5-24　活动期 CD（三）
结肠镜见结肠节段性纵行溃疡（A），内镜活检标本病理学检查见黏膜内局灶性炎症（B）

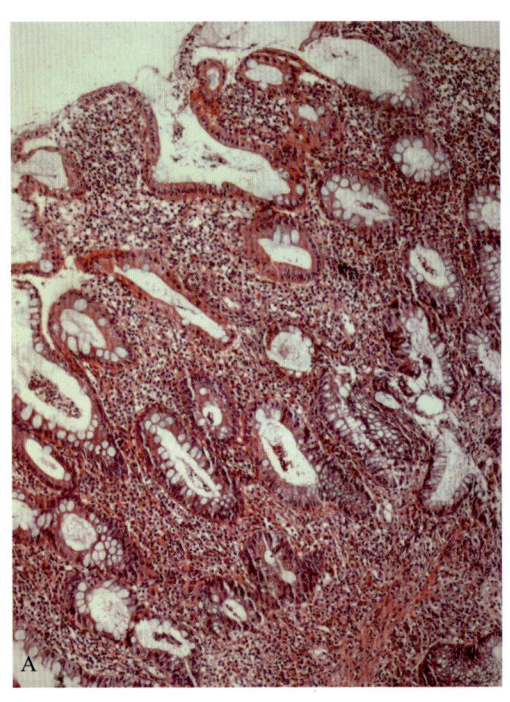
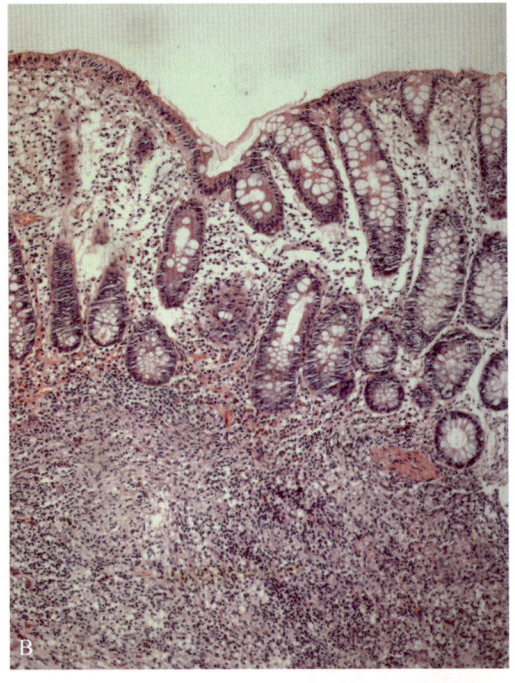

■ 图 5-25　活动期 UC 和 CD 病理切片对照
A. 临床诊断为活动期 UC，内镜活检标本病理学检查见黏膜层连续弥漫性炎症，隐窝广泛变形，杯状细胞减少；B. 临床诊断为活动期 CD，内镜活检标本病理检查见黏膜下层炎症细胞浸润比黏膜层更为密集，形成不成比例的黏膜下层炎症细胞浸润

表 5-1　黏膜活检标本病理学诊断 UC 和 CD 的鉴别要点

观察指标	CD	UC
炎症分布	局灶不连续	连续弥漫性
隐窝变形	局灶性	有
隐窝萎缩	常无	有
黏液缺失	常无	有
肉芽肿	有	无
隐窝脓肿	少	多
淋巴细胞聚集	多	少
黏膜下层炎症	多	常无

（二）IBD 与非 IBD 的鉴别

需要与 IBD 鉴别的大肠炎症性疾病包括感染性结肠炎、药物相关性结肠炎、缺血性结肠炎和放射性结肠炎，尤其是感染性肠炎（图 5-26）。

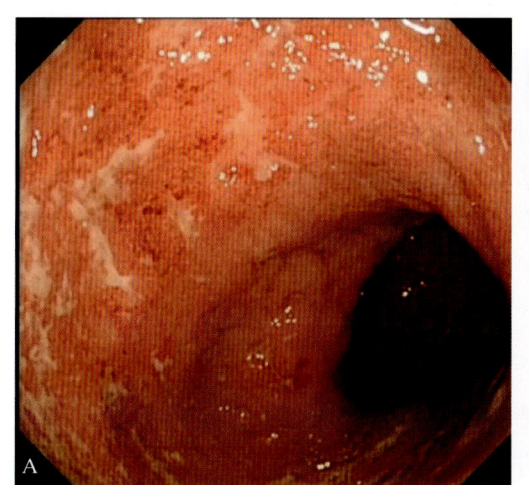
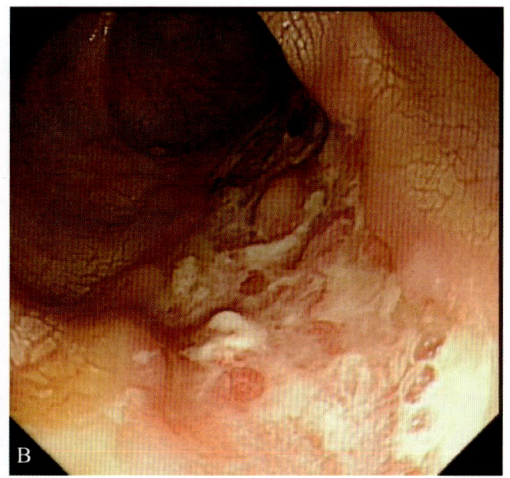
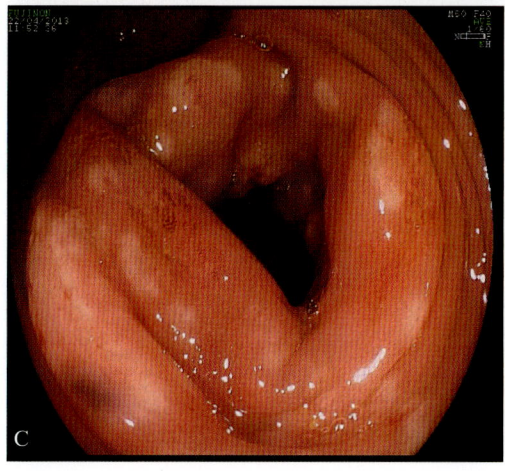

■ **图 5-26**　肠道溃疡

临床诊断依次为 UC（A）、CD（B）和感染性肠炎（C）

即使有非常详细的病史和各种消化内镜及相关的组织病理学检查结果，在某些情况下，要区分感染性肠炎与 IBD 也是很非常困难的。以黏液脓血便为特征的患者中有多达 1/3 的患者有感染性肠炎：一些感染性疾病，如沙门菌、志贺杆菌、弯曲杆菌感染性肠炎，结肠镜下的表现类似于 UC；而耶尔森菌属或 CMV 感染所致的小肠和结肠炎症在结肠镜下的表现则类似于 CD；如果合并艰难梭菌或 CMV 感染，则 IBD 结肠镜下的表现更为复杂。因此，如果结肠镜下所见不能确定为 IBD，则应首先考虑感染性肠炎，并进行相应的病原学检查，必要时予抗感染治疗后复查结肠镜。

九、结肠镜在已确诊的 UC 患者中的应用价值

对有下列情况的 UC 患者，应及时行结肠镜复查。

（一）评估疗效

临床诊断为 UC 的初诊患者，在临床表现出对治疗有良好的应答后，应适时进行结肠镜复查。因为临床症状的缓解有时和肠道黏膜炎症的缓解并不一致，只有结肠镜下有明显缓解或黏膜愈合才是治疗有效及是否进入缓解期最直接和可靠的依据。

如果规范治疗后结肠镜检查未见缓解，则存在下列可能：①原 UC 诊断不成立，或不充分；② UC 诊断成立，但出现继发感染等病变；③治疗方案不合理或者需要优化。出现这些情况时，应及时修正诊断及治疗，制订结肠镜复查计划。必要时，还应该行上消化道和小肠检查及实验室等检查，重新进行诊断、鉴别诊断和临床评估。

（二）缓解期的随访

如果 UC 诊断准确，经过充分的规范治疗后，活动期的 UC 将进入缓解期。判断 UC 是否由活动期进入缓解期的金标准是结肠镜复查时见肠道黏膜溃疡愈合。

对于已进入缓解期的 UC，除了必须进行维持缓解治疗外，还必须进行随访，包括适时的结肠镜复查。详细内容见 UC 的随访和监测章节。

（三）复发时病情评估

UC 患者即使诊断明确、治疗充分、进入缓解期后有维持缓解的药物治疗，仍不可避免复发。任何复发的 UC 患者，尤其是反复发作时，必须再次进行病情评估，其中一个重要内容就是复查结肠镜。根据结肠镜检查及其他检查结果，再次确立当前的诊断，此时结肠镜检查内容应包括病变特点、范围、程度及活检病理检查等，也应注意与复发之前结肠镜表现进行对比，同时结合病原学检查、其他影像学检查等进行鉴别诊断。

（四）难治性 UC 的病情评估

对于任何确诊的 UC 患者，经过足够和充分的治疗后，若病情无明显缓解，而

且除外了继发感染等合并症的情况，则应考虑为难治性 UC。对于难治性 UC，应积极查找原因。可能的原因有如下几个方面：对治疗方案的依从性差；到达炎症黏膜的活性药物浓度不足；并发症 / 合并症被忽视（如近端便秘或感染）；诊断错误（例如肠易激综合征、CD、黏膜脱垂及癌症等）。此时，必须进行病情再评估，其中一个重要内容就是根据结肠镜检查及活检重新诊断及评估。

（五）手术后复查

手术后的 UC 患者必须给予维持缓解治疗，手术后的 UC 患者内镜下的复发通常要明显早于临床症状的再现。因此，手术后的 UC 患者，结肠镜的检查不仅必要，而且应及时，以便适时确立当前诊断，立即制订并实施合理的治疗方案。通常术后 6 ~ 12 个月行结肠镜随访复查。如果 UC 患者手术后早期再次出现临床症状，则应立即进行包括结肠镜检查在内的病情评估。

行结直肠切除及回肠储袋肛管吻合术（ileal pouch anal ana-stomasis，IPAA）的患者，23% ~ 46% 术后发生储袋炎，而且储袋炎的临床表现常和结肠镜下所见及相应的活检标本病理学检查明显不一致。因此，对于结直肠切除及 IPAA 术后的患者应及时行结肠镜检查，具有确诊和鉴别诊断意义。此外，IPAA 后吻合口狭窄和储袋癌变也不少见，结肠镜同样具有诊断和治疗价值。

IPAA 后伴有原发性硬化性胆管炎（primary sclerosing cholangitis，PSC）、储袋黏膜萎缩及 IPAA 结肠切除标本已有异型增生时，储袋黏膜癌变的风险较高，应每年行结肠镜检查来监测储袋黏膜癌变。

（六）妊娠期

对于疑诊的 UC 患者及确诊的 UC 患者，即使处于妊娠期，结肠镜检查不仅是必要的，而且是可行的。但不宜行常规肠道准备和深入回肠末端的结肠镜检查，也不宜行常规麻醉或使用大量强力镇静剂。可以考虑简单的灌肠或直接行结肠镜检查，深入到乙状结肠就足以对 UC 做出初步诊断，而且一般不会对患者及胎儿造成明显影响。

（七）治疗

病程较长或反复发作的 UC，可合并狭窄、息肉、肠道出血及癌变等并发症。对于这些并发症，应首先考虑结肠镜检查及相应的治疗。相关详细内容见内镜治疗章节。

十、UC 的内镜评估系统

为了结肠镜检查结果的准确性和客观性，需要对结肠镜下肠道病变进行客观评估。常用的评估系统见表 5-2。这些评估系统多用于临床试验，在临床诊断中则很少使用，而临床中较常用的疾病严重程度分型（Truelove-Witts 系统）却并不包括内镜描述评估。在诸多内镜评估系统中，最实用的是 UCEIS（UC endoscopic index of severity）和 UCCIS（UC colonscopic index of severity）。UCEIS 根据内镜下所见的黏膜血管形态、是否有出血及糜烂 / 溃疡 3 个方面进行评估。UCCIS 则是根据结肠镜下所见的黏膜血管形态、黏膜表面颗粒状、黏膜溃疡、出血 / 黏膜脆性、病变部位分级和预定的 4 级内镜活动度全球统一标准以及 10 cm 范围的血管病变全球统一标准6 个方面进行评估。无论哪一种评估系统，均强调 UC 缓解必须有内镜下黏膜正常或完全愈合。

表 5-2　UC 的内镜评估系统

评分	内镜变量	优点	缺点	推荐的缓解评分
Baron 内镜分级	血管类型、脆性及出血情况	容易计算	无法评估溃疡，血管脆性及出血情况评估较为主观，观察一致性差	0 ~ 1
改良 Baron 内镜分级	血管形态、颗粒感、充血、脆性、溃疡、出血	容易计算，可用于临床试验	无法区别浅表和深部溃疡	0
Powell-Tuck 疾病活动指数	黏膜有无出血	—	仅可评价出血情况，较为主观	未定义
Sutherland 疾病活动指数	脆性、渗出、自发性出血	—	无法评估溃疡，无法区分轻度和中度的脆性改变	0
Mayo 内镜分级	红斑、血管形态、脆性、侵蚀性、溃疡、出血	容易计算，广泛用于临床试验	无法区分轻度和中度的脆性改变	0 ~ 1
Rachmilewitz 疾病活动指数	血管形态、颗粒感、黏膜损害、侵蚀、溃疡、出血	容易计算	对黏膜损伤和出血的评估较为主观	0 ~ 4
UCEIS	血管形态、出血、侵蚀、溃疡	评估疾病严重程度准确，依据严谨的方法学设计，目前正对其敏感性、可靠性进行独立确认评估	对正常黏膜表现的指示一致性低	仍在研究
UCCIS	血管形态、颗粒感、脆性、溃疡、出血	准确，容易进行评估（因其仅基于 4 项不同的参数），依据严谨的方法学设计，包括了整段结肠	单中心设计，仍需更多的研究确认	仍在研究

十一、内镜下黏膜溃疡愈合与预后

内镜下的黏膜溃疡愈合是指消化内镜检查见黏膜完全恢复正常或溃疡完全愈合（图 5-27，图 5-28）。内镜下的黏膜溃疡愈合能够降低 UC 临床复发、再住院治疗率、结肠切除术和肠道癌变风险，提示预后良好，是目前临床治疗追求的目标。

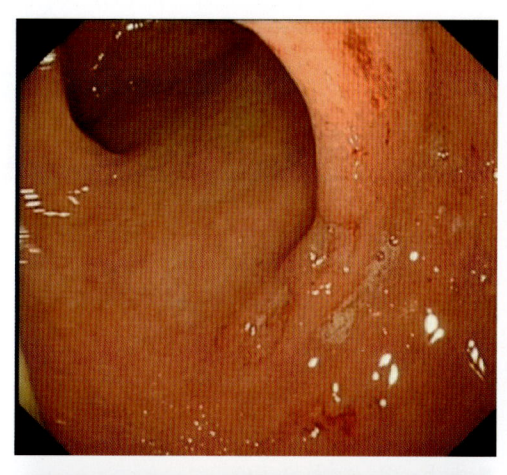
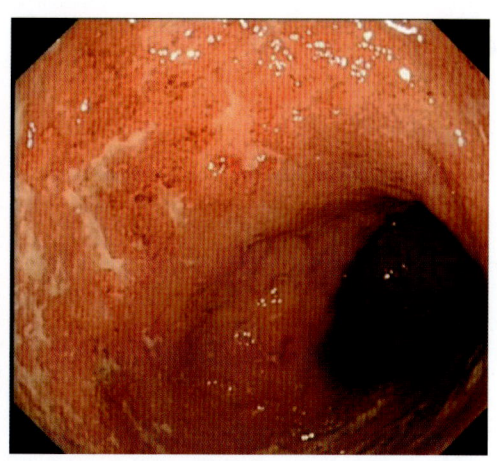

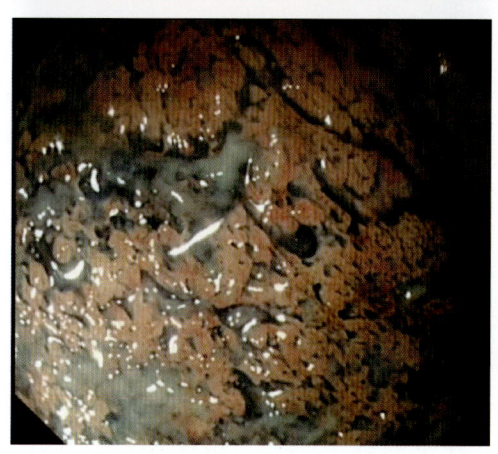

■ 图 5-27　活动期 UC（初发型，左半结肠型，活动期，中度）
结肠镜见直肠至乙状结肠中段黏膜弥漫性糜烂及溃疡，表面较多黏液附着，有接触性出血，靛胭脂染色及放大见珊瑚样改变

第三节　超 声 内 镜

一、概述

内镜超声（endoscopic ultrasonography，EUS）是经内镜（胃镜、结肠镜、腹腔镜、支气管镜等）导入超声探头、或将超声发射装置固定于内镜前端（超声内镜，echoendoscope），在内镜直视下对消化道管壁或邻近脏器进行断层扫描的一种检查及

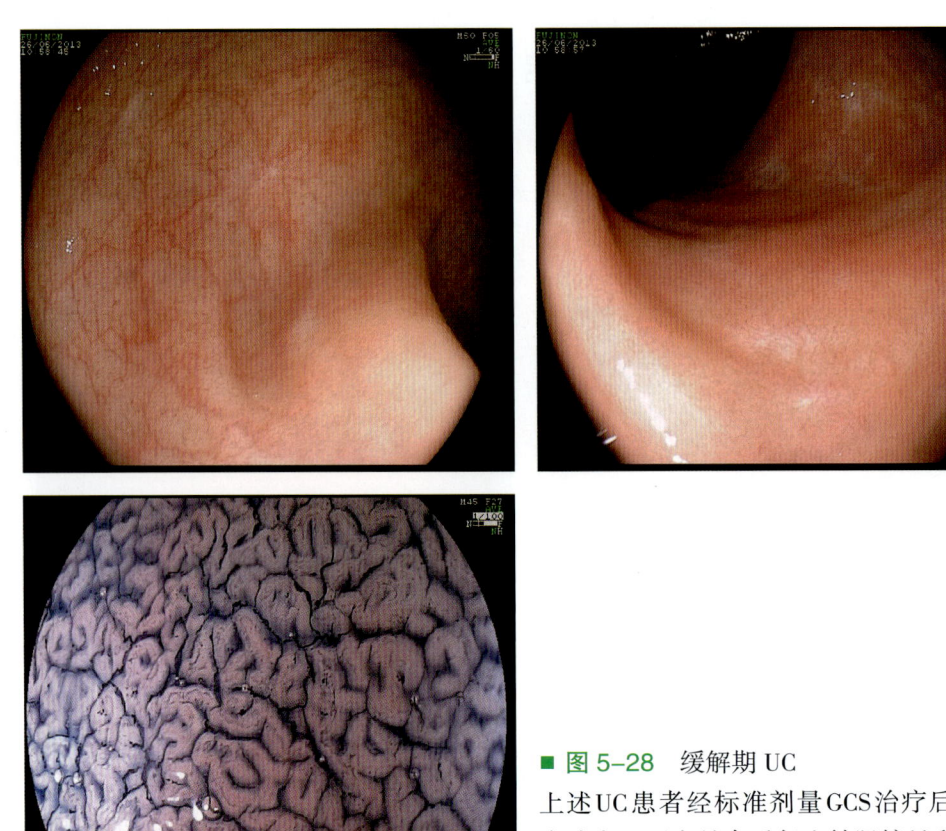

■ 图 5-28　缓解期 UC

上述 UC 患者经标准剂量 GCS 治疗后症状完全消失，两个月余后复查结肠镜见黏膜溃疡愈合，靛胭脂染色及放大见原病变黏膜 pit 基本正常

治疗方式。超声内镜具备内镜和超声双重功能，既可通过内镜直接观察黏膜表面的病变形态，通过活检孔对靶组织进行活检及细胞学检查，又可进行超声扫描，获得消化道管壁黏膜以下各层次及周围邻近脏器的超声图像。由于有效避免了腹壁脂肪、肠腔空气的干扰，对判断消化道管壁厚度、层间分界、病变的受累深度、起源层次、有无邻近脏器的侵犯以及周围有无肿大淋巴结等准确率较高，也使我们对消化系统肿瘤进行正确的术前分期成为可能，为制订治疗方案、评估预后和治疗效果等提供了方便。此外，依靠高分辨率的超声探头，EUS 检查时可以得到类似低倍镜下病理的超声图像，能够对普通内镜下有相似黏膜改变的疾病进行鉴别诊断。针对消化道管壁黏膜下肿瘤的诊断方面，EUS 可清楚显示其存在部位、大小、起源、深度及性质，对黏膜下肿瘤具有独特的诊断和鉴别诊断价值；外压性隆起性病变可观察到完整的消化道管壁 5 层回声结构。此外，对胰腺、胆总管末端和胆囊病变的扫描图像比体外超声检查更为清晰。

20 世纪 90 年代初凸面线阵型超声内镜的诞生，使 EUS 引导下细针穿刺细胞学检查（EUS guided fine-needle aspiration，EUS-FNA），能够获得目标黏膜层外目标组织的细胞学及组织学病理学标本，对疾病具有确诊价值。之后超声内镜引导下的各种穿刺治疗也应运而生，实现了使 EUS 从诊断性技术向治疗性技术的突破，EUS 进入了微创治疗疾病的介入技术时代，极大地扩大了超声内镜的应用范围。

目前内镜检查成为 UC 常规检查手段，但常规内镜仅可对病变消化道的黏膜进行检查。EUS 在 IBD 的诊断及鉴别诊断中，能够清晰显示胃肠道层次结构改变、各层次厚度、层间分界情况、病变深度等，是"简化的活病理"，可探查肠道及肛周组织，发现肠道周围肿大淋巴结，其彩色多普勒功能可用来探查病灶及周围血供情况。本节简要介绍 EUS 在 IBD 中的应用。

（一）超声内镜的基本原理

超声探头将一定频率的电脉冲信号转换成声波脉冲向体内发射，声波在人体内传播，遇到各种组织时产生反射、散射、绕射等物理现象，其中反射、散射回来的声波又被探头接收并转换成电信号，经前级放大，信号处理后由显示器显示图形，即可获得超声仪上组织器官的图像。

超声波在人体内的传递与组织密度有关。不同物质对超声波的吸收也不同。空气和骨组织对超声波的吸收系数（12 ~ 13 dB/cm）很大，而水的吸收系数（0.002 dB/cm）则很小。超声波在空气中传递不良并被吸收，不能得到超声反射图像，超声内镜浸于水或其他介质中才能获得清晰的图像，所以在含气的器官中必须充以水或其他介质。在超声探头周围套以橡胶水囊，充以无气水后，贴紧黏膜层也可避免气体的干扰，而获得清晰的图像。另外将超声探头直接接触消化管管壁进行扫描，亦能避免气体干扰，但这种方式往往只能显示如胆胰等消化道邻近器官 / 组织的影像，消化管管壁本身的层次结构则由于距离超声探头太近，不易对焦而显示不清。

超声图像的清晰度与频率密切相关，频率的高低与分辨率成正比。据报道，20 MHz 的探头可分辨相距仅 0.2 mm 的两个点。但超声频率越高，穿透力越差，探查深度越浅。5 MHz、7.5 MHz、12 MHz 及 25 MHz 频率的探头探查深度分别约为 15 cm、10 cm、5 cm 及 1 cm。20 MHz 的超声波不能穿透和显示增厚的胃肠道管壁。超声内镜放入消化管管腔后既缩短了超声探头与靶器官间的距离，又降低了对超声穿透深度的要求，因而可以使用比一般体外超声更高的频率，获得更高分辨率的图像。

（二）仪器的类型及性能

根据超声扫描方向与超声内镜长轴的相互关系，超声内镜大体可分为两类，即横轴超声内镜和纵轴超声内镜。

1. 横轴超声内镜

横轴超声内镜扫描探头为旋转环形，扫描面积与内镜长轴垂直。它是利用直流电机驱动旋转位于内镜顶端的超声换能器或声学反射镜，从而获得与内镜长轴相垂直的 360° 超声扫描图像。其扫描范围较广，应用辐射式扫描，显示环周图像，更容易学习和理解超声内镜下的解剖结构，同时可以迅速地对肠道大片区域进行扫描。但目前大多数横轴扫描器械及设备尚不能在穿刺时完整显示穿刺针，穿刺取材及治疗操作时安全性较差，因而一般只用于诊断。

2. 纵轴超声内镜

纵轴超声内镜扫描探头为线阵扫描型，扫描方向与内镜长轴相平行。它是利用一组沿内镜长轴方向排列的换能器、电子触发进行线型扫描。其扫描的范围有限（90°~120°，某些型号可达 180°），因扫描面积呈扇形，也称为扇形扫描超声内镜（扇扫），需依靠检查者转动内镜方向连续显示病变。从总体观察及解剖定位、图像理解难易程度来看，纵轴扫描不及横轴扫描，需连续扫查、缓慢转动方可完整成像。在进行穿刺时，扫描方向与穿刺道平行，可以清楚地显示针道，便于监视及追踪穿刺针。此外，与多普勒信号相结合，可显示血管及血流信号，适用于超声内镜下介入及治疗技术。

另一种形式的腔内超声检查为微型超声探头（mini-probe endoscopic ultrasonography，m-EUS）检查。可以通过常规内镜活检管道送入消化道腔内，于直视下对病变进行探查。灵活进退探头以捕捉病变部位，在内镜确认病变部位的同时即可进行超声探查，灵活方便，而且微型超声探头容易通过内镜不能通过的病变狭窄部位，对狭窄性病变、恶性病灶的浸润深度和壁外病变的诊断很有帮助。目前已有的产品外径为 1.7~3.2 mm，扫描类型有旋转型及线阵型，频率范围为 7.5~30 MHz。高频微型探头以很高的分辨率观察肠壁结构，对较小病变或平坦性病变，例如早期癌或其他表浅型壁内病变的诊断性评估有价值，同时可提示这类病变是否能行内镜治疗，因而临床更加广泛地应用于消化道黏膜和黏膜下病变的检查。

DPR（同步双切面扫描功能）兼容的 UM-DP12-25R 及 UM-DP20-25R 超声探头连接 MAJ-935 驱动器，能同时显示环形及线形互相对应的影像，并重建三维超声影像，提供高分辨率影像的病变球面观，令超声图像更容易理解及更准确地评估病变的起源和侵害范围。然而，m-EUS 也存在着频率高、穿透浅、对大的肿瘤及肠壁外病变评估困难、极易损坏、成本高等问题。

针对 IBD 来讲，消化道内镜超声检查常用的仪器有超声结肠镜及微型超声探头。超声结肠镜检查方式及手段经不断改进，性能及灵活性已接近普通结肠镜，对结肠疾病的诊断能力已达到上消化道 EUS 的水平。旋转式扇形扫描超声内镜因其操作简单、旋转扫描能清晰显示消化管壁层次，以及高低不同的可切换频率、适合不同性质及大小的病变，而且针对直肠及肛周疾病可进行 EUS 引导的穿刺活检也成为目前临床应用较为广泛的选择。

（三）超声内镜的操作方法

1. 操作前准备

检查前 15 ~ 30 分钟可肌内注射丁溴东莨菪碱（20 mg）或山莨菪碱（654-2，10 ~ 20 mg）等解痉剂，以避免肠蠕动造成的干扰。另可予镇静药（地西泮 5 ~ 10 mg 或咪达唑仑 3 ~ 5 mg）静脉注射。对于比较紧张的患者给予快速短效麻醉剂异丙酚，以 2.5 mg/kg 于 20 ~ 50 秒静注，患者意识消失后开始检查。后者一般要求在麻醉专科医师的配合下，患者行心电监护并建立静脉通路，需要时患者可给予面罩吸氧。其他术前肠道准备及注意事项同普通胃肠镜检查。

2. 扫描方式

（1）直接接触扫描法：内镜顶端的超声探头直接接触管壁黏膜进行扫描。直接法观察时，管壁本身的层次和结构则由于距离超声探头太近、焦点不合而显示不清。通常仅适用于不宜注水的位置，如食管近入口处，因注水时容易引起误吸，临床上多采用直接接触扫描法进行扫描。

（2）水囊法：于内镜顶端超声探头周围固定一个橡皮囊，通过内镜的固定管道孔注入脱气水 3 ~ 5 mL，使水囊紧贴肠壁黏膜扫描。

（3）水浸法：亦称脱气水充盈法，通过内镜的固定管道向肠腔内注入脱气水 200 ~ 300 ml，超声探头完全浸入水中后再扫描。水囊法及充盈法更能清晰地观察到肠壁各层结构和周围脏器的影像，更普遍应用于临床。

3. 检查技术

内镜插入方法，与普通胃镜及结肠镜相同。超声肠镜扫查病变时，应注入脱气水、抽尽空气，和（或）将橡皮水囊内充入一定量脱气水，探头插入足够深度后，实施超声扫描。为获得最佳的 EUS 图像，必须将病灶完全浸入脱气水中，此时可根据病灶的位置调整患者的体位。另外，尽可能把换能器保持与病灶平行，使结肠各层得到良好的聚焦。水囊有助于换能器与肠壁保持适当距离，能与肠壁保持垂直而得到最清晰的影像。

检查时，应注意观察肠壁各层结构的回声层，全层厚度、各层增厚或破坏情况、边界连续性及清晰与否、病灶的边缘等均为观察内容。如肠腔狭窄，水囊起不到把换能器与病灶适当隔开的作用，病灶在焦点范围以内，此时所得影像往往不清晰。此外，勿将结肠半月瓣当做病变，应反复重复轻度进镜及退镜动作，仔细观察。

对正常肠腔周围结构的识别有助于确定方位：于直肠部可见前列腺、精囊、膀胱、子宫；结肠脾曲部可见脾脏、左肾及胃底体部；横结肠上方可见胃，后方可见胰；结肠肝曲部可见肝脏、胆囊；升结肠后方可见右肾。男性的前列腺及精囊和女性的阴道及膀胱为较易识别的界线及结构。一般将前列腺或阴道在屏幕上定在 6 点钟位置，依此来迅速确定病变的方位。对可疑部位可重复检查。检查完毕应将水囊抽空后再退出。

（四）正常大肠壁的声像图

正常结肠壁断层结构与食管、胃壁大体相同。超声检查图像有高－低－高－低－高5个回声环（图5-29）。为更清晰地显示肠壁结构，多数机构采用超声微探头对结直肠管壁进行扫查，采用横轴或纵轴超声对结直肠周围器官进行扫查。从腔内向腔外的超声扫查，管壁可见以下5层。

第1层高回声环，为黏膜界面及浅表的黏膜。

第2层低回声环，相当于黏膜层（mucosa，M）。

第3层高回声环，相当于黏膜下层（submucosa，SM）。

第4层低回声环，相当于固有肌层（muscularis propria，MP）。频率较高的超声微探头有时可在固有肌层，扫查图像中显示出另一条较薄的高回声带而将其分为两部分，它们分别与内环肌、外纵肌及两者之间的结缔组织相对应。此时可显示肠壁为7层结构。

第5层强回声环，相当于浆膜下层（subserosa，SS）、浆膜层（serosa，S）及界面回声。

在管壁各层中以第3层高回声带即黏膜下层（SM）在超声图像上最清晰，最易于识别，将此层称为中央回声层，作为管壁层次的定位标志。在回盲瓣的黏膜下层超声内镜图像呈肥厚状。结肠第5层的厚度随着浆膜下脂肪的多少而变化。正常结肠壁厚2～3 mm，而直肠因固有肌层较发达，故第4层可能较厚，使直肠肠壁总厚度超过3 mm，可达4 mm。直肠向下至肛门区，肌层形态发生变化，呈单层低回声，

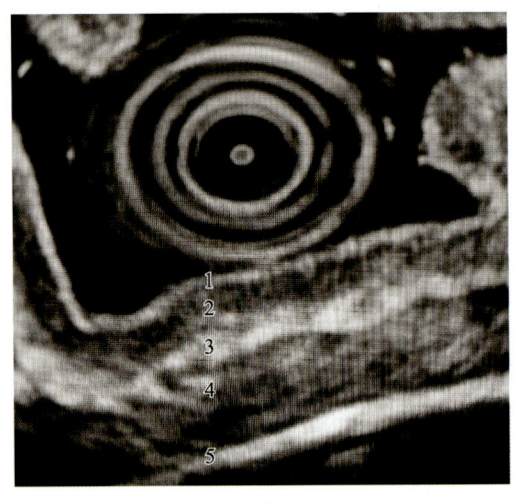
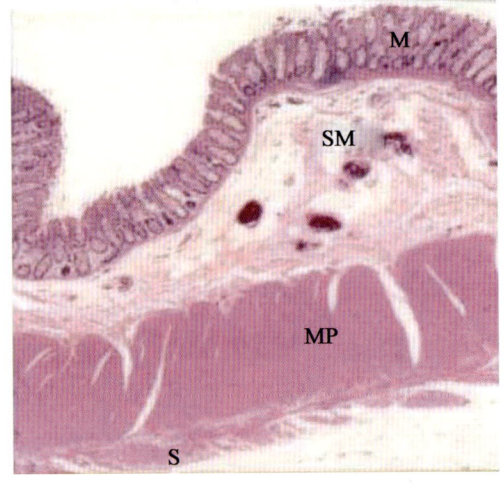

■ 图5-29 正常大肠壁EUS及组织学图像

从腔内侧始，第1、2层为界面与黏膜层（M），第3层为黏膜下层（SM），第4层为固有肌层（MP），第5层为浆膜下层（SS）及浆膜层（S）

至内括约肌处，因环形肌发达使此层变宽而骤然中止。值得重视的是，管壁厚薄与层次易受探头压力影响，查扫务必轻巧、灵活，否则容易使图像出现伪像，影响判断。

小肠腔内超声的正常图像与常规胃肠壁影像略有不同。除上述 5 层结构外，小肠壁肠腔面另可见一弱高回声略呈稀疏状的小肠绒毛结构回声层，高度约 0.5 mm，为小肠绒毛层（villus layer），故小肠壁共分为 6 层结构，其全层厚度为 1.5~2 mm。空肠的肠壁全层厚度为 1.7~1.8 mm，绒毛层厚度为 0.5~0.6 mm；而回肠壁全层厚度则为 2.1~2.2 mm，绒毛层为 0.2~0.3 mm。

二、UC 超声内镜诊断和鉴别诊断

UC 是一种病因不明的主要累及直肠和结肠的非特异性炎性疾病，病情轻重不一，多有活动期与缓解期而呈反复发作的慢性病程。病变早期以连续性的结肠黏膜浅表炎症为主，表现为黏膜充血、水肿、糜烂和脓性分泌，进而形成溃疡。

根据我国《炎症性肠病诊断与治疗的共识意见》（2018 年，北京）将 UC 肠镜表现分为轻、中、重度。轻度炎症的内镜特征为红斑、黏膜充血和血管纹理消失；中度炎症的内镜特征为血管形态消失，出血黏附在黏膜表面、糜烂，常伴有粗糙呈颗粒状的外观及黏膜脆性增加（接触性出血）；重度炎症内镜下则表现为黏膜自发性出血及溃疡。

对于溃疡性结肠炎 EUS 图像的理解应建立在疾病病理变化的基础上。活动期 UC 活检标本的病理形态特征包括：隐窝变形、隐窝萎缩、密度减少，黏膜表面不规则或绒毛状、隐窝炎、隐窝脓肿等，基底浆细胞增多、黏膜固有层全层内弥漫性、重度炎症细胞浸润。其中炎症细胞主要位于黏膜层，以浅层为主，有时可浸润浅表黏膜下层，黏膜及黏膜下层炎症细胞浸润成比例，炎症细胞浸润以黏膜层为主，黏膜下层浸润密度低于黏膜层，该病理特点决定了在超声内镜观察中可能出现的黏膜层增厚，而且其增厚程度超过黏膜下层。另外，长期活动或静止期 UC 可出现黏膜肌层弥漫性增厚，双层黏膜肌结构虽然并不常见，却是 UC 的特征性改变。

随着病变的进展肠管逐渐出现纤维化，结肠袋囊变浅、变钝或消失、呈铅管状。慢性期形成黏膜桥及炎症性息肉，息肉数目较多，称为"丝状息肉病"。一般这种息肉病呈半圆形或椭圆形隆起，有的呈长棒状、灯丝样或短蛔虫样，直径一般在 1 cm 以内。少数患者有结肠癌变。钡灌肠、肠镜及活检等诊断方法，只能观察 UC 累及结肠黏膜表面的变化，而不能细致评价由于炎症、水肿、萎缩或纤维化而导致的肠壁结构变化。内镜超声能清晰地显示消化道管壁的内部结构，其影像学表现在解剖学及病理组织学方面有很高的一致性。

1. UC 的声像特征

（1）病变区域管壁增厚：0 级及 I 级的轻症病变与正常结肠壁所见相同，肠壁

无增厚，其层次及边界均清晰无异常；Ⅱ级以上的中、重度病变管壁各层次有不同程度的增厚，并随着炎症活动度的增高有增厚的趋势。增厚的肠壁厚度大致均匀，表现为连续性、对称性的改变（图 5-30），以黏膜层增厚为主。经药物治疗后达缓解期的肠壁可恢复正常管壁结构，有时或表现为单纯的第 3 层管壁的增厚，而第 1、2 层结构恢复正常。

UC 在 EUS 上呈现的连续、对称、均匀的肠壁增厚特点，明显有别于 CD、肿瘤等所引起的肠壁改变，是一个非常有价值的鉴别诊断征象。以往国外的各项研究表明，正常的直肠壁厚接近 3 mm，一致认同活动期 UC 管壁增厚。有文献将肠壁总厚度评判标准定为：正常 < 3.2 mm；缓解期在 3.2 ~ 5.4 mm；活动期 > 5.5 mm，可获得 100% 的特异性及 61.5% 的敏感性。

（2）管壁层次结构大多清晰可辨，其中黏膜下层及固有肌层始终存在。黏膜表层的炎性渗出物表现为厚薄不均的高回声层，溃疡病变区则黏膜层部分缺损，代之为炎性渗出物的高回声层直接附于黏膜下层上，其回声强度低于黏膜下层回声（图 5-31）。部分出现黏膜表层的异常变化，表现为 3 层、4 层管壁声像图：第 1 及第 2 层消失，

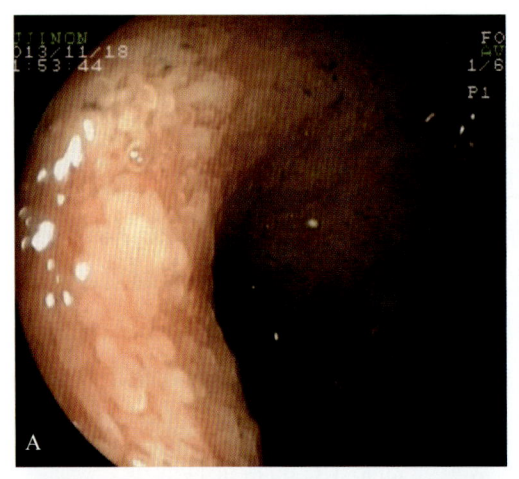
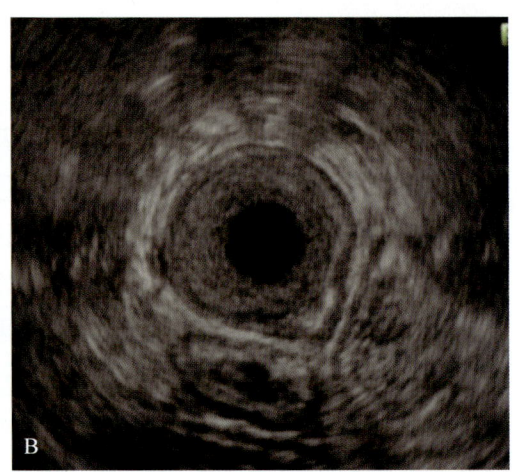
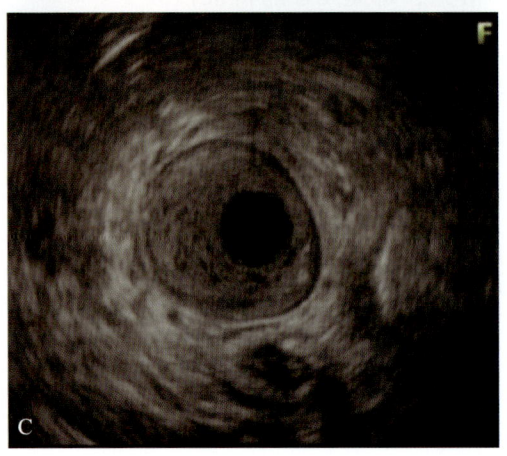

■ 图 5-30　肠道浅表性溃疡性病变

临床诊断为 UC，结肠镜检查见肠道溃疡（A），超声肠镜见管壁层次清楚，黏膜层及黏膜下层明显增厚，尤以黏膜层增厚为主（B，C）

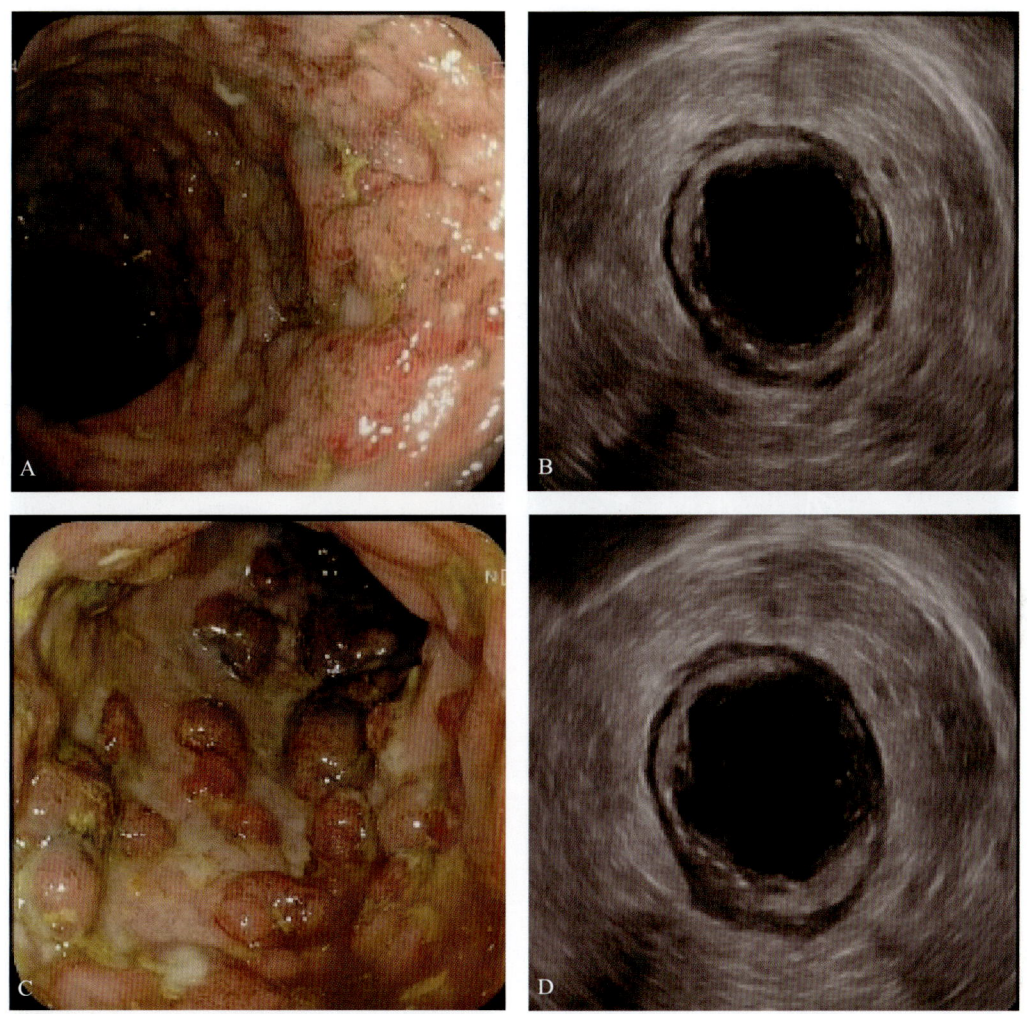

■ 图 5-31 肠道溃疡性病变

临床诊断为UC，结肠镜检查见肠道溃疡（A、C）；EUS见管壁层次清楚，黏膜及黏膜下层增厚，溃疡处见黏膜缺失（B、D）

管壁呈现 3 层结构或这 2 层融合成边界不规则的稍低回声层，使管壁显示为 4 层结构。第 5 层回声度明显增强，提示存在纤维化及管壁旁脂肪组织沉积。

（3）UC 的黏膜下层内可见直径 > 2 mm 的脉管样低回声结构（图 5-32A ～ C），其形态不一，有类圆形、梭形及不规则形。

UC 可于黏膜下层内见直径 > 2 mm 的脉管样结构。多普勒超声可探测到这些脉管样结构内存在动脉或静脉血流信号。这种声像改变并不为 UC 所特有。Gast 等报道更多见于 CD，不同之处在于 UC 黏膜下层扩张脉管可随炎症消退而消失，CD 则不会消失。

较多病例可发现管壁旁结节样低回声影，直径均不超过 10 mm，边界清晰，部分内部有脐样征，提示为炎性肿大淋巴结，其于不同炎症程度组中分布无差别。探及 2 个以上淋巴结时诊断为 UC 的可能性大；且管壁外肿大淋巴结可持续存在，即便是处于缓解期。

（4）炎性息肉表现为肠壁黏膜层起源的各种形态的局限性隆起，突入肠腔内，内部多呈均匀的稍强回声，多无蒂，轮廓清晰整齐，黏膜下层以下结构正常（图 5-32D）。

（5）重度炎症时肠壁旁可见 1 个至数个炎性肿大的淋巴结（图 5-32B），表现为

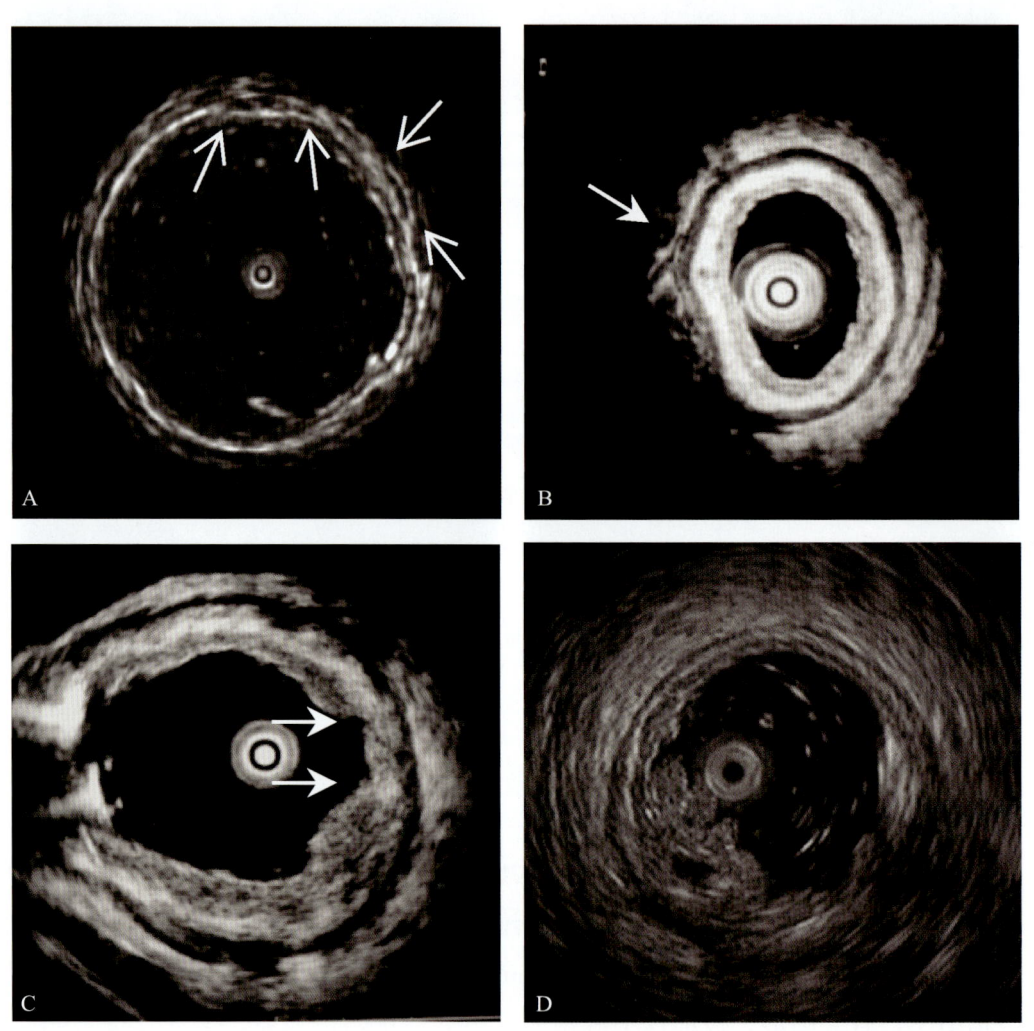

■ 图 5-32　UC 超声内镜表现特点
临床诊断为 UC。A. UC 受累肠壁未见明显增厚，SM 层内梭形脉管样结构（箭头）。B. UC 受累乙状结肠管壁全层弥漫性、均匀增厚，各层结构清晰可辨；M 及 S 回声增强；肠壁旁小淋巴结，内有脐征（箭头）。C. 管壁增厚；局部 M 及 MP 层缺损（箭头），呈 3 层管壁结构。D. M 层部分缺损，MP 层增厚；M–SM 边界不清；稍强回声息肉突入管腔；可见桥形黏膜（箭头）

边界清晰的圆形或椭圆形低回声小结节，直径常小于 1 cm，部分内部有脐样征，可观察到淋巴结门结构。随着病情好转，淋巴结缩小。

内镜超声所见与很多消化道疾病在解剖学及病理组织学方面有很高的一致性。S Shimizu 将 UC 的超声表现分为 5 型（表 5-3）。

表 5-3　UC 的超声分型

分型	普通内镜表现	病理表现	超声内镜表现
Ⅰ	黏膜光滑未见明显异常，或仅见小血管瘤	无糜烂，腺体轻度减少，炎症细胞轻度浸润，固有肌层正常，黏膜肌层轻度增厚	肠壁蠕动正常，无明显增厚，管壁层次结构未见明显异常
Ⅱ	散在小血管瘤及糜烂，黏膜质地较脆	糜烂，腺体数量较少，炎症细胞浸润严重导致固有肌层明显增厚，黏膜肌层也可有不同程度增厚	第 1 层回声增强，第 2 层增厚，管壁蠕动正常
Ⅲ	同上	糜烂，腺体减少，炎症细胞浸润，固有肌层及黏膜肌层增厚	第 2、3 层轻度增厚，肠壁蠕动轻度受限，第 1 层回声增强，第 2 层不均匀增厚
Ⅳ	广泛糜烂，黏膜质脆	上皮扁平，严重糜烂，腺体明显减少，固有肌层中至重度增厚，炎症细胞浸润明显，黏膜肌层增厚	第 1 层回声增强，第 2 层不均匀增厚，第 3 层中度增厚，回声减弱，肠壁活动轻度受限
Ⅴ	严重广泛黏膜糜烂，炎性息肉可见	上皮细胞明显扁平或消失，腺体严重缺如，黏膜肌层增厚明显，炎症细胞重度浸润及水肿导致固有肌层明显增厚	第 2 层消失，第 3 层明显增厚，回声减弱，第 4 层增厚，肠壁活动中至重度受限

有研究对 31 例活动期 UC 行内镜超声检查，分析肠壁、肠旁淋巴结等影像学特征及其与病变活动程度的关系，结果显示：①病变区域管壁增厚，平均管壁总厚度为（6.62 ± 0.58）mm。管壁各层次增厚率分别为 M77.4%、SM93.5%、MP64.5%、S71.0%，其中 81.8%MP 层增厚见于 BaronⅣ级，明显高于Ⅱ级（0%）及Ⅲ级（33.3%）组（$P < 0.05$）。②管壁层次结构大多清晰可辨。77.4% 出现 M 层异常变化，其中 22.6% 显示 3 层、54.8% 为 4 层管壁声像图，前者均见于 Baron Ⅳ级，后者 72.7% 分布于Ⅳ级组，明显高于Ⅱ、Ⅲ级组（$P < 0.05$），提示病变炎症程度较重。管壁各层次间边界亦多可分辨，而模糊的边界多见于Ⅳ级病例，这些参数的变化可能与黏膜的炎症程度有关。③6.5%UC 的黏膜下层内可见直径 > 2 mm 的脉管样低回声结构，54.8% 发现息肉。④于 58.1% 肠壁旁发现炎性肿大的淋巴结，其分布与 Baron 分级无关；未见脓肿或窦道等病灶。

Tsuga 等根据超声内镜下肠壁层次边界的清晰与否制订了一套 UC 的分级方案，

对病例肠壁厚度进行测量后得出：分级越高，炎症越重，肠壁越厚，并与 Matts 分级进行比较后得到了较高的一致性（表 5-4，图 5-33）。Tsuga 分型的意义在于：分型程度较高的患者容易复发、病程迁延不愈、对药物治疗反应较差，可能需要早期应用生物制剂，并可能需要手术干预。

表 5-4　Tsuga 的 UC 分型

分级	肠壁是否增厚	黏膜层 – 黏膜下层边界	黏膜下层 – 固有肌层边界
I	否	光滑	光滑
II	是	光滑	光滑
III a	是	不规则	光滑
III b	是	不规则	不规则
IV a	是	消失	光滑
IV b	是	消失	不规则

2. 超声内镜的临床价值

普通结肠镜只能观察 UC 累及结肠黏膜表面水平方向的广度范围，EUS 尚可显示病变侵袭肠壁垂直方向的深度范围。EUS 对 UC 在水平方向和垂直方向侵袭肠壁程度的判断，与 Baron 判断 UC 临床严重程度的分类能够完全对应。

通常认为，UC 炎症病变多局限于黏膜和黏膜下层，表现为固有膜全层弥漫而严重的炎症细胞浸润、严重而广泛的黏膜结构异常、隐窝及隐窝内脓肿形成；进一步可见毛细血管扩张、充血及血管壁肿胀；仅 1/3 的外科切除标本和中毒性巨结肠可累及肠壁深层。

有研究资料显示，肠壁除 77.4% 的 M 及 93.5% 的 SM 层增厚外，有 64.5% MP 及 71.0%S 层增厚，而 81.8% 的 MP 层及 77.3% 的 S 层增厚见于 IV 级病例中，尤其是 MP 层的增厚明显高于 II、III 级病例，该声像特点强烈提示炎症是否波及管壁深层，反映炎症严重程度。

Yoshizawa 等报道对 13 例耐药的 UC 实施手术治疗，术前 EUS 发现 8 例（62%）有 MP 层增厚，提示炎症波及 MP 层；明显高于未手术组（22%，5/23 例）（$P < 0.05$）。EUS 示手术组与非手术组病例的总管壁厚度均值分别为：6.0 mm 及 5.5 mm。对照术后病理学检查，表明 EUS 诊断 UC 肠壁的炎症波及深度与组织病理学所见符合率高达 91%；假定以炎症侵及 MP 层为手术指征，敏感性为 63%，特异性达 74%。因此，EUS 是一种有效的判断病情及预测 UC 预后的诊断工具，有助于临床选择治疗方案，特别是对于需要外科手术的病例。另外，可评价药物治疗效果、监测癌变的发生及有助于与 CD 的鉴别诊断。

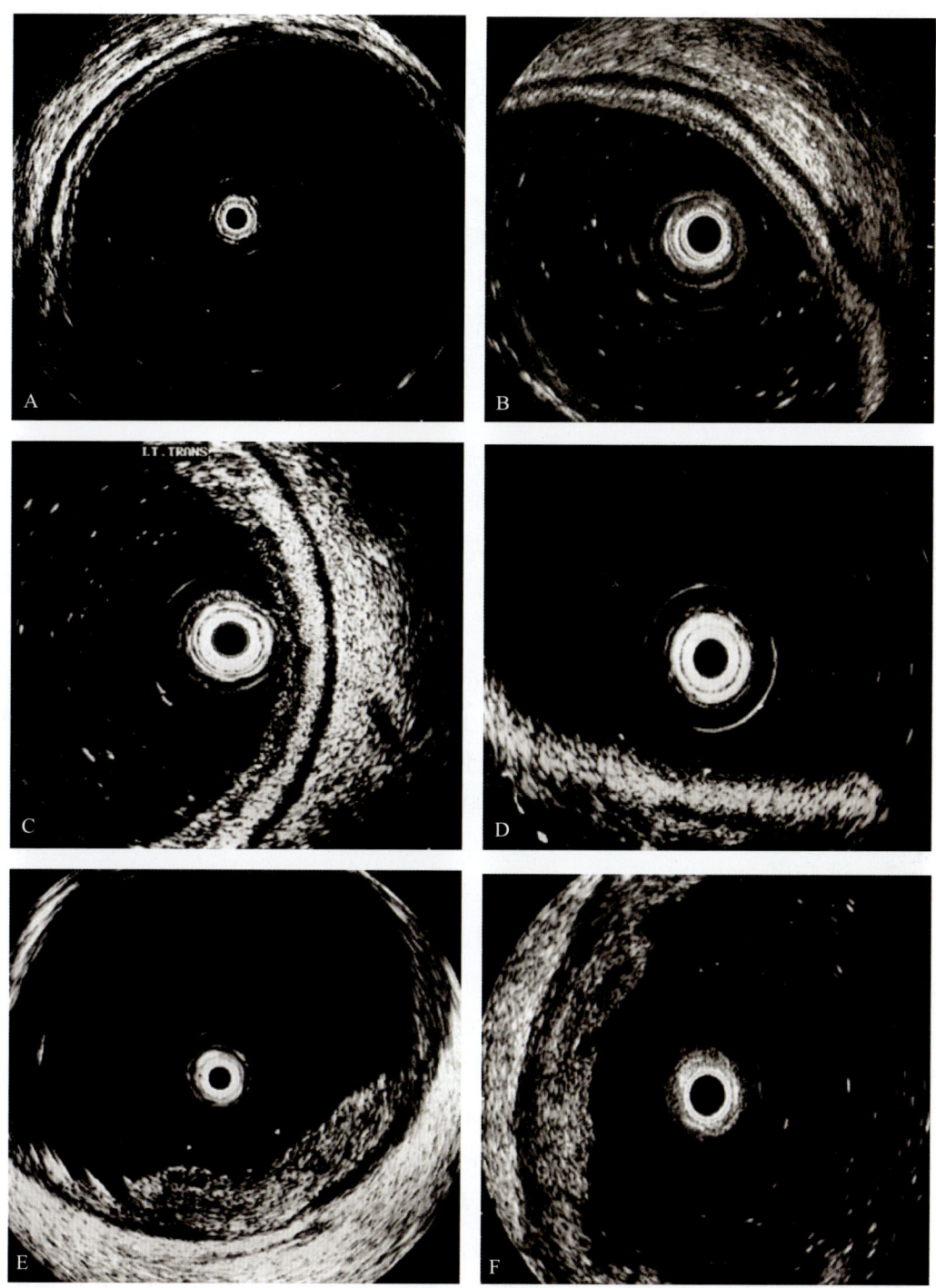

■ **图 5-33**　溃疡性结肠炎的 Tsuga 分型

A. I型肠壁，M–SM 及 SM–MP 边界光滑清晰，肠壁厚度正常；B. II型肠壁，M–SM 及 SM–MP 边界光滑清晰，肠壁厚度增厚；C. IIIa型肠壁，M–SM 边界不规则，SM–MP 边界光滑，肠壁增厚；D. IIIb型肠壁，M–SM 及 SM–MP 边界不规则，肠壁厚度增厚；E. IVa型肠壁，M–SM 边界模糊，SM–MP 边界光滑，肠壁增厚；F. IVb型肠壁，M–SM 边界模糊，SM–MP 边界不规则，肠壁增厚

第四节 胶 囊 内 镜

虽然 UC 主要累及直肠和结肠，但 UC 也可波及回肠末端。在 UC 内镜表现不典型时，进一步行小肠或（和）上消化道检查是必要的。下列情况考虑行小肠检查：病变不累及直肠（未经药物治疗者）、倒灌性回肠炎（盲肠至回肠末端的连续性炎症），以及其他难以与 CD 鉴别的情况。如无狭窄梗阻等情况，小肠检查应首选胶囊内镜。

一、概述

UC 和 CD 均为累及肠道的炎症性疾病，UC 好发于直肠及邻近结肠，较少累及小肠，其诊断主要依赖于典型的临床症状、实验室检查、结肠镜所见及内镜下活检标本的组织病理检查结果来综合判断。CD 可累及包括上消化道及小肠在内的全消化道。但有时，UC 和 CD 较难鉴别，有数据显示，在 IBD 发病的第 1 年，有 10% ~ 15% 患者的诊断由 CD 变更为 UC。

因此，为明确 UC 诊断和鉴别诊断，小肠检查仍是必要的。小肠胶囊内镜（small bowel capsule endoscopy，SBCE）及小肠镜均为检查小肠有无病变的常用方式。胶囊内镜检查具有直观、无创、无痛、简便及安全等特点，可在患者无痛苦的情况下取得整个小肠黏膜的影像学资料，对小肠病变的诊断具有越来越重要的价值。

二、适应证

由于胶囊内镜有滞留体内等风险，因此，掌握胶囊内镜检查的适应证、避免盲目过度的检查对 UC 患者具有重要意义。

对疑诊的 UC 患者，如果结肠镜检查发现下列情况，建议检查小肠，了解小肠活动性炎症病灶存在与否、受累范围和程度，并提供鉴别诊断依据：①出现直肠赦免；②结直肠病变不典型，无法与 CD 等相鉴别；③出现倒灌性回肠炎，倒灌性回肠炎累及的肠段较长，结肠镜进镜 20 cm 仍无法观察到正常的肠黏膜，难以与 CD 等相鉴别；④有盲肠斑和阑尾开口炎症。对于分类未定的 IBD（IBDU）患者也可以考虑小肠胶囊内镜检查。

对已确诊的 UC，如果治疗后应答较差、病情反复发作及恶化，结肠镜检查未发现相应的异常，或无法解释病情时，也可行胶囊内镜检查小肠。

若小肠胶囊内镜检查阴性时，也不能完全排除 CD 的诊断，原因如下：部分 CD 可能小肠黏膜层病变较轻或者基本正常，小肠管壁及管壁外的病变则较重，此时小肠胶囊内镜检查可能阴性；部分 CD 患者在疾病早期小肠病变可能还没有完全表现出来；结肠型 CD 主要累及直肠和结肠，并不累及小肠。

小肠胶囊内镜检查阳性时，需进一步行 CTE 或 MRE 检查并综合分析。如果小肠胶囊内镜检查见小肠有节段性的病变，尤其是表现为纵行溃疡时，应考虑为 CD。

由于疾病的演变及小肠胶囊内镜检查的诊断效能有限，尚需结合临床表现、实验室检查、结肠镜、影像学检查、病理组织学检查、治疗效果及随访情况做出综合判断。

三、禁忌证

在行胶囊内镜前需进行肠道准备，因此，有肠道准备禁忌证的患者需慎重行胶囊内镜检查。同时，胶囊内镜仅依靠肠蠕动和自身重量在肠道内运动，本身不具备动力，因此，若影像学检查及患者的临床表现提示有明显的消化道狭窄，患者不宜行小肠胶囊内镜检查。

四、注意事项

（一）肠道准备

良好的肠道准备使得对小肠进行清晰的观察及减少病变漏诊有重要意义。小肠胶囊内镜检查前的肠道准备与结肠镜检查前的肠道准备有相似之处。饮食控制配合口服清肠剂是行之有效的清洁方法。

对于病情较重的病例，应注意评估清肠过程对病情的影响，适当把握清肠的程度，以免因过度强调清肠而加重病情。

（二）操作者的资质

因为小肠胶囊内镜的图像是在肠腔未充盈的状态下所摄取的，同时，不充分的肠道准备及黏液气泡等杂质均会影响图像的质量。因此，某些小的不典型的病变容易遗漏，而且 UC 的病变在小肠通常无明显特异性，漏诊率较高。因此，应由经验丰富的胶囊内镜医师查阅和审核胶囊内镜图像。操作医师需掌握正常的小肠图像并能识别肠道微小病变，避免遗漏有诊断价值的病灶。

（三）须严格把握适应证及禁忌证

在行胶囊内镜检查前，需准确把握适应证，在确认患者无明显禁忌证的前提下方可行胶囊内镜检查。有肠道准备障碍的 UC 患者均不宜行胶囊内镜检查。

若胶囊在食管和胃内潴留，可用胃镜配合内镜辅助设施（如圈套器）将胶囊内镜送入胃或十二指肠。

（四）病变特点

大多数 UC 并不累及小肠。部分 UC 累及小肠时，除前述的倒灌性回肠炎外，小肠的病变可表现为散在的黏膜充血、水肿、糜烂及浅表溃疡，无特征性。

（五）并发症

小肠胶囊内镜检查的主要并发症为胶囊滞留。消化道正常时，SBCE 引起胶囊滞留的报道较少，但 UC 可导致肠腔狭窄、肠道憩室或瘘管，这些病变可能导致胶囊滞留。若出现胶囊在肠道内嵌顿，提示嵌顿部位有狭窄，可首先观察，由于部分肠道仍有良好的扩张性，部分患者的胶囊可自行随大便排出。同时，促胃肠动力药物和泻药可辅助排出胶囊，可适当应用。胶囊在肠道内存留数周至数月并不会出现危险，必要时可以使用内镜扩张肠道并取出胶囊。若内镜无法取出胶囊，可考虑手术取出胶囊。

第五节　小　肠　镜

除胶囊内镜外，小肠镜也是检查 UC 患者小肠的常用手段。小肠镜弥补了胶囊内镜滞留、电池寿命有限、肠道内杂质干扰及不能实时取活检的缺点，具有直观、定点活检并可在内镜下治疗的优势。在掌握良好小肠镜检查适应证和禁忌证的前提下，由经验丰富的内镜医师行小肠镜检查对于明确 UC 的诊断及鉴别诊断具有重要意义。

一、适应证

并不是所有的 UC 患者均需要进行小肠镜检查，在行小肠镜检查前，需明确小肠镜检查的适应证。对疑诊的 UC 患者，应行小肠镜检查的结肠镜表现特点同胶囊内镜检查适应证。

对已确诊的 UC，如果治疗后应答较差、病情反复发作及恶化，结肠镜检查未发现相应的异常，或无法解释病情时，也应检查小肠。

如果同时需要对疑诊的 UC 小肠病变进行活检，以及对确诊的 UC 合并狭窄进行扩张治疗、止血治疗及取出滞留的胶囊时，则必须行小肠镜检查。

二、禁忌证

由于小肠镜检查较结肠镜检查具有更大的风险，因此更需严格掌握小肠镜检查的禁忌证，在检查前对其风险和获益做出全面慎重的评估。

妊娠期，合并急性腹膜炎、心肺功能异常（如急性和亚急性心肌梗死、心力衰竭、肺梗死等）、严重高血压病及精神病者均为小肠镜检查的禁忌。若肠道炎症较严重，如重症 UC 及合并中毒性巨结肠时，应禁止行小肠镜检查，因此时肠穿孔及肠出血的概率极高。如确有必要时，可在病情缓解后再行小肠镜检查。对于这类严重病例，如确实需要行小肠镜检查来了解肠道情况以明确诊断与指导治疗时，应由经验丰富的内镜医师慎重、轻柔地进行操作，并根据患者具体情况以适可而止为原则，不能过分强求大而全的检查。

三、注意事项

（一）肠道准备

良好的肠道准备使得对小肠进行清晰地观察及减少病变漏诊有重要意义。小肠镜前的肠道准备同结肠镜前的肠道准备。饮食控制配合口服清肠剂是行之有效的清洁方法。

对于病情较重的病例，应注意评估清肠过程对病情的影响，适当把握清肠的程度，以免因过度强调清肠而加重病情。

（二）操作者的资质

UC 患者的小肠镜检查应由有丰富内镜经验和 IBD 诊疗经验的高年资医师操作，最好能由固定的医师进行检查。这样做不仅能保证小肠镜检查的安全性，而且也能确保内镜诊断的准确性和一致性。

（三）操作要点

小肠镜检查常见的并发症为小肠黏膜损伤、出血、穿孔、急性胰腺炎等。为减少并发症的发生，在行小肠镜操作中，需掌握以下要点：①在保证可获得肠腔的良好视野的前提下，操作者应尽量减少向肠腔注气，防止小肠的过度拉长；②若找不到小肠腔，可通过改变受检者体位、旋镜、抖镜、钩托等方法反复寻找，也可通过 X 线来判断肠镜的位置及走向，若 X 线表现异常，需及时解袢，以免发生并发症；③遇到明显肠腔狭窄、肠段固定而插镜困难时，应慎重评估继续进镜的风险与效益，不能过分强调全面检查，以免增加肠穿孔的发生。

（四）检查范围

小肠镜分为经口小肠镜及经肛小肠镜，若要行全消化道全面、彻底、无盲区的检查，常需完善经口及经肛小肠镜。由于 UC 病变多累及大肠，因此，对于 UC 而言，不要求行全小肠检查。

可结合患者病情等临床情况，仅选择经肛或经口小肠镜检查。若 UC 患者无明显禁忌证及诱发穿孔的高危因素，且患者及其家属同意行全消化道检查，可以完善经口及经肛小肠镜检查，以亚甲蓝或墨汁黏膜下注射做标记，作为从另一侧进镜时的会合点。

在进镜过程中，内镜医师需根据患者的耐受情况及肠道炎症情况来决定是否需继续进镜，应注意避免因盲目进镜而造成肠穿孔。

（五）活检

在行小肠镜检查过程中，不能盲目地对小肠进行活检，以免增加出血的风险。

若观察到黏膜充血、水肿、糜烂及浅表溃疡，可对病灶进行多点活检以辅助诊断及鉴别诊断，但这些病变通常无特征性。若小肠黏膜轻触出血，则须慎重行活组织检查，因此时可诱发肠道黏膜大出血。

（六）检查后注意事项

检查结束后，须由专人看护，密切观察患者的生命体征，监护设备常规安置于头侧位，及时清除口腔咽喉部呕吐物及分泌物，避免消化液反流引起窒息。

（七）病变特点

UC 小肠镜检查可有倒灌性回肠末端炎症，偶尔可见小肠散在糜烂、溃疡灶，但通常无特征性。如果小肠镜检查时见小肠明显炎症，尤其是节段性纵行溃疡时，应高度怀疑病变为 CD。

（八）并发症

UC 患者行小肠镜检查的常见并发症分为两类，即与操作直接有关的并发症及与麻醉相关的并发症。前者常见的有：胃肠道黏膜损伤、出血、穿孔、感染、加重肠道炎症、咽喉损伤、急性胰腺炎、肠扭转等。后者常见的有：误吸、吸入性肺炎及由于麻醉时间过长所致呼吸抑制、支气管痉挛等。需及时发现并发症，积极处理以免造成严重后果。

第六节　胃　　镜

2019 年 ECCO-ESGAR 指南指出，无症状新诊断的 UC 病例并不推荐常规行上消化道内镜检查。但目前，若疑诊 UC 或已确诊的 UC 患者出现上消化道症状，则必须立即接受胃镜检查，发现病变时还应该活检。胃镜检查不仅能够明确 UC 诊断，而且可以排除其他疾病。

与 CD 相比，UC 较少累及上消化道，但并不罕见（图 5-34，图 5-35）。由于治疗 UC 的药物以及 UC 相关的精神心理异常也会损伤上消化道或出现消化道症状，因此，应注意区分上消化道病变是继发的还是 UC 的一部分。

UC 累及上消化道时的临床表现与消化性溃疡相似，但按消化性溃疡治疗通常疗效不理想，而按活动期 UC 治疗或按精神心理异常治疗常有效。UC 累及上消化道时的镜下表现为充血、水肿、糜烂及浅表溃疡，活检标本的病理检查常具有 UC 的特征性。

综上，包括联合染色、放大等观察方法的结肠镜、超声内镜、胶囊内镜、小肠镜、胃镜等全消化道内镜检查及活检病理检查，在 UC 的诊断、评估、治疗、随访过程中，起到了至关重要的作用，是临床医师进行诊断和鉴别诊断的必要手段。消

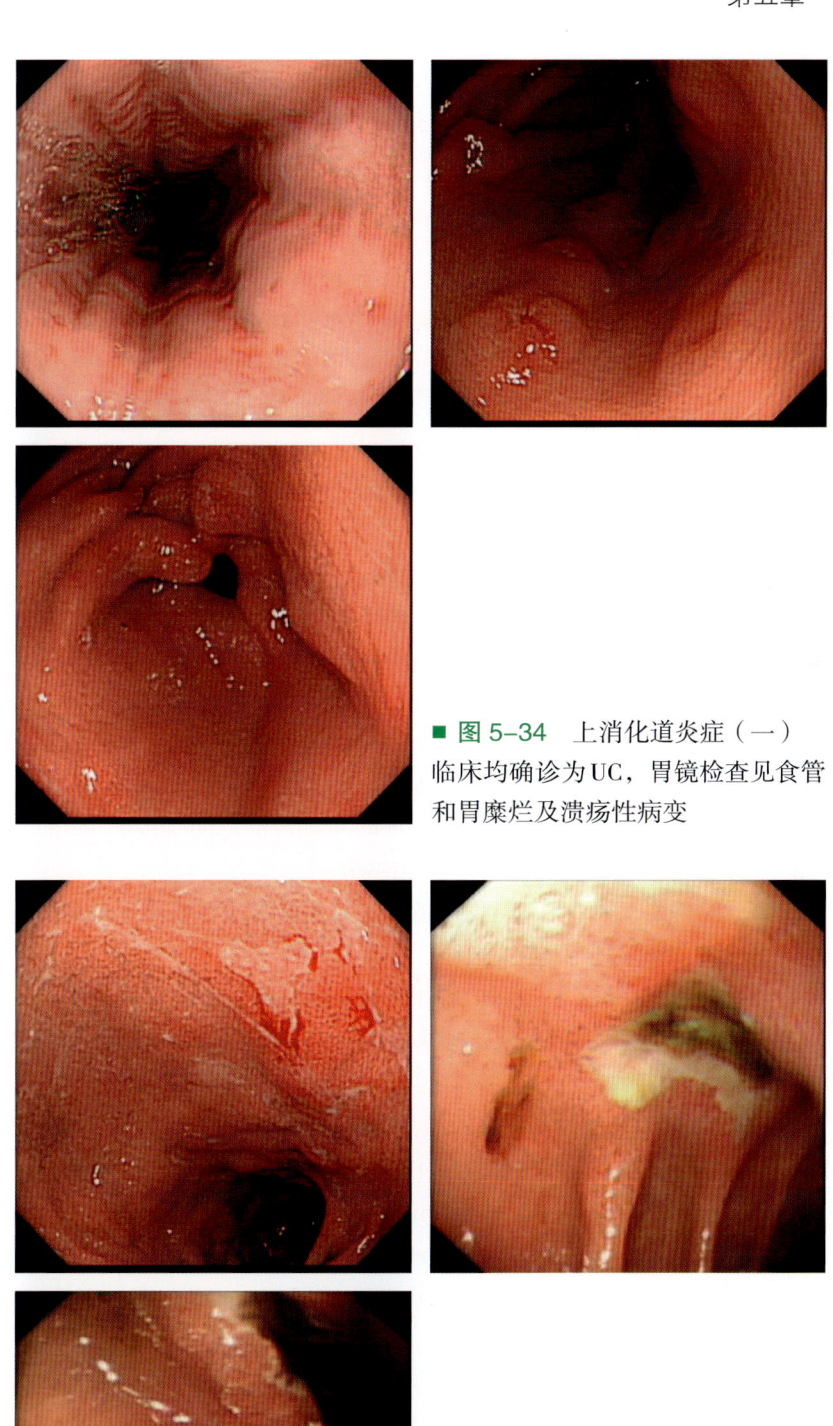

■ 图 5-34 上消化道炎症（一）

临床均确诊为 UC，胃镜检查见食管和胃糜烂及溃疡性病变

■ 图 5-35 上消化道炎症（二）

临床均确诊为 UC，胃镜检查见十二指肠球部及降部形态不规则糜烂和溃疡

化内镜在 UC 的临床实践中具有极其重要的价值。

（王承党　李惠　谭琰　刘超　邢慧　张永红）

主要参考文献

[1] Bernstein C N，Fried M，Krabshuis J H，et al. World gastroenterology organization practice guidelines for the diagnosis and management of IBD in 2010 [J]. Inflamm Bowel Dis，2010，16（1）：112–124.

[2] Turner D，Levine A，Escher J C，et al. Management of pediatric ulcerative colitis：joint ECCO and ESPGHAN evidence-based consensus guidelines [J]. J Pediatr Gastroenterol Nutr，2012，55（3）：340–361.

[3] Annese V，Daperno M，Rutter M D，et al. European evidence based consensus for endoscopy in inflammatory bowel disease [J]. J Crohns Colitis，2013，7（12）：982–1018.

[4] Magro F，Langner C，Driessen A，et al. European consensus on the histopathology of inflammatory bowel disease [J]. J Crohns Colitis，2013，7（10）：827–851.

[5] Feakins R M. Inflammatory bowel disease biopsies：updated British society of gastroenterology reporting guidelines [J]. J Clin Pathol，2013，66（12）：1005–1026.

[6] Neumann H，Fry L C，Neurath M F. Review article on current applications and future concepts of capsule endoscopy. Digestion，2013，87（2）：91–99.

[7] 杜奕奇，汪鹏，王邦茂，等 . 中国消化内镜诊疗相关肠道准备指南（草案）[J]. 胃肠病学，2014，19（6）：354–356.

[8] Laine L，Kaltenbach T，Barkun A，et al. SCENIC international consensus statement on surveillance and management of dysplasia in inflammatory bowel disease [J]. Gastroenterology，2015，148（3）：639–651.

[9] 吴东，李景南，钱家鸣 . 炎症性肠病患者结直肠癌前病变的内镜诊治——美国炎症性肠病不典型增生监测与管理国际专家共识解读 [J]. 中国实用内科杂志，2016，36（03）：195–198.

[10] Magro F，Gionchetti P，Eliakim R，et al. Third European evidence-based consensus on diagnosis and management of ulcerative colitis. part 1：definitions，diagnosis，extra-intestinal manifestations，pregnancy，cancer surveillance，surgery，and ileo-anal pouch disorders [J]. J Crohns Colitis，2017，11（6）：649–670.

[11] 吴开春，梁洁，冉志华，等 . 炎症性肠病诊断与治疗的共识意见（2018 年·北京）[J]. 中国实用内科杂志，2018，38（09）：796–813.

[12] Sturm A，Maaser C，Calabrese E，et al. ECCO-ESGAR guideline for diagnostic assessment in IBD part 2：IBD scores and general principles and technical aspects [J]. J Crohns Colitis，2019，13（3）：273–284.

[13] Maaser C，Sturm A，Vavricka S R，et al. ECCO-ESGAR guideline for diagnostic assessment in IBD part 1：initial diagnosis，monitoring of known IBD，detection of complications [J]. J Crohns Colitis，2019，13（2）：144–164.

第六章
影像学检查

第一节 概 述

对疑诊 UC 的患者，首选的检查方法是消化内镜。消化内镜通常只能观察消化道黏膜层病变，无法观察肠壁本身及肠壁外的病变，同时，部分患者因有消化内镜检查的禁忌证而不能行消化内镜检查。对于这些情况，必须借助影像学检查来完善评估。

影像学检查不仅可以对 UC 的病变部位、范围、严重程度以及肠壁和肠道外的病变进行准确评估，还可以指导治疗、监测疗效、评估肠道损伤程度。

一、超声

超声检查具有无辐射、经济、便捷、实时动态成像等优点，UC 的超声图像特点表现为肠壁增厚，以黏膜及黏膜下层为主，回声减低，可累及直肠及全结肠。病变肠管与正常肠管间可见渐进的过程。肠壁结构清晰时，各层可分辨；肠壁结构不清晰时，呈弥漫的低回声，较均匀，可累及全肠壁，一般不呈团块状。肠腔黏膜呈节段性回声增强、增厚，有的可见凹陷，浆膜层回声清晰完整。病变沿肠管走行弥漫性扩展，范围较广，肠管有僵硬感。增厚的肠壁血流增多。肠腔内狭窄、无明显的肠气回声，但肠腔一般不偏移，肠壁病变呈环形。病变肠管蠕动不明显，但肠内容经过较迅速，无明显存留。病变肠管与周围组织无明显粘连征象。

超声检查由于受肠气等各种因素的影响，对早期肠黏膜的变化不敏感，但对肠壁厚度方面的观察具有优势。受肠气及肠内粪块的影响，对部分肠管特别是横结肠的观察有一定的局限性。超声对降结肠、乙状结肠检查较敏感。因此，超声检查对左半结肠型 UC 具有一定的优势。超声检查在肠外病变方面的观察优于结肠镜，可以观察到肠系膜肿大的淋巴结、肠间积液以及肠管与周围组织的关系等。

超声检查时可根据患者的自身情况选择不同的探头频率。一般选择高频探头即可显示清晰肠管壁结构，并可显示肿大的肠间淋巴结。对于较肥胖的患者选择低频探头经腹壁扫查，肠管病变及肿大淋巴结均可清晰显示。

在治疗过程中，超声检查可以作为一种对疗效的评价手段，进行跟踪观察（图 6-1）。

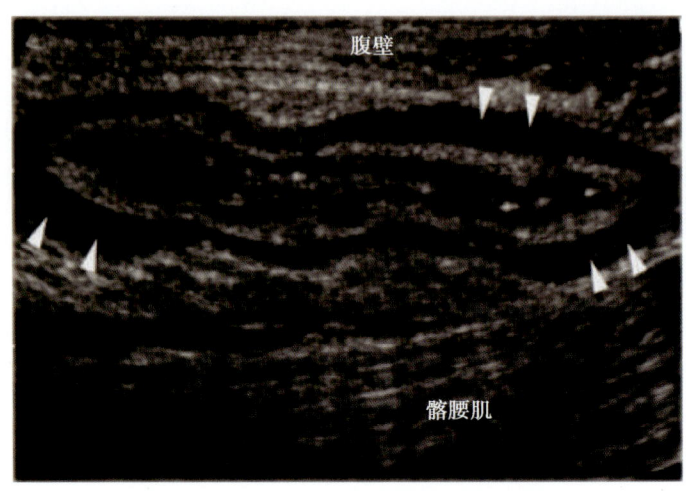

■ 图 6-1　超声显示 UC 患者病变肠壁增厚

二、CT

CT 检查不存在结肠穿孔的风险，并且可以评估炎症透壁程度、范围、结肠形态改变以及结肠周围脓肿、瘘管和穿孔等并发症的情况。

UC 病变早期，肠壁由于水肿、充血、灶性出血，黏膜面呈连续性、弥漫性炎性增厚，这些在 CT 上无法显示。

重症 UC 出现中毒性巨结肠时，CT 可见肠壁变薄、肠腔积气以及亚临床的穿孔。疑有中毒性巨结肠时，严禁经肛门注入气体或阳性造影剂，以免引起肠穿孔。同时，禁用低张药物与接触性泻药；慎用盐类泻药，其用量应较正常用量减半。

急性期 UC 可伴有结肠系膜的密度增高、模糊及系膜血管束的边缘不清。沿肠系膜血管束走形还可见淋巴结增大，但是，增大的淋巴结无融合倾向。

随着病变的发展，黏膜面形成溃疡，有时可导致肠黏膜部分剥脱，残存的黏膜形成黏膜岛，黏膜的修复性改变可形成炎性息肉，使黏膜变得凹凸不平。此时，CT 表现为肠黏膜面呈锯齿状凹凸不平，呈连续弥漫分布，以左半结肠为主，非病变区黏膜面则光滑完整。

典型的 UC 肠壁增厚表现为病变区域肠壁增厚（图 6-2 ~ 图 6-6），呈对称、连续、均匀、浆膜面光滑、肠壁轻度增厚改变，厚度 6 ~ 10 mm，这种表现与病变区域结肠黏膜弥漫性炎症的病理特点相一致。这是由于黏膜及黏膜下层充血、水肿、炎症细胞浸润及黏膜肌层增厚所致（图6-7、图6-8）。

炎性刺激可引起肠管痉挛，伴肠壁炎性水肿和增生反应，引起肠管腔径和形态的变化。CT表现为病变区域肠腔变细、肠管缩短等，同时伴有结肠袋、半月皱襞的变浅或消失。

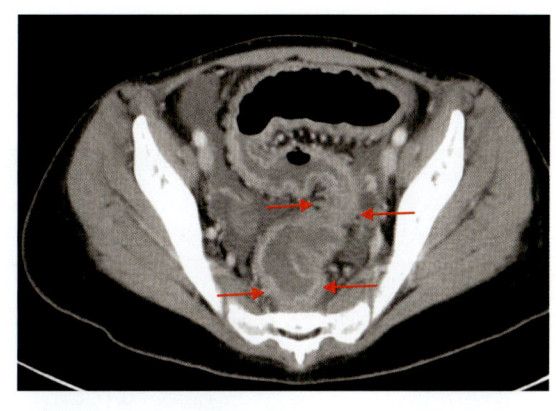

■ 图6-2　乙状结肠病变（一）
临床诊断UC，CT见乙状结肠弥漫性增厚

慢性UC可出现肠壁分层现象，表现为"靶征"或"双晕征"，其内层与外层为软组织密度，中间层为低密度带（图6-9）。常见直肠变细及直肠周围间隙增宽，可能与直肠周围间隙炎症细胞浸润和水肿导致脂肪代谢障碍，引起脂肪纤维化增生有关。

三、MRI

MRI是利用强外磁场内人体中的氢原子核即氢质子在特定频率脉冲作用下产生磁共振现象所进行的一种医学成像技术。所以，MRI没有放射线，无辐射，是安全、无创的检查方法。

近年来，MRI技术迅速发展，MRI以其多参数、多序列、多方位成像、无辐

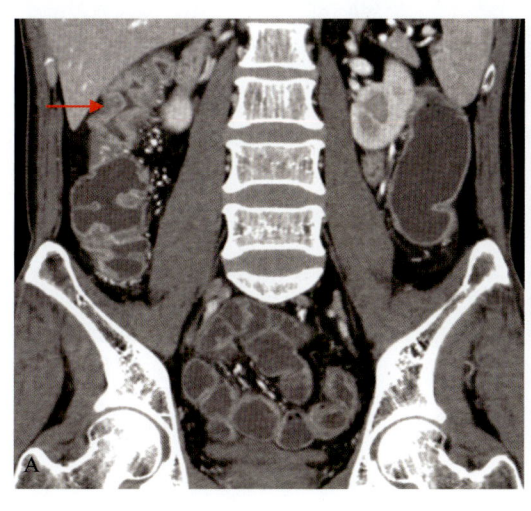
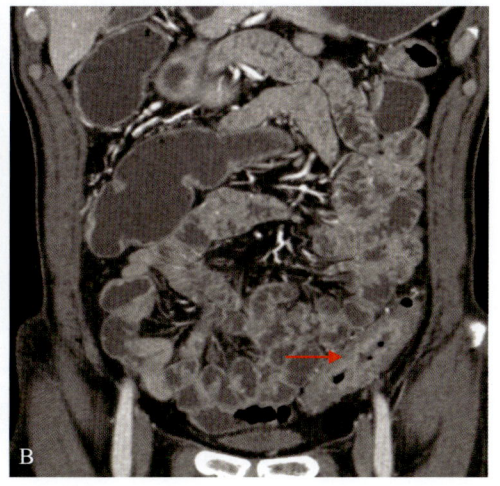

■ 图6-3　结肠病变（一）
临床诊断为UC，CTE冠状位见结肠肝曲肠壁增厚（A），降结肠及乙状结肠肠壁增厚（B），增强扫描见明显强化

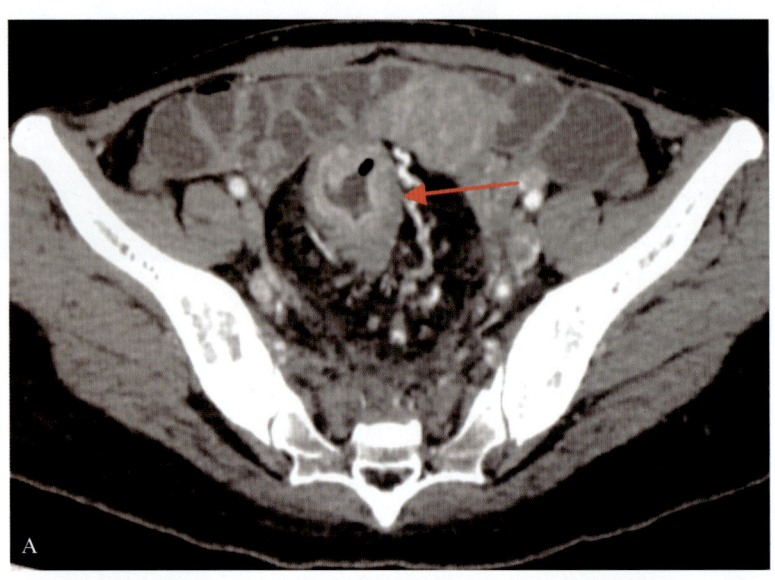

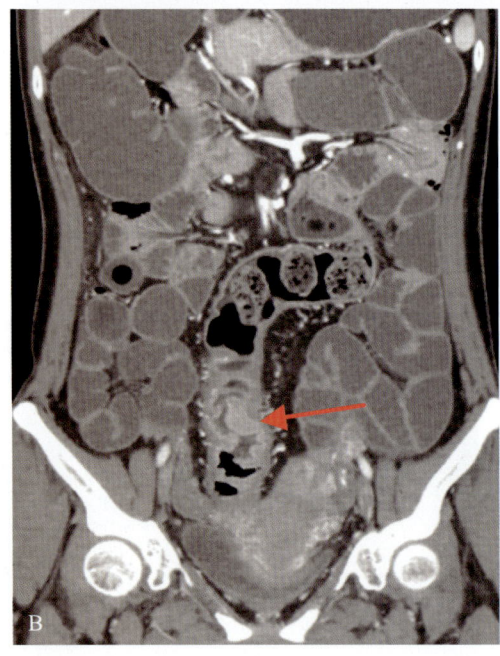

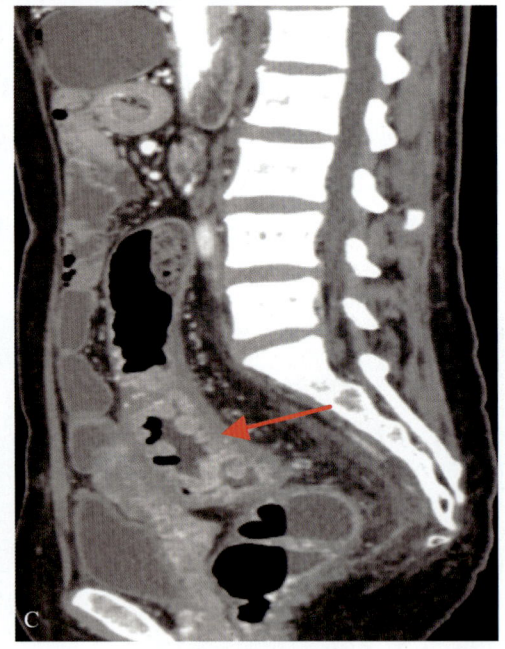

■ 图 6-4　乙状结肠病变（二）

临床诊断为 UC，CT 横断位（A）、冠状位（B）及矢状位（C）均见乙状结肠肠壁明显增厚，呈连续性增厚，增强扫描可见明显强化

射和良好的软组织分辨力和获取信息量大等优点，在消化道的应用有了较大的发展。MRI 与 CT 评估 IBD 病变的准确性相当，同样可以对小肠和结肠病变进行准确评估。

与 CT 检查类似，联合应用肠道准备和肠扩张的 MR 结肠造影（MR colonography，MRC）已经成为临床上评估大肠情况的常规诊断方法。

目前，临床上采用"亮腔"和"黑腔"MRC 两种检查技术。最早的 MRC 是使用"亮腔"技术完成的。结肠被充入 2 000 mL 的灌肠剂，其中的水与钆对比剂以 1 ∶ 100 的比例配制。在灌肠后，采集腹部环绕整个结肠的 T1w 数据。结肠内残留空气不显示信号，为了剔除它的影响，应在仰卧位和俯卧位均采集数据。在 T1w 图像上，只有充满灌肠剂的结肠腔是明亮的，其他所有组织都显示为低信号。对于明亮的结肠腔内的充盈缺损可以考虑为残留空气、残余粪便或息肉状肿物。排除残留空气和残余粪便的方法是重力依赖体位，也就是从俯卧位转到仰卧位的过程中采集数据。息肉的影像基本不随体位变化而变化。

另一种实现亮腔 MRC 的技术是通过采集 TrueFISP 或 HASTE 序列实现的。这种方法使用水作灌肠剂。其机制类似于使用顺磁性的灌肠剂且采集 T1w 的 GRE 序列的方法。同之前技术一样，在仰卧位和俯卧位均可采集数据。此种技术的主要缺点仍是对结直肠肿物的敏感度和特异度不够；假阳性和假阴性的情况经常出现；蒂较长的息肉可能移动明显而被误认为残余粪便，而黏附在结肠壁上的粪便可能根本不

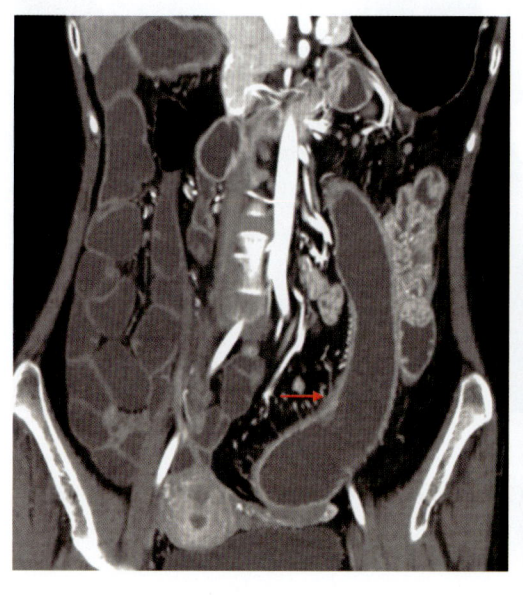

■ 图 6-5　乙状结肠病变（三）
临床诊断为 UC，CT 冠状位见乙状结肠肠壁增厚，强化明显

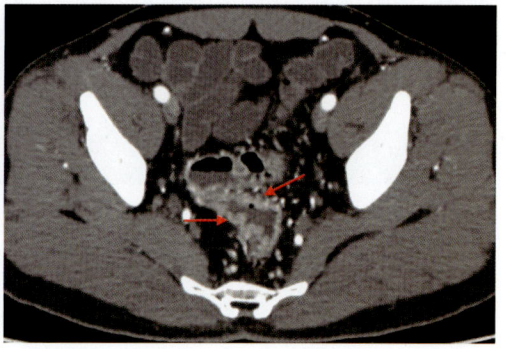

■ 图 6-6　直肠 – 乙状结肠病变
临床诊断为 UC，CT 见乙状结肠 – 直肠上段肠壁增厚，强化明显

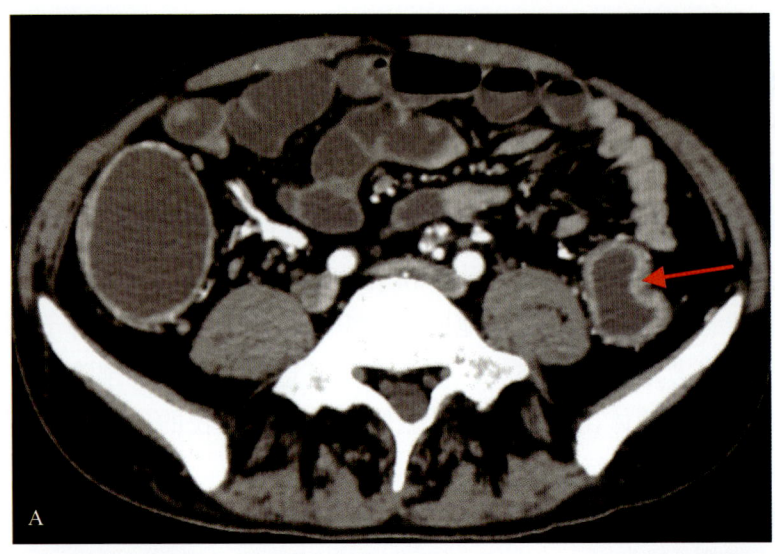

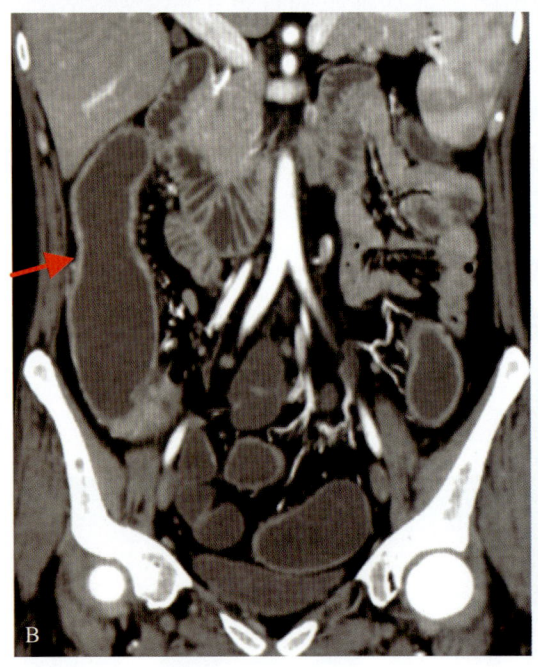
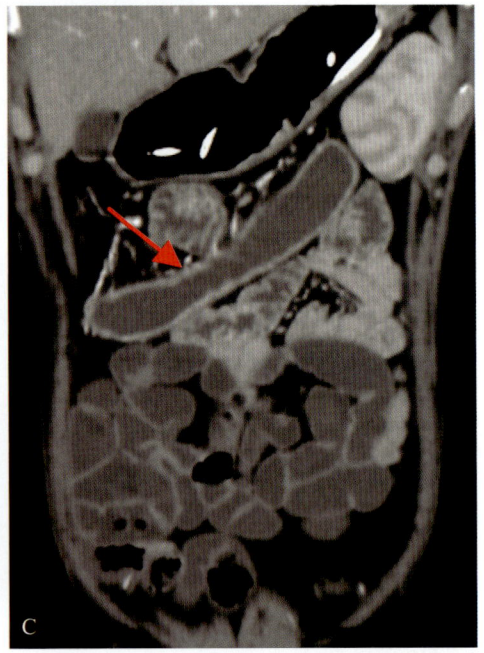

■ **图 6-7　结肠病变（二）**
临床诊断为 UC，CT 横断位（A）、冠状位（B、C）见升结肠、横结肠及降结肠呈连续性增厚，增强扫描强化明显，以黏膜层强化为主，浆膜面较光整

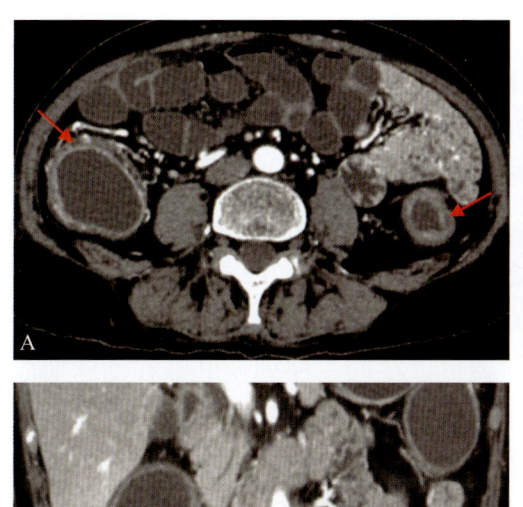
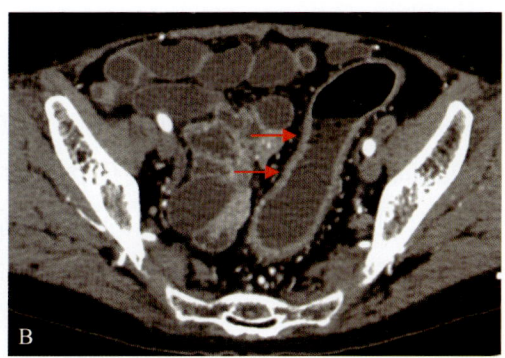
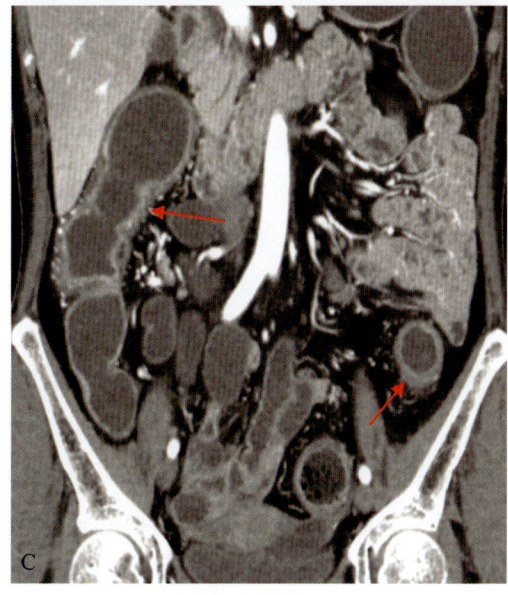

■ 图 6-8　结肠病变（三）

临床诊断为UC，CTE横断位见升结肠、降结肠及乙状结肠肠壁增厚（A），增强扫描可见强化，浆膜面光整（B），冠状位示病变比较连续（C）

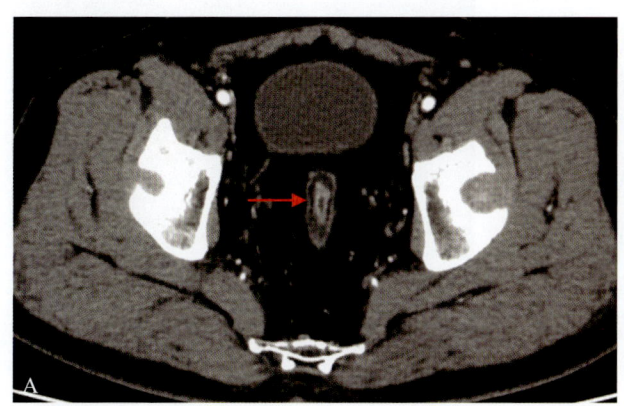
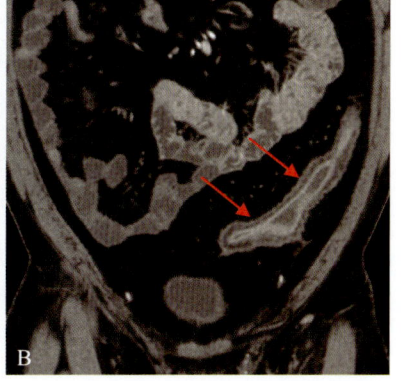

■ 图 6-9　直肠及乙状结肠病变

临床诊断为UC，CT横断位（A）及冠状位（B）见乙状结肠及直肠呈分层样强化，病变连续，呈"靶征"和"双晕征"

动，反而被误认为息肉。

与"亮腔"MRC 相对应的是"黑腔"MRC。使用"亮腔"技术探查结直肠病变依靠的是所见的充盈缺损，而"黑腔"MRC 则是基于增强后明亮的结肠壁与阴暗的结肠腔之间的对比。该技术不使用含钆的灌肠剂，而以水或空气灌肠，使得 T_1 加权 3D GRE 序列上显示为低信号。为了使结肠壁发亮，需要静脉注射顺磁性对比度剂。在 T_1 加权 3D 梯度回波的前对比数据采集之后，静脉用 0.1 ~ 0.2 mmol/kg 顺磁性对比剂，延迟 70 和 120 s 重复采集冠状面的 3D 数据。有学者建议利用对比剂注射时和注射后冠状 3D 数据采集之前的时间，这样就可以在同一序列使肝脏在动脉期成像（例如在对比剂注射后 20 s 时）。为了得到平衡期信息，在注射后 180 s 需要额外采集序列信号，这对肠壁的纤维化病变尤为重要，此时会表现出某种晚期增强的特性。残留空气在结肠腔内不显示信号，为了剔除它的影响在俯卧位和仰卧位均应检查。另外，"黑腔"技术以一种很简单的方式解决了残余粪便的问题：如果病变增强，它应是息肉或癌；如果病变没有增强，它应该是粪便。分析结直肠的潜在病变时，应该比较增强前后的图像。如果仅仅分析增强后的数据，那么发亮的粪便也许会被误认为息肉，而在比较增强之前的图像后我们会发现其对比度并没有升高，这样就确保了正确的诊断。由于使用了对比剂，在探查结肠壁时，以及在肠道准备不充分的情况下判断中等大小的息肉时，人们的信心大为提高。此外，"黑腔"MRC 能直接分析肠壁，这便于评估 IBD 患者的炎症改变。对比剂摄取增加和肠壁增厚的情况可以提示炎症的程度。而且，静脉应用顺磁性对比剂，使得对视场内腹部实质器官的探查更为可信，尤其对于肝脏，可以精确地评估病变是否存在及其类型，例如转移性病变。

MRC 检查是结肠镜与结肠 CT 成像之外的又一选择，特别适用于未能完成结肠镜检查的患者。另外，MRC 检查兼有无创性以及无电离辐射的优点，可应用于筛查。

MRC 扫描表现为 T_1WI 及 T_2WI 上低信号增厚的黏膜和黏膜下层，T_1 弛豫时间的缩短主要由于该组织内严重的出血性改变。注射对比剂后，肠壁的增强程度与病变的严重程度呈正比（图 6–10）。

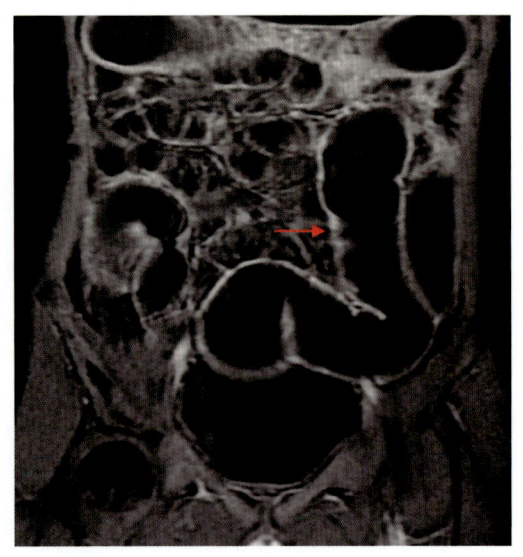

■ 图 6–10　左半结肠病变（一）
临床诊断为 UC，MR "黑腔" 技术显示乙状结肠冗长，肠壁增厚并见明显强化

四、结肠双对比造影 X 线检查

结肠双对比造影 X 线检查可以确立

UC 的诊断、评估病变的严重程度、跟踪疾病发展过程以及检出合并症。

病变早期 X 线所见为：黏膜水肿，可见结肠无名沟和无名小区变得模糊和粗糙。随着病变的进展，出现颗粒状或砂粒状黏膜，在结肠黏膜上呈现许多细小、分布较均匀的斑点状密度增高影，正常结肠黏膜之背景影消失。有时溃疡在黏膜下相互贯通则表现为"双轨征"，即溃疡相连形成的钡状线影与黏膜表面涂布形成的腔壁线影呈互相平行的双线影。但 UC 所致的溃疡扩展至浆膜层和引起肠瘘的机会极为少见。

急性发作期 UC 可出现假性息肉的表现，在双对比相上表现为直径不到 1.0 cm 的环状影。这种环状影比一般息肉形成的环状影毛糙，在钡池中则呈现为小的透亮影。假性息肉是黏膜脱落坏死后所形成的溃疡间残留的炎性黏膜相对隆起所致。其残留组织的上皮增生可使之相互连接形成黏膜桥。

UC 也可伴发炎性息肉，与假性息肉不同，它是由炎性肉芽组织及增生上皮所组成，常出现在病程较长的患者中，多见于左半结肠，息肉大多无蒂，可呈纤维状或丝状。

UC 反复发作时，可出现结肠袋消失、结肠瓣变浅、结肠管腔变窄和缩短，乙状结肠和结肠脾区可不同程度缩短，并出现骶前间隙增宽，其宽度超过 1.5 cm。10%～40% 的广泛结肠型 UC 病变可累及末端回肠。结肠双对比造影显示全结肠炎合并僵硬、增厚的回盲瓣，极易出现结肠–回肠反流，造成末端回肠的开放，正常的肠壁皱襞消失，肠壁水肿。

病变发展至晚期有 10% 的患者将出现狭窄改变，一般狭窄出现比较局限，肠段柔软，逐渐变细，较少引起梗阻（图 6-11）。发生于远端结肠的狭窄常常是可复性的，而近端结肠不可复性的狭窄应高度怀疑肿瘤的存在。

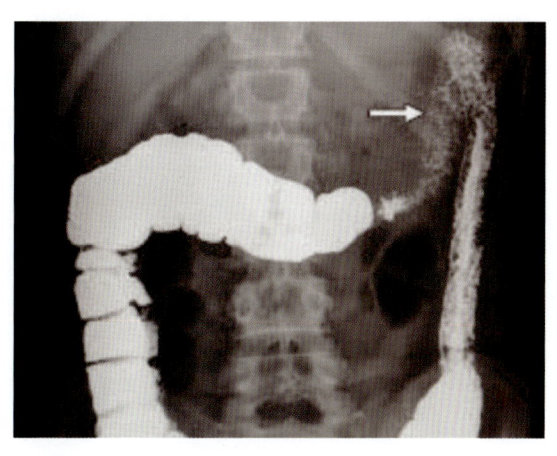

■ 图 6-11　左半结肠病变（二）
临床诊断为 UC，钡剂灌肠显示左半结肠黏膜粗糙、紊乱或见细颗粒样变化

重度 UC 患者行结肠双对比造影有可能诱发肠腔扩张、肠穿孔，故不宜行该项检查。

五、腹部 X 线平片

腹部 X 线平片多用于 UC 急症，如中毒性巨结肠、肠道穿孔、肠梗阻等（图 6-12）。

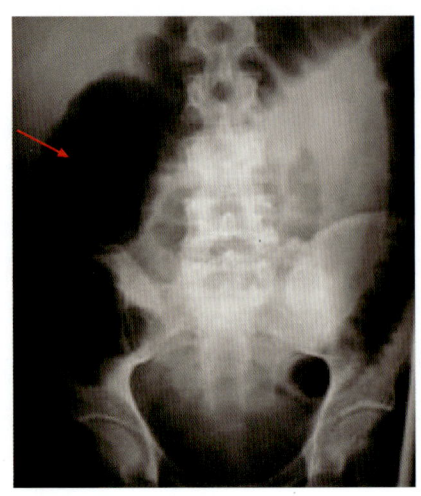

■ 图 6-12　中毒性巨结肠

第二节　放射辐射问题

反复多次的放射学检查如 CT、X 线，对于儿童和青少年来说，会增加放射线相关肿瘤的发生风险。由于 UC 是无法治愈的终身性疾病，放射辐射问题应引起足够的重视。有研究表明，IBD 患者接受具有潜在毒性的放射辐射（累积剂量 ≥50 mSv）的比例约为 8.8%，其中 CD 患者比例约为 11.1%，UC 约为 2%。与高辐射剂量相关的危险因素包括手术、激素使用、确诊年龄 <17 岁、上消化道病变、穿透性病变及使用 IFX。为减少放射辐射，临床实践中，对于年轻患者，如果有合适的替代检查手段，应尽量减少 CT 等的应用。此外，低剂量 CT 的应用也是解决方案之一。

第三节　影像学对溃疡性结肠炎的诊断价值

一、结肠病变评估

若怀疑 UC 累及上消化道时，应首先考虑消化内镜检查，并应与 CD 相鉴别。当 UC 患者不能行消化内镜检查时，才考虑影像学检查。

内镜下对狭窄的判定较为简单，但影像学上的狭窄定义目前尚存在争议。多数观点认为，狭窄是指肠腔狭窄并伴有近端肠管扩张。也有研究将狭窄半定量分为：重度（80%～100% 肠腔狭窄）、中度（60%～80% 肠腔狭窄）、轻度（50%～60%）

和无狭窄（0%～50%）。

钡剂显像在显示狭窄数目、部位和程度方面准确性低，而且对小肠病变、肠外病变的显示敏感性明显低于 CT 和 MRI。超声可以准确显示肠道狭窄，但较依赖于检查者的经验。有研究表明，若以外科手术作为金标准，超声诊断狭窄的敏感性为79%、特异性为92%。CT 诊断狭窄的敏感性、特异性分别为90%、100%。MR 诊断狭窄的敏感性、特异性分别为89% 和94%。

狭窄分为纤维性狭窄与炎症性狭窄，对两者的鉴别具有十分重要的临床意义。

有研究表明，CT 所见的肠壁厚度、肠壁强化、梳样征、肿大淋巴结往往提示炎症性狭窄；而肠道狭窄往往提示肠道的纤维性狭窄。

有关 MR 提示狭窄类型的征象，研究结果不一致。总之，MR 对病变的检出、炎症程度的判定，具有明确的价值，但对狭窄类型的判断，尚有待进一步研究。

一旦 UC 患者出现肠道狭窄性病变，应首先除外继发的肠道癌变，并立即行进一步检查明确诊断。

二、并发症的评估

UC 如不能及时确诊、及时处理和积极治疗，可引起许多并发症，较为常见且重要的并发症如下。

（一）癌变

UC 随病程延长癌变率显著增高，15 年的癌变率为5%～8%，20 年的癌变率约达 20%，25 年的癌变率约达 25%。对于病变较长、CT 出现肠壁显著非对称性增厚或者肠壁厚度超过 1.5 cm 时，应注意肠道癌变的可能。UC 癌变发生率较高，大多数呈浸润性生长，息肉状生长的较少，同时患多发癌的概率也高。

（二）中毒性巨结肠

中毒性巨结肠为 UC 的严重并发症之一，发生率为1.6%～13%，如不及时处理，病死率很高，是外科急诊手术的适应证。主要表现为结肠呈显著急性扩张，一般先见于横结肠，但可累及结肠任何部位，也可表现为整个大肠的扩张。正常横结肠宽度上限为 5.5 cm，中毒性巨结肠时平均可达 8.5 cm。中毒性巨结肠的出现常提示溃疡已侵及肌层。黏膜岛是中毒性巨结肠炎的一个常见表现，表明黏膜已受到严重损坏。另外，结肠袋因受到炎症和溃疡的侵犯而丧失袋形，因此，如出现正常的结肠袋，则可排除中毒性巨结肠炎的诊断。

（三）原发性硬化性胆管炎

原发性硬化性胆管炎（PSC）也是 UC 的常见并发症之一。UC 患者如果肝酶升高，应仔细寻找原因。若能排除药物所致肝功能异常，应排除有无合并 PSC。除此之外，非酒精性脂肪肝、胆结石、乙肝病毒再激活、原发性胆汁性肝硬化等疾病也应考虑，因为 UC 患者中这些疾病的发生率明显高于正常人。CT 和 MRI 能安全、无创地显示胆管及整个胆道系统，显示胆管主干的增厚（是向心性抑或是不对称的），观察硬化性胆管炎并发症（门静脉高压、肝硬化及合并肿瘤）的发生。

经内镜逆行胆胰管成像（ERCP）是胆道成像的金标准，但具有潜在的手术并发症风险（出血、胰腺炎、胆管炎等），应严格掌握适应证。

磁共振胆胰管成像（MRCP）具有无创性等优点，对胆道病变的诊断敏感性和特异性与 ERCP 相当。

在显示胆总管病变方面，EUS 与 MRCP 价值相当，在有经验的医学中心，对胆道结石或胆道肝外梗阻性病变，EUS 可替代 MRCP。因此，对部分暂不需要治疗的患者应先行 MRCP 或 EUS 检查，以避免不必要的 ERCP 检查（图 6-13）。

1. ERCP

最近一项荟萃分析表明，MRCP 诊断 PSC 的准确性很高，因而推荐 MRCP 阴性的患者再行 ERCP 检查，这样更符合卫生经济学效益分析。对诊断为 PSC 的患者，应定期行胆道系统的检查，以早期检出胆

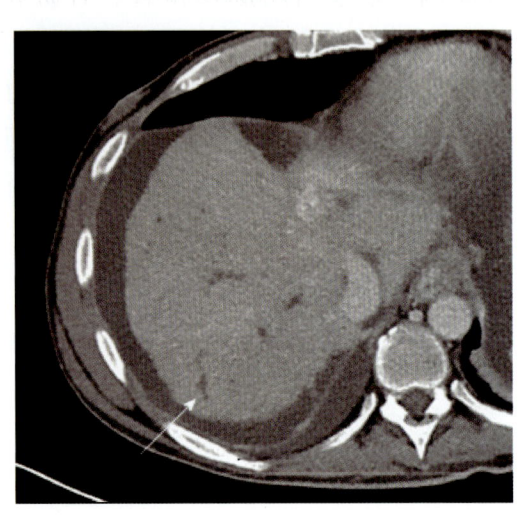

■ 图 6-13　UC 合并 PSC

道恶性病变，如胆管癌。超声或 MRCP 可作为一线监测手段。PSC 患者若出现胆道狭窄或进行性胆道扩张，应行 ERCP 下细胞学、组织学检查和腔内超声检查，以排除有无胆管癌。

2. 超声引导下肝脏活检

一项大样本的多中心研究表明，约 80% 的小胆管 PSC 患者合并于 IBD，其中 78% 患者合并 UC，21% 患者合并 CD。IBD 合并的小胆管 PSC 预后较散发的 PSC 好，但其临床诊断仅能通过病理学确诊。对于影像学检查无法诊断的肝功能异常患者，应行超声引导下肝脏活检。

第四节　影像学在溃疡性结肠炎急症中的应用

一、消化道出血

消化道出血是 UC 患者住院的常见原因之一，临床上寻找出血部位有时比较困

难，因为出血常呈间歇性。随着内镜技术的不断发展，目前内镜不仅可以明确出血部位及原因，而且能够对出血进行有效治疗。尽管缺乏 UC 相关研究，出血后 24 h 内行结肠镜检查，约 96% 的患者可以明确诊断。如果常规内镜检查仍不能明确出现原因，建议行小肠镜检查。有研究报道，小肠镜与胶囊内镜的诊断效能一致，但小肠镜的优势在于可以同时行治疗。尽管缺乏影像学评估 UC 术后出血原因的研究，最近一项急性消化道大出血的研究表明，以 DSA 作为金标准，CT 判断出血部位的准确性可达 88.5%（图 6-14）。

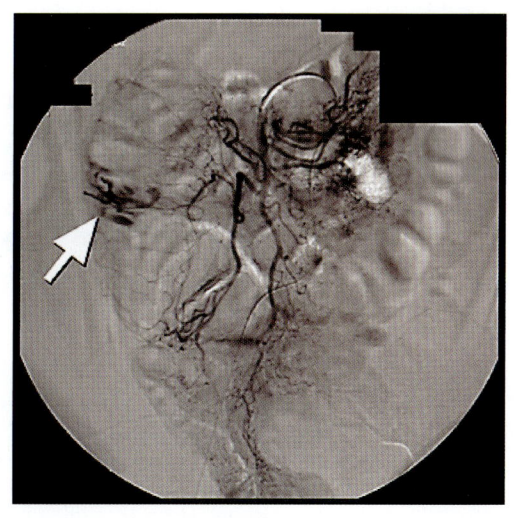

■ 图 6-14　UC 合并消化道出血
临床诊断为重症UC，DSA 显示消化道出血

二、中毒性巨结肠

中毒性巨结肠是 UC 的严重并发症，可通过临床表现和影像学检查确诊。目前认为，腹部 X 线平片上结肠管径超过 5.5 cm，可诊断为中毒性巨结肠（图 6-15）。除此之外，其他征象如小肠积气增加、小肠和胃扩张、结肠黏膜岛均提示预后不佳，药物治疗效果不好，手术切除风险高。小样本研究表明，CT 可准确评估并发

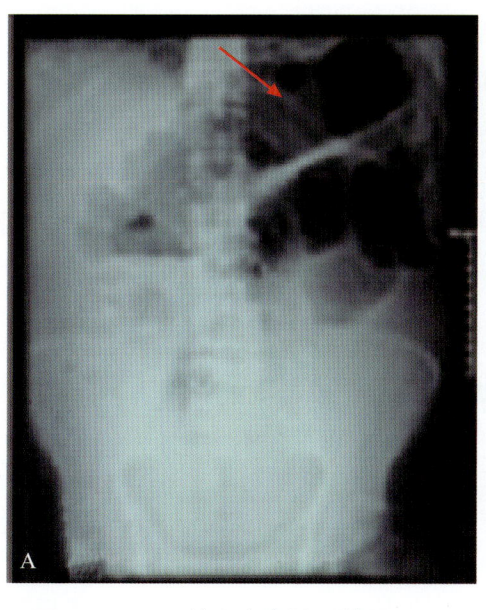
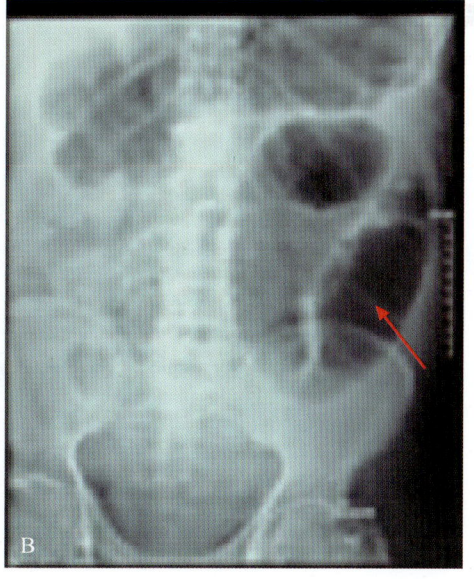

■ 图 6-15　UC 并发中毒性巨结肠
临床诊断为重症UC，腹部立位片（A）和卧位片（B）显示横结肠和乙状结肠明显扩张

症，包括中毒性巨结肠（图 6-16）、肠穿孔、化脓性门静脉炎。

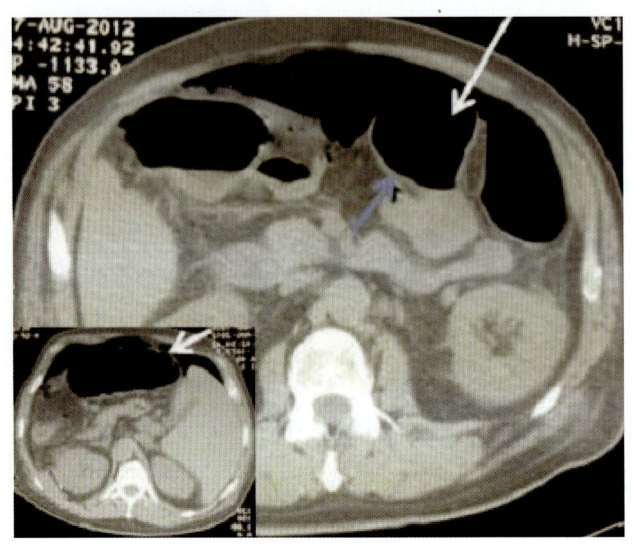

■ 图 6-16　UC 合并中毒性巨结肠
临床诊断为重症 UC，CT 显示横结肠明显扩张，肠壁变薄

三、急性腹痛

对于急性腹痛的 UC 患者，腹部超声和 X 线平片是一线检查手段。对于怀疑穿孔或一线检查手段难以明确的患者，均推荐行 CT 检查。重症 UC 患者自发性穿孔并不少见，而且后果严重。急性腹痛也可由高凝状态所致的肠道缺血性病变所致，CT 血管成像（CTA）对于肠道血管栓塞性病变有良好的诊断价值。穿孔的原因除了局部肠道炎症严重之外，尚可能存在恶性病变如淋巴瘤、肠癌等。

四、术后并发症

术后急性并发症包括吻合口瘘、脓肿、肠套叠、肠系膜静脉血栓及肠梗阻等，推荐行 CT 检查。

第五节　影像学在溃疡性结肠炎其他特殊情况的应用

一、术后复发

UC 术后复发也常见，处理较为棘手。内镜下 Rutgeerts 评分是评估术后复发的金标准。然而，内镜不能评估肠道管壁全层病变，对于吻合口狭窄患者及合并腹腔脓肿、瘘管等情况，内镜价值有限。CT、MRI 和肠道内超声均可用于 UC 术后复发的评估，与内镜复查起到互补的作用。不少研究表明，肠道超声可用于术后患者的随访评估，吻合口附近肠壁增厚往往提示术后复发。CT 小肠成像不仅可以准确评估术后复发，而且可以判断腹腔有无脓肿、瘘管并发症，对于吻合口狭窄、内镜无法通过的患者，CT 可以评估狭窄近端肠管，与肠镜起到互补作用。有研究表明 MRI 评估术后复发与内镜复发相关性好，而且 MRI 术后评分可以用于预测复发风险。

二、IPAA 的评估

IPAA 是治疗 UC 患者的标准手术方式。储袋功能取决于是否发生相关并发症。术后短期并发症包括吻合口瘘、脓肿、盆腔感染及瘘管形成；慢性并发症包括储袋炎、储袋易激综合征、储袋狭窄、小肠梗阻等。影像学检查有助于准确评估并发症，协助制订治疗方案（图 6-17）。

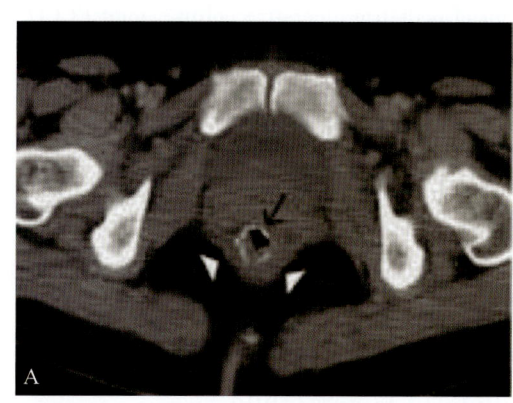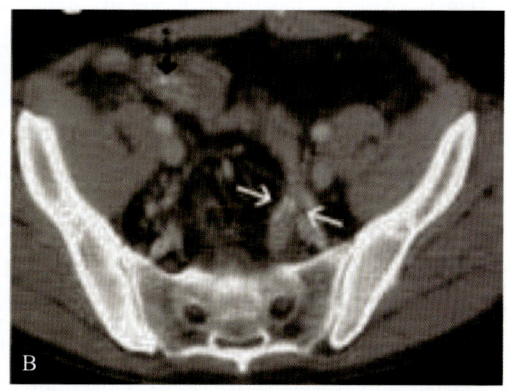

■ 图 6-17　IPAA 术后肠道结构
UC 患者 IPAA 术后，CT 显示储袋-肛管吻合口（A. 黑色箭头）、回肠盲端（B. 白色箭头）、肛提肌（白色三角形）

三、肿瘤病变的筛查

对于 UC 的肠道癌变监测，结肠镜下染色、放大及超声技术具有重要价值，已在临床广泛采用。目前尚无证据支持 CT 或 MRI 仿真结肠镜可用于 UC 患者结肠癌的筛查。UC 患者较正常人发生小肠癌的风险也可能会增加，影像学检查可能有助于 UC 患者小肠癌变的检出，但目前缺乏相关的资料。

（周智洋　毛仁　刘得超）

主要参考文献

［1］斯道柯 . 胃肠道 MRI 诊断学 [M]. 周智洋，译 . 北京：人民卫生出版社，2011：309–313.

［2］Fletcher J G，Fidler J L，Bruining D H，et al. New concepts in intestinal imaging for inflammatory bowel diseases [J]. Gastroenterology，2011，140（6）：1795–1806.

［3］Teshima C W，Kuipers E J，Mensink P B，et al. Double balloon enteroscopy and capsule endoscopy for obscure gastrointestinal bleeding：an updated meta-analysis [J]. J Gastroenterol Hepatol，2011，26（5）：796–801.

［4］Axel D，Rami E，Fernando M，et al. Second European evidence-based consensus on the diagnosis and management of ulcerative colitis part 1：definitions and diagnosis [J]. J Crohns Colitis，2012，6（10）：965–990.

［5］Axel D，James O L，Andreas S，et al. Second European evidence-based consensus on the diagnosis and management of ulcerative colitis part 2：current management [J]. J Crohns Colitis，2012，6（10）：991–1030.

［6］Dan T，Arie L，Johanna C E，et al. Management of pediatric ulcerative colitis：joint ECCO and ESPGHAN evidence-based consensus guidelines [J]. J Pediatr Gastroenterol Nutr，2012，55（3）：340–361.

［7］Chatu S，Subramanian V，Pollok R C. Meta-analysis：diagnostic medical radiation exposure in inflammatory bowel disease [J]. Aliment Pharmacol Ther，2012，35（5）：529–539.

［8］Panes J，Bouhnik Y，Reinisch W，et al. Imaging techniques for assessment of inflammatory bowel disease：joint ECCO and ESGAR evidence-based consensus guidelines [J]. J Crohns Colitis，2013，7（7）：556–585.

［9］Vito A，Marco D，Matthew D R，et al. European evidence based consensus for endoscopy in inflammatory bowel disease [J]. J Crohns Colitis，2013，7（12）：982–1018.

［10］Gert V A，Axel D，Bernd B，et al. Second European evidence-based consensus on the diagnosis and management of ulcerative colitis part 3：special situations [J]. J Crohns Colitis，2013，7（1）：1–33.

［11］Surawicz CM，Brandt LJ，Binion DG，et al. Guidelines for diagnosis，treatment and prevention of Clostridium difficile infections [J]. Am J Gastroenterol，2013，108（4）：478–498.

［12］Feuerstein JD，Cheifetz AS. Ulcerative colitis：epidemiology，diagnosis，and management [J]. Mayo Clin Proc，2014，89（11）：1553–1563.

［13］Conrad K，Roggenbuck D，Laass M. Diagnosis and classification of ulcerative colitis [J]. Autoimmun Rev，2014，13（4–5）：463–466.

［14］Rogler G. Chronic ulcerative colitis and colorectal cancer [J]. Cancer Lett，2014，345（2）：235–241.

［15］Magro F，Gionchetti P，Eliakin R，et al. Third European evidence-based consensus on diagnosis and management of ulcerative colitis. part 1：definitions，diagnosis，extra-intestinal manifestations， pregnancy，cancer surveillance，surgery，and ileo-anal pouch disorders [J]. J Crohns Colitis，2017（6）：649-670.

［16］Moazzami B，Moazzami K，Rezaei N. Early onset inflammatory bowel disease：manifestations，genetics and diagnosis [J]. Turk J Pediatr，2019，61（5）：637-647.

［17］Rubin D T，Ananthakrishnan A N，Siegel C A，et al. ACG clinical guideline：ulcerative colitis in adults [J]. Am J Gastroenterol，2019，114（3）：384-413.

溃疡性结肠炎的
实验室检查及临床表现

第七章
实验室检查

实验室检查主要是指对患者血液、粪便、尿液、病变组织等标本进行的生化、免疫及分子水平的检测，虽然不能作为溃疡性结肠炎（UC）诊断的金标准，但具有经济、无创、可反复检测等优势，在 UC 的早期辅助诊断与鉴别诊断、疾病活动度和预后评估，以及复发监测等过程中起重要作用。

本章主要从血常规、凝血功能、血生化、免疫学、病原学、血清炎症指标、血药浓度、粪便和尿液检测等方面阐述 UC 实验室检查技术的最新研究进展及意义。

第一节　血　常　规

血常规检查是目前临床最常用的实验室检测项目之一，现代的全自动血细胞分析仪能直接换算出红细胞（red blood cell，RBC）、血红蛋白（hemoglobin，Hb）、红细胞压积（hematocrit，HCT）、红细胞体积分布宽度（red cell distribution width，RDW）、白细胞（white blood cell，WBC）、中性粒细胞（neutrophil，Neu）、血小板计数（platelet，PLT）、平均血小板体积（mean platelet volume，MPV）等值。国外有研究提示血常规检查的多项指标，如 Neu、Hb、RDW、PLT、MPV 等均与 IBD 的疾病活动度有关，UC 患者的血常规指标有如下特点。

一、红细胞系

（一）红细胞和血红蛋白下降

UC 患者可合并有贫血，以缺铁性贫血为主，可能与肠道急慢性失血、铁摄入与丢失的负平衡、维生素 B 和叶酸缺乏、药物不良反应、炎症因子、溶血等因素有关，需注意合并珠蛋白生成障碍性贫血的情况。2016 年 ECCO 指南建议，所有的 UC 患者都应进行贫血的筛查，包括全血细胞计数、血清铁蛋白及 CRP 水平。贫血患者需完善 RDW、MCV、网织红细胞计数、全血细胞计数、铁蛋白、转铁蛋白饱和度及 CRP 等项目。如贫血的原因尚不明确，需进一步行包括维生素 B_{12}、叶酸、触珠蛋白、乳酸脱氢酶在内的实验室检查。

（二）RDW 升高

RDW 是反映红细胞体积异质性的参数，在诊断缺铁性贫血方面具有较高的敏感度。同时 RDW 也是评价营养状态的一个重要指标，炎症活动期营养缺乏可导致红细胞形成障碍，进而红细胞形态大小不一，导致 RDW 增高。Cakal 等研究发现，UC 缓解期 RDW 轻度升高或正常，在活动期显著升高，提示 RDW 可作为预测 UC 活动性的特异性指标。

二、白细胞系

（一）白细胞计数

白细胞计数与 UC 的炎症程度呈正相关，中、重度 UC 患者白细胞计数显著升高，以中性粒细胞升高为主。UC 急性活动期可在增多的中性粒细胞中发现中毒颗粒。白细胞计数的另一个重要意义在于对用药的监测价值，特别是使用免疫抑制剂、生物制剂等治疗药物。骨髓抑制是免疫抑制剂的常见副作用之一，因此，在用药期间需对血常规尤其是白细胞水平进行密切监测，具体监测方案见相应章节。

（二）中性粒细胞淋巴细胞比

中性粒细胞与淋巴细胞比率（neutrophil tolymphocyte ratio，NLR）是 UC 活动性指标，与对照组相关，活动期 UC 患者 NLR 显著增高，而缓解期下降。

三、血小板系

（一）血小板计数

UC 活动期血小板数量可达到 400×10^9/L 以上，并与 UC 活动度呈正相关。需要注意的是，UC 合并缺铁性贫血时由于血小板不同程度反应性降低，综合表现为血小板数量无明显变化。

（二）平均血小板体积

UC 患者 MPV 减少，且与血小板增加、活化有关。MPV 在一定程度上反映了血小板的激活水平，MPV 水平与病情轻重和病变累及范围呈显著相关性，是判断 UC 活动性的有效指标。

（三）血小板 α 颗粒膜蛋白

血小板 α 颗粒膜蛋白（granules membrane protein-140，GMP-140）位于正常血小板表面，当血小板活化释放颗粒内容物时，GMP-140 才被释放入血。GMP-140 可作为血小板活化的特异性指标。研究发现，GMP-140 在活动期 UC 高于缓解期，缓解期高于健康对照组，提示 UC 患者的血小板是处于活化状态的，且随着炎症加重而进一步升高。

第二节　凝血功能

活动期 UC 患者血液常呈高凝状态，并有发生血栓等并发症的可能性，提示微血栓的形成可能是 UC 的重要发病机制之一。UC 患者除了有血小板计数变化外，还可能有如下凝血因素异常。

一、凝血因子XⅢ

凝血因子XⅢ是由两对不同的肽链共价结合的糖蛋白，是血栓形成过程中的最后一个凝血因子，其功能在于使纤维蛋白稳定，并促使血栓与血液中蛋白质和血细胞连接以及促使血凝块附着于血管壁。有越来越多的证据显示，凝血反应中的一些成分和慢性炎症产生及伤口愈合有关，而凝血因子XⅢ可以通过非酶信号传导系统和细胞外基质成分及细胞受体系统交互作用来影响伤口愈合。涉及凝血激活的慢性炎症状态已被证实可以导致血浆凝血因子XⅢ水平降低。在 IBD 患者血浆中，凝血因子XⅢ水平亦降低。同时，在 UC 患者中发现血浆凝血因子XⅢ（pXⅢ）水平和活动性与疾病活动度相关。

二、血管性假血友病因子

血管性假血友病因子（von willebrand factor，vWF）是一种同凝血因子Ⅷ、血小板 GPIb 等结合参与凝血及止血的大分子糖蛋白，在 IBD 活动期患者较正常人升高。UC 患者 vWF 抗原显著高于对照组，提示 UC 患者存在血管内皮损伤。

三、血小板活化因子

血小板活化因子（platelet activating factor，PAF）是由膜磷脂衍生的一种酰基酯，可由多种炎症细胞产生，参与包括过敏反应和炎症反应在内的多种病理反应。研究证实，UC 患者不仅肠道黏膜组织 PAF 表达显著升高，粪便中的 PAF 也显著升高，而且粪便 PAF 水平同内镜指数及肠道炎症程度呈明显相关。

四、D- 二聚体

D- 二聚体（D-Dimer，DD）是交联纤维蛋白降解后形成的含 r′-r 的特异性降解产物，在高凝状态和血栓形成的病理情况下明显增高，表明体内存在频繁的纤维蛋白降解过程。国内外均有研究证实，DD 值与 UC 炎症程度和病变累及范围存在高度相关，疾病活动期重度 UC 患者 DD 水平显著升高。

五、纤维蛋白肽 A

纤维蛋白肽 A（fibrinopepide-A，FPA）是在凝血酶作用下，纤维蛋白原 α 链的精 –16 和甘 –17 之间的肽链裂解，释放出由 1 ~ 16 个氨基酸组成的纤维蛋白肽 A，是反映体内凝血活性及纤维蛋白最终形成血栓的可靠指标。Weber 等研究发现 UC 患者 FPA 浓度在活动期升高，且随着病情加重及病变部位扩大而更进一步升高。血浆 FPA 水平可在一定程度上反映 UC 患者病情活动度及病变累及反应，是 UC 并发血栓的重要标志物。

第三节　血　生　化

一、肝、肾功能

IBD 合并肝脏损伤时可出现转氨酶、蛋白质代谢异常。UC 的蛋白质代谢异常在一定程度上反映了疾病活动性和严重程度等。IBD 活动期常出现人血白蛋白下降。血清白蛋白的变化可以作为评估 UC 患者病情活动与缓解的指标之一。重度 UC 患者人血白蛋白水平下降明显，A/G 比值下降，可能因 UC 活动引起患者营养不良或蛋白质从肠道丢失所致。值得注意的是，持续较低的白蛋白水平是一种药物治疗无效提示 UC 持续活动的预警信号，即患者可能需要手术治疗。

活动期 UC 患者可伴有肾功能异常，多表现为水肿和蛋白尿，可随 UC 缓解而缓解。

此外，UC 的药物治疗也会对肝、肾功能产生一定影响，需注意鉴别。比如，使用免疫抑制剂治疗的患者需要定期监测肝、肾功能以早期发现药物肝肾损害作用。

二、电解质及酸碱平衡

电解质紊乱常发生在 UC 活动期严重腹泻的患者，易出现低血钾、低血钠和低血氯，尤以低血钾为突出，严重者出现碱中毒。重症 UC 患者在低血钾和低血钠时容易出现中毒性巨结肠。

三、与营养不良有关的检查

营养不良是 UC 常见的全身临床表现之一，正确评估营养不良并及时纠正对 UC 治疗起重要作用。UC 相关的营养不良表现多种多样，常表现为机体组成的改变，如骨骼肌减少、脂肪堆积或脂肪减少。维生素 B$_{12}$、叶酸、铁、脂肪和脂溶性维生素（维生素 A、维生素 D、维生素 E、维生素 K）吸收不良、微量元素缺乏（钾、镁、钙和磷）、儿童 CD 缺锌现象更普遍。

第四节　免　疫　学

一、细胞免疫

有研究表明，活动性 UC 患者的 CD8$^+$T 细胞较正常或缓解组明显下降，CD4$^+$/CD8$^+$ T 细胞比值上升；而在活动性 CD 患者中，上述变化却与 UC 组呈相反的趋势，说明 UC 和 CD 存在不同的免疫学机制。传统观点认为，UC 是通过 IL-4/IL-13/STAT6 细胞因子轴介导的 Th2 细胞型反应为主。已有研究证明，UC 是以 Th2 细胞占优势的免疫异常，主要分泌 IL-4、IL5、IL-6、IL-10 及 IL-13。另一项研究则显示，UC 是 Th1 细胞和 Th2 细胞共同作用的结果，在早期可能 Th1 细胞反应增强，而晚期以 Th2 细胞反应占优势。

然而，IBD 的发生并不能完全以经典的 Th1/Th2 极化模型加以解释。近年来发现第三种效应性免疫应答——IL-23 /IL-17 轴介导的 Th17 细胞反应，在 IBD 中起到重要作用，而其他细胞因子包括 TNF-α 和 IL-1β 等主要通过激活 NF-κB、IL-6 和 IL-10，最终激活 STAT3 而发挥效应。在 IBD 患者中，可发现有 IL-17 阳性细胞、CD4$^+$CD25$^+$ Treg 细胞明显增加，CD4$^+$、CD8$^+$ T 淋巴细胞和 CD68$^+$ 单核细胞明显下降。这些通路中的相关炎症细胞及炎症因子的检测，对于 UC 的炎症活动期诊疗具有一定的指导意义。

二、体液免疫

（一）免疫球蛋白

免疫球蛋白（immunoglobulin）指具有抗体活性的动物蛋白，主要存在于血浆中，也见于其他体液、组织和一些分泌液中，可以分为 IgG、IgA、IgM、IgD、IgE 五类。人血浆内的免疫球蛋白大多数存在于丙种球蛋白（γ- 球蛋白）中。患者活动期，血清中 IgG、IgA 和 IgM 可升高，尤其是血清 IgA 升高反映了肠道黏膜免疫反应活跃。在 IBD 患者中，肠黏膜内浆细胞数量增多，抗体分泌也增加，但和正常人主要分泌 IgA 不同，IBD 患者 IgG 和 IgM 的分泌显著增加，其中 UC 以 IgG1 和 IgG3 增加为主，而 CD 以 IgG2 增加为主。然而，这些抗体正常值范围宽，其升高幅度较小，与临床活动性的关系不确切。因此，免疫球蛋白变化水平对评估 IBD 活动程度的价值有限。

（二）补体和免疫复合物

微量免疫复合物是机体正常免疫反应的结果，是机体处理抗原的生理现象之一，如存在于循环中的免疫复合物 IgG 和补体 C3。研究显示，在某些胃肠疾病中，免疫复合物大量增加或沉淀于病变器官，会给机体带来不良影响。而某些肠道疾病与补体反应缺陷或过度有关，尤其是免疫复合物沉积时，补体是局部组织损伤机制的重要参与者；免疫复合物和补体在小血管壁黏膜上皮基底层和部分间质呈线状或颗粒状沉积，且 C3 的表达随 IgG 表达的增强而增强，其特征是活动期明显增强，非活动期减弱。研究显示，在 IBD 患者中，病变肠黏膜或黏膜下血管有补体复合物沉积，肠腔灌注液中 C3 和 C4 水平明显高于对照组，且 C4 分泌的增加与疾病活动度相关。此外，有研究显示活动期 UC 患者肠黏膜 C3 mRNA 表达均显著增加。因此，测定体内补体及免疫复合物水平有助于评估 IBD 患者的疾病活动情况。

（三）细胞因子

细胞因子（cytokine，CK）是一类由细胞产生的、具有调节细胞功能的高活性、多功能的小分子可溶性蛋白质多肽。在 IBD 发生和发展过程中，有众多的细胞因子参与，通过多种不同机制使炎症加重并持续存在，最终造成肠组织慢性损伤。因此，检测细胞因子对评估 IBD 活动有重要意义。在 UC 发生和发展过程中，有重要意义的细胞因子主要有以下几种。

1. TNF-α 及可溶性受体

肿瘤坏死因子（tumor necrosis factor，TNF）是一种具有多种生物活性的促炎症细胞因子和免疫调节剂，主要由单核、巨噬细胞产生，可破坏肠黏膜的屏障作用，增加肠黏膜在固有免疫和获得性免疫中暴露于促炎因子的机会，导致肠黏膜损害。根据其来源不同可分为 TNF-α 和 TNF-β，分别位于人染色体 6q21.1–p22 和 6p23–q12，其编码基因位于 HLA–Ⅲ 区域。在 IBD 患者中可见结直肠黏膜、粪便和外周血中 TNF-α 增加，与内镜下炎症程度高度相关性。

关于 TNF-α 在 IBD 中的作用最重要的进展是英夫利西单抗（infliximab，IFX）、阿达木单抗（adalimumab，ADA）等生物治疗药物在临床治疗中取得的成功。IFX 最主要的作用机制是与可溶性和跨膜 TNF-α 结合，以抑制其与 TNF-α 受体（p55/p75）结合，阻断其生物学活性，达到抗炎的效果。外周血 TNF-α 水平与 UC 的炎症程度正相关，提示可作为 TNF-α 拮抗剂剂量选择的参照指标。Tsutomu Takeuchi 等人评价了 TNF-α 基础水平与 IFX 剂量的相关性，结果显示，对于 TNF-α 低水平组的患者，IFX 三种剂量（3 mg/kg、6 mg/kg 和 10 mg/kg）均能达到满意效果，但对于 TNF-α 高水平组患者，只有 10 mg/kg 的 IFX 能达到满意效果。此外，IFX 使用期间患者会有反应性 TNF-α 上调，而且上调明显者往往长期疗效较好，但是笔者发现个别患者上调幅度持续超过 10 倍，该患者增加 IFX 剂量和缩短 IFX 用药间隔仍然无效，导致病情加重而换药。治疗期间 TNF-α 浓度可反映机体对 IFX 的反应性，因此建议在 IFX 使用期间关注患者 TNF-α 水平变化。一般情况下机体在外来 IFX 作用下引起反应性 TNF-α 上调，表明该患者对 IFX 有良好反应，但如果反应过度使 TNF-α 上调过多，反而使 IFX 不足而失效。

TNF-α 的两种可溶性受体（sTNFR1 和 sTNFR2）可激发促炎信号通路。Danuta Owczarek 等发现，活动性 UC 患者 sTNFR1 和 sTNFR2 明显比非活动性 UC 患者升高，并且与 UC 活动度 CAI 指数呈正相关，其中 sTNFR2 比 CRP 更灵敏。

TNF-α 检测可以提供病理生理标志物的存在，且和 IBD 活动性相关。治疗期间 TNF-α 浓度可反映机体对治疗药物的反应性，使用 TNF 抑制剂治疗时注意关注患者 TNF-α 变化水平并及时调整用药方案。

2. 白细胞介素 1 及其可溶性受体拮抗剂

白细胞介素 1（interleukin-1，IL-1）是一种单核因子，由单核 - 巨噬细胞、自然杀伤细胞和 B 淋巴细胞等多种细胞产生，分为 IL-1α 和 IL-1β。IL-1 的受体受可溶性受体激动因子和受体拮抗因子（IL-receptor antagonist，IL-1RA）调控。其中 IL-1β 与 UC 活动度成正比。IL-1 的作用由 IL-IRA 控制，IL-IRA 能特异性抑制 T 淋巴细胞表面 IL-1 受体与 IL-1 结合，从而抑制 IL-1 的生物活性。IL-1 和 IL-1RA 之间的平衡决定 IL-1 对炎症过程的调控作用。Yamamoto 等研究发现，活动性 UC 病变部位的 IL-1β 是正常部位的 3 倍左右，且 IL-1β 和 IL-1RA 的基因多态性与 UC 的遗传易感性和 UC 患者的激素依赖性有关。

3. IL-6

白细胞介素 6（interleukin-6，IL-6）可由多种细胞产生，但主要来源于激活的单核 - 巨噬细胞，除介导炎症反应及增强免疫外，还诱导肝细胞合成急性期蛋白。UC 患者血清 IL-6 水平明显升高，与炎症程度成正比，并且与其他反映 UC 活动度的指标 IL-17 和 IL-1β 有较好的相关性，可作为评估 UC 活动度和累及范围的指标。此外，近期有一项研究提示急性重症 UC 对皮质类固醇耐药可能与 IL-6 有关。

4. IL-2

白细胞介素 2（interleukin-2，IL-2）主要由 CD4$^+$T 淋巴细胞产生，通过自分泌和旁分泌方式作用于局部靶细胞，显著增强免疫。IL-2 分泌减少导致免疫系统内细胞间网络调节失衡，使局部炎症介质和自由基释放，引起细胞毒作用。岳文杰等的研究显示，IL-2 在 UC 患者肠黏膜病灶部位中的表达水平明显高于周围正常黏膜，且 IL-2 mRNA 的表达水平与 UC 的临床严重程度呈负相关。

5. IL-12

白细胞介素 12（interleukin-12，IL-12）是一种异二聚体的促炎症细胞因子，可诱导产生 IFN-γ，有利于 Th1 细胞分化，联系固有免疫与适应性免疫。研究显示 UC 患者黏膜 IL-12 水平升高，并和疾病活动度相关。

6. IL-17

白细胞介素 17（interleukin-17，IL-17）主要是由 Th17 细胞分泌，可增加趋化因子分泌以及趋化单核细胞和中性粒细胞至炎症部位，是延迟型免疫反应中的关键介质。通过基因组测序，已知的 IL-17 亚型有：IL-17A、IL-17B、IL-17C、IL-17D、IL-17E（也称为 IL-25）和 IL-17F。Ohman 等前瞻性研究 102 例 UC 患者从发病到随访 3 年，在此期间病患组黏膜 IL-17A mRNA 表达比对照组高 99.8 倍，并且发病初期的血清 IL-17 水平与病情成正比。另一项临床试验证实，IL-8、IL-17 在 UC 患者的肠黏膜上皮中高表达且其表达水平与结肠炎的严重程度呈正相关。因此，血清 IL-17 水平可作为评价 UC 严重程度的可靠指标。

7. IL-23

白细胞介素 23（interleukin-23，IL-23）是新近发现的一种细胞因子，主要来源于活化的单核 - 巨噬细胞和 B 淋巴细胞。它具有多种生物学功能，能促进 T 淋巴细胞尤其是 CD4$^+$T 淋巴细胞增殖，促进 T 淋巴细胞、抗原提呈细胞产生 IFN-γ 与 IL-12，与自身免疫和炎症反应疾病密切相关。Mirsattari 等分析 85 例 UC 患者和 40 例健康对照组，发现 UC 患者血清 IL-23 水平显著高于对照组，并且升高程度与病情呈正相关。因此，血清 IL-23 可作为诊断 UC 的免疫学标志物之一。

8. IL-8

白细胞介素 8（interleukin-8，IL-8）是一种小肝素结合蛋白，属于半胱氨酸趋化因子家族，可激活中性粒细胞并促使其从组织中迁移到外周血。活动期 UC 患者黏膜 IL-8 水平较正常组升高，血清 IL-8 也升高，且与 UC 患者内镜下及组织学严重程度相关，因此血清 IL-8 水平可作为评价 UC 活动度的可靠指标。

三、自身抗体

自身抗体是指对自身组织、器官、细胞及细胞成分产生的抗体。与 UC 相关的自身抗体包括非典型核周型抗中性粒细胞胞质抗体（atypical perikaryon antineutrophil cytoplasmic antibody，apANCA）和抗小肠杯状细胞抗体（antibody to goblet cell，GAB）。

（一）抗中性粒细胞胞质抗体

抗中性粒细胞胞质抗体（antineutrophil cytoplasmic antibody，ANCA）是一类以中性粒细胞和单核细胞胞质成分为抗原的自身抗体，大量释放后可导致大面积血管和肠道组织损害。ANCA 一般采用间接免疫荧光法（indirect immunofluorescence，IIF）检测，检测时在玻片上固定中性粒细胞，固定液为乙醇和甲醇，分别称为乙醇片和甲醇片，用荧光显微镜检测，通过该法中荧光集中位置将其分为核周型（perikaryon ANCA，pANCA）和胞质型（cytoplasmic ANCA，cANCA）。与 UC 特异性相关的是 pANCA 的特殊类型，称为非典型 pANCA（atypical pANCA，apANCA），表现为乙醇片核周荧光信号明显强于甲醇片核周荧光信号。UC 患者 apANCA 的阳性率 50%~70%，CD 患者 10%~15%，健康对照者约为 5%，因此对于 UC 相对特异，但并不推荐作为两者的鉴别诊断依据。

研究显示，60%~85%UC 患者血清中存在 pANCA 且伴有家族聚集现象，而 CD 及正常人此抗体的检出率在 20% 以下，故有学者认为 pANCA 可能是 UC 遗传易感的标志，并发现其与 HLA-DR2 相关。此外，研究证实，pANCA 阳性的 UC 患者肠黏膜血管炎发生率明显高于阴性组，且病理组织学也严重，提示 UC 的这种病理组织学改变可能与 pANCA 介导有关。

cANCA 的靶抗原主要是蛋白酶 3（protease 3，PR3），pANCA 的靶抗原主要是髓过氧化物酶（myeloperoxidase，MPO），而 apANCA 的靶抗原目前仍未完全确定，已明确的有乳铁蛋白、通透性杀菌蛋白、组织蛋白酶 G、溶菌酶和弹性蛋白酶等十余种。1997 年，有学者对 UC 患者 apANCA 的靶抗原进行研究，在免疫印迹法结果中发现了一个相对分子质量 28 000 的未知特异条带，该团队在后续的研究中证实是抗高迁移率族蛋白 B1 抗体（high-mobility group box 1 protein，HMGB1）。该研究同时指出，血清中存在抗 HMGB1 抗体的 UC 患者有 71% 是难治性 UC，提示该抗体可能有助于预测 UC 的疾病表型，对疾病治疗方案的制定具有一定的指导价值。

需要注意的是，ANCA 也可发生在其他自体免疫性疾病、嗜酸性粒细胞肠炎和胶原性结肠炎等。尽管 apANCA 在 UC 患者中有较高的阳性率（45%~82%），显著高于 CD（2%~28%），对鉴别 UC 和 CD 有较好的敏感性和特异性，目前已有部分学者推荐将 apANCA 作为 UC 与 CD 鉴别诊断的指标之一，但是 apANCA 在 IBD 中总的阳性率偏低，对于 IBD 的筛查诊断价值仍有限。因此，目前不推荐将 ANCA 作为 IBD 的常规检查项目。

（二）抗小肠杯状细胞抗体

抗小肠杯状细胞抗体（GAB）是小肠上皮特殊的杯状细胞的靶抗原，在黏液分泌、小肠上皮修复和炎症调节过程中起一定作用，一般通过 ELISA 和 IIF 法检测。抗 GAB 抗体具有 UC 特异性，在 UC 中的阳性率约 12.2%，在 CD 和健康人中为 0~1.9%，与 apANCA 联合检测可提高 UC 检出率，可作为 CD 与 UC 的鉴别指标之一。

四、抗微生物抗体

抗微生物抗体是指机体对正常肠道微生物胞壁或代谢产物抗原产生的抗体，主要类型是 IgG 和 IgA。正常情况下，微生物抗原在肠道中存在，由于肠壁的屏障作用，不会进入循环系统，当某种机制使肠道屏障功能受损时，这些微生物抗原进入体内而产生抗体。

抗微生物抗体以及自身抗体作为 IBD 的血清学标志物可早于临床症状出现之前 5 年以上，是重要的早期辅助诊断手段。但是这些抗体在体内较长时间保持稳定，一般不会随着病情发展而变化，不适合作为病情监控指标。

与 UC 相关的抗微生物抗体主要包括抗酿酒酵母细胞壁抗体（ASCA）、抗大肠杆菌外膜孔道蛋白 C（anti-outer-membrane porin C from *E. coli*，anti-OmpC）、抗拟杆菌外膜孔道蛋白 W（anti-outer-membrane porin W from *Bacteroides*，anti-OmpW）、抗荧光假单胞菌 I2 抗体（anti-I2）等，详见本书姐妹篇《克罗恩病——基础研究与临床实践（第 2 版）》的抗微生物抗体部分。

各项血清抗体在 UC 诊断中的敏感性和特异性可见本书姐妹篇《克罗恩病——基础研究与临床实践（第 2 版）》的表 7-2。临床上综合运用血清抗体的联合检测可有效提高 UC 诊断的准确性，并对疾病的活动度、预后的评价和药物的使用方面均有一定的指导意义。现有的血清学检查可用于辅助诊断，但是这些标志物的敏感性有限，目前暂不推荐在患者中常规使用这些检测来协助诊断及确定治疗方案。

第五节　病　原　学

UC 患者由于频繁使用 GCS、免疫抑制剂和生物制剂严重抑制机体免疫及营养不良，容易合并结核杆菌、艰难梭菌、巨细胞病毒、EB 病毒等机会性病原菌感染，给治疗带来难题。此外，UC 患者发病年龄较高，老年 UC 患者比例较大，体质弱、基础病多也使其容易出现机会性感染。另一方面，上述病原菌引起的肠道炎症与 UC 本身的炎症容易混淆，临床上需要有效的鉴别诊断。

一、结核杆菌

结核杆菌又称结核分枝杆菌（*M. tuberculosis*），研究发现 IBD 应用 TNF-α 抑制剂的患者感染结核的机会增加至少 2.5 倍。因此，各国 IBD 的临床诊疗指南均建议抗 TNF-α 治疗之前，将排除结核感染作为常规筛查项目。

结核感染检查的金标准是培养加菌种鉴定，但由于培养周期较长，需要 4 ~ 8 周，限制了临床应用。临床常用的结核检查方法包括以下 3 种。

（一）结核菌素皮肤试验

结核菌素皮肤试验（tuberculin skin test，TST）亦称芒图试验、PPD 试验，是基于Ⅳ型变态反应的一种皮肤试验，把旧结核菌素（old tuberculin，OT）或其纯蛋白衍生物（pure protein derivative，PPD）在左前臂屈侧做皮内注射，经 48～72 h 后测量皮肤硬结直径，＜5 mm 为阴性，5～9 mm 为弱阳性（提示结核菌感染或非结核性分枝杆菌感染），10～19 mm 为阳性反应，20 mm 以上或局部发生水疱与坏死者为强阳性反应。机体在感染结核杆菌后产生致敏淋巴细胞，当再次遇到结核抗原时，致敏 T 淋巴细胞受相同抗原再次刺激会释放出多种可溶性淋巴因子，导致血管通透性增加，巨噬细胞在局部集聚，出现红肿硬结的阳性反应。未感染过结核杆菌者注射局部无变态反应发生。TST 主要用来检测机体有无感染过结核杆菌。需要注意的是，TST 不能区别卡介苗接种和结核杆菌自然感染所致的免疫反应，也不能区分非结核分枝杆菌感染和结核菌感染。

（二）结核感染 T 细胞斑点试验

结核感染 T 细胞斑点试验（TB infection T cell spot test，TB-SPOT）是在 TST 基础上发展起来的结核 γ 干扰素释放试验（interferon-gamma release assays，IGRAs），利用结核特异抗原早期抗原靶 6（early secreted antigenic target 6，ESAT-6）及培养滤液蛋白 10（culture filtrate protein 10，CFP-10），通过酶联免疫斑点技术（enzyme-linked immunospot assay，ELISPOT assay）检测受试者体内是否存在结核效应 T 淋巴细胞，从而判断目前该受试者是否感染结核杆菌。该技术主要克服了 TST 中 PPD 的特异性问题，所用的抗原刺激物 ESAT-6 和 CFP-10 具有结核分枝杆菌特异性，其编码基因 RD1 在卡介苗（BCG）和绝大多数非结核杆菌中是缺失的，并且不含有卡介苗菌株的抗原成分，能较好地避免交叉抗原反应，提高了特异性。Pai 等对 726 例结核培养阳性的患者进行 TB-SPOT 的荟萃分析，综合灵敏度为 90%，特异度为 93%。TB-SPOT 对于免疫低下的 HIV 感染者检测灵敏度没有明显影响，仍然可达 90%，但 TST 的灵敏度下降至 72%。多项研究显示 IGRAs 在有卡介苗接种史、活动性肺结核接触者、高危医务人员和儿童肺结核的诊断方面优于 TST。

ESAT-6 和 CFP-10 作为抗原刺激物引起的斑点反应数，活动性结核者比潜伏性结核感染者高 2 倍以上，但不能根据斑点数判断是否结核活动期，因为潜伏期者如果免疫力高，产生的斑点数可能比活动期免疫力低下的患者更高。基于 TB-SPOT 的检测原理，阳性只表示有结核感染史，并不代表结核活动期。是否为活动性结核病，需要根据临床表现及其他检测指标综合判断。此外，TB-SPOT 结果不能作为单独或决定性的诊断结核病的依据。Bakir 等把结核接触儿童根据 TB-SPOT 结果分为阳性组和阴性组，追踪 3 年后，阳性组比阴性组发展为活动性结核的比例高 3.86 倍。对于 TB-SPOT 阳性者，如果在某一时期内斑点数突然显著上升，提示可能出现结核活动。

对 T-SPOT 试验阴阳性结果的更多解读见本书的姊妹篇《克罗恩病——基础研究与临床实践（第二版）》的第七章实验室检查的相关内容。

鉴于我国为结核病高发国家，中华医学会结核病分会建议 PPD 和 IGRAs 均可用于我国潜伏结核感染（latent tuberculosis infection，LTBI）的筛查，对 PPD 阳性者可进一步采用 IGRAs 协助确认；并指出自身免疫病或器官移植患者在接受 GCS 或抗 TNF 抑制剂治疗前，应单用 IGRAs 或联合 PPD 筛查 LTBI。因此，IBD 患者使用抗 TNF 抑制剂、GCS、免疫抑制剂治疗前应注意筛查结核，并根据结果决定是否行抗结核治疗并制定治疗方案。

（三）结核分枝杆菌 DNA 检测

结核分枝杆菌 DNA 检测包括结核分枝杆菌 DNA 芯片、荧光定量 PCR 及更简便的等温 PCR 扩增 LAMP 技术，具有灵敏度高、检测周期短等优势，通常数小时获得结果。但是，DNA 检测技术不能判断病原体转录活性，不能区分潜伏感染与活动性感染。

二、艰难梭菌

艰难梭菌（Clostridium difficile，C-diff）分为产毒菌和无毒菌。产毒艰难梭菌含有 TcdA 或（和）TcdB 基因，分别合成毒素 A 和 B，两种毒素均能引起肠道炎症。艰难梭菌感染（clostridium difficile infection，CDI）常见于长期应用抗生素或免疫抑制剂者。研究表明，UC 是艰难梭菌感染的独立危险因素，大约 35.5% 的重度 UC 患者合并 CDI，CDI 合并 IBD 比单纯 IBD 或单纯 CDI 的死亡率高 4 倍。需要注意的是，单纯 CDI 者 50% 在内镜下可观察到假膜，但 UC 合并 CDI 时病变往往表现不典型，较少在肠镜下见到假膜，增加鉴别诊断的难度。

我国 2019 年发布的《中国成人炎症性肠病合并艰难梭菌感染处理共识意见》建议，以下 IBD 患者应检测艰难梭菌：①所有活动期 IBD 住院患者；②缓解期 IBD 患者出现腹泻，或近期有危险因素暴露（如与 CDI 患者接触、胃肠手术、管饲、肠道准备等）；③有严重结肠炎，但无细菌学证据，需要经验性 CDI 治疗的 IBD 患者；④结肠切除造口术后出现可疑症状者；⑤老年人群、免疫力低下、糖尿病、肾衰竭、营养不良等患者。

CDI 诊断的金标准是粪便培养加毒素鉴定，但艰难梭菌培养条件苛刻而昂贵，仅限于研究机构使用。CDI 检测方法可分为一步法、二步法和三步法。一步法是指 CDPA 体系（The C. difftox plate assay），是在培养基里加入毒素 A/B 的底物，通过底物颜色变化确定产毒菌，这种方法受限于厌氧培养无法推广应用。二步法主要有 GDH+ 毒素 PCR，以及 GDH+ 毒素酶免（EIAs）。三步法指 GDH+ 毒素 EIAs+ 毒素 PCR。我国共识推荐使用两步法或三步法进行 CDI 检测。

根据 2013 年美国胃肠病学会（American Society of gastroenterology，ACG）颁布的《CDI 诊断、治疗及预防指南》，CDI 实验室诊断有 3 个要点：① 腹泻时是重要的质量保证；② 艰难梭菌毒素 A 和 B 基因扩增试验（NAATs）检测优于酶联免疫（EIAs）检测，NAATs 可作为诊断 CDI 的标准；③ 艰难梭菌 GDH 可用于筛查，但确诊需检测毒素 A/B。

（一）谷氨酸脱氢酶

粪便中相对大量的艰难梭菌生长时才会被检测到谷氨酸脱氢酶（GDH）。由于产毒株和不产毒株均可产生 GDH，且与其他梭菌所产生 GDH 同源性高，检测艰难梭菌 GDH 的抗体往往也能识别其他梭菌的 GDH，使得该方法针对 CDI 检测的特异性较低，诊断 CDI 的阳性预期值仅为 50%，但灵敏度高，阴性预期值可达 95% 以上，可作为二步法和三步法中的筛查手段。

ELISA 方法检测 GDH 的灵敏度达 85%～95%，特异度达 89%～99%，具有较高的阴性预测值。研究表明，大约有 10% 带毒素的艰难梭菌 GDH 检测阴性，但 ACG 的指南中对于 GDH 检测阴性的患者推荐排除 CDI，无须进一步检测，而 GDH 阳性者，建议继续检测毒素 A 和 B。

（二）毒素 A 和毒素 B

毒素 A 和 B 是艰难梭菌的致病因素，前者为肠毒素，能趋化中性粒细胞浸润，引起炎症，可损伤黏膜并改变血管通透性，引起肠液过度分泌，肠腔积液和肠黏膜出血、坏死；后者为细胞毒素，能使肌动蛋白解聚，破坏肠壁细胞骨架，引发肠黏膜细胞凋亡、变性、坏死和脱落，以及假膜形成。毒素 A/B 的检测手段主要有酶联免疫法（EIAs，包括 ELISA 和免疫层析法）及 NAATs（包括 PCR 和等温扩增 LAMP）。

毒素 ELISA 的检测灵敏度大约为 38%，毒素免疫层析法结合生物素放大系统后，检测灵敏度可提高至 50%。EIAs 不作为独立检测指标使用，与 GDH 组成二步法时，GDH 和 EIAs 均为阳性可诊断 CDI，GDH 和 EIAs 均为阴性可排除 CDI，两者结果不一致时需进行细胞培养细胞毒性试验及核酸扩增（NAATs）确证。

毒素基因扩增实验（NAATs）包括聚合酶链反应（PCR）、基因芯片技术以及环介导等温扩增技术，灵敏度为 77%～99%，特异度为 94%～100%。以实时聚合酶链反应为基础的技术正被推荐成为检测 CDI 的首选诊断试验。毒素 PCR 的检测灵敏度可达 92%，特异度 94%，但所用荧光定量 PCR 仪较为昂贵。有一种更经济的 PCR 方法是环介导等温扩增技术（LAMP），仪器小巧经济，适用病原菌定性检测。NAATs 的灵敏度高于一步法、EIAs 和 GDH+EIAs 二步法。NAATs 阴性可排除 CDI。但由于 NAATs 方法是基于毒素基因的扩增而非毒素本身，不能鉴别 CDI 和无症状携带者，所以各国指南中强调检测对象是有症状的腹泻患者。由于艰难梭菌是小儿肠道的正常菌，NAATs 方法也不适用于儿科 CDI 诊断。此外，NAATs 无法精确定量，而且在临床症状消失后 1～4 周，粪便中仍然可检测到毒素基因表达，因而不作为感染是否控制的评价指标。

三、巨细胞病毒

巨细胞病毒（cytomegalovirus，CMV）属于疱疹病毒家族成员，是疱疹病毒组的双链 DNA 病毒，在环境中普遍存在。人类是 CMV 的唯一天然宿主，人群普遍易感，一旦感染终身潜伏。CMV 肠炎在内镜下可见到深大溃疡，需要与 IBD 溃疡相鉴别。

UC 患者 CMV 激活风险增加，因此，IBD 患者需高度重视 CMV 机会性感染问题。研究显示，缓解期和轻、中度 UC 患者合并 CMV 结肠炎的风险相对较低，重度 UC 和（或）GCS 抵抗的 UC 患者 CMV 活动性感染率增高。据国外研究报道，重度 UC 合并 GCS 抵抗患者中 CMV 结肠炎比例为 20%～40%，行急诊结肠切除的 UC 患者中 CMV 结肠炎发生率为 27%。我国资料显示：接受外科手术重度 UC 患者中 CMV 活动性感染比例占 46.2%，难治性 UC 患者中 CMV 活动性感染比例为 36.7%。生物制剂和免疫抑制剂的使用也会增加 CMV 感染的风险。CMV 感染与 IBD 患者的不良预后相关。

研究发现，IBD 患者 CMV 激活通常局限在结直肠，极少发生系统性感染，因而检测方法通常取肠道溃疡部位组织进行组织学检测发现病毒包涵体，或用免疫组化方法检测到 CMV-pp65 抗原，或取组织进行 PCR 检测。系统性检测方法，如血清 CMV 抗体及外周血白细胞 CMV 抗原等方法对 IBD 患者肠道 CMV 感染意义不大，血液中的 CMV 多聚酶链式反应（PCR）因无公认的诊断阈值，其诊断价值尚存在争议。需要注意的是，组织病理中偶见病毒包涵体并不代表具有临床意义的 CMV 感染，多个病毒包涵体诊断价值更大。

一种无创的粪便 CMV-DNA 检测方法也已获得显著进展，Hans H 等比较了粪便与组织的 CMV-DNA 检测结果，以组织 DNA 结果为标准时，粪便 CMV-DNA 的检测灵敏度为 83%，特异性为 93%，对临床诊断的指导意义相对较大，但目前并未在临床广泛应用。不同检测方法的优缺点见于本章 CD 的实验室检测部分。

我国 2017 年制定的《炎症性肠病合并机会性感染专家共识意见》中提及：① CMV IgM 抗体阳性和（或）CMV pp65 抗原血症（每 150 000 个白细胞中 CMV 阳性细胞数≥1），和（或）血浆 CMV-DNA qPCR 检测阳性，提示 CMV 活动性感染；② CMV 结肠炎的诊断金标准是结肠黏膜组织 HE 染色阳性伴 IHC 染色阳性和（或）结肠黏膜组织 CMV 核酸 qPCR 阳性；③重度 UC 患者出现 GCS 抵抗者建议临床除外 CMV 活动性感染。

第六节　血清炎性指标

UC 活动期常伴随某些肝脏合成的急性期反应蛋白含量异常，如红细胞沉降率

（erythrocyte sedimentation rate，ESR）、C 反应蛋白（C-reactive protein，CRP）、血清降钙素原（serum procalcitonin，PCT）、α_1- 抗胰蛋白酶（α_1-antitrypsin，α_1-AT）、纤维蛋白原（fibrinogen）和 α_1- 巨球蛋白（α_1-macroglobulin）等，其含量的监测对了解 UC 病情活动性和评价病情严重程度有一定价值。

一、ESR

ESR 是一种经典的急性期反应标志，其升高一般认为与血浆中纤维蛋白原、α_2- 球蛋白及丙种球蛋白有关，同时受红细胞大小、形态及数量的影响，因而精确度较低。ESR 升高为 UC 活动度的敏感指标，可反映 UC 炎症严重程度，改良 Truelove 和 Witts 疾病严重程度分型标准和 UC 蒙特利尔疾病活动度分型标准中均将 ESR 作为评价指标之一，ESR > 30 mm/h 提示重度 UC。但由于半衰期较长，在病情控制后下降滞后，ESR 不适合用于 UC 的病情观察。轻度 UC 和病灶局限在直肠的 UC，ESR 可正常。

二、CRP

急性期 CRP 在 1930 年由 Tillet 和 Francis 发现，是机体受到微生物入侵或组织损伤等炎症性刺激时肝细胞合成的急性相蛋白，是一种非特异性炎症指标。CRP 升高并不仅见于 IBD，各种病毒和细菌感染、自身免疫性疾病、恶性肿瘤和其他疾病导致组织坏死也可导致 CRP 水平的增加。活动期 IBD 相关的细胞因子（包括 IL-6、TNF-α 和 IL-1β）可刺激肝细胞产生 CRP。CRP 基线水平通常小于 1 mg/L，而在活动期 IBD，其水平范围可增加至 5 ~ 200 mg/L，其情况取决于疾病的严重程度和个体产生 CRP 的能力。

CRP 实验室检测方便可靠，其血浆半衰期短，仅 19 h，血清浓度在 IBD 炎症早期即升高，缓解后迅速下降，故可及时反映患者临床疾病活动性。Solem 等研究发现，CRP 与 UC 组织学炎症程度相关性较差，但与 UC 临床活动度、ESR、贫血、低蛋白血症及内镜下 UC 活动度显著相关。此外，IBD 患者的 CRP 水平一定程度上可以提示药物治疗反应：① CRP 升高明显的患者对生物制剂（如 IFX）治疗的敏感性较 CRP 较低或正常的患者高；② CRP 水平处于高基线（> 70 mg/L）的患者，其在 IFX 维持治疗的一年内获得缓解的可能性大；③治疗过程中 CRP 明显升高提示药物减少或对药物失去反应。2016 年欧洲克罗恩病和结肠炎组织（European Crohn's and Colitis Organisation，ECCO）颁布的《欧洲溃疡性结肠炎循证共识（第 3 版）》指出，CRP 对于 UC 的活动性评估价值不及 CD，但急性重症结肠炎除外，CRP 在成年人及儿童的急性重症结肠炎中的评估价值已获得证实。入院后 48 ~ 72 h CRP > 45 mg/L 并伴 3 ~ 8 次 / 天的排便，高度预示接受肠外激素治疗的患者需行结肠切除术。

三、PCT

PCT 是一个由 116 个氨基酸组成的钙稳态激素降钙素的前体，存在于甲状腺 C 细胞和肺内分泌细胞中。PCT 在正常人血清中含量极低，各种急慢性炎症均可升高，并与炎症程度成正比，是一种非特异性炎症指标。重度 UC 患者血清 PCT 可显著升高，随着病情控制而下降，可作为 UC 活动度的监测指标。

四、α_1-AT

α_1-AT 是重要的蛋白酶抑制剂，合成后迅速释放入血。α_1-AT 有抗蛋白水解酶活性，很少被肠道激酶消化，主要以原形的形式从大便中排出，因此理论上 α_1-AT 与白蛋白的内源性肠道丢失相平行。血清 α_1-AT 水平可反映 UC 活动度，粪便 α_1-AT 可用于了解 UC 患者肠道蛋白质丢失情况。检测粪便 α_1-AT 时需要采集 24 h 粪便。

第七节　血药浓度

一、免疫抑制剂

治疗 UC 的免疫抑制剂包括硫唑嘌呤（azathioprine，AZA）或 6- 巯嘌呤（6-mercaptopurine，6-MP）、氨甲蝶呤（methotrexate，MTX）、环孢素（cyspin，CsA）等。大多数免疫抑制剂对 IBD 的治疗阈与安全阈比较接近，容易发生不良反应，因此，监测血药浓度对提高疗效、降低耐药或药物抵抗及毒副作用意义重大。

AZA 和 6-MP 为无活性的前体药物，需经体内代谢转变为 6- 硫鸟嘌呤核苷酸（6-thioguanine nucleotides，6-TGNs）才能发挥疗效，硫嘌呤甲基转移酶（thiopurine methyltransferase，TPMT）是在代谢过程中决定 6 -TGNs 的关键酶，其催化 AZA/6-MP 生成无活性的甲基化 6-MMP 而失活，酶活性下降使 AZA/6-MP 甲基化失活降低，从而使 AZA/6-MP 生成活性代谢产物 6-TGNs 增加。TPMT 活性与其基因型存在高度相关性，*TPMT* 野生型甲基化活性最强（占 88%），杂合性等位基因缺失者中等甲基化活性（占 11%），纯合性等位基因缺失者 *TPMT* 甲基化活性最弱（占 0.3%）。据报道，亚洲人 *TPMT* 基因突变没有西方国家普遍，并且优势突变位点也不同，杂合性 2/3A 突变罕见，但杂合性 3C 位点突变高发。*MPMT* 存在基因多态性，特异性高，但敏感性低（尤其在汉族人群），*TPMT* 基因型或酶活性可指导硫嘌呤类药物的起始剂量。目前检测 TPMT 主要通过聚合酶链式反应（PCR）检测等位基因位点 460（*G460A*）和 719（*A719G*）来检测 *MPMT* 基因型，放射化学分析法或色谱技术计算每小时每毫升红细胞生成多少毫摩尔的 6-MMP 来表示 MPMT 活性。但鉴于我国 *TPMT* 基因纯合子突变而使该酶活性缺失的发生率小于 0.3%，用药前检测 *TMPT* 基因的多态性普遍认为不够经济而未推广使用。然而，检测 *TMPT* 的代谢物 6-MMP，以及药物活性物 6-TGNs 对用药的指导意义已获得较为广泛的认可。

研究认为，红细胞内的 6-TGNs 和 6-MMP 比血清中的代谢物具有更确定的临床意义。一般认为 250~400 pmol/8×10^8 RBC 为 6-TGNs 的适宜血浓度，超过这一上限时，再增加 AZA/6-MP 的剂量无法进一步提高疗效，反而增加骨髓抑制等副作用的发生率。红细胞内 6-MMP 的浓度一般低于 5 700 pmol/8×10^8 RBC，高于此浓度提示 TMPT 酶活性严重下降，并容易发生药物性肝损伤。高水平 6-TGN 与 IBD 患者临床缓解相关。尽管 6-TGN 或 6-MMP 的有效浓度暂无统一标准，但联合监测这两项指标可用于判断患者依从性、是否适量、嘌呤类药物无效原因等。6-TGNs 和 6-MMP 的检测金标准是液相色谱法。

根据 ECCO 共识意见，AZA/6-MP 用药前推荐检测 TPMT 的基因型或酶活性，对基因变异或低、中酶活性者慎用或减少 AZA/6-MP 剂量。2019 年英国胃肠病学会制定的《成人炎症性肠病管理共识指南》亦建议所有考虑接受嘌呤类药物治疗的 IBD 患者都评估 TPMT 状态，TPMT 活性低的患者应避免使用嘌呤类药物，TPMT 活性中等者嘌呤类药物的用量应降至 50%。

需要注意的是，TPMT 检测只能预测嘌呤类药物的早期血液学毒性的可能性，且目前的预处理方案尚不能排除未来出现嘌呤类药物生化毒性的可能性。因此，英国胃肠病学会（British Society of gastroenterology，BSG）建议使用 AZA/6-MP 治疗后注意定期进行血常规、肝肾功能等检测以加强血液学和生化毒性监测。

但是，西方人群 *TPMP* 基因的突变频率为 10%，而亚洲人群该位点的突变频率仅为 2%~3%，因此 *TPMP* 对于预测亚洲人群服用硫唑嘌呤出现不良反应的预测效能不如西方人群。近来越来越多的研究提示：水解酶超家族中的核苷酸焦磷酸酶 15（nucleoside diphosphatelinked moiety X-type motif 15，NUDT15）可能成为评估亚洲人群服用硫唑嘌呤发生白细胞减少不良反应率的有效指标。NUDT15 能使硫嘌呤类药物的活性代谢物 TGTP、TGDP（即 6-TGNs）脱磷酸，进而防止其掺入 DNA，从而减弱硫嘌呤药物的细胞毒性作用，如果 *NUDT15* 的 *Arg139Cys*（*R139C*）发生突变，则无法减弱硫嘌呤药物的细胞毒性。由于该基因在亚洲人群的突变频率相对较高，因此随着对 AZA 代谢及作用机制研究的深入，越来越多的研究发现 *NUDT15* 基因多态性与亚洲人群服用 AZA 出现的不良反应密切相关。近年来亚洲多个国家的多项人群研究显示，*NUDT15* 是预测硫唑嘌呤类药物严重不良反应的良好生物标志物，比 *TPMT* 可以更好地预测患者服用 AZA 导致的白细胞减少。基于目前的研究发现：在

亚洲人群中 *NUDT15 R139C* 基因突变者服用 AZA 后发生 WBC 减少频率远高于未突变的患者。但是，目前相关研究仍有一些不足：①已有研究主要集中于 IBD 和 ALL 患者，其他同样应用硫唑嘌呤治疗的疾病的临床研究数据仍较少；②目前的研究样本量小，多中心的临床研究数据仍较少，尤其以中国人群为研究对象的研究少。

我国《炎症性肠病诊断与治疗的共识意见（2018 版）》建议：① *TPMT* 基因型预测骨髓抑制特异性高，但在汉族人群中其灵敏性很低，不常规推荐，有条件的单位可以检测此指标，但须认识此局限性。②有条件情况下，推荐进行 *NUDT15* 基因多态性检测，其对预测包括我国在内的亚洲人群使用硫嘌呤类药物后发生骨髓抑制风险的灵敏性与特异性高。③对嘌呤类药物剂量稳定后 1 个月，或治疗足够疗程后仍处于疾病活动期，或出现可能与嘌呤类药物相关不良反应时，建议行 6-TGNs 浓度测定指导剂量调整。

二、生物制剂

用于重度 UC 的生物制剂主要是英夫利西单抗（infliximab，IFX）和阿达木单抗（adalimumab，ADM），两者均属于人 IgG1。由于外周血中存在各种各样的 IgG 分子，不同 IgG 分子间的差异仅仅是 Fab 高度可变区的少数氨基酸序列，恒定区与 Fc 段的序列相同，因此 IFX 和 ADM 的血药浓度无法用根据分子量或理化性质区分的方法进行检测。常用的检测手段是免疫学方法，主要包括间接 ELISA 和双抗体夹心 ELISA 法。由于不同检测方法之间，以及不同生产商之间缺乏统一的校准品，不同文献的有效血药浓度存在差异。

生物制剂在人体内的半衰期为 15～20 d，检测时取下次治疗前的血清，此时的浓度称为谷浓度，谷浓度是生物制剂血药浓度的国际通用表示方法。影响生物制剂谷浓度的因素主要包括：①抗抗体产生，其机制可能是抗抗体与生物制剂结合，加快后者清除；②炎症严重程度，与 TNF-α 基础水平呈正相关，炎症严重时所需生物制剂的剂量因此增大；③血浆白蛋白水平，CD 并发低蛋白血症时，生物制剂的清除加快，血药浓度降低；④疾病类型、肥胖、性别和联合用药等因素。

（一）IFX

IFX 是一种针对肿瘤坏死因子（TNF-α）的嵌合单克隆 IgG 抗体，其分子组成包括 25% 鼠源序列和 75% 人源序列，是最先用于治疗难治性 IBD 的抗 TNF-α 单抗。其机制是特异性结合可溶性和膜结合 TNF α，阻断 TNF-α 与受体结合，达到治疗目的。测定 IFX 谷浓度的方法见本书的姊妹篇《克罗恩病》CD 部分。

所有抗 TNF 药物均有血药浓度与临床疗效之间量效关系的相关报道。治疗药物监测已经越来越多地应用于优化临床治疗效果，尤其是维持治疗阶段。一项试验将 263 例使用 IFX 治疗的 IBD 患者（其中 85 例为 UC 患者）随机分成两组，一组在维持治疗期间根据药物浓度调节 IFX 给药剂量，另一组基于临床判断进行剂量调整。在临床缓解率上两组之间无区别，但随访超过 1 年时，基于药物浓度最优化给药剂量组临床复发率显著降低。同时，药物经济学评价结果显示，此给药方法可在一定程度上节约整体成本。一项涵盖 247 例患者的回顾性分析（包括 UC 患者）认为，在超过 2/3 患者中，IFX 谷浓度或者抗 IFX 抗体浓度可以指导治疗决策。最近的一项荟萃分析纳入了 13 篇关于使用抗 IFX 抗体和 IFX 谷浓度的研究，结果显示抗 IFX 抗体的存在和 IBD 患者临床失应答有关，但在 UC 患者中并不明显。因此，测定 IFX 谷浓度并及时调整用药方案有利于优化临床疗效，在患者出现临床失应答时应注意完善相关测定（包括 TNF-α 水平、IFX 谷浓度、抗 IFX 抗体浓度），并根据相关结果制订下一步治疗方案。

（二）ADM

ADM 是完全人源化的抗 TNF-α 单抗，与 TNF-α 特异性结合后阻止 TNF-α 与膜受体的 P55/P75 结合。ADM 在人体内的半衰期 15 ~ 19 d，与 IFX 作用机制相同，主要被用于对 IFX 产生 ATI 继发无效的 IBD 患者，反之，IFX 也可用于对 ADM 继发无效的患者。

ADM 的谷浓度检测范围为 0.002 ~ 23.0 μg/mL，中位数约 11.5 μg/mL，但由于 ADM 定标缺乏统一标准，不同检测方法之间，以及相同检测方法不同制造商产品之间存在差异。一项 65 个中心参与的日本 UC 临床试验，ADM 剂量为 80/40 mg 时，第 8 周评估有效与无效之间的谷浓度无显著差异，但第 52 周评估时，有效组的谷浓度均在 3.56 μg/mL 以上，无效组的谷浓度显著降低。

基于目前已有的证据，2017 年 AGA 指南建议维持治疗期 IFX 目标谷浓度为 ≥5 μg/mL，ADM≥7.5 μg/mL。该指南还指出，维持期 anti-TNF 治疗继发失效的患者，如果药物谷浓度低于这个阈值，提高剂量可能收益更大；如果药物谷浓度高于这个阈值，转换治疗可能更好。因此，测量生物制剂的谷浓度有利于临床医师更好地制订和调整 IBD 治疗方案。

第八节　抗生物制剂抗体

抗生物制剂的抗体检测主要也是免疫学方法，包括 ELISA 和放射免疫方法，由于不同方法之间缺乏换算标准，抗抗体的数值表示方法可以是质量浓度、摩尔浓度、U/mL 或抗体滴度。高浓度的抗体对抗抗体的检测会有干扰，检测抗生物制剂抗体时取谷浓度血清。

一、抗 IFX 抗体

IFX 是一种人鼠嵌合抗体，具有免疫源性的主要是 Fab 高度可变区的鼠源序列，因此抗 IFX 抗体（anti–IFX antibodies，ATI）也称为人抗嵌合抗体（human anti-chimeric antibodies，HACA）。ATI 一方面中和 IFX 的作用，另一方面与 IFX 结合促进后者被清除，使有效 IFX 血药浓度降低而影响疗效。此外，ATI 还与严重 IFX 输液反应有关。持续 ATI 强阳性建议换用生物制剂。

未用药健康人血清中 ATI 的浓度一般 < 15 ng/mL，平均浓度约 10 ng/mL，根据阳性为阴性的 2 ~ 3 倍为依据，ATI 浓度 > 30 ng/mL 即可判断为 ATI 阳性，但是 ATI 轻度阳性对 IFX 的疗效影响不明显，通常在连续 3 ~ 4 针之后，持续 ATI 强阳性才会对 IFX 的疗效产生显著影响，具体数值各课题组报道不一。Niels Vande Casteele 等建议 ATI 浓度 > 8 μg/mL 时换生物制剂，其他课题组建议换药的浓度低于此浓度。

ATI 可使 IFX 谷浓度下降，引起炎症活动性增加、增加手术风险、影响黏膜愈合，并提示疾病处于活动期。具体检测方法见 CD 部分。

二、抗 ADM 抗体

ADM 虽然是全人源化抗体，但其 Fab 的高度可变区具有异源性，仍然具有免疫源性，抗 ADM 抗体（anti-ADM antibodies，AAA）也称为人抗人抗体（human anti-human antibodies，HAHA）。大约 92% 的 CD 随访期谷浓度偏低者伴有不同程度的 HAHA 产生，HAHA 被认为与 ADM 过快清除，以及继发失效相关。未用药健康人血清 AAA 的浓度低于 10 ng/mL，持续用药患者 AAA 可高达 8 μg/mL，AAA 强阳性者可考虑换用其他生物制剂。

需要注意的是，不同商业试剂盒对抗抗体检测结果有差异，有的试剂盒非常敏感，能检测到滴度非常低的抗抗体，临床价值并不大。而且，目前还没有统一的临床相关的抗抗体滴度阈值，也不清楚同时检测到药物和抗抗体时，抗抗体对药效到底有多大影响。

最近的一项研究显示，原发性无应答者的药物水平往往低于应答者，抗抗体的形成可能是治疗后导致原发性无效的一个重要因素。此外，接受抗 TNF 治疗患者出现继发性无效可能是由于免疫介导产生的药物中和抗体所致（也有可能是由其他机制导致的，如非中和、药物清除抗体或非免疫介导）。英国胃肠病学会推荐使用抗 TNF 治疗出现原发性和继发性失效的患者测定血清药物和抗药物抗体浓度以及时调整治疗方案。

第九节 大便检查

诊断 UC 应首先明确胃肠道炎症是否存在，大便检查是一种最简便的检查，包括大便常规及粪便炎症标志物检查，粪便病原学检查见第五节。

一、大便常规

大便常规包括一般性状检查、显微镜检查和潜血试验。

（一）一般性状

UC 活动期主要为脓血便，严重时可水样。UC 缓解期粪便可成形。

（二）粪便镜检

UC 活动期常伴有黏膜出血，患者粪便可见红细胞和白细胞。

（三）粪便潜血试验

粪便潜血试验（fecal occult blood test，FOBT）是消化道出血性疾病的有效指标，常用于筛查消化道恶性肿瘤。UC 活动期患者由于消化道黏膜损伤严重，通常持续 FOBT 阳性，并且阳性程度与黏膜出血程度成正比。

二、炎性指标

（一）粪钙卫蛋白

钙卫蛋白（calprotectin，CP）是一种特异性的生物钙结合蛋白，属于 S100 家族，主要存在于中性粒细胞中，单核细胞和反应性巨噬细胞、鳞状上皮细胞等也有少量存在，在血清、体液或粪便中可检测到。CP 约占细胞总蛋白的 5% 及中性粒细胞胞质蛋白的 60%，是一种炎症标志物，具有抑制真菌和细菌的特性，在感染性和炎症性疾病患者中血浆 CP 浓度可升高 5~40 倍。粪钙卫蛋白（fecal calprotectin，FCP）含量大约是血浆中的 6 倍，在肠道炎症时，FCP 明显升高。FCP 具有良好的稳定性，常温下 7 d 内基本不丢失，在 IBD 等炎性相关疾病中表达升高，不受肠道以外炎症的影响，更能直观地反映肠道炎症情况。

常用的 FCP 检测方法包括 ELISA、胶体金免疫层析法、自动定量酶免疫荧光法、免疫比浊法。其中，ELISA 应用较为广泛，这项非侵入性、无创检查方法操作简便，只需 10 g 或 10 ml 腹泻样本即可检测，费用相对较低，经济，比较适合临床推广。

FCP 在诊断 IBD 中具有较高的灵敏度和特异度。里恩（Rheenen）等通过荟萃分析发现，在成人中 FCP 诊断 IBD 的灵敏度及特异度分别为 0.93、0.96。另一项荟萃分析发现，以 50 μg/g 浓度为临界值时，FCP 的诊断敏感性和特异性分别为 89% 和 81%，而以 100 μg/g 浓度为临界值时，FCP 的诊断敏感性和特异性分别为 98% 和 91%。FCP 用于鉴别 IBD 与 IBS 的阳性预测值达 85%～90%。必须强调的是，这些标志物主要是脱落到肠腔的中性粒细胞崩解所释放的胞浆颗粒分子，因而其仅能代表结肠炎症，而非 UC 所特有。

FCP 是唯一能有效区分 IBD 缓解期、轻度、中度、重度活动期的标志物，准确性达 87%。在评估 UC 活动度方面，Schoepfer 等的研究显示 FCP 与内镜分级标准（SES-CD）具有显著相关性，明显优于 CRP、ESR、CDAI 等指标，一定程度上减少内镜检测次数。

FCP 另一个重要的作用在于预测 UC 复发。一项大型队列研究发现，无论使用何种治疗药物，治疗降级前 FCP 水平 > 100 μg/g，可以高度预测复发风险。此外，治疗降级后对 FCP 水平的持续监测非常有用，> 200 μg/g 水平具有很高的阴性预测值，有助于避免复发风险；> 400 μg/g 水平具有非常强的复发阳性预测值。另一项研究证实高于 2 倍正常值的钙卫蛋白水平与疾病复发风险相关（*HR*：2.01；*CI*：1.52～2.65）。

因此，目前钙卫蛋白在 IBD 的诊断、治疗效果和预后评估以及疾病监测过程中具有越来越重要的应用价值，值得在临床推广。

（二）粪乳铁蛋白

乳铁蛋白（lactoferrin，LF）是一种分子量为 80kDa 的铁结合蛋白，是转铁蛋白家族中的一员，具有广谱抗菌、抗病毒、抗炎、抗氧化、抑制肿瘤和调节机体免疫反应等作用。LF 主要储存在中性粒细胞和肠道内皮细胞中，在细胞凋亡时释放，是中性粒细胞内颗粒的重要成分，具有抗蛋白质水解作用，且不受多次冻存的影响，但是在常温下没有 FCP 稳定。可采用酶联免疫吸附法（ELISA）、胶体金免疫层析法等方法测定 LF 浓度。

粪便乳铁蛋白（fecal lactoferrin，FLF）具有抗菌活性和抗水解特性。在肠道炎症部位，黏膜内白细胞浸润导致粪便中 FLT 浓度上升，检测 FLF 能及时反映肠道急性炎症情况，活动期 CD 和 UC 患者 FLF 水平明显增高。

大多数学者认为 FLF 在评估 IBD 活动性方面敏感性和特异性与 FCP 相近，两者联合可以提高准确率。在粪便中，FLT 具有抗菌活性和抗水解特性。Dai 等研究发现活动期 IBD 患者粪便 FLT 含量显著高于缓解期 IBD、IBS 和感染性肠炎患者。粪便 FLT 在 UC 患者中的敏感性和特异性分别为 92% 和 88%，而在 CD 患者分别为 92% 和 80%。因此，FLT 可作为评价 IBD 患者活动度的指标，是鉴别炎症性和非炎症性肠道疾病的有效方法。

FLF 是预测 IBD 疾病复发和检测治疗效果的重要标志物之一。前瞻性研究表明，通过测定 IBD 患者粪便乳铁蛋白的含量可以预测 IBD 的复发率。粪便乳铁蛋白含量预测 IBD 复发的敏感性为 62%，特异性为 65%，预测 UC 复发的敏感性与特异性分别为 46% 和 61%，CD 中两者的比例分别为 77% 和 68%。FLF 也是一项检测治疗效果的诊断指标，乳铁蛋白浓度降低可作为治疗有效的重要标志。

国内外学者对 FLF 的研究越来越多，大多数学者认可其是一种鉴别 IBD 与 IBS、评估 IBD 疾病活动性既敏感而又特殊的标志物，将其与钙铁蛋白联合应用价值更大。

（三）促炎反应蛋白 S100A12

促炎反应蛋白 S100A12 作为 S100 蛋白家族的另一种巨噬细胞胞质蛋白，与 FC 一样，可以激活 NF-κB 信号转导途径和增加细胞因子释放，在肠道黏膜炎症时促进白细胞聚集方面具有重要作用。S100A12 能够均匀地分布在粪便中，且在室温下可保持稳定长达 7 d，也被证实可以作为 IBD 的生物标志物。

近年来多项研究发现，IBD 患者肠黏膜、血液和粪便中的 S100A12 水平亦明显升高，相比之下，检测粪便中 S100A12 更易被患者所接受，且粪便中 S100A12 诊断 IBD 的敏感性和特异性更高。有研究提示粪便中 S100A12 区分 IBD 与 IBS 的灵敏度及特异度分别为 86% 和 96%，区分 IBD 与健康人群的灵敏度及特异度分别为 86% 和 100%。Dabritz 等通过对 61 例 CD 患者及 120 例 UC 患者的研究发现，在诊断后 18 个月内，当粪便 S100A12 基线水平持续 > 0.5 mg/kg 时，该指标可以很好地提示疾病复发；当粪便 S100A12 为 0.43 mg/kg 时，其预测疾病复发（8 ~ 12 周）的灵敏度与特异度分别为 70% 和 83%。因此，该指标不仅可以用于 IBD 与 IBS 的鉴别诊断，同时还可以作为早期反映 IBD 复发的一个指标。

尽管 S100A12 具有较好的稳定性和相对高的敏感性和特异性，但在临床上并未得到广泛应用，可能原因是它与被广泛认可的 FCP 相比并没有显示其优越性。

（四）粪便髓过氧化物酶

髓过氧化物酶（myeloperoxidase，MPO）是中性粒细胞嗜天青颗粒产生的一种重要的过氧化物酶，主要存在于中性粒细胞和单核粒细胞，在宿主免疫防御以及炎症的发生、发展中具有非常重要的作用，可直接影响机体的免疫功能。MPO 含量增高可以反映中性粒细胞在某一组织中的增高，间接反应炎症在组织中的存在。国内有学者认为肠黏膜中 MPO 活性与 IBD 病情活动程度呈正相关，可作为 IBD 病情活动的监测指标。

研究发现，IBD 活动组与非活动组患者 MPO 活性均高于对照组，但 IBD 活动组患者较 IBD 非活动组 MPO 活性有显著提高，提示对于已确诊的 IBD（尤其是 UC）患者，可用 MPO 作为监测病变活动性的指标。但由于粪便髓过氧化物酶（fecal myeloperoxidase，FMPO）在粪便中存在时间短以及不稳定，限制了 FMPO 在临床中的使用。目前，MPO 在 IBD 活动性评价、疗效评估方面有一定价值，但是敏感性及特异性均不是很高，不能单独应用于临床。

（五）M2 型丙酮酸激酶

M2 型丙酮酸激酶（M2-pyruvate kinase，M2-PK）是糖酵解途径中的关键酶，可以催化乳酸并生成 ATP，其二聚体形式在代谢旺盛的增殖细胞中大量表达。M2-PK 是结直肠癌的标志，由于 IBD 患者肠道细胞也存在快速更新和分裂现象，故粪便 M2-PK 是 IBD 的一个潜在的生物标志物。

Chung-Fay 等研究发现以 3.7 U/mL 为正常预测值，M2-PK 检测器质性病变的敏感性、特异性和阳性预测值（PPV）分别为 73%、74% 和 89%，提示粪便 M2-PK 可以作为肠道炎症的新的标志物。此外，有研究提示 M2-PK 可反映儿童 IBD 的炎症活动程度，但其效果较 FCP 差。PK-M2 在评估 IBD 活动性方面次于粪便钙卫蛋白、乳铁蛋白，其可作为辅助性指标，提高准确性。但是由于 M2-PK 极不稳定，使得临床上 M2-PK 检测比较困难，从而限制了其在 IBD 中的应用。

第十节 尿 液 检 查

尿液检查包括尿液颜色、透明度、酸碱度（pH）、红细胞镜检、白细胞镜检、尿蛋白、尿糖、尿酮体、尿胆原、尿胆素等检查。

蛋白尿是一个炎症非特异性反应指标，在 IBD 患者中常常可以出现。蛋白尿出现的可能原因是血液中升高的炎症介质，如 IL-1、IL-8 和 TNF-α 等循环到肾脏直接作用于肾脏微血管或引起肾小球炎症改变而引起漏出性蛋白尿。可随着病情的好转而得到改善，并且需要与肾脏本身病变引起的异常相鉴别。

（王新颖）

主要参考文献

［1］Cannon M J，Schmid D S，Hyde TB. Review of cytomegalovirus seroprevalence and demographic characteristics associated with infection [J]. Rev Med Virol，2010，20（4）：202-213.

［2］Yeşil A，Senateş E，Bayoglu I V，et al. Red cell distribution width：a novel marker of activity in inflammatory bowel disease [J]. Gut Liver，2011，5（4）：460-467.

［3］Lewis J D. The utility of biomarkers in the diagnosis and therapy of inflammatory bowel disease [J]. Gastroenterology，2011，140（6）：1816-1826.

［4］Takeuchi T，Miyasaka N，Tatsuki Y，et al. Baseline tumour necrosis factor-alpha levels predict the necessity for dose escalation of infliximab therapy in patients with rheumatoid arthritis [J]. Ann Rheum Dis，2011，70（7）：1208-1215.

［5］Werner L, Paclik D, Fritz C, et al. Identification of pancreatic glycoprotein 2 as an endogenous immunomodulator of innate and adaptive immune responses [J]. J Immunol, 2012, 189（6）: 2774–2783.

［6］Iskandar H N, Ciorba M A. Biomarkers in inflammatory bowel disease: current practices and recent advances [J]. Transl Res, 2012, 159（4）: 313–325.

［7］Mao R, Xiao Y L, Gao X, et al. Fecal calprotectin in predicting relapse of inflammatory bowel diseases: a meta-analysis of prospective studies [J]. Inflamm Bowel Dis, 2012, 18（10）: 1894–1899.

［8］Reinisch W, Wang Y, Oddens B J, et al. C-reactive protein, an indicator for maintained response or remission to infliximab in patients with Crohn's disease: a post-hoc analysis from ACCENT I [J]. Aliment Pharmacol Ther, 2012, 35（5）: 568–576.

［9］Kiss L S, Papp M, Lovasz B D, et al. High-sensitivity C-reactive protein for identification of disease phenotype, active disease, and clinical relapses in Crohn's disease: a marker for patient classification? [J]. Inflamm Bowel Dis, 2012, 18（9）: 1647–1654.

［10］Iskandar H N, Ciorba M A. Biomarkers in inflammatory bowel disease: current practices and recent advances [J]. Transl Res, 2012, 159（4）: 313–325.

［11］Kuna A T. Serological markers of inflammatory bowel disease [J]. Biochem Med（Zagreb）, 2013, 23（1）: 28–42.

［12］Koido S, Ohkusa T, Takakura K, et al. Clinical significance of serum procalcitonin in patients with ulcerative colitis [J]. World J Gastroenterol, 2013, 19（45）: 8335–8341.

［13］Ozturk Z A, Dag M S, Kuyumcu M E, et al. Could platelet indices be new biomarkers for inflammatory bowel diseases? [J]. Eur Rev Med Pharmacol Sci, 2013, 17（3）: 334–341.

［14］Soendergaard C, Kvist P H, Seidelin J B, et al. Tissue-regenerating functions of coagulation factor XⅢ [J]. J Thromb Haemost, 2013, 11（5）: 806–816.

［15］Burri E, Manz M, Schroeder P, et al. Diagnostic yield of endoscopy in patients with abdominal complaints: incremental value of fecal calprotectin on guidelines of appropriateness [J]. BMC Gastroenterol, 2014, 14（1）: 57.

［16］Truta B, Li D X, Mahadevan U, et al. Serologic markers associated with development of Crohn's disease after ileal pouch anal anastomosis for ulcerative colitis [J]. Dig Dis Sci, 2014, 59（1）: 135–145.

［17］Ananthakrishnan A N, Cheng S C, Cai T, et al. Serum inflammatory markers and risk of colorectal cancer in patients with inflammatory bowel diseases [J]. Clin Gastroenterol Hepatol, 2014, 12（8）: 1342–1348.

［18］Filmann N, Rey J, Schneeweiss S, et al. Prevalence of anemia in inflammatory bowel diseases in European countries: a systematic review and individual patient data meta-analysis [J]. Inflamm Bowel Dis, 2014, 20（5）: 936–945.

［19］Yang Z, Clark N, Park K T. Effectiveness and cost-effectiveness of measuring fecal calprotectin in diagnosis of inflammatory bowel disease in adults and children [J]. Clin Gastroenterol Hepatol,

2014，12（2）：253–262.

［20］Vande C N，Ferrante M，Van Assche G，et al. Trough concentrations of infliximab guide dosing for patients with inflammatory bowel disease [J]. Gastroenterology，2015，148（7）：1320–1329.

［21］叶院宁，汪芳裕. 粪便生物标志物在炎症性肠病中的应用 [J]. 胃肠病学和肝病学杂志，2015，24（12）：1517–1521.

［22］Zhou G，Song Y，Yang W，et al. ASCA，ANCA，ALCA and many more：are they useful in the diagnosis of inflammatory bowel disease? [J]. Dig Dis，2016，34（1–2）：90–97.

［23］Eder P，Korybalska K，Łykowska-Szuber L，et al. An increase in serum tumour necrosis factor-α during anti-tumour necrosis factor-α therapy for Crohn's disease-a paradox or a predictive index? [J]. Dig Liver Dis，2016，48（10）：1168–1171.

［24］Gomollón F，Dignass A，et al. Third European evidence-based consensus on the diagnosis and management of Crohn's disease 2016. part 1：diagnosis and medical management [J]. J Crohns Colitis，2017，11（1）：3–25.

［25］Magro F，Gionchetti P，et al. Third European evidence-based consensus on diagnosis and management of ulcerative colitis. part 1：definitions，diagnosis，extra-intestinal manifestations，pregnancy，cancer surveillance，surgery，and ileo-anal pouch disorders [J]. J Crohns Colitis，2017，11（6）：649–670.

［26］中华医学会消化病学分会炎症性肠病学组. 炎症性肠病合并机会性感染专家共识意见 [J]. 中国实用内科杂志，2017，37（4）：303–316.

［27］中华医学会消化病学分会炎症性肠病学组. 中国炎症性肠病治疗药物监测专家共识意见 [J]. 中华炎性肠病杂志，2018，2（4）：253–259.

［28］蒋科芳，范一宏. 血清学标志物与炎症性肠病：血清标志物盛行及对炎症性肠病诊治价值 [J]. 世界华人消化杂志，2018，26（25）：1487–1493.

［29］Lamb C A，Kennedy N A，Raine T，et al. British society of gastroenterology consensus guidelines on the management of inflammatory bowel disease in adults [J]. Gut，2019，68（Suppl 3）：s1–s106.

［30］Buisson A，Mak W Y，Andersen M J，et al. Fecal calprotectin is a very reliable tool to predict and monitor the risk of relapse after therapeutic de-escalation in patients with inflammatory bowel diseases [J]. J Crohns Colitis，2019，13（8）：1012–1024.

［31］林丽琳，王承党. 粪钙卫蛋白在炎症性肠病中的应用价值 [J]. 胃肠病学，2019，24（4）：247–250.

［32］束庆，朱怀军，刘蕴星，等. 硫唑嘌呤代谢酶基因多态性与其导致的不良反应的相关性研究进展 [J]. 中国医院药学杂志，2020，40（3）：349–355.

第八章
临床表现

第一节 概　　述

UC 是一类病因不明的肠道慢性非特异性炎性疾病，近年来在我国的发病率逐渐升高，已被世界卫生组织列为现代难治病之一。临床以腹泻、黏液血便和腹痛为主要表现，其临床表现与病变范围、活动性、疾病行为及患病时间等密切相关。部分患者可出现肠外及全身表现。病程多在 4～6 周以上，呈慢性经过，常表现为发作期与缓解期交替。

第二节　消化道表现

一、腹痛

轻型患者可无腹痛，或仅有定位模糊的下腹部不适，偶有脐周轻微紧缩感。中重度 UC 患者可有轻度至中度腹痛，多数为左下腹或下腹的阵痛，亦可涉及全腹。UC 患者的腹痛有"疼痛－便意－便后缓解"的规律，常有里急后重及肛门下坠感。若并发中毒性巨结肠或炎症波及腹膜，可有持续性剧烈腹痛等急腹症表现。

二、腹泻及黏液脓血便

腹泻及黏液脓血便见于绝大多数患者，为 UC 最常见的症状。腹泻主要与炎症导致大肠黏膜损伤及大肠运动功能异常有关，常于夜间或餐后出现。当疾病加重时可出现带血的水样便。粪便中的黏液脓血则为炎性渗出、黏膜糜烂及溃疡所致。UC 的腹泻具有夜间较重的特点。黏液脓血便是 UC 活动性的重要表现。

临床上，UC 患者的病情主要根据大便情况分轻、中、重度。轻度为每日 0～4

次便血，且无中毒症状；中度为每日 4～6 次便血，伴轻微中毒症状；重度为每日 6 次以上便血，且伴明显的中毒症状如发热、心动过速、贫血、红细胞沉降率加快等。粪质也与病情轻重有关，轻度 UC 大便多数为糊状，重度 UC 大便可为脓血便或血便。病变限于直肠或乙状结肠患者，除可有大便次数增多、便血外，偶尔有便秘，为病变引起直肠排空功能障碍所致。

三、肠梗阻

轻、中型患者仅有左下腹轻压痛，有时可触及痉挛的降结肠或乙状结肠。重型患者常有明显的压痛和鼓肠。若有腹肌紧张、反跳痛、肠鸣音减弱应注意中毒性巨结肠、肠穿孔等并发症。直肠指检可有触痛及指套带血。

四、腹部包块

UC 部分患者可在左下腹部触及腊肠形状的肿块，一般为挛缩或增厚的乙状结肠。主要依靠钡剂灌肠造影和肠镜检查进行诊断。腹部炎性包块在增强 CT 检查时可有强化表现，纤维性包块因包块内血管较少因此无增强表现。腹部包块表现在 UC 患者中少见，国内有研究统计 200 例 UC 患者中仅发现 1 例有腹部包块。近年来，表现为腹部包块的结肠淋巴瘤报道有所增多。结肠淋巴瘤常常是多病灶、侵犯左半结肠、高分化且广泛，可表现为息肉或溃疡环状浸润性生长。临床诊断为 UC 特别是全结肠病变者，经正规治疗疗效欠佳或疾病进展较快，或病理检查提示有较多淋巴细胞浸润时，应高度警惕淋巴瘤可能。

五、肛周病变

UC 患者可有肛门及肛周轻微病变，常表现为肛周不适，也可并发简单的瘘管。如果患者出现复发性肛瘘或复杂性肛瘘，则首先考虑 CD。

第三节　全身表现

一般出现在中、重度活动期 UC 患者，常常为身体不适、食欲减退和发热。全身症状是 UC 病情严重的表现。重症 UC 或病情持续活动的 UC 可出现衰弱、消瘦、贫血、低蛋白血症及酸碱与电解质平衡紊乱等表现，为营养物质消耗、吸收不良及炎症活动和肠道丢失所致。

一、发热

发热多为低度至中度，高热多提示合并感染或中毒性巨结肠等并发症，亦见于急性暴发型 UC。

二、贫血

UC 患者有相当一部分出现贫血，以轻、中度贫血为主，最常见的为缺铁性贫血，贫血的严重程度与 UC 的活动度相关。贫血在 UC 中的发病机制尚不明确，可能与消化吸收功能障碍、胃肠道失血、血清铁平衡失调、维生素 B_{12} 和叶酸缺乏、药物影响等有关。药物亦可能引起贫血。有肿瘤家族史者还应排除肠道肿瘤所致的贫血。

三、消瘦

疾病对肠道黏膜造成破坏，肠蠕动增加造成吸收障碍，急性期大量便血，引起贫血和低蛋白血症，能量物质消耗增加，均造成患者体重在短时间内下降明显。

四、乏力

营养物质的吸收摄入不足，疾病消耗增加，导致负氮平衡。病情严重时则有脱水、电解质紊乱、酸碱平衡失调、贫血和关节损伤等。这些都可能引起乏力。

五、食欲减退

患者进食后常出现不适，导致精神性厌食，加之身体状态不适和精神压力增大，共同导致食欲减退。

第四节　肠外表现

UC 常合并肠外表现。UC 的肠外表现多见于口腔黏膜、皮肤、关节、眼部及胆道系统等。国外报道，UC 肠外表现发生率为 21%～36%，80%UC 患者肠外表现发生于肠道症状之后，10% 患者可与肠道症状同时发生，另外 10% 患者肠外表现可作为 UC 的首发症状出现。

UC 的肠外表现通常根据病变脏器或系统进行分类，亦可根据肠外表现与 UC 疾病活动性关系进行分类。有些肠外表现与 UC 疾病活动相关，有些与 UC 疾病活动无关（表 8-1），前者针对 UC 进行治疗后肠外表现的症状会随之明显好转，后者对针对 UC 的相关治疗通常无应答。

此外，一些肠外表现是某些疾病（如肾结石、肾积水、淀粉样病变）的并发症，有些则是 UC 治疗方案（GCS 和手术等）的不良反应，表现为营养不良、骨质疏松及股骨头坏死等。

本部分主要针对 UC 常见肠外表现进行阐述。

表 8-1　常见 UC 肠外表现分类

与 UC 活动性相关	与 UC 活动性无关
外周型关节病（Ⅰ型）	坏疽性脓皮病
结节性红斑	原发性硬化性胆管炎
口腔阿弗他溃疡	葡萄膜炎
表层巩膜炎/虹膜炎	强直性脊柱炎/骶髂关节炎

一、骨骼病变

骨骼病变可见于约 20% 的 UC 患者。骨骼病变包括骨质疏松和骨软化。骨质疏松主要是某些 UC 治疗药物的不良反应，也与营养不良和运动较少相关。所有持续活动性 UC 患者应进行骨密度检测。

二、关节病变

UC 相关的关节病变可分为外周型和中央型。外周型关节病常以膝、踝、肩、腕关节受累为主，关节累及数目常少于 5 个，呈不对称性（图 8-1）。近来根据与 UC 炎症相关性，又将外周型关节病分为Ⅰ型和Ⅱ型。Ⅰ型关节病是少关节病变型，表现为急性、自限性，与 UC 活动有关。Ⅱ型外周型关节病以对称性小关节受累为主，通常影响超过 5 个小关节，与 UC 活动关系不密切，仅反映其慢性病程可持续数月至数年。中央型关节病变包括强直性脊椎炎和骶尾关节炎，与 UC 活动无关。强直性脊椎炎可见于 2.1% 男性和 0.8% 女性 IBD 患者，由于 MRI 能够显示骨损害之前出现的炎症病变，因此 MRI 是目前诊断强直性脊柱炎的金标准。

三、皮肤病变

（一）结节性红斑

结节性红斑（erythema nodosum，EN）是直径为 1～3 cm 大小的卵圆形紫红色结节，可有进行性疼痛，多见于小腿伸侧，呈对称性分布（图 8-1）。EN 也可于大腿下段和臀部，但上肢及颜面部位通常不受侵犯。EN 常出现在 UC 的活动期。一项流行病学调查发现，2.1% IBD 患者可见皮肤病变，其中女性 CD 患者多发，68.1% 的

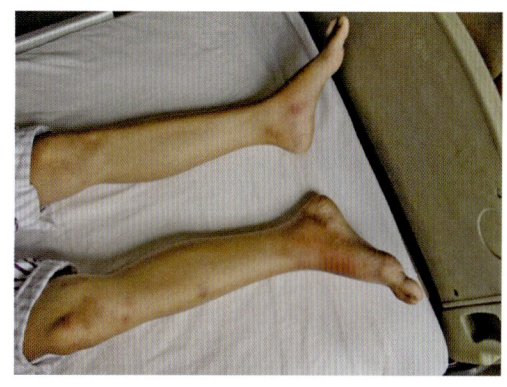
■ 图 8-1　结节性红斑和关节炎

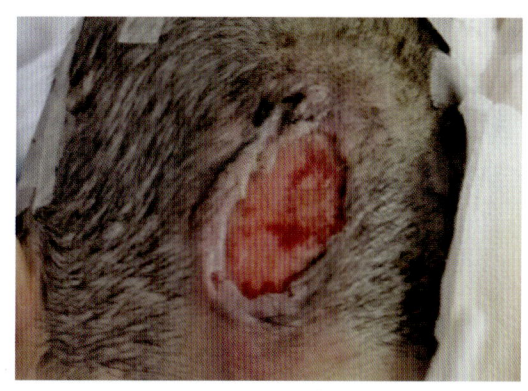
■ 图 8-2　坏疽性脓皮病

皮肤病变位于小腿伸侧，其他可累及胸部或肛门皮肤。

（二）坏疽性脓皮病

坏疽性脓皮病（pyoderma gangrenosum，PG）是一种少见的非感染性、炎性皮肤溃疡疾病，常出现在外伤部位，表现为过敏反应（图 8-2）。国外相关文献报道，1%～5% 的 IBD 患者可并发坏疽性脓皮病，但国内的发病率较低。UC 继发 PG 的病因不明，目前的研究认为可能是由于其皮肤与肠道中存在着交叉抗原，或病变的结肠释放抗原或毒素，引起皮肤的继发改变。PG 多见于下肢，最常见于小腿和术后瘘口附近，可反复发作，其发病突然，皮肤迅速出现丘疹、水疱或脓疱，这些大疱破溃后成为溃疡，并不断向周围发展，溃疡面可达 10 cm 以上，而且溃疡较深并有坏死。由于创面常继发感染，机体抵抗力差，故常合并脓毒败血症，而使病情无法控制，有些患者会出现坏疽而不得不截肢。PG 与活动性 IBD 的相关性尚不明确。

（三）Sweet 综合征

Sweet 综合征的特征性临床表现是分布于上肢、颈部、面部皮肤的炎性红斑、皮疹等。Sweet 综合征属于急性中性粒细胞增多性皮肤病，需要与坏疽性脓皮病相鉴别，鉴别要点包括表现、分布和组织学。面部红斑常反映疾病的活动。Sweet 综合征最近才被认为是 IBD 的一种肠外表现，多见于妇女、结肠受累和合并其他肠外表现的 CD 患者，UC 患者较少见。

（四）阿弗他口炎

阿弗他口炎是指发生在口腔、牙龈及舌头的阿弗他样溃疡，呈圆形或椭圆形，溃疡多浅而小，其临床表现具有红、黄、凹、痛等特点，阿弗他口腔溃疡与活动性 UC 相关。

四、眼部表现

眼部表现以表层巩膜炎及巩膜炎、葡萄膜炎常见。表层巩膜炎常与 UC 的活动性有关，临床表现为巩膜和（或）结膜红斑、畏光、眼部烧灼感。葡萄膜炎可威胁到视力，在临床工作中需引起注意，其表现为眼睛疼痛、流泪、畏光，在黑暗处眼睛不适更明显，UC 相关的葡萄膜炎通常是双侧的，自眼睑开始，并长久不愈。部分葡萄膜炎无症状，可通过裂隙灯检查发现。巩膜炎与 UC 活动性有关。

五、血栓与栓塞

作为一种自身免疫病，UC 患者处于明显的高凝状态，主要表现为微血管血栓形成及微循环障碍。局部循环中血小板的活化是血栓形成的重要因素，UC 存在肠系膜血管内皮损伤，继而暴露基底膜胶原即可诱发血小板激活。内皮细胞暴露于内毒素或 IL-1 表达组织因子，合成凝血酶原激酶复合物，造成促凝血状态，触发血小板活化和聚集。内毒素和其他细菌产物通过激活单核细胞和中性粒细胞使血小板活化。这是活动期 UC 患者存在血小板激活的病理生理基础。UC 患者凝血因子相继激活形成的瀑布式凝血机制及纤溶过程对 UC 的发病、病程及预后均起到一定的作用。有报道显示在活动期 P- 选择素、血栓调节蛋白和 vWF 有显著的增高，大多数人认为这种血栓前状态与疾病的活动有关。

临床观察发现，UC 患者肠系膜血管可出现多灶性的微梗死，所有 UC 患者均存在静脉血栓形成（VTE）风险。部分 UC 患者死于 VTE。UC 患者 VTE 的发病率为 1.2%～6.7%，是正常人的 3.5 倍。最常见的是下肢深静脉血栓（DVT）和肺动脉栓塞（PE）（图 8-3），其他部位如脑血管、肝静脉、肠系膜静脉和肾静脉也可以发生栓塞。动脉栓塞也不少见（图 8-4）。UC 患者血栓形成原因是多方面的，UC 急性发作时血小板、纤维蛋白原、Ⅷ因子、Ⅴ因子增高，抗凝血酶Ⅲ降低。目前尚无评价 UC 患者血栓形成危险性的特异实验室指标。

最常用的诊断方法是血管多普勒超声和静脉造影。肺通气－血流灌注成像和多层螺旋 CT 可用于诊断 PE。CT 动脉显影（CTA）对 UC 并发的动脉血栓有重要的诊断价值。

六、肾病

（一）与 UC 相关

在 UC 相关的肾脏疾病中，IgA 肾病和间质性肾炎是最常见的，约占 43%。UC 患者患 IgA 肾病的概率较正常人明显升高。由于 UC 本身是机体免疫系统产生过激的免疫应答所致的炎症性损伤，这种过激的免疫应答及其产生的免疫复合物沉积于肾脏，从而损伤肾脏。同时，UC 可导致淀粉样变性，大量的淀粉样物质沉积并损伤肾脏，导致急性和慢性肾病的发生。此外，UC 继发的机会性感染也可诱发或加重肾脏病变。因此，UC 患者继发肾脏损伤和肾功能异常并不少见。

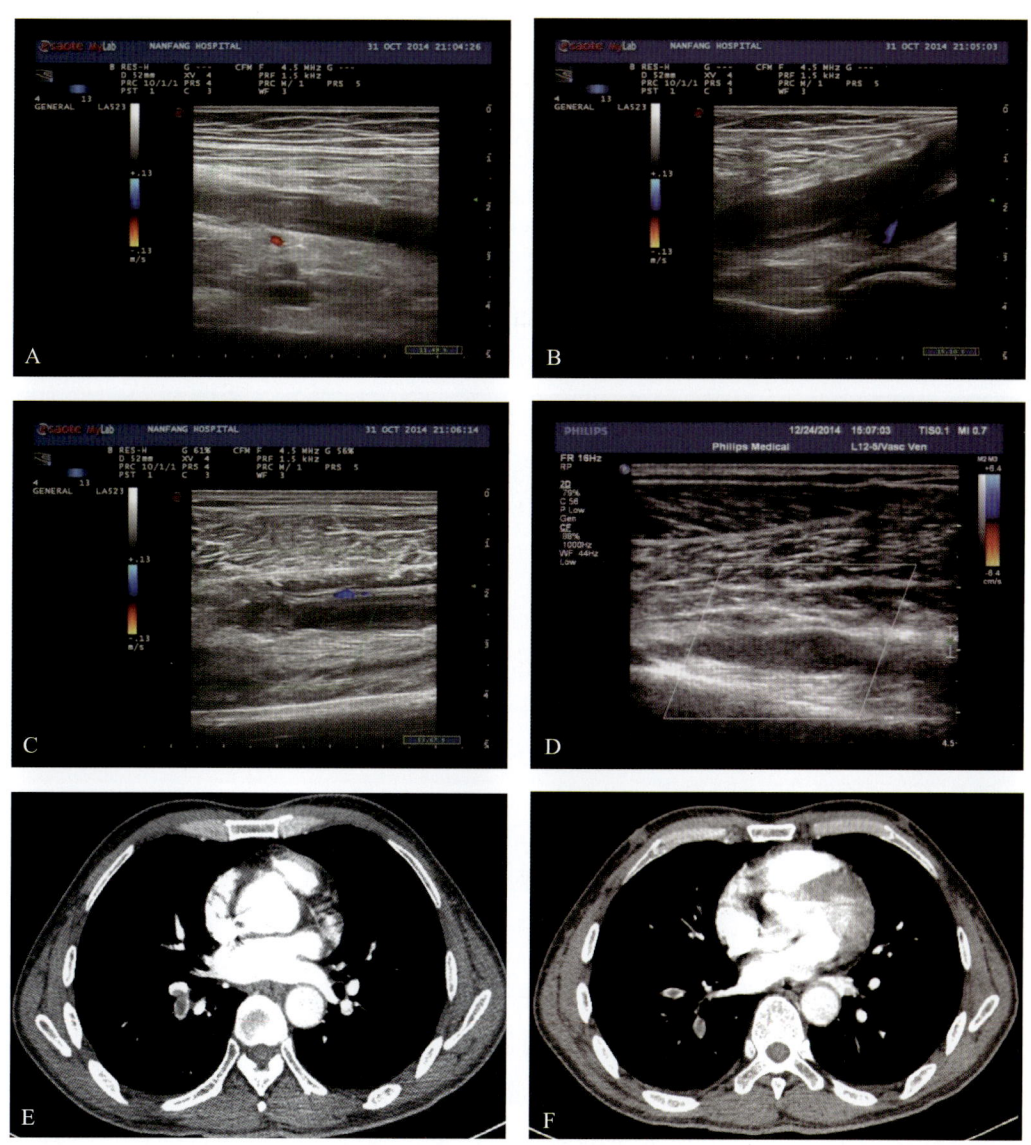

■ 图 8-3 UC 合并下肢深静脉血栓形成及肺动脉栓塞

临床诊断为 UC，下肢血管多普勒超声见双下肢深静脉血栓形成（A、B、C、D）。CTA 检查见肺动脉栓塞（E、F）

UC 相关性肾病的主要临床表现为蛋白尿，可有肾病综合征。其诊断应在肾脏病专家的指导下排除其他肾病。UC 相关性肾病的治疗应以治疗 UC 为主，其病情通常随 UC 的缓解而缓解。

（二）药物所致

药物的肾毒性引起的肾脏疾病在 UC 中常被报道，特别是使用 5- 氨基水杨酸（5-ASA）及其衍生物治疗的患者（如柳氮磺胺吡啶、美沙拉嗪），最常见的是使用

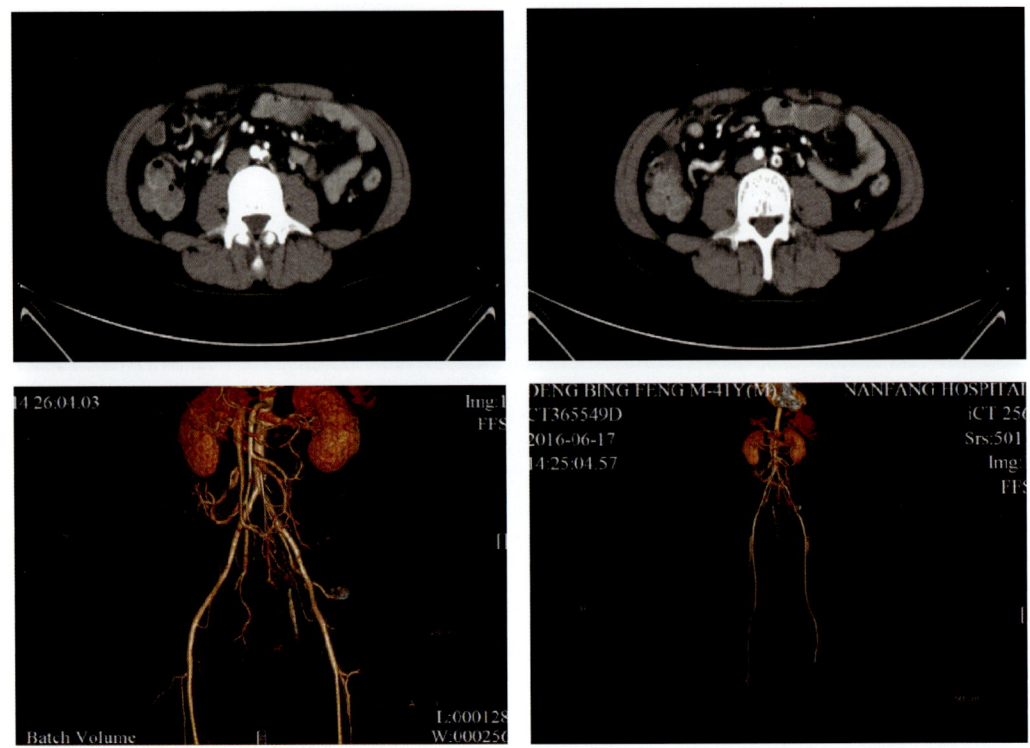

■ **图 8-4** UC 合并动脉血栓形成

临床诊断为 UC，轻度活动期突然出现剧烈腹痛，全腹部及下肢 CTA 检查见左髂总动脉血栓栓塞 80%，左股动脉、腘动脉下段、胫后动脉闭塞

5-ASA 后引起间质性肾炎。但也有前瞻性的研究显示，肾损害的出现极少与 5-ASA 的治疗相关，亦无法确定时间和剂量与肾脏疾病的发展之间的明确关系。这种疾病可能是一种特殊的迟发型变态反应，与剂量和持续时间无关。

5-ASA 相关间质性肾炎最常见的表现是严重、慢性、渐进的肾损伤，往往早期临床检测难以发现。肾功能指标升高应当引起足够的重视，并及时监测。

七、肺部病变

UC 患者合并肺损伤多表现为呼气困难、咳嗽、咳痰或喘息，造成肺功能的损伤，其本质是免疫功能紊乱所致的间质性肺炎。研究发现，UC 患者中 63.3% 会出现肺功能的改变，表现为不同程度的气流受限，常与 UC 活动性及病情程度相关。同时，治疗 UC 的多种药物也可损伤肺。此外，免疫抑制性药物治疗的 UC 也常合并肺部感染。

（一）与 UC 相关

50% 以上的 IBD 患者可有呼吸道症状，肺支气管病损为 IBD 的重要肠外表现，多为轻中度。部分 UC 患者表现为非感染性的间质性肺炎，常与 UC 的活动性相关，多随 UC 的缓解而缓解或者自行消失。如果没有合并感染，抗感染治疗通常无明显疗效。

（二）药物所致

治疗 UC 的药物如 SASP、美沙拉嗪、甲氨蝶呤（methotrexate，MTX）也可以导致药物性肺炎。

（三）机会性感染

若患者在使用免疫抑制剂或生物制剂期间或之后出现呼吸道症状，应予以高度重视，因患者免疫功能受到抑制，可能继发了严重的机会性感染，如真菌、结核或病毒感染如巨细胞病毒或 EBV 病毒。也可为潜伏的肺部感染被激活，如结核。结肠手术可以使肺部疾病加重。合并肺部感染的患者预后常较差。

八、心肺疾病

心脏疾病较少见，症状多不明显。IBD 患者的心脏症状，应在心血管专家的建议下予以相应的诊断。

九、精神心理疾病

临床研究发现 UC 患者精神应激、抑郁、焦虑心理认知障碍均高于普通健康人群，而伴发焦虑／抑郁的 UC 患者往往病情更重、预后更差。精神心理疾病与 UC 的相互影响可能与"肠－脑轴"有关，涉及神经－内分泌－免疫紊乱、中枢神经系统、自主神经系统、应激系统（HPA 轴）、胃肠道促肾上腺皮质激素释放因子系统、肠道炎症反应系统（包括肠黏膜屏障、肠道微生态和免疫反应系统）等。

第五节　并　发　症

一、肠道狭窄

肠道狭窄可见于 5%～10% 的 UC 患者，良性狭窄主要是 UC 的炎症和纤维增生引起的。虽然 UC 患者发生肠道狭窄的比例较 CD 患者低，但因其肠道癌变风险较高，因此，一旦 UC 患者出现结肠狭窄，需要进行肠镜检查排除肠道癌变。

二、中毒性巨结肠

中毒性巨结肠是 UC 最严重的并发症之一，主要见于重度 UC 患者，病死率高达 44%。其临床特征为全身性中毒症状以及节段性或全结肠非梗阻性扩张（图 8-5），

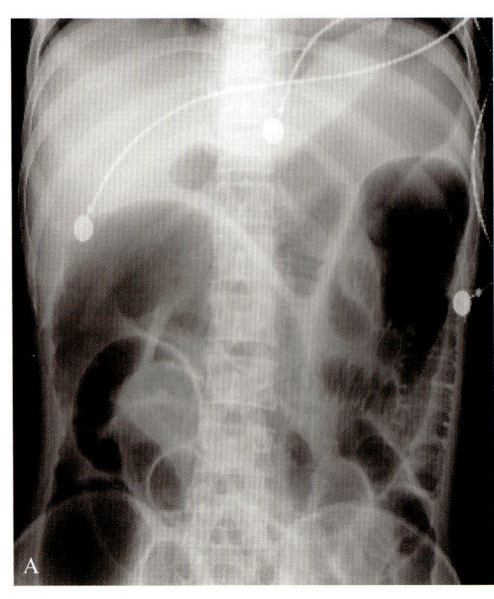

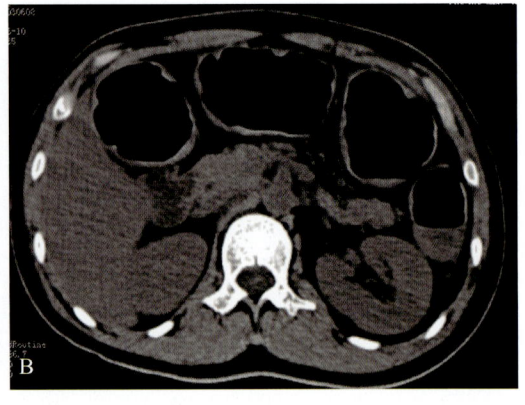

■ **图 8-5　中毒性巨结肠**

临床诊断为 UC 合并中毒性巨结肠。立位腹部平片（A）及腹部 CT 平扫（B）见结肠明显扩张

常由于电解质紊乱或麻醉药的使用引起，当出现中毒性巨结肠时会导致腹痛加剧，出血增多，体格检查可见肠型，肝区叩诊鼓音。该并发症国内较少见，北京协和医院报道发生率为 0.9%，全国多中心回顾性调查显示发生率仅为 0.1%。如内科积极治疗 24 h 无效或发生肠穿孔大出血、结肠进行性扩张，应立即进行手术治疗。

三、肠穿孔

肠穿孔是 UC 最严重的并发症之一，常因结肠镜操作不当或中毒性巨结肠引发。UC 患者自发性肠穿孔发生率约为 2%，多与中毒性巨结肠有关。UC 的中毒性巨结肠合并肠穿孔的死亡率为 15%。UC 合并的肠穿孔通常需要急诊手术治疗，多选择结肠次全切除 + 回肠造口术，待病情稳定、病理诊断明确后行二期手术，通常不选择穿孔修补术或一期肠吻合术。

四、下消化道大出血

下消化道出血在 UC 患者中很常见，但大出血的发生率为 0～6%，多为继发感染后出现的深大溃疡累及较大血管所致。尽管下消化道大出血较少见，但 UC 患者中因大出血行结肠切除术者仍占 10%。出血量与疾病严重程度相关，严重出血者多为广泛结肠型。如有直肠病变，结肠切除术后回直肠吻合口易破裂继发术后出血，临床报道其发生率为 0～12%。

五、癌变

由于长期慢性炎症刺激及免疫抑制性药物的长期应用，UC 的结直肠有癌变风险。广泛型 UC 的患者发生肠道癌变的风险明显高于正常人，而直肠型 UC 患者的肠道癌变风险与普通人群相等。左半结肠型 UC 患者（包含直肠 – 乙状结肠炎）具有中等水平肠道癌变风险；然而当其处于疾病活动期时，肠道癌变风险则与广泛型结肠炎患者肠道癌变风险相同。UC 总体癌变风险与病程（＞10 年）、病变范围（全结肠型）和治疗方案相关。定期内镜随访以及使用 5-ASA 制剂可早期发现和预防癌变（图 8-6）。

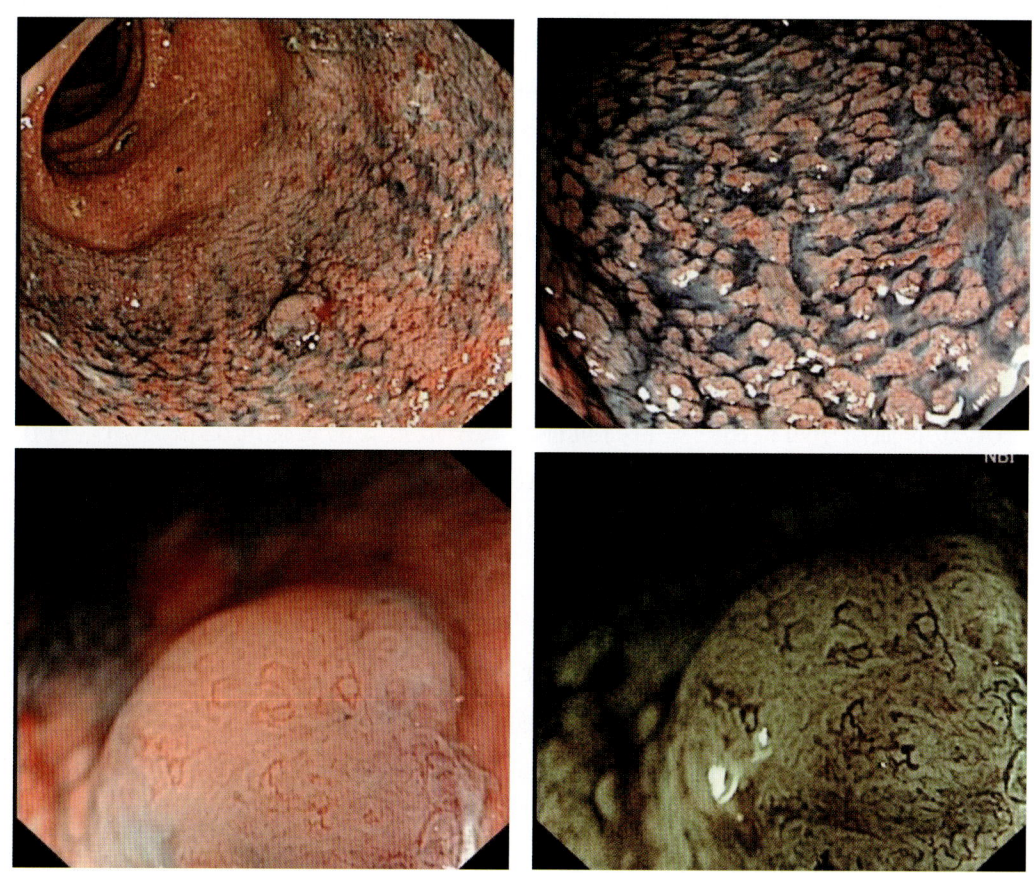

■ 图 8-6　UC 合并肠道癌变
UC 病程十余年，病情复发后复查结肠镜见活动性溃疡，NBI 见癌变

第六节　辅助检查

辅助检查主要有实验室检查、结肠镜、黏膜活检组织学、钡剂灌肠、超声、CT、MRI 等检查手段。

一、实验室检查

对于 UC 的诊断，目前尚缺乏有效的血清学或基因型标志物。应常规行血常规、粪常规、肝功能、电解质、CRP 和 ESR 检查。

粪常规检查和培养非常重要，应多次检查。起源于中性粒细胞的蛋白质如 CP、S100A12、LF 等在 UC 患者的粪便中表达增高，可辅助 UC 的诊断以及预后和疾病活动性评估。目前我国临床常用的 UC 粪便炎症标志物为 CP 和 LF。有研究发现，UC 患者粪便中 CP 与活动期 UC 内镜分级的相关性高于 CRP 和 ESR，可客观反映 UC 炎症活动情况。但 CP 与其他粪便标志物一样缺乏鉴别炎症类型的特异性，使之在 UC 诊断中的应用受限。

CRP、ESR 是 UC 活动性和疗效评价的有效指标。活动性 UC 一般伴有贫血、低蛋白血症以及 CRP、ESR 升高，这些指标亦可作为急性重度 UC 患者需行结肠切除术的预测指标。轻中度 UC 上述指标可能正常或者轻度异常，慢性 UC 可能出现血小板计数增加，伴感染时白细胞计数增加。CRP 与 UC 疾病活动性和严重程度显著相关，但 CRP 和 ESR 均不足以鉴别 UC 与感染性结肠炎或其他原因所致的结肠炎。

UC 患者血清中可检出一些自身抗体，其中最重要的是核周型 pANCA，可作为鉴别 UC 与 CD 的重要分子标志物，但 pANCA 用于诊断 UC 的敏感性很低，不推荐用于 UC 的诊断。血清自身抗体诊断 UC 的特异性和准确性亦有待提高，但在临床上仍有一定实用性。

P– 选择素是激活的血小板表面表达的一种抗原，已被证实是中性粒细胞的黏附分子，血小板通过其诱导中性粒细胞聚集到炎症部位。有文献就 UC 和活动期类风湿关节炎的 P– 选择素进行比较，发现前者增加明显，而后者与正常对照组相仿。活动期和缓解期 UC 的 P– 选择素均增高，而肠易激综合征（IBS）的 P– 选择素正常，表明 P– 选择素可能是 UC 较特异的指标，对于临床鉴别 UC 和 IBS 及一些自身免疫性疾病有一定的帮助。

二、消化内镜检查

结肠镜检查并活检是 UC 诊断的主要依据。所有疑诊 UC 的患者均应首先接受结肠镜检查。但重度 UC 患者不宜或暂缓全结肠镜检查，以免增加肠穿孔等的风险。对伴有上消化道和中消化道症状者，应行上消化道和中消化道内镜检查并活检。如发现病变不累及直肠、有倒灌性回肠炎（盲肠至回肠末段的连续性炎症）以及其他难以与 CD 鉴别的情况，应行小肠及上消化道检查。

（一）内镜评估

目前评估 UC 疾病活动的工具之一是 Mayo 评分，包括内镜和临床条目。评估

UC 内镜活动的部分，即 Mayo 内镜子评分（MES），是迄今为止临床试验中最广泛用于描述内镜活动，且易于重复的评分系统。

Mayo 内镜评分包含 4 个等级，评分范围为 0～3 分。

"0"表示正常黏膜外观，无活动性疾病；

"1"表示轻度疾病（红斑和黏膜轻度脆性）；

"2"表示中度疾病（明显的红斑、脆性、血管纹理消失和糜烂）；

"3"表示重度疾病（自发性出血和弥漫性溃疡）。

（二）结肠镜常见表现

1. 病变从邻近肛门直肠开始，向近心端延伸，呈连续性和弥漫性分布，炎症和正常区域界线清楚（图 8-7）。

2. 轻度活动期 UC 内镜特点：黏膜充血水肿，表面呈颗粒状、血管纹理模糊，表面有少许黏液性分泌物附着（图 8-8）。

3. 中度活动期 UC 内镜特点：黏膜充血、糜烂，脆性增加，有接触性出血，表

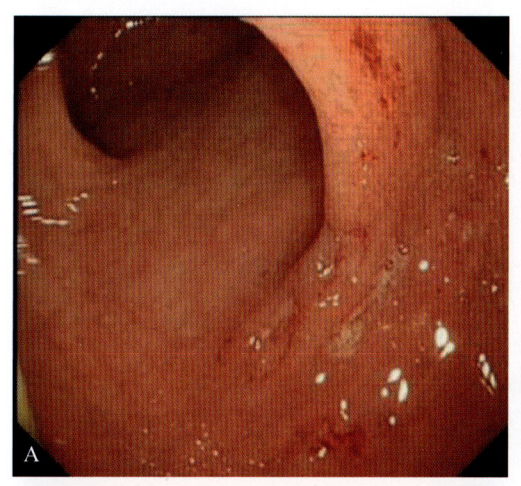
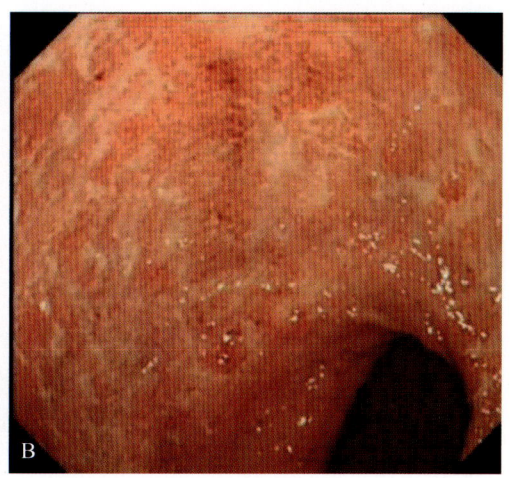
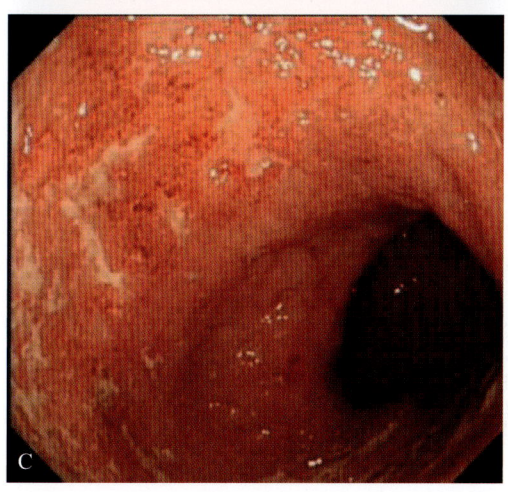

■ **图 8-7　活动期 UC（一）**

临床诊断为 UC（初发型，左半结肠型，活动期，中度）。结肠镜见自邻近肛门的直肠至乙状结肠中段大肠黏膜连续性、弥漫性充血、水肿、糜烂及溃疡，表面大量黏液附着，病变黏膜和正常黏膜界线清晰

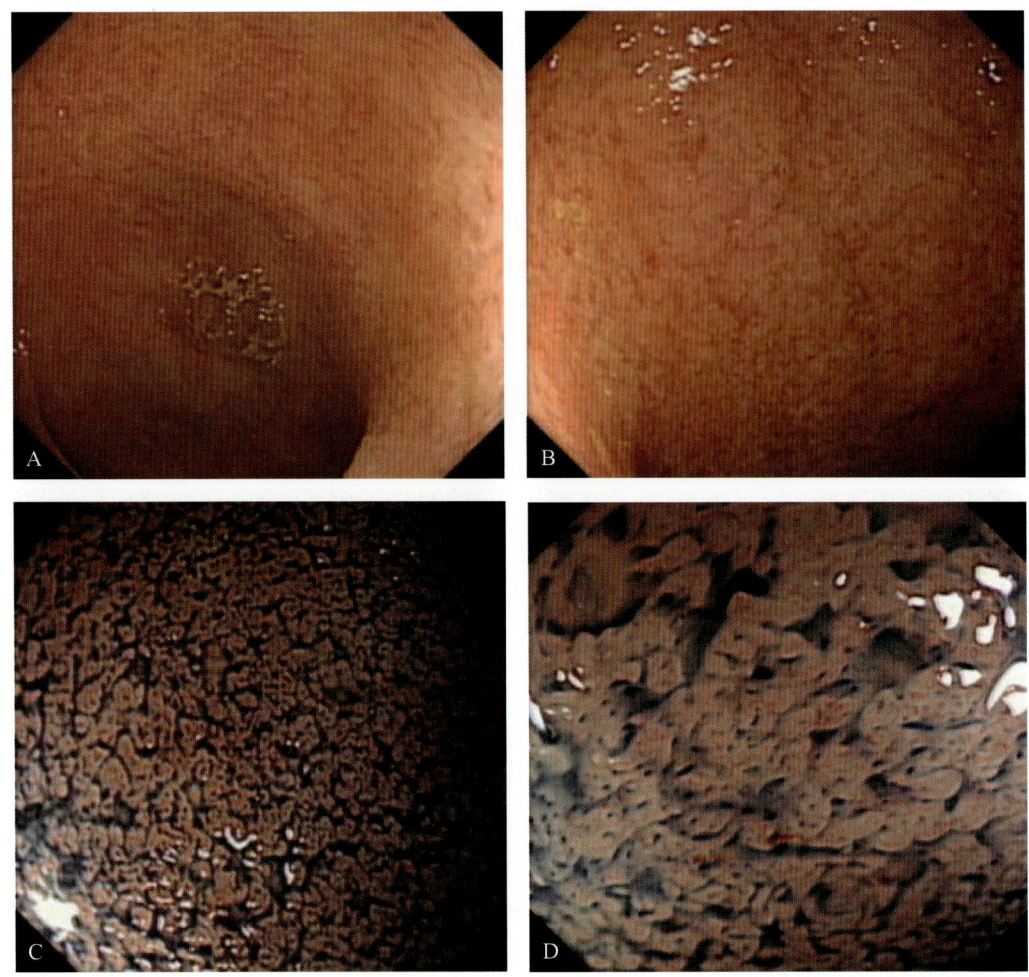

■ 图 8-8　活动期 UC（二）

临床诊断为 UC（初发型，左半结肠型，活动期，轻度）。结肠镜见左半结肠黏膜连续性充血、糜烂，表面有少许黏液附着，靛胭脂染色及放大见黏膜珊瑚样改变及隐窝炎

面有较多黏液性及脓性分泌物附着（图 8-9）。

4. 重度活动期 UC 内镜特点是黏膜糜烂、溃疡明显，有自发性出血，表面有大量黏液性及脓血性分泌物附着（图 8-10）。

5. 反复发作者可见瘢痕、炎性息肉和黏膜桥形成，可有管壁僵硬、管腔狭窄及假憩室（图 8-11 ～ 图 8-14）。UC 患者出现肠道狭窄时都应该首先怀疑肠道癌变（图 8-15），应立即进行内镜下的染色、放大及超声检查，如果癌变诊断成立，应立即考虑内镜下治疗及外科手术。当不能进行内镜检查时，应考虑影像学技术，如双对比钡灌肠、CTE 和 MRE，或者 PET-CT 检查。

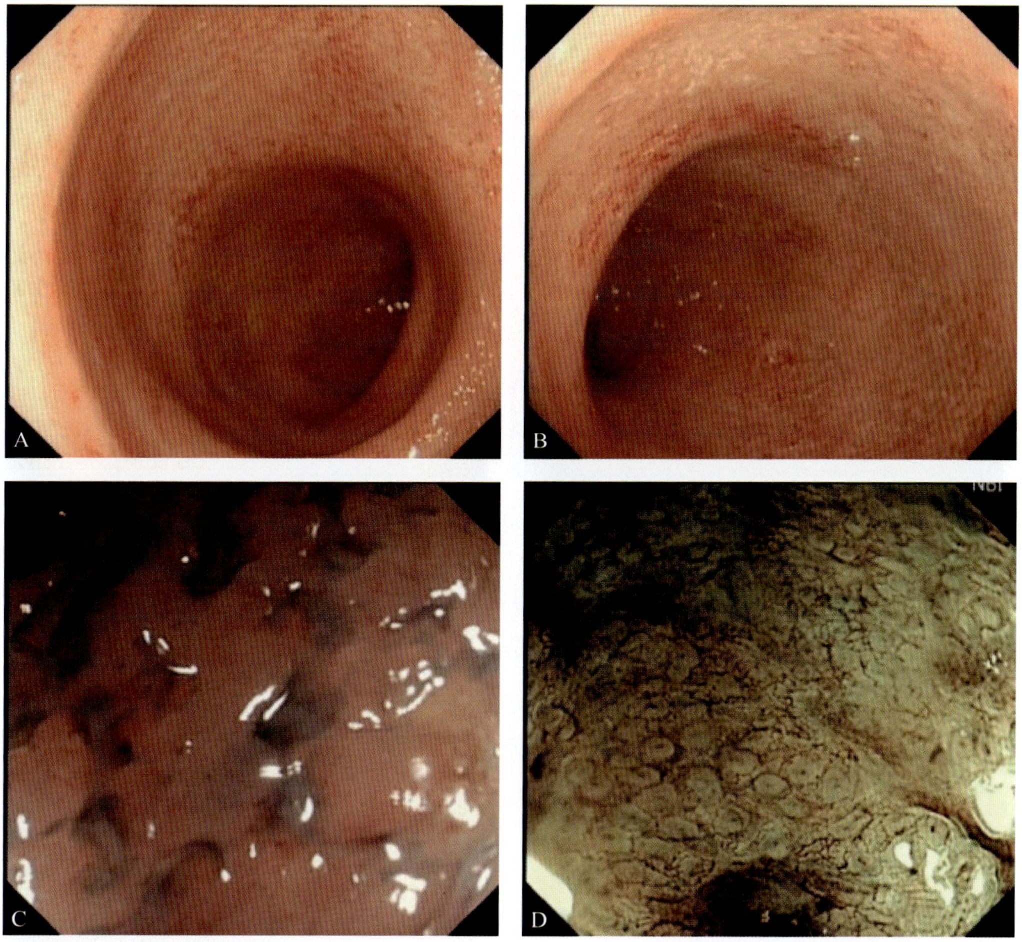

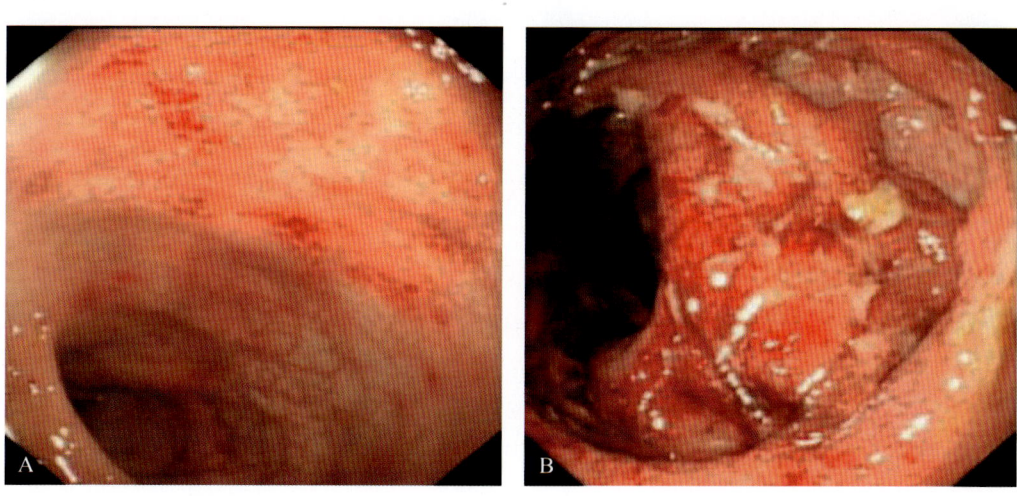

■ 图 8-9　活动期 UC（三）

临床诊断为 UC（初发型，左半结肠型，活动期，中度）。结肠镜见左半结肠黏膜连续性充血、糜烂，有接触性出血，表面有较多黏液性及脓性分泌物附着，靛胭脂染色及放大见隐窝脓肿，NBI 见 CP Ⅱ 型

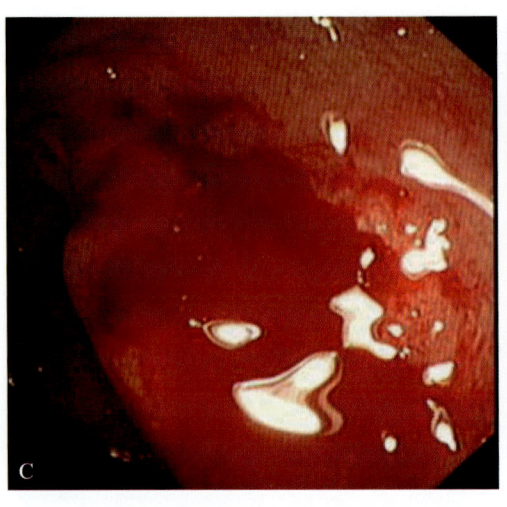
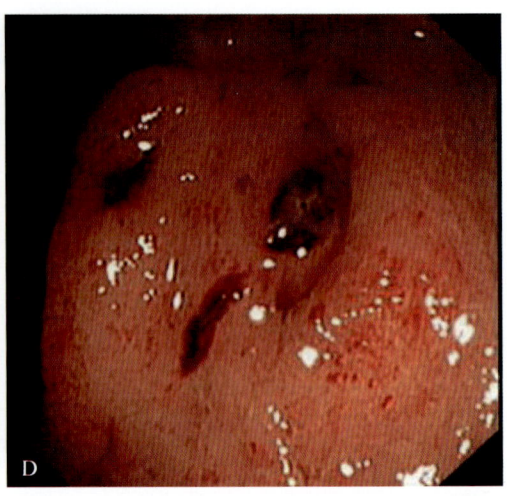

■ 图 8-10　活动期 UC（四）

临床诊断 UC（初发型，全大肠型，活动期，重度）。结肠镜见横结肠以下黏膜连续性溃烂，有自发性出血，肠腔内见大量脓血性黏液附着。冲洗后见散在大小不等的深溃疡，近肛门一深溃疡中血管裸露，有活动性出血

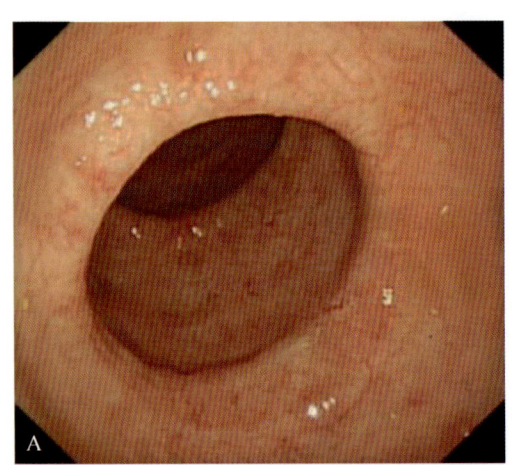
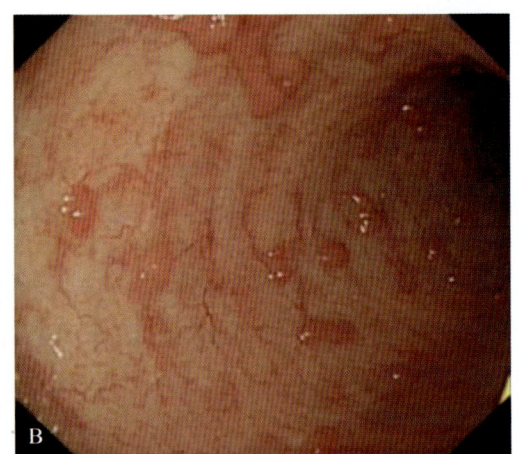

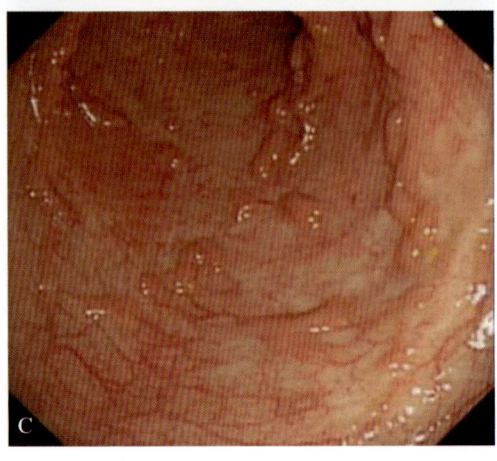

■ 图 8-11　缓解期 UC（一）

临床诊断UC（初发型，左半结肠型，缓解期）。治疗后结肠镜复查见直肠及乙状结肠黏膜愈合，有大量不规则小息肉

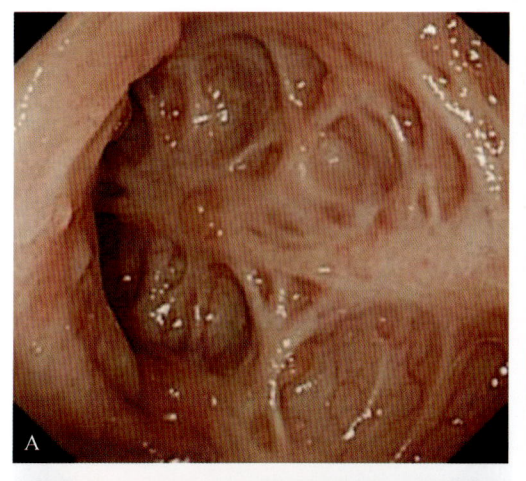

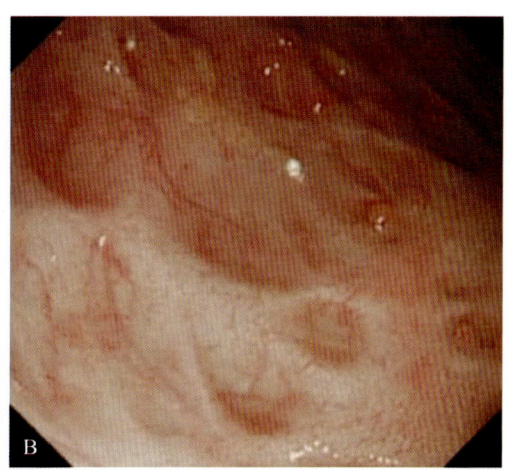

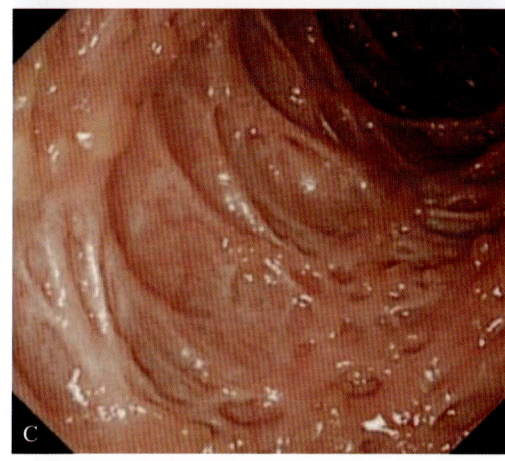

■ **图 8-12　缓解期 UC（二）**
临床诊断UC（复发型，左半结肠型，缓解期）。治疗后结肠镜复查见降结肠以下黏膜愈合，有大量瘢痕形成及散在小息肉

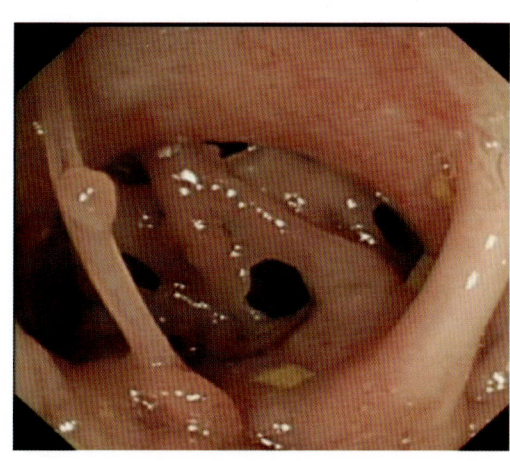

■ **图 8-13　缓解期 UC（三）**
临床诊断UC（复发型，全大肠型，缓解期）。治疗后结肠镜复查见黏膜基本愈合，大量黏膜桥形成，呈蜂窝状，伴散在炎性息肉

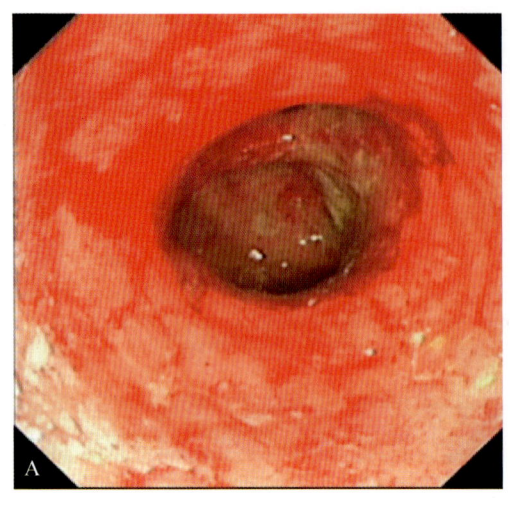
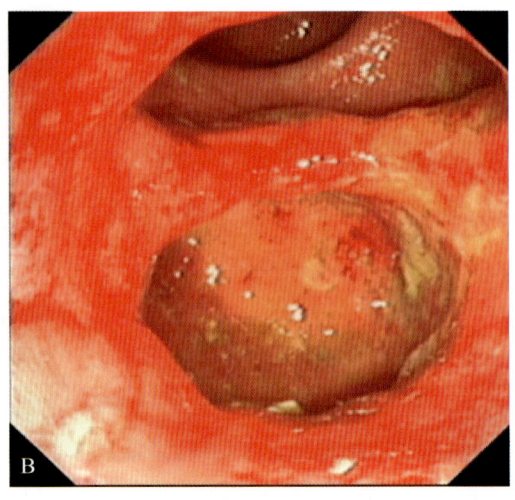

■ 图 8-14　活动期 UC（五）

临床诊断UC（复发型，广泛结肠型，活动期，重度）。结肠镜见黏膜弥漫溃疡，有接触性出血和自发性出血，可见黏膜桥及假憩室，伴管壁僵硬和管腔狭窄

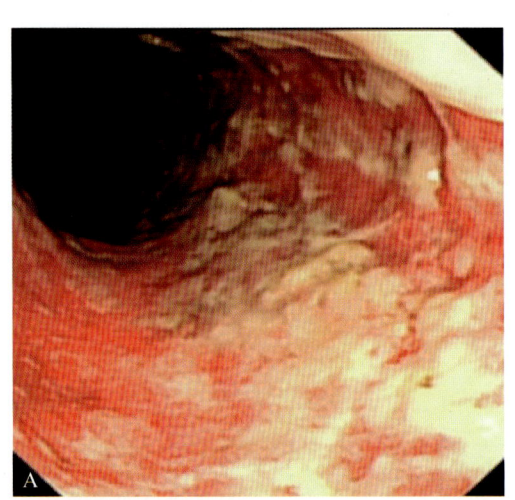
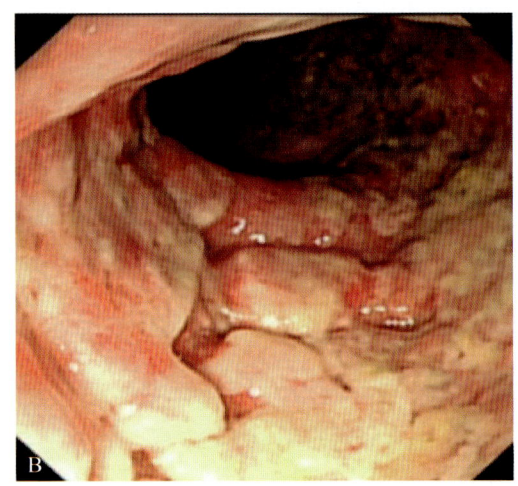

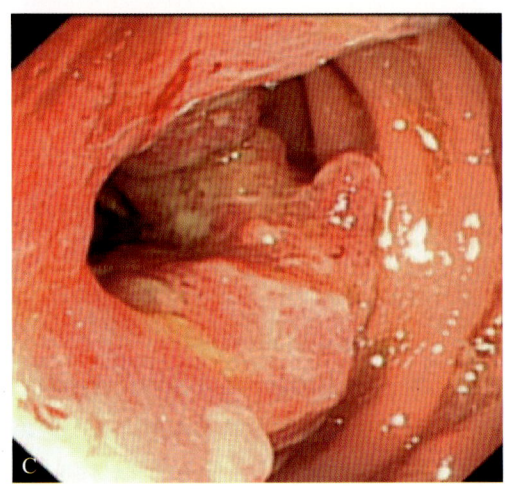

■ 图 8-15　UC 合并肠道癌变

临床确诊UC（慢性复发型，全大肠型）合并肠癌。病程10余年，再次出现黏液脓血便后复查结肠镜见降结肠菜花样肿物，肠管僵硬、狭窄

（三）染色及放大内镜表现

利用新型电子内镜的染色（包括化学染色和电子染色）和放大功能，可进一步在内镜下活体观察 UC 病变黏膜的微细结构及其形态特征，包括：

1. 正常腺管开口，主要见于 UC 正常肠段黏膜。

2. 正常隐窝减少、隐窝变形，主要见于 UC 炎症活动早期（图 8-16）。

3. 隐窝肿大和细颗粒样结构，是 UC 活动期病变进展过程中黏膜病变的典型形态，其组织病理学改变为隐窝黏膜下层炎症细胞浸润致隐窝肿胀（图 8-17）。

4. 隐窝破坏、粗绒毛状结构，是 UC 黏膜病变的典型形态之一，具有特征性诊断意义（图 8-17）。

5. 隐窝融合和筛网状结构形成，是 UC 炎症活动、黏膜明显破坏的特征性改变，发现典型筛网状结构即可内镜诊断 UC（图 8-16，图 8-17）。

6. 隐窝广泛破坏融合后可形成不规则的表浅溃疡，溃疡较深常提示预后差。

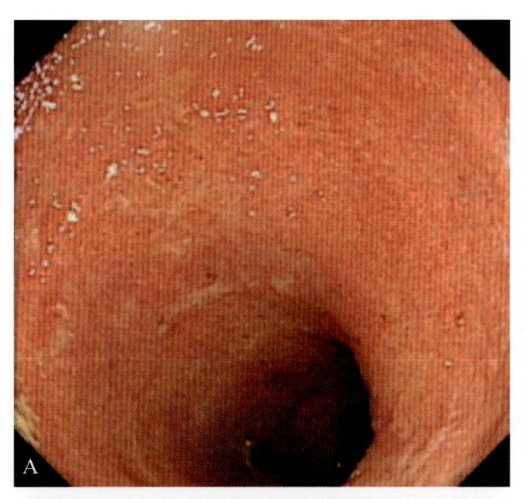
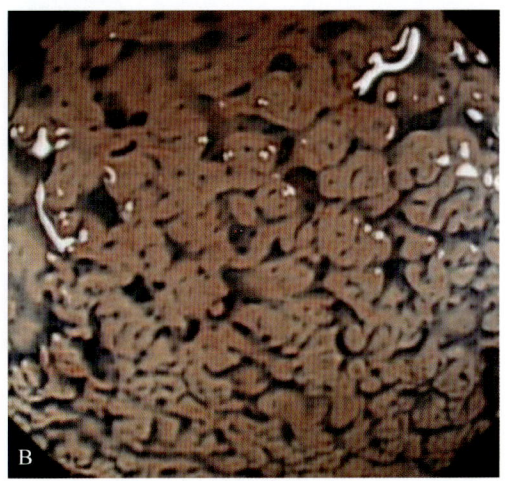
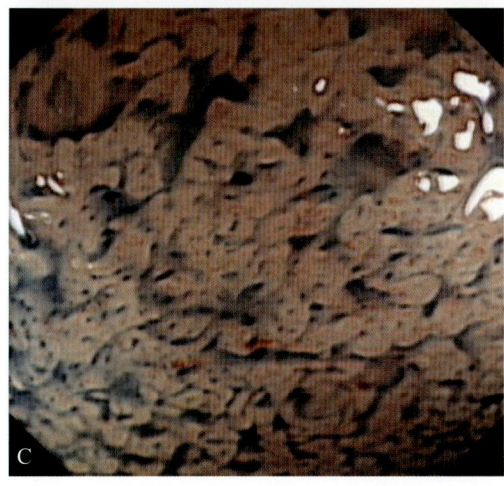

■ 图 8-16 活动期 UC（一）

临床诊断为 UC（慢性复发型，左半结肠型，活动期，中度）。结肠镜下靛胭脂染色及放大内镜见黏膜呈粗颗粒，隐窝肿胀，部分隐窝被破坏

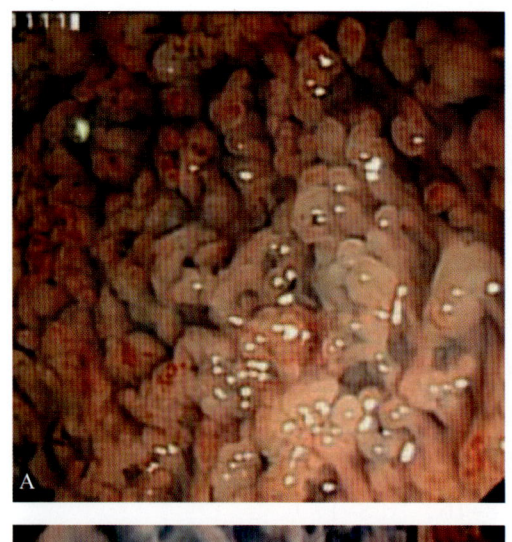
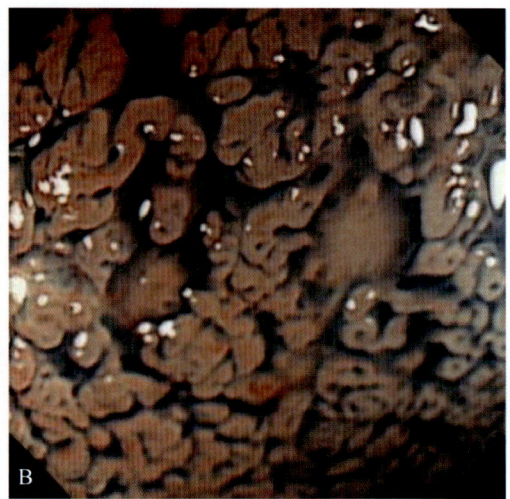
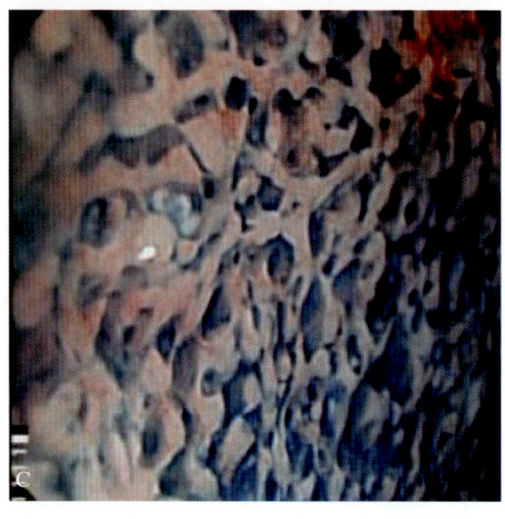

■ 图 8-17　活动期 UC（二）

临床诊断均为 UC（慢性复发型，直肠型，活动期，中度）。结肠镜靛胭脂染色及放大内镜见黏膜呈粗颗粒和绒毛状（A），隐窝破坏（B），呈珊瑚状（C）

（四）UC 内镜下的特殊表现

（1）直肠赦免：是指少数 UC 内镜下可见到直肠黏膜正常。直肠赦免可见于未治疗的儿童 UC 早期，或经局部或系统治疗后的成人 UC，接受过治疗的成人 UC 可在肠镜下见到正常或红斑直肠。一旦发现直肠赦免或盲肠红斑应行全消化道检查，排除 CD。

（2）盲肠斑片状炎症：是指少数 UC 内镜下可见到盲肠斑片状炎症，即"盲肠斑"（图 8-18）。盲肠斑片症多见于左半结肠型 UC 患者。一旦发现盲肠斑片症应行全消化道检查，排除 CD。

（3）阑尾跳跃性病变：是指内镜下 UC 的病变没有向上蔓延到盲肠，但有阑尾内口炎症性改变（图 8-19）。高达 75% 的 UC 患者存在跳跃性阑尾病变。有阑尾病变的 UC 有较好的治疗应答，但回肠储袋吻合术后储袋炎发生率较高。

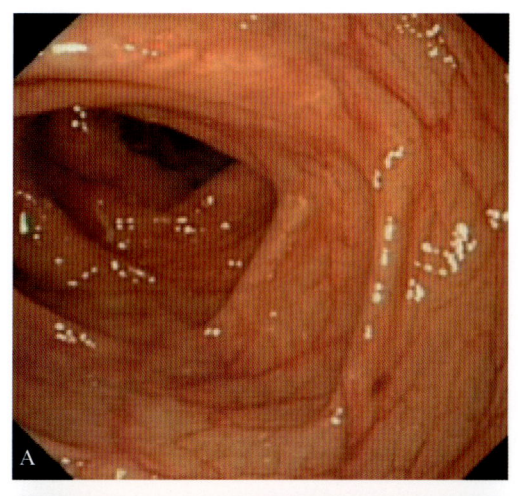
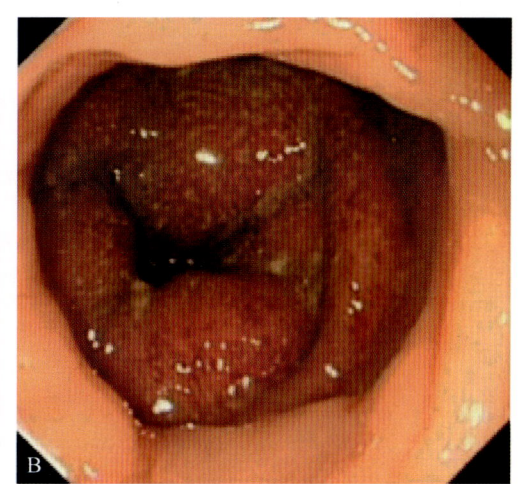
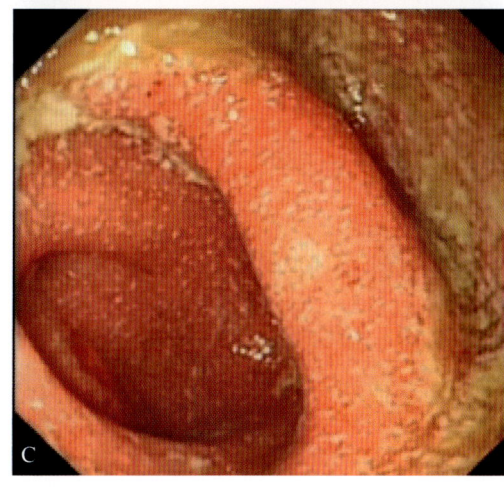

■ 图 8-18 盲肠斑

临床诊断为UC（初发型，左半结肠型，活动期，重度），结肠镜见升结肠黏膜正常（A），盲肠及阑尾开口周围炎症明显（B、C），随后的上消化道及小肠检查未见异常

（4）倒灌性回肠炎：是指直肠型及左半结肠型 UC 所见的盲肠至回肠末端的连续性炎症。在高达 20% 的全结肠型 UC 患者能观察到，伴有倒灌回肠炎的患者更难治疗，结肠新生物的发病率也较高。有倒灌性回肠炎时，应行全消化道检查来区分 UC 和 CD。有倒灌性回肠炎的 UC 患者治疗效果较差。

三、病理学检查

UC 的组织病理检查在 UC 的诊断、评价疾病活动度、确认黏膜异型增生中有重要价值。要得到可靠的诊断，需要在结直肠至少 5 个位点及回肠附近各取两个活检。隐窝基底部浆细胞增多是最早的、诊断预测价值最高的镜下特征，38% 的患者症状出现后 2 周内即可发现。在未经治疗的 UC 患者中，常表现为典型的连续性炎症，从直肠开始向近端发展，炎症的严重程度逐渐降低。

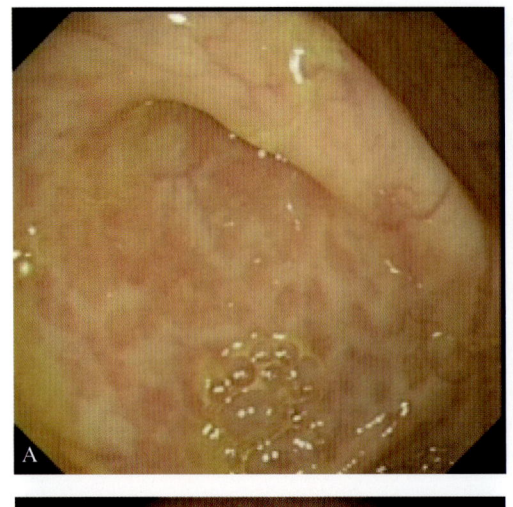

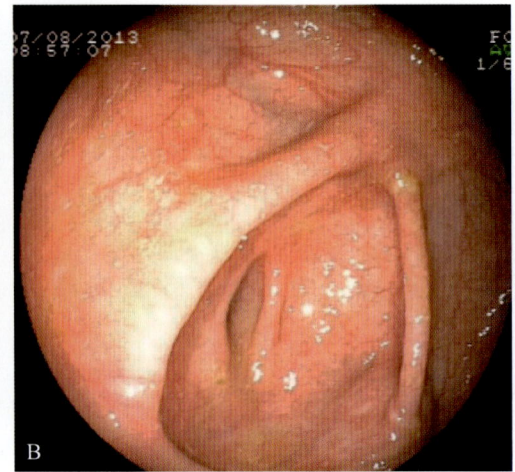

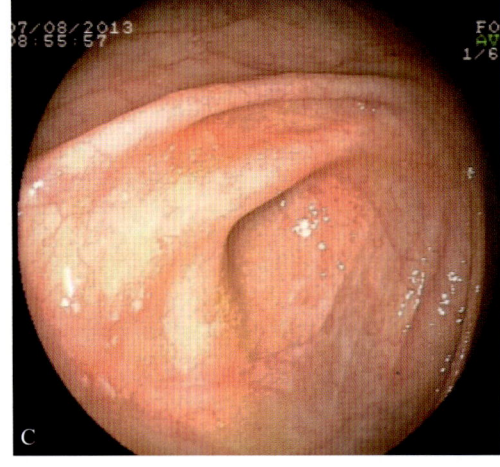

■ 图 8-19　阑尾内口周围炎症
临床诊断为 UC，分别为直肠型（A）和左半
结肠型（B，C），病变均未蔓延至回盲部，
但有阑尾开口周围炎症

　　UC 的组织病理学改变呈连续性、弥漫性分布，多位于黏膜层和黏膜下层，浆膜
层通常无明显异常（图 8-20）。

　　UC 黏膜活检需观察的内容包括隐窝腺体、固有层、黏膜肌层和黏膜下层
（图 8-21）。

　　UC 黏膜活检需要观察的指标包括炎症渗出（图 8-22）、糜烂及溃疡（图 8-23）、
炎症细胞浸润（图 8-24、图 8-25）、隐窝脓肿（图 8-26）、异型增生（图 8-27）和
癌变（图 8-28）。

　　UC 的组织病理学特征包括以下 4 个方面。

　　（1）结构特征：包括隐窝分支、隐窝变形、黏膜萎缩和表面不规则。

　　（2）上皮细胞异常：是指黏蛋白减少，帕内特细胞化生。

　　（3）炎症特征：基底浆细胞增多，黏膜全层弥漫性重度炎症。

　　（4）中性粒细胞的浸润：尚未明确需要几项镜下特征才能够诊断 UC。严重的隐

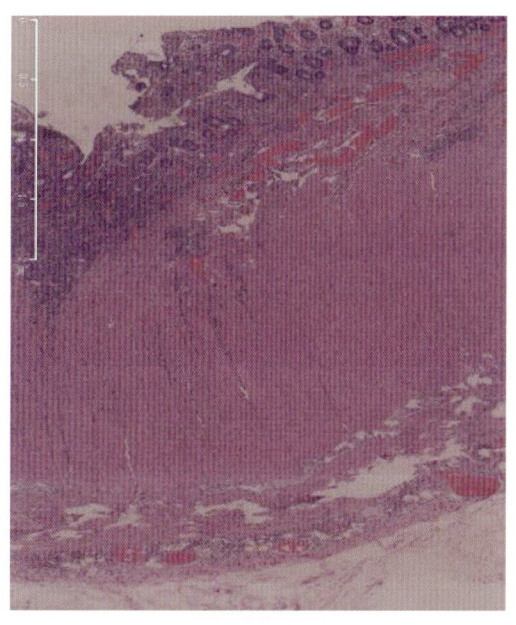

■ 图 8-20　UC 的组织病理学改变

临床诊断为 UC，结肠镜活检标本病理学检查见炎症局限于黏膜下层

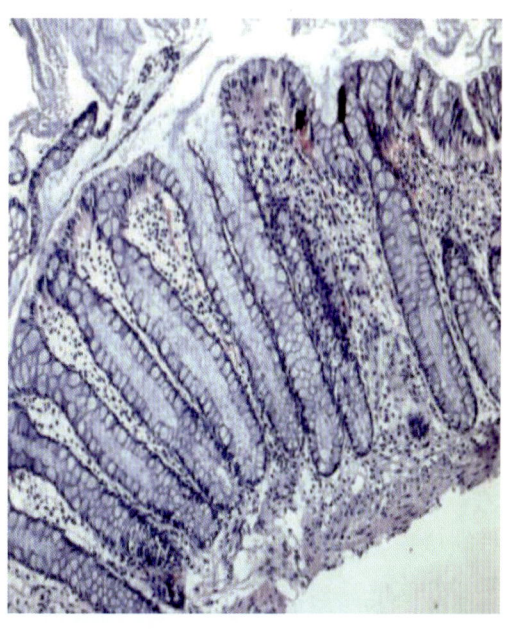

■ 图 8-21　UC 内镜活检标本病理学观察内容

临床诊断为 UC，内镜活检标本病理学检查需要观察的内容包括隐窝腺体、固有层、黏膜肌层和黏膜下层

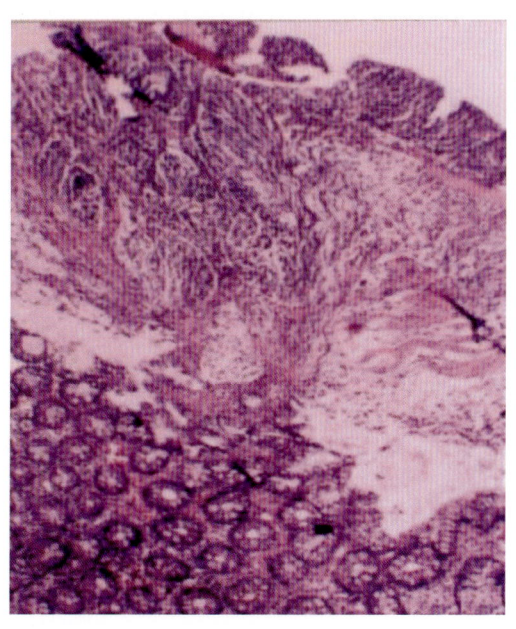

■ 图 8-22　炎症渗出

临床诊断为 UC，结肠镜活检标本病理学检查见炎性渗出

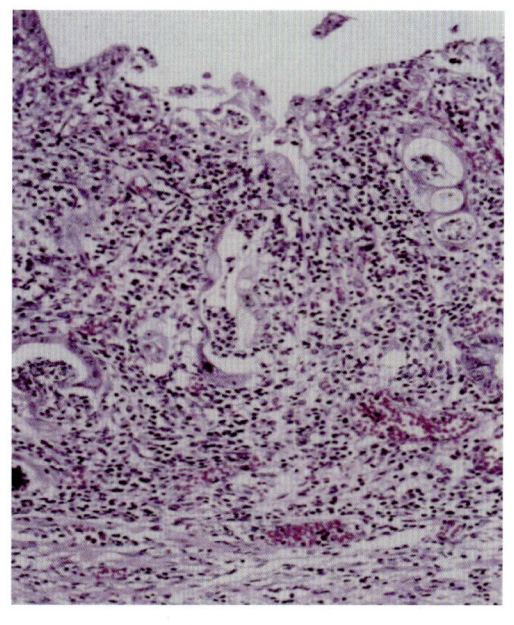

■ 图 8-23　糜烂及溃疡

临床诊断为 UC，结肠镜活检标本病理学检查见炎症细胞浸润、黏膜糜烂及溃疡

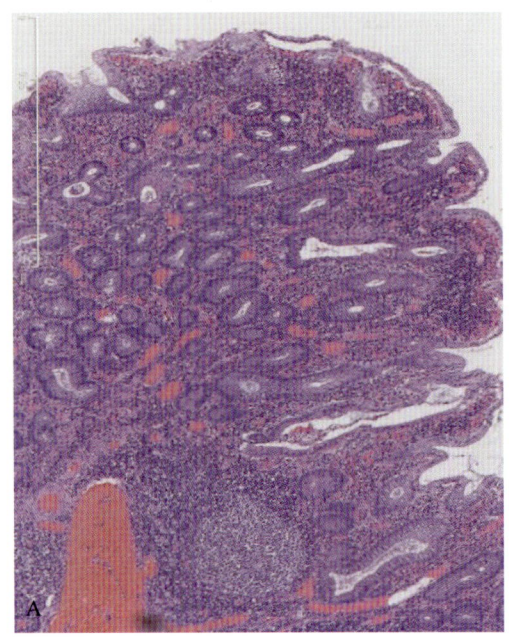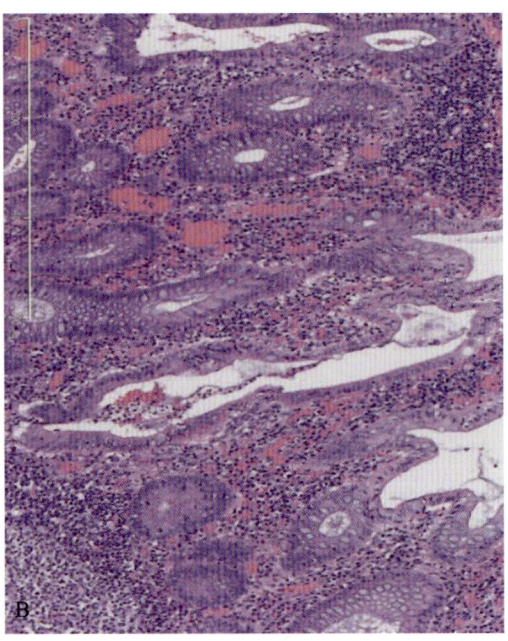

■ 图 8-24　炎症细胞浸润（一）

临床诊断为UC，结肠镜活检标本病理学检查见炎症细胞浸润（A），放大观察（B）见炎症
更明显

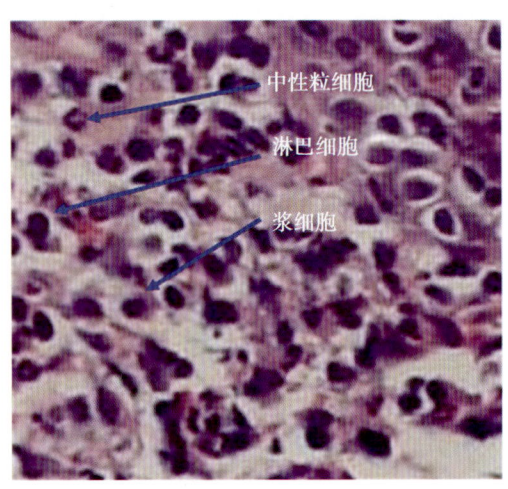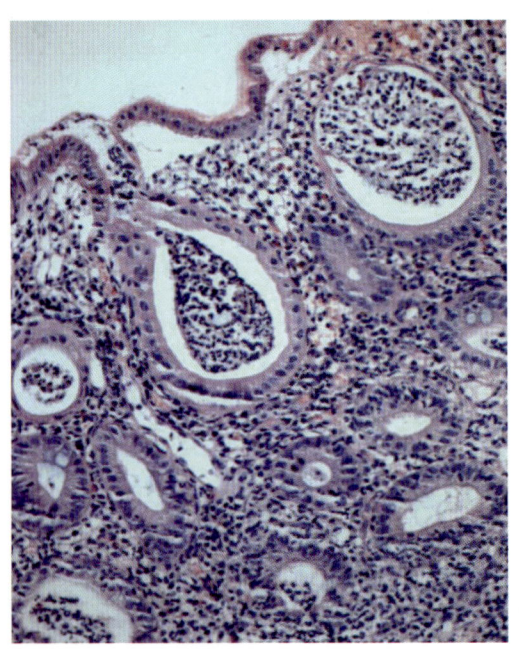

■ 图 8-25　炎症细胞浸润（二）

临床诊断为UC，结肠镜活检标本病理检查见
黏膜固有层内大量炎症细胞浸润

■ 图 8-26　隐窝脓肿

临床诊断为UC，结肠镜活检标本病理学检查
见隐窝脓肿

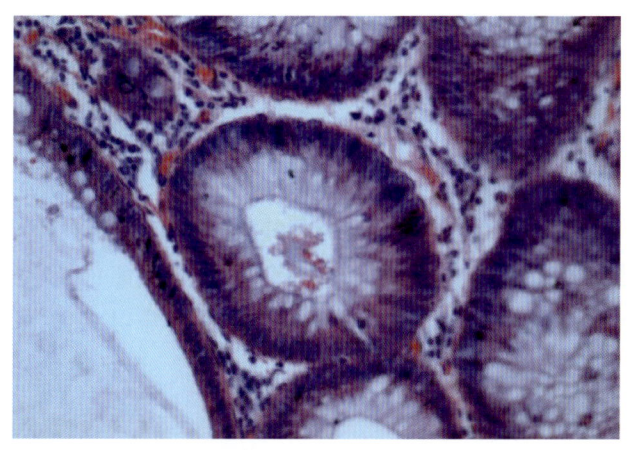

■ 图 8-27　异型增生
临床诊断为UC，结肠镜活检标本病理学检查见腺体呈低级别异型增生

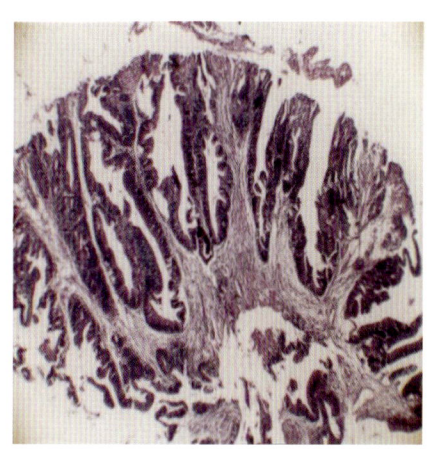

■ 图 8-28　癌变
临床诊断为UC，结肠镜活检标本病理学检查见腺体癌变

窝结构破坏；严重的隐窝密度降低；表面不规则；严重的弥散性全黏膜层炎症。这4 项特征中，达到 2 项或 3 项可正确诊断 75%UC 患者。

　　UC 与 CD 的活检标本病理学鉴别内容见表 8-2。

表 8-2　UC 与 CD 的活检标本病理学比较

观察指标	CD	UC
炎症分布	局灶不连续	连续弥漫性
隐窝变形	局灶性	有
隐窝萎缩	常无	有
黏液缺失	常无	有
肉芽肿	有	无
隐窝脓肿	少	多
淋巴细胞聚集	多	少
黏膜下层炎症	多	常无

四、影像学检查

（一）钡剂灌肠检查

　　近年来，随着结肠镜检查的广泛应用，我国钡剂灌肠检查的临床应用率有所下降，但仍为 UC 诊断的主要手段之一。其主要改变包括：①黏膜粗乱和（或）颗粒样改变；②肠管边缘呈锯齿状或毛刺样改变，肠壁有多发性小充盈缺损；③肠管缩短，袋囊消失呈铅管样。重度 UC 患者行钡剂灌肠有诱发肠腔扩张、肠穿孔的可能，故不宜行该项检查。

（二）超声检查

腹部超声检查对小肠或结肠炎症的诊断敏感性高达 80%～90%。经腹超声和水灌肠超声可间接对 UC 病变范围进行定位。超声检查的优势为方便、快捷、经济、无创、无辐射，但其准确性严重依赖于操作者的技术，且鉴别 UC 与其他原因所致结肠炎症的特异性低。多普勒超声理论上可通过监测肠系膜上、下动脉的血流动力学变化判断疾病活动性（目前对此作用尚存在争议）和复发的可能性，并可观察患者尤其是体形较瘦者是否并发脓肿。

（三）CT 检查

CT 检查一直被认为是诊断 IBD 肠外并发症，尤其是脓肿的"金标准"。对于急性并发症如梗阻和穿孔，CT 检查可在不作肠道准备的情况下进行。肠道 CT 检查（包括常规 CT 和 CTE）相对于 MRI 而言组织识别能力稍差，但能提供与 MRI 类似的信息。CT 检查的优点为普及度高、图像采集迅速（仅需数秒）、空间分辨率高，但其电离辐射可显著增加癌变风险，高累积辐射剂量与反复 CT 检查有关。

（四）MRI 检查

MRI 及 MRE 检查可准确评估 IBD 患者的肠道炎症且无电离辐射，对于需反复成像者，是一种比 CT 更为理想的选择。较之钡剂灌肠检查，MRI 对早期黏膜病变的显示有一定局限性，而更适用于评估已确诊的 UC 患者，可判断 UC 疾病活动性，可鉴别炎症与纤维化引起的狭窄，对肠外并发症如脓肿有很高的敏感性。盆腔 MRI 对肛周病变有重要诊断价值，可作为肛门内超声检查的补充。

（王芬　朱薇　张燕　刘晓明　申培君）

主要参考文献

［1］Magro F，Langner C，Driessen A，et al. European consensus on the histopathology of inflammatory bowel disease [J]. J Crohns Colitis，2013，7（10）：827–851.

［2］Dignass A U，Gasche C，Bettenworth D，et al. European consensus on the diagnosis and management of iron deficiency and anaemia in inflammatory bowel diseases [J]. J Crohns Colitis，2015，9（3）：211–222.

［3］Marcus H，Vito A，Stephan R，et al. The first European evidence-based consensus on extra-intestinal manifestations in inflammatory bowel disease [J]. J Crohns Colitis，2016，10（3）：239–254.

［4］Caini S，Bagnoli S，Palli D，et al. Total and cancer mortality in a cohort of ulcerative colitis and Crohn's disease patients：the Florence inflammatory bowel disease study，1978–2010 [J]. Dig Liver Dis，2016，48（10）：1162–1167.

［5］Magro F，Gionchetti P，Eliakim R，et al. Third European evidence-based consensus on diagnosis and management of ulcerative colitis. part 1：definitions，diagnosis，extra-intestinal manifestations，pregnancy，cancer surveillance，surgery，and ileo-anal pouch disorders [J]. J Crohns Colitis，2017，11（6）：649–670.

［6］Harbord M，Eliakim R，Bettenworth D，et al. Third European evidence-based consensus on diagnosis and management of ulcerative colitis. part 2：current management [J]. J Crohns Colitis，2017，11（7）：769–784.

［7］Sturm A，Maaser C，Mendall M，et al. European Crohn's and colitis organisation topical review on IBD in the elderly [J]. J Crohns Colitis，2017，11（3）：263–273.

［8］Scribano M L，Papi C，Costa F，et al. Management of ulcerative colitis in a real-life setting：an Italian multicenter，prospective，observational AIGO study [J]. Dig Liver Dis，2019，51（3）：346–351.

［9］Hedin C，Vavricka S R，Stagg A J，et al. The pathogenesis of extra intestinal manifestations：implications for IBD research，diagnosis，and therapy [J]. J Crohns Colitis，2019，13（5）：541–554.

［10］Lamb C A，Kennedy N A，Raine T，et al. British society of gastroenterology consensus guidelines on the management of inflammatory bowel disease in adults [J]. Gut，2019，68（Suppl 3）：1–106.

第三部分

溃疡性结肠炎的诊断与鉴别诊断

第九章

诊 断

UC 作为一种慢性非特异性结肠炎症性疾病，其临床表现常与感染性或一些非感染性肠道炎症疾病相似。而 UC 的诊断缺乏金标准，主要结合病史、临床表现、内镜和组织病理学发现进行综合分析，在排除感染性和其他非感染性结肠炎基础上而做出诊断。

第一节 病 史

UC 的诊断应从仔细询问病史开始。一个完整的病史应包括症状的详细询问记录，特别是患病时间，经常性的直肠出血或血性腹泻、里急后重、肛门下坠感、腹痛、夜间腹泻和肠外表现，是否为初发，既往就诊史（检查结果，用药史及药物反应）询问中应特别关注，有无可以提示感染的危险因素。如最近有无旅行史、对某些食物的不耐受、不洁饮食史、与肠道感染性疾病患者接触、用药史（包括抗生素和 NSAIDs）、吸烟及 IBD 家族史情况等都应仔细询问。

另外，还应询问患者眼部、口腔、关节或皮肤表现。

第二节 症 状

UC 患者典型的症状是腹痛、腹泻、黏液便或黏液脓血便，常有里急后重感，可有发热及关节、皮肤及眼部病变等肠外表现。病程多在 4~6 周或以上。重症 UC 患者可有明显的全身感染中毒症状。

一、消化道表现

UC 常为间歇性发作，表现为发作与缓解交替进行。UC 的临床与病变范围和疾病严重度有关，一般包括血性腹泻、直肠出血、里急后重、便急等。也常见夜间排便及疲乏的报道，如有排便次数增多、腹痛、食欲减退、发热则提示重症 UC 的可能。90% 以上的 UC 患者曾有直肠出血，其他伴随症状可直接反映黏膜病变严重度和病变范围。黏液血便 6 周以上有助于鉴别广泛性 UC 和其他感染性腹泻。虽然 UC 偶尔也可发生单纯性肛瘘，但如患者出现复发性肛瘘或复杂性肛瘘则应首先考虑 CD。

二、肠外表现

（一）贫血

贫血在 UC 患者中很常见，大约 21% 的 UC 患者合并贫血。UC 患者中最常见的贫血类型有缺铁性贫血、慢性病贫血或两者有之。但维生素 B_{12}、叶酸缺乏，溶血性贫血及药物所致贫血也应该考虑。

（二）关节病

关节累及是 UC 患者第二位常见的肠外表现，大约 20% 的 UC 患者会出现关节累及，表现为相应关节疼痛，严重时活动受到一定限制。UC 相关外周关节炎和（或）UC 相关性肌腱炎的诊断主要基于炎症的表现，并排除其他特定形式的关节炎。关节病可以分为中轴关节病和外周关节病。

外周关节病主要分为Ⅰ型及Ⅱ型。Ⅰ型关节病是少关节病变型，通常情况下关节受累数少于 5 个，呈非对称性形式，这种关节炎表现为急性、自限性，与肠道疾病活动有关。Ⅱ型关节病是对称多关节病型，通常影响超过 5 个小关节，与 UC 活动性无关，可以持续几个月到几年。

中轴关节病的诊断基于炎性腰背痛的临床特征和脊柱及骶髂关节炎的磁共振或放射学特征。包括骶髂关节炎和脊椎炎。

（三）皮肤疾病

皮肤疾病主要包括结节性红斑和坏疽性脓皮病，可表现为受累皮肤红肿热痛甚或溃烂。

结节性红斑通常出现在四肢伸肌的表面，特别是胫骨前区，呈对称分布，并且总在 UC 活动期出现。结节性红斑的诊断主要根据其特征性的临床表现，皮肤活检在非典型病例的诊断上有帮助。结节性红斑的治疗通常是基于 UC 的治疗，严重的患者需要全身使用糖皮质激素。复发和耐药的患者可给予免疫调节制剂或 anti-TNF治疗。

坏疽性脓皮病病变常常出现在外伤部位，表现为过敏反应。最常见的部位是小腿和手术造瘘口附近。其与 UC 病情活动性之间的关系尚存在争议。坏疽性脓皮病首选全身应用糖皮质激素、英夫利昔单抗、阿达木单抗，局部或口服钙调神经磷酸酶抑制剂治疗。

（四）眼部疾病

表层巩膜炎通常与 UC 的活动有关，表现为眼部干痒或不适。表层巩膜炎呈自限性，除控制肠道炎症外，局部使用糖皮质激素和口服非甾体抗炎药对本病治疗通常有效。病情较轻的表层巩膜炎可能自愈而不需要专科治疗。

葡萄膜炎可以造成严重的后果。UC 相关的葡萄膜炎通常是双侧的，自眼睑开始并长久不愈。由于其可能发展至失明，应积极治疗。UC 相关葡萄膜炎的治疗通常包括局部或全身使用糖皮质激素或非甾体抗炎药。也有报道称免疫抑制剂和 anti-TNF 制剂在治疗耐药情况下有治疗价值。

（五）肝胆疾病

肝胆疾病可表现为厌油、食欲减退、肝区不适等。原发性硬化性胆管炎（PSC）是 UC 患者最常见的肝胆并发症。胆管周围炎、肝脂肪变性、慢性肝炎、胆结石和肝硬化也可见于 UC 患者。PSC 也是胆管癌和结肠癌的主要危险因素。建议使用磁共振胆管造影术（MRC）对怀疑 PSC 患者进行诊断检查，若 MRC 正常，怀疑小胆管 PSC 时应该考虑肝脏活组织检查。

第三节　体 格 检 查

UC 患者的体格检查应包括：一般的身体状态和脉搏、体温、血压、体重和身高，腹部检查，会阴检查，直肠指检，口腔以及眼睛检查，皮肤和关节检查。营养状况评估也是重要的检查内容之一。

体格检查能否查出问题取决于 UC 的范围及严重程度。在轻度或中度患者中，除了直肠指检时发现指套带血外，体格检查一般无异常。重症 UC 患者可出现发热、心动过速、体重减轻、结肠区域压痛、腹胀或肠鸣音减弱，可有腹膜刺激征。

第四节　实验室检查

一、常规检查

疑诊 UC 患者的常规实验室检查应包括一个完整的血细胞计数、血清尿素氮、肌酐、电解质，肝酶、铁相关检查、ANCA、TORCH 和 CRP。在监测重症 UC 对治疗的反应时，血 CRP、ESR 和粪钙卫蛋白是有用的指标。对于近期出国旅行的患者有必要进行大便常规、菌群分析和大便培养检查。

二、病原学检查

不推荐在疾病的各个阶段常规筛查病原体如艰难梭菌，因为结果很少阳性。但是，难治或复发的重症 UC 患者或者那些使用 GCS 约 3 个月病情仍无缓解的患者应该进行粪便病原学检查。因为艰难梭菌感染在这些情况很常见。合并有假膜性结肠炎的 UC 患者，常规结肠镜检查及内镜下黏膜活检标本艰难梭菌培养优于粪便艰难梭菌毒素检查，并适于大便检查阴性的腹泻患者。由于艰难梭菌为厌氧菌，无论是内镜下黏膜活检标本或大便艰难梭菌培养，均应在床边快速完成操作，并使用特种培养基。

CMV 在 UC 患者很常见，特别是存在免疫抑制的重症 UC 患者。由于 CMV 感染可能引起难治或严重复发，对于难治性或复发的重症 UC 均应考虑 CMV 感染，并进行相应的检测。但是，目前还没有建立检测临床结肠炎患者 CMV 感染的理想方法。组织病理学可发现 CMV 的核内包涵体，多个细胞核内包涵体通常有重要意义。详细内容见实验室检查章节。

其他病原学检查还包括针对 EBV、真菌等的检查。

三、内镜检查

对疑诊 UC 的患者，应立即行结肠镜检查，并应到达回肠末端，同时进行包括直肠在内的分段活检。但临床实际操作和可行性也需考虑：严重的急性期患者应避免行全结肠镜检查和肠道准备，以避免穿孔危险，仅可简单行直肠乙状结肠镜检查，即可观察直肠及部分乙状结肠，并取活检送病理科检查。结肠镜检查是确立 UC 诊断和判断疾病范围的首选检查。典型的镜下所见为连续性、弥漫性的黏膜炎症（可表现为充血、水肿、糜烂或溃疡）及直肠受累，若并发巨细胞病毒感染，镜下可见深凿样或虫蚀状溃疡，反复发作时可有炎性息肉及狭窄，病程较长时可有肠黏膜癌变。

内镜下的染色、放大及超声技术的应用对 UC 的诊断和鉴别诊断有重要价值，部分学者甚至认为可以部分替代内镜下黏膜组织活检。内镜下的染色、放大及超声时常见弥漫性病变，病变主要累及黏膜及黏膜下层，黏膜结构呈绒毛状。隐窝不同程度炎症，反复发作时隐窝结构被破坏，呈珊瑚样改变。

无论有无上消化道症状，疑诊 UC 的患者若结肠镜检查见直肠赦免、倒灌性回肠炎以及患者症状不典型时，建议行上消化道检查，必要时行小肠检查。此时特别需详细询问病史，排除是否因局部用药导致直肠赦免。胃镜可对食管、胃、十二指肠进行检查和黏膜活检。小肠镜可行全部小肠检查和黏膜活检。SBCE 对小肠的检查也有重要价值。腹部平片不作为诊断 UC 的常规手段，但在初期评估可疑的重症 UC 患者是有价值的。详细内容见内镜学章节。

四、组织病理学检查

确诊 UC 时内镜活检标本的组织病理学特点如下：黏膜基底层浆细胞增多；重度、弥漫性黏膜全层和固有层细胞增加；广泛的黏膜或隐窝结构变形：隐窝炎及隐窝脓肿。详细内容见病理学章节。

五、影像学检查

不能行结肠镜检查的 UC 患者可考虑钡剂灌肠检查，但重症 UC 不宜行钡剂灌肠检查。腹部 B 超及 CT 和 MRI 检查有重要价值，可酌情考虑。详细内容见影像学章节。

第五节　诊　断　要　点

在排除其他疾病基础上，可按下列要点进行诊断。

1. 具有典型 UC 临床表现者为临床疑诊，安排进一步检查，首选结肠镜检查，上消化道内镜及小肠检查可根据需要而确定。

2. 同时具备典型的结肠镜和（或）放射影像特征者，可临床拟诊。

3. 如再加上内镜下黏膜活检和（或）手术切除标本组织有 UC 典型的病理学特征者，可以确诊。

4. 初发病例如临床表现、结肠镜及活检组织学改变不典型者，暂不诊断为 UC，应予随访或按感染性肠炎行试验性治疗，并根据病情进展情况以及通过内镜等复查结果明确或排除 UC 诊断。

第六节　病　情　评　估

完整的 UC 诊断还必须包括以下内容。

一、分型

可简单分为初发型和复发型。

初发型：指首次发作的 UC，无既往病史。

复发型：指处于临床缓解期的确诊 UC 患者再次出现症状。直肠出血是复发的主要指征，结合直肠出血、排便频率增加和结肠镜检查发现黏膜异常对诊断复发是必要的。

除了初发型和复发型，尚有一些其他临床常用 UC 分型。

慢性持续型：指 UC 活动性症状持续存在，无缓解期出现。

GSC 依赖型：具有下列情况之一者为 GSC 依赖型。① GSC 治疗能诱导缓解 UC，但治疗 3 个月后仍无法减量至相当于泼尼松 10 mg/d 的剂量并维持缓解；② GSC 完全停药后 3 个月内复发。

GSC 抵抗型（又称 GSC 难治型）：尽管使用泼尼松龙达到 0.75 mg/（kg·d）、时间超过 4 周，仍有疾病活动。

免疫抑制剂抵抗型（又称免疫抑制剂难治型）：指尽管使用了合适剂量的嘌呤类药物 [如硫唑嘌呤（AZA）1.5 ~ 2.5 mg/（kg·d）或 6- 巯基嘌呤（6-MP）0.75 ~ 1.5 mg/（kg·d）] 超过 3 个月，但仍存在疾病活动的表现或出现复发。

顽固型远端结肠炎：指尽管口服或局部使用 GCS 达 6 ~ 8 周，但症状仍持续存在且病变局限于直肠或左半结肠（常为直乙状结肠）。

缓解：UC 缓解的最佳评估指标是综合考虑临床参数（排便次数 ≤3 次 / 天，且不伴有出血）及内镜肠道黏膜愈合。

二、病变范围

UC 的病变范围通常采用蒙特利尔分型：根据结肠镜下所见炎症病变累及的最大范围，将 UC 分为直肠型（E1，直肠乙状结肠交界处远端）、左半结肠型（E2，结肠脾曲以远）和广泛结肠型（E3，病变超过结肠脾曲近端，包括全结肠炎）。

三、严重程度

UC 的严重程度目前采用 Truelove 和 Witts 分级（表 9-1）、Mayo 分级（表 9-2）或 Montreal 分级（表 9-3）。临床多采用 Mayo 分级。

表 9-1　UC 的 Truelove 和 Witts 分级

项目	轻度	重度
粪便（次 / 天）	<4	>6
便血	轻或无	重
体温（℃）	正常	>37.8
脉搏（次 / 分）	正常	>90
Hb（g/L）	正常	<75
ESR（mm/h）	<30	>30

注：中度介于轻度和重度之间

表 9-2　UC 活动性 Mayo 分级系统

项目	0分	1分	2分	3分
排便次数	正常	比正常增加 1~2 次 / 天	比正常增加 3~4 次 / 天	比正常增加 5 次 / 天或以上
便血	无	不到半数有便中混血	大部分时间内有便中混血	一直有出血
内镜所见	正常	轻度病变（红斑、血管纹理减少、轻度脆性）	中度病变（明显红斑、血管纹理缺乏、易脆、糜烂）	重度病变（自发性出血、溃疡）
评分	正常	轻度	中度	重度

注：正常（≤2），轻度（3~5），中度（6~10），重度（11~12）

表 9-3　UC 活动性 Montreal 分级

	S0	S1	S2	S3
	缓解	轻度	中度	重度
粪便（次 / 天）	正常	≤4	>4	≥6
出血	无	可能存在	存在	存在
脉搏	正常	正常	无或最轻的系统性毒血症状	>90 次 / 分
体温	正常	正常		>37.5℃
血色素	正常	正常		<10.5 g/dL
ESR	正常	正常		>30 mm/h

第七节　影响溃疡性结肠炎预后的相关因素

一、饮食和睡眠

UC 患者结肠黏膜屏障功能紊乱，而在活动期黏膜处于充血水肿炎症状态，此时摄入的饮食对肠黏膜的恢复起着极其重要的作用。建议清淡，富营养，低纤维素饮食，忌辛辣，忌饮酒。在缓解期亦建议禁辛辣饮食和禁酒。

二、运动和休息

剧烈的运动会加重活动期病情或使正缓解过程中患者病情突然复燃加重。活动期患者可从事轻体力活动或慢跑、散步等。良好的睡眠亦对康复、减少复发有帮助。

三、吸烟和戒烟

吸烟对 UC 进展及严重性起到保护作用。与此相反，戒烟者比那些从来不吸烟者患 UC 的风险要大 70%，且疾病更广泛、更难治。UC 患者戒烟后其住院率及结肠切除率也比从未吸烟的患者高。有研究报告显示，恢复吸烟的戒烟者能够改善 UC 临床症状和使病程更缓和；吸烟也可以预防 UC 患者合并 PSC 或 IPAA 后的储袋炎。但是，这些观点也受到一些类似研究的质疑。

四、阑尾切除手术

在年少时患有真正的"阑尾炎"且已经进行了阑尾切除手术能够阻止 UC 发病和延缓 UC 患病后病程进展。阑尾切除手术能降低 69% UC 发生风险。阑尾切除手术的保护作用是吸烟额外的因素，但似乎对 PSC 发病没有预防作用。

如果阑尾切除手术是在 UC 发病后进行的，其对 UC 病程的影响目前尚未阐明。

五、NSAIDs

NSAIDs 有显著加剧 UC 的风险。与此相反，短期使用选择性 COX-2 抑制剂治疗是安全的。虽然如此，最好避免 COX-2 抑制剂的长期使用，因为它可能对其他器官系统产生潜在的副作用。

六、IBD 家族史

UC 患者的直系亲属患 UC 的风险增加 10 ~ 15 倍。

一项丹麦的以人群为基础的队列研究表明，UC 患者的亲属中患 UC 的相对风险是 10 倍，但是，UC 患者的直系亲属在 UC 患者的整个生存期间患 UC 的概率约为 5%，或者说，95% 的概率不会患 UC，这一结论或许能安抚一下患有 UC 的家长对其子女患 UC 的担忧。

与 UC 散发病例相比，家族性 UC 患者中女性发病稍多，并且发病更年轻化。

（张虎　朱薇　刘小伟）

主要参考文献

［1］Axel D，Rami E，Fernando M，et al. Second European evidence-based consensus on the diagnosis and management of ulcerative colitis. part 1：definitions and diagnosis [J]. J Crohns Colitis，2012，6（10）：965-990.

［2］Axel D，James O L，Andreas S，et al. Second European evidence-based consensus on the diagnosis and management of ulcerative colitis. part 2: current management [J]. J Crohns Colitis, 2012, 6 (10): 991–1030.

[3] Gert V A, Axel D, Bernd B, et al. Second European evidence-based consensus on the diagnosis and management of ulcerative colitis. part 3: special situations [J]. J Crohns Colitis, 2013, 7(1): 1–33.

[4] Annese V, Daperno M, Rutter M D, et al. European evidence based consensus for endoscopy in inflammatory bowel disease [J]. J Crohns Colitis, 2013, 7 (12): 982–1018.

[5] Harbord M, Annese V, Vavricka S, et al. The first European evidence-based consensus on extra-intestinal manifestations in inflammatory bowel disease [J]. J Crohns Colitis, 2016, 10 (3): 239–254.

[6] Magro F, Gionchetti P, Eliakim R, et al. Third European evidence-based consensus on diagnosis and management of ulcerative colitis. part 1: definitions, diagnosis, extra-intestinal manifestations, pregnancy, cancer surveillance, surgery, and ileo-anal pouch disorders [J]. J Crohns Colitis, 2017, 11 (6): 649–670.

[7] Harbord M, Eliakim R, Bettenworth D, et al. Third European evidence-based consensus on diagnosis and management of ulcerative colitis. part 2: current management [J]. J Crohns Colitis, 2017, 11 (7): 769–784.

[8] Maaser C, Sturm A, Vavricka S R, et al. ECCO-ESGAR guideline for diagnostic assessment in IBD. part 1: initial diagnosis, monitoring of known IBD, detection of complications [J]. J Crohns Colitis, 2019, 13 (2): 144–164.

[9] Sturm A, Maaser C, Calabrese E, et al. ECCO-ESGAR guideline for diagnostic assessment in IBD. part 2: IBD scores and general principles and technical aspects [J]. J Crohns Colitis, 2019, 13 (3): 273–284.

第十章
鉴别诊断

第一节　概　　述

　　典型的 UC 根据临床表现、实验室检查、结肠镜检查和活检黏膜病理分析及影像学检查，大部分诊断和鉴别诊断比较容易。但是，UC 的诊断没有金标准，是一种排除性诊断，因此，需要进行鉴别诊断。

　　需要与 UC 进行鉴别诊断的疾病主要分为两大类，即感染性肠炎和非感染性肠道疾病（表 10-1，表 10-2）。

表 10-1　感染性肠炎

分类	病原体
细菌感染	痢疾杆菌、沙门菌、产毒志贺杆菌、大肠埃希菌、空肠弯曲菌、耶尔森菌、艰难梭杆菌、淋球菌等
分枝杆菌感染	结核分枝杆菌（肠结核）
病毒感染	巨细胞病毒、HIV、EB 病毒、SARS 病毒、新型冠状病毒等
寄生虫感染	阿米巴、血吸虫、钩虫、隐孢子虫、类圆线虫等
真菌感染	白假丝酵母菌、曲霉菌等

表 10-2　非感染性肠道疾病

分类	疾病
炎症免疫相关溃疡	克罗恩病、肠型白塞病、移植物抗结肠病、缺血性肠炎、憩室炎、嗜酸细胞性肠炎、转流性结肠炎、大肠非特异性溃疡、直肠孤立性溃疡等
肿瘤相关溃疡	肠道淋巴瘤、结直肠癌、多发性骨髓瘤合并肠道淀粉样变性等
治疗相关性溃疡	抗生素相关性肠炎、NSAIDs 相关性肠炎、肿瘤化疗药物相关性肠炎、放射性肠炎等

第二节　感染性肠炎

感染性肠炎一般包括急性感染性肠炎和慢性感染性肠炎。

急性感染性肠炎常有流行病学史，如不洁饮食史或疫区接触史，多经粪 – 口途径传播，常见的有轮状病毒性肠炎、急性细菌性痢疾、霍乱、副霍乱、空肠弯曲菌肠炎等，可群发或偶发。

腹痛、腹泻、黏液脓血便常见且较重，可有里急后重，常有发热及畏寒，通常无肠外皮肤、口腔黏膜、骨关节病变。

血 WBC 及 CRP 常明显升高，ESR 可正常或轻度升高，多无贫血，血清免疫球蛋白常正常，粪便各类培养可见致病菌。结肠镜下可见肠道非特异性炎症，如不均匀或片状糜烂（图 10–1，图 10–2），黏膜隐窝多数正常，固有层以中性粒细胞浸润为主。

部分急性感染性肠炎可继发于基础疾病或药物所致的免疫功能下降，如白念珠菌性肠炎、隐孢子虫病，也可继发于较长时间应用强力广谱抗生素之后，由于肠道正常菌群被抑制，一些条件致病菌快速繁殖（主要是难辨梭状芽孢杆菌）而引起。难辨梭状芽孢杆菌感染临床表现以腹泻为主，程度和次数不一，轻者大便 2 ~ 3 次 / 天，停相关抗生素后可自愈；重者有大量水样便，达 30 次 / 天，部分患者可排出斑块状假膜。肠道病变为弥漫性炎症，主要累及直肠、乙状结肠和左半结肠，严重病例内镜

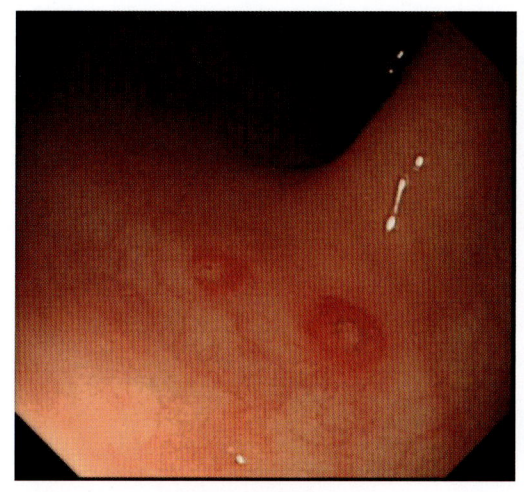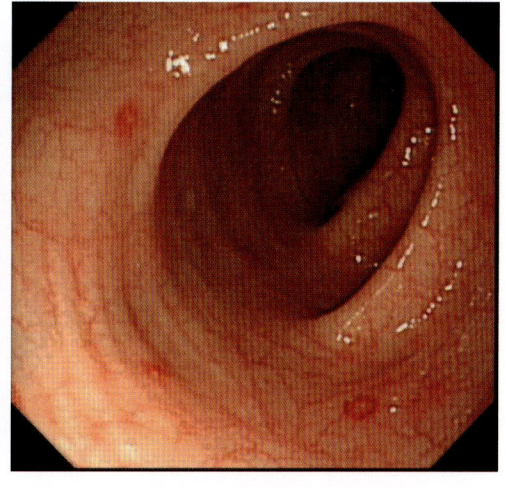

■ 图 10–1　肠道非特异性炎症

患者，男，41 岁。不洁饮食后解稀烂便 1 周。结肠镜检查见乙状结肠及直肠散在充血糜烂灶。未治疗，清淡饮食 3 d 后病情缓解

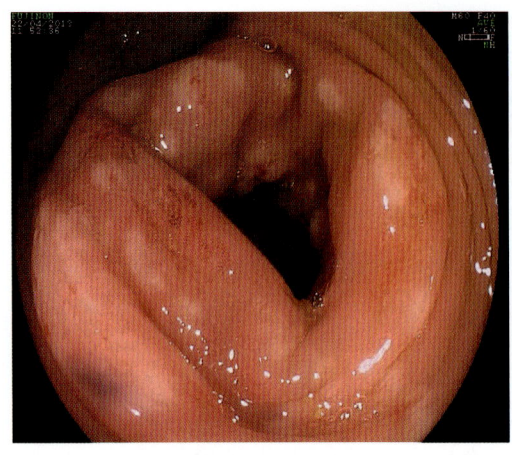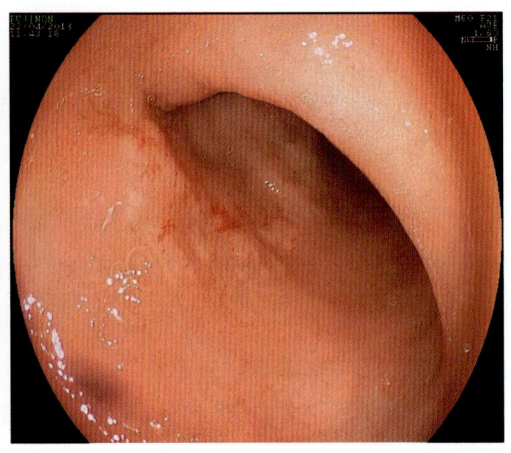

■ 图 10-2　肠道非特异性炎症

患者，女，41 岁。因不洁饮食后出现腹痛、稀烂便伴发热 2 d 就诊。肠镜检查见散在回末及结肠糜烂溃疡，活检培养未见致病菌生长

检查可见假膜形成，又称假膜性结肠炎（图 10-3）。95% 的患者粪便行厌氧培养可分离出难辨梭状芽孢杆菌，粪便难辨梭状芽孢杆菌毒素检测阳性。

在呼吸道病毒流行季节，较易发生病毒性肠炎，包括 SARS 病毒与新型冠状病毒，也会引起肠道的炎症与溃疡形成。

UC 与急性感染性肠炎鉴别的关键是随访，需通过时间来检验。不能排除急性感染性肠炎的病例一般暂不诊断为 UC，更不宜使用糖皮质激素治疗。急性感染性肠炎具有自限性，一般在 2~4 周恢复，必要时予抗生素治疗，常有明显疗效。

慢性感染性肠炎多由急性感染性肠炎治疗不当演变而成，或由阿米巴、血吸虫

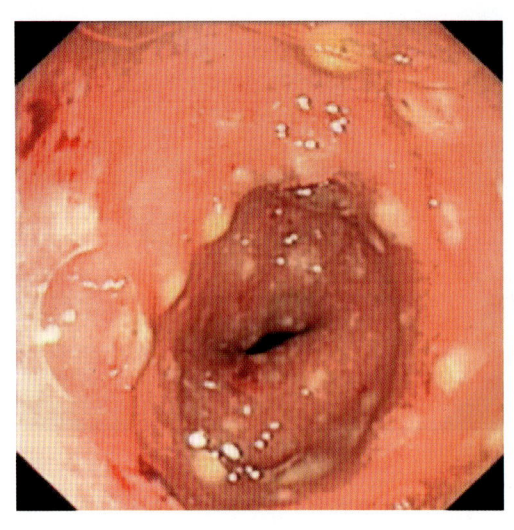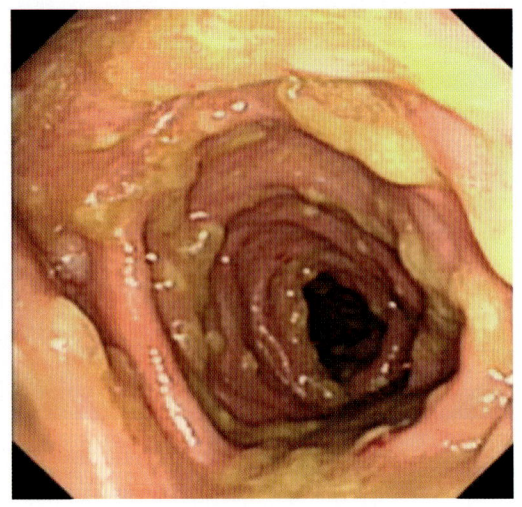

■ 图 10-3　假膜性结肠炎

等寄生虫感染形成，但是，由于我国的积极预防，后两种疾病实属罕见，但近几年，血吸虫感染有上升趋势。

慢性细菌性痢疾主要由于急性细菌性痢疾治疗不当造成，病程迁延较长，临床上可表现为与 UC 类似的症状，如腹痛、腹泻或便秘与腹泻交替出现，可有黏液脓血便，也可只呈糊状或水样便，镜检可见白细胞。其诊断主要根据急性细菌性痢疾病史，以及粪便、直肠拭子或内镜取材培养发现志贺菌。反复多次的粪便培养或经结肠镜从病灶直接取材进行培养，可提高阳性率。

阿米巴结肠炎为溶组织阿米巴经粪 – 口途径传播所致，多为慢性经过，有复发倾向，主要侵犯右半结肠，腹部压痛以右下腹较著，大便暗红色，形似果酱，如含有崩溃腐败的组织，常会有特别的恶臭。其诊断主要根据粪便镜检发现溶组织阿米巴滋养体或包囊，粪便检查应挑选含血、黏液的部分，反复多次培养可提高阳性率。结肠镜检查可见大小不等的散在类圆形溃疡，典型的溃疡表现为口小底大的烧瓶样，溃疡边缘黏膜明显水肿，溃疡间黏膜正常。溃疡边缘和中心坏死组织取材涂片及活检可见滋养体。患者血清阿米巴抗体阳性，抗阿米巴治疗有效。

慢性血吸虫病为地方性流行病，常有疫水接触史，部分患者可无任何症状，有症状者以腹痛、腹泻多见，大便每天 1~2 次，便稀，偶带血，可有肝脾大，急性期患者血中白细胞总数、嗜酸性粒细胞显著增高。寄生在肠系膜下动脉中的成虫所产生的虫卵是引起慢性病理改变的主要原因，虫卵可沉积在肠壁黏膜和黏膜下层微血管内，引起肉芽肿性炎症和纤维化，晚期直肠壁有新生物样块状物形成、肠腔狭窄与梗阻。结肠镜检查见病变呈区域性分布，可发生于直肠、乙状结肠，但不易累及直肠下端，黏膜粗糙、苍白，可有散在溃疡，有许多密集分布、数毫米大小的黄褐色结节或虫卵性息肉，活检黏膜压片或组织病理学检查可见血吸虫虫卵。血清免疫学检查发现血吸虫抗体有助于鉴别，抗血吸虫治疗有效。

感染性肠炎诊断及时，治疗周期短，一般预后良好。

第三节 克 罗 恩 病

克罗恩病（CD）与 UC 同属 IBD，两者的鉴别诊断根据临床表现、影像学、内镜、病理学及实验室检查等多方面综合分析常容易区分，尤其是内镜和病理学检查对诊断和鉴别诊断有关键作用（表 10-3、图 10-4）。CTE 或 MRE 对 CD 与 UC 的鉴别诊断也有一定的价值，能很好地观察肠壁病变，并有助于发现肠腔外并发症如窦道、瘘管形成、腹腔脓肿等。血清学标志物，如 pANCA 和 ASCA 的检测也有助于两者的鉴别，但在我国的患者则鉴别意义不大。

表 10-3 UC 与结肠型 CD 的鉴别诊断

项目	UC	结肠型 CD
临床表现		
脓血便	多见，发病明显	少见，常发病隐匿
病变分布	连续性	节段性、跳跃性
小肠病变	部分患者可累及回肠末段	常见累及空肠与回肠
上消化道受累	较少	可有
直肠受累	肯定受累	较少受累
瘘管和肛周疾病	一般无	常见
肠腔狭窄	少见	常见
肠外表现	国外常见，我国相对少见	常见
免疫学		
pANCA	可有	较少见
ASCA	无	可有
病理学		
炎症细胞	黏膜固有层弥漫性炎症，大量的炎症细胞浸润	从黏膜层至透壁性炎症，黏膜下层血管扩张、淋巴细胞聚集
隐窝脓肿、隐窝结构改变	常见	少或局灶性
杯状细胞	明显减少	稍减少或不减少
非干酪样肉芽肿	无	有
裂隙状溃疡	无	常见
内镜表现（图 10-4）	溃疡浅小，黏膜弥漫性充血水肿、颗粒状、脆性增加、糜烂，病变从直肠开始向近端结肠延伸，呈连续性改变	纵行溃疡，鹅卵石样外观，溃疡间黏膜相对正常，病变呈节段性分布，可累及全消化道，以回肠和近端结肠常见

当 CD 或 UC 的表现不典型，或疾病的全貌未完全表现出来时，鉴别诊断则较困难，如结肠型 CD、中间型 IBD 以及 UC 或 CD 合并感染时，这时临床上可诊断为待分类的结肠炎（unclassified colitis），它的最终诊断需要随访。

两者的治疗原则一致，但侧重点不同，对于 UC 来说，一般以氨基水杨酸类药物诱导炎症缓解和维持治疗，部分需要应用糖皮质激素、免疫抑制剂或生物制剂，而 CD 一旦明确诊断，应及时应用糖皮质激素、免疫抑制剂或生物制剂治疗。一般来说，CD 的药物治疗反应常比 UC 差，也提示 CD 的临床预后较 UC 差。

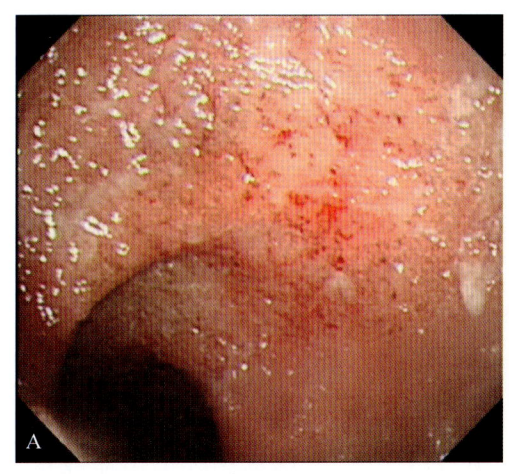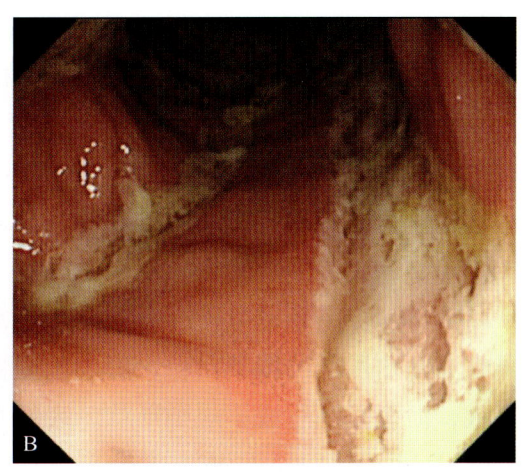

■ 图 10-4 炎症性肠病
A. UC，B. CD

第四节 缺血性结肠炎

缺血性肠病是由于肠系膜血管狭窄、闭塞或肠系膜循环灌注不足所引起的肠壁缺血性改变，小肠或结肠均可受累，但以缺血性结肠炎最为常见。该病好发于老年人，多伴有动脉粥样硬化及心血管疾病，偶尔发病于血栓闭塞性脉管炎、结节性多动脉炎或其他结缔组织疾病的基础上。

按解剖分类，肠道的血液供应主要来源于 3 条动脉：腹腔动脉分支的前后胰十二指肠上动脉向十二指肠提供双重的血液供应，并与胃和肠系膜上动脉及其分支发出的胰十二指肠下动脉汇合，因此十二指肠血液供应的侧支循环丰富，发生缺血性肠病罕见；肠系膜上动脉起源于腹主动脉，主要供应小肠、右半结肠、横结肠至脾曲，由于肠系膜上动脉管腔较大，从腹主动以锐角斜行分出，体循环中的栓子极易进入该动脉，同时，因其分支的各动脉均为末梢动脉，一旦受阻易形成肠壁局部坏死；肠系膜下动脉供应左半结肠及大部分直肠，并有分支与肠系膜上动脉相通形成侧支循环，虽然肠系膜下动脉也以锐角从腹主动斜行分出，但其管腔较小，栓子不易进入。静脉回流的情况多与同名动脉伴行。

根据缺血发生的速度，可将缺血性肠病分为急性和慢性。急性缺血性肠病可进一步分为动脉性和静脉性，包括动脉栓塞或血栓形成、静脉血栓形成、一过性肠系膜缺血等，通常起病急、进展快，以腹痛和血便为主要表现，需与 UC 相鉴别。

如病变累及肠系膜上动脉，常累及右半结肠、横结肠至脾曲，如累及肠系膜下动脉，多发生在乙状结肠至脾曲附近，一般不累及直肠（因直肠有 5 条动脉供血，血运丰富，不易缺血）。

　　慢性缺血性肠病是由至少2/3的主要内脏血管动脉粥样硬化性狭窄所引起的血流下降所致。典型的三联征是餐后腹痛、体重下降和腹部血管杂音，常无血便，与UC容易鉴别。患者腹痛发作时体检腹部软，症状与体征不符。由于主诉模糊、缺乏阳性体征，诊断通常很困难。

　　实验室检查：缺血性肠病患者的凝血功能检查可提示高凝状态，血甘油三酯或胆固醇明显升高。

　　内镜下病变肠管呈节段性分布，与正常肠管界线清楚。病变黏膜呈连续性、非特异性充血水肿和黏膜下出血，形成出血性结节。持续的缺血可造成黏膜坏死、溃疡形成，溃疡呈纵行或不规则形状，表面有黄白色坏死渗出物，严重者可致肠腔狭窄（图10-5，图10-6）。钡剂灌肠可见特征性"指压征"，提示黏膜下出血或水肿。CT常见受累肠段特异性增厚，增强扫描有时可见"靶征"或"双晕征"，即增厚的肠段出现内环（黏膜）和外环（浆膜）的明显强化。腹部血管多普勒超声、腹部CTA或MRA检查有助于检测肠系膜血流、发现动脉或静脉内血栓。必要时应做选择性血管造影，以明确诊断。

　　若急性缺血性肠病诊断成立，则需及时抗凝、溶栓、扩张肠系膜血管和抗感染等治疗，多数患者病情可迅速缓解，2～4周后复查结肠镜可见黏膜基本恢复正常。若经内科积极治疗48～72 h后病情仍加重，或疑有肠坏疽、肠穿孔者，需尽早外科手术，切除病变肠管。

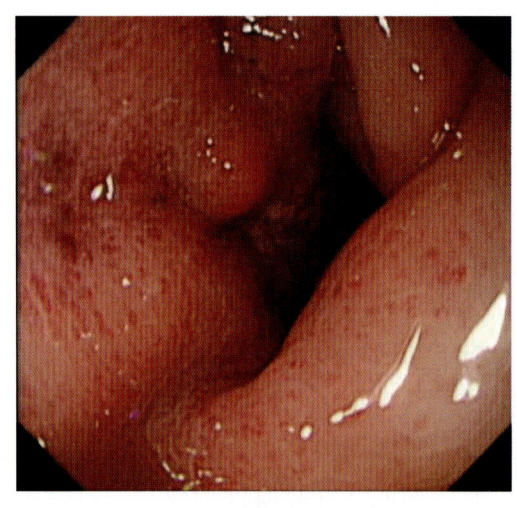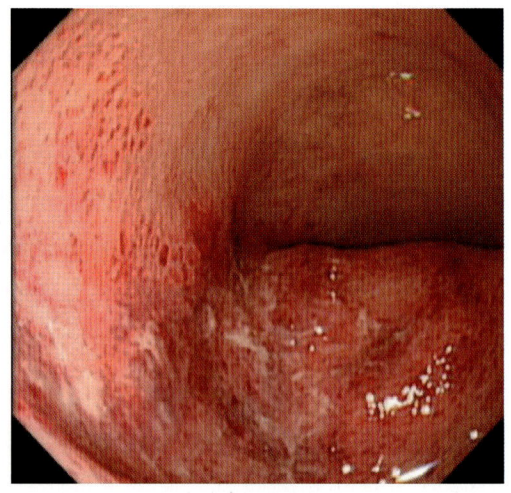

■ **图10-5** 缺血性结肠炎

患者，女，49岁。因腹痛、便血3 d入院。有10年高血压病史。结肠镜检查见降结肠至乙状结肠连续性糜烂及溃疡，病灶主要位于肠系膜对侧。腹部血管多普勒超声及CTA均显示肠系膜下动脉明显狭窄。临床诊断为急性缺血性结肠炎，予溶栓及抗感染治疗后1周患者症状完全缓解

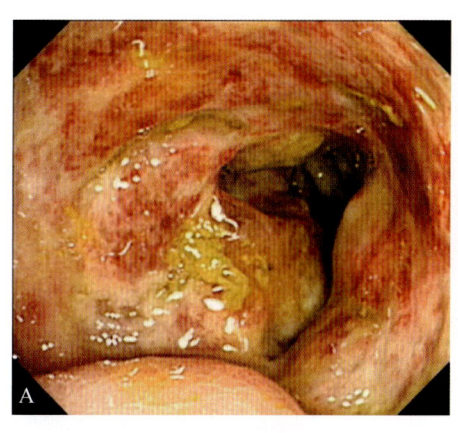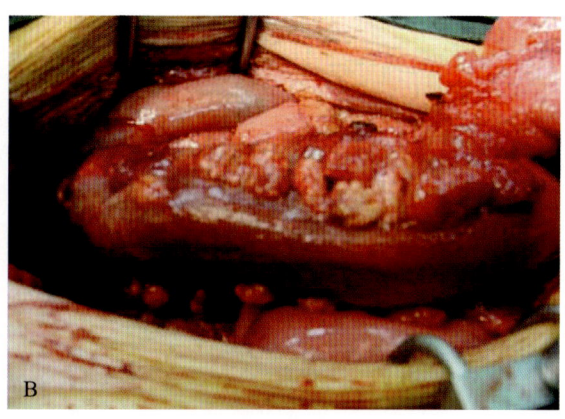

■ 图 10-6　急性缺血性肠病
腹腔镜术后致乙状结肠急性缺血性肠病。A. 肠镜表现；B. 外科手术中照片

需要注意的是，UC 患者常有高凝状态，也可导致血管栓塞或闭塞。但在 UC 高凝状态基础上发生的血管栓塞或闭塞多见于下肢，少见于腹腔血管。

缺血性肠病预后取决于涉及的血管与栓塞程度，及时诊疗则预后良好。

第五节　肠贝赫切特病

贝赫切特病（Behcet disease，BD），又称白塞病，是一种全身性、慢性、血管炎性疾病，可累及全身各大、中、小血管，其中以毛细血管、细小静脉受累最多。临床上主要表现为复发性口腔溃疡、生殖器溃疡、眼炎及皮肤损害，也可累及神经系统、消化道、关节、肺、肾、附睾等器官。

白塞病合并肠道溃疡者称肠贝赫切特病（intestinal Behcet disease），又称肠型白塞病，可表现为腹痛、腹泻或便秘、腹部包块、便血等。从口腔到肛门的全消化道均可受累，但以食管与回盲部多见，其次为升结肠和横结肠，极少单独累及直肠。内镜下溃疡常较深且大，呈穿凿样，以单个为主，也可多发，形态可为口疮样、火山口样或地图样，或宽的纵行溃疡，病变呈跳跃性分布，溃疡边缘炎症不明显，病变之间黏膜可正常（图 10-7）。典型的病理特征为闭塞性小血管炎，无肉芽肿形成（图 10-8）。白塞病的溃疡与 CD 相似，但与 UC 鉴别相对容易。

白塞病目前尚无明确的特征性血清学标记，其诊断主要依靠临床综合分析。其诊断标准如下：有下述 5 项中 3 项或以上者可诊断本病。

① 反复口腔溃疡：一年 ≥3 次，并有下述 4 项中任何两项相继或同时出现。

② 反复外阴溃疡，包括溃疡瘢痕。

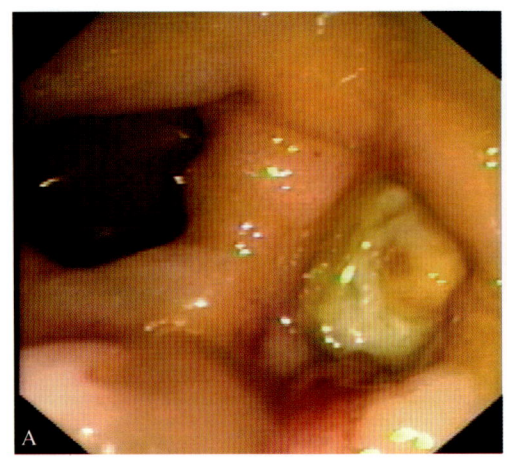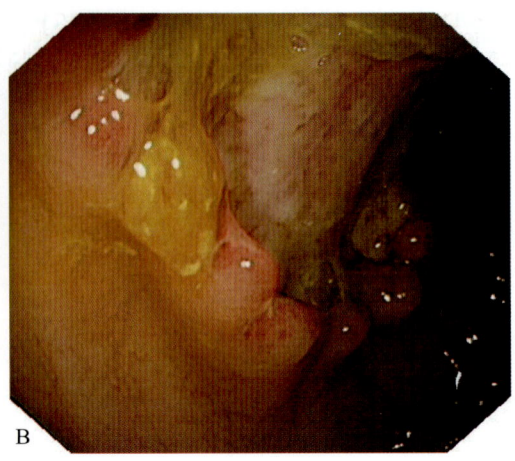

■ **图 10-7　肠型白塞病（一）**
A. 穿凿样溃疡；B. 巨大溃疡

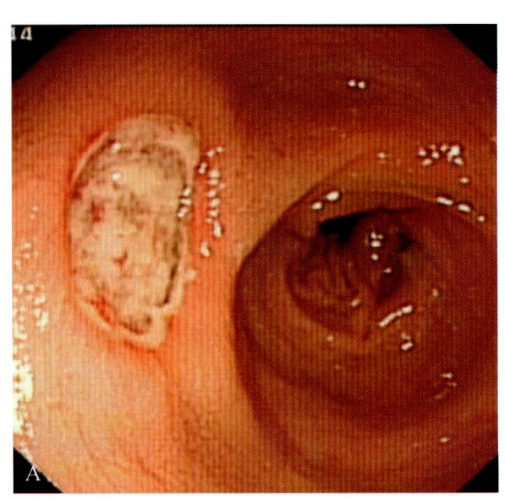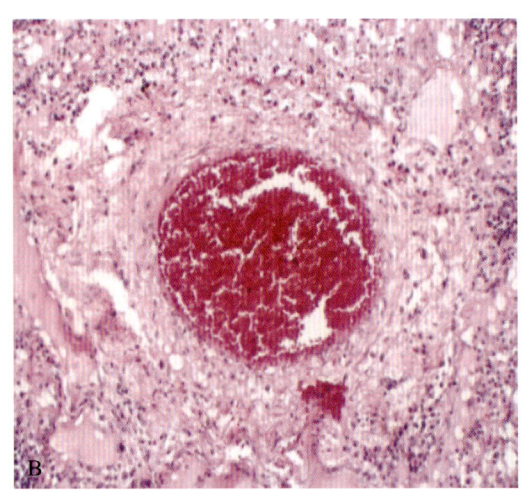

■ **图 10-8　肠型白塞病（二）**
结肠镜见溃疡多发回盲部，溃疡孤立而深大，溃疡面常覆白苔，周边无明显增殖反应。病理学见中央小动脉栓塞性坏死

③ 皮肤病变：结节性红斑、假性毛囊炎、丘疹性脓疱疹等。

④ 眼炎：前葡萄膜炎、虹膜睫状体炎、脉络膜炎、视网膜血管炎、裂隙灯下玻璃体内有细胞出现等。

⑤ 针刺试验阳性。

⑥ 一般来说，肠型白塞病通常先出现白塞病的典型症状，如口腔溃疡、外阴溃疡，以后再出现肠道病变，但有少数最初以肠道溃疡起病的患者，往往难以确诊，且肠型白塞病往往达不到白塞病的 3/5 诊断标准，往往只有反复口腔溃疡与肠道溃

疡。这是需要由有经验的内镜医师进行鉴别。

⑦ 肠型白塞病的治疗与 UC 原则上是一致的，但以糖皮质激素、沙利度胺和硫唑嘌呤治疗反应良好。

⑧ 两者的预后以肠型白塞病较好些，也有复发倾向，但都需要长期维持治疗。

第六节　肠道淋巴瘤

淋巴瘤起源于淋巴结和淋巴组织，其发生与免疫应答过程中淋巴细胞增殖分化产生的某种免疫细胞恶变有关，是免疫系统的恶性肿瘤。淋巴瘤按发病部位可分为淋巴结起源的淋巴瘤和结外淋巴瘤两种。肠道淋巴瘤可单独存在，也可为全身淋巴瘤的一部分。本节主要介绍原发性肠道淋巴瘤。

原发于胃肠道的淋巴瘤属于黏膜相关淋巴组织（mucosa-associated lymphoid tissue，MALT）淋巴瘤，是淋巴结外低度恶性非霍奇金淋巴瘤中最常见的类型，多见于成人，很少累及淋巴结。MALT 淋巴瘤在临床病理上具有局限化、惰性生长等特征，多数病变发展缓慢，可较长时间局限于局部，但正是因为起病隐匿，出现腹部肿块及急腹症时往往已发展到晚期。

肠道淋巴瘤表现多样，复杂而无明显规律，临床表现取决于发病部位、生长方式、生长速度等因素，主要表现为腹胀、腹痛、腹部包块、消瘦、吸收不良，部分有腹泻、黏液血便。症状可由肠梗阻、肠套叠或肠穿孔等引起。中晚期肠道淋巴瘤常伴不明原因发热，多为低热，热型不规则，少数为周期性发热，少见高热。需要与 UC 鉴别的是 B 细胞性 MALT 淋巴瘤，其常表现为肠道炎症性病变，而 T 细胞性与 NK-T 细胞性淋巴瘤极易与 UC 鉴别，因其有易于鉴别的内镜特点（图 10-9）。较少见的 EB 病毒相关性淋巴细胞增殖性病变也值得注意（图 10-10）。

超声内镜对肠型淋巴瘤的诊断有重要价值。肠型淋巴瘤的 EUS 声像特征包括：肠壁增厚或形成肿块，呈典型的均质弥漫性低回声；肠壁正常层次结构的破坏；可见腹腔或腹膜后淋巴结肿大或融合成块（图 10-11）。

MALT 淋巴瘤患者血白细胞计数及分类均正常，可有轻到中度贫血，炎症指标（如 CRP、ESR）可增高，但并无鉴别诊断意义。少部分淋巴瘤患者血 LDH 可明显升高，如呈高度恶变时，骨髓细胞学检查可发现骨髓瘤细胞。

内镜下表现呈多样性，可分为肿块型、溃疡型和息肉型，多为单一部位受累，一般来说，B 细胞性肠淋巴瘤多呈炎症性改变，病变处稍隆起于正常黏膜，但其炎症分布与 UC 不同，对于区域性 UC 患者要高度注意与 B 细胞性肠淋巴瘤进行鉴别。超声内镜可见肠管壁结构破坏、层次消失，呈低回声。另外 PET-CT 检查发现有明

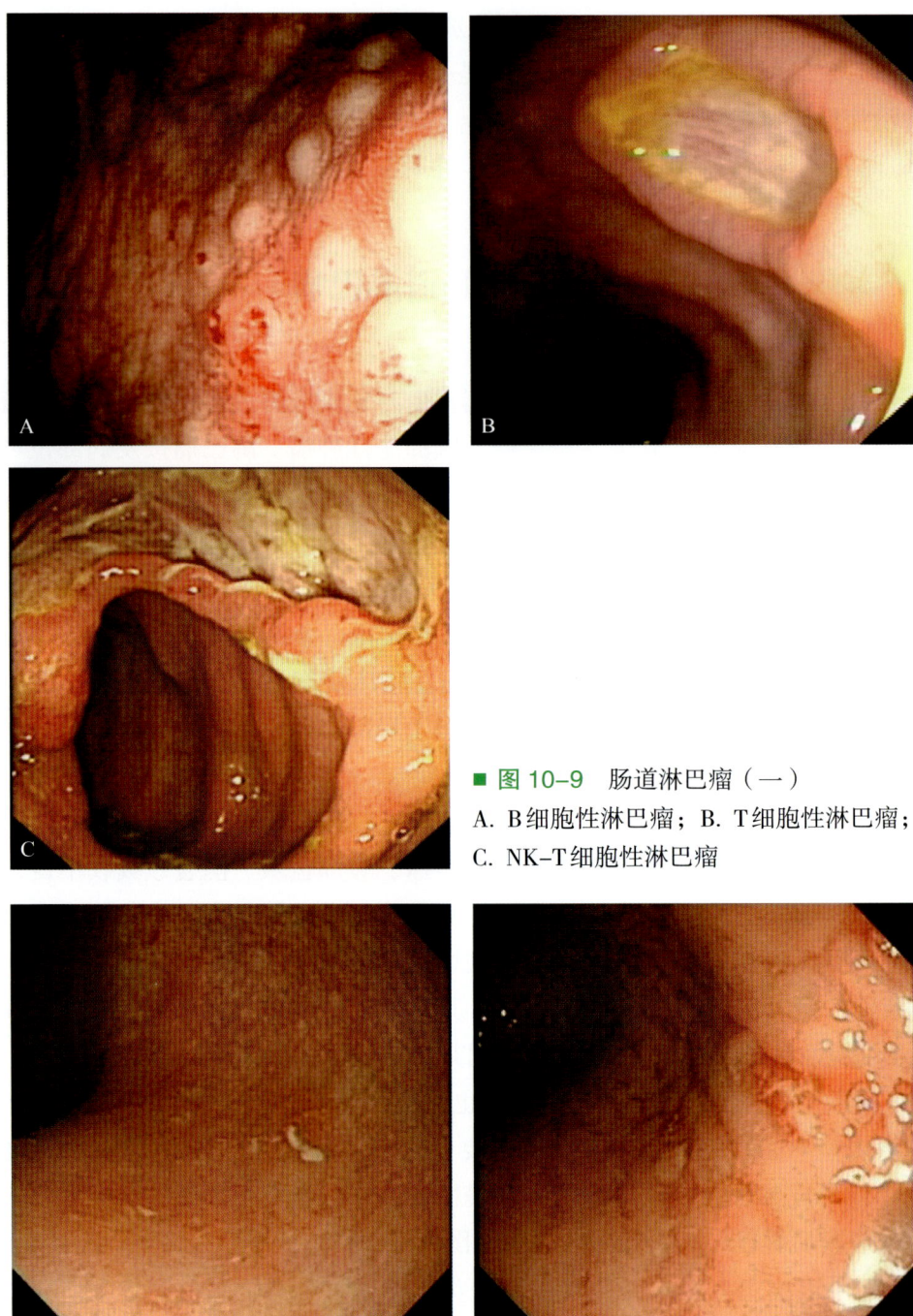

■ 图 10-9　肠道淋巴瘤（一）
A. B 细胞性淋巴瘤；B. T 细胞性淋巴瘤；
C. NK-T 细胞性淋巴瘤

■ 图 10-10　EBV 相关 T 淋巴细胞增生性疾病

患者，女，31 岁，既往健康。间断腹泻、腹痛、发热 10 年，再发并加重 2 个月余。每次发作均有咽痛、流清涕伴全身酸痛等症状。结肠镜见肠道溃疡性病变。EBV-DNA：1.56×10^4 copies/mL。手术标本病理学及免疫组织化学检查见结肠浆膜面淋巴增生性病变伴多灶性坏死，增生及浸润的淋巴细胞中等偏小，核形不规则或卵圆形，可见核分裂，背景中见一些组织细胞散在分布。免疫组化染色：CD3（+），CD5（-），CD56（-），ERBR1/2 原位杂交（+）。TCR、IGH 和 IGK 基因重排检测（-）。临床诊断为 EBV 相关 T 淋巴细胞增生性疾病

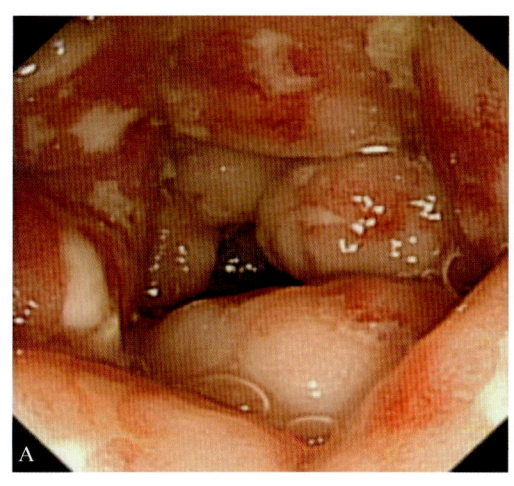 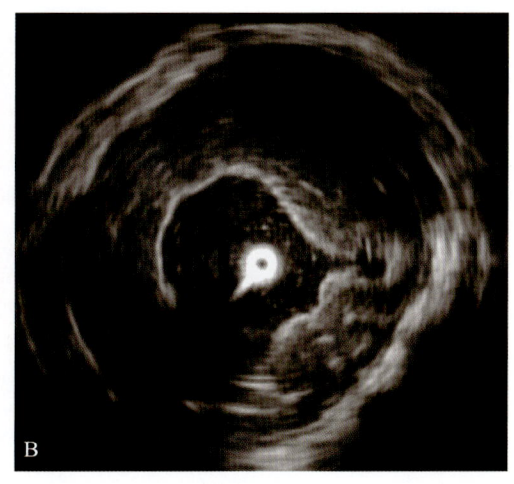

■ 图 10-11 肠道淋巴瘤（二）

结肠镜检查见升结肠溃疡（A）。超声肠镜检查见升结肠管壁的环形增厚或形成肿块，呈均质弥漫性低回声，透声性较好，伴肠壁正常层次结构的破坏（B）

显的高代谢灶有助于肠道淋巴瘤的诊断，但部分 UC 者也会有明显的较高代谢灶，应引起关注。

MALT 淋巴瘤的诊断主要依靠病理学，其病理特征为黏膜或黏膜下层淋巴瘤样细胞浸润（图 10-12）。肠道溃疡黏膜活检标本或手术切除病变病理学检查及免疫组织化学染色检查可以确诊肠型淋巴瘤，并能够进行组织学分型（图 10-12）。在隆起性病灶进行"打洞式"深挖活检可提高阳性率，免疫组化染色可协助确诊。诊断有困难时，应多次取活检，并尽量取黏膜下组织和较大块的黏膜组织，易于诊断。

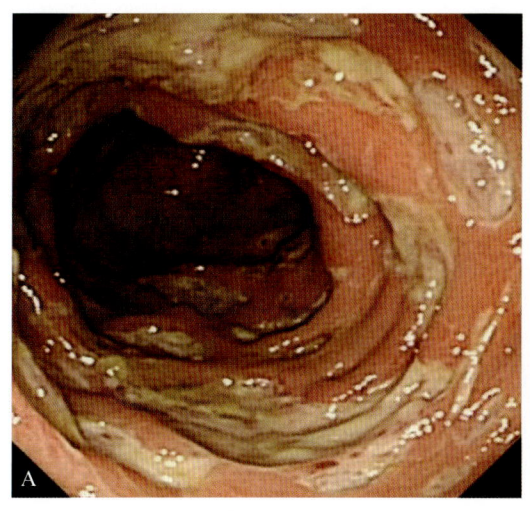 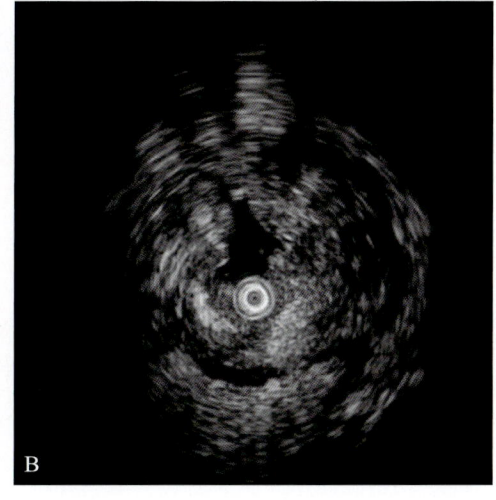

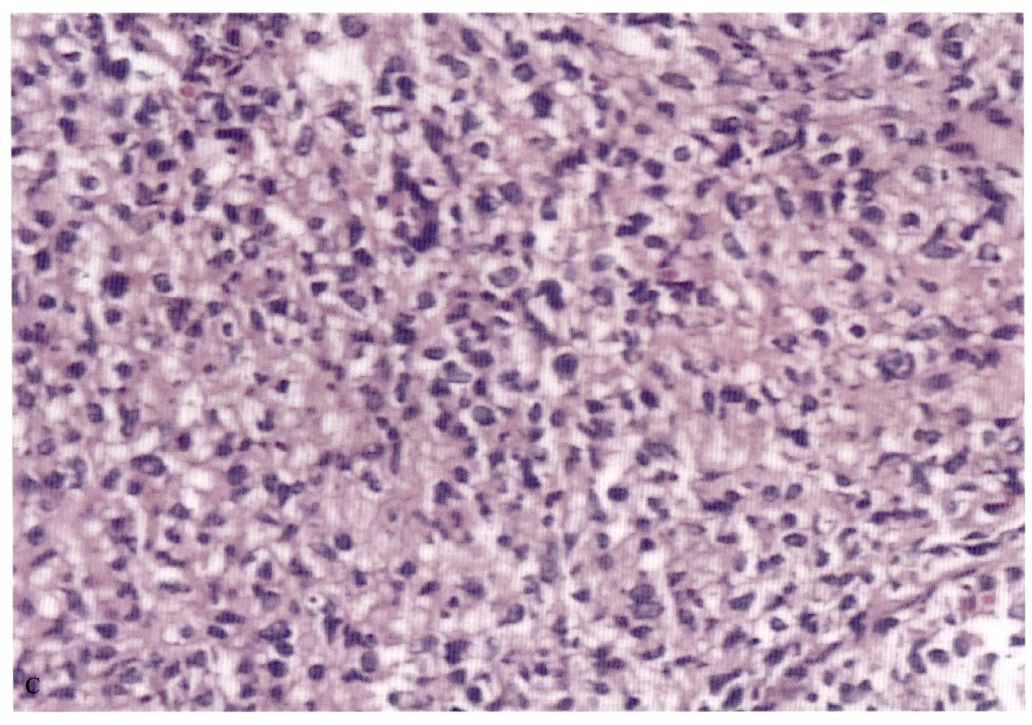

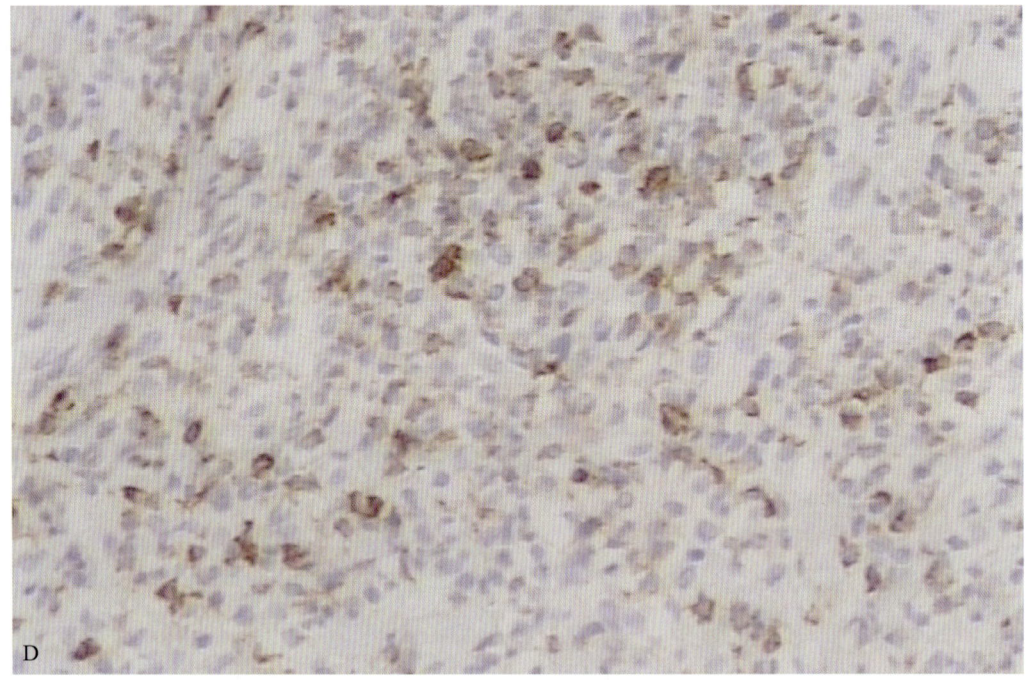

■ 图 10-12 肠道淋巴瘤（三）

结肠镜检查见升结肠溃疡（A）。超声肠镜检查见升结肠管壁的环形增厚或形成肿块，呈均质弥漫性低回声，透声性较好，伴肠壁正常层次结构的破坏（B）。常规病理学检查见淋巴瘤样细胞浸润（C）。免疫组织化学染色显示 T 细胞性淋巴瘤（D）

第七节　多发性骨髓瘤合并肠道淀粉样变性

淀粉样变性是指淀粉样物质在组织间沉积而导致受累脏器功能逐渐衰竭的一种临床综合征，可分为原发性、继发性及遗传性。由于蛋白质折叠异常，氨基酸顺序发生改变，形成一种高度异常的纤维构型，能够自行聚集形成淀粉样沉积。淀粉样变性可只累及个别器官，也可累及多个脏器甚至全身。消化系统是系统性淀粉样变性最常侵犯的部位之一，50%~70% 的病例伴有肠道病变。

原发性淀粉样变性是由于单克隆免疫球蛋白的轻链或轻链片段以异常淀粉样纤维结构的形式沉积在组织导致的疾病，病因不明，是最常见也是预后最差的淀粉样变性。继发性淀粉样变性多继发于慢性感染、自身免疫病、肿瘤（浆细胞疾病、淋巴瘤以及直肠、肝、肺和食管癌等）以及代谢异常性疾病，其淀粉样蛋白由淀粉样蛋白 A 组成。淀粉样物质引起组织损伤的机制是这些异常蛋白质通过毛细血管壁时，部分沉积于血管壁，部分弥散至组织间隙中，致局部组织肥大，细胞萎缩，从而导致组织损伤与器官功能衰竭。

多发性骨髓瘤（multiple myeloma，MM）是浆细胞恶性增殖性疾病，肿瘤细胞可分泌单克隆免疫球蛋白或其片段（M 蛋白），导致相关器官或组织损伤。少数 MM，尤其是 IgD 型，可发生淀粉样变性。这是一种少见病，MM 继发淀粉样变性、累及消化道的病例全球迄今共报道不超过 10 例，中山大学附属第一医院消化科和南方医科大学南方医院消化科在 2012 年和 2013 年各报道 1 例（图 10-13、图 10-14）。

MM 的临床表现包括骨痛、感染、贫血、肾功能损害、出血、器官肿大等，实验室检查见不同程度的贫血，血涂片中红细胞成缗钱状排列，血清球蛋白明显升高，血清或尿液在蛋白电泳时可见 M 蛋白条带，半数病例尿检可见本周蛋白，骨髓穿刺可见大量骨髓瘤细胞。MM 继发消化道淀粉样变性时，受累肠道可见溃疡、运动障碍、梗阻、吸收不良、腹泻、出血等症状，严重者可发生穿孔。内镜下表现多样，且为非特异性，可表现为息肉样隆起或结节不平，多发性深浅不一、形态各异的溃疡，黏膜活检及刚果红染色是确诊的重要依据。淀粉样物质刚果红染色阳性（图 10-14），偏光显微镜下具有独特的苹果绿双折光，不易溶解，能与血清淀粉样 P 物质（SAP）结合。由于淀粉样蛋白沉积以黏膜下组织的血管壁最明显，肠镜下活检时应注意有足够的深度，才能提高阳性率。

MM 继发消化道淀粉样变性以治疗 MM 为主，肠道病变以对症治疗为主和黏膜保护治疗。本病预后差。

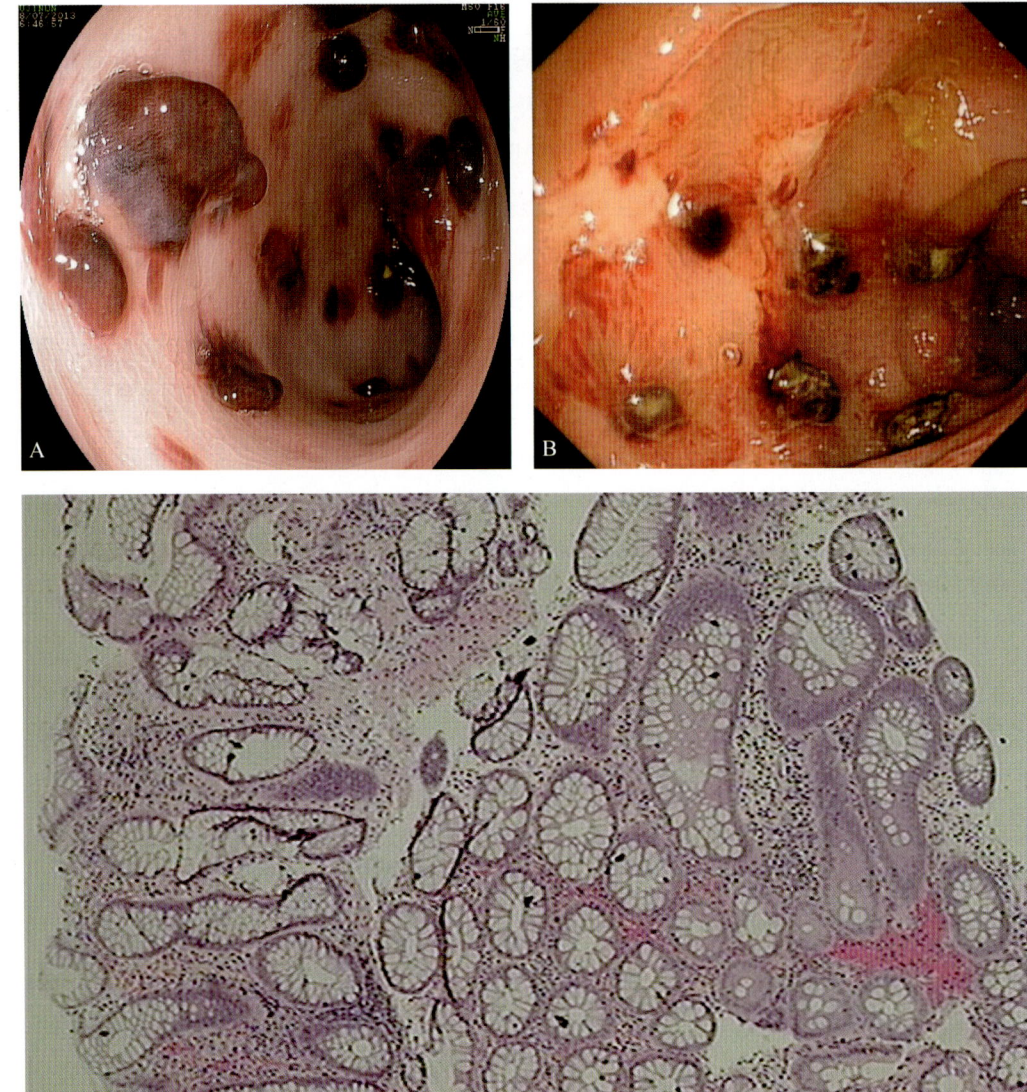

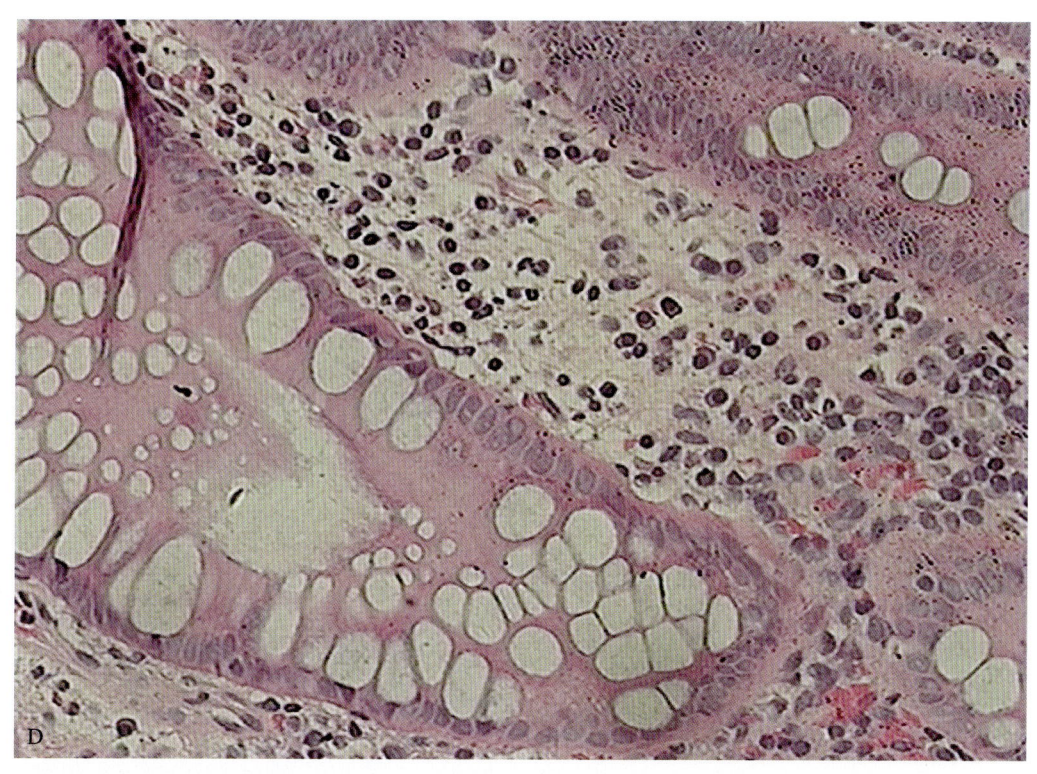

■ 图 10-13　多发性骨髓瘤合并肠道淀粉样变性（一）
结肠镜检查见肠道多发血肿及溃疡（A、B）。结肠黏膜活检标本刚果红染色阳性（C、D）

第八节　憩　室　病

憩室是消化道的局部囊样膨出，有真性（全层膨出）和假性（仅有黏膜和黏膜下层膨出）两种。绝大多数憩室向消化道腔外膨出，极少数向腔内膨出，称腔内憩室。憩室可见于全消化道，以结肠尤其是乙状结肠最为常见，十二指肠次之，胃憩室最少见。约 20% 憩室患者伴有憩室相关症状，称为憩室病。

据估计，憩室病在 40 岁以下人群的发病率低于 5%，40～60 岁人群发病率为 30%，至 80 岁发病率达到 50%～65%。经济发达的国家和地区发病率明显高于发展中国家和经济欠发达地区，低纤维饮食者明显高于高纤维饮食者。西方国家 75%～90% 憩室发生于乙状结肠，亚洲国家报道 70%～90% 发生在右半结肠，多数憩室直径为 3 mm 至 3 cm 不等，较大憩室少见。

憩室病患者可能会表现出节段性结肠炎，其病理生理机制不明，组织学上类似于 UC 的表现。憩室本身引起的症状包括腹痛（憩室所在位置）、恶心、痉挛、不规则肠蠕动（间断性腹泻或便秘）、腹胀及排气等，合并节段性肠炎的患者还可表现为

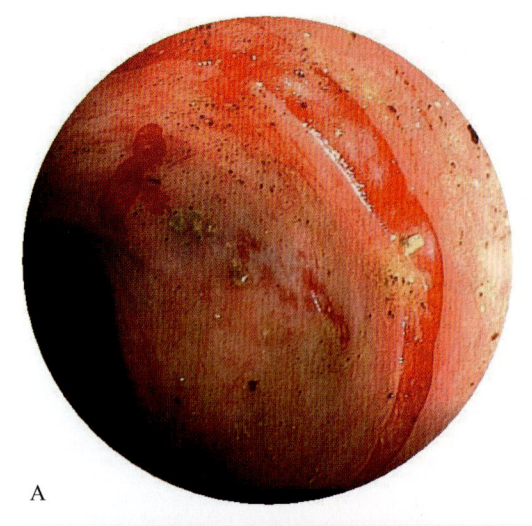

A

■ 图 10-14　多发性骨髓瘤合并肠道淀粉样变性（二）
结肠镜检查见黏膜溃疡（A）。刚果红染色阳性（B）

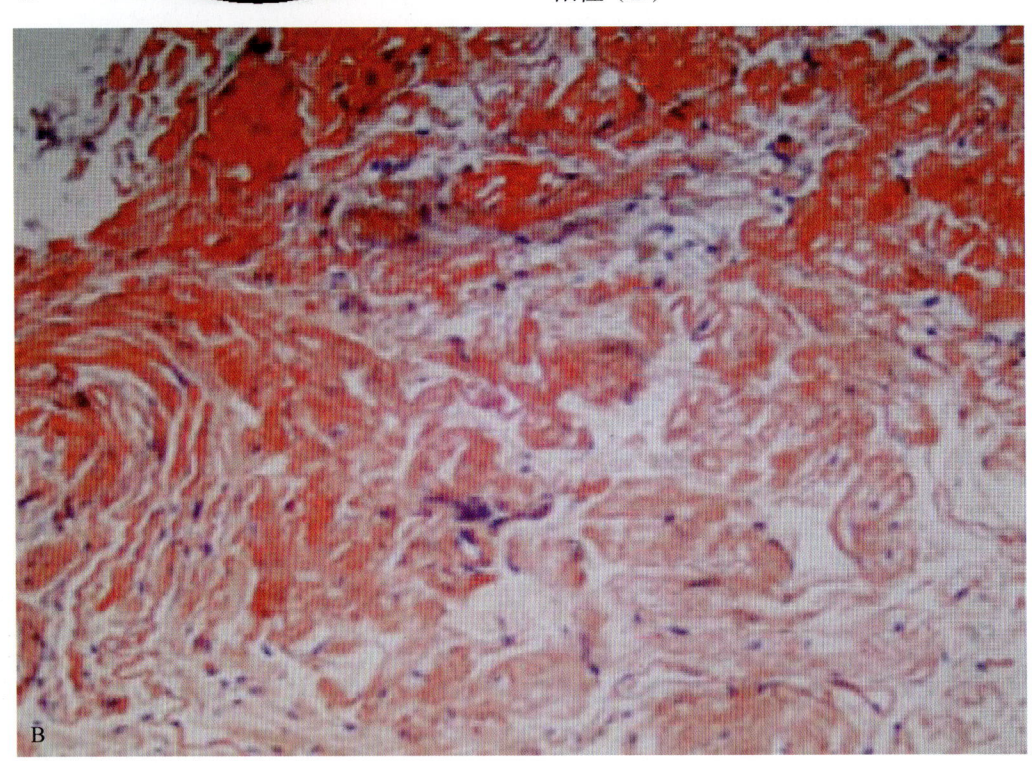

B

慢性腹泻、腹痛及便血。内镜下可见憩室内黏膜的炎症，表现为红斑、颗粒状及易脆性，可呈弥散性或分布不均。病变局限于憩室所在的肠段，但不累及直肠，这一特点有助于与 UC 的鉴别。

大多数憩室病患者无须任何特殊治疗；对于无并发症的反复发作的憩室病，治疗着重于缓解症状，方法包括高纤维饮食、肠道不吸收的抗生素、美沙拉嗪、益生菌等。

憩室病的并发症有急性憩室炎、憩室穿孔和憩室出血。

10%～25% 的憩室病患者会罹患急性憩室炎，其发生与憩室内压力增高、菌群改变有关，单纯性憩室炎占 75%，25% 有脓肿、梗阻、穿孔、瘘管、腹膜炎等严重并发症。临床表现为下腹痛、发热、白细胞增高等。CT 是目前用于诊断憩室炎的主要手段。对于怀疑憩室炎急性期者，结肠镜检查为相对禁忌，因为内镜检查所需充入的气体可能导致或加重穿孔。结肠镜检查应于憩室炎治愈后 4～6 周进行，以排除潜在的恶性肿瘤或其他疾病。内镜下憩室炎的表现包括水肿、红斑、狭窄等。治疗包括应用抗生素、使肠道休息，有并发症者需局部引流或手术。

憩室出血的患者大部分是合并其他疾病的老年人，1/3 的患者出血量巨大。出血来源于憩室相关的小动脉，常见于右半结肠的憩室，多为无痛性出血并不伴憩室炎。结肠镜检查是评估下消化道出血的首选方式，虽然肉眼可见的出血并不多见，但发现血凝块或黏膜病变也能找出可能的出血位置。憩室出血的治疗包括内镜下止血、血管造影治疗及手术切除局部结肠。

没有并发症的憩室病预后良好。

第九节　嗜酸性粒细胞性肠炎

嗜酸性粒细胞性胃肠炎以往认为是少见病，随着人们认识的不断加深，现在已成为胃肠道的常见病。主要的原因是患者对某些药物或食物过敏、寄生虫感染所致血液中的嗜酸性粒细胞大量浸润至胃肠道组织，造成腹痛、腹泻、黏液便、肠梗阻或腹水等临床表现。部分原因是由于骨髓中嗜酸性粒细胞异常增多症继发胃肠道组织嗜酸性粒细胞浸润所造成，两者的根本区别是骨髓中是否嗜酸性粒细胞增多。

根据病变的部位，嗜酸性粒细胞性肠炎可分为局限性和弥漫性两种；按嗜酸性粒细胞的浸润程度，可分为黏膜型、肠壁肌型、肠浆膜型与混合型。

嗜酸性粒细胞性肠炎患者的外周血嗜酸性粒细胞可正常或增多，血 IgE 增高，皮肤过敏原检测有阳性发现，血寄生虫抗体检测呈阳性，粪便可找到虫卵。

肠镜下见肠道黏膜呈斑片状增厚或呈炎症性改变或隆起肿块，但非连续性，可有糜烂与浅小溃疡，主要的鉴别要点是在肠镜下取肠黏膜做嗜酸性粒细胞直接计数，如明显增多，一般 >30 个 /400 高倍视野，如有腹水，则腹水中也有大量嗜酸性粒细胞，可考虑诊断（图 10-15）。

嗜酸性粒细胞性肠炎的诊断尽管有 Talley 标准及 Leinbach 标准，但仍较笼统，实际上该病的诊断同 IBD 一样，也需排除性诊断，需要与多种可引起嗜酸性粒细胞浸润的疾病相鉴别。

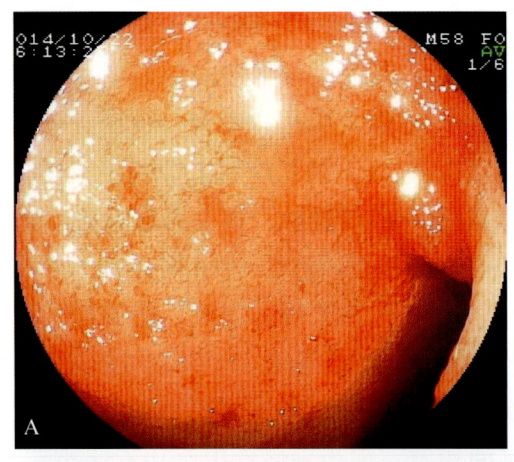

■ 图 10-15　嗜酸性粒细胞性肠炎
结肠镜检查见黏膜溃疡（A）。结肠黏膜活检
标本 HE 染色见较多嗜酸性粒细胞浸润，＞
50 个 /400 高倍视野（B）

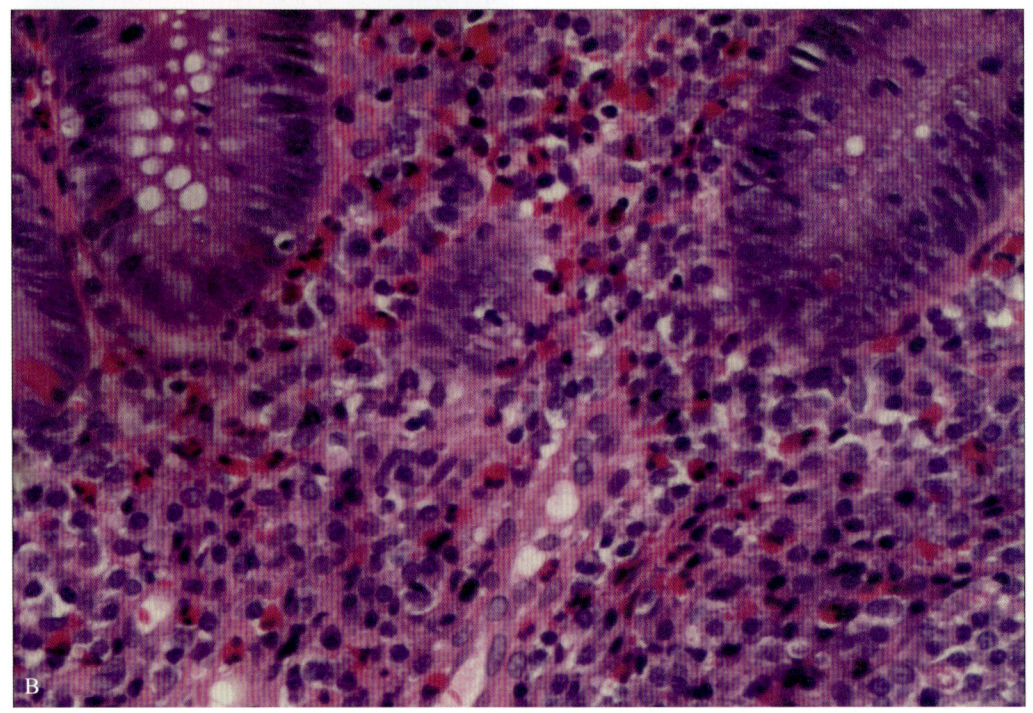

　　中山大学孙逸仙纪念医院消化内科根据多年的临床经验建立了一套诊断标
准：胃镜取活检的部位，十二指肠降段与胃窦；肠镜取活检的部位，回肠末端、升
结肠与横结肠；病理标准：上述活检部位≥2 处，嗜酸性粒细胞直接计数≥30 个 /
400 高倍视野，并以嗜酸性粒细胞为主，其他炎症细胞较少；并进行过敏原与寄生
虫检测，必要时行骨髓细胞学检测。

　　嗜酸性粒细胞性肠炎大部分对糖皮质激素反应良好，如能找到病因者，预后良
好，少部分对糖皮质依赖者，需要应用硫唑嘌呤治疗。

第十节　非类固醇类抗炎药相关性肠病

非甾体抗炎药（又称非类固醇类抗炎药，non-steroidal anti-inflammatory drugs，NSAIDs）具有良好的解热、镇痛和抗炎作用，早已广泛用于临床。流行病学方面NSAIDs是全球最常用的药物之一。NSAIDs分类按化学结构分类：① 酸性：如水杨酸类（阿司匹林等）、吲哚类（吲哚美辛等）、乙酸类（双氯芬酸等）、丙酸类（布洛芬等）、烯醇酸类（美洛昔康等）。② 非酸性：萘丁美酮。③ 昔布类：塞来昔布、罗非昔布等。按对环氧合酶（cyclooxygenase，COX）的抑制分类：① COX-1特异性抑制剂：只抑制COX-1，不抑制COX-2，如小剂量阿司匹林。② COX非特异性抑制剂：对COX-1和COX-2抑制作用相当，如大剂量阿司匹林、吲哚美辛、双氯芬酸、布洛芬等。③ COX-2倾向性抑制剂：对COX-2的抑制比对COX-1高3～20倍，如美洛昔康、萘丁美酮、尼美舒利等。④ COX-2特异性抑制剂：在治疗剂量只抑制COX-2，不抑制COX-1，如塞来昔布、罗非昔布等。

NSAIDs所致的消化性溃疡病因非常明确，为服用NSAIDs后，特别是NSAIDs的肠溶制剂或肠道控释剂，引起肠道黏膜发生损伤，出现大小不一、深浅不一、形状各异的溃疡。

NSAIDs引起肠道黏膜损伤的高危因素有：① 60岁以上的老年患者；② 既往有消化性溃疡病史，特别是有消化道出血史者；③ 既往有过NSAIDs引起消化道损伤病史者；④ 需长期应用NSAIDs；⑤ 同时服用多种NSAIDs；⑥ 需服用大剂量NSAIDs；⑦ 合用皮质激素类药物；⑧ 同时合用抗凝药物。

NSAIDs引起的相关性消化道黏膜损害均为药物局部损害和全身性作用以及消化道局部微环境（H^+、细菌等）相互作用的结果，但主要的发病机制是药物全身性作用，使前列腺素（PG）合成受抑制，而造成PG合成不足所致。另外，一氧化氮（NO）产生减少也可能与此有关。

NSAIDs局部损害作用：大多数NSAIDs为脂溶性、弱酸性的化合物，尤其是阿司匹林，其高浓度水杨酸产生局部刺激，尤其是NSAIDs的肠溶制剂或肠道控释剂停留于肠道释放高浓度的药物，对局部黏膜刺激而引起损伤，另外，由于控释剂妨碍了药物顺利通过肠道，在特殊部位滞留导致进一步的黏膜损害，表现为肠道上皮细胞损害和上皮细胞的通透性改变，NSAIDs引起肠道通透性改变是早期事件，一般不会引起严重的肠道损害。

NSAIDs的全身作用：主要是继发于NSAIDs抑制PG的合成，PG的不足导致血液循环障碍，细胞代谢不良，内环境破坏而引起消化道黏膜损害，这仍然是NSAIDs

引起肠道黏膜损害的重要机制。

NSAIDs 引起的消化道损伤的临床表现形式多样，并无特异性。NSAIDs 对胃黏膜的损伤最为明显，但也可使小肠黏膜受到损伤。病变包括炎症反应、溃疡、出血、肠腔狭窄和穿孔等。临床表现主要有腹痛、腹泻、黑便或便血，穿孔时会有急性腹膜炎的征象。有些患者还可能发生蛋白丢失性肠病。NSAIDs 诱发小肠出血或穿孔的患者亦多为 60 岁以上的老年妇女。长期应用 NSAIDs 可引起回肠吸收功能障碍，包括木糖醇和脂肪的吸收障碍，严重者可引起脂肪泻，造成严重的营养不良。

大肠黏膜损伤致结肠炎，临床症状多数在连续服用 NSAIDs 数天、数月甚至数年后出现，表现为血性腹泻或非血性腹泻、弥漫性腹痛，急性出血和穿孔也可能发生。一般停药后症状会逐渐消失，而再次服用 NSAIDs，上述症状会再现，甚至死亡。如果整个结肠和直肠为弥漫性黏膜损害，则表现与溃疡性结肠炎相似，如损害为节段性尤其是病变位于右半结肠和回肠末端时极类似 CD。

血液常规检查，可发现缺铁性贫血的表现，蛋白丢失性肠病时可见低蛋白血症。回肠吸收功能障碍可见贫血和低蛋白血症。大便镜检可见红细胞增多，大便隐血试验阳性，回肠吸收功能障碍可见脂肪滴。必要时应进一步检查出凝血功能和 DIC 状况。

NSAIDs 引起的大肠损伤患者，结肠镜下除了极少见的横膈膜样的狭窄外，并无特异性表现；常见的炎症性表现为黏膜充血、肿胀、糜烂、溃疡、出血灶等，肠镜检查可见升结肠和乙状结肠存在孤立性溃疡的表现。若病变弥漫而广泛则类似于溃疡性结肠炎的镜下所见（图 10-16），若病变呈节段性则类似于克罗恩病的镜下表现。因此，临床上应注意鉴别。

NSAIDs 引起的消化道损伤的病理改变并无特异性表现，与其他因素所致的黏膜炎症改变相似，所不同的是部分可以是在原有慢性溃疡的基础上加重局部黏膜组织炎症损伤。

胶囊内镜应用在 NSAIDs 引起的小肠损伤的患者上是有必要的，特别是怀疑小肠出血者，但并无特异性表现，常见的炎症性表现为黏膜充血、肿胀、糜烂、溃疡、出血灶等，需权衡胶囊内镜的自身局限性和可能的并发症。

一旦疑诊 NSAIDs 相关性肠病，原则上应停用 NSAIDs，如果无法停用，则应尽量减少 NSAIDs 用量或选用对胃肠道黏膜损伤较少的 NSAIDs 类制剂。肠道黏膜保护剂和营养剂，如谷参肠胺等，肠道微生态制剂，抗生素可选用甲硝唑，水杨酸类制剂如 SASP、5-ASA 等进行治疗。

NSAIDs 引起的胃肠道损害并发症，只要对其认识充分，足够重视，治疗及时，措施得当，多数预后良好。但也有少部分合并严重并发症患者，治疗效果差，预后

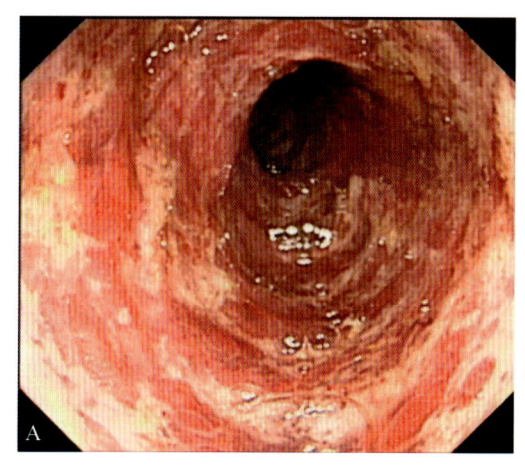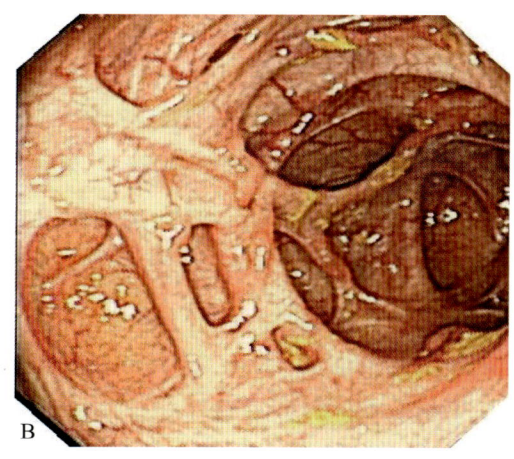

■ 图 10-16　NSAIDs 相关性肠炎

长期服用阿司匹林致 NSAIDs 相关性肠炎。A. 炎症改变；B. 溃疡瘢痕形成

不良，甚至危及生命。采取适当而有效的预防措施是目前减少 NSAIDs 引起的胃肠道损害并发症最为有效的方法。

第十一节　肿瘤化疗药物相关性肠病

全世界每年死于恶性肿瘤的患者达数百万之多，约占总死亡人数的 25%。随着医学技术的发展，目前 50% 的肿瘤患者可得到治愈，在现有的治疗手段中，局部治疗（手术切除和放射治疗）可治愈 1/3 的患者。对某些肿瘤，特别是有转移的肿瘤来说，需要药物治疗（化学治疗）来达到治疗目的。然而，随着抗肿瘤药物的广泛应用，抗肿瘤药物的不良反应也显现出来，抗肿瘤药物所致肠道损伤就是抗肿瘤药物损害的一部分，不同种类的化疗药所致的肠道损害的性质不同。

以往多将肿瘤化疗药物分为烷（烃）化剂、抗代谢药、抗生素、植物药、杂类药和激素等 6 大类，而目前，结合细胞增殖动力学概念可将化疗药分为细胞周期特异性和非特异性药物。细胞周期特异性药物只能杀灭增殖周期中的某期细胞如 S 期或 M 期的细胞，前者主要包括氟尿嘧啶、甲氨蝶呤、阿糖胞苷、羟基脲、替加氟（FT-207）和氟尿嘧啶脱氧核苷等；后者如长春碱类药物（包括 VLB、VCR、和 VDS）和紫杉醇等。周期非特异性药物多能与增殖期细胞和 G_0 期细胞产生 DNA 交叉联结反应，对肿瘤细胞的杀伤力较强，但选择性差，以氮芥、环磷酰胺和丝裂霉素等为代表。周期特异性药物的药效主要有赖于药物作用于肿瘤细胞时间的长短；而周期非特异性药物的疗效则在更大程度上取决于所用药物的血药浓度高低。

从分子水平来看，近年来国内外多主张按其作用机制和作用点将肿瘤化疗药分成下列 8 大类。①直接与 DNA 结合并阻止其复制的药物：包括各种烷化剂、丝裂霉素和博来霉素（即国产的平阳霉素）、丙卡巴肼和达卡巴嗪、酰化剂、顺铂、卡铂和喜树碱及其衍化物。本类药物基本上均属周期非特异性化疗药。②阻止核酸生物合成的药物：这类药物主要影响肿瘤细胞的酶系，使 DNA 和 RNA 的前体物合成受阻，从而抑制 DNA、RNA 合成。它主要包括甲氨蝶呤、5- 氟尿嘧啶、6- 巯基嘌呤、羟基脲和阿糖胞苷等。它们主要作用于 S 期细胞，属抗代谢类化疗药，为周期或时相特异性（cycle 或 phase specific）抗癌药。这些药物在影响肿瘤细胞核酸合成时，对体内快速增殖的更新型细胞也有抑制作用，如骨髓抑制几乎是它们的共性。③影响转录的化疗药物：此类药物的主要药理作用是插入 DNA 双螺旋与其形成非共价结合，从而干扰 DNA 上的遗传信息转录到 mRNA 上，导致模板功能受到损害、转录受阻。大多数抗癌抗生素类药物均属于此类，为周期非特异性化疗药。如更生霉素、柔红霉素（正定霉素）、多柔比星、表柔比星、博来霉素（平阳霉素）等。④影响微管蛋白和有丝分裂的药物：主要包括长春碱类、鬼臼毒素类和紫杉醇类等植物药。⑤影响核糖体功能阻止蛋白质合成的药物：以三尖杉酯碱类植物药为代表，它能抑制蛋白质合成的起始阶段，使核糖体分解并释出新生肽链，但不能阻止 mRNA 和 tRNA 与核糖体的结合。这类药可使核 DNA 和胞质 RNA 减少、多聚核糖体解聚，并抑制有丝分裂。它对各期细胞都敏感，因此为周期非特异性化疗药。⑥影响细胞膜的药物：植物凝集素（lectin）中的刀豆素（con A）和植物凝集素（PHA）等可以和细胞膜上的糖蛋白受体结合，从而影响癌细胞的 DNA 合成。其主要作用机制是它们与受体结合时发生重新排列和浓缩等拓扑变化，然后发生凝集反应，阻止肿瘤细胞分裂。在正常细胞中的这种细胞膜受体大多处于隐蔽状态；而肿瘤细胞膜则由于流动性改变而使受体扩散加快，因此易于和这些凝集素结合。维生素 A 包括视黄醇、视黄醛和视黄酸的诱导分化作用，大多认为也与生物膜的通透性和电荷改变等有关。此外，它作为糖基转移酶的载体直接参与膜蛋白及脂质的糖基化反应。膜上的糖蛋白和糖脂分子可作为细胞识别受体、接受细胞增殖和分化信号的重要成分。柔红霉素和多柔比星最敏感的靶点也是细胞的生物膜，它们除对膜有影响外，对线粒体、溶酶体和内质网等细胞器内膜结构也因膜上磷脂结构的激活而有作用。这些蒽环类抗生素还可改变膜的电位及流动性、糖蛋白和糖脂的成分，抑制 ATP 酶，并增强 PHA 与肿瘤细胞的结合，由此可见很多抗肿瘤化疗药的作用机制是综合而多方面的。秋水仙碱、喜树碱（包括羟基喜树碱）等都能改变细胞的膜电荷、降低膜对氨基酸和核苷的转运速度。由于癌细胞摄取外源性核苷对其合成 DNA 和 RNA 十分重要，所以抗癌药对生物膜上转运系统的影响，可能是抑制 DNA 合成的重要环节。⑦诱导细胞凋亡（apoptosis）的药物：如二氧化二砷的主要作用机制可能为促使白血病细胞的凋亡。⑧激素类药物：主要通过调节内分泌来达到治疗肿瘤的目的，包括雌激素类、抗雌激素类（以他莫昔芬也称三苯氧胺为代表）、黄体激素类、雄激素类、抗雄激素类（氟他胺，flutamide）、肾上腺皮质激素、抗肾上腺皮质激素（包括氯苯二氯乙烷和氨鲁米特）和甲状腺素等。

不同种类的抗肿瘤药物引起的肠道损害表现不同，阿糖胞苷、放线菌素 D，氟尿嘧啶、羟基脲、甲氨蝶呤、硝脲类引起腹泻，甚至血性腹泻。秋水仙碱和甲氨蝶呤可引起轻度脂肪泻。长春新碱、鬼臼乙叉苷等可引起麻痹性肠梗阻和便秘。

抗肿瘤药物抑制肠黏膜上皮细胞的分裂增生，进而影响其修复，造成肠黏膜损伤或术后吻合口溃疡和穿孔。或者是肠道原发性或继发性肿瘤，尤其是肠道淋巴瘤化疗后，肿瘤坏死组织引起穿孔，当某些抗肿瘤药导致骨髓抑制，机体免疫力明显下降，中性粒细胞大量减少时，病原体侵入肠黏膜引起蜂窝织炎，常见病原体有念珠菌属、假单胞菌属、梭状芽孢杆菌属、大肠杆菌属及克雷伯菌属等，临床表现为盲肠炎或中性粒细胞肠病；目前认为长春新碱可能渗入自主神经细胞中，干扰微小管蛋白的装配，阻滞递质的囊泡沿神经轴索下移，临床表现为便秘和麻痹性肠梗阻。

大小肠均可出现肠道糜烂、溃疡和穿孔，多发于术后吻合口处或原发于肿瘤的病灶处；可造成 3 种类型的盲肠炎。①局限型：坏死病变局限于盲肠。②弥漫型：坏死病变散布于盲肠及其附近肠腔。③溃疡型：盲肠及其他部位的肠壁有散发溃疡，其溃疡的特点与炎症性肠病的病理特点相似。盲肠壁水肿、充血，糜烂坏死，以至溃疡形成和穿孔，常见有病原体浸润，尤其是铜绿假单胞菌；中性粒细胞性肠病可见肠黏膜蜂窝织炎；肛门直肠病变，可见直肠黏膜充血水肿、糜烂、溃疡、直肠周围及肛周脓肿。

不同类型的肠道损伤，其临床表现各具特点。

（1）肠穿孔：腹痛或原有腹痛突然加重，腹部压痛、腹肌紧张、反跳痛。腹部 X 线可见膈下游离气体。

（2）盲肠炎：盲肠炎多与中性粒细胞减少性肠病变并存，典型表现类似阑尾炎，不同的是本病患者有明显腹痛、腹胀及水样便，钡灌肠显示盲肠僵硬、结肠袋消失、黏膜紊乱和龛影表现。

（3）中性粒细胞减少性肠病：腹痛多为全腹痛，腹泻以血性腹泻为主，轻者可表现为水样泻，全腹压痛，无明显腹肌紧张及反跳痛。外周血检查提示严重的中性粒细胞减少。

（4）麻痹性肠梗阻：应用长春新碱引起麻痹性肠梗阻发病率为 10%，可表现为腹痛、腹胀或便秘。腹部膨隆或见肠型，腹部压痛，肠鸣音减弱或消失，腹透可见气液平面，肠管扩张等。

（5）肛门直肠并发症：本并发症在恶性血液病中的发生率高达84%，约80%的患者发生于化疗的初始阶段。临床表现为大便带血，下坠感，骶部或会阴部痛、发热等。检查可见直肠黏膜糜烂、溃疡，直肠周围及肛周脓肿。肛裂及血栓性外痔。

1）实验室检查：盲肠炎及中性粒细胞减少性肠炎，中性粒细胞明显降低。尚可见各原发性肿瘤的血液学表现。化疗药对骨髓的造血功能抑制的血象变化。腹泻伴出血的患者，大便镜检主要是大量红细胞，大便潜血阳性。合并感染者，病原学检查可阳性。

2）X线检查：肠穿孔患者可发现膈下游离气体，麻痹性肠梗阻时可见液气平面与肠管扩张。盲肠炎患者钡灌肠显示盲肠僵硬、结肠袋消失和龛影。

出现肛门直肠并发症时肠镜检查可见直肠黏膜糜烂、溃疡。盲肠及其他部位的肠壁糜烂、溃疡，其溃疡的特点与炎症性肠病的内镜下特点相似，并有组织坏死。可疑穿孔者禁做内镜检查。

一旦怀疑此病，应停用可疑药物，并积极进行肠黏膜保护剂治疗与对症治疗，预后取决于原发肿瘤的分期。

麻痹性肠梗阻者，采取禁食、胃肠减压、抗感染及支持疗法，6～8 h症状无改善者考虑手术治疗。

中性粒细胞减少性肠炎，以抗感染治疗为主，加强营养支持治疗，可用粒细胞集落刺激因子以提高血白细胞。

有肛门直肠并发症者，给予对症治疗，如坐浴、局部热敷、止痛、使用粪便软化剂及抗感染药物。有脓肿形成时应切开引流。

第十二节　孤立性直肠溃疡综合征

孤立性直肠溃疡综合征（solitary rectal ulcer syndrome，SRUS）是一种以血便、黏液便、排便困难及肛门坠胀疼痛为主要症状的慢性非特异性肛肠疾病，多见于成人，无性别差异。特征性改变是直肠远端孤立性溃疡、红斑、息肉样损害。1830年Cruveilhier首次报道了直肠的良性溃疡，1937年Lloyd-Davis将其命名为"孤立性直肠溃疡"，也有人将其称为"深部囊性结肠炎""隐性直肠脱垂""直肠良性溃疡"。1965年Madigan对本病首次进行了准确描述。1969年Madigan和Morson回顾了68例患者的临床表现、病理和病因，首次对本综合征做了明确描述，后来认识到本综合征与直肠脱垂有密切关系，且溃疡可有多个，也可无溃疡而有息肉或炎性病变，1975年Rutter提出了"孤立性直肠溃疡综合征"的名称，并得到广泛接受。

本病的病因不明确，发病率约为1人/（10万人·年）。慢性便秘和粪便梗阻可能是其诱因。有学者认为 SRUS 与直肠脱垂有密切关系，并指出 SRUS 中所见的组织学改变可能是黏膜脱垂、组织缺血和损伤共同作用的结果。直肠脱垂所产生的直肠内压力升高可以导致静脉充血和溃疡形成，而且在这些患者中，外括约肌的提升可以使直肠内的压力升高。排便费力或排便困难、便秘也可以导致黏膜损伤和溃疡的形成。另外，以下一些因素也应考虑。①缺血：a. 脱垂的黏膜顶端嵌顿于肛管，加之外括约肌的强力收缩，可致黏膜缺血、压迫性坏死。b. 直肠脱垂所产生的直肠内压力升高可以导致静脉充血和溃疡形成，而且在这些患者中，外括约肌的提升可以使直肠内的压力升高。排便费力或排便困难、便秘也可以导致黏膜损伤和溃疡的形成。c. 黏膜大量脱垂时，黏膜下血管伸展、破裂而缺血；d. 固有层纤维化及肌层的填充，使黏膜下毛细血管闭塞。②外伤：患者使用手指或器械插入直肠使脱垂黏膜复位时造成损伤。③其他：可能与肠道炎症、血管异常、细菌或病毒感染等有关。

本病的病程多数为慢性，临床表现多种多样，几乎任何肛肠疾病的症状都可出现，约 26% 的患者无症状。最常见的症状是便血，色鲜红、量少，偶有大量便血；疼痛及黏液便，排出少量黏液便后疼痛可缓解。用力排便时肛管梗阻感。频繁排便仍不能排净，患者有时需用手指插入肛门协助排便，几乎所有患者均有过度用力排便史。临床上约 83.1% 的患者病史中有便血，68.3% 有黏液便，51.9% 有便秘或排便困难，40.0% 有里急后重、直肠肛门疼痛，26.2% 有腹泻、自行手指插肛诱导排便，17.5% 有大便失禁，其中约 1.1% 出现大出血。

SRUS 病变部位在直肠，一般在距齿状线 3~15 cm，前壁及前侧壁占 60%~70%，内镜下表现为溃疡型、隆起型及混合型，此三型的形成可能与病变的不同阶段有关。溃疡型最多见，溃疡一般表浅，类圆形或形态不规则，界线清楚，边缘轻度隆起有弹性，溃疡旁黏膜光整、有弹性，周边血管纹理清晰黏膜基本正常，无明显炎症反应；隆起型表现为结节状或广基不规则形隆起，一般发红，外观易与腺瘤混淆，但质地较韧；混合型即在溃疡周围有结节样隆起，为以上两型的综合，此型易与直肠癌混淆，但质地较有弹性和韧性（图 10-17）。

SRUS 缺乏特异性的临床和内镜表现，在形态学上容易与其他肠道病变混淆。在活检样本中做出诊断较困难，在观察有限的组织样本时，需排除切面的影响，并同时结合临床特征进行鉴别。其病理学主要表现为黏膜溃疡，肉芽组织增生，黏膜固有层的纤维肌束显著增生以及隐窝之间黏膜肌上抬外展，腺体结构扭曲，形态不规则。

SRUS 需要与下列疾病鉴别。

（一）IBD

炎症性肠病通常表现为广泛的固有层慢性炎，不会出现固有层闭塞、纤维肌增生和黏膜缺血性坏死，当出现上皮样肉芽肿、潘氏细胞化生及大量淋巴浆细胞浸润时则更支持 CD 诊断。

（二）经典型腺瘤 / 锯齿状息肉

SRUS 的腺上皮有时会出现反应性不典型增生，类似于腺瘤中的异型增生。但 SRUS 的腺上皮核质比不高，无病理性核分裂像，细胞核无异型性。

（三）错构瘤性息肉

SRUS 的黏膜肌增生出现在单个隐窝或腺体之间，而 Peutz-Jeghers 息肉的平滑肌增生围绕在腺体小叶外。

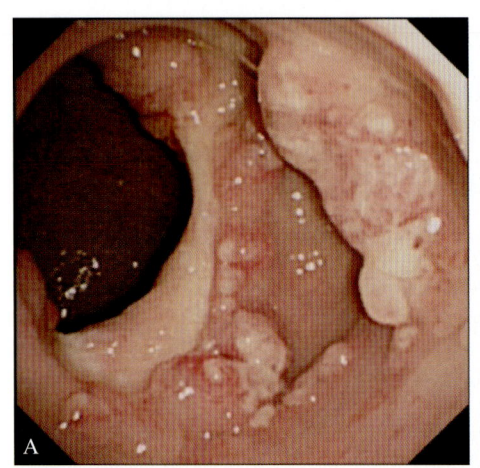
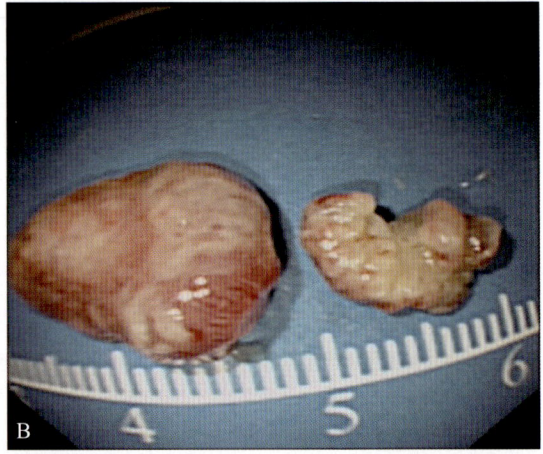
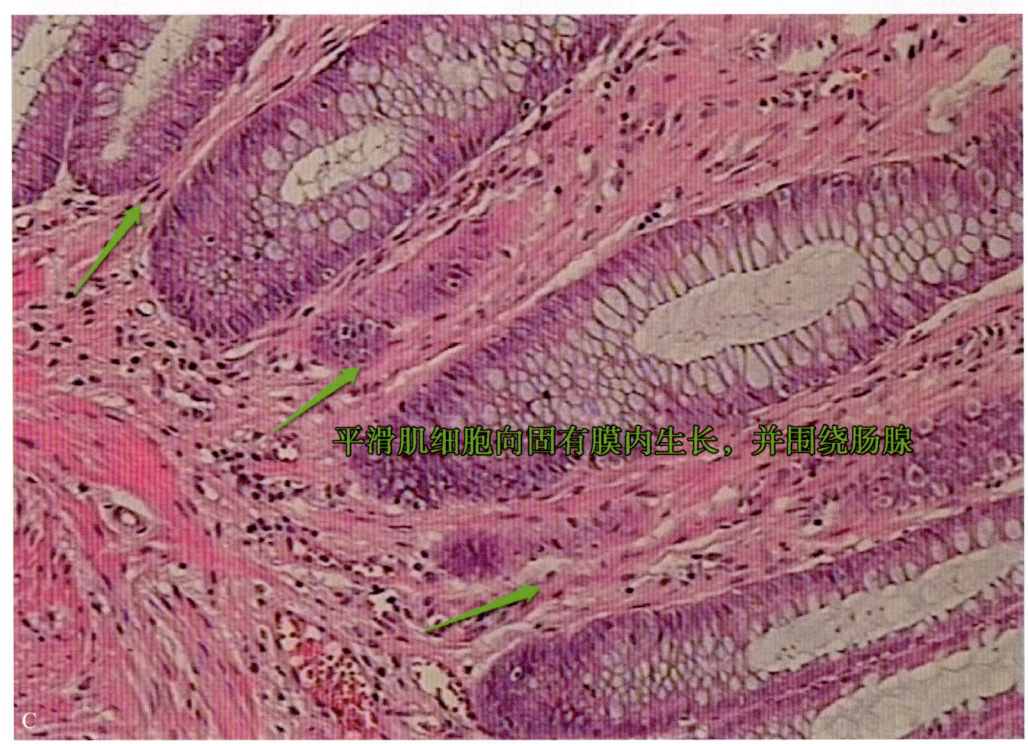

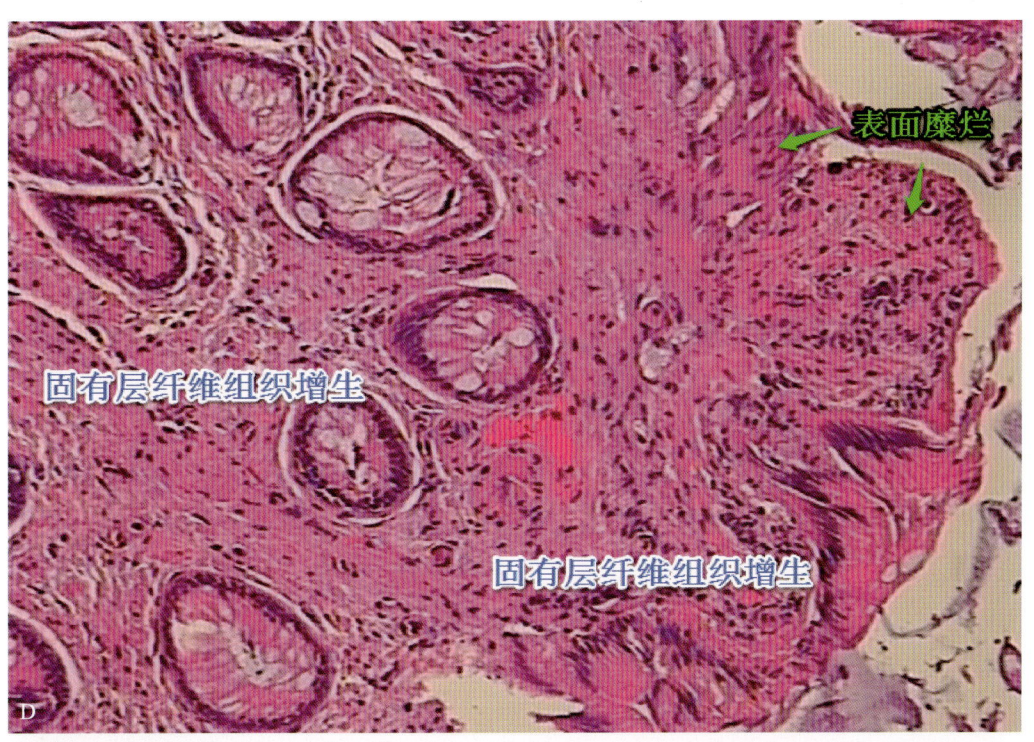

表面糜烂

固有层纤维组织增生

固有层纤维组织增生

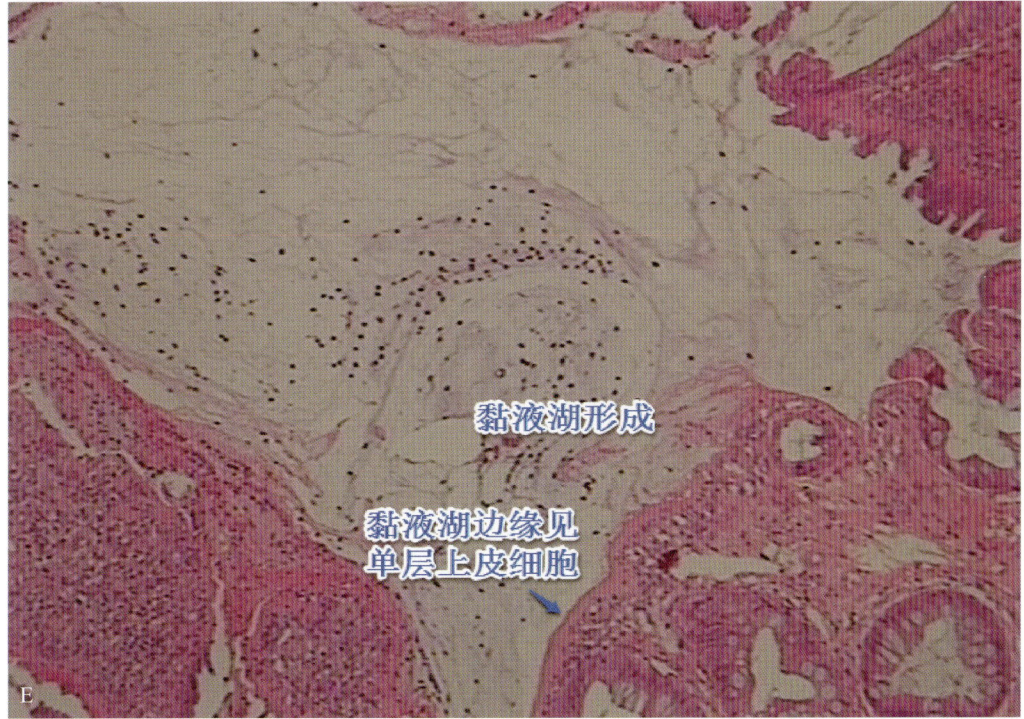

黏液湖形成

黏液湖边缘见
单层上皮细胞

■ 图 10–17　直肠孤立性溃疡性病变及病理学检查

临床诊断为SRUS。结肠镜检查见直肠孤立性溃疡（A），ESD切除大块增生组织（B），病理学检查见黏膜大量平滑肌和纤维组织增生及黏液湖形成（C、D、E）

（四）直肠浸润性癌

SRUS 在增生的肌纤维之间可以出现充满黏液的扩张腺体，有时腺体部分破裂伴黏液外渗，形成类似黏液腺癌的假象。直肠腺癌特征性的促结缔组织增生性反应和显著的细胞异型性有助于两者的鉴别。

（五）炎症性肛穴息肉

炎症性肛穴息肉平均发病年龄较大且大多发生在直肠肛管移行区，病变包含柱状上皮、鳞状上皮及移行上皮等，而 SRUS 的病变只发生在直肠。

（六）深在性扩张性直肠炎

常见于有溃疡性结肠炎、创伤应激或者放射损伤病史的患者，病理特征主要在肠壁深部（黏膜下层和固有肌层，甚至在浆膜层），可见囊性扩张的腺体伴黏液潴留，偶有局部黏液池形成，SRUS 患者无类似的病史。

孤立性直肠溃疡综合征是一个相当复杂的问题，许多患者还具有明显的精神问题，目前尚无特效治疗方法，大多数患者非手术治疗效果欠佳，手术治疗的疗效也不十分肯定。

可针对患者排便困难应用高纤维素饮食、容积性泻剂等一般治疗，嘱患者养成避免用力排便的习惯，减轻用力排便及肛门疼痛等，减少或避免直肠脱垂的发生，达到促进溃疡愈合的效果，必要时也可应用糖皮质激素、抗生素、柳氮磺胺吡啶。硫糖铝也有促进溃疡愈合及细胞保护作用，但长期效果不明确。生物反馈治疗：Keihgley 等认为生物反馈治疗可改善盆底功能紊乱，适用于盆底功能有障碍的患者。药物灌肠：硫糖铝灌肠有促进溃疡愈合以及细胞保护作用，但长期效果不明确。中药苦参汤、紫草油等灌肠治疗也有一定疗效。

SRUS 的手术适应证是：① SRUS 诊断明确，未除外恶性疾病；②伴随直肠脱垂或直肠黏膜内脱等排便困难疾病；③经半年以上非手术治疗无效，症状严重者。目前文献报道手术方式较多，主要有直肠黏膜局部切除术、Delorme 术、经腹直肠固定术等。

第十三节　静脉硬化性结肠炎

静脉硬化性结肠炎（phlebosclerotic colitis，PC）是以肠系膜上静脉分支广泛钙化及结肠壁增厚为主要特征的一种罕见的淤血性结肠炎。Koyama 等在 1991 年报道了这种疾病，并引起了大家的注意。2000 年，为了将其与动脉疾病引起的常见缺血性结肠炎区分开来，Yao 等将这种罕见疾病称为"静脉炎性结肠炎"。2003 年，Iwashita 等因为其非血栓性狭窄或由于钙化的静脉壁明显纤维增厚引起的闭塞而提出了"特发性肠系膜静脉硬化症"（idopathic mesenteric phlebosclerosis，IMP），以区别由于动脉硬化、静脉血栓、栓塞及血管炎等有明确病因的缺血性结肠炎。其病理学改变为结肠外观呈褐色，结肠壁增厚，黏膜下层纤维化变性显著，静脉壁增厚、纤维变性和钙化。

根据文献报道，其平均发病年龄为 59 岁，54% 的患者为男性。世界上报道的病例几乎均来自亚洲人群，75.4% 的患者来自日本，20.3% 的患者来自中国台湾、香港。

静脉硬化性结肠炎的发病机制至今仍不清楚。静脉硬化可能与门静脉高压有关。本病多见于老年人，无家族遗传史。PC 患者临床可表现为慢性腹痛、腹泻，伴恶心、呕吐，亦可有肠梗阻，腹部包块或肠穿孔为首发症状，临床表现无特征性。实验室检查大便潜血试验可为阳性。肠壁淤血的严重程度主要取决于受累肠系膜小静脉的范围及静脉闭塞的程度。

PC 的影像学表现有：①腹部 X 线平片显示为沿右半结肠长轴分布的血管钙化影。② X 线钡剂灌肠显示右半结肠肠腔狭窄或息肉样隆起。③动脉血管造影显示病变段肠管动脉迂曲、肠系膜小静脉不显影。④腹部 CT 显示为病变区肠系膜小静脉多发钙化、结肠壁增厚伴肠壁的钙化。其中以 CT 表现具有特异性，即肠系膜上静脉分支管壁的广泛钙化及结肠壁静脉的广泛钙化，同时肠系膜内的钙化与结肠的长轴是垂直的。亦有报道钙化发生于门静脉主干和门静脉属支。受累肠壁广泛性增厚伴有多发扭曲的线状钙化，肠腔未见明显狭窄，受累及的结肠以右半结肠为主，病变时间较长或严重者可累及横结肠，甚至降结肠。

典型的内镜表现主要是肠壁由于淤血色泽变暗、变紫、变蓝，以右半结肠为主，同时可伴有迂曲静脉的显露、肠道多发溃疡、肠壁增厚水肿僵硬及结肠半月瓣结肠袋的消失等（图 10-18）。

PC 的诊断需要结合临床表现及影像学、肠镜、病理检查，典型病理表现为大体上右半结肠暗褐色及肠壁增厚；光学显微镜下可见静脉壁增厚、静脉迂曲、静脉壁钙化、静脉玻璃样纤维变性及黏膜下层纤维化增厚（图 10-18）。典型的影像学表现为病变结肠钙化灶，但是在疾病早期，可以无静脉钙化（图 10-18）。

PC 需要与以下疾病相鉴别。①大肠黑变病：通常发生于长期便秘、服用刺激性泻药者，内镜下常表现为褐色色素沉着；病理提示结肠黏膜固有层内巨噬细胞内含有大量脂褐素。②胶原性结肠炎：通常发生于女性，表现为伴有腹痛的慢性稀水样腹泻，组织学表现为结肠黏膜下胶原层增生，固有层慢性炎症和淋巴细胞浸润；③肠系膜动脉栓塞引起的缺血性结肠炎：通常发生于老年人，表现为突发腹痛、便血等，内镜下通常表现为沿肠系膜分布的溃疡或糜烂。病变部位与栓塞的肠系膜动脉灌注范围一致。

PC 早期临床症状不典型，且发病罕见，因此容易误诊、漏诊，延误病情，临床上须加强重视。越来越多的研究表明，一些中草药的分解产物可能与发病有关；应

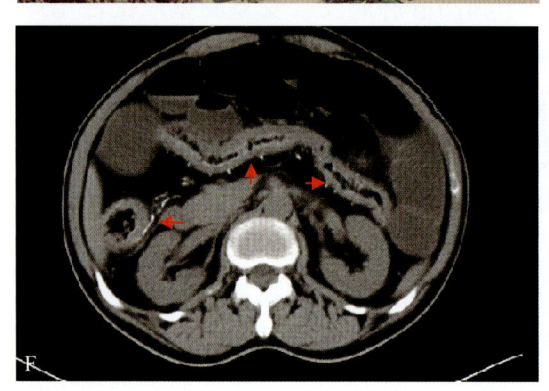
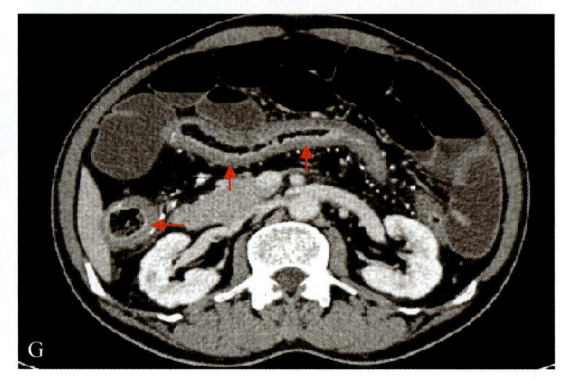

■ 图 10–18　静脉硬化性结肠炎

结肠镜检查见（A：回盲部至升结肠）黏膜充血水肿，可见弥漫的大小不等溃疡；（B：横结肠）黏膜充血水肿，呈黑褐色，（C：降结肠、乙状结肠及直肠）见黏膜黑褐色，充血水肿，血管纹理消失。病理学检查见肠黏膜中下部纤维化玻璃样变，以小血管及周围明显，masson 染色呈绿色。部分黏膜呈慢性缺血样改变（D、E）。腹部CT平扫横断位见升、横结肠系膜小静脉及结肠壁多发钙化灶并肠壁稍增厚（F），增厚的结肠壁黏膜强化明显（G）。图片来自浙江大学邵逸夫医院曹倩教授

避免长期、大量使用这些中草药制剂；在临床中需仔细询问病史中是否有长期中草药接触史，或者有自身免疫病、肝硬化、心脏病、高血压、糖尿病等基础疾病，结合临床表现、典型影像学及内镜表现，可及早确诊，改善病情预后。

PC 患者的治疗主要是内科非手术治疗及手术治疗。大部分患者如果没有肠穿孔或肠坏死，往往内科对症治疗有效，但缺乏特异性治疗，容易反复发作。对有明确病因的患者需要去除病因，如戒酒、停止服用中草药、控制右心室衰竭及门静脉高压，随着疾病的进展可能最终需要手术切除右半结肠或次全结肠。

第十四节　血吸虫结肠炎

血吸虫病仍然是严重危害人类的一种寄生虫病。能寄生人体的血吸虫主要有 6 种：日本血吸虫、曼氏血吸虫、埃及血吸虫、间插血吸虫、湄公血吸虫和马来血吸虫，其中以日本、曼氏、埃及血吸虫感染引起的血吸虫病流行最广泛、危害最严重。随着我国赴境外劳务、援建、经商和旅游等人员数量逐年增多，国外感染、国内发病的输入性曼氏血吸虫病和埃及血吸虫病的病例也逐渐增加。

血吸虫结肠炎又称结肠血吸虫病，是血吸虫虫卵在结直肠壁沉积所引起的急慢性特异性炎症。临床缺乏特异性症状。近年来由于对于血吸虫肠病的重视不够，这一疾病的发病率呈上升趋势。一些疫区患者本身患有慢性血吸虫病，未经彻底治疗而又反复感染者，其临床表现多样，没有明显特异性。急性结直肠炎症型以急性发热、腹痛、腹泻、便血为主，且其肠黏膜可见充血水肿、溃疡形成者，常易误诊为细菌性或阿米巴性痢疾；而慢性结直肠炎症型多表现为长期腹痛、腹泻，肠壁增厚、肉芽肿或息肉形成、肠腔狭窄变硬等改变，易误诊为溃疡性结肠炎或肠结核。如肠腔有颗粒样增生，多个结节样改变或大的肉芽肿、较大溃疡存在时，则常易误诊为结肠癌。仔细询问患者有无疫水接触史极为重要；同时应充分认识并熟悉血吸虫结肠炎的镜下表现，与溃疡性结肠炎、肠结核、结直肠肿瘤等疾病的内镜表现进行鉴别；在进行肠镜检查时应重视组织活检，尤其是对可疑病例的多部位、多块组织活检尤为重要。

血吸虫结肠炎的内镜下表现多样且复杂，全结肠均有不同程度的炎性表现，以直肠和降结肠更为明显，主要表现为斑片状发红，伴水肿糜烂，可见散在多发的白色粟粒样或针尖样隆起，部分患者可见多发溃疡，表面覆黄白苔，还有的有深大溃疡（图 10-19）。

慢性血吸虫结肠炎因虫卵长期沉积于肠壁引起肠壁慢性炎性改变、肉芽肿形成、腺体黏膜增生、肠壁纤维化，CT 表现为广泛较均匀的肠壁增厚，增强后肠壁呈均匀强化；伴急性感染时，肠壁水肿、明显均匀增厚，周围可见渗出性改变，如果增强 CT 显示这种双层强化影，一般提示患者在慢性炎性病变的基础上伴发急性感染。慢性血吸虫结肠炎肠壁的钙化程度与沉积的虫卵数量及沉积时间相关，沉积数量越多、

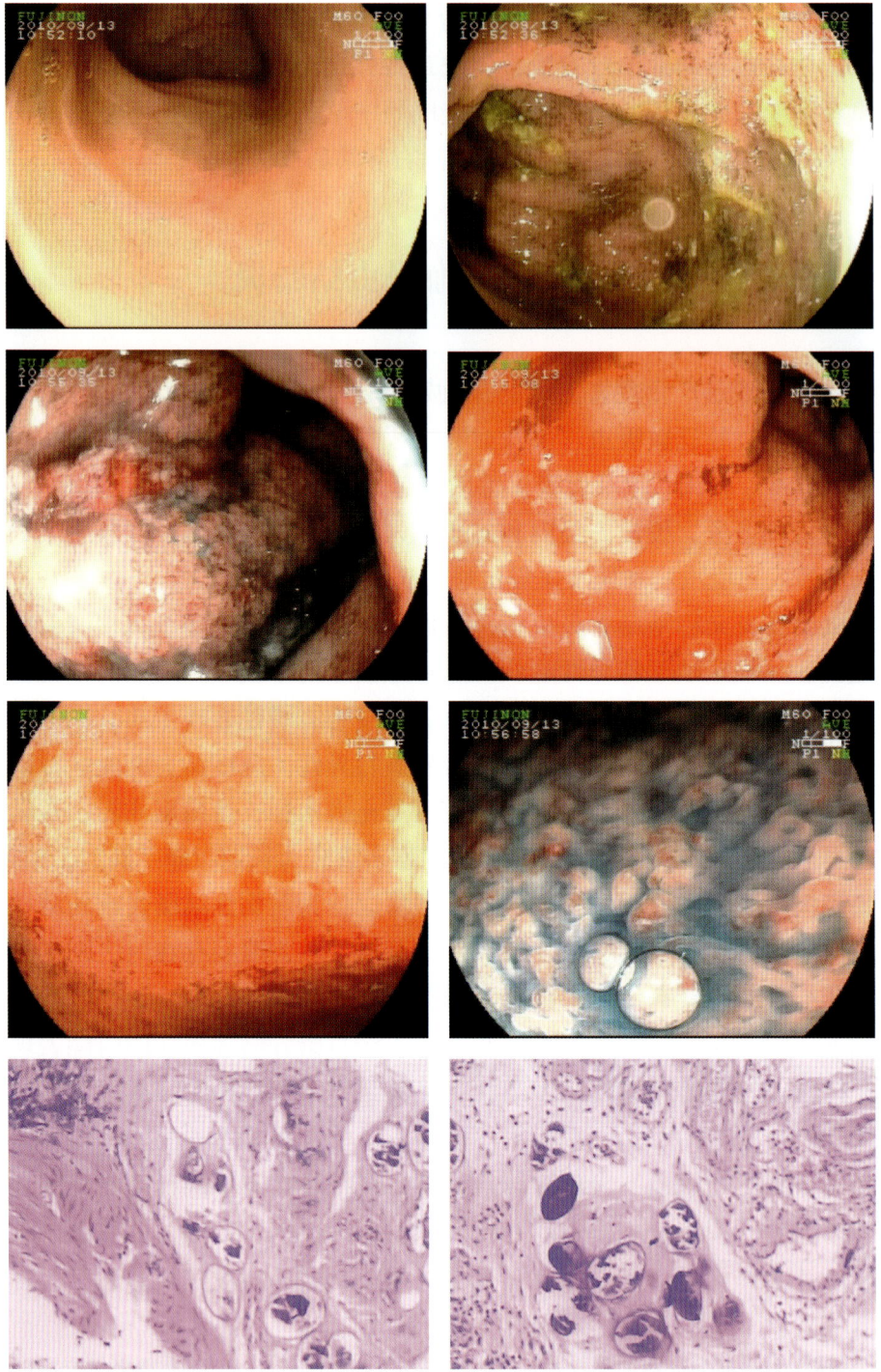

■ 图 10-19　血吸虫肠炎

常规结肠镜检查。回肠末端未见异常。直肠及全结肠黏膜连续性、弥漫性溃疡，表面见大量黄白色渗出物，黏膜脆性增加，有接触性出血。以直肠及乙状结肠较重。直肠黏膜染色见较典型的网状结肠。乙状结肠标本病理学检查见黏膜间质弥漫性淋巴细胞和中性粒细胞浸润，黏膜下层可见以淋巴细胞为主的慢性炎症浸润，有大量血吸虫虫卵沉积时间越长，管壁钙化越明显。肠壁钙化以线状钙化为主，肠管断面呈环状或半环状，呈轨道状钙化影。由于虫卵还可沉积于肠系膜静脉，结肠系膜可形成纤维肉芽肿，表现为小结节状钙化灶，但肠管周围脂肪间隙清晰，病变主要累及结肠，以左半结肠为主。其不同于普通肠炎所致的粘连性肠管固定，可作为鉴别诊断的一个特点。慢性血吸虫结肠炎合并结直肠癌后，可表现为管壁不规则增厚或伴软组织肿块形成，肿块不均匀强化为主，肿块内部可见钙化灶并且钙化边缘模糊。

组织病理标本中发现血吸虫虫卵结节是诊断本病的金标准。急性结直肠炎型的组织学表现为间质内大量嗜酸性粒细胞浸润，部分可见少量中性粒细胞浸润，黏膜下的固有层中沉积着尚未钙化的血吸虫虫卵。慢性结直肠炎型组织学表现为黏膜下层及固有层淋巴细胞，浆细胞增多，肠黏膜上皮萎缩，肠腺不同程度减少，部分黏膜下层组织增生伴有不同程度的纤维化，其间包埋着钙化的血吸虫虫卵，混合型炎症者一部分黏膜表现以淋巴细胞浸润为主，另一部分黏膜表现以嗜酸性粒细胞浸润为主。

血吸虫结肠炎与结直肠癌之间的关系尚存在争论，但大多数学者认为血吸虫肠病是结直肠癌的高危因素。肠道血吸虫病并发消化道肿瘤已有报道。有调查表明，血吸虫肠病并发大肠癌的发生率较对照组高。尽管血吸虫结肠炎与消化道肿瘤之间的确切关系还有待于从分子水平上深入探讨，而定期内镜随访依然非常重要。随着内镜技术的进步，内镜下黏膜切除术已成为一种成熟的微创治疗手段。

对于血吸虫结肠炎合并消化道息肉或其他癌前病变者，应密切内镜随访，及早治疗，以降低结肠癌的发生率。

第十五节 其 他 疾 病

除上述疾病外，还有一些疾病需要与 UC 进行鉴别，如放射性肠炎、肠结核、结直肠癌等。

放射性结直肠炎患者有放疗史，通常在照射结束后 2~3 个月开始出现临床症状，1~2 年发病率最高，表现为腹痛、腹泻、里急后重、排黏液血便等。受累部位受照射区域影响，临床上以直肠、乙状结肠发生放射性损伤的概率最高。内镜检查见黏膜充血、水肿、脆性增加，黏膜下血管网纹理紊乱、毛细血管扩张，严重时出现黏膜糜烂、溃疡，慢性期则可见肠腔狭窄、瘘管形成和溃疡出血等。病理学检查可见肠壁小动脉闭塞，血管内皮见大量泡沫细胞。详细询问病史可明确诊断。

肠结核大多继发于肺结核，但近年来无肠外结核灶的发生比例也显著增加。肠结核多发生于回盲部，其次是空回肠。临床表现为腹痛、腹泻、黏液便、体重下降，可伴有结核毒血症表现。早期的肠结核表现为肠黏膜充血、水肿、糜烂和浅小溃疡，随着病情进展，溃疡加深、相互融合成大小不一、形态各异的溃疡，边缘不规则呈鼠咬状，典型的溃疡呈环形或横行分布，可绕肠腔一周。诊断结核最可靠的依据为组织学和病原学检查。肠黏膜组织或肠系膜淋巴结中找到干酪样坏死性肉芽肿，病理切片找到结核杆菌，均可确诊为肠结核（图 10-20、图 10-21）。T-SPOT、PPD 试验和抗结核抗体对肠结核的诊断也有一定的辅助意义。

结直肠癌也可出现便血、排便习惯改变，直肠癌可有鲜血便或黏液便，伴里急后重等症状。但结肠癌多较局限，有明确的肠壁破坏和肿块，症状多为渐进性，而 UC 则为发作与缓解交替出现。最可靠的诊断依据是黏膜活检发现结肠癌细胞。

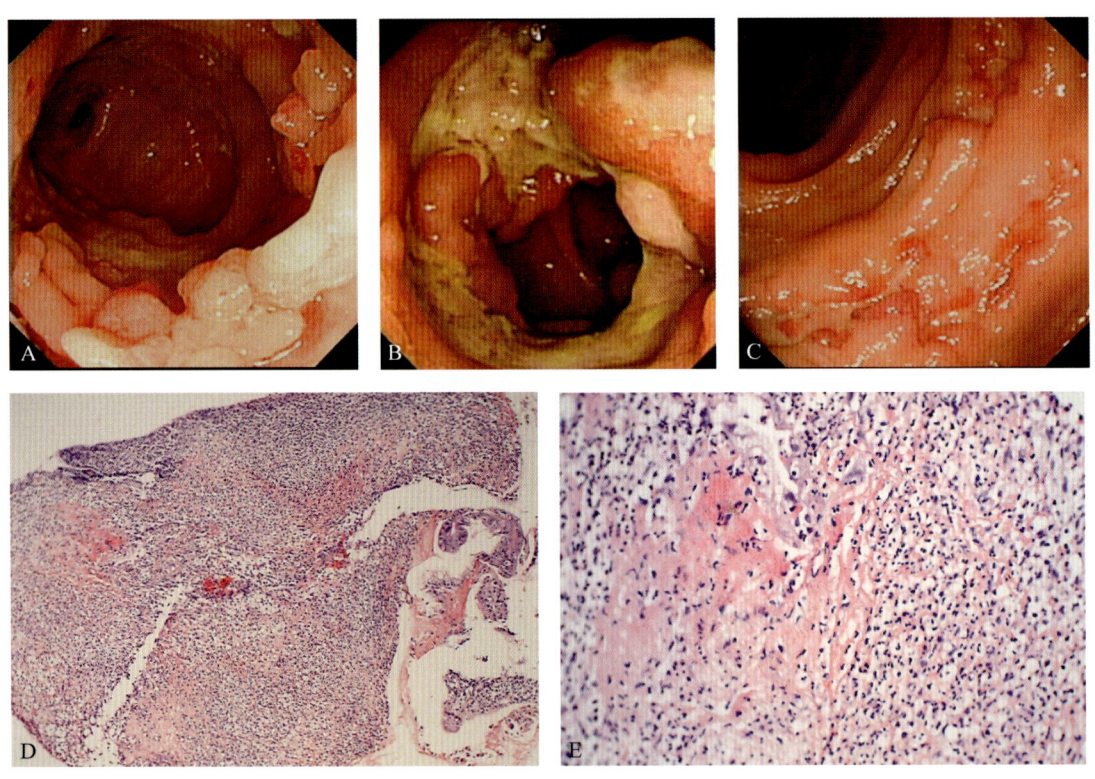

■ 图 10-20　肠结核（一）

临床诊断为肠结核。结肠镜检查见盲肠溃疡（A、B、C）。活检标本病理学检查见干酪样坏死（D、E）

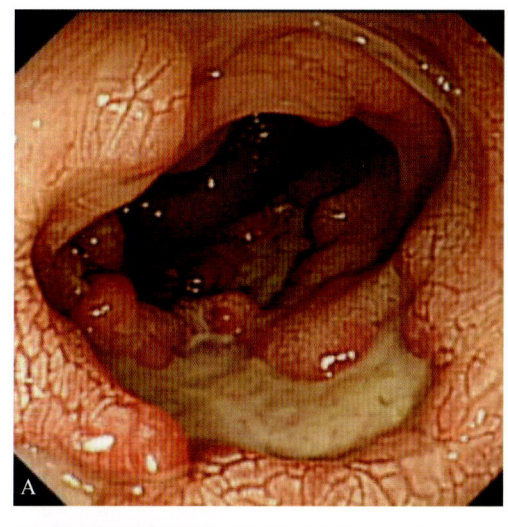

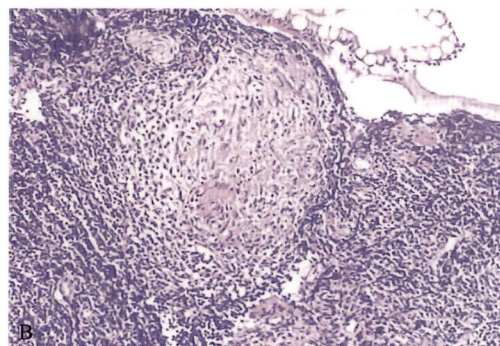

■ 图 10-21 肠结核（二）

临床诊断为肠结核。结肠镜检查见盲肠溃疡（A）。活检标本病理学检查见干酪样肉芽肿（B）。抗酸染色阳性（C）

（钟英强　唐文　朱薇　宋铱航　刘思雪）

主要参考文献

［1］Yao T，Iwashita A，Hoashi T，et al. Phlebosclerotic colitis：value of radiography in diagnosis-report of three cases [J]. Radiology，2000，214（1）：188-192.

［2］Oshitani N，Matsumura Y，Kono M，et al. Asymptomatie chronic intestinal ischemia caused by idiopathic phlebosclerosis of mesenteric vein [J]. Dig Dis Sci，2002，47（12）：2711-2714.

［3］Markos V，Kelly S，Yee W C，et al. Phlebosclerotic colitis：imaging findings of a rare entity [J]. AJR Am J Roentgenol，2005，184（5）：1584-1586.

［4］Kusanagi M，Matsui O，Kawashima H，et al. Phlebosclerotic colitis：imaging-pathologic correlation [J]. AJR Am J Roentgenol，2005，185（2）：441-447.

［5］郭洁，沈磊，沈志祥，等 . 血吸虫肠病的内镜诊断及病理特征 [J]. 中华消化内镜杂志，2006，23（2）：90-93.

［6］Chang K M. New histologic findings in idiopathic mesenteric phlebsclerosis：clues to its pathogenesis and etiology probably ingested toxic agent related [J]. J Chin Med Assoc，2007，70（6）：227-235.

［7］钟英强，黄花荣，陈其奎，等 . 肠道溃疡性疾病 [M]. 北京：人民卫生出版社，2009.

［8］Chen M T，Yu S L，Yang T H. A case of phlebosclerotic colitis with involvement of the entire colon [J].Chang Gung Med J，2010，33（5）：581–585.

［9］张炜，王培军，沈星，等 . 慢性血吸虫肠病的计算机断层扫描与病理对照分析 [J]. 中华传染病杂志，2012，30（5）：278–282.

［10］Magro F，Langner C，Driessen A，et al. European consensus on the histopathology of inflammatory bowel disease [J]. J Crohns Colitis，2013，7（10）：827–851.

［11］Annese V，Daperno M，Rutter M D，et al. European evidence based consensus for endoscopy in inflammatory bowel disease [J]. J Crohns Colitis，2013，7（12）：982–1018.

［12］Wang K C，Huang X Y. Phlebosclerotic colitis：a rare disease in the Asian population [J]. Chin Med J（Engl），2013，126（15）：2998.

［13］陈利军，兰延宏，许华，等 . 计算机体层扫描诊断静脉硬化性结肠炎一例 [J]. 中华消化杂志，2013，33（5）：353–354.

［14］梁幼生，汪伟，洪青标，等 . 非洲输入性血吸虫病在中国的传播风险及其应对措施 [J]. 中国血吸虫病防治杂志，2013，24（3）：221–225.

［15］叶春翠，谭诗云，罗小芳，等 . 胃肠血吸虫病的临床、内镜表现及病理学特征分析 [J]. 中华全科医师杂志，2013，12（5）：385–387.

［16］Shibata H，Nishikawa J，Sakaida I. Dark purple colored colon：sign of idiopathic mesenteric phlebosclerosis [J]. Dig Endosc，2014，26（4）：604–605.

［17］杨亚，周艺彪，潘翔，等 . 中国与非洲血吸虫病流行特征及防治策略对比分析 [J]. 中国血吸虫病防治杂志，2015，26（3）：328–331.

［18］Swe T，Baqui A，Naing A T，et al. Non-necrotizing colonic granuloma induced by schistosomiasis [J]. J Community Hosp Intern Med Perspect，2016，6（6）：33114.

［19］修英杰，盛伟琪，黄丹 . 孤立性直肠溃疡综合征二例临床病理学观察 [J]. 中华病理学杂志，2017，46（6）：415–416.

［20］邹洋，王磊，李小丽，等 . 北京市 6 例输入性曼氏血吸虫病临床特点分析 [J]. 中国血吸虫病防治杂志，2017，29（2）：150–154.

［21］Magro F，Gionchetti P，Eliakim R，et al. Third European evidence-based consensus on diagnosis and management of ulcerative colitis. part 1：definitions，diagnosis，extra-intestinal manifestations，pregnancy，cancer surveillance，surgery，and ileo-anal pouch disorders [J]. J Crohns Colitis，2017，11（6）：649–670.

［22］Harbord M，Eliakim R，Bettenworth D，et al. Third European evidence-based consensus on diagnosis and management of ulcerative colitis. part 2：current management [J]. J Crohns Colitis，2017，11（7）：769–784.

［23］李宁，高琨，马琼珍，等 . 孤立性直肠溃疡综合征一例 [J]. 中华消化内镜杂志，2018，25（2）：109–110.

［24］钟英强 . 炎症性肠病现代评价体系 [M]. 北京：科学技术文献出版社，2018.

［25］Forootan M，Darvishi M. Solitary rectal ulcer syndrome：a systematic review [J]. Medicine（Baltimore），

2018，97（18）：e0565.

［26］中华医学会消化病学分会炎症性肠病学组 . 炎症性肠病诊断与治疗的共识意见（2018·北京）[J]. 中华消化杂志，2018，38（5）：292–311.

［27］Sturm A，Maaser C，Calabrese E，et al. ECCO-ESGAR guideline for diagnostic assessment in IBD. part 2：IBD scores and general principles and technical aspects [J]. J Crohns Colitis，2019，13（3）：273–284.

［28］Maaser C，Sturm A，Vavricka S R，et al. ECCO-ESGAR guideline for diagnostic assessment in IBD. part 1：Initial diagnosis，monitoring of known IBD，detection of complications [J]. J Crohns Colitis，2019，13（2）：144–164.

第四部分

溃疡性结肠炎的一般治疗

第十一章
内科治疗

第一节 概　述

UC 总的趋势是病情反复发作，并逐渐发展到消化道结构和功能障碍，最终不得不手术治疗。但是，随着新一代疗效更好、副作用更少的治疗药物的不断出现，以及治疗 UC 临床经验的逐渐积累，目前治疗 UC 的临床效果明显好于过去，可较长时间维持在缓解期。

UC 的病程分为活动期和缓解期，活动期的诱导缓解治疗和缓解期的维持缓解治疗同样重要。

此外，UC 患者对疾病的认识以及治疗的依从性对治疗效果和疾病的转归有重要影响。

第二节 基 础 治 疗

UC 的治疗是一个系统工程，极其复杂。除了后面将涉及的药物治疗、内镜治疗和外科治疗外，基础治疗主要是对症治疗是 UC 治疗重要补充部分并能提高其他治疗效果以及改善患者的生存质量。在用药前，首先必须明确患者症状是否系 UC 引起。其他因素，如肠道感染、脓肿、胃肠功能障碍及精神心理异常等也能引起 UC 患者腹痛、腹泻等症状。此时详细的病史询问及系统性检查尤为重要。

一、腹痛

腹痛是 UC 的主要症状之一，在确诊之前 80% 的 UC 患者可能出现腹痛。对于 UC 合并上消化道症状（如腹胀、呃逆及反酸）的腹痛患者，应予 PPI 制剂（如泮托拉唑钠肠溶片、艾司奥美拉唑镁肠溶片）治疗，可联合莫沙必利类药物治疗。对于腹痛合并下消化道不适（如腹泻、里急后重）的患者，奥替溴铵片、匹维溴铵片及盐酸屈他维林片等药物能够降低肠道对不良刺激的敏感性，减缓肠道蠕动，从而缓解症状。调节精神及心理异常的药物如坦度螺酮片对部分伴有精神心理异常患者的腹痛也有一定的治疗作用。对于感染及脓肿引起的腹痛，抗感染治疗是必需的。

二、腹泻

慢性腹泻是 UC 患者的主要症状，对于 UC 引起的腹泻，治疗原发病是最重要的治疗方式，奥替溴铵片、匹维溴铵片及盐酸屈他维林片等药物能减缓肠道蠕动，减轻腹泻症状。调节精神及心理异常的药物如坦度螺酮片对部分伴有精神心理异常患者的腹泻也有一定的治疗作用。必要时可酌情使用抗胆碱能药物或止泻药如地芬诺酯或洛哌丁胺，但应慎用，避免出现肠麻痹甚至肠梗阻。此外，对 UC 患者腹泻明显者还应排除感染（包括细菌、病毒、寄生虫及其他感染），针对感染的治疗有助于控制病情。

三、贫血

贫血是 UC 患者常见的肠外并发症之一，会导致生活质量下降，也可增加患者的住院频率。尽管在 UC 患者中导致贫血的因素多样，但缺铁性贫血最常见。对 UC 患者贫血的治疗目标是达到正常的血红蛋白和铁储备水平。对于缺铁性贫血的 UC 患者，尤其是活动期 UC 患者，宜优先考虑静脉补铁，因为口服的铁剂本身会损伤肠道黏膜。静脉补充铁剂的指征包括 IBD 活动期、既往对口服铁剂不耐受、血红蛋白低于 10 g/dl、需要应用促红细胞生成素的患者。口服铁剂的适应证包括轻度贫血、疾病处于缓解期、既往无口服铁剂不耐受，建议应用成分铁剂量为 20 ~ 100 mg/d，最多不超过 100 mg。UC 患者在贫血纠正后应继续随访监测，建议每 3 个月监测 1 次至少 1 年，之后每 6 ~ 12 个月监测 1 次。贫血复发提示存在持续的肠道疾病活动，即使已经达到临床缓解且炎症指标正常。缺铁性贫血的预防治疗包括预防治疗的目标是维持血红蛋白和血清铁蛋白至正常水平；静脉补充铁剂治疗成功后，当血清铁蛋白低于 100 μg/L 或血红蛋白低于 12 g/dl 或 13 g/dl 时应再次启用静脉补铁治疗。对于 UC 患者非缺铁性贫血的治疗，则以补充维生素 B_{12} 以及叶酸治疗为主。对于对静脉补充铁剂以及 UC 原发病治疗无应答的贫血患者，应该给予红系造血刺激剂（ESA）治疗。对于症状明显以及具有危险因素的贫血患者，可以考虑输血治疗。欧美主张血红蛋白低于 9 ~ 10 g/dL 时宜输血治疗，国内多建议当血红蛋白低于 7 g/dL 时进行输血治疗。

四、发热

有研究显示，24% 的 UC 患者有发热症状，并且与肠道炎症活动程度密切相关，而且发热也是 UC 复发时的症状之一。对于出现发热症状的 UC 患者，除了怀疑疾病再次活动外，还应注意排除肠道感染和肠外感染，包括潜伏感染被激活以及机会性感染。对于 UC 本身所致发热的治疗，主要是以治疗原发病为主，当发热症状影响睡眠等日常生活时，可予物理降温。由于 NSAIDs 可诱发或加重 UC 病情，UC 患者发热时慎用解热镇痛药。但是，近年的研究发现短期使用选择性 COX-2 抑制剂还是安全的。若出现肠道以及肠外感染，应根据病原学检查结果行相应的抗感染治疗，并根据具体情况调整治疗方案。

五、乏力

乏力是 UC 患者常见以及严重影响生活质量的症状。有研究显示，80% 的 IBD 患者有乏力症状，尽管乏力症状加重与肠道炎症相关，但仍有很多处于缓解期的患者出现乏力症状。导致 UC 患者乏力的原因有很多，如疾病活动程度、贫血、营养不良、睡眠障碍及消极心理因素等，部分患者的乏力可能和 UC 伴随的精神心理异常相关。对于 UC 患者乏力的治疗主要分为非药物治疗及药物治疗两方面。非药物治疗主要包括体育锻炼及社会心理学干预。药物治疗主要是对于患者贫血和营养不良的治疗及对肠道炎症的控制。针对 UC 伴随的精神心理异常的药物治疗对改善乏力也有一定疗效。而其他药物仅处于临床研究阶段，如神经兴奋剂（哌醋甲酯）、硫胺素等，这些药物尚未经过大样本临床研究证实对 UC 患者乏力症状有效，需慎用。

六、食欲减退

食欲减退也是 UC 患者常见症状。研究显示约 19% 的 UC 患者诉有食欲减退并且影响了生活质量。食欲减退与肠道炎症关系密切，通过对原发病的治疗及营养治疗，UC 患者的食欲减退症状可以随之改善。双歧杆菌四联活菌片、双歧杆菌乳杆菌三联活菌片等生态制剂能够改善肠道微生态，不仅有利于病情缓解，而且还能促进消化和吸收；复方阿嗪米特肠溶片、胰酶肠溶胶囊等消化酶类制剂有助于消化吸收和消除腹胀。

七、消瘦

消瘦可见于 UC 患者。UC 病变主要位于大肠，因此 UC 患者的消瘦症状与疾病活动密切相关。原发病的治疗对于消瘦的 UC 患者至关重要。同时，对于消瘦的 UC 患者，还应该辅以营养治疗。营养治疗的途径包括肠内营养（EN）及肠外营养（PN），两者各有利弊，但原则上应遵循"只要肠道有功能，就用肠道；如果部分肠道有功能，就用这部分肠道；如果部分肠道有部分功能，也要用这部分肠功能"，首选 EN。需要注意的是，EN 供给量低于每日总能量需求的 60% 且持续 3 日以上时，应补充 PN。

（陈白莉）

第三节 药 物 治 疗

一、氨基水杨酸

氨基水杨酸类制剂是临床治疗 UC 并预防其复发的最常用的药物。

（一）进展

氨基水杨酸类制剂确切的抗炎机制不明，有学者认为是该类药物的活性成分——5- 氨基水杨酸（5-ASA，又称 mesalazine）被结肠上皮细胞吸收后激活过氧化物酶体增殖物活化受体（PPAR），促进 PPAR-γ 转录和蛋白质的生成而发挥控制炎症、细胞增殖、凋亡，调节细胞因子产生以及抗肿瘤的效应；也有学者认为是 5-ASA 通过抑制花生四烯酸的环氧化物酶（COX）和 5- 脂氧合酶代谢途径而减少促炎症因子前列腺素和白三烯的产生和释放，并抑制 IL-1、IL-2 和 TNF-α。另外，5-ASA 还有抗氧化和清除自由基的能力。

（二）品种及剂型

1. 5-ASA 前体药物

柳氮磺胺吡啶（SASP）是磺胺吡啶和 5-ASA 以偶氮键相结合的产物，口服给药大部分以原型通过小肠，到达结肠后在细菌还原酶的作用下，其偶氮键断裂，SASP 裂解为磺胺吡啶和 5-ASA，磺胺吡啶仅起载体作用，5-ASA 大部分滞留在结肠内与结肠黏膜直接接触发挥治疗作用，直到随粪便完全排出体外。SASP 的有效抗炎成分是 5-ASA，大多数 SASP 的不良反应与磺胺吡啶有关。

巴柳氮（basalazine）是 5-ASA 经偶氮键与 4- 氨基苯甲酰 -B- 氨基丙氨酸连接而成。口服用药后，巴柳氮原型药物可一直到达结肠，在结肠处经细菌酶的作用使偶氮键断裂，释放 5-ASA 产生抗炎作用。

奥沙拉嗪（olsalazine）系 2 个 5-ASA 借偶氮键相互连接而构成偶氮二水杨酸。奥沙拉嗪在小肠中不易吸收，进入结肠后在细菌作用下，裂解为 2 分子 5-ASA 发挥治疗作用。奥沙拉嗪具有一定的刺激小肠分泌（主要是重碳酸盐）作用，可使肠内液体负荷增加，软化粪便，甚至有一定的致腹泻作用。因此，奥沙拉嗪宜从低剂量开始，一般以一日 2 g 为限。本品裂解时间集中，血药浓度偏高，胃肠道不良反应较大，因而有被巴柳氮取代的趋势。

2. 5-ASA 包衣制剂

5-ASA 包衣制剂是在 5-ASA 外包被膜，从而起到定位或定点释放的作用，有助于提高口服制剂的治疗效果，并能减少不良反应。目前主要的包衣制剂有两种：一种为时间依赖性缓释包衣制剂，当药物在消化道内前行时随着时间推移不断释放出活性 5-ASA 成分；另一种为 pH 依赖性缓释 / 树脂包衣制剂，在药物到达回肠末端和结肠时，一旦呈碱性，被膜即溶解，释放出 5-ASA。

（1）时间依赖性缓释包衣制剂

颇得斯安（Pentasa）由乙基纤维素制成包被的 5-ASA 控释微小胶囊剂，服用后在小肠中开始释放 5-ASA，其释放量随着时间的推移和肠道 pH 的升高而增加。服药后 60 min 可在小肠检测到溶解的本品，280 min 时可在结肠检测到，4 h 后血中乙酰化 5-ASA 达到高峰。本品在回肠造口术患者和正常志愿者中均易于耐受，口服后约 50% 释放入小肠，随后被吸收入血并随尿液排出，其余 50% 在结肠随粪便排出，提示其在小肠和结肠中均能达到有效治疗浓度。研究表明，本品对广泛性结肠炎或左半结肠型 UC 的疗效相似。

（2）pH 依赖性缓释 / 树脂包衣制剂

聚丙烯酯树脂 Eudragit 可用来包被 5-ASA 以延缓其释放。这类药物包括莎尔福（Salofalk）、安萨科（Asacol）和艾迪莎（Etiasa）。

莎尔福是利用聚丙烯酯树脂 Eudragit-L 包裹的 5-ASA 肠溶片。本品在 pH > 6 时释放，口服后在小肠上端开始溶解，但主要在回肠末端和结肠释放。

安萨科是利用 Eudragit-S 包裹 5-ASA，当 pH 升高到 7 以上时崩解并释放 5-ASA。本品在回肠末段开始释放活性药物，但大部分可至结肠再释放。由于肠道通过时间及肠内 pH 的差异，本品个体间生物利用度差异较大，差异介于 15% ~ 30%。

艾迪莎是法国进口的 5-ASA 缓释颗粒剂，每个颗粒均为包被缓释剂型，由聚甲基丙烯酸酯 Endragit-S 与 Endragit-L 双层包裹 5-ASA，通过两种多聚体的配比，依赖肠道 pH 梯度变化逐步溶解，准确控制释放部位。聚甲基丙烯酸酯在进入小肠后（pH > 5.5）开始溶解，在回肠末端和结肠处（pH > 7）进一步溶解，开始释放 5-ASA，确保 5-ASA 有效药物浓度持续释放至整个结肠和直肠。艾迪莎有独特的超微丸颗粒，能够更广泛地分布于肠管，扩大 5-ASA 与病变黏膜的接触面积，从而更好地发挥局部治疗作用。

3. 灌肠剂及栓剂

直接作用于靠近肛门部直肠及乙状结肠的肠道黏膜，对于局限于直肠及乙状结肠的病变效果较好。

（三）适应证

1. 适用于轻中度 UC 的诱导缓解

栓剂或灌肠剂适用于直肠型 UC，由于患者对栓剂的耐受性和依从性较好，因而疗效较好，联合口服药物疗效更好。

灌肠剂适用于左半结肠型 UC，尤其适用于病变部位距离肛门 60 cm 以内的 UC，联合口服药物疗效更好。

局部用药联合口服适用于广泛结肠型和左半结肠型，单独局部用药或口服药物疗效均较差。

2. 轻中度 UC 的维持缓解治疗

以口服药物为主，直肠型 UC 可考虑以栓剂维持缓解治疗。

（四）禁忌证

氨基水杨酸制剂的禁忌证包括：对水杨酸类药物及本品的赋形剂过敏者禁用；肝肾功能不全者慎用；长期服用美沙拉嗪需要定期复查肝肾功能，指标严重异常者应停用；对氨基水杨酸类药物不耐受者；胃和十二指肠溃疡患者慎用。

（五）用法及用量

SASP 的推荐剂量为 3 ~ 6 g/d，分次口服。

巴柳氮的推荐剂量为 4 ~ 6 g/d，分次口服。

奥沙拉嗪的推荐剂量为 2 ~ 4 g/d，分次口服。

艾迪莎、莎尔福和颇得斯安的口服推荐剂量均为 2 ~ 4 克 / 天，分次口服或顿服。莎尔福局部使用时：栓剂推荐剂量为 0.5 ~ 1 克 / 次、1 ~ 2 次 / 天；灌肠剂推荐剂量为 1 ~ 2 克 / 次、1 ~ 2 次 / 天。

（六）疗效预测与检测

氨基水杨酸类制剂对活动期 UC 及已获得缓解的 UC 维持缓解有效。自 SASP 用作 UC 的维持疗法以来，复发率减少了，大大改善了许多患者的生活质量。

对于活动期 UC，目前采用 ≥3 g/d 的剂量，可使 UC 临床改善，临床改善率比缓解率高一倍。各种 5-ASA 衍生物的疗效均与 SASP 相仿，有荟萃分析认为 SASP 用于维持缓解的优越性更大些。5-ASA 灌肠剂适用于轻、中度左半结肠型 UC，尤其适用于病变部位距离肛门 60 cm 以内的 UC 患者，其耐受性良好，不良反应小。5-ASA 栓剂主要适用于直肠型 UC。

奥沙拉嗪一般在 1 ~ 2 周发挥疗效。不能耐受 SASP 患者中约 80% 的患者可耐受奥沙拉嗪或美沙拉嗪。奥沙拉嗪治疗活动性 UC 的疗效尚未最后肯定，因为可能发生与剂量相关的腹泻反应。

巴柳氮在结肠内吸收不明显，能够保证 5-ASA 在结肠内的有效药物浓度较高，巴柳氮的耐受性较好，尤其对左半结肠型 UC、夜间腹泻明显者更有一定优越性。与各种美沙拉嗪缓释及控释制剂相比，巴柳氮等偶氮键类前药制剂具有减少 5-ASA 吸收、提高进入结肠药物浓度的特点，但其并不会在小肠发挥作用，因而无治疗回肠炎症的作用。

首次应用 5-ASA 制剂治疗 UC 时，前 3 个月内至少应每 2 周检查 1 次血常规及血生化，其后应每 3 ~ 6 个月检查 1 次血常规及血生化，尤其是监测有无骨髓及肾功能损害。

（七）毒副作用

该类药物最常见的不良反应有头痛、头晕、恶心、上腹痛、腹泻、食欲减退等，这些常与剂量有关，餐后用药可减轻消化道反应。SASP 的这类不良反应主要与磺胺基团有关，不良反应发生率为 10% ~ 45%，不良反应的发生与剂量有关。而 5-ASA 制剂的这类不良反应相对较少，依从性相对较好。罕见但严重的不良反应包括肾损害（包括间质性肾炎和肾病综合征）、Stevens-Johnson 综合征、胰腺炎、心包炎、肺炎、肝炎、粒细胞缺乏或肺泡炎，其中肝炎、粒细胞缺乏症较常见于 SASP 治疗的患者中，而间质性肾炎和胰腺炎则多见于 5-ASA 治疗的患者中。长期用药患者可发生 5-ASA 不耐受。

在使用该类药物时，需要向患者解释用药的重要性和持续性，增加患者的依从性，而且需每 3 ~ 6 个月监测血肌酐水平及全血细胞计数。若患者既往有肾损害，或使用其他肾毒性药物，需严密监测肾功能。

二、GCS

GCS 是 UC 常用的诱导缓解药物，在 UC 的治疗中具有重要的地位。

（一）进展

GCS 的作用机制为 GCS 扩散入胞质内，并与 GCS 受体（GR），包括热休克蛋白 90（HSP90）、热休克蛋白 70（HSP70）和亲免疫蛋白（IP）等结合。结合后受体构象发生变化，HSP90 和 IP 被解离，形成的 GCS 和 GR 复合物进入细胞核。与 GCS 反应成分（GRE）结合，增加抗炎症细胞因子基因转录；与负性 GCS 反应成分（nGRE）结合，抑制致炎因子的基因转录，从而产生抗炎作用。

（二）剂型

1. 人工合成的 GCS 制剂

人工合成的短效或中效 GCS，包括氢化可的松、可的松、泼尼松、泼尼松龙及甲泼尼松龙等，长效 GCS 包括倍他米松及地塞米松等。临床上多应用氢化可的松、甲泼尼松龙静脉给药以及泼尼松、甲泼尼松龙口服给药。泼尼松口服后全身生物可利用度为 50% ~ 80%，泼尼松需要肝脏 11β- 羟基类固醇脱氢酶活化为泼尼松龙后发挥作用。

通常氢化可的松 20 mg 与可的松 25 mg、泼尼松 5 mg、甲泼尼松龙 4 mg 及地塞米松 0.75 mg 剂量相当，临床上可根据上述剂量进行换算。

2. 新型 GCS 制剂

随着药理学研究的进展，人们已将 GCS 的全身效应和局部抗炎作用进行了有效分离，并合成了多种具有高度局部活性和肝脏首过效应、低全身反应的新型 GCS。如倍氯米松（Bclomethasone）、替可的松匹伐酯（Tixocortol）、氟替卡松（Fluticasone）、布地奈德（Budesonide）等，这些新型 GCS 与皮质 GCS 受体具有高亲和力，局部浓度高，抗炎作用强，吸收后经肝脏首过清除迅速，循环中皮质醇浓度低，全身不良反应少。新型 GCS 局部用制剂，比传统的直肠用制剂疗效明显提高。

（1）布地奈德

布地奈德是目前研究和使用较多的新型 GCS，是一种非卤化的 GCS，大部分经肝脏首过清除，90% 药物被代谢，其全身利用率仅有 10%，对血清皮质醇无影响，与皮质 GCS 受体具有高亲和力，局部浓度高，抗炎作用强，全身不良反应少。布地奈德缓释胶囊在 $pH > 5.5$，即药物基本到达回肠及升结肠时，才释放药物成分，用于 CD 的治疗。此外，布地奈德还有多种局部治疗剂，如灌肠剂、泡沫剂、栓剂、凝胶剂等，常用于 UC 治疗。

（2）倍氯米松

倍氯米松最初用于哮喘患者局部吸入治疗，它对全身的影响较小，可能是增加了肝脏"首过"代谢所致。倍氯米松灌肠剂治疗远端 UC，疗效与泼尼松龙相当，但该药不影响患者血清皮质醇水平，不会引起下丘脑 - 垂体 - 肾上腺轴抑制。口服治疗活动性 UC，治疗有效性类似于 5-ASA。

（3）促肾上腺皮质激素

胃肠外给予外源性促肾上腺皮质激素（ACTH）作为类固醇的替代品，也可用于 IBD 的治疗。ACTH 在肌内注射后吸收迅速，血浆半衰期为 15 min。ACTH 可引起内源性皮质醇及其他肾上腺类固醇的分泌，其疗效与泼尼松或氢化可的松相比孰优尚待验证。ACTH 对以前未用过类固醇治疗的患者疗效可能较佳。然而，近期用过类固醇的患者可能对外源性类固醇反应更好。给予 ACTH 后有发生肾上腺出血之虑，但发生者极少。

（三）适应证

GCS 治疗 UC 的适应证是中重度 UC 和重症 UC 以及氨基水杨酸类制剂疗效不佳而且反复发作的轻、中型 UC 患者。

（四）禁忌证

①曾患或现患严重精神病和癫痫；②活动性消化性溃疡病；③新近手术，骨折，

创伤修复期，角膜溃疡；④肾上腺皮质功能亢进；⑤严重高血压；⑥糖尿病；⑦抗菌药不能控制的感染。

（五）剂量

1. 使用方法

（1）泼尼松

常用剂量为 40～60 mg/d［1 mg/（kg·d）］，清晨 1 次服用或分次口服。病情控制后逐渐减量，3～6 个月完全停药。

（2）泼尼松龙

常用剂量为 35～55 mg/d［0.8 mg/（kg·d）］，清晨 1 次服用或分次口服，病情控制后渐减量。重症 IBD 患者，可用甲泼尼松龙 40～60 mg/d 静脉滴注 7～14 d。病情控制后逐渐减量，3～6 个月完全停药。

（3）氢化可的松

常用剂量为 200～300 mg/d 静脉滴注，疗程一般为 7～14 d，于病情控制后，改为口服泼尼松 40～60 mg/d，适用于重症患者。局部给药予氢化可的松 100 mg/d 加 40～100 ml 温生理盐水保留灌肠，每晚睡前 1 次。病情控制后逐步减量，2～3 个月后完全停用。

（4）地塞米松

常用剂量为 10～15 mg/d，静脉滴注，适用于重症患者，疗程同氢化可的松。局部给药时，地塞米松 5 mg/d 加 40～100 ml 温生理盐水保留灌肠，每晚睡前 1 次。病情控制后逐步减量，2～3 个月后完全停用。

（5）ACTH

常用剂量为每天 25～50 U 静脉滴注，适用于暴发型和严重发作期患者。

（6）布地奈德

常用剂量为 9 mg/d，分 3 次口服，使用 6 个月～1 年后停用。布地奈德灌肠液 2 mg/d 保留灌肠，每晚睡前 1 次，布地奈德灌肠液 2 mg 剂量相当于 20～30 mg 泼尼松的作用。病情控制后逐步减量，2～3 个月后完全停用。

（六）疗效预测与检测

如疗程可能大于 6 周，建议给予骨保护治疗，但基于大量前瞻性试验，使用激素的患者一般均给予补充钙和维生素 D。

在 GCS 使用过程中可能会出现激素抵抗或激素依赖。激素依赖是在保证没有疾病活动复发的情况下，自开始使用激素起 3 月内不能将激素用量减少到相当于泼尼松龙 10 mg/d（或布地奈德 3 mg/d）的剂量，或停用激素后 3 个月内复发。激素抵抗是指经相当于泼尼松龙剂量达 1 mg/（kg·d）治疗超过 4 周，疾病仍处于活动期。当存在激素依赖时，应选择嘌呤类药物或 MTX，同时给予抗 TNF 药物。外科手术也是治疗手段之一。当存在活动性病变客观依据且对激素抵抗时，应该使用 IFX（联合或不联合嘌呤类药物或 MTX），外科手术治疗也应在早期考虑和讨论范围内。

（七）毒副作用

GCS 的不良反应大体分为三大类：①为诱导缓解而使用超过生理剂量的激素产生的早期不良反应，包括外貌改变（痤疮、满月脸、水肿和皮肤紫纹）、睡眠和情绪紊乱、精神异常、消化不良及糖耐量异常。②长期应用（通常 > 12 周，有时更短）的不良反应包括白内障、骨质疏松、股骨头坏死、肌病及易发生感染。③撤药反应，包括急性肾上腺功能不全（由于突然停药）、假风湿综合征（肌痛、全身不适和关节疼痛等类似 UC 复发的症状）、颅内压增高。布地奈德的全身不良反应显著少于全身作用激素。

三、生物制剂

（一）进展

IBD 的发病机制主要是环境因素作用于遗传易感者，促发免疫调节紊乱，最终导致不能自限的过激免疫反应损伤肠道。其中，炎症细胞因子和化学因子在 IBD 的发生和发展中起重要作用，某些炎症介质可能起关键作用。因此，以这些关键性细胞因子和化学因子及其受体为靶点，阻断或激活某一特定信号通路，有可能从根本上阻止 IBD 的发生和发展，从而对 IBD 起到治疗作用。

1. 以 TNF-α 为靶点的生物制剂

TNF-α 是由单核 - 巨噬细胞、树突状细胞等免疫细胞产生的一种具有多种生物学效应的炎症介质，在 IBD 的发病中起关键作用。以 TNF-α 为靶点的 IFX 是一种抗 TNF-α 人鼠嵌合体 IgG1 单克隆抗体，是临床上正式用于 IBD 治疗的首个生物制剂，在 UC 和 CD 的诱导缓解治疗和维持缓解治疗中均有明显疗效。最新研究证据表明，IFX 可促进 UC 患者达到组织学缓解。欧美于 2005 年批准 IFX 用于成人活动期 UC 的诱导缓解治疗，2006 年批准 IFX 用于成人 UC 的维持缓解治疗，2011 年批准 IFX 用于儿童 UC 的诱导缓解治疗和维持缓解治疗。2012 年 IFX 在中国被批准开展治疗 UC 的Ⅲ期临床试验，2020 年获准上市。由于 IFX 在 UC 和 CD 的治疗上取得了空前的成功，其后又进一步上市了以 TNF-α 为靶点的一系列生物制剂（表 11-1）。

完全人源化的抗 TNF-α IgG1 型单抗阿达木单抗（Adalimumab，ADA）是紧随 IFX 上市的治疗 UC 的生物制剂，为自身给药型生物制剂，用于中重度 UC 治疗，即使是对 IFX 抵抗或不耐受的 UC 患者，ADA 亦显示出了良好的疗效和安全性。因此，2010 年欧洲批准 ADA 用于中重度 UC 治疗，2012 年 FDA 批准 ADA 用于中重度 UC 治疗，ADA 用法为皮下注射，每疗程 4 次，第 0 周 160 mg，第 2 周 80 mg，第 4、6 周均为 40 mg。ADA 于 2020 年在中国获准上市。

表 11-1　以 TNF-α 为靶点的生物制剂一览表

	英夫利西单抗（IFX）	阿达木单抗（ADA）	赛妥珠单抗（CZP）
制剂类别	抗 TNF-α IgG1 人鼠嵌合型单抗	抗 TNF-α IgG1 人源化单抗	聚乙二醇化 抗 TNF-α Fab 人源化单抗
作用靶点	TNF-α	TNF-α	TNF-α Fab 片段
作用机理	中和 TNF-α，阻断 TNF-α 信号通路，抑制 TNF-α 诱发的炎症反应		
临床应用	在欧美及中国已上市，用于 CD 和 UC 临床治疗	在欧美已上市，用于 CD 和 UC 治疗，预计 2020 年在中国上市	在欧美已上市，用于 CD 治疗。尚未进入中国

其后，另一种抗 TNF-α 单抗 Golimumab（GLM）问世。GLM 为人源 IgG1 型，已于 2013 年被 FDA 批准用于中重度 UC 治疗，用法为皮下注射，100 mg/ 次，每疗程 2 次，间隔 2 周。该药尚未进入中国。

赛妥珠单抗（Certolizumabpegol，CZP）是聚乙二醇化的抗 TNF-α 单抗 Fab 片段，其特点是半衰期长、生物利用度高；易于渗透到炎症组织；由于没有 Fc 片段，不会产生补体和抗体介导的细胞毒作用；也不能透过胎盘屏障。CZP 虽然没有促凋亡效应，但已在临床试验中显示出良好的抗炎作用。CZP 目前已被批准用于 CD 的临床治疗，对 UC 的治疗目前仍在临床试验中。

最近，另一种以 TNF-α 为靶点的口服生物制剂 AVX-470 已进入临床试验阶段。AVX-470 是一种牛源的抗 TNF-α 多克隆抗体，为肠溶剂型，通过口服在肠道黏膜中和 TNF-α 发挥局部抗炎作用。最近的临床试验显示 AVX-470 对中重度 UC 有良好的治疗作用。

以 TNF-α 为靶点的生物制剂在 UC 和 CD 的治疗上空前成功，其后，以其他与 IBD 相关的关键细胞因子和化学因子及其受体为靶点，开展了一系列的基础和临床研究，新一代治疗 IBD 的生物制剂开始源源不断地上市或正在临床试验中（表 11-2 至表 11-5）。

虽然 UC 患者外周血 TNF-α 表达水平并没有明显升高，然而基础和临床均发现 TNF-α 参与了 UC 的发生和发展，同时，大量临床资料显示 IFX 对 UC 有确切的疗效，推测 IFX 在 UC 中发挥治疗作用主要与以下机制有关：①与跨膜性和可溶性 TNF-α 结合，抑制其与受体结合，使 TNF-α 失去生物活性，从而阻断炎症反应；②激活补体依赖的细胞溶解和抗体依赖细胞介导的细胞毒作用，引起 T 淋巴细胞和单核细胞凋亡；③降低趋化因子和黏附分子水平，抑制炎症细胞向炎症部位移位；④下调促炎症细胞因子，包括 IFN-γ、IL-1 及 IL-6 等的水平；⑤调节促凋亡蛋白基因转录，改变细胞内促凋亡蛋白和抗凋亡蛋白（Bax/Bcl-2）比例，诱导固有膜 T 淋巴细胞和单核细胞凋亡，减少肠上皮细胞凋亡；⑥抑制 TNF-α 对肠上皮细胞紧密连接蛋白表达和分布的影响，降低肠上皮通透性，保护肠黏膜屏障功能。

2. 以整合素为靶点的生物制剂

整合素是一组主要分布于肠道黏膜上皮细胞表面的免疫细胞黏附分子，介导淋巴细胞迁移和黏附，在炎症的发生和发展中起重要作用。阻断整合素信号传导将通过抑制淋巴细胞迁移和粘附而抑制炎症反应。那他珠单抗（Natalizumab，NTZ）是针对整合素 α4 的人源化单克隆抗体，可抑制淋巴细胞向炎症部位趋化和粘附，2008 年被 FDA 批准用于 UC 治疗，但因为不良事件只允许在严密监测下使用。维得利珠单抗（Vedolizumab）是以整合素 α4β7 为靶点的人重组型 IgG1 单抗。基础和临床研究显示，维得利珠单抗不仅能够有效诱导和维持 UC 缓解，而且诸如严重感染、严重输液反应或恶性肿瘤等的发生率都较低，安全性较高，2014 年 FDA 批准维得利珠单抗用于 UC 诱导缓解和维持治疗。目前维得利珠单抗已经获准在欧美广泛用于成人 CD 和 UC 治疗，我国已经于 2020 年上市（表 11-2）。

表 11-2 以整合素为靶点的抗 IBD 生物制剂一览表

	那他珠单抗（NTZ）	维得利珠单抗（VDZ）	伊妥珠单抗（Etrolizumab）
制剂类别	抗 – 整合素 α4 IgG1 人源化单抗	抗 – 整合素 α4β7 IgG1 人源化单抗	抗 – 整合素 β7 IgG1 人源化单抗
作用靶点	整合素 α4	整合素 α4β7	整合素 β7
作用机理	通过阻断整合素与其配体相互作用，抑制白细胞迁移及粘附肠黏膜组织		
临床应用	2008 年在欧美上市，但由于不良事件只允许在密切监测下用于成人 CD 和 UC 治疗	2014 年在欧美上市，用于成人 CD 和 UC 治疗。2020 年在中国上市	Ⅲ期临床试验阶段

3. 以白介素为靶点的生物制剂

早期的研究显示，作为致炎症细胞因子，白介素在 IBD 的发生和发展发挥了主要甚至关键作用，提示中和致炎性白介素可能够对 IBD 发挥治疗作用。近年的研究发现，抗白介素 12（IL-12）和（或）IL-23 单抗对 IBD 有明显的治疗作用。以 IL-12/23 的共同亚基 P40 为靶点的乌司奴单抗（Ustekinumab，UST）于 2016 年被欧美批准用于 UC 治疗，2020 年在中国获准上市（表 11-3）。

此外，治疗 IBD 的生物制剂仿制药也取得了重要进展。全球第一个 IFX 仿制药于 2013 年 9 月获得欧盟许可上市，用于 UC 治疗，其疗效和安全性与 IFX 相仿。其他治疗 UC 的生物制剂仿制药也已经进入临床试验阶段。中国自己的 IFX 和 ADA 生物仿制药的研发和产业化也进入了快速发展阶段，目前已经有三家生物医药公司独立研发出 IFX 和 ADA 生物仿制药并于 2020 年获准上市。

表 11-3　以白介素为靶点的生物制剂一览表

	乌司奴单抗（UST）	Brazikinumab	Tilelrakizumab
制剂类别	抗 -IL12/23（P40）IgG1 人源化单抗	抗 -IL23（P19）IgG1 人源化单抗	抗 -IL23（P19）IgG1 人源化单抗
作用靶点	IL-12/23	IL-23	IL-23
作用机制	中和 IL-12、IL-23，阻断白介素信号通路，抑制白介素诱发的炎症反应		
临床应用	欧美已于 2016 年批准用于 CD 和 UC 治疗。2020 年在中国获批上市	Ⅱ 期临床试验阶段	Ⅱ 期临床试验阶段

表 11-4　目前已在欧美临床应用的治疗 UC 主要生物制剂一览表

类别	TNF-α 单抗			整合素 α4β7 单抗	IL-12/23 单抗
种类	Infliximab（IFX）	Adalimumab（ADA）	Certolizumab（CTZ）	Vedolizumab（VDZ）	Ustekinumab（UST）
上市年份	1998	2008	2008	2014	2016
适应证	CD，UC	CD，UC	CD	CD，UC	CD，UC
抗体类别	人鼠嵌合	全人源	人源化	人源化	人源化
作用机制	中和 TNF-α，阻断 TNF-α 信号通路，抑制炎症反应			阻断整合素与其配体的结合，抑制白细胞的迁移和粘附	阻断 IL-12、IL-23 信号通路，抑制炎症反应
用法、用量	静脉滴注诱导治疗：第 0、2、6 周，5 mg/kg 维持治疗：每 8 周 1 次，5 mg/kg	皮下注射 Adalimumab：第 0 周 160 mg，第 2 周 80 mg，第 4 周开始每 2 周 40 mg Certolizumab：第 0、2 周 400 mg，第 4 周开始每 4 周 400 mg		静脉滴注诱导治疗：第 0、2、6 周，300 mg 维持治疗：每 8 周 1 次，300 mg	静脉滴注、皮下注射诱导治疗：第 0 周 130 mg；或按照体重计算药物剂量（< 55 kg 260 mg；55 ~ 85 kg 390 mg；> 85 kg 520 mg），静脉滴注维持治疗：每 8 周 1 次，皮下注射 90 mg
副作用	机会性感染，包括结核；肿瘤；免疫性病变			鼻咽炎，头痛，关节痛	鼻咽炎，上呼吸道感染，头痛，关节痛

表 11-5　目前正在临床试验阶段的主要抗 IBD 生物制剂一览表

生物制剂	作用机制	结构	应用途径	临床试验	进展
MEDI-2070	抗 IL-23 单抗	人源 IgG	皮下注射、静脉滴注	NCT01714726	临床 Ⅱ a
AMG 139	抗 IL-23 单抗	人源 mAB	皮下注射、静脉滴注	NCT01258205	临床 Ⅱ
PF-04236921	抗 IL-6 单抗	人源 IgG	皮下注射	NCT01287897	临床 Ⅱ

续表

生物制剂	作用机制	结构	应用途径	临床试验	进展
QAX576	抗 IL-13 单抗	人源 IgG1	静脉滴注	NCT01355614	临床Ⅱ
AMG-181	抗 α4β7 单抗	人源 IgG	皮下注射	NCT01696396	临床Ⅱ
GSK-1605786	CCR9 拮抗剂		口服	NCT01277666	临床Ⅲ
CCX282-B	CCR9 拮抗剂		口服	NCT00306215	临床Ⅲ
BMS-936557	抗 CXCL-10 单抗	人源 IgG1	Ⅳ	NCT01466374	临床Ⅱ
PF-00547659	抗 MAdcaM1 单抗	人源 IgG2	皮下注射	NCT01276509	临床Ⅱ
NN8555	抗 NKG2 单抗	人源 IgG1	皮下注射	NCT01203631	临床Ⅱ
Cx601	人源干细胞	人源干细胞	病灶内注射	NCT01541579	临床Ⅲ
PDA001	人源干细胞	人源干细胞	Ⅳ	NCT01155362	临床Ⅱ

（二）品种及剂型

1. IFX

IFX 为第一个获准用于 UC 临床治疗的生物制剂，剂型为静脉滴注针剂，规格为每支 100 mg。2021 年 11 月国产英夫利西单抗仿制药亦获批上市。口服剂型尚在临床试验中。

2. ADA

ADA 在欧美国家已获批广泛应用于 UC 治疗，在我国还未获批 UC 适应证，包括原研及两种国产仿制药。剂型为皮下注射针剂，规格为每支 40 mg。

3. UST

UST 于 2019 年被欧美批准用于 UC 治疗，在我国尚未获批 UC 适应证。剂型为针剂，包括静脉滴注（规格为每支 130 mg）和皮下注射（规格为每支 90 mg）两种。

4. VDZ

VDZ 于 2014 年由 FDA 批准用于 UC 诱导缓解和维持治疗，在我国于 2020 年获批成人 UC 适应证。剂型为静脉滴注针剂，规格为每支 300 mg。

（三）适应证

1. IFX

（1）诱导缓解：IFX 可作为一线治疗用于下列情况的 UC 治疗（成人及儿童）。

1）中重度活动性 UC。

2）难治性 UC：GCS 依赖性、抵抗或不能耐受的 UC；免疫抑制剂难以控制的 UC；频繁反复发作的 UC。

3）伴有肠外表现的活动性 UC。

4）急性重症 UC（ASUC）。

5）其他：对抗生素或局部作用糖皮质激素治疗无应答的慢性、顽固性储袋炎，尤其是 CD 样储袋炎。

（2）维持缓解：经 IFX 治疗有效或取得缓解者，可继续定期使用 IFX 维持缓解。氨基水杨酸制剂或免疫抑制剂不能维持缓解治疗，或维持治疗后很快复发者也适用于 IFX 维持治疗。

2. ADA

（1）一线用于成人中重度活动 UC 的诱导和维持缓解。

（2）伴有肠外表现的活动性 UC。

（3）激素或 IFX 诱导缓解后的维持治疗。

（4）IFX 失应答或者不耐受患者的转换治疗。

3. UST

（1）一线用于成人中重度活动性 UC 的诱导和维持缓解。

（2）抗 TNF 制剂或者 VDZ 治疗失败或不耐受患者的转换治疗。

4. VDZ

（1）诱导缓解

1）可一线用于中重度活动性成人 UC。

2）适用于对抗 TNF-α 单抗治疗应答不充分、失应答或不耐受的中重度活动性成人 UC 患者的诱导治疗。

（2）维持缓解

1）使用 VDZ 成功诱导缓解的 UC 患者，可继续使用 VDZ 维持缓解治疗。

2）VDZ 也可用于环孢素或糖皮质激素成功诱导缓解的 ASUC 患者的维持缓解治疗。

（四）禁忌证

1. IFX

IFX 的禁忌证如下。

（1）感染：包括 CD 并发的腹腔脓肿和肛周脓肿在内的活动性感染及慢性感染。要特别注意结核分枝杆菌感染，包括潜伏结核和机会性感染性结核。肝炎病毒、EB 病毒和 HPV 病毒感染也值得关注。总体来看，IFX 与细菌和真菌性感染关系较密切，与病毒性感染的相关性较小。

（2）肿瘤：过去的主张是既往有肿瘤病史或现症恶性肿瘤者均是 IFX 的禁忌证。最新的观点认为，对于根治术后的肿瘤患者，或者已经超过危险期的肿瘤患者，如果病情需要，也可酌情考虑应用 IFX 治疗 UC，或者改用肿瘤风险较小的其他生物制剂。

（3）对鼠源蛋白成分过敏。

（4）妊娠晚期。既往认为妊娠晚期不宜用 IFX 治疗，原因是 IFX 可能通过胎盘进入新生儿体内，影响新生儿接种疫苗。最近的研究并不支持这一点。

（5）近 3 个月内接受过活疫苗接种。

（6）充血性心力衰竭。

（7）神经系统脱髓鞘病变。

2. ADA

ADA 的禁忌证基本类同于 IFX：

（1）对于 ADA 或 ADA 制剂中其他成分过敏者。

（2）活动性结核或者其他严重的感染，如败血症和机会感染等。

（3）肿瘤：同 IFX。

（4）中度到重度心力衰竭患者（NYHA 分类 Ⅲ/Ⅳ 级）。

（5）近 3 个月内接受过活疫苗接种。

3. UST

UST 的禁忌证如下。

（1）对 UST 任何成分过敏者。

（2）严重活动性感染（如活动性肺结核、活动性乙肝等）者。

4. VDZ

VDZ 禁忌证如下。

（1）对本品中任何成分过敏者。

（2）活动性感染，包括潜伏性感染和机会性感染，尤其是明显或重度感染。

（五）用法及用量

1. IFX

（1）使用方法

1）有适应证、无禁忌证的 UC 患者可使用 IFX 治疗进行诱导和维持缓解治疗。IFX 的使用方法为每千克体重 5 mg（初始剂量），缓慢静脉滴注，第 0、2、6 周为诱导缓解；其后每隔 8 周 1 次维持治疗。第四次 IFX 治疗前，应该系统性评估 IFX 疗效并检测 IFX 谷浓度、抗 IFX 抗体浓度和 TNF-α 浓度（简称类克三项），并根据相关结果酌情优化 IFX 治疗方案。

2）因激素依赖、激素抵抗或其他原因不能继续使用 GCS 而改用 IFX 时，GCS 应该立即逐步减量至停药。

3）IFX 应该从一开始就联合应用免疫抑制剂，IFX 与免疫抑制剂合用具有协同效应，能够提高疗效、减少副作用。

4）对 IFX 诱导缓解的 UC 患者建议继续使用 IFX 长期维持治疗，无条件时可以用嘌呤类药物或氨基水杨酸制剂维持治疗。

（2）注意事项

1）IFX 的疗效肯定，且有较好的安全性。但该药并非对所有 UC 患者都有效，部分有效者在治疗过程中疗效会减弱或失去而必须增加剂量或缩短治疗间隔时间；少数可能发生严重并发症；多数患者需要长期用药，因而花费颇大。因此，在开始治疗前应向患者详细解释，并务必要求患者及其家属均签署知情同意书。

2）为预防过敏反应，强调输注速度不能过快（250 ml/2 h 或以上，先慢后逐渐加快），滴注时间不短于 2 h；输注期间及输注结束后 2 h 内留观，输注室备有必需的急救药物和设备；对曾经发生过 IFX 输注反应者，给药 30 min 前先予抗组胺药如苯海拉明及皮质类固醇预防用药，给药速度应更慢。

3）由于 TNF-α 对细胞内病原体如分枝杆菌的感染起着重要防御作用，在 IFX 治疗的 UC 患者中，潜伏的结核杆菌可被激活。因此，在使用 IFX 治疗前，必须详细询问 UC 患者的结核病史和接触史，常规详细检查，明确是否存在潜在性或活动性结核。这些检查包括胸片、PPD 皮试、TB-SPOT、妇科 B 超（女性患者），必要时 CT 检查。如果胸片提示活动性肺结核或 PPD 皮试强阳性，应先予正规抗结核治疗，并在抗结核治疗疗效评估后才能确定能否使用 IFX。只有在控制结核感染后才能给予 UC 患者 IFX 治疗。任何接受 IFX 治疗者在治疗期间及治疗后 3~6 个月应对结核感染进行常规监测（包括胸片、PPD 皮试、TB-SPOT、女性患者妇科 B 超，必要时 CT）。

4）使用 IFX 前还应常规检查是否存在病毒性肝炎，检查内容包括肝功能、病毒标志物及病毒滴度。由于乙型肝炎病毒感染在中国常见，对乙型病毒性肝炎应特别注意。应用 IFX 治疗前应常规检查血清乙肝病毒标志物及肝功能，对 HBsAg 阳性者应定量检测 HBV-DNA。对 HBsAg 阳性伴转氨酶升高或（和）HBV-DNA ≥ 10^3 copies/ml 者，先予抗病毒治疗至转氨酶恢复正常且 HBV-DNA 降至正常值才开始 IFX 治疗。

5）目前认为，使用 IFX 期间妊娠、妊娠期间使用 IFX 及哺乳期间使用 IFX 并未发现更多不良事件，总体看来是安全的。

6）使用 IFX 6 个月内不宜接种活疫苗。

2. ADA

（1）使用方法：首次治疗剂量 160 mg，2 周后 80 mg，以后每 2 周 1 次 40 mg。皮下注射。

（2）注意事项：同 IFX。

3. UST

（1）使用方法：常规用法为首次 UST 治疗为静脉输注，根据体重计算 UST 剂量：体重 ≤ 55 kg，剂量为 260 mg；体重为 55~85 kg，剂量为 390 mg；体重 > 85 kg 者，剂量为 520 mg。首次给药后第 8 周 90 mg UST 皮下注射。此作为诱导缓解治疗。以后每 12 周 90 mg UST 皮下注射 1 次作为维持缓解治疗。

（2）注意事项

1）现有数据表明无需联用嘌呤类药物等免疫抑制剂来提高 UST 临床疗效。

2）现有证据表明 UST 安全性较高，在老年人中无需特别调整剂量。

3）妊娠期使用 UST 的风险级别属于 B 级（低风险），哺乳期现有证据较少。

4）对于肿瘤患者而言，相较于 IFX 和 ADA，UST 是相对安全的选择（需行化疗患者禁用）。

5）对于激活潜伏性结核或病毒性肝炎风险较低，但仍需监测机会性感染。

6）有研究表明，对伴有肠外表现尤其是皮肤病变（银屑病）的活动性 UC 患者 UST 可获较好疗效。

7）目前数据显示 UST 使用不影响疫苗接种。

8）与其他生物制剂或小分子化合物合用目前相关证据不足。

4. VDZ

（1）使用方法：常规用法是每次 300 mg，在第 0、2 和 6 周静脉输注 1 次，作为诱导缓解治疗，随后每 8 周静脉输注 1 次，作为维持缓解治疗。

（2）注意事项

1）现有数据表明无需联用嘌呤类药物等免疫抑制剂来提高 VDZ 临床疗效。

2）现有证据表明 UST 安全性较高，在老年人中无需特别调整剂量。

3）妊娠期及哺乳期使用 VDZ 现有证据较少。

4）对于肿瘤患者而言，VDZ 是相对安全的选择。

5）对于激活潜伏性结核或病毒性肝炎风险较低，但仍需监测机会性感染。要特别关注与 VDZ 密切相关的进行性多灶性白质脑病（progressive multifocal leukoencephalopathy，PML）。

6）目前有报道 VDZ 治疗可能诱发或加重肠外表现，不推荐应用于合并肠外表现的患者，但相关证据不足，需进一步研究。

7）目前数据显示 VDZ 使用不影响疫苗接种。

8）与其他生物制剂或小分子化合物合用目前相关证据不足。

（六）疗效预测与监测

1. IFX

欧美的临床资料显示，70% 左右的 UC 患者对 IFX 治疗有应答，20% 左右的 UC 患者对 IFX 治疗无应答或应答较差。根据国外的一项临床研究，在难治性 UC 中 67%（81 例 /121 例）对 IFX 有初始临床应答，其中 68% 有持续性临床应答。另外，有 10% 左右的 UC 患者先对 IFX 治疗有应答，然后应答逐渐减弱，甚至消失，可能的原因是 UC 患者产生抗 IFX 抗体，或 UC 患者继发了感染等并发症。

那么，有哪些途径可以预测 UC 患者对 IFX 的应答情况？有研究显示，IFX 有效血药浓度（＞4 μg/mL）持续时间较长者对 IFX 的应答较好；早期对 IFX 产生抗体，尤其是抗体持续时间长的 UC 患者对 IFX 无应答或应答较差；CRP 的变化也能较好地预测 UC 患者是否对 IFX 有良好应答，CRP 降低越快，UC 患者对 IFX 应答越好。目前还未发现持续性临床应答的独立预测因子。此外，无短期内临床应答、基础 CRP 水平≥5 mg/L、曾静脉使用 GCS 和（或）环孢素是使用 IFX 后仍需进行结肠切除术的独立预测因子。

我们初步的临床经验显示，IFX 对 UC 的疗效要稍好于对 CD 的疗效，至少与对 CD 的疗效一样好，而且临床应用 IFX 治疗后，有良好应答的 UC 患者在 IFX 治疗后 3 d 左右甚至当天病情可有明显缓解，IFX 治疗后 1 周左右复查结肠镜可见肠道黏膜炎症明显消退。

监测药物浓度检测不仅可预测疗效，亦可指导优化 IFX 的治疗剂量（图 11-1）。研究表明，根据药物浓度优化 IFX 剂量或根据临床经验调整 IFX 剂量，在达到临床缓解率方面并无差异，但根据药物浓度优化剂量组 1 年后复发率明显下降；药物经济学评估模型表明根据浓度优化 IFX 剂量可节约总体费用。

2. ADA

如果应答良好，通常在 ADA 治疗后 2～4 周即有明显疗效、在 8～12 周达到

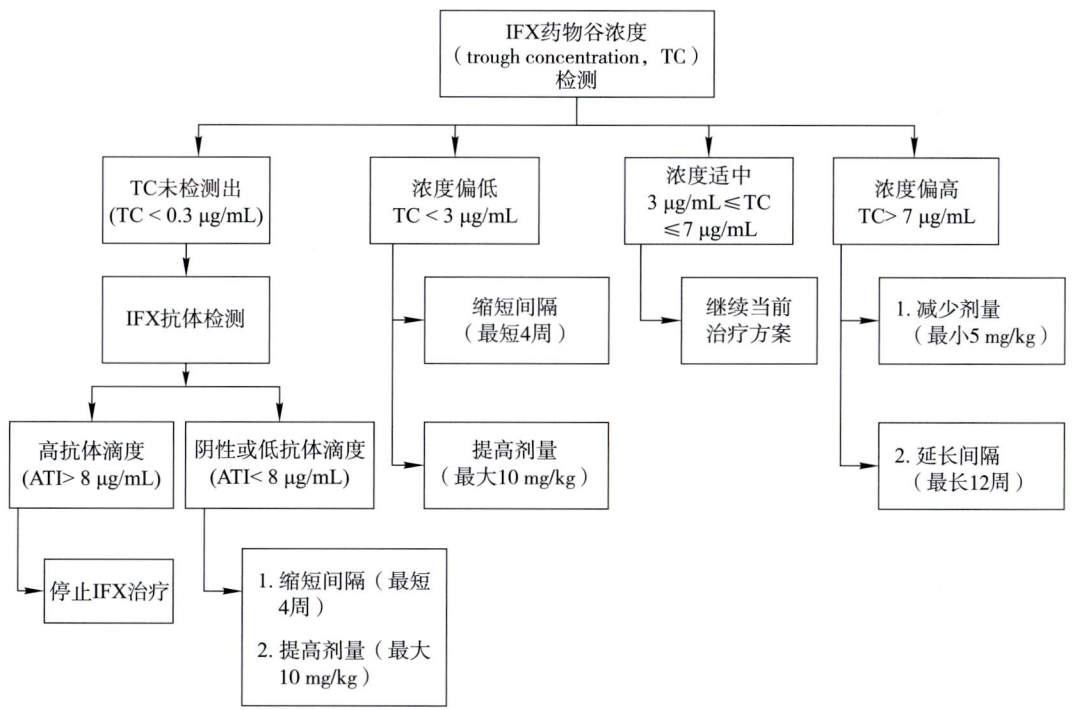

■ 图 11-1　优化 IFX 治疗方案示意图

资料来源于 *Gastroenterology 2015*；148：1320-1329。

内镜缓解。应在初次使用后的第 12 周左右对 ADA 疗效进行系统性评估（内容同 IFX），确认是否达到内镜缓解。同时监测 ADA 谷浓度、抗 ADA 抗体浓度和 TNF-α 浓度，ADA 有效稳态谷浓度在 4~8 μg/ml。对于判定为原发无应答或继发失应答者，可通过药物浓度测定优化治疗方案，包括增加剂量（80 mg 隔周治疗）或缩短给药间隔（40 mg 每周）。

3. UST

目前还没有基于 UST 血药浓度监测的治疗方案。多数情况下，如果对 UST 应答良好，通常在 UST 治疗后 1~2 周病情就会有明显改善，部分患者可在首次 UST 治疗后 2~4 周甚至 8 周后才显示出明显疗效。判断 UST 原发性失去应答的具体时间尚无一致意见。一般认为，应在第二次 UST 治疗前进行系统性评估，最迟在第三次 UST 治疗前进行系统性评估。应答不佳者可将 12 周间隔期缩短至 8~10 周，也有报道将皮下注射调整为静脉注射或可提高疗效。

4. VDZ

如果对 VDZ 应答良好，通常在 VDZ 治疗后 2~4 周病情就会有明显改善。与 IFX 相同，常规于使用第四次 VDZ（14 周左右）前行系统性评估。目前尚未确定合适的 VDZ 有效谷浓度。对于难治性 UC 患者，可考虑予以强化诱导治疗，具体方法如下：在诱导缓解治疗的第 10 周评估患者对 VDZ 的临床应答，如果应答不充分，可在第 10 周增加一次给药以提高疗效，即采用第 0、2、6、10、14 周分别静脉输注一次 VDZ 方案，其后以每 8 周一次给药维持缓解治疗。维持缓解治疗期间，对于继发性失应答患者，有研究表明缩短间隔至每 4~6 周一次可能提高疗效。

（七）不良反应

1. IFX

IFX 为人鼠嵌合型免疫球蛋白，具有较强的免疫原性，可诱导抗 IFX 抗体产生，可引起输液反应、迟发的血清病样反应和疗效降低。此外，IFX 的严重不良反应主要包括诱发或加重感染性疾病（尤其结核）、淋巴瘤以及加重已存在的充血性心力衰竭等。目前已知的不良反应主要有以下几个方面。

（1）药物输注反应：发生率为 3%~10%，严重反应为 0.1%~1%。目前认为抗 IFX 抗体的产生与药物输液反应密切相关，接受规则性定期给药维持缓解治疗或合用免疫抑制剂者输液反应发生率低于不规则治疗者。输液反应多发生在药物输注期间和停止输注 2 h 内，表现为头痛、恶心、胸闷、发热、皮肤发红、荨麻疹等，严重者发生低血压、咽喉水肿和气管痉挛。

（2）迟发型过敏反应（血清病样反应）：该并发症与 IFX 使用的间隔有关，如果按目前推荐的定期给药治疗方案，发生率为 1%~2%。迟发型过敏反应多发生在给药后 3~14 日，临床表现为肌肉痛、关节痛、发热、皮肤发红、荨麻疹、瘙痒、面部和手足水肿等类似血清病反应。

（3）自身抗体及药物性红斑狼疮：综合报道在接受 IFX 治疗的 IBD（包括 UC）患者中有高达 40% 出现血清抗核抗体（ANA）、15% 出现抗双链 DNA 抗体（anti-dsDNA）。但是，药物性红斑狼疮的发生率并不高（少于 1%），且一般表现为关节炎、多浆膜腔炎、蝴蝶样红斑等，罕有肾或中枢神经系统侵犯者，一般在停药后症状迅速缓解。由于自身抗体产生者少有发展为药物性红斑狼疮，因此，自身抗体产生并非继续 IFX 治疗的禁忌。如出现药物性红斑狼疮则应停药。牛皮癣样皮肤病变也是 IFX 治疗后 IBD 患者不可忽视和无法解释的并发症之一，其发生率为 5.7 人 /1 万（人·年）。吸烟是 IFX 治疗患者发生牛皮癣样皮肤病变的高危因素，IFX 联合应用免疫抑制剂治疗可降低牛皮癣样皮肤病变的发生。

（4）感染：IFX 上市后的药物不良反应监测中，合并机会性感染的报道越来越多，而且涉及几乎全身所有器官，其中最多见的是呼吸道和泌尿系感染，病原体包括各种非特异和特异细菌、病毒及真菌感染等，以结核分枝杆菌、CMV 和艰难梭菌感染最常见。接受 IFX 治疗的 IBD 患者如果同时应用 GCS 和（或）免疫抑制剂治疗，发生潜伏感染被激活及机会性感染的危险性更高。一项名为 TREAT 的登记包括了 5 000 个病例，通过多因素回归分析之后显示，发生于 IFX 治疗中的严重感染更多见于同时使用 GCS 者。接受 IFX 治疗期间发生结核感染世界各地均有报道。结核病可发生于第 2、3 次用药后，亦可发生于用药 1~2 年。据统计发生的平均时间为距首次注射 123 d。结核病不少表现为肺外结核（>50%），并常伴播散过程。因此，应高度警惕 IFX 治疗后结核感染（包括潜伏感染被激活及机会性感染）的发生，特别是对结核高危人群。

（5）淋巴瘤和其他恶性肿瘤危险性增加的问题：这涉及 IFX 长期使用的安全性问题，也是目前最具争议性的问题。一则由于随访时间还不够长，二则因为观察对象和对照人群选择的差异、疾病本身及共用药物使用等因素对结果判断的干扰。目前已经有初步的证据表明 IFX 尤其是联合 AZA 治疗时淋巴瘤或其他恶性肿瘤危险性增加。一般认为任何具有强力抑制免疫作用的药物（包括 AZA 类免疫抑制剂）长期应用均会增加淋巴瘤和其他恶性肿瘤发生的风险。因此，治疗前应排除淋巴瘤或其他恶性肿瘤的存在（包括既往史），治疗期间须定期随访监测。

（6）心力衰竭：IFX 上市后曾有加重心力衰竭的报道，但新发心力衰竭病例罕见。一项评价其对中重度心力衰竭患者疗效和安全性的预试验显示，150 例患者随机接受安慰剂或 5 mg/kg、10 mg/kg IFX 治疗，第 28 周时 10 mg/kg 治疗组死亡和因心力衰竭而住院治疗的合并风险显著高于其余两组。因此，目前不推荐心功能 Ⅲ、Ⅳ 级者使用 IFX。

（7）其他：据报道使用 IFX 治疗的患者，会出现脱髓鞘样综合征、视神经炎、横贯性脊髓炎、多发性硬化及格林－巴利综合征。因此，上述患者列为 IFX 的禁忌证。IFX 治疗期间如果出现上述并发症，应立即停药，并视情况予相应治疗，大多可恢复。

2. ADA

ADA 的不良反应总体上与 IFX 类似。

3. UST

目前报道 UST 最常见的不良反应（＞5%）为鼻咽炎和头痛，其中大多数为轻度，不需终止 UST 治疗。已报告的 UST 最严重的不良反应为严重超敏反应，包括速发过敏反应。

4. VDZ

（1）常见的严重不良事件包括艰难梭菌感染和肺炎。

VDZ 的感染发生率与安慰剂相似。最常见的感染类型为鼻咽炎、流感和鼻窦炎。机会性感染占所有不良事件的比例不到1%，最常报道的是艰难梭菌感染和巨细胞病毒感染，多累及肠道。

目前资料显示，在对合并潜伏性肺结核的 IBD 患者予标准化抗结核治疗的同时予 VDZ 治疗 IBD，未发现可诱发或加重肺结核感染。但在以 VDZ 治疗 IBD 的同时，仍然需要密切监测结核病。

（2）常见的非严重不良事件包括疲劳、关节痛、头痛和恶心。

（3）其他具有特殊临床意义的不良事件，例如输液反应、狼疮样反应、肝胆不良事件和恶性肿瘤，占所有不良事件的比例均＜1%。

VDZ 的药物输注反应（infusion-related reaction，IRR）发生率约为4%。最常见的 IRR 有恶心、头痛、瘙痒、头晕、疲劳、发热、荨麻疹和呕吐等，单个不良事件出现率均不超过1%。大多数为轻度或中度，仅＜1% 导致 VDZ 治疗中断。多数 IRR 发生于 VDZ 输注期间或输注结束后1小时内。对曾发生轻度 IRR 的患者，可在下次输注前预先给予标准治疗［如抗组胺药物、氢化可的松和（或）对乙酰氨基酚］。

（陈白莉　李瑾　李明松）

四、小分子药物

（一）进展

过去20年中，生物制剂的开发彻底改变了传统药物（5-ASA、皮质类固醇、免疫抑制剂）在 IBD 治疗中的地位。自抗 TNF-α 单克隆抗体和其他生物制剂（如抗 IL12/23 和抗 α4/β7 整合素单克隆抗体）问世以来，IBD 实现了从症状改善到黏膜愈合的突破，同时 IBD 患者的健康相关生活质量获得极大的提升。但仍有1/3的患者对生物制剂原发性失应答，同时，部分患者因出现继发性失应答或其他不良事件而导致治疗中断。长期应用生物制剂使患者罹患感染、肿瘤的风险增加。此外，生物制剂通过静脉输注或皮下注射，通常需要患者在医疗机构内完成或接受相关的医学知识培训。因此，许多针对 IBD 炎症发展过程中重要的下游炎症信号通路或新免疫学靶点的药物正处于不同的临床研发阶段。小分子药物是一种由化学合成的有机化合物，分子量通常小于 1 000，具有口服给药、免疫原性低、半衰期短、生物利用度高、容易透过细胞膜向细胞内分布等特点。现已进入 UC 临床阶段的小分子药物主要包括 Janus 激酶（JAK）抑制剂、1- 磷酸鞘氨醇（S1P）受体调节剂、磷酸二酯酶 4（DEP4）抑制剂和 Smad7 抑制剂（表 11-6）。

表 11-6　口服小分子药物的治疗靶点及其在 UC 治疗中的现状

种类	药物	靶点	临床试验	进展
JAK 抑制剂	Tofacitinib	JAK1，JAK2，JAK3	–	FDA/EMA 获批
	Upadacitinib	JAK1	NCT03006068	临床Ⅲ
	Filgotinib	JAK1	NCT02914535	临床Ⅲ
	Peficitinib	JAK1，JAK2，JAK3，TYK2	–	停止
	TD-1473	JAK1，JAK2，JAK3	NCT03758443	临床Ⅱb/Ⅲ
	PF-06651600	JAK3	NCT02958865	临床Ⅱ
	PF-06700841	JAK1，TYK2	NCT02958865	临床Ⅱ
	BMS-986165	TYK2	NCT03934216	临床Ⅱ
	Itacitinib	JAK1	NCT03627052	临床Ⅱ
	OST-122	JAK3，TYK2，ARK5	NCT04353791	临床Ⅰ/Ⅱ
	SHR0302	JAK1	NCT03675477	临床Ⅱ
S1P 受体调节剂	Ozanimod	S1P1，S1P5	NCT02531126	临床Ⅲ
	Etrasimod	S1P1，S1P4，S1P5	NCT03945188	临床Ⅲ
PDE4 抑制剂	Apremilast	PDE4	NCT02289417	临床Ⅱ
	Tetomilast	PDE4	NCT00064441	临床Ⅲ
Smad7 抑制剂	Mongersen	Smad7	NCT02601300	临床Ⅱ
其他	IMU-838	DHODH	NCT03341962	临床Ⅱ
	ABX464	MicroRNA-164	NCT04023396	临床Ⅱ
	BT-11	LANCL2	NCT03861143	临床Ⅱ

注：DHODH，人二氢乳清酸脱氢酶；LANCL2，羊毛硫氨酸合成酶类 C 蛋白 2

1. Janus 激酶（JAK）抑制剂

JAK 是位于细胞内的酪氨酸激酶蛋白，包括 JAK1、JAK2、JAK3 和非受体酪氨酸蛋白激酶 2（TYK2）四种亚型。当细胞因子配体与细胞上特异性受体结合后，

JAK 被激活，随后募集和磷酸化信号转导及转录激活因子（STAT）。p-STAT 二聚体进一步转移至细胞核上，从而靶向影响效应蛋白的核转录。不同的结合类型响应 / 激活不同的细胞因子功能。在 IBD 中，已被证明与 JAK-STAT3 信号通路机制相关的细胞因子有 IL-6、IL-9、IL-10、IL-12/23、IL-22。JAK 已被证明广泛参与炎性疾病中的固有免疫和适应性免疫、炎症反应和肠上皮屏障完整性。通过靶向抑制 JAK 可阻止 STAT 磷酸化，中断下游炎症信号转导。托法替布（Tofacitinib，又译为托法替尼），靶向抑制 JAK1 和 JAK3，先后被美国食品药物监督管理局（FDA）和欧洲药品管理局（EMA）批准用于诱导中至重度活动性 UC 的缓解，也是目前唯一获得 IBD 适应证的小分子药物。在 II 期临床试验中，Tofacitinib 已被证明可有效诱导中重度 UC 的临床缓解和内镜缓解。由于 Tofacitinib 对部分 UC 疗效显著，2020 版美国胃肠病学学会成人 UC 临床指南建议 Tofacitinib 可用于中重度 UC 的治疗。法国 IBD 临床共识指南亦推荐在抗 TNF-α 制剂或 VDZ 无效情况下使用 Tofacitinib。因此，Tofacitinib 可以作为 UC 在生物制剂无效或治疗失败之后的一个选择。与目前被批准用于治疗 UC 的其他药物相比，Tofacitinib 有其独特的作用机制，这为治疗 UC 提供了一种新的手段。Tofacitinib 的优点体现在：与非肠道给药的生物制剂对比，Tofacitinib 通过口服给药，消除了静脉注射或皮下注射给药的不良反应；Tofacitinib 免疫原性低，血清半衰期较短（3 h），肠道生物利用度高，提高了患者服药的依从性。目前，Tofacitinib 在我国尚未获批 IBD 适应证。

Upadacitinib 是一种口服的第二代 JAK 抑制剂，选择性抑制 JAK1，血清半衰期为 3 h。与 Tofacitinib 相似，该药物主要通过肝、肾代谢，给药时需考虑患者肝、肾功能。近期一项多中心、双盲的临床 II b 期试验结果显示，相对于安慰剂，接受不同剂量 Upadacitinib（15 mg/30 mg/45 mg，qd）治疗 8 周可有效诱导中至重度活动性 UC 获得临床缓解和内镜改善。且安慰剂组与 Upadacitinib 组患者出现不良事件的比例相近。以上结果推进了 Upadacitinib 治疗 UC 的 III 期临床试验开展（NCT03006068、NCT3653025、NCT02819635）。截至 2021 年 9 月，Upadacitinib 尚未在全球获批 IBD 适应证。

Filgotinib 也是第二代 JAK 抑制剂，对 JAK1 的选择性分别是 JAK2 和 JAK3 的 30 倍和 50 倍，对 JAK1 有较强的靶向性。Filgotinib 的半衰期为 6 h，其代谢活性产物半衰期约为 23 h，血药浓度在用药 1 ~ 3 h 后达到高峰，因此可每日给药 1 次。在一项为期 58 周的已完成的 II b/III 期双盲、随机对照试验中，每日 200 mg Filgotinib 治疗可有效诱导和维持对常规治疗或生物制剂治疗无效的中至重度 UC 患者临床缓解，且表现出良好耐受性。关于 UC 的 Filgotinib 的大型 III 期临床计划正在进行中（NCT02914535 和 NCT02914522），将为 Filgotinib 治疗 UC 提供更多数据。

另一类 JAK 抑制剂 Peficitinib 是一种泛激酶抑制剂，对 JAK3 的选择性高于

JAK1、JAK2 和 TYK2，被日本批准用于治疗类风湿关节炎。据目前已结束的Ⅱb期临床试验结果来看，Peficitinib 对中至重度 UC 疗效并不显著，且不良事件发生率较高。

TD–1473 是肠道选择性非特异性 JAK 激酶抑制剂，靶向 JAK1、JAK2 和 JAK3。它可以穿透肠壁在胃肠道中发挥作用，在外周血清中浓度较低。因此，与其他类型 JAK 激酶抑制剂相比，TD–1473 有望减少药物全身不良反应的发生率。在治疗中至重度 UC 方面，TD–1473 显示出良好的疗效和耐受性，目前正在进行Ⅱb/Ⅲ期临床试验，计划于 2025 年完成（NCT03758443）。

PF–06651600 和 PF–06700841 分别选择性抑制 JAK3 和 JAK1、TYK2。一项比较 PF–06651600、PF–06700841 和安慰剂治疗中至重度 UC 受试者Ⅱ期临床研究已于 2021 年 5 月结束，结果尚未公布。其他一些选择性 JAK 抑制剂，如 BMS–986165（NCT03934216）、Itacitinib（NCT03627052）、OST–122（NCT04353791）、SHR0302（NCT03675477）亦处于临床研究中。

2. 1– 磷酸鞘氨醇受体调节剂

淋巴结和胸腺中的淋巴细胞迁移至外周血液或目标部位参与炎症反应，该过程涉及鞘氨醇 –1– 磷酸（sphingosine-1-phosphate，S1P）。S1P 是一种细胞膜来源的溶血磷脂信号分子，可通过特异性地与 G 蛋白偶联受体结合，促进免疫细胞转运。它的受体有 5 种亚型：S1P1 ~ S1P5。肠道炎症与 S1P1、S1P4 和 S1P5 亚型相关。在 S1P 受体调节剂作用下，S1P 受体被结合，从而诱导 S1P 内化和降解，阻止淋巴细胞进入外周循环和炎症组织。Fingolimod 是早期阶段研发的一种非特异性 S1P 受体调节剂，被批准用于治疗多发性硬化。IBD 动物模型研究表明 Fingolimod 可缓解结肠炎。但由于缺乏胃肠道选择性作用，它的使用可能增加心血管等其他系统不良事件的发生率。Ozanimod 是一种针对 S1P1 和 S1P5 的激动剂，可阻断激活的淋巴细胞向胃肠道募集。已完成的Ⅱ期临床试验表明 Ozanimod 治疗中至重度 UC 较安慰剂组可获得更高的临床反应率和临床缓解率，但它的应用前景仍亟需更长期、更大规模的临床试验进一步证实。大样本的 Ozanimod 治疗中至重度 UC 的Ⅲ期临床研究在进行中（NCT02531126）和（NCT03915769）。另一类 S1P 受体调节剂 Etrasimod 选择性调节 S1P1、S1P4 和 S1P5。Ⅱ期临床试验显示 Etrasimod 有效改善中至重度 UC 的镜下和组织学表现。Etrasimod 的疗效和安全性有待更多Ⅲ期临床研究证实（NCT03945188、NCT03996369、NCT04706793、NCT03950232、NCT04176588）。

3. 磷酸二酯酶 4 抑制剂

磷酸二酯酶 4（phosphodiesterase-4，PDE4）是一种细胞内酶，通过催化多种细胞内的 cAMP 分解为 AMP 参与免疫调节反应，包括免疫细胞、巨噬细胞和 T 细胞。通过抑制 PDE4 阻断 cAMP 水解可降低促炎症细胞因子的水平，改善炎症。

Apremilast 是一种口服 PDE4 抑制剂，被 FDA 批准用于治疗银屑病和银屑病关节炎。Ⅱ 期临床试验显示接受 Apremilast（30 mg，bid）治疗的活动性 UC 患者表现出更高的临床缓解率和黏膜愈合率。截至 2021 年 9 月，Apremilast 的 Ⅲ 期试验尚未注册。Tetomilast 是一种噻唑化合物，可抑制 PDE4 和中性粒细胞中超氧化物和促炎症细胞因子的释放。但临床试验显示轻至中度 UC 接受 Tetomilast 治疗的获益有限。

4. Smad7 抑制剂

转化生长因子 -β（TGF-β）是关键的抗炎症细胞因子之一，维持肠道免疫耐受，但它的信号转导受到 Smad7 的抑制。Smad7 是一种细胞内蛋白，一旦磷酸化，便会竞争性结合 TGF-βR1，拮抗 TGF-β 的抗炎活性。上述机制促进了阻止 SMAD7 蛋白转导的反义寡核苷酸药物 Mongersen 的研发。遗憾的是，Mongersen 在 CD 患者中的 Ⅲ 期临床试验因疗效不佳而停止，在 UC 患者的 Ⅱ 期临床试验已完成，但未见详细数据公布（NCT02601300）。

5. 其他

其他新型的正处于 UC 临床研究阶段的小分子口服药物还有 IMU-838、ABX464、BT-11 等，临床试验也显示出良好的应用前景。随着小分子药物快速研发，可预见该类药物将在 IBD 药物治疗中占据更大的比重。但它们的安全性和疗效亟需更大样本、更长期的随机对照试验进行探索。如何精确靶向胃肠道，如何实现小分子药物联合其他药物的优化治疗策略仍有待明确。目前，绝大多数的小分子药物在 Ⅱ 期或 Ⅲ 期临床试验中。首个且唯一被批准上市治疗 UC 的小分子药物是 Tofacitinib。因此，下面将重点介绍 Tofacitinib 在 UC 治疗中的应用。

（二）品种及剂型

目前，FDA 和 EMA 批准 Tofacitinib（口服片剂）用于 UC 临床治疗。我国尚未批准 Tofacitinib 治疗 IBD。

（三）适应证

Tofacitinib 适用于中度到重度活动性 UC 的成人患者，包括抗 TNF 制剂治疗失败的 UC 患者。

使用限制：不推荐将 Tofacitinib 与生物制剂或免疫抑制剂（如硫唑嘌呤和环孢素）联合使用来治疗 UC。

（四）禁忌证

尽管药物说明书未提供任何禁忌证，根据相关文献和经验，建议以下情况选择 Tofacitinib 治疗时宜谨慎。

1. 严重活动性感染，包括局部感染。

2. 严重肝功能损害。

3. 中性粒细胞绝对值（absolute neutrophil count，ANC）< 500 cells/mm^3。

4. 淋巴细胞绝对值 < 500 cells/mm³。

5. 血红蛋白低于 8 g/dL 或下降超过 2 g/dL。

（五）用法及用量

1. 使用方法

（1）诱导缓解：口服，每日 2 次，每次 10 mg，持续至少 8 周；然后根据治疗反应调整药物为每日 2 次，每次 5 或 10 mg。若每日 2 次、每次 10 mg、持续 16 周仍未达到内镜缓解，应停止继续使用。

（2）维持缓解：使用最低有效剂量以维持应答（每天 5 或 10 mg）。目前，尚无足够的循证医学证据给出停用 Tofacitinib 的时机建议。

（3）剂量调整：从药代动力学来看，患者的年龄、性别、体重和疾病基线严重程度对于 Tofacitinib 的口服清除率和药物分布容积并无显著的临床影响。Tofacitinib 主要通过肝脏代谢（70%），剩余活性药物通过肾脏排出体外。肝肾功能损害、服用 CYP3A4 抑制剂等患者使用 Tofacitinib 时需要调整剂量。其他情况，包括中性粒细胞减少、淋巴细胞减少或贫血，也应酌情调整 Tofacitinib 剂量。

因肝、肾功能损害进行调整：中重度肾功能损害和中度肝功能损害患者使用 Tofacitinib 时应将剂量从每日 2 次、每次 10 mg 减少到每日 2 次、每次 5 mg，或将每日 2 次、每次 5 mg 减少到每日 1 次、每次 5 mg。不建议重度肝损伤患者使用 Tofacitinib。

因药物相互作用调整：服用 CYP3A4 抑制剂的患者使用 Tofacitinib 时应将剂量从每日 2 次、每次 10 mg 减少到每日 2 次、每次 5 mg，或将每次 5 mg 每日 2 次减少到每日 1 次、每次 5 mg。

因血细胞减少进行剂量调整：① ANC 为 500~1 000 cells/mm³ 时，Tofacitinib 的剂量应从每日 2 次、每次 10 mg 减少到每日 2 次、每次 5 mg；当 ANC > 1 000 cells/mm³ 后，Tofacitinib 的剂量可调整到每日 2 次、每次 10 mg。② ANC < 500 cells/mm³ 或经反复检验淋巴细胞绝对值低于 500 cells/mm³ 时，应立即停用 Tofacitinib。③血红蛋白 < 8 g/dL 或下降超过 2 g/dL 时，应中断 Tofacitinib 治疗，直至血红蛋白值恢复正常。

2. 注意事项

Tofacitinib 可诱导部分中至重度 UC 患者临床缓解，总体而言显示出良好的安全性。但 Tofacitinib 并非对所有 UC 患者有效，且尚未在中国 UC 患者中广泛应用，可能会出现治疗无效或治疗不耐受的情况。少数患者还可能面临严重不良事件发生的风险。因此，用药前需对患者进行详细的筛查，充分解释并说明应用 Tofacitinib 治疗 UC 的获益与风险，并签署知情同意书。用药期间密切随访。

（1）用药前筛查：与抗 TNF-α 生物制剂类似，JAK 抑制剂使结核杆菌再激活概率增大。因此，开始治疗前需要了解患者既往结核暴露情况，并常规进行结核筛查。具体细节同 IFX。

使用 JAK 抑制剂治疗 UC 患者前，建议检测乙型肝炎病毒（HBV）和肝功能检查，包括 HBs、抗 HBc 和 HBsAg。若 HBsAg 呈阳性，则进一步完善 HBV-DNA。尽量避免 JAK 抑制剂在活动性 HBV 患者中的应用，以防止暴发性肝炎的发生。此外，治疗前还需进行丙型肝炎病毒（HCV）抗体检测，依结果而定是否检测 HCV-RNA。HCV-RNA 阳性患者应先完成抗 HCV 治疗。

有证据表明，高剂量 Tofacitinib 增加静脉血栓栓塞风险。2019 年 5 月，FDA 与 EMA 关注到，较高剂量（10 mg，bid）Tofacitinib 使类风湿关节炎患者发生静脉血栓栓塞和死亡的风险增加。随后，药品和保健产品监管局（MHRA）在 2020 年 3 月提出：存在静脉血栓栓塞危险因素的患者需谨慎考虑 Tofacitinib；除非没有合适的替代治疗，否则不建议对存在静脉血栓栓塞危险因素的 UC 患者进行 10 mg bid 剂量的维持治疗。危险因素包括年龄、肥胖、长时间制动、既往静脉血栓栓塞、心肌梗死（3 个月内）、心力衰竭、恶性肿瘤、使用激素避孕药或激素替代疗法等。

（2）其他特殊问题：疫苗接种应避免活疫苗接种与 Tofacitinib 给药同时进行。活疫苗接种和 Tofacitinib 治疗开始之间的间隔应符合目前关于免疫抑制药物的疫苗接种指南。英国胃肠病 IBD 管理共识指出，接种活疫苗后 4 周内不能开始使用 Tofacitinib，停用生物制剂后 3 个月内不得接种活疫苗。活疫苗包括卡介苗、水痘疫苗、脊髓灰质炎疫苗、麻疹疫苗、腮腺炎病毒疫苗、风疹病毒疫苗、乙型脑炎疫苗等。

手术患者和妊娠期患者：未发现 Tofacitinib 与腹部手术后并发症风险增加有关。Tofacitinib 在 UC 相关的手术和妊娠患者的数据有限。根据动物研究，Tofacitinib 可能影响胚胎发育。不建议 Tofacitinib 应用于妊娠 UC 患者。因此，UC 患者应做好孕前咨询，孕期时的管理需要多学科团队的合作。

老年人：目前 Tofacitinib 对老年性 UC 的疗效和安全性研究证据较为缺乏。研究指出年龄与使用 Tofacitinib 引起的严重疱疹病毒（Herpes zoster，HZ）感染和恶性肿瘤风险增高有关。同时，老年患者还需注意肝、肾功能监测及药物相互作用的问题。

（六）疗效预测与监测

用药前及用药期间应详细了解病情和评估患者对 Tofacitinib 的应答。治疗药物检测（TDM）可优化 IFX 治疗方案，提高药物疗效。但 TDM 对于指导 Tofacitinib 等新型小分子药物制订出个性化给药方案的意义尚不明确。

OCTAVE I 和 II 诱导研究表明，在常规治疗或抗 TNF-α 治疗无效的中至重度 UC 患者中，有 16.6%～18.5% 患者在接受 Tofacitinib 治疗后第 8 周获得临床缓解。在接下来的 OCTAVE Sustain 试验中，有 34.3%（5 mg，bid）和 40.6%（10 mg，bid）

患者在第 52 周维持缓解。

尽管不少大规模的临床研究工作对 Tofacitinib 的有效性和安全性进行研究，但其作为被批准用于 UC 最新的治疗药物，在临床实际应用中仍缺乏真实数据，包括对其疗效的预测。最新研究表明，溃疡性结肠炎内镜严重程度指数（UCEIS）、诱导后 2 周 CRP 和 ALB 水平改善有助于预测 Tofacitinib 的疗效。但是，该研究属于单中心、观察性的回顾性研究，样本例数和纳入评判指标少，有必要对 Tofacitinib 的疗效和持续性的预测因素进行深入研究。

（七）不良反应

队列研究中，安慰剂组和 Tofacitinib 组出现不良事件和严重不良事件的患者比例相似。据研究报道，Tofacitinib 总的不良反应发生率为 15.7%，其中严重不良反应发生率为 5.8%。常见不良反应包括流感、头痛和鼻咽炎。感染相关不良反应包括肛周脓肿、蜂窝织炎、艰难梭菌感染、外耳炎、肺炎和疖。其他不良反应包括带状疱疹、心血管事件、肠道穿孔、非黑色素瘤皮肤癌、血清胆固醇水平升高等。

1. 严重感染

Tofacitinib 治疗 UC 每 100 人年出现严重感染的发生率（incidence rat，IR）为 2.0（95%*CI*：1.4 ~ 2.8）。其中，以下 4 种严重感染发生率较高：阑尾炎、肛周脓肿、严重疱疹病毒 HZ 感染和艰难梭菌感染。需要注意的是，HZ 感染的风险具有剂量依赖性。与每天 2 次服用 5 mg 的患者相比，每天 2 次服用 10 mg 的患者发生 HZ 感染的风险增高。高龄、TNF 抑制剂既往失效和非白人种族是 HZ 的重要危险因素。HZ 感染通常不会导致 Tofacitinib 永久性治疗中断，接种 HZ 疫苗可能是一种有效的预防策略。机会性感染包括巨细胞病毒肠炎、肺隐球菌病、组织胞浆菌病等，*IR* 值为 1.3（95%*CI*：0.8 ~ 2.0）。因此，在使用 Tofacitinib 治疗期间和之后，应密切监测患者感染相关的体征和症状。如果患者出现严重感染，应中断 Tofacitinib 治疗。

2. 恶性肿瘤和淋巴细胞增殖性疾病

一项包括 1 220 例患者的 UC 临床对照研究（8 周诱导期和 52 周维持期）显示，接受 Tofacitinib 治疗组观察到 0 例实体癌或淋巴瘤。但在长期延长的开放性标签研究中，口服 10 mg 每日 2 次的患者更容易发生恶性肿瘤（不包括非黑色素瘤皮肤癌），*IR* = 0.7（95%*CI*：0.3 ~ 1.2）。所观察到的恶性肿瘤类型有宫颈癌、肝血管肉瘤、胆管癌、皮肤平滑肌肉瘤、EB 病毒相关淋巴瘤、肾癌、原发性血小板增多症、急性髓系白血病、结肠腺癌、肺癌和乳腺癌。非黑色素瘤皮肤癌在整个队列中的 *IR* 可达到 0.7（95%*CI*：0.3 ~ 1.2）。年龄和既往 TNF 抑制剂失效是非黑色素瘤皮肤癌发生显著的危险因素。尽管恶性肿瘤整体发生概率并非很高，但 Tofacitinib 治疗期间仍需警惕恶性肿瘤的发生，对于皮肤癌风险较高的患者，可能需定期进行专项检查。

3. 胃肠道穿孔

UC 患者使用 Tofacitinib 发生胃肠道穿孔的概率较低，为 0.2（$95\%CI$：0～0.5）。目前尚不清楚胃肠道穿孔发生的相关因素，具有胃肠道穿孔风险的患者应该慎用该药物，如严重活动性 UC。若 Tofacitinib 使用过程中，患者出现新发腹部症状和体征，应及早识别。由于 JAK 抑制剂的效应，患者的发热症状和急性炎性标志物可能会受到掩盖。

4. 深静脉血栓

静脉血栓栓塞（深静脉血栓和肺栓塞）已被确定为 Tofacitinib 治疗的一个重要潜在风险。两项队列研究的安全性分析显示，发生静脉血栓的患者均接受了每日 2 次、每次 10 mg 的药物治疗。这些数据表明在有静脉血栓危险因素的患者开始服用 Tofacitinib 之前要仔细评估风险效益，剂量降低到临床上可行的最低剂量，并监测深静脉血栓栓塞的临床体征，特别是每天 2 次、每次 10 mg 的患者更需加强监测。

5. 实验室检查异常

使用 Tofacitinib 时建议定期监测实验室血清学指标尤其是血常规、肝功能、肾功能和血脂，以实时指导药物剂量调整，避免严重不良事件发生。

（凌方梅　朱良如）

五、免疫抑制剂

（一）进展

UC 治疗常用的免疫抑制剂有嘌呤类药物、甲氨蝶呤（MTX）、环孢素 A（cyclosporin A，CsA）和他克莫司（Tacrolimus，FK506）。其中嘌呤类药物包括硫唑嘌呤（azathioprine，AZA）及 6- 巯基嘌呤（6-mercaptopurine，6-MP）。

嘌呤类药物作用机制可能与其代谢产物 6- 硫鸟嘌呤核苷酸（6-thioguanine nucleotide，6-TGN）在细胞内聚集使嘌呤核苷酸代谢途径和 DNA 合成、修复受抑制，最终抑制细胞分裂和增殖有关。AZA 及 6-MP 作为特异的核糖核酸合成抑制药物，通过抑制过强的 T 淋巴细胞免疫反应发挥抗炎作用。

MTX 主要抑制二氢叶酸还原酶，阻止 DNA 前体合成，从而抑制细胞增殖及具有细胞毒性。此外，MTX 抑制淋巴细胞活化，具有抗炎作用。

CsA 是一种具有强免疫抑制作用的脂溶性多肽，通过抑制 T 淋巴细胞 IL-2 的产生，影响免疫反应的诱导和进展，从而发挥抑制作用。

FK506 属 23 元环大环内酯类免疫抑制剂，与环孢素同属神经钙拮抗剂，可抑制 T 淋巴细胞反应，阻断巨噬细胞与 T 淋巴细胞间的相互作用，使辅助性 T 淋巴细胞对 IL-1 的刺激失去应答，从而丧失产生 IL-2 的能力，其免疫抑制活性为环孢素的 50～100 倍，且肠道炎症对其口服吸收影响较小，是有治疗 IBD 前途的免疫抑制剂。

由于嘌呤类药物与 MTX 在临床上较为常用，下面重点介绍这两类药物。

（二）品种及剂型

嘌呤类药物包括 AZA（片剂）和 6-MP（（片剂）。MTX 有针剂及片剂两种剂型，CsA 有针剂和片剂两种剂型，他克莫司为片剂。

（三）适应证

免疫抑制剂用于 UC 的主要适应证包括：GCS 治疗无效或不耐受（出现高血压、骨质疏松和压缩性骨折、糖尿病及精神异常等）的活动性 UC；GCS 依赖性 UC；缓解期 UC 的维持缓解治疗；术后预防复发。其中，嘌呤类药物的适应证为：使用推荐剂量的美沙拉嗪后出现早期或频繁复发，或不能耐受美沙拉嗪的轻中度患者；激素依赖型患者；环孢素或他克莫司有效的患者。MTX 使用指征同嘌呤类药物，但 MTX 目前主要用于对嘌呤类药物或 IFX 药物抵抗或不耐受的活动或复发的 CD 患者。CsA、他克莫司是 GCS 难治型 UC 挽救治疗的备选药物，通常将该药用于诱导治疗，直至起效较慢的免疫抑制剂起效。在患者使用 CsA、他克莫司并且将 GCS 减量的同时，可加用 AZA 或 6-MP，起到 AZA 起效前的"桥梁"作用。

（四）禁忌证

免疫抑制剂的禁忌证包括：对免疫抑制剂过敏；严重肝肾功能不全；免疫缺陷者；骨髓抑制或造血功能障碍；严重感染，尤其是病毒性感染。

（五）用法与用量

1. 嘌呤类药物用法用量及注意事项

AZA 初始剂量为 $0.5 \sim 1.5$ mg/（kg·d），必要时可逐步增加至最大剂 2.5 mg/（kg·d）。6-MP 初始剂量为 $0.25 \sim 0.5$ mg/（kg·d），必要时可逐步增加至 $1.0 \sim 1.5$ mg/（kg·d）。

临床上通常推荐 AZA 和 6-MP 的初始剂量分别为 50 mg/d 及 25 mg/d。如果患者能够耐受，一周后 AZA 可增加至 100 mg/d，6-MP 则增加至 75 mg/d。对治疗 3 个月无反应者，如患者可以耐受，且 $WBC > 4 \times 10^9/L$，则剂量可以分别增加至 AZA 150 mg/d，6-MP 100 mg/d。

嘌呤类药物起效缓慢，通常需要 3 个月，部分患者可能需要半年。因此，应在使用 GCS 或生物制剂过程中加用，继续使用 GCS 或生物制剂数月后再将 GCS 减量至停用或停用生物制剂。

嘌呤类药物不单独用于活动期 UC 的诱导缓解治疗，因为活动期单用时疗效差。

关于疗程目前尚未明确。一般认为获得缓解后，如患者能耐受，可长期使用，至少 $1 \sim 2$ 年。有限的研究显示缓解后数年维持缓解治疗，复发率低于安慰剂。有资料显示在使用不足 $4 \sim 5$ 年时间停药复发率高，故主张其使用不应少于 $4 \sim 5$ 年。

对 AZA 有胃肠道不耐受（发热、胰腺炎或过敏反应除外）的患者，在考虑改用其他治疗或手术之前可谨慎试用 6-MP 治疗。同样，对 6-MP 有胃肠道不耐受（发热、胰腺炎或过敏反应除外）的患者，在考虑改用其他治疗或手术治疗之前，也可谨慎试用 AZA 治疗。

2. MTX 用法用量及注意事项

推荐 MTX25 mg/w，肌内注射、皮下注射或静脉注射。与类风湿关节炎治疗不一样，MTX 的剂量若小于 15 mg/w，对急性 CD 治疗无效，标准诱导剂量应为 25 mg/w。

口服给药方便，患者更易接受，但与皮下给药相比，口服给药的药物水平较低，药物吸收差异较大。因此 MTX 初始治疗通常采取肌内注射或皮下给药，维持缓解治疗再换成口服，并密切监测临床治疗应答。应用 MTX 时应给予叶酸补充治疗。其他治疗过程中需注意的问题同嘌呤类药物。予 MTX 治疗的患者应由专家随访，MTX 治疗可以持续 1 年以上，如 MTX 使用达到 1 年，建议进行一次肝活检。妊娠是 MTX 使用的禁忌证，停药后数月内应避免怀孕。万一 MTX 使用期间怀孕应做人工流产。

3. CsA 与 FK506

CsA 用于转换治疗时优先选择 2 ~ 4 mg/（kg·d）剂量静脉使用，1 周后改为口服，并根据血药浓度调整剂量。口服他克莫司剂量为 0.1 mg/（kg·d），监测血药浓度并调整剂量达 5 ~ 10 μg/L。国外研究表明他克莫司治疗难治性 UC 时，常常在 1 周左右起效。当全身血药浓度达到 10 ~ 15 μg/L 时，对 67% 患者有明确疗效；浓度为 5 ~ 10 μg/L 时，对 50% 患者有治疗效果。

（六）疗效预测与监测

1. 嘌呤类药物

嘌呤类药物治疗活动性 UC 患者的总体缓解率为 58%，疗程超过 6 个月缓解率可达 87%。5 年时缓解率为 62%，如果允许在发生短暂复发时使用短疗程激素，则缓解率达 81%。停用 AZA 后至复发的中位时间为 18 个月。

嘌呤类药物对预防 UC 缓解后复发的有效率为 40% ~ 70%，约 70%GCS 依赖的患者可减少 GCS 的用量。对完全缓解者继续应用 6-MP 维持缓解治疗，复发率为 35%，低于停药者的 87%。难治性 UC 应用 6-MP 治疗，65% 患者完全缓解，24% 部分缓解。

有条件时应检测血嘌呤类药物代谢产物 6-TGN 的浓度，可根据 6-TGN 浓度调整嘌呤类药物的剂量。

嘌呤类药物的不良反应与药物的代谢产物有关。硫代嘌呤甲基转移酶（thiopurine methyltransferase，TPMT）是代谢的关键酶。研究发现该酶的基因型和活性的多态性是引起个体间及个体内代谢产物浓度差异的分子基础，直接影响代谢产物的浓度，对 AZA 治疗 IBD 的疗效和毒性有重要影响。多项研究显示 6-TGN 浓度与治疗反应呈正相关。美国 FDA 推荐开始使用 AZA/6-MP 前应检测 TPMT 基因型。

由于嘌呤类药物有骨髓抑制作用，开始使用及达到稳定剂量前应每 1 周 1 次检查血常规，1 个月后可每隔 2~4 周检查 1 次，半年后每 1~2 个月检查 1 次。1 年后每 4~6 个月检查 1 次。为了减少剂量依赖性毒性反应，有条件者应监测红细胞 6-TGN 水平。

嘌呤类药物可激活肝炎病毒，因此，对有乙型肝炎病毒携带的患者应定期检测肝功能及 HBV-DNA 定量，必要时予抗病毒治疗。

2. MTX

研究认为 MTX 有诱导 CD 缓解的作用。一项对照研究中，141 例 GCS 依赖的急性 CD 患者随机肌内注射 MTX（25 mg/w）或安慰剂，疗程为 16 周，两组患者同时每天给予泼尼松龙。结果显示，MTX 组中能够撤除 GCS 并进入缓解期的患者明显多于安慰剂对照组。有限资料表明，MTX 25 mg/w 肌内注射在降低复发率及减少 GCS 用量方面优于安慰剂。MTX 约 2 周即可发挥疗效，多数专家认为 MTX 起效较 AZA 快。

关于 MTX 治疗 UC 的研究往往样本量较小，且剂量各不相同、给药途径各异，结局也各不相同。一项针对 UC 的随机安慰剂对照试验，每周口服 12.5 mg MTX，结果未显示其有效。疗效欠佳及无副作用的原因可能是剂量太少。目前 MTX 不考虑作为 GCS 抵抗的 UC 患者需要嘌呤类药物时的替代治疗方案。

与 AZA 类似，开始服药时每周检查 1 次全血细胞计数，1 个月后每月检查 1 次，并定期监测肝功能。

3. CsA 与 FK506

使用前评估肝、肾功能及白细胞总数，使用后定期检测血压、血常规及肝肾功能。

（七）毒副作用

1. 嘌呤类药物

嘌呤类药物的不良反应与药物的代谢产物有关。AZA 的活性代谢产物 6-TGN 和 6-甲基巯嘌呤（6-methylmercaptopurine，6-MMP）与临床药效发挥及毒性相关。AZA/6-MP 的不良反应发生率为 10%~35%，有时可很严重。常见的不良反应包括恶心、食欲缺乏、过敏、胰腺炎、骨髓抑制、肝损害及感染等。在临床试验中，约 10% 的患者因为不良反应而停药。

胰腺炎为特异质反应，与药物剂量无关，常在用药第 1 个月发生，停药可好转。因此 AZA/6-MP 治疗前应了解基础淀粉酶水平，但在临床怀疑为胰腺炎前无须定期监测，目前尚无该药导致慢性胰腺炎的报道。

骨髓抑制是 AZA/6-MP 的严重不良反应，见于 2%~5% 的患者，三系均可累及，但白细胞减少最常见。

AZA/6-MP 导致各种感染的风险增加。严重感染包括 CMV 感染（结肠炎、肝炎等）、肝脓肿、肺炎、脑炎、带状疱疹、感染性静脉炎、病毒性肝炎等，大多发生在白细胞低下的患者中。肝毒性和并发肝肿瘤虽少见但不容忽视，建议定期监测肝功能。

有报道 AZA/6-MP 治疗期间并发淋巴瘤（可能与 EB 病毒感染相关），但尚未有确切证据证明 AZA/6-MP 增加患淋巴瘤的概率。

其他不良反应可有皮疹、脱发等，以及色素沉着、暂时性精子减少、关节疼痛、免疫溶血性贫血及血清病的个案报道。

2. MTX

MTX 的早期毒性作用是胃肠道反应（恶心、呕吐、腹泻、口腔炎），多为一过性，MTX 治疗 2~3 d 后服用叶酸 5 mg 可以缓解胃肠道反应。10%~18% 的患者因药物副作用中断治疗。

骨髓抑制作用主要表现为血白细胞和血小板减少，长期服用发生率增高，但较 AZA 低。

长期使用 MTX 可引起肝损害，严重者可导致肝纤维化，肥胖、糖尿病及饮酒是肝损害的危险因素。使用 MTX 期间必须戒酒，若 AST/ALT 升高至正常 2 倍以上，应暂停 MTX，直至肝功能恢复正常。

MTX 导致的局限性肺炎主要表现为呼吸短促、干咳、疲劳、发热，长期用药可诱发肺纤维化，据估计，MTX 使用每 100 人年中有 2~3 例会发生肺炎，但截至目前，相关大样本研究中肺炎病例报道不多。应当注意的是，应区分 MTX 应用期间所产生的肺炎是药物的直接肺毒性还是继发感染。

3. CsA 与 FK506

肾功能损伤、高血压、肝功能损伤、继发感染、神经系统副反应、过敏反应、术后并发症和多毛等是 CsA 治疗时需严密监测的不良反应。肾毒性、继发感染、血糖代谢异常、神经系统副反应、过敏反应、胃肠道反应、骨髓抑制等是 FK506 治疗时需严密监测的不良反应。

六、抗生素

（一）进展

目前，抗生素未普遍用于 UC 的治疗中，仅在考虑合并感染（比如短期内首次发作、近期曾住院或前往阿米巴流行地区旅行）或手术前使用。

抗生素在 UC 中的主要作用是降低有害细菌数量，控制肠道感染。另有观点认为抗生素可改变肠道细菌菌群，促进益生菌生长，但长期使用抗生素有可能导致机会感染。

急性 UC 患者口服或静脉使用甲硝唑、万古霉素、妥布霉素或环丙沙星的对照研究所得的结果并不一致，因此还不能证实抗生素治疗较常规有额外获益，故不推荐其作为 UC 的维持缓解药物。

（二）品种及剂型

常用的抗生素有环丙沙星及甲硝唑，均为片剂。

环丙沙星是一种喹诺酮类抗生素，抗菌谱较广。主要针对肠道革兰阴性和需氧的革兰阳性菌。甲硝唑是一种硝基咪唑类抗生素，对革兰阳性和阴性的厌氧菌，包括脆弱类杆菌均有强力的杀菌作用。

（三）适应证

UC 使用抗生素的适应证是：合并感染；围手术期预防性抗感染；合并中毒性巨结肠；UC 切除全结肠后储袋炎。

（四）禁忌证

对抗生素过敏。其中有活动性中枢神经系统疾病和血液病患者禁用甲硝唑。未满 17 周岁的 UC 患者不宜使用喹诺酮类抗生素。

（五）用法与用量

重症 UC 继发感染后，应立即根据经验用药和细菌培养 + 药敏试验结果合理地静脉应用广谱抗生素控制继发感染。如硝基咪唑、喹诺酮类、氨苄青霉素或头孢菌素类抗生素等。重症患者推荐短程使用甲硝唑、喹诺酮类制剂。若继发的感染为艰难梭菌所致，可选用甲硝唑和万古霉素。对于严重艰难梭菌感染者，万古霉素疗效优于甲硝唑，建议作为首选。对于急性艰难梭菌感染，建议万古霉素每 6 h 口服 125 mg 治疗。为预防艰难梭菌感染复发，建议万古霉素逐渐减量或间断用药，具体用法为每 3 d 口服 125 ~ 500 mg，持续 2 ~ 3 周。

接受结肠切除术的患者在手术前开始予以预防性抗生素治疗，术后无感染的情况下 24 h 内停药。若患者术前即存在感染，或术后出现吻合口瘘、盆腔脓肿、导管相关感染或其他感染，则根据细菌培养和药敏的结果，针对性应用抗生素治疗。

常用药物及用量：环丙沙星 0.5 g bid，甲硝唑 0.4 g tid，疗程根据感染情况调整，多为 10 ~ 14 d，并视情况考虑减停免疫抑制剂。

（六）疗效预测与监测

抗生素仅对控制感染有效，无相关证据支持其对 UC 的维持缓解有益。如使用抗生素后患者仍有高热、全身中毒症状，应注意血培养、大便细菌学监测及毒素检测，明确病原体后，针对性使用抗生素治疗。

对于 IBD 合并艰难梭菌感染者，免疫抑制剂的使用需权衡利弊。IBD 患者应用 AZA 可增加艰难梭菌感染的风险。但如果仅给予抗生素而未同时使用免疫抑制剂，则不增加上述风险。如果联合应用 1 种以上免疫抑制剂，上述风险可进一步增加。因此，对于 IBD 合并艰难梭菌感染的患者是否继续使用免疫抑制剂，建议酌情考虑，权衡免疫抑制剂治疗效果和艰难梭菌感染导致不良后果的利弊。

（七）毒副作用

常见有胃肠道反应（如恶心、呕吐、食欲减退等），皮疹，瘙痒，过敏反应，头痛，眩晕、黄疸等。长期使用可出现抗生素相关性肠炎。具体请参考各抗生素说明书。

（陈白莉　李明松）

七、微生态制剂

（一）进展

IBD 患者肠道内存在菌群失调，正常细菌的数量减少，若给患者补充正常细菌即益生菌，使肠道内菌群失调得到纠正，可使病情缓解。肠道菌群可以影响免疫系统的发育和免疫应答的调节，从而保持肠黏膜的稳态。益生菌因其无毒、无害、无副作用逐渐引起学术界的关注和探讨，补充肠道有益菌群，并降低对微生物的易感性，是 IBD 治疗的新策略。

益生菌等微生态制剂具有调节菌群、平衡免疫及营养解毒等作用。益生菌抑制致病菌的定植和入侵，益生菌在肠道中可与肠黏膜上皮细胞紧密结合，提高内源性防御屏障，阻止致病菌的定植和入侵；益生菌可降低肠道通透性，减轻组织损伤的作用，与病原菌竞争性黏附于上皮细胞，促进上皮细胞分泌黏液使其在黏膜和微生物之间形成保护层，防止寄生菌易位；益生菌能调节细胞因子减轻炎症，降低结肠内 TNF-α 水平和诱导氮氧合酶的表达，从而调节 NO 等炎症反应介质产生，改善炎症症状；益生菌调节肠黏膜免疫功能，某些种类益生菌如 GG 型乳酸杆菌在抑制巨噬细胞释放 TNF 的同时，可能还通过诱导免疫耐受而起到治疗 IBD 的作用。

另外，近年来发现灭活的益生菌不但可以促进体内原有益生菌的繁殖、恢复益生菌的数量，而且具有更好的安全性、更长的保质期、与其他食物成分相互作用少的优点。但通常无活性的益生菌临床疗效略逊于活菌制剂，如治疗轮状病毒腹泻时，虽然死菌制剂在缩短腹泻持续时间方面与活菌制剂有相同的效果，但刺激宿主免疫防御的能力却较弱。在某些特殊情况下，死菌制剂可能比活菌制剂更为有效，如在应用抗生素的条件下，其疗效优于不耐药的活菌制剂。故在应用抗生素治疗 IBD 时，可协同应用死菌制剂。

高浓度的益生菌混合制剂 VSL#3 可用于手术后慢性储袋炎患者的临床缓解的维持。两项双盲随机对照研究均提示高效价的 VSL#3（8 种菌株，4.5×10^{11} 菌量 / 克）可维持慢性储袋炎缓解。在 Cochrane 系统综述中，在以抗生素诱导缓解后，VSL#3 较安慰剂更有利于慢性储袋炎缓解的维持治疗。在一项 RCT 研究中，同样的益生菌制剂（VSL#3）被证实可预防储袋手术第 1 年内储袋炎的发生。接受 VSL#3 治疗的患者发生急性储袋炎的比例明显较低（10%），而安慰剂组为 40%（$P < 0.05$），两组

患者在生活质量方面有显著差异。一项 Cochrane 系统回顾也提示 VSL#3 较安慰剂预防储袋炎更有效。

对于益生菌对一般 UC 患者的临床疗效，迄今为止，设计周密、双盲的临床对照试验为数不多，但仍能提示益生菌治疗 IBD 的临床前景。三项 RCT 研究比较了大肠埃希菌 Nissle（E.coli Nissle，EcN）与 5-ASA 对于 UC 维持缓解的效果。得到的结论是，大肠埃希菌 Nissle 在 UC 维持缓解方面并不比现行标准 5-ASA 差。除了这些 RCT 研究外，一项开放标签的初步研究评估了大肠埃希菌 Nissle 对年轻 UC 患者维持治疗的效果，结果表明大肠埃希菌 Nissle 组的缓解率为 6/24，5-ASA 组则为 3/10。入组患者的总体健康和发育状态良好，并未出现严重不良事件。但由于大肠埃希菌 Nissle 在市场上不易获得，限制了该药的实际使用。对于其他益生菌有助于 UC 患者维持缓解，暂无有力证据。

（二）品种及剂型

目前临床常用的益生菌制剂主要有双歧杆菌活菌制剂、双歧杆菌三联活菌制剂、蜡样芽孢杆菌活菌制剂、地衣芽孢杆菌活菌制剂、枯草杆菌和粪球菌二联活菌制剂等。

（三）适应证

目前主要用于 UC 患者的辅助治疗，用于调节肠道菌群及促进消化。在储袋炎患者中可用于维持缓解及预防复发。

（四）禁忌证

暂无明确禁忌证，重度活动期 UC 及严重感染患者不推荐使用。

（五）用法与用量

根据每种益生菌制剂的规格，使用剂量不一。

（六）疗效预测与监测

主要根据患者临床症状的缓解情况观察疗效。

（七）毒副作用

无明显毒副作用。

（陈白莉　李明松）

八、沙利度胺

（一）进展

沙利度胺（又称反应停，化学成分为酞胺哌啶酮）最先作为止吐药、镇静药和镇痛药在德国上市，主要用于治疗妊娠恶心、呕吐，因其疗效显著迅速在全球广泛使用。但是在短短几年里，导致全球发生了极罕见的上万例海豹肢畸形儿，因此，沙利度胺立即被禁用。近年来，沙利度胺在免疫、抗炎、抗血管生成中的药理作用和 CD 的临床治疗研究中取得了令人欣喜的结果。目前对 UC 的治疗经验主要来源于 CD。

1. 作用机制

沙利度胺直接抑制单核细胞生成 TNF-α，可通过多种细胞来下调 TNF-α 产生。沙利度胺可抑制由 VEGF 和 bFGF 诱导的血管增生，此效应不依赖于 TNF-α 的抑制作用。近来研究表明沙利度胺还具有其他作用机制，包括对 IL 和 IFN-γ 的抑制作用、下调与白细胞游走有关的细胞表面黏附分子表达及抑制白细胞趋化作用等。

2. 疗效

Macumber 报道使用沙利度胺治疗 10 例难治性 IBD 患者，在完成治疗的 7 例中有 6 例（其中 4 例为 CD）具有明显临床效果。Ehrenpreis 等对 22 例难治性 CD 患者予以沙利度胺治疗，患者分别为活动性肠腔型或瘘管型 CD。其中 16 例完成 4 周治疗的患者中，2 例达到了临床有效（4 例临床缓解）。在完成治疗的 14 例患者中，9 例获得临床缓解。这些开放性试验均显示沙利度胺作为诱导缓解药物，可用于 GCS 无效的活动性 CD 患者。

（二）剂型

25 mg×20 片。

（三）适应证

用于 UC 的诱导缓解和维持缓解治疗。沙利度胺价格低廉而且口服给药比较方便，比 IFX 更有吸引力，特别是那些对 IFX 无反应或产生耐受的患者。快速起效的沙利度胺可作为延迟发挥作用的免疫调节剂如 AZA 或 6-MP 的桥接。此外，沙利度胺对伴有口腔溃疡和瘘管并发症的患者具有减少 GCS 使用量的作用。

（四）用法与用量

文献报道沙利度胺治疗免疫性疾病剂量为 25~400 mg/d，青少年为 1.5~2.5 mg/（kg·d），临床应用沙利度胺一般的剂量为 100~200 mg/d，可从小剂量 25 mg/d 开始，如无不良反应可逐渐增加剂量到 100~200 mg/d。

（五）疗效预测与监测

服药 6 周后进行血清学检测，根据 CRP、ESR 等结果判断患者药物的疗效。在服药 3 个月后可考虑肠镜检查，看肠道黏膜愈合情况。

（六）毒副作用

沙利度胺除了致胎儿畸形作用外，常见不良反应还有轻中度的便秘、疲劳、嗜睡、各种周围神经病变、直立性低血压，部分患者可发生红疹、水肿、甲状腺功能减退和中性白细胞减少。

在沙利度胺所有的不良反应中，致畸作用危害最大。因此，应慎重选用沙利度胺。对患者要做好有关沙利度胺安全性的宣传和指导工作：孕妇禁用；对育龄妇女用药前应确认是否妊娠；使用中要绝对避免妊娠；使用期间如果妊娠则必须流产。

（陈白莉　李明松）

第四节　非药物治疗

一、概述

目前，造血干细胞移植、粒细胞单核细胞吸附法及粪菌移植等非药物治疗方法在 UC 中显示出一定效果，逐渐引起重视。

二、造血干细胞移植

（一）进展

造血干细胞移植在治疗 UC 中已初步显示出效果。其作用机制不明，可能的机制包括：①可以增强肠道上皮细胞的修复能力。②干细胞可自我更新增殖，在肠上皮屏障被破坏时，隐窝内的干细胞被激活分裂增殖并产生细胞因子，促进黏膜屏障的修复。③骨髓干细胞移植可能调节肠道免疫，具有免疫抑制的能力，可抑制树突状细胞的抗原的处理和提呈功能，抑制淋巴细胞的活化。另外，造血干细胞移植可使免疫系统恢复到初始状态，有助于免疫重建。

造血干细胞移植过程为通过大剂量放、化疗或其他免疫抑制预处理，清除受体体内异常克隆细胞，然后把经体外扩增的自体或异体造血干细胞多次反复移植给受体，使受体重建免疫功能，从而达到治疗目的。

（二）方法

造血干细胞移植主要分为自体和异体移植两种方式。自体造血干细胞移植的优点是不存在干细胞来源问题和不发生移植排斥反应，尽管不能消除遗传缺陷，但可能达到长期缓解；而异体造血干细胞移植，虽然能重新建立免疫系统，但存在移植物排斥宿主反应的风险及移植后免疫抑制剂的使用问题，当存在 HLA 相合供体干细胞来源缺乏时，该法并不适用。

（三）适应证

目前暂时不推荐该疗法作为标准疗法。

（四）禁忌证

暂无明确禁忌证。

（五）用法与用量

目前暂未有商品化的干细胞治疗手段，存在于临床研究试验中的有静脉注射和局部注射两种方法，用量暂无定论。

（六）疗效预测与检测

定期通过血清学检测及肠镜检查查看患者肠道黏膜愈合情况来判断。

（七）毒副作用

不良反应包括如下方面。移植失败：在异体造血干细胞移植时发生率接近 20%，原因可能是移植物植入失败，即造血干细胞不能归巢，供、受者之间无法建立免疫耐受导致移植物被排斥。感染：移植后易发生细菌、病毒及真菌感染。移植物抗宿主病（GVHD）：是异体造血干细胞移植后常见且重要的并发症，常导致宿主的组织器官受损，包括肠道损伤。

（黄瑛　钱晓文）

三、选择性白细胞吸附

（一）进展

IBD 的治疗目标是诱导并维持临床缓解，促进黏膜愈合，防治并发症，改善患者生命质量。常规的药物治疗包括氨基水杨酸制剂、GCS、免疫抑制剂和生物制剂。其中，氨基水杨酸制剂用于轻、中度 UC 的诱导缓解和维持治疗，但不同患者之间的疗效差异大，维持期容易复发；GCS 仅用于中、重度 IBD 患者诱导缓解，但不能用于长期的维持治疗，而且在使用过程中许多患者出现激素抵抗或激素依赖。免疫抑制剂用于激素抵抗型 IBD 的治疗和维持缓解，但骨髓抑制、感染及影响生育是无法回避的问题。生物制剂治疗存在机会性感染、神经脱髓鞘及恶性肿瘤等风险，而且超高的价格也限制了生物制剂在我国被广泛使用。选择性白细胞吸附（selective granulocyte and monocyte apheresis，GMA）作为 IBD 的非药物治疗手段，表现出了良好的疗效及安全性。

GMA 疗法是将患者体内部分循环血液引出体外，血液经过吸附性血液净化器之后，白细胞中的部分粒细胞和单核细胞选择性被吸附，净化后的血液再输回到患者体内，从而改善、缓解 IBD 疾病活动的一种体外循环疗法（图 11-1）。吸附柱为主要功能单位，其中填充直径为 2 mm 的醋酸纤维素小球，作为吸附血液成分的载体。

GMA 基本原理主要为：①吸附柱选择性吸附粒细胞和单核细胞，以及血浆中的 IgG 片段和免疫复合物，进而激活补体片段 C3a、C5a、C3bi，在吸附器内发生释放活性氧等，出现类似局部炎症性反应的反应；②通过吸附器后的白细胞发生功能变化，表现为细胞表面的黏附分子表达能力下降，炎症细胞因子的产生能力下降，而产生抗炎细胞因子能力增加；③体内的抗炎作用，通过吸附去除粒细胞，动员骨髓中的未成熟粒细胞移到末梢血，而这些未成熟的粒细胞不易浸润到炎症部位，且炎症作用明显减弱。总之，GMA 通过减少外周血粒细胞、中性粒细胞的数量，影响不同种类的免疫细胞的数量及亚群，调节外周血及组织中促炎症细胞因子、抗炎症细胞因子的水平，从多个方面及角度到达缓解及治疗 IBD。

GMA 作为 IBD 非药物治疗手段之一，操作过程简单、方便，治疗过程中仅需使用一定量的抗凝剂，具有独特的治疗优势，而且对 IBD 疗效较好，安全性更高。GMA 治疗方法简单，在门诊、病房均可实施，最早在日本应用，并取得较好疗效。GMA 在 UC 治疗中的可行性、安全性和有效性得到诸多临床病例报道及临床试验的验证，随着其有效性和安全性得到广泛的认识，这项技术已被写入日本及欧盟等国家 IBD 治疗指南。2013 年，中国正式批准 GMA 用于治疗 IBD 患者。我国炎症性肠病诊断与治疗意见（2018 北京）指出 GMA 治疗轻中度 UC 有一定疗效，对于轻中度 UC 患者，特别是合并机会感染者可考虑应用。

（二）方法

1. 设备组成

将患者体内部分循环血液引出体外，血液经过吸附性血液净化器之后，白细胞中的部分粒细胞和单核细胞选择性被吸附，净化后的血液再输回到患者体内（图 11-2）。GMA 治疗设备由吸附性血液净化装置、吸附性血液净化器及体外循环血路三部分组成（图 11-3）。吸附柱为主要功能单位，其中填充直径为 2 mm 的醋酸纤维素小球，作为吸附血液成分的载体（图 11-4）。

2. 物品准备

吸附性血液净化装置、吸附性血液净化器、配套体外循环血路、输液泵、静脉留置针（18G/20G）2 支、50 mL 注射器 1 支、20 mL 注射器 3 支、5 mL 注射器 1 支、1 mL 注射器 1 支、止血钳、0.9% NS4 袋、肝素 1 支，必要时备延长管 + 三通各 1 支。

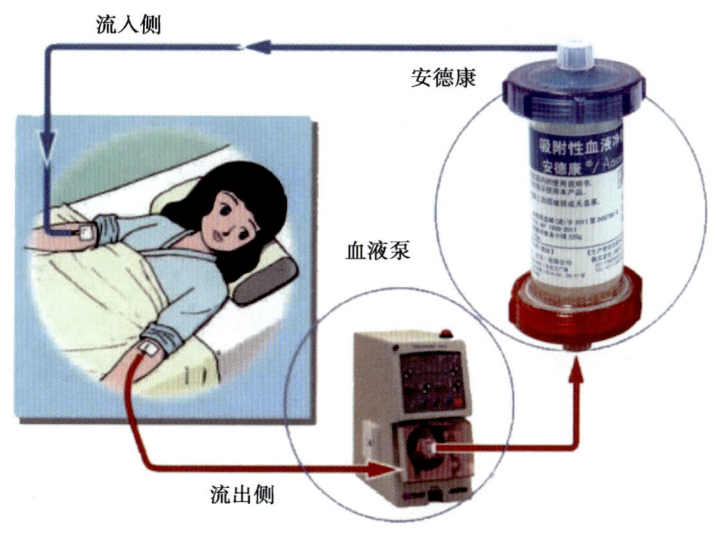

■ 图 11-2 GMA 治疗示意图

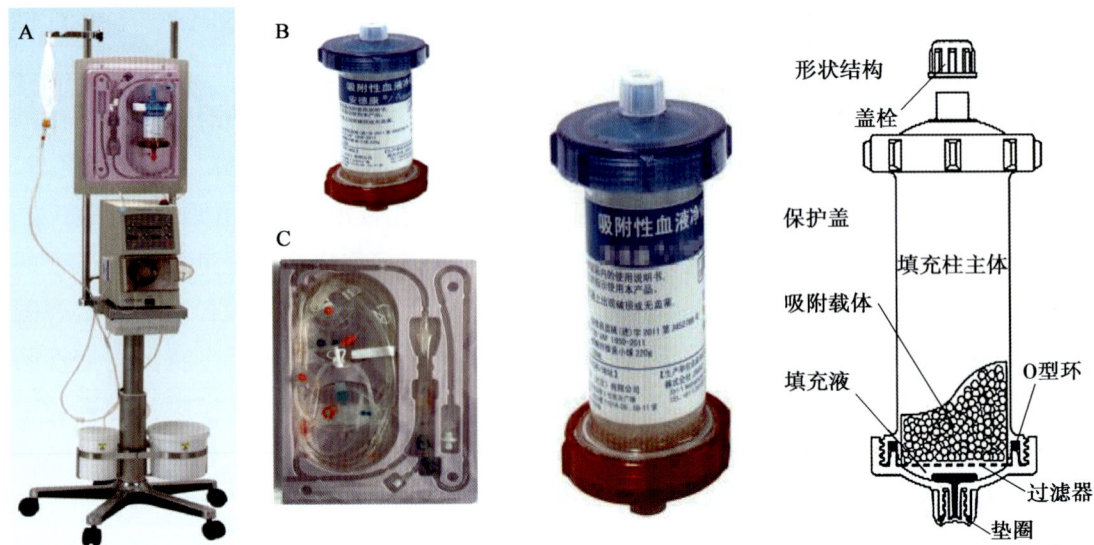

■ 图 11-3　GMA 设备构成　　　　　■ 图 11-4　吸附性血液净化器吸附柱及其示意图

3. 操作程序与步骤

（1）评估：评估患者的临床症状、血压、体重等；评估外周血管条件。

（2）核对：核对姓名、血液净化器、循环血路的有效期，备齐用物。

（3）洗手、戴口罩。

（4）吸附治疗前准备：准备机器，开机，机器自检。

（5）检查安装管路并预冲：检查血液吸附器及循环管路有无破损，外包装是否完好，查看有效日期、型号。

（6）遵循无菌原则，按照以下顺序安装管路。

1）安装回路面板和生理盐水：在支架上固定生理盐水以及回路面板。将面板上部的孔挂在支架的螺丝上，面板插入吸附性血液净化装置槽内固定。安装引血侧回路（红色）：关闭引血侧回路（红色）的夹子和生理盐水预充管的流量调节器。将生理盐水预充管与装有生理盐水与留置针连接的翼式连接器（血液通路）（红色）挂在架子附带的吊挂上。

2）将泵管安装到血泵里，连接血泵的一端固定到废液筒上。取下引血侧回路（红色）并打开夹子，打开生理盐水预充管的流量调节器。预冲完毕将翼式连接器上的夹子关闭（血液通路）（红色）挂在架子附带的吊挂上。打开准备键，进行泵管生理盐水预冲。

3）安装回血侧回路（蓝色）：取出回血侧回路（蓝色），将回路的一部分安装到气泡传感器上。将与留置针连接的翼式连接器（血液通路）（蓝色）放到废液筒上，打开夹子与连接帽，将其固定支架附带的导管板上。将滴管上方的两个蓝色夹子关闭，再将静脉压检测线与静脉压连接器连接（这时注意不要将导管扭曲、打折）。将吸附器放置于槽内固定，与引血侧管路和回血侧管路连接。（红色与红色端连接、蓝色与蓝色端连接）。

4）打开准备键，快进键，排气。将吸附器取下并垂直，双手揉搓（蓝色端向上，红色端向下），待气泡至吸附器上端时，用小锤（专用）敲打吸附器上端边缘可见大量气泡排出。大气泡逐渐变小后可用小锤子反面敲打吸附器上端（将气泡与排气处对准）排除小气泡（最后以气泡大小不超过一角钱硬币大小为宜结束排气）。关闭准备键（注意在冲洗和除气泡时不要使生理盐水不足，更换生理盐水时按准备键停止运转血泵）。用止血钳夹闭连接气泡传感器上的回路（蓝色），将滴管上方未连接静脉压监测器一端的蓝色夹子和帽打开，按准备键，当滴管内的页面达到 4/5 时，按准备键停止。关闭蓝色夹子和帽，取下止血钳，滴管内的液面下降少许即可。盐水预冲结束。

5）开始进行肝素预冲管路。取下引血侧回路（红色）并打开夹子，打开肝素预充管的流量调节器。预冲完毕将翼式连接器上的夹子关闭（血液通路）（红色）挂在架子附带的吊挂上。预冲连接管（预冲至少 30 s），用止血钳将引血侧回路（红色）一部分夹闭，打开连接管上的夹子和连接帽，按准备键进行预冲。预冲结束后按准备键停止，夹闭连接管，取下止血钳。进行回血侧回路（蓝色）肝素预冲，按准备键开始，待肝素液剩余 150 mL 左右，预冲管路结束。（预冲过程中可检查各个管路及血液净化器有无剩余气泡）。

6）将回血侧回路与留置针连接的翼式连接器（血液通路）（蓝色）上的夹子及帽关闭，挂于架子附带的吊挂上。关闭引血侧回路（红色）的夹子和肝素预充管的流量调节器。打开静脉压检测线与静脉压连接器连接管路上的蓝色夹子。关闭电源，将废液筒内的液体倒掉。

（7）开始 GMA 吸附治疗，步骤如下。

1）机器推至床旁。连接心电监护，测量生命体征，建立双侧静脉通路。

2）打开电源，机器自检。将生理盐水 50 mL+ 肝素 1 500 U 连接至微量泵上，流速调节 20 ~ 30 mL/h，将引血侧回路（红色）翼式连接器与回血侧回路（蓝色）翼式连接器与患者的留置针连接。打开留置针与引血侧回路和回血侧回路上的夹子。按引血键开始引血，同时将肝素泵打开泵入。可适当调节流速（20 ~ 30 mL/h）。

3）引血结束按引血键停止，进行回血。同时将肝素泵关闭。将血液净化器上下反转，并放回到支架上。将生理盐水 500 mL 挂于支架上，关闭引血侧回路（红色）夹子，将与留置针连接的引血侧回路的翼式连接器与 20 mL 注射器针头连接，插入生理盐水 500 mL 中，并用胶布妥善固定。（引血侧回路留置针可用生理盐水冲管，备用）按回血键开始回血，流速调至 30 mL/h。回血过程中观察静脉压是否增高，气泡传感器有无气泡。血液回收结束时按回血键结束，测量生命体征，拔除留置针。

（8）吸附治疗时间为 1 h，返血时间约 0.5 h。

（9）治疗结束，关闭电源，整理物品，洗手，做好相关记录。

（三）适应证

GMA 主要适用于对氨基水杨酸类药物反应不佳、存在激素抵抗或依赖的中重度 UC 患者，并可有效辅助常规药物，诱导并维持缓解，同时可以减少结肠切除术风险和激素的使用剂量。由于 GMA 没有明显的副作用，它更适合于对生物制剂存在禁忌的患者（对特异性抗体携带者、乙肝病毒携带者、多药免疫抑制或有肿瘤病史）。我国炎症性肠病诊断与治疗意见（2018 北京）指出 GMA 治疗轻中度 UC 有一定疗效。对于轻中度 UC 患者，特别是合并有机会感染者可考虑应用。

（四）禁忌证

有严重心脏疾病、肝脏疾病、肾脏疾病、过敏体质、对抗凝剂过敏、严重白细胞和红细胞减少、凝血系统亢进患者不能使用。

（五）用法

标准治疗方案：将全血经过吸附柱的速度固定为 30 mL/min，每次治疗时间为 60 min，每周 1 次，5 周为 1 个疗程作为标准治疗方案。也有推荐，每周 2 次，5 周共 10 次的强化治疗，可以使患者尽快达到临床缓解，缩短住院时间。鉴于目前每一项研究的病例数量有限，因此，很难确定哪一种方法是否更有效。

（六）疗效预测与检测

GMA 可使早期疾病活动的 UC 患者获益，同时可减少 GCS 的应用，认为 GMA 可以作为 UC 患者的一线治疗方案。在首次 UC 发作的患者中，早期应用 GMA 治疗，在长期临床过程中，可避免使用 GCS 和其他药物治疗，对长期临床过程更有利。因此，GMA 作为 UC 非药物治疗的一种手段，对中重度 UC 的治疗可作为一线治疗方案。

对于难治性 UC 的疗效，荟萃分析显示与接受常规治疗患者相比，接受 GMA 治疗的难治性 UC 患者的临床应答反应或临床缓解率更高，且 12 周后，患者的临床缓解率也明显高于常规治疗的患者。因此，GMA 治疗可能是难治性 UC 患者的一种新的替代治疗方法。

对传统药物治疗失败的活动期儿童 UC 患者，GMA 可以诱导临床缓解，从而达到黏膜愈合；对 GMA 单一治疗反应差的患儿，加用小剂量 GCS 可增加 GMA 的疗效，临床疾病缓解后可早期停用 GCS，从而减少药物的不良反应。总之，GMA 对 GCS 耐受不良的 UC 患儿有效，耐受性好。对于 GMA 治疗未成年人的适宜年龄、最适方案等问题，仍需要进一步的研究。

对于妊娠期 UC 患者，由于 GMA 旨在去除部分致炎症细胞及炎症因子，减轻炎症反应，而不引入任何药物到体内，因此，该疗法也慢慢应用于妊娠期 UC 患者的治疗。有报道，对 3 例不同程度的妊娠期活动期 UC 患者，分别进行 GMA 治疗，治疗结束后 2 例获得完全缓解，并产下健康的足月儿，维持缓解时间分别为 39 周、40 周；另 1 例患者获得部分临床缓解，治疗中无严重并发症发生。但是，对于 GMA 能否应用于妊娠期患者研究较少，未来还需要更多的临床观察及临床试验证实。

在过去的临床试验中，GMA 治疗活动性 UC 的疗效存在显著差异。许多临床病理因素影响 GMA 的疗效，包括患者人口统计、疾病特征和过去接触药物制剂的情况。了解 GMA 疗效的预测因素对于 UC 的治疗有很价值。有研究表明，GMA 良好反应的预测因素为：年龄 < 60 岁、UC 持续时间 < 1 年、Mayo 内镜下评分 2 分、未使用激素和生物制剂的 UC 患者。在以上五种因素中，存在四种因素的患者临床缓解率为 70%，存在三种因素的患者临床缓解率为 52%，存在两种因素的患者临床缓解率为 46%，存在一种因素的患者临床缓解率为 39%，五种因素均不存在的患者临床缓解率为 18%。

临床上，我们通常在患者实施 GMA 治疗 1～2 个疗程（5～10 周）后进行血常规、ESR、CRP、粪钙卫蛋白、炎症介质（IL-1，IL-6 及 TNF-α）和肠镜的检测，综合评估疗效。

（七）毒副作用

GMA 不良反应较少且轻微，主要为偏头痛，其次为低热、皮疹、恶心等，严重不良反应罕见。有研究报道，应用 GMA 总的不良反应发生率为 10.3%，主要的不良反应为头痛（2.2%）、恶心（1.4%）及发热（1.3%），这些不良反应的发生可能与体外循环有关。另有 0.4% 患者出现与感染相关的不良反应；所有的不良反应均为轻至中度。

GMA 治疗中重度活动期儿童 UC 患者出现的副作用为轻微的头痛（47%）、恶心、头晕（35.3%）、呕吐（23.5%），头痛可能是因为短暂的血容量变化引起的；没有出现其他严重的不良反应病例。

（王英德）

四、肠道菌群移植术

（一）进展

肠道菌群移植术（FMT）的定义是将健康人粪便中的功能菌群移植到患者消化道内，通过改变患者的肠道微生物菌群，实现对肠道内外疾病的治疗。人体肠道中存在与人体共生的复杂微生物，参与维持肠道微生态稳定、机体代谢和免疫调节功能，这群微生物简称为肠道菌群。FMT 适用于患有与肠道菌群紊乱相关疾病的人群。

目前只有两项随机对照研究评估 FMT 在 UC 中的疗效。Moayyedi 等报道了一项使用 FMT 诱导轻中度 UC 患者缓解的随机研究：患者随机接受 FMT 或安慰剂，每周一次灌肠，持续 6 周，结果显示接受 FMT 的受试者比接受安慰剂的患者明显得到缓解（9/38 vs 2/37，$P = 0.03$）。另一项试验由 Rossen 等在 50 例轻至重度 UC 患者中进行，在第 0 周和第 3 周通过鼻十二指肠管移入健康供体的粪便或自体粪便微生物群。两组之间临床和内镜缓解方面差异无统计学意义。这两项随机对照试验的结果可能受到不一致的研究设计的影响，包括对照组的差异、供体粪便的剂量和制剂、移植方式和 FMT 频率等。与在复发性艰难梭菌感染（CDI）（80%～95% 疗效）中的 FMT 令人印象深刻的结果相比，UC 的这些结果令人失望。然而，这些数据突出表明，FMD 在 IBD 中的作用机制与 CDI 的作用机制截然不同，并表明 CDI 获得的结果尚不能够直接引用于 IBD。但是，一个多中心、双盲 RCT 针对轻中度 UC 患者，进行结肠镜和粪菌 FMT 治疗，8 周后发现其临床缓解率 44%，应答为 54%，而安慰剂对照组均为 20% 左右，证明 FMT 对 UC 有一定疗效。但 FMT 对于重症 UC 的治疗，目前还没有有效的 RCT 结果，因其疗效不确定。

（二）FMT 治疗的粪菌制备方法

1. 粪便供体的筛选

FMT 供菌者首先必须是健康人，可选择患者的亲友，也可选择非亲属健康供菌者。选择时需考虑到肠道菌群受到遗传、生活环境、饮食习惯和抗生素使用等因素的影响。研究表明，选择亲属对 FMT 治疗具有更积极的影响。也有研究均采用的是健康供菌者的菌群给药，结果也显示了积极的治疗效果。

2. 菌液制备

（1）粪菌制备程序

在 FMT 之前，粪便物质必须被稀释和均质化，以利于移植。根据目前方案，将新生产的供体粪便 300 g 左右溶于无菌盐水中，宜在获得后 1 h 内使用。几乎所有的粪便制剂都在有氧环境中进行处理。捐赠人排出后，应尽可能快地向受者输入粪便。粪便微生物群落暴露于有氧条件，即使短暂也可能会对厌氧菌有害，对有氧菌有利，对 FMT 结果有潜在的影响。大部分肠道中的有益细菌是严格的厌氧菌，因此，在厌氧条件下制备和移植粪菌可能会产生更好的效果。目前我国标准化粪菌制备采用智能化机器分离系统实现"1 h 方案"。标准化制菌方案采用微滤加离心富集法，在微滤装置的基础上，经多级过滤、细滤、微滤、超滤一共六级过滤，初步得到 100～200 mL 菌液，然后对菌液进行反复离心洗涤，在 1 h 内实现粪菌的富集和纯化，在标准化制菌方案中，通过漂洗、纯化、富集这一过程中尽量去除下列物质：食物来源中的未消化残渣；真菌、病毒和细菌等不属于同类的微生物；微生物和宿主在肠道的可溶和不可溶性代谢产物。虽然这些代谢物质和微生物碎片也有一定的治疗价值，但获取纯化的菌群非常重要，有利于降低不良反应，更是满足当今美学标准的关键。

（2）粪菌使用标准

所获新鲜粪菌可立即用于治疗（供实验室所在医院及时使用），也可冻存后择期使用，冻菌更容易用于患者和医师，并且由于有更大的样品库可供选择，它允许选择最匹配的供体。使用冻菌的供体材料制备的标准化将大大简化 FMT 的临床实践。微生物组学研究强调了储存条件在维持肠道微生物群落完整性中的作用。存储温度（–20℃或 –80℃）会干扰 DNA 的保守性，冻融可影响微生物群。Lee C 等进行了第一次随机对照试验，比较复发 CDI 中的新鲜与冷冻 FMT 在功效和安全性方面相似。另一个口服含有冷冻 FMT 的胶囊的非随机研究在 CDI 的功效方面也显示出良好的结果。然而，FMT 在 IBD 中的预期效果与复发 CDI 中看到的效果非常不同，因此，CDI 中看到的结果很可能不能推广到 IBD。目前，从一项研究到另一项研究有很高的异质性：新鲜与冷冻的粪便；储存在 –20℃对 –80℃；使用冷冻保存剂等，还需要进一步的研究来确定最佳方法并制订标准。发展大便银行将有助于加强同质性。

（三）适应证

有研究表明，新诊断的 UC 患者行 FMT 治疗可能有更好的结果，可能原因是肠稳态失衡在疾病进展的早期更容易恢复。众所周知，UC 的肠道炎症本身是肠稳态失衡的主要驱动因素，因此，在活动性肠道炎症期间进行 FMT 可能只会产生暂时的作用，因为输注的微生物群体将被受者的炎症状态立即改变。此外，在发炎和可渗透的黏膜上使用大量的微生物抗原可能对炎症过程本身产生一些不利影响，并且可能引起潜在的副作用，如微生物移位。因此，良好的治疗策略可能是在 UC 缓解期进行 FMT。

（四）禁忌证

FMT 的禁忌证包括：合并有肠道病原体感染；疾病严重需要住院治疗；妊娠；有瘘口或造口。

（五）用法与用量

1. 经胃镜辅助 TET 途径

使用 TET 管，插入内镜活检通道送达十二指肠深部。取 50 mL 一次性注射器吸入配制好的菌液 150 mL，经 TET 管直视下输注，时间 3 ~ 5 min，输注结束后用 5 ~ 10 mL 生理盐水冲管。术后 30 min 内维持斜卧位，并尽量避免搬动，以避免呕吐。术后 2 h 后进食为宜。

2. 经鼻空肠 TET 途径

通过鼻腔留置 ETE 管达空肠上段，取 50 mL 一次性注射器吸入配制好的菌液 150 mL，患者取坐位或侧卧位，将鼻空肠管拉到颈后，从患者背面输注菌液（保护其心理），时间 3 ~ 5 min，输注结束后用 5 ~ 10 mL 生理盐水冲管，术后 30 min 内维持斜卧位，并尽量避免搬动，以避免呕吐，观察术中、术后患者的临床反应。术后 2 h 进食为宜，建议患者视线盲区完成。

3. 经结肠 TET 途径

经结肠镜留置 ETE 管至回肠末端，取 50 mL 一次性注射器吸入配制好的菌液 150 mL，患者取右侧卧位，经 TET 管输注菌液，时间 3～5 min，输注结束后，用 5～10 mL 生理盐水冲管，术后保持右侧卧位至少 30 min 方可平卧，再保持卧位 1.5 h 方可坐位，观察术中、术后临床反应。

4. 经肠道造瘘口途径

留置导尿管至瘘口内 50 cm 以上，气囊固定。取 50 mL 一次性注射器吸入配制好的菌液 150 mL，患者取卧位，经导管输注菌液，时间 3～5 min，输注结束后用 5～10 mL 生理盐水冲管，经回结肠造瘘口移植后保持卧位至少 2 h 后方可坐立，观察术中、术后临床反应。

5. 经结肠镜输注途径

做好肠道准备后行结肠镜检查，送镜至回盲部，通过活检通道插入配送的肠道内一次性专用导管或 TET 管输注粪菌。取 50 mL 一次性注射器吸入配制好的菌液 150 mL，经导管或 TET 管输注，时间 3～5 min，输注结束后用 5～10 mL 生理盐水冲管退镜时，注意抽吸气体，但避免抽吸肠腔液体，以免输注的菌液被吸出。输注结束保持卧位至少 2 h 后方可坐立，观察术中、术后临床反应。注意，菌液浓度太低会刺激患者立即排便，导致操作失败。

6. 经直肠灌肠途径

取 50 mL 一次性注射器吸入配制好的菌液 150 mL（用 10 mL 生理盐水清洗菌液管内残留的细菌）备用，经直肠灌肠，每次灌注 50 mL，灌注 3 次。因为容易排出而效果较差，一般不推荐此途径。

与供体粪便制剂一样，对最佳移植途径没有明确的共识。FMT 可以经上消化道或经下消化道输注。经上消化道时，通过输注管经由胃、十二指肠或空肠滴入健康供体粪便的悬浮液，或者口服摄取明胶包被的胶囊或冷冻胶囊。经下消化道时，FMT 直接通过内镜通道或内镜留置的输注管进入末端回肠、盲肠或升结肠，或使用直肠灌肠。经上消化道移植途径可能使 FMT 的活性成分在达到病变结肠之前无效，而经下消化道输注中直肠灌肠可能不足以诱导整个结肠中微生物群的复位。胃液可以破坏细菌，而一些 Firmicutes 需要通过上消化道被激活。较低的胃肠道给药似乎比 CDI 的上消化道给药更好。因此，给药途径的选择取决于被认为重要的微生物和所治疗的疾病。输注的数量也可能是至关重要的。单次给药可能适用于 CDI，但不适用于慢性疾病如 IBD。FMT 可能存在剂量反应，并且输注的方案和数量可能是重要的。虽然微生物群对宿主有影响，但宿主基因和饮食也能修饰微生物群，这表明 FMT 只能在 IBD 中具有瞬时效应。

（六）疗效预测与检测

包括粪便微生物群体检测、临床疗效评估、内镜评估等，但是都不是可靠的预测指标。

（七）毒副作用

总的不良反应的发生率为 28.5%。经上消化道途径时，常见的不良反应有发热、头痛、乏力、腹痛、腹泻、恶心、呕吐、感染、便秘、上消化道出血、喉部不适等。经下消化道途径时，常见的不良反应有发热、寒战、菌血症、CRP 和 IL-6 短暂升高、大便次数增多、阑尾炎、诺如病毒胃肠炎、便秘、腹痛等。

严重不良反应的发生率为 9.2%，包括上消化道出血、感染、疾病复发、艰难梭菌感染。

（吴坚炯）

第五节　诱导缓解治疗

一、概述

UC 的病程分为活动期和缓解期。活动期 UC 应给予诱导缓解治疗，并根据患者的具体病情制订兼具规范化和个性化的治疗方案。一旦进入缓解期，应立即停止诱导缓解治疗方案，并及时转换为维持缓解的治疗方案。

二、基本治疗原则

（一）明确诊断和鉴别诊断

从病情出发，认真排除各种有因可查的结肠炎。对疑诊病例如果不能确诊，可先按感染性肠炎治疗或观察后复查，也可按 UC 予以 5-ASA 试验性治疗，并进一步随诊。但是，在明确诊断前，不宜用 GCS 治疗，尤其是儿童患者。

（二）掌握好分级、分期、分段治疗的原则

如诊断标准所示，分级指按疾病的严重度，采用不同药物和不同治疗方法；分期是指将疾病分为活动期和缓解期，活动期以控制炎症及缓解症状为主要目标，缓解期应继续维持缓解，预防复发；分段治疗指确定病变范围以选择不同给药方法，远段结肠炎可采用局部治疗，广泛性结肠炎或有肠外症状者则以系统性治疗为主。直肠型 UC 治疗原则和方法与远段结肠炎相同，局部治疗更为重要，优于口服用药。

（三）综合评估具体病情

综合评估具体病情，包括是初发还是复发、疾病活动程度、病变部位（直肠、左半结肠、全结肠）和疾病类型（复发频率、病程、对既往治疗的反应、药物不良

反应、肠外表现）等情况确定治疗药物、方法及疗程，尽早控制发作，防止复发。

（四）关注并发症和药物的不良反应

UC 患者可有感染等并发症，尤其是生物制剂、GCS 或免疫抑制剂治疗后。注意疾病并发症，以便估计预后、确定治疗终点及选择内、外科治疗方法。此外，还应注意药物治疗过程中的不良反应，随时调整治疗。

（五）规范化治疗

综合判断全身情况，以便评估预后及生活质量。综合性、个体化处理每一个 UC 患者，包括日常饮食、营养治疗、心理及对症处理，内、外科医师共同会诊以确定内科治疗的限度和进一步的处理方法。

三、基于病变部位的治疗方案

（一）直肠型 UC

对于轻或中度活动期直肠炎首先推荐美沙拉嗪栓剂（至少 1 g/d）。美沙拉嗪泡沫或灌肠液也可以选择，但是栓剂对于直肠病变效果更好、耐受性更佳。美沙拉嗪口服联合局部美沙拉嗪应用，或美沙拉嗪口服联合局部激素的联合治疗方案优于单药治疗。

诱导缓解的患者继续使用 5-ASA 维持治疗。如果栓剂 + 口服 5-ASA 联合治疗不能诱导缓解，则添加局部 GCS（布地奈德）治疗。应答不充分可以进一步添加口服 GCS 治疗。成功诱导缓解的患者，停 GCS 继续使用 5-ASA 维持治疗。

如果使用了口服 GCS 依然不能成功诱导缓解，或者诱导缓解后无法撤停激素，则患者属于难治性直肠炎。这时需要重新评估患者的严重程度，检查患者的治疗依从性。同时需要重新考虑诊断是否正确，比如与克罗恩病直肠炎、放射性直肠炎、CMV 直肠炎、化学性直肠炎、性病性淋巴肉芽肿相鉴别。难治性直肠炎可能行免疫抑制剂或生物制剂治疗，详见难治性溃疡性直肠炎的治疗章节。

（二）左半结肠型 UC

轻中度活动期左半溃疡性结肠炎可以先用 ≥1 g/d 美沙拉嗪灌肠液联合 ≥2.4 g/d 美沙拉嗪口服，联合治疗比单独口服或局部应用美沙拉嗪或局部使用激素更有效。顿服美沙拉嗪和分次服用等效，轻中度的左半结肠型 UC 以局部治疗为主，并联合口服药物治疗。

中重度活动期或轻度对美沙拉嗪反应欠佳的患者可以考虑系统性激素治疗。对于轻中度活动期溃疡性结肠炎患者，口服二丙酸氯地米松 5 mg/d 与口服泼尼松等效。不耐受或者抵抗氨基水杨酸的轻中度患者也可以考虑 9 mg/d 布地奈德。严重的左半结肠溃疡性结肠炎患者需要住院治疗。

（三）广泛结肠型 UC

轻中度活动期广泛型 UC 可以先用≥1 g/d 美沙拉嗪灌肠液联合≥2.4 g/d 美沙拉嗪口服。顿服美沙拉嗪和分次服用等效。中重度活动期或轻度对美沙拉嗪反应欠佳的患者可以考虑系统性 GCS 治疗。重度 UC 患者需要住院接受系统治疗。

四、基于疾病活动度的治疗方案

（一）轻度 UC

首选 5-ASA 制剂。可选用 SASP，每日 4～6 g，分次口服；或其他相当剂量的 5-ASA。SASP 1 g 相当于 5-ASA 0.4 g，巴柳氮 1 g 相当于 5-ASA 0.36 g，奥沙拉嗪 1 g 相当于 5-ASA 1 g。

病变分布于远端结肠者可酌情使用 5-ASA 栓剂 0.5～1 g，每日 2 次；或 5-ASA 灌肠液 1～2 g；或氢化可的松琥珀酸钠盐灌肠液 100～200 mg，每晚 1 次保留灌肠。有条件者可用布地奈德 2 mg 保留灌肠，每晚 1 次；亦可用中药保留灌肠。

（二）中度 UC

可首选上述剂量水杨酸类制剂治疗，反应不佳者适当加量，或改服 GCS。常用泼尼松 30～40 mg/d 口服。

（三）重度 UC

所有重症 UC 患者均应住院进一步检查及治疗。应全面评估病情并予综合治疗。详见急性重度 UC 的治疗章节。

五、基于疾病行为的 UC 治疗方案

（一）复发型 UC

简单复发患者的治疗方案应采取既往治疗有效的方案。

（二）早期复发型 UC

早期复发（<3 个月）的患者宜予以嘌呤类药物治疗。治疗策略不但需考虑目前的复发，还应着眼于降低未来再一次复发的概率。

（三）GCS 依赖型活动性 UC

1. 对于 GCS 依赖型的 UC 患者，AZA 比 5-ASA 更容易诱导临床及内镜缓解。AZA 应作为 GCS 依赖型患者的首选。

2. IFX 每 8 周 1 次连用 1 年也具有撤除 GCS 的作用。

3. IFX 及手术治疗后，应继续予以 AZA 或 IFX 来维持缓解。

（四）GCS 抵抗型 UC

对于 GCS 抵抗型的 UC 可进行如下处理。

1. 需考虑有无其他导致症状持续的因素，如合并 CMV 感染或肿瘤。

2. 应予嘌呤类药物联合治疗。

3. 宜予 IFX 或 ADA 治疗。

4. 可考虑予 UST 或 VDZ 治疗。

5. 可考虑小分子药物治疗。

6. 应基于多学科考虑手术治疗。

（五）免疫抑制剂耐药型 UC

1. 应使用 CsA、他克莫司或抗 TNF 制剂，在治疗失败的情况下，应考虑使用不同的抗 TNF 制剂、UST、VDZ 或小分子药物治疗。

2. 如果症状持续，强化治疗无效，则应进行手术。

（陈白莉　李明松）

第六节　急性重症溃疡性结肠炎的治疗

一、概念与诊断

急性重症 UC（ASUC）表现为血性腹泻 ≥6 次 / 天，合并以下任一全身毒性症状：脉搏 >90 次 / 分；体温 >37.8℃；血红蛋白 <105 g/L；ESR >30 mm/h；CRP >30 mg/L。可合并明显的电解质紊乱或酸碱失衡以及明显的腹部体征。出现并发症或年龄 >60 岁的患者死亡风险更高。一旦确认为 ASUC，应立即住院进行系统性诊断和治疗，尽早明确病情，控制发作，防治并发症。

二、一般治疗

卧床休息，密切监测腹泻、血便、体征、血液学和生化指标以及腹部平片等，尽早发现和处理并发症。如患者一般状况允许，应行结肠镜检查及活检以明确诊断，并注意排除 CMV、艰难梭菌及真菌感染等并发症。

三、常规治疗

推荐治疗方案为静脉输注激素治疗。静脉输注环孢素单药疗法是 ASUC 尤其是激素不良反应较大患者的替代方案。所有患者需接受足够的补液及低分子肝素抗血栓治疗，电解质紊乱和贫血需及时纠正。消化内科医师需与结直肠外科医师协作配合来为患者制订最佳治疗方案。

（一）GCS

一旦 ASUC 的诊断明确，应立即给予 GCS 治疗。如患者未曾使用过口服 GCS，可口服泼尼松或泼尼松龙 40 ~ 60 mg/d，观察 3 ~ 5 d。亦可直接静脉给药。若患者已使用过 GCS，应静脉滴注氢化可的松 300 ~ 400 mg/d，或甲泼尼松龙 48 ~ 60 mg/d，增大剂量不会增加疗效，但降低剂量会使疗效减弱，推注和持续滴注疗效相当。治疗应限制在某个时间段内，延长治疗至超过 7 ~ 10 d 无额外获益。有应答时 7 ~ 10 d 后改为口服泼尼松 60 mg/d，病情缓解后 GCS 应逐渐减量至停药。

不应因为继发感染而推迟 ASUC 患者的 GCS 治疗，应在抗感染的同时及时予以 GCS 治疗。

可考虑予以 IFX 等生物制剂一线治疗 ASUC。

（二）抗生素

ASUC 常继发感染。在确认有继发感染后，应立即根据经验用药和细菌培养 + 药敏试验结果合理地静脉应用广谱抗生素控制继发感染。如硝基咪唑、喹诺酮类、氨苄青霉素或头孢菌素类抗生素等。重症患者推荐短程使用甲硝唑、喹诺酮类制剂。如有高热、全身中毒症状，应注意血培养、大便细菌学监测及毒素检测，明确病原体。若继发的感染为 CMV 或艰难梭菌所致，应进行针对性的抗感染治疗。

如果 ASUC 没有继发感染，不必常规抗感染治疗。

（三）纠正水、电解质紊乱

ASUC 患者多有酸碱、水、电解质紊乱，严重时还会导致心肺功能异常，诱发或加重高凝状态及中毒性巨结肠。

（四）营养治疗

ASUC 患者通常合并营养不良，或有饮食摄入受限及消化吸收不良，因此，营养治疗是必要的。急性结肠炎时，肠内营养是最合适的，较之肠外营养可显著减少并发症（9% vs 35%）。通过静脉营养使肠道休息不会改变疾病结局。

（五）纠正贫血

ASUC 如果便血量大、持续出血不止，而且 Hb < 90 g/L 时，应考虑行输血及内镜检查和治疗。输血应维持血红蛋白在 80 ~ 100 g/L 以上。

（六）拯救治疗

静脉 GCS 使用 3 ~ 5 d 后无应答时应基于多学科协作考虑拯救治疗方案。若 7 ~ 10 d 后仍无效，则应立即行拯救治疗方案，如生物制剂或手术治疗。

（七）高度关注中毒性巨结肠

慎用抗胆碱能药、止泻药、非甾体抗炎药及阿片类药物等，以避免诱发中毒性巨结肠。

（八）密切监测病情

密切监测患者的生命体征和腹部体征变化，尽早发现和处理并发症，尤其是中毒性巨结肠、腹腔感染及穿孔。

四、转换治疗方案

对足够时间和足够剂量静脉 GCS 治疗无效的 ASUC 患者，应考虑转换治疗方案。

（一）转换治疗方案的时机

ASUC 在足量静脉 GCS 治疗大约 3 d 仍然无效时，应转换治疗方案。所谓"无效"，是指除严密观察排便频率和血便量外，宜参考全身状况、腹部体检及血清炎症指标进行判断。判断的时间点定为"约 3 d"是 ECCO 共识的推荐，亦应视病情严重程度和恶化倾向适当延迟（如 5 ~ 7 d）。但要牢记，应及早考虑转换治疗（CsA、他克莫司、IFX）以免延误病情。不恰当的延误将大大增加手术风险。因此，要能够早期识别出可能需要接受结肠切除术的患者，并及时转换治疗。

（二）转换治疗方案的选择

ASUC 的转换治疗方案有以下两种选择，一是药物转换治疗药物，即"拯救"治疗，若"拯救"治疗依然无效才行手术治疗；二是立即手术治疗。拯救治疗药物包括 CsA、FK506 和 IFX 等生物制剂。如果拯救治疗无效，应立即行手术治疗。在转换治疗前应与外科医师和患者及其家属密切沟通，以权衡先予"拯救"治疗与立即手术治疗的利弊，视具体情况决定。对合并中毒性巨结肠者一般宜早期手术。

（三）拯救治疗常用药物及用法

1. CsA

静脉滴注 GCS 5 d 左右后无效者，可考虑 CsA 2 ~ 4 mg/（kg·d）静脉滴注 7 ~ 10 d。对 ASUC，GCS 治疗无效者，静脉给予 CsA 治疗缓解率最高达 83%，68% ~ 72% 的病例避免了结肠切除，但 3 ~ 6 个月后仍有 25% ~ 50% 需要外科手术。由于 CsA 的肾脏毒性作用及其他不良反应，应进行血药浓度监测，使血药浓度维持在 200 ~ 400 ng/L 较为理想。但对年龄大、合并慢性肾功能障碍者，不宜使用 CsA。

CsA 半衰期明显短于 IFX，这反而是 CsA 的优点。若 CsA 拯救治疗无效，则仅需数小时它就排出循环系统，而 IFX 则将维持数周。而半衰期的长短对拯救治疗失败后行急诊结肠切除术是有影响的，因为术后感染最常见，而且是引起死亡的主要原因。

2. FK506

FK506 是一种具有强效免疫抑制作用的大环内酯类抗生素，药理作用与 CsA 相近，但药效强 100 倍，且毒性作用小，对肾功能几乎无影响。国外报道 FK506 用于难治性 ASUC 的诱导缓解率为 53%，部分有效率为 20.5%。一般推荐剂量为 0.01 ~ 0.02 mg/（kg·d），静脉滴注；或 0.1 ~ 0.2 mg/（kg·d），口服。静脉用药推荐的适宜血清浓度为 10 ~ 15 ng/L。药物不良反应（包括头痛、身痛、恶心、失眠、癫痫、感觉异常等）较 CsA 低，但仍应监测血药浓度，以调整剂量。

国内目前尚无相关的用药经验。因此，该方法在少数大型 IBD 诊疗中心使用较安全。

3. IFX 等生物制剂

GCS 治疗无效的有条件者可考虑 IFX 等生物制剂治疗。近年多项研究报告 IFX 对 ASUC 治疗包括拯救治疗有确切疗效，用法同诱导缓解治疗方案，必要时可加大剂量至 10 mg/kg。Chey 等对 16 例顽固性 ASUC 使用 IFX，发现有效率为 80%，86% 患者避免了外科手术，88% 维持缓解 4 个月以上。Lawson 等采用荟萃分析系统评价 IFX 对 UC 诱导治疗的作用，该荟萃分析共纳入 7 项 RCT，结果显示对 GCS 或免疫抑制剂抵抗的中、重度 UC（部分为暴发型 UC）患者，IFX 临床诱导缓解率、应答率以及内镜下黏膜愈合率均显著高于安慰剂组，结肠切除术的发生率显著降低。

由于 GCS 会诱发和加重患者的高凝状态，还可能诱发和加重高血压、糖尿病等疾病，甚至影响药物拯救治疗失败后手术治疗的康复。目前有越来越多的学者主张，对于 ASUC，宜早期考虑 IFX 治疗，有条件时还可以考虑 UST 或 VDZ 治疗，不必等到 GCS 治疗无效时再考虑以 IFX 等生物制剂治疗。国外的经验显示，IFX、UST 和 VDZ 对 ASUC 有更好的疗效和更少的副作用。

五、手术治疗

静脉使用 GCS 仍是治疗 ASUC 的主要传统治疗方案，对 GCS 无应答及拯救治疗无效者，应及时多学科会诊，确定结肠切除手术的时机和方式。

ASUC 对内科治疗无应答除了临床表现无改善外，还有放射学诊断参考指标：结肠扩张，直径持续 > 5.5 cm；腹部平片中见黏膜岛。出现这两种情况时，内科治疗效果差，有 75% 的患者需要行结肠切除。近年随着治疗手段的增多（如 CsA、FK506 或 IFX 等生物制剂），延缓手术治疗成为可能的选择。然而内外科医师面临的难题是如何早期区分哪些患者很可能最终需要行结肠切除术以及何时开始使用积极药物治疗以保证必要时不延误手术治疗。

ECCO 最近的共识意见对 ASUC 着重强调入院监护、密切观察、内外科会诊、早期确定外科手术指征，静脉 GCS 治疗无效时应及时拯救治疗，但药物治疗不应耽误外科手术的决策。对 GCS 无效的病例及时使用拯救治疗和（或）外科手术。如果挽救治疗 4 ~ 7 d 病情无改善，推荐行结肠切除术。重症 UC 使用静脉 GCS 治疗疗效判断的客观指标是治疗 3 d 后的病情，若大便次数 > 8 次 / 日、CRP > 45 mg/L，提示 85% 患者需要接受手术治疗。对 ASUC 患者经大剂量的静脉 GCS 治疗 7 ~ 10 d 无明显缓解，不必继续加大剂量或延长治疗，可考虑外科手术或试用 CsA；也可使用 IFX 等生物制剂，密切观察病情变化，如仍无效应尽早手术。如果有中毒性巨结肠（扩张肠管直径 > 5.5 cm 或盲肠直径 > 9 cm），应尽早考虑外科手术治疗；结肠扩张越大，全身中毒症状越严重，越需要尽快手术治疗。手术方式详见手术治疗章节。

六、ASUC 的早期优化治疗

传统的观点认为，ASUC 的首选治疗方案是静脉注射 GCS，CsA、IFX 等生物制剂是 GCS 治疗失败后的补救治疗方案。对于早期使用 IFX 等生物制剂治疗 ASUC，虽然早期认为证据不足，但是目前的证据逐渐增多。Lawson 等采用荟萃分析系统评价 IFX 对 UC 诱导治疗的作用，该荟萃分析共纳入 7 项 RCT，结果显示对 GCS 或免疫抑制剂抵抗的中、重度 UC（部分为 ASUC）患者，IFX 临床诱导缓解率、应答率及内镜下黏膜愈合率均显著高于安慰剂组，结肠切除术的发生率显著降低。一项 RCT 研究纳入 45 例初始倍他米松治疗无效的 ASUC 患者（24 例接受 IFX 治疗，21 例接受安慰剂治疗），IFX 治疗组患者在第 3 个月的结肠切除手术率较安慰剂组明显降低（7/24 vs 14/21，$P = 0.017$）。另一项 RCT 研究的长期随访结果显示 IFX 治疗组患者在第 3 年的结肠切除手术率仍较安慰剂组明显降低（50% vs 76%，$P = 0.012$）。一项多中心回顾性研究显示 211 例激素抵抗的患者接受 IFX 治疗缓解后的 1 年、3 年和 5 年结肠切除手术率分别为 36%、41% 和 47%。

根据 Truelove 和 Witts 标准确定为 ASUC 需入院进行系统的治疗。在过去四十余年静脉使用 GCS 治疗是最常规的治疗，但将近 1/3 的患者 GCS 治疗效果不佳。对于使用 GCS 无效的患者，CsA 常被作为替代治疗方案。IFX 等生物制剂越来越多在早期就用于 ASUC 治疗。IFX 等生物制剂与环孢素均可以诱导 ASUC 缓解并且可以减少早期结肠切除手术的需要。

IFX 常规标准用药方案为 5 mg/kg，分别在第 0、2、6 周用药，对 IFX 有效应答的患者继续接受每 8 周 1 次的维持用药。ASUC 患者循环中的 TNF-α 水平较高，而且粪便中 IFX 的丢失可能也较多。研究显示入院时 CRP 较高、人血白蛋白水平较低且血清 pANCA 阳性以及内镜下病变较严重等会影响之后的结肠切除治疗并且容易引起病情复发。如果患者在短期内对 IFX 产生应答，能够获得内镜下黏膜愈合且在 14 周时 IFX 血药浓度大于 2.5 μg/mL，则患者可能无须结肠切除术并且无复发，患者血药浓度过低可能与原发无应答有关。因此，AUSC 患者特别是 CRP 较高、人血白蛋白较低且血清 pANCA 阳性以及内镜下病变较严重的患者，可能需要更频繁或更高剂量的 IFX 给药才能维持药物治疗浓度使患者得到更好的治疗效果。2011 年起有患者开始接受 IFX 加速剂量诱导方案。研究表明，接受单次 IFX 注射的患者在两个月内需要接受结肠切除的概率高于接受两次或以上注射的患者，三次给药的治疗方案可作为严重激素抵抗 UC 患者早期预防结肠切除的一个治疗选择。加速 IFX 给药对避免 ASUC 早期结肠切除手术有一定的益处，但是，关于 IFX 是否会增加结肠切除术后并发症的风险仍有较多的争论。

对于合并低胆固醇血症和低镁血症的患者应避免静脉使用环孢素，可优先考虑予 IFX 强化治疗。但因 IFX 具有免疫原性，可引起输液反应、迟发的血清病样反应、感染（尤其结核）、淋巴瘤等不良反应，医师在选择 IFX 强化治疗方案时应严格考虑患者的个体情况。

目前已经不太重视，至少是淡化了所谓"降阶梯"或"升阶梯"治疗方案，主张基于 UC 患者的具体病情选择最合适的治疗方案，包括早期一线选择 IFX 治疗，UST、VDZ 或小分子药物也是 ASUC 的早期一线治疗药物之一。

七、预后

住院期间获得完全临床缓解能改善长期预后，推迟结直肠切除时间。对于接受 CsA 的 ASUC 患者，如果从未使用过免疫调节剂并成功为转换巯基嘌呤维持治疗，在长期随访中发现结肠切除的风险可能降低。毋庸置疑，无论是使用 CsA 还是 IFX 等生物制剂转换治疗，临床表现重、生化指标差、内镜表现严重的患者更有可能需要行结直肠切除术。

（陈白莉　李明松）

第七节　难治性直肠型溃疡性结肠炎或远端结肠型溃疡性结肠炎的治疗

一、概念

难治性直肠型 UC 或远端结肠型 UC 的病变局限于直肠或邻近的乙状结肠，但内科治疗无效，或即使维持缓解治疗病变仍反复发作，是 UC 治疗中常见的临床难题。

二、难治的原因

部分患者难治是有原因的，这些原因包括患者对治疗的依从性差、药物活性成分的不合理分布、未发现的并发症（如近期便秘或继发感染）或诊断欠妥当（如合并 IBS、CD、直肠脱垂或非常少见的情况如癌变）。

三、临床处理

针对上述难治的原因，可采取下列应对措施。

（1）应回顾当前症状、治疗经过和药物治疗的依从性。重新行大便培养、结肠镜检查及活检以再次明确诊断。通常情况下，症状出现的原因往往是合并肠易激而不是疾病活动。

（2）确认是否给予充分的传统治疗，特别是局部治疗措施（考虑栓剂及灌肠剂的分布后，局部联用 5-ASA 和 GCS）以及口服治疗。

（3）行 X 线检查确定是否有近端便秘。因为腹部小肠的病变会影响近端结肠向远端结肠的药物输送。如果有可见的排泄物淤滞，应使用促排泄药治疗。

（4）有内镜下活动性直肠或远端结肠炎症，口服 GCS 及局部 5-ASA 治疗无效者，以及对嘌呤类药物治疗无效者为难治性疾病。此时，可考虑使用 CsA、他克莫司、IFX 等生物制剂或小分子药物治疗。

（5）如果症状持续，强化治疗无效，则应进行手术。

（6）加强与患者的沟通，提高患者对 UC 的认识和对治疗的依从性。

四、预后

如果上述措施仍然不能解决问题，则应考虑外科手术治疗，结肠切除术后预后良好。另外，随机对照试验认为短链脂肪酸灌肠可取得良好效果，而一些小的非盲试验认为利多卡因灌肠、三氧化二砷塞肛、表皮生长因子灌肠和经皮尼古丁贴片、中药灌肠也可有一定帮助。

（陈白莉　李明松）

第八节　肠外表现的治疗

UC 常合并各种肠外表现。肠外表现多见于皮肤、关节、眼部及胆道系统等。国外报道 UC 肠外表现发生率为 21%～36%，80%UC 患者肠外表现发生在肠道症状之后，10% 患者可与肠道症状同时发生，另外 10% 患者肠外表现可作为 UC 的首发症状出现。

通常肠外表现可根据病变脏器或系统进行分类，亦可根据肠外表现与 UC 疾病活动性关系进行分类，有些肠外表现与 UC 疾病活动相关，有些与 UC 疾病活动无关（表 11-7）；前者针对 UC 进行治疗后肠外表现的症状明显好转，后者对相关治疗无效。

此外，一些肠外表现是某些其他疾病（如肾结石、肾积水、淀粉样病变）的并发症，有些则是 UC 治疗方案（GCS 和手术等）的不良反应或副作用，表现为营养不良、骨质疏松及股骨头坏死等。本章主要针对 UC 常见肠外表现的治疗进行阐述。

表 11-7　常见 UC 肠外表现分类

与 UC 活动性相关	与 UC 活动性不相关
外周型关节病（Ⅰ型）	坏疽性脓皮病
结节性红斑	原发性硬化性胆管炎
口腔阿弗他溃疡	葡萄膜炎
表层巩膜炎 / 虹膜炎	强直性脊柱炎 / 骶髂关节炎
	外周型关节病（Ⅱ型）

一、骨骼病变

骨密度检查（T 值 < -2.5）可诊断骨质疏松症，而所有持续活动性 UC 患者均应进行骨密度检测，尤其是反复暴露于 GCS 或疾病持续时间长的患者。建议对于骨密度 T 值 < -1.5 的患者每天补充 500 ~ 1 000 mg 钙剂和 800 ~ 1 000 IU 维生素 D。全身 GCS 治疗的患者应该预防性补充钙和维生素 D。绝经后女性或有自发性骨折史患者应定期给予磷酸盐治疗或其他治疗，防止骨质进一步流失。

二、关节病变

UC 相关的关节炎（AS）可分为外周型和中央型，中央型关节炎指强直性脊椎炎和骶尾关节炎。而根据与 UC 炎症相关性，又将外周型关节病分为以下两型：Ⅰ型周围型关节病，与 UC 活动有关；Ⅱ型周围型关节病，与 UC 活动无关，仅反映其慢性病程。

（一）Ⅰ型关节炎的治疗

治疗的重点应该放在 UC 的治疗上，通常数周内症状缓解。患者可能会进一步从柳氮磺胺吡啶、休息和理疗等治疗中受益。

（二）Ⅱ型关节炎的治疗

患者通常需要非甾体抗炎药或系统性 GCS 控制症状。中轴关节病的治疗应与风湿病学家共同决定。目前认为 SASP、MTX 及 AZA 对 AS 的中轴关节症状无效。难治性活动性 AS 或不耐受非甾体抗炎药 AS 患者，推荐使用抗 TNF 制剂 IFX、ADM 和 GLM 治疗，AS 的有效性和安全性已被证实。美国风湿病学 / 脊柱炎协会不推荐特定的 NSAIDs 治疗 UC 相关关节病，以减少其对 IBS 恶化的潜在风险。他们建议用抗 TNF-α 单抗治疗，但不推荐使用依那西普。

三、皮肤病变

（一）结节性红斑

结节性红斑（EN）的治疗通常是基于 UC 的治疗，GCS 和 CsA 等免疫调节剂对皮肤病变有效，通常治疗 3 个月后皮肤病变可消退，不遗留瘢痕，严重的患者需要全身使用 GCS。对疼痛明显者可予以对症处理，可选用对乙酰氨基酚及阿片制剂，NSAIDs 应慎用。大多数患者 EN 可治愈，30％患者反复发作，顽固者症状可持续数月，碘化钾可取得一定的疗效。反复发作、对 GCS 和免疫抑制剂无效者可用 IFX 等生物制剂治疗。

（二）坏疽性脓皮病

坏疽性脓皮病（PG）的一线治疗药物为 GCS［局部和（或）系统］。IFX 等生物制剂对本病治疗有效，因此，对 GCS 治疗无快速反应的患者应考虑使用 IFX 等生物制剂治疗。外用或口服钙调磷酸酶抑制剂也可选择，但是建议使用该药之前应咨询皮肤专科医师的意见。

四、眼部病变

原发病的治疗非常重要，当肠道炎症控制后表层巩膜炎表现常明显缓解。病情较轻的表层巩膜炎可能自愈而不需要推荐至眼科医师诊治。若患者感觉疼痛，可局部用 GCS 滴眼液（0.5％可的松眼液、0.1％地塞米松眼液等）治疗。巩膜炎的治疗同表层巩膜炎，但因巩膜炎有损伤视神经的可能，应由眼科医师治疗。

葡萄膜炎可能造成严重的后果。UC 相关的葡萄膜炎通常是双侧的，自眼睑开始，并长久不愈。由于本病能发展至失明，应紧急转诊眼科进行专业处理。UC 相关的葡萄膜炎的治疗通常包括局部或全身使用 GCS。有报道免疫抑制剂和 IFX 等生物制剂在 GCS 治疗耐药或不耐受情况下有治疗价值。

五、血栓和栓塞

（一）高危因素

UC 血栓形成可能由于血液成分改变、血流淤阻和感染导致。UC 患者血液中促凝血酶原、凝血因子Ⅷ、纤维蛋白原、血小板等物质增多或活动度增强导致血液高凝状态。维生素 K 依赖蛋白 S 和蛋白 C 缺乏、自身异常免疫抗体产生也是重要原因。GCS、沙利度胺、小分子药物治疗、妊娠及分娩均可诱发或加重 UC 高凝状态。

（二）预防

对 VTE 的预防远远比治疗重要。对重度 UC 患者，ECCO 共识建议给予低分子肝素预防 VTE 形成。监测患者疾病活动度及凝血功能可早期发现 VTE 并及时予抗凝治疗。

（三）诊断

血栓栓塞发生部位的广泛性决定其临床表现的多样性。根据临床表现结合以下检查，如血管造影、血管超声多普勒、CT、MRI、电阻抗等。结合患者病情，择项进行血液检查。

（四）治疗

一旦 VTE 发生，首先积极治疗原发肠道疾病，及时的抗凝治疗可预防或减少 PE 的发生，小剂量肝素及低分子量肝素除了已经明确的抗凝血及抗血栓作用外，还具有调节免疫和抗炎的特性，包括调节细胞因子的产生、抑制 T 淋巴细胞毒性的激活以及抑制白细胞黏附。必要时行介入或外科治疗清除已形成的血栓。

六、肾病

由于 UC 本身是机体免疫系统产生过激的免疫应答所致的炎症性损伤，这种过激的免疫应答及其产生的免疫复合物沉积于肾脏，损伤肾脏。同时，UC 可导致淀粉样变性，大量的淀粉样物质沉积并损伤肾脏，导致急性和慢性肾病的发生。此外，UC 继发的机会性感染也可诱发或加重肾脏病变。因此，UC 患者继发肾脏损伤和肾功能异常并不少见。

UC 相关性肾病的主要临床表现为蛋白尿，可有肾病综合征。其诊断应在肾脏病专家的指导下排除其他肾病。UC 相关性肾病的治疗应以治疗 UC 为主，其病情通常随 UC 的缓解而缓解。

七、肺部病变

（一）原发病肺部病变的治疗

50% 以上的 IBD 患者可有呼吸道症状，多为轻中度。部分 UC 患者表现为非感染性的间质性肺炎，常与 UC 的活动性相关，多随 UC 的缓解而缓解或自行消失。如果没有合并感染，抗感染治疗通常无明显疗效。

（二）继发性肺部病变的治疗

若患者在使用免疫抑制剂或生物制剂期间或之后出现呼吸道症状，应予以高度重视，因为患者可能继发了严重的机会性感染或者潜伏的感染被激活，如真菌、结核或病毒感染。治疗 UC 的药物如 SASP、美沙拉嗪、MTX 也可以引起药物性肺炎。结肠手术可以加重肺部疾病。

八、心脏病变

心脏疾病较少见，症状多不明显。IBD 患者的心脏症状，应在心血管专家的建议和指导下予以相应的诊断。

（陈白莉　李明松）

第九节　并发症的治疗

并发症的治疗以内科治疗为基础，以内镜、介入和外科治疗为手段，以提高生活质量为目的。

UC 如不能及时确诊、及时处理和积极治疗，可引起许多并发症，较为常见且重要的并发症的治疗如下。

一、中毒性巨结肠

中毒性巨结肠是 UC 的严重并发症之一，多发于全结肠型 UC 患者，主要见于 ASUC 患者，病死率高达 44%。其临床特征为全部或部分结肠发生非梗阻性扩张，结肠肠腔直径≥5.5 cm，并伴有全身中毒性症状。该并发症国内较少见，北京协和医院报道发生率为 0.9%，全国多中心回顾性调查显示发生率仅为 0.1%。电解质紊乱（低钾或低镁）、肠道准备或止泻治疗都可能诱发中毒性巨结肠，应予以避免或纠正。重症 UC 的早期诊断、更为有效的药物治疗以及早期手术可以降低中毒性巨结肠的发生率和死亡率。在静脉注射氢化可的松治疗时，应考虑经验性口服万古霉素进行治疗直至粪便艰难梭菌霉素检测阴性。对中毒性巨结肠，药物治疗的时间窗非常有限，如果病情没有迅速改善，就必须及时行结肠切除术。

（一）内科治疗

立即禁食、静脉营养支持、大剂量 GCS 加广谱抗生素、肛管排气、维持水电解质平衡等。避免使用阿片类药物、止泻剂及抗胆碱药物。肘膝位可能有助于减轻腹胀，但实践中较少使用。氨基水杨酸类制剂对中毒性巨结肠无效，CsA 对该病疗效尚不明确。国外有 FK506 治疗中毒性巨结肠成功的个案报道。近期越来越多的学者主张在 ASUC 早期就考虑使用 IFX、UST 或 VDZ 可预防中毒性巨结肠的发生，并对中毒性巨结肠也有治疗作用。

过去认为持续胃肠减压对中毒性巨结肠有治疗作用，但现在看来，持续胃肠减压对中毒性巨结肠并无明显的治疗作用，而且副作用及并发症较多。因此，对于中毒性巨结肠不应行持续胃肠减压。

此外，高压氧疗可作为辅助治疗方案。

如果患者持续发热及出现全身中毒症状，需警惕有无肠穿孔及合并腹腔感染，甚至腹腔脓肿。

对于有中毒性巨结肠的 UC 患者，如果内科治疗 48~72 h 无效，应行急诊外科手术治疗。

（二）手术治疗

5%～15% 的 ASUC 患者可发展为中毒性巨结肠。20%～30% 的中毒性巨结肠因穿孔需手术治疗。然而，临床上对将发生的穿孔不易及时作出判断，结肠可在无膨胀的情况下发生穿孔，而且这些患者大都没有明确的腹膜刺激征。持续的进行性结肠扩张和积气、局限性腹膜炎的加重及出现多器官功能障碍综合征，都是即将穿孔或急性穿孔的征象，对穿孔或即将发生穿孔者应行急诊手术治疗。

通常中毒性巨结肠合并肠穿孔、腹腔脓肿、消化道大出血、全身中毒症状恶化及结肠持续扩张均是急诊手术指征。

欧洲共识建议有中毒性巨结肠证据应立即外科治疗，因为中毒性巨结肠患者穿孔前手术，预后明显比穿孔后手术好。Vestweber 报道本病虽经内科治疗，其死亡率仍高达 30%。未手术穿孔者死亡率为 80%，手术死亡率为 21.6%，其中穿孔者为 51.2%，未穿孔者为 8.7%。本症预后极差，常并发多器官功能障碍综合征而导致死亡。

二、穿孔

穿孔是 ASUC 最严重的并发症，常与结肠镜检查或中毒性巨结肠有关，死亡率高达 50%。UC 患者自发性肠穿孔发生率约为 2%，多与中毒性巨结肠有关。针对穿孔应行治愈性和确定性手术，可采取结肠次全切除＋回肠造口术，待病情稳定、病理诊断明确后行二期手术，不可过度扩大手术范围。

三、出血

消化道出血在 UC 患者中很常见，但大出血的发生率为 0～6%。尽管较少见，但 UC 患者中因大出血行结肠切除术者仍占 10%。出血量与疾病严重程度相关，严重出血者多为广泛结肠型。如有直肠病变，结肠切除术后回直肠吻合口易破裂继发术后出血，临床报道其发生率为 0～12%。

UC 引起的肠道大出血多数由大面积的黏膜溃疡尤其是累及较大血管的深大溃疡所致。临床上主要应用 GCS 治疗，必要时应用免疫抑制剂，并予以禁食、积极输血及输液，维持血流动力学稳定。有文献报道使用生长抑素对 UC 引起的肠道大出血有效，生长抑素对消化道黏膜保护作用可能与抑制炎症介质、减少内脏血流有关。伴大出血的重症 UC 患者，积极药物治疗联合输血而出血仍无法控制时，应考虑急诊手术。首选的手术方式为全结肠直肠切除回肠造口术，以避免残留直肠再度出血。

UC 患者消化道出血的诊断依赖于内镜检查，多数情况下结肠镜检查即可。结肠镜不仅能明确出血诊断，而且能对部分出血进行有效的治疗。根据具体情况给予内镜下的治疗，包括高频电凝及注射等方式止血。经验显示，云南白药胶囊口服对 UC

的黏膜弥漫性出血有良好的治疗作用，常用剂量为 0.5 g，3 ~ 4 次 / 日，通常 2 ~ 3 d 即有明显的止血效果。云南白药胶囊不仅有止血作用，而且无副作用，具有物美价廉的特点。

四、癌变

UC 随病程延长肠道癌变率显著增高。UC 合并肠道癌变符合炎症组织 - 异型增生 - 癌变的演变规律。15 年的癌变率为 5% ~ 8%，20 年的癌变率约 20%，25 年的癌变率约达 25%。对于病变较长、CT 出现肠壁显著非对称性增厚或者肠壁厚度超过 1.5 cm 时，应注意肠道癌变的可能。腺癌发生率较高，大多数呈浸润性生长，息肉状生长的较少，患多发癌的概率也高。UC 总体癌变风险与病程（> 10 年）、病变范围（全结肠型）和治疗方案相关。定期内镜随访以及使用 5-ASA 制剂早期发现和预防癌变。

UC 患者癌症的监测方案以结肠镜检查为主。此外，还包括评估患者症状、药物使用、实验室检查和患者本人及家族疾病史。结肠镜监测除了常规内镜下观察外，在结肠镜检查全程还必须进行活检。越来越多的内镜医师和病理科医师建议采用更有效的靶向活检，即定点活检。定点活检是在肠镜检查过程中运用染色、放大及超声技术，识别可疑的病变部位，并对可疑的病变部位进行定性和定量分析，必要时再活检。与随机活检相比，定点活检具有以下优点：取材准确，阳性率高，损伤小，可减少内镜医师和病理医师工作量。

结肠镜监测的最终目的是检出结肠黏膜是否已经发生癌前病变（如异型增生）或已经癌变，从而判断患者是否有癌变的风险或为下一步的治疗方案提供选择依据。

异型增生（dysplasia），显微镜下可分为 4 个级别：阴性 / 再生性上皮（negative/regenerating epithelium）；可疑异型增生（indefinite dysplasia）；低级别异型增生（low-grade dysplasia）；高级别异型增生（high-grade dysplasia）。2017 版 ECCO 指南建议异型增生的内镜下分型可分为三类：息肉样，非息肉样，内镜不可见病变。

如果由经验丰富的病理学家确认活检组织为可疑异型增生，则推荐 3 ~ 6 个月应行结肠镜检查监测，同时强化 UC 的治疗。

由于不同级别的异型增生病变发生癌症的风险是不一样的，异型增生的分级十分重要，不仅影响到癌症发生发展的敏感性和特异性，而且也直接影响下一步的治疗选择。因此，对 UC 患者的异型增生病变应予高度重视。

扁平性高级别异型增生应视同黏膜内癌，应直接切除病变肠段，并根据手术标本的病理学结果，酌情考虑是否需要行进一步的化疗。

扁平性低级别异型增生病变，会使癌症发生危险性增加 9 倍，因此，具有扁平性低级别异型增生的患者也应行病变肠段切除，或 3 ~ 6 个月再次活检监测，并根据活检结果确定下一步的治疗。

具有低级别异型增生的隆起性病变应首选 ESD 完整切除。若组织学上隆起性异型增生完全切除，紧连着隆起性病变切除部位附近的扁平黏膜活检未见异型增生，同时，肠道其他部位未发现异型增生，则可不追加手术治疗。但是，此类患者应进行密切随访，最好在内镜治疗后的第一年的第 3、6、9 个月行结肠镜检查，以后每隔 6 ~ 12 个月检查 1 次。

若组织学上隆起性异型增生完全切除，紧连着隆起性病变切除部位附近的扁平黏膜活检后有异型增生，则应追加外科手术切除病变肠段。

若无法行内镜下切除或异型增生见于周围扁平黏膜，应直接行结直肠切除术。

息肉样异型增生可通过内镜下息肉切除术完整切除。部分非息肉样异型增生可通过内镜下处理。如果可以内镜下完整切除，且没有其他结肠肠段非息肉样病变及不可见的异型增生的证据，可继续进行肠镜监测。除此之外，非息肉样异型增生，无论任何级别程度，需行结肠切除术。病变附近息肉样异型增生考虑为散发性腺瘤，可按腺瘤常规处理。

内镜下不可见的异型增生是指内镜下无可见病变而在随机活检中发现的异型增生。如果在随机活检中发现异型增生，则建议由一名对 IBD 监测有经验的内镜医师重新检查，最好采用高清放大染色内镜，以判断病变是否可以完整切除并检查是否存在其他异型增生。如果在不可见异型增生的部位发现可见病灶，则按内镜下可见的异型增生处理；如果没有发现可见病灶，原则上根据最初异型增生的级别进行处理。

随机对照研究结果显示，规则的 5-ASA 制剂治疗 UC，可使得癌变发生率降低 75%。另一组研究表明氨基水杨酸类制剂治疗特别是 SASP，有明显的保护效应，其作用与疾病活动无关，长程服用氨基水杨酸类制剂患者发展为癌变的风险明显低于停止治疗或不能坚持治疗的患者。此外，熊去氧胆酸能减少 UC 合并 PSC 患者发生癌变的危险。有学者认为叶酸也有化学预防作用，但尚未被证明。

UC 患者继发的肠癌常为多发，而且由于免疫抑制剂的应用，进展较快，较散发的肠癌预后差。因此，对于 UC 合并的肠道黏膜异型增生，内镜治疗指征应该从严，手术治疗指征宜从宽，而且宜行病变肠段完整切除。

UC 不仅能够继发肠道癌变，还可能继发肠外癌变。具体内容请参考本书第二十三章癌变。

（陈白莉 李明松）

第十节　维持缓解治疗

一、概述

活动期的 UC 患者经过积极有效的诱导缓解治疗后，将进入缓解期。一旦确认进入缓解期，则应及时实施维持缓解治疗。维持缓解治疗的目的是维持无激素缓解，包含临床症状缓解与内镜下缓解，部分学者甚至认为应达到组织学愈合。同时实现临床症状与内镜表现缓解，与维持较长的缓解期有关。

二、维持缓解治疗原则

通常对所有的 UC 患者推荐终身维持缓解治疗，尤其是左半结肠病变或广泛病变者以及远端病变 1 年内复发 1 次以上者。对远端病变缓解两年且不愿意继续药物治疗者可适当停药。有证据表明维持缓解治疗可降低结肠癌的风险。

UC 维持缓解治疗的一线药物是氨基水杨酸类药物。氨基水杨酸类药物不仅能够维持缓解，而且能够降低肠道癌变的风险。

无论哪种类型的 UC，如果是以 GCS 诱导缓解治疗，在症状缓解后 GCS 应立即逐渐减量直至完全停药，并逐渐过渡到用氨基水杨酸类制剂维持缓解治疗，GCS 不能用作维持治疗。

对 ASUC 患者，特别是顽固性病例，氨基水杨酸类制剂难以维持缓解，通常需用 AZA 或 6-MP 等免疫抑制剂甚至生物制剂维持缓解治疗。也可考虑以 IFX 等生物制剂或小分子药物维持治疗。

三、维持缓解治疗的时机

活动期的 UC 患者经过积极有效的诱导缓解治疗后，经过内镜检查确认进入了缓解期，则应及时实施维持缓解治疗。

四、维持缓解治疗的药物选择

（一）氨基水杨酸类制剂

在维持 UC 缓解方面，各种 5-ASA 制剂均有效。

尽管 SASP 的效果等同于或稍优于 5-ASA，由于其副作用较多，选择口服 5-ASA 更好。

随机对照研究发现 SASP 对 UC 患者的疗效呈线性剂量依赖反应，5-ASA 可能也有相似关系。有研究报道服用较高剂量（2~4 g/d）的患者较低剂量（1~2 g/d）能维持更长时间的缓解。5-ASA 维持缓解有效剂量为 2 g/d 及以上，每天顿服美沙拉嗪是推荐的给药方案。

口服氨基水杨酸类制剂对左半结肠型 UC 或广泛结肠型 UC 具有较好的维持疗效。对远端结肠 UC 患者可采用局部应用氨基水杨酸类制剂、联合或不联合口服治疗来维持疗效。栓剂可用于直肠型 UC 的维持缓解治疗，3 g/w 的剂量分次使用足以维持缓解。灌肠剂可用于远端结肠 UC 的维持缓解治疗，每天、隔天甚至隔两天应用 2~4 g 5-ASA 灌肠剂维持缓解的有效率分别为 78%、72% 及 65%，但长期使用灌肠剂治疗仍有较大困难，因为依从性差。口服与局部联合应用氨基水杨酸类制剂的疗效优于单独口服或局部治疗，可作为二线维持缓解治疗方案。

（二）嘌呤类药物

AZA 或 6-MP 用于氨基水杨酸类制剂不能有效维持缓解或不能耐受的 UC 患者、GCS 依赖型 UC。

经 CsA（或 FK506）诱导缓解的 UC 患者，亦推荐使用 AZA 或 6-MP 维持缓解治疗。AZA 或 6-MP 常在患者仍使用 CsA 或 FK506 并且 GCS 减量时使用。

回顾性研究发现重症 UC 在 CsA 诱导治疗后使用 AZA 能降低结肠切除率。报道使用 CsA 成功诱导缓解的 29 例 UC 患者，平均随访 92 周，用 6-MP 维持缓解治疗者结肠手术切除率为 22%，而未用 6-MP 者为 72%。比较 AZA 和安慰剂的随机对照试验荟萃分析发现 AZA 对维持 UC 缓解、预防复发有效。

尽管部分回顾性研究显示长时间应用 AZA 或 6-MP 是安全的，并不增加恶性肿瘤的危险性及死亡率，但是，近期的研究显示，较长时间服用 AZA 或 6-MP 维持缓解的癌变风险会增加。

（三）MTX

以 MTX 维持 UC 缓解治疗的研究数据很少。回顾性研究对 AZA 治疗失败或不能耐受 AZA 的 UC 患者给予不同剂量和给药途径的 MTX 治疗。患者用 MTX 后对其产生的反应或缓解度范围为 40%~75%，这表明一些 UC 患者可能对 MTX 维持疗效反应较好。Khurram 比较 MTX 和安慰剂的随机对照试验荟萃分析，发现 MTX 对维持 UC 缓解、预防复发有效。MTX 的疗效可能与剂量有关。ECCO 认为，现在还没有足够的证据推荐 MTX 应用于 UC 维持缓解。

（四）IFX 及 ADA

氨基水杨酸类制剂和免疫抑制剂维持缓解治疗无效者，可考虑使用生物制剂 IFX。

对 IFX 诱导治疗有效的 UC 患者，推荐使用 IFX 维持缓解治疗。对未用过 AZA 或 6-MP 的患者在 IFX 诱导缓解后，亦可选择 AZA 或 6-MP 替代 IFX 维持缓解治疗。

ADA 对尚未接受过抗 –TNF 治疗的患者疗效最优，对 IFX 治疗失败而转向阿达木单抗治疗的有效性尚未有一致的证据。

（五）UST

UST 可用于 UC 的维持治疗。UST 或其他治疗缓解的患者可以使用 VDZ 维持缓解治疗。

（六）VDZ

VDZ 可用于 UC 的维持治疗。VDZ 或其他治疗缓解的患者可以使用 VDZ 维持缓解治疗。

（七）其他治疗

小分子药物不仅能够有效诱导缓解 UC，而且也能够维持 UC 缓解。

选择性白细胞分离术也可用于 UC 的维持治疗。

中药方剂中不乏抗炎、止泻、黏膜保护、抑制免疫反应等多种药物，可辨证施治，酌情用于 UC 的维持治疗。多种中药制剂已经显示出对 UC 的维持缓解治疗有一定的疗效。

五、维持缓解治疗疗程

美沙拉嗪维持治疗应该长期使用，不仅能够维持 UC 缓解，而且能够减少肠道癌变的风险。

尽管 AZA、抗 –TNF、UST、VDZ 及小分子药物均能有效维持 UC 缓解，但是维持治疗的疗程到底应该多长尚无定论。部分学者主张，至少应该维持治疗 3 年，如果持续缓解，可以考虑完全停药。

（陈白莉　李明松）

第十一节　随　访

无论是内科治疗还是外科治疗，无论是活动期还是缓解期，为了解 UC 患者对治疗的应答以及复发和癌变，必须进行随访和癌变监测，以便能够及时调整治疗方案。

对于初发的活动期 UC 患者，在确诊并开始正规治疗后，通常应每 1~2 周对患者随访 1 次，在治疗开始后的 2~3 个月对临床表现、肠道病变和实验室检查（主要是血常规、肝肾功能和炎症指标）进行评估，评估患者对治疗的应答，确认患者是否已由活动期进入缓解期。

如果已经进入缓解期，则应立即制定治疗方案并开始缓解期的治疗。如果仍处于活动期，则应继续原治疗方案或调整治疗方案，并于其后的 2~3 个月再次复查。

对于已处于缓解期并按缓解期的治疗方案治疗的 UC 患者，可每间隔 3~6 个月复查 1 次。如果仍处于缓解期，可继续原来的缓解期治疗方案。如果已复发，则应按复发型活动性 UC 制定并开始执行新的治疗方案。

（陈白莉　李明松）

主要参考文献

［1］Narula N，Marshall J K，Colombel J F，et al. Systematic review and meta-analysis：infliximab or cyclosporine as rescue therapy in patients with severe ulcerative colitis refractory to steroids [J]. Am J Gastroenterol，2016，111（4）：477-491.

［2］Harbord M，Annese V，Vavricka S R，et al. The first European evidence-based consensus on extra-intestinal manifestations in inflammatory bowel disease [J]. J Crohns Colitis，2016，10（3）：239-254.

［3］Derwa Y，Gracie D J，Hamlin P J，et al. Systematic review with meta-analysis：the efficacy of probiotics in inflammatory bowel disease [J]. Aliment Pharmacol Ther，2017，46（4）：389-400.

［4］Costello S P，Soo W，Bryant R V，et al. Systematic review with meta-analysis：fecal microbiota transplantation for the induction of remission for active ulcerative colitis [J]. Aliment Pharmacol Ther，2017，46（3）：213-224.

［5］Harbord M，Eliakim R，Bettenworth D，et al. Third European evidence-based consensus on diagnosis and management of ulcerative colitis. part 2：current management [J]. J Crohns Colitis，2017，11（7）：769-784.

［6］Magro F，Gionchetti P，Eliakim R，et al. Third European evidence-based consensus on diagnosis and management of ulcerative colitis. part 1：definitions，diagnosis，extra-intestinal manifestations，pregnancy，cancer surveillance，surgery，and ileo-anal pouch disorders [J]. J Crohns Colitis，2017，11（6）：649-670.

［7］Cholapranee A，Hazlewood G S，Kaplan G G，et al. Systematic review with meta-analysis：comparative efficacy of biologics for induction and maintenance of mucosal healing in Crohn's disease and ulcerative colitis controlled trials [J]. Aliment Pharmacol Ther，2017，45（10）：1291-1302.

［8］Hindryckx P，Novak G，Vande Casteele N，et al. Review article：dose optimisation of infliximab for acute severe ulcerative colitis [J]. Aliment Pharmacol Ther，2017，45（5）：617-630.

［9］Yamamoto T，Iida T，et al. A multicenter retrospective study aiming to identify patients who respond well to adsorptive granulomonocytapheresis in moderately to severely active ulcerative colitis [J]. Clin Transl Gastroenterol，2018，9（7）：170.

［10］Nguyen N H，Fumery M，Dulai P S，et al. Comparative efficacy and tolerability of pharmacological agents for management of mild to moderate ulcerative colitis：a systematic review and network meta-analyses [J]. Lancet Gastroenterol Hepatol，2018，3（11）：742-753.

［11］Matsuoka K，Kobayashi T，Ueno F，et al. Evidence-based clinical practice guidelines for inflammatory bowel disease [J]. J Gastroenterol，2018，53（3）：305–353.

［12］Singh S，Fumery M，Sandborn W J，et al. Systematic review with network meta-analysis：first- and second-line pharmacotherapy for moderate-severe ulcerative colitis [J]. Aliment Pharmacol Ther，2018，47（2）：162–175.

［13］Sturm A，Maaser C，Calabrese E，et al. ECCO-ESGAR guideline for diagnostic assessment in IBD. part 2：IBD scores and general principles and technical aspects [J]. J Crohns Colitis，2019，13（3）：273–284.

［14］Maaser C，Sturm A，Vavricka S R，et al. ECCO-ESGAR guideline for diagnostic assessment in IBD. part 1：initial diagnosis，monitoring of known IBD，detection of complications [J]. J Crohns Colitis，2019，13（2）：144–164.

［15］Verdon C，Bessissow T，Lakatos P L. Management of acute severe colitis in the era of biologicals and small molecules [J]. J Clin Med，2019，8（12）：2169.

［16］Levy A N，Allegretti J R. Insights into the role of fecal microbiota transplantation for the treatment of inflammatory bowel disease [J]. Therap Adv Gastroenterol，2019，12（2）：1–10.

［17］Rubin D T，Ananthakrishnan A N，Siegel C A，et al. ACG clinical guideline：ulcerative colitis in adults [J]. Am J Gastroenterol，2019，114（3）：384–413.

［18］Ko C W，Singh S，Feuerstein J D，et al. AGA clinical practice guidelines on the management of mild-to-moderate ulcerative colitis [J]. Gastroenterology，2019，156（3）：748–764.

［19］Beaugerie L，Kirchgesner J. Balancing benefit vs risk of immunosuppressive therapy for individual patients with inflammatory bowel diseases [J]. Clin Gastroenterol Hepatol，2019，17（3）：370–379.

［20］Chapman T P，Gomes C F，Louis E，et al. De-escalation of immunomodulator and biological therapy in inflammatory bowel disease [J]. Lancet Gastroenterol Hepatol，2020，5（1）：63–79.

［21］Nash P，Kerschbaumer A，Dörner T，et al. Points to consider for the treatment of immune-mediated inflammatory diseases with Janus kinase inhibitors：a consensus statement [J]. Ann Rheum Dis. 2021，80（1）：71–87.

［22］Paramsothy S，Rosenstein AK，Mehandru S，et al. The current state of the art for biological therapies and new small molecules in inflammatory bowel disease [J]. Mucosal Immunol，2018，11（6）：1558–1570.

［23］Ben Ghezala I，Charkaoui M，Michiels C，et al. Small molecule drugs in inflammatory bowel diseases [J]. Pharmaceuticals（Basel），2021，14（7）：637.

［24］Varyani F，Argyriou K，Phillips F，et al. Profile of tofacitinib in the treatment of ulcerative colitis：an evidence-based review of recent data [J]. Drug Des Devel Ther，2019，13（1）：4091–4105.

［25］Troncone E，Marafini I，Del Vecchio Blanco G，et al. Novel therapeutic options for people with ulcerative colitis：an update on recent developments with Janus Kinase（JAK）inhibitors [J]. Clin Exp Gastroenterol，2020，13（1）：131–139.

［26］Nadpara N，Reichenbach ZW，Ehrlich AC，et al. Current status of medical therapy for inflammatory bowel disease: the wealth of medications [J]. Dig Dis Sci, 2020, 65 (10): 2769–2779.

[27] Ishida N, Miyazu T, Tamura S, et al. Real-world efficacy and safety monitoring for predicting continuation of tofacitinib therapy in patients with ulcerative colitis [J]. Dig Dis Sci, 2022, 67 (8): 3984–3992.

[28] Nwaogu A, Bond A, Smith PJ. Guideline review: tofacitinib for adults with moderately to severely active ulcerative colitis - NICE guidance [J]. Frontline Gastroenterol, 2020, 12 (2): 133–136.

[29] Danese S, Vuitton L, Peyrin-Biroulet L. Biologic agents for IBD: practical insights [J]. Nat Rev Gastroenterol Hepatol, 2015, 12 (9): 537–545.

[30] Salas A, Hernandez-Rocha C, Duijvestein M, et al. JAK-STAT pathway targeting for the treatment of inflammatory bowel disease [J]. Nat Rev Gastroenterol Hepatol, 2020, 17 (6): 323–337.

[31] Nadpara N, Reichenbach ZW, Ehrlich AC, et al. Current status of medical therapy for inflammatory bowel disease: the wealth of medications [J]. Dig Dis Sci, 2020, 65 (10): 2769–2779.

[32] Feuerstein JD, Isaacs KL, Schneider Y, et al. AGA clinical practice guidelines on the management of moderate to severe ulcerative colitis [J]. Gastroenterology, 2020, 158 (5): 1450–1461.

[33] Amiot A, Bouguen G, Bonnaud G, et al. Clinical guidelines for the management of inflammatory bowel disease: update of a French national consensus [J]. Dig Liver Dis, 2021, 53 (1): 35–43.

[34] Fernández-Clotet A, Castro-Poceiro J, Panés J. Tofacitinib for the treatment of ulcerative colitis [J]. Expert Rev Clin Immunol, 2018, 14 (11): 881–892.

[35] Olivera P, Danese S, Peyrin-Biroulet L. Next generation of small molecules in inflammatory bowel disease [J]. Gut, 2017, 66 (2): 199–209.

[36] Lamb CA, Kennedy NA, Raine T, et al. British society of gastroenterology consensus guidelines on the management of inflammatory bowel disease in adults [J]. Gut, 2019, 68 (Suppl 3): s1–s106.

[37] Singh S, Murad MH, Fumery M, et al. First- and second-line pharmacotherapies for patients with moderate to severely active ulcerative colitis: an updated network meta-analysis [J]. Clin Gastroenterol Hepatol, 2020, 18 (10): 2179–2191.e6.

[38] Dowty ME, Lin J, Ryder TF, et al. The pharmacokinetics, metabolism, and clearance mechanisms of tofacitinib, a Janus kinase inhibitor, in humans [J]. Drug Metab Dispos, 2014, 42 (4): 759–773.

[39] Sandborn WJ, Panés J, D'Haens GR, et al. Safety of tofacitinib for treatment of ulcerative colitis, based on 4.4 years of data from global clinical trials [J]. Clin Gastroenterol Hepatol, 2019, 17 (8): 1541–1550.

[40] Deepak P, Alayo QA, Khatiwada A, et al. Safety of tofacitinib in a real-world cohort of patients with ulcerative colitis [J]. Clin Gastroenterol Hepatol, 2021, 19 (8): 1592–1601.

[41] Ma C, Battat R, Dulai PS, et al. Innovations in oral therapies for inflammatory bowel disease [J]. Drugs, 2019, 79 (12): 1321–1335.

[42] Colombel JF. Herpes zoster in patients receiving JAK inhibitors for ulcerative colitis: mechanism,

epidemiology, management, and prevention [J]. Inflamm Bowel Dis, 2018, 24（10）: 2173–2182.

[43] Curtis JR, Regueiro M, Yun H, et al. Tofacitinib treatment safety in moderate to severe ulcerative colitis: comparison of observational population cohort data from the IBM market Scan® administrative claims database with tofacitinib trial data [J]. Inflamm Bowel Dis, 2021, 27（9）: 1394–1408.

[44] Gisbert JP, Chaparro M. Safety of new biologics（vedolizumab and ustekinumab）and small molecules（Tofacitinib）during pregnancy: a review [J]. Drugs, 2020, 80（11）: 1085–1100.

第十二章
营养治疗

第一节 概　述

营养不良（malnutrition）是一个广义的定义，成年人营养不良是指因能量、蛋白质和（或）其他营养素缺乏或过剩（或失衡）导致对人体的形态（体型、体格大小和人体组成）、机体功能和临床结局产生可以观察到的不良影响的一种状态。该定义包括营养过剩（超重和肥胖）以及营养不足（undernutrition），也包括维生素和矿物质等微量营养素的缺乏。营养不良作为一个公共卫生问题，不仅对疾病临床结局造成不良影响，而且增加了政府医疗经济成本。

IBD 患者营养不良很普遍，文献报道 IBD 住院患者营养不良的发生率为 20% ~ 85%，其中在 UC 患者中的发生率为 18% ~ 62%，CD 患者中为 60% ~ 85%。主要原因是两者病变部位不同，UC 病变部位主要位于结直肠，CD 病变部位常累及小肠，甚至累及整个消化道，而小肠尤其是回肠是营养物质消化吸收的主要部位。

营养不良在 IBD 的发病机制、临床症状、疾病治疗和临床结局中都发挥了重要作用。成年患者营养不良原因包括限制性食物摄入、营养素吸收不良、丢失增加等。对于服用特殊药物（柳氮磺胺吡啶、甲氨蝶呤、类固醇等）的患者，药物干扰营养素的作用也是引起营养不良的原因。活动期 IBD 患者，尤其是对药物治疗反应较差的患者，营养不良的风险更高。此外，营养不良增加 IBD 患者住院率，延长住院时间，降低患者抗感染能力，妨碍手术切口和肠吻合口愈合，增加手术并发症发生率和死亡率，影响机体对药物治疗的反应，降低患者生活质量。临床上可以通过有效的营养筛查工具对成年患者营养不良的风险进行评估，进而通过干预纠正患者的营养不良，改善患者的临床结局。

UC 营养不良的程度一般取决于病程长短、疾病分型、疾病活动度、患病部位等。由于 UC 患者的病变部位主要位于结直肠，患者通常会有食欲减退、消化不良、腹痛腹泻等消化道症状，加上部分药物也会引起胃肠道不良反应，导致饮食摄入及消化吸收减少。UC 活动期常合并消化道出血，因此贫血非常常见，营养不良发生率也高于缓解期。此外，由于 UC 炎症和免疫因素对激素轴的抑制作用，使儿童和青少年骨骼和性腺发育分化延迟，更容易出现骨质疏松和生长发育障碍等情况。因此，对于 UC 患者需要详细评估营养状况，并及时给予营养治疗。

第二节　营养不良的原因与分类

一、营养不良的原因

（1）由于腹痛、腹泻、腹胀、消化道出血等胃肠道症状，使患者畏惧进食，导致营养物质长期摄入不足。

（2）肠道炎症导致食欲、消化及吸收功能下降。

（3）频繁的脓血便使血液及蛋白质大量丢失，导致低白蛋白血症、贫血及水电解质紊乱。

（4）当疾病处于活动期，或合并感染时，UC 患者处于高代谢状态，能量消耗会显著增加。

（5）糖皮质激素等一些治疗药物的使用，也会影响营养物质的吸收，对代谢造成不良影响。

二、营养不良的后果

（1）降低患者的疾病抵抗力及抗感染能力。

（2）影响药物治疗效果。

（3）造成儿童和青少年生长发育迟缓。

（4）增加术后并发感染和吻合口瘘等手术并发症的发生率，影响吻合口及手术切口的愈合，延长住院时间。

（5）降低生活质量。

（6）增加患者发生静脉血栓事件和急诊手术的风险。

三、营养不良的分类及主要表现

食物中经过消化、吸收和代谢，能够维持生命活动的物质称为营养素。其中包括主要提供能量的宏量营养素（蛋白质、脂类、碳水化合物等），维持特定生命活动的微量营养素（矿物质及维生素等），以及膳食纤维和水等其他膳食成分。

营养问题贯穿 IBD 整个疾病的演变过程。UC 营养不良多属于蛋白质 - 能量型营养不良。它是由于缺乏能量和（或）蛋白质所致的一种营养缺乏症，临床上以消瘦、体重明显减轻和水肿为主要特征，常伴多器官系统的功能紊乱。主要原因包括疾病处于活动期时，TNF-α 等促炎症因子会导致营养物质吸收障碍；同时消化吸收不良、能量消耗增加及胃肠道蛋白质丢失等都会引起能量和蛋白质的相对缺乏。25%~50% 成人 UC 患者可出现低白蛋白血症。没有充分证据证明缓解期 IBD 患者每日蛋白需要量和健康人群不同，常规蛋白质摄入量 1 g/（kg·d），但是，炎症活动期蛋白质分解代谢反应增强，蛋白质需要量可增加到 1.2~1.5 g/（kg·d）。

此外，所有的 IBD 患者，不管年龄大小，都应检测是否存在贫血。贫血作为 IBD 患者的并发症之一，发生率为 6%~74%。其发病机制尚不清楚，目前认为胃肠道急慢性失血、铁摄入与丢失的负平衡、慢性病性贫血、维生素 B_{12} 和叶酸缺乏、药物介导、炎症因子、溶血等各种因素均可能参与贫血的发生。IBD 患者贫血的主要形式是缺铁性贫血（IDA）、慢性病性贫血（ACD）和混合型贫血，前两者是最常见的类型。成人 IBD 患者中 36%~90% 会出现铁元素的缺乏，其中在 UC 患者中占 39% 左右，也是患者贫血的重要原因（男性 Hb < 130 g/L，女性 Hb < 120 g/L 定义为贫血）。而且铁缺乏会导致儿童、青少年发育迟缓和认知障碍。铁缺乏的诊断标准取决于炎症水平，应检测全血细胞计数、血清铁蛋白和 CRP。患者没有临床、内镜和生化结果证明疾病处于活动期时，血清铁蛋白 < 30 μg/L 是 IDA 的诊断标准。炎症存在时，血清铁蛋白上升到 100 μg/L，铁缺乏仍然存在。炎症状态有生化结果和临床症状佐证时，ACD 的诊断标准是血清铁蛋白 > 100 μg/L 且转铁蛋白饱和度 < 20%。如果血清铁蛋白水平在 30~100 μg/L 时，铁缺乏和 ACD 同时存在是可能的。

当 IBD 患者出现 IDA 时推荐补充铁，直至血红蛋白水平和铁储备恢复正常，生活质量随贫血的纠正而改善，这种改善与临床活动无关。是否对没有贫血的患者补铁具有争议性，这取决于患者的病史、症状和个人选择。虽然有证据表明，在没有贫血的情况下治疗缺铁（如慢性疲劳和心力衰竭）是有益的，但在 IBD 的背景下还没有这样的证据。

静脉补充铁起效更快，效果更好，比口服铁更容易吸收，同时还指出患者处于临床疾病活动期、Hb < 100 g/L 时，如果之前存在口服铁不耐受，宜以静脉补充铁作为一线治疗方案，口服铁用于疾病缓解期中度贫血的耐受患者。铁需要量取决于血红蛋白和体重（表 12-1）。使用静脉补铁治疗的贫血患者似乎经常复发，且间隔时间短。IDA 患者通过静脉补充成功纠正贫血后，第二轮治疗应该在血清铁蛋白降到 100 μg/L 或者根据性别不同 Hb < 120 或 130 g/L 时立即开始。

当血红蛋白浓度 < 70 g/L 时，或贫血伴血流动力学不稳定、严重急性贫血和（或）所有其他治疗失败时，可以考虑输血，输血后应接着进行静脉补铁。如果是慢性贫血，除了针对贫血的治疗外还需对 IBD 进行治疗。硫嘌呤的减少引起贫血，如

表 12-1　总铁需要量估计表

Hb（g/L）	体重 < 70 kg	体重 ≥ 70 kg
100 ~ 120	（女）1 000 mg	1 500 mg
100 ~ 130	（男）1 000 mg	1 500 mg
70 ~ 100	1 500 mg	2 000 mg

排除贫血的其他原因考虑为药物所致，则应调整剂量或考虑停药。对能耐受口服铁的缓解期轻度贫血患者，建议口服铁剂治疗。高剂量补铁有较多不良反应，且降低患者的依从性，所以建议 IBD 患者每日铁摄入量不超过 100 mg。

微量营养素缺乏在 UC 患者中也常有发生。处于活动期或缓解期的患者均可发生，且病程长者较为突出。长期腹泻的患者还会造成不同程度的电解质（钾、镁、钙、磷等）和脂溶性维生素的缺乏。若进一步限制缓解期患者摄入牛奶、乳制品和高纤维素食品，会加重钙和叶酸等物质的缺乏。

叶酸的缺乏在 IBD 患者中为 20% ~ 60%，而在 UC 患者中为 54% ~ 67%。由于患者通常具有胃肠道症状，低渣饮食会导致膳食纤维摄入的不足，从而导致口服叶酸的减少。此外，由于氨基水杨酸和甲氨蝶呤类药物会与叶酸竞争肠道吸收靶点，因此也会加重叶酸缺乏。同时叶酸也是同型半胱氨酸 - 甲硫氨酸代谢途径中的重要辅助因子，因此叶酸缺乏时也会导致同型半胱氨酸血症，这是 IBD 患者血栓栓塞发生率高的可能原因之一。

成人或儿童 UC 患者中维生素 B_{12} 的缺乏率均约为 20%。维生素 B_{12} 缺乏同样会加重 IBD 患者的贫血。而且维生素 B_{12} 同样作为同型半胱氨酸 - 甲硫氨酸代谢途径中的重要辅助因子，它的缺乏也是同型半胱氨酸血症的重要独立风险因素。

成年 UC 患者疾病活动期维生素 D（vitamin D）缺乏很常见，约占 55%。维生素 D 缺乏会增加 CD 和 UC 患者手术和住院风险，应及时治疗。欧洲临床营养与代谢学会（ESPEN）指南推荐对 IBD 患者，尤其是类固醇治疗的患者进行维生素 D 水平的评估，确保提供充足的钙和维生素 D，尽量限制类固醇药物使用能够预防骨密度下降。

钙缺乏在 UC 患者中约占 10%，主要可能的原因包括：①由于牛奶等乳制品摄入的受限，使口服钙减少；②维生素 D 的缺乏可以进一步加重钙的吸收障碍；③若既往有肠切除史，则减少了肠道吸收面积，使得钙被肠腔内未吸收的脂肪酸结合。钙的缺乏在儿童会导致生长迟缓，在成人常会导致骨质疏松。而激素的应用会更加加剧骨质疏松的发生。

由于营养不良，患者体质消瘦，体内脂肪明显减少，会进一步导致脂溶性物质（维生素 A、维生素 D、维生素 E、维生素 K 等）吸收不良。而且对于有肝胆功能损害者，若使用考来烯胺等药物，也会进一步加重脂溶性维生素的缺乏。

此外，儿童 UC 患者也常会出现锌缺乏。锌元素被认为是抗氧化剂，可以保护细胞免受损伤。且锌的缺乏也会影响伤口愈合。

总之，UC 患者的营养不良不仅包括蛋白质能量的缺乏，也有钙、铁、锌及多种维生素的缺乏，严重影响患者的健康及生活质量，也给治疗带来影响，因此必须及时评估，并给予合理的营养治疗方案。

第三节　营　养　评　价

为了及时有效地评估 UC 患者的营养状况，可以从患者自身状态评估、体格检查及相关实验室检查等多方面入手，其中最重要的就是体重指数（BMI）的变化和近期体重下降的情况。临床医师应尽可能结合营养风险筛查评分表（如 NRS-2002）、患者整体营养状况评估表（PG-SGA）、患者机体组成分析以及近期食物摄入情况（如食欲、摄入量、消化吸收情况、相关生活压力）等多种方法综合评估，建立起综合的评分系统。对于患者首先应常规进行 NRS-2002 营养风险筛查，若确定现存或潜在营养风险应进一步行营养状态评估，随后给予相应的营养治疗，并且在治疗期间多次进行疗效评定。

一、营养风险筛查

营养风险不是指发生营养不良的风险，而是指现存的或潜在的营养因素导致患者出现不良临床结局的风险，包括：①已经存在的营养不足；②手术或疾病有关的可影响患者结局的潜在的代谢及营养改变。

营养风险筛查的工具有很多，最常使用的是 NRS-2002。NRS-2002 内容包括 3 个方面：①营养状况受损评分（0~3分）；②疾病的严重程度评分（0~3分）；③年龄评分；在以上评分基础上年龄≥70岁者加1分；总分为0~7分。其中，营养状况受损部分能识别营养不良，但不足以对其进行全面评定和诊断。

对于 NRS-2002 评分≥3分的患者，提示存在营养风险，需要进行营养治疗。而对于评分<3分的患者，要反复多次对其进行筛查。研究结果表明，随着疾病严重程度的加剧，存在营养风险的 IBD 患者比例显著增加。营养状况受损评分也旨在识别需要接受营养干预的目标人群，如将其用于评定和诊断营养不良，优点为简单易行，但内容相对简单，未达到营养不良评定和诊断的全面要求。

二、营养状况评估

营养状况评估包括主观和客观两个部分。推荐以患者整体营养状况评估表 PG-SGA 作为主观评定工具，并在营养治疗小组指导下实施。PG-SGA 主要评价内容由患者自我评估与医务人员评估两部分组成，内容包括体重、进食状况、症状、活动和身体功能、疾病与营养需求的关系、代谢方面的需求、体格检查 7 个方面。前 4 个方面由患者自评（A 评分），后 3 个方面由医务人员评估（B 评分、C 评分、D 评分）。最后将每一部分的评分累计相加，进行定量评价，根据分值制订相应的干预计划，同时建立定量评价与定性评价之间的关系。分值在 0~1 分等级为 A，营养良好；分值在 2~8 分等级为 B，营养状况为可疑或中度营养不良；分值在 9 分以上，等级为 C，营养状况为重度营养不良。

客观营养状况评定包括静态和动态两类测定指标。静态营养评定包括人体测量指标，如身高、体重、体重指数（BMI）、肱三头肌皮褶厚度、上臂围、上臂肌围、总蛋白、白蛋白及其他用于估计慢性营养不良的指标（表 12-2）。人体组成成分分析可更精确地监测患者的体脂及体脂百分比、瘦肉体、腰臀比、细胞内液和细胞外液、基础代谢率、矿物质等。应用静态营养评定时应注意：体重和 BMI 等人体测量指标在患者大量输液、肥胖、水肿或体液潴留时，准确性会受影响；血浆蛋白的水平亦受多种因素的影响，如白蛋白、前白蛋白是急性期反应蛋白，而处于急性期时，它们的降低则提示炎症的存在，并不独立提示营养不良，故作为疾病急性期机体营养状况的评价并不准确；转铁蛋白也作为一个急性期反应蛋白，它的降低能同时反映炎症的状况和铁缺乏情况。动态评定指标包括氮平衡和半衰期较短的内脏蛋白含量如前白蛋白等。氮平衡是可靠且常用的动态评价指标，有条件的医院可以使用。

表 12-2　静态营养评估

营养不良生化参数	轻度	中度	重度
白蛋白（g/dL）	3.5~3.0	2.9~2.5	<2.5
转铁蛋白（mg/dL）	150~200	100~149	<100
前白蛋白（mg/dL）	18~22	10~17	<10
视黄醇结合蛋白（mg/dL）	2.5~2.9	2.1~2.4	<2.1
淋巴细胞数 /mm³	1 200~1 500	800~1 199	<800

第四节 营养治疗的目的和作用

一、营养治疗的目的

对于 UC 患者，营养治疗不仅能够改善患者营养状况，增强免疫力，提高生活质量，同时也能减少手术并发症，增强 UC 患者对其他治疗的应答能力。

需要注意的是，对于 UC 患者，营养治疗虽然能够改善营养状况，但不能诱导和维持 UC 缓解，这一点与 CD 不同。因此，对于 UC 患者营养治疗就是针对活动期和围手术期的患者，达到纠正其营养不良，提高手术安全性的目的。

二、营养治疗的作用

近年来对营养与代谢支持的观念有所改变，已由传统的营养支持转变为营养治疗。IBD 的营养治疗与药物治疗相辅相成，后者通过控制病情改善营养状态，而前者能改善 IBD 患者对药物治疗的反应性。大量研究表明肠内营养（EN）是促进 CD 患者肠黏膜愈合的重要因素，可以降低炎症负荷。在 CD 中发现 EN 的抗炎作用远早于营养状况的改善，在 EN 开始 3～7 d 时即可观察到 ESR、CRP、IL–6 及 IGF–1 等炎症指标的改变。但 EN 对 UC 的作用主要是纠正营养不良，目前认为不能用于诱导和维持 UC 缓解。

此外，EN 还可以防止肠道菌群移位，保护胃肠道功能。人体肠黏膜屏障主要由肠道微生物、黏液层和肠上皮细胞三层组成。其中肠道微生态的稳定在 IBD 疾病发展中起到重要作用。目前的病因学认为，UC 的发生与肠道菌群失调有密切的相关性。临床上患者若有既往胃肠道感染史，则可使 UC 的发病率增加 2 倍，原因可能是急性肠道感染改变了肠道菌群，继而诱发了易感人群的肠道慢性炎症。而且 UC 患者肠道菌群多态性明显降低，病程越长，改变越多。目前两个针对儿童 UC 患者的临床试验表明，直肠灌肠剂中含有的罗伊乳杆菌对症状较轻的远端结肠炎有一定的疗效，口服益生菌 VSL#3 制剂对活动性结肠炎也有一定疗效。中重度 UC 患者可以考虑使用大肠埃希菌 1917 或 VSL#3 以诱导缓解。成年和儿童的 UC 患者使用 VSL#3 维持抗生素诱导的缓解和预防储袋炎。EN 可以促进肠上皮愈合，滋养肠道菌群，减轻肠道免疫反应和炎症作用。

高脂肪、高蛋白质饮食是 UC 发病率增高的可能原因。高脂肪、高蛋白质饮食会导致肠道菌群失衡，减少肠道黏液的分泌，增加肠道黏膜通透性，加上高脂肪、高蛋白质饮食含有较多抗原，极易诱发变态反应。研究还发现反式不饱和脂肪酸摄入与 UC 发病率增高有关，而长链 ω-3 脂肪酸（如二十二碳五烯酸、EPA、DHA）的摄入与 UC 发病风险呈负相关。因此通过营养治疗，调节摄入的蛋白质和脂肪等组分，可能有效改善 UC 症状。

三、营养治疗的应用

由于长期慢性炎症作用，UC 患者通常伴有营养不良，而疾病进展、药物反应、手术治疗等也可能进一步加重营养障碍，很难通过饮食纠正，因此往往需要临床营养治疗。营养治疗作为 UC 的一种治疗手段，与药物治疗、手术治疗等一样重要。临床上营养治疗主要在以下几个方面发挥重要作用。

（一）已经存在营养不良或存在营养风险的患者

此类患者主要包括重度营养不良者；中度营养不良且预计营养摄入不足 > 5 d 者；营养状况正常，但 NRS-2002 评分 ≥3 分，存在营养风险者。而儿童和青少年若合并营养摄入不足、生长发育迟缓者，也同样需要尽早给予营养治疗。

（二）围手术期患者

对于有手术指征需择期手术的 UC 患者，当合并营养不良或存在营养风险时，临床上可先进行营养治疗后再行手术，以降低手术风险。但由于营养治疗对于 UC 患者只能纠正营养状况，不能诱导缓解，因此不应为了纠正营养不良或盲目希望达到营养治疗周期而延误手术时机。尤其是对于急性重症 UC 患者合并中毒性巨结肠、大出血等并发症的患者，不应花过多的时间来进行术前营养治疗，此时为了减少营养不良带来的手术风险，可考虑行三期手术。

（三）活动期患者

虽然很多研究证实 EN 在 CD 中有助于诱导和维持缓解，促进肠黏膜恢复和溃疡愈合，促进儿童及青少年生长发育。但目前认为 EN 在 UC 不具备诱导或维持缓解的作用。临床上采用营养治疗也主要是为了改善活动期或围手术期患者的营养不良。因此，当 UC 术后或疾病缓解后，对于正常饮食者一般不需要再进行营养治疗。

第五节　制定营养配方

一、能量供给量的确定

当对 UC 患者进行营养治疗时，最好先采用间接能量测定仪确定患者的静息能量消耗（REE），以此来进一步确定能量供给量。成人每日总消耗能量约为 REE 的 1.2 ~ 1.5 倍。若无间接能量测定仪，可按 25 ~ 30 kcal/（kg·d）计算缓解期成人

UC 患者每日总能量需求。蛋白质需求量应达到 1.0~1.5 g/（kg·d）。但对于活动期 IBD，由于炎症反应及疾病活动的原因，患者每日总能量需求增加，高出缓解期 8%~10%。此外当体温每上升 1℃时，REE 就会增加 10%~15%；合并脓毒血症时，REE 会增加约 20%。而对于儿童和青少年患者来说，由于处于生长发育阶段，因此每日提供的能量可为正常儿童的 110%~120%。其他营养素根据患者临床检查结果及时补充调整，尤其是要注意维持水、电解质与酸碱平衡。

二、肠内营养与肠外营养的选择

目前认为，在 IBD 患者中 EN 更加符合生理，可减少肠外营养（PN）相关并发症，降低费用。而且对于普通食物而言，EN 可以减少食物及其代谢产物对结肠的不良刺激；此外，EN 还可以防止肠道菌群移位，维持肠道微生态的稳定。然而，由于 UC 患者腹泻和脓血便的临床症状多见，EN 可能会加重腹泻症状。因此，对于急性期 UC 患者，尤其是重症 UC，为减轻腹泻，提高对营养治疗的耐受性，临床上主要以 PN 应用为主。

（一）肠内营养适应证与禁忌证

适应证：对于任何有营养不良或营养不良风险的 UC 患者都应给予营养治疗，且在能耐受的情况下优先选择 EN。尤其是以下情况应给予 EN：① 3~6 个月体重下降 ≥5%；②重度营养不良；③中度营养不良但预计营养摄入不足 >5 d；④正常营养状况但预计营养摄入不足 >10 d；⑤ BMI < 18.5 kg/m^2；⑥或药物治疗有效，但患者体重仍持续下降。

禁忌证：①消化道大出血；②肠穿孔；③急性重症 UC；④中毒性巨结肠等。

（二）肠外营养适应证与禁忌证

UC 患者进行 PN 的主要目的就是纠正营养不良，它是基于其他药物治疗之上的辅助治疗手段，而不是主要治疗措施。PN 要应用于 EN 无法耐受或 EN 无法达到目标量的急性重症 UC 患者。PN 的适应证具体包括以下：①重症 UC 伴有顽固性腹泻；②不耐受 EN 者；③一些不能使用 EN 的情况，如中毒性巨结肠、肠道准备和结肠大出血等。

虽然 PN 在某种程度上具有不可替代的价值，但下列情况下并不适宜或应慎用：①肠道功能基本正常，能通过 EN 获得足够营养的；②血流动力学紊乱或严重代谢紊乱尚未纠正期内；③预计发生 PN 并发症的风险大于收益；④临终或不可逆昏迷患者。

三、肠内营养制剂的选择

目前 EN 制剂可大体分为整蛋白配方、低聚体（短肽）配方、氨基酸单体（要素膳）配方等。需要根据患者个体情况，依据营养全面均衡、肠道耐受性情况及费用等多方面综合选择。

目前这三种配方在纠正营养不良的临床疗效上并无明显差别，但在不同个体、不同情况下的耐受性可能不同。相较而言，短肽或要素膳配方抗原性低，易消化吸收，适用于肠功能不全患者；整蛋白配方虽抗原性稍高，但更有利于儿童患者体重增长。

高脂饮食可能与 UC 发病有关，低脂 EN 制剂可能提高 UC 的治疗效果，但长期限制脂肪的摄入，可能会导致必需脂肪酸的缺乏。研究发现鱼油 ω–3 多不饱和脂肪酸（PUFA）能够改善活动期 UC 的炎症指标，但无法改变 UC 临床结局，也没有足够证据证实鱼油能够维持 UC 缓解。虽然不少研究表明谷氨酰胺有利于防止肠黏膜萎缩，减轻肠道损伤，但没有证据表明其有利于 UC 缓解病情和改善结局。此外，当 UC 处于活动期，尤其是有明显腹泻及脓血便时，不应摄入过多膳食纤维。最近肠道微生态的研究迅猛发展，目前认为联合应用益生菌和益生元对 UC 可能有益。

四、肠外营养配方的制定

PN 的配方包括水、碳水化合物、氨基酸、脂肪、电解质、维生素和微量元素等，还可以加入某些特殊营养物质，如谷氨酰胺和鱼油等。

UC 患者配制 PN 时，按照非蛋白热卡（即葡萄糖与脂肪所提供的热量，1 g 葡萄糖可提供约 3.4 kcal 热量，1 g 脂肪可提供约 9 kcal 热量）来计算能量供应量，在总能量中脂肪应占非蛋白热卡的 30%~50%；继而按照（100~150）kcal∶1 g 氮的比例来计算供氮量，氨基酸量（g）=氮量（g）/16%。

PN 总液体量应根据患者每日心肾功能、体重变化、出入量平衡及是否存在脱水和液体潴留等情况综合计算。一般成年人每日需水量约为 35 mL/kg，或按摄入热量计算约为 1 mL/kcal。高热量摄入、发热、大量出汗、腹泻、外科引流等情况下，机体对水的需求增加；而心肾功能不全时，常需限制液体供给。

使用 PN 时要特别注意维持水、电解质与酸碱平衡。需动态监测患者的症状体征、出入量和电解质指标，及时补充水、电解质。在低蛋白血症时，若血钙低于正常值，则血中蛋白结合钙降低而钙离子不低，不产生临床症状。此时矫正钙浓度（mg/dL）=血钙浓度（mg/dL）+0.8×［4.0–血白蛋白浓度（g/dL）］。此外，血清镁浓度与机体镁缺乏不一定平行，在 PN 中应常规补充。

五、微量元素及其他营养素的补充

对于 IDA，无论是静脉补铁还是口服补铁都能有效补充铁剂，提高 Hb 水平。静脉补铁一般适用于严重贫血，需要快速改善贫血的中度贫血，以及口服补铁不耐受或无效的情况。口服补铁不会引发或加剧 UC 相关临床症状，且低剂量与高剂量补铁同样有效，并可以避免高剂量补充带来的副作用，因此临床上可以选择低剂量口服补铁。

增加膳食纤维的摄入或补充叶酸，可以有效减少叶酸缺乏的发生率。若已发现叶酸偏低，或在使用 MTX 和 SASP 等药物时，应常规补充叶酸。

为预防缺钙，建议所有 UC 患者每日膳食中应摄入 1.5 g 钙，也可以考虑每日口服 0.5～1.0 g 钙剂。UC 患者普遍存在维生素 D 缺乏，且与疾病活动度相关，因此补充维生素 D 有助于控制病情。

由于 UC 患者存在肠道病变，阻碍维生素等营养物质的消化吸收，因此患者应增加每日蔬菜水果和豆类的摄入，必要时常规补充维生素制剂。

第六节　营养途径的选择与建立

一、肠内营养途径

EN 途径包括口服、管饲，其中管饲又包括鼻胃管、鼻肠管、经皮胃镜下胃十二指肠造口（PEG/J）、手术胃肠造口等。对于轻中度 UC 患者，患病期间最好保持经口饮食，当经口饮食无法耐受或摄入量不足时，予以 500～600 kcal/d 的营养补充是必要的。营养补充的途径应遵循"只要肠道有功能，就使用肠道；即使部分肠道有功能，也应该使用这部分肠道"的原则，而多数 UC 患者小肠吸收功能完好，应首选 EN，且以口服为主。少部分患者由于胃肠道蠕动功能差，可采用管饲持续缓慢泵注，并添加消化酶或改善胃肠动力的药物（具体方法参见 CD 营养治疗部分）。

二、肠外营养途径

PN 的输注途径主要分为外周静脉置管（PVC）和中心静脉置管（CVC）两类。PVC 指经浅表静脉置管，通常指上肢静脉。CVC 又分经外周置入中心静脉导管（PICC）、经皮穿刺中心静脉置管（暂时性中心静脉置管）和静脉输液港（永久性中心静脉导管）等。

外周静脉置管只有在预计使用 PN 时间较短（10～14 d）和营养液渗透压不高（≤850 mOsm/L）时才可采用，还需警惕血栓性静脉炎的发生。PN 各组分渗透压估算见表 12-3。

若单纯以 PN 输注为目的，通常不采用静脉输液港。经周围静脉置入的中心静脉导管并发症相对较少，应为首选。经皮穿刺中心静脉置管费用低，操作方便，适合短期使用。主要有经右侧锁骨下置管、经股静脉置管和高位颈内静脉置管等途径。其中经股静脉置管容易污染和形成血栓，经颈内静脉置管护理不易，也容易污染，因此临床上经右侧锁骨下置管比较常见。由于导管管腔和接口越多，污染可能性就越大，因此通常采用单腔静脉导管。

表 12-3　肠外营养各组分渗透压估算

肠外营养组分	渗透压 mOsm
葡萄糖	5 mOsm/g
氨基酸	10 mOsm/g
脂肪	1.3 ~ 1.5 mOsm/g
电解质	1 mOsm/mmol
微量元素	19 mOsm/ 支

第七节　营养治疗疗效评价与时限的确定

为纠正 UC 患者营养不良，减少术后并发症，UC 围手术期营养治疗时间不应少于 10 ~ 14 d。需要强调的是，由于营养治疗对于 UC 患者只能纠正营养状况，不能诱导缓解，因此不应为了纠正营养不良或盲目希望达到营养治疗周期而延误手术时机。

营养治疗过程中需根据患者饮食摄入、体格检查、生化检查、营养状况评估来综合判断患者的营养状况。如果纠正 UC 患者营养不良的治疗目的已达到，即可逐渐停用营养治疗。当营养治疗不能起效时，需及时查明原因，对症处理。

需要强调的是，虽然对于合并营养不良的 UC 患者，营养治疗是主要治疗方案之一，但绝不能代替药物治疗和手术治疗。同时，缓解期患者若无营养不良或营养不良风险，无须长期营养治疗。

第八节　营养治疗的并发症及防治

一、肠内营养治疗的并发症及防治

一般来说，EN 相比 PN 更加安全，但若使用不当也会发生一些并发症：①胃肠道并发症，如腹泻、腹胀、恶心、呕吐；②代谢并发症，如脱水、电解质异常、高血糖；③感染并发症，如吸入性肺炎、腹膜炎、鼻窦炎；④导管相关并发症，如鼻咽部黏膜损伤、PEG/J 术后造口旁瘘、导管堵塞、导管异位等。在临床上尤其以腹泻较为多见。因此在使用 EN 时需密切关注患者耐受情况，若出现不适需及时调整，甚至停用。

EN 营养治疗过程中需要预防及早期发现 EN 相关并发症及风险的发生。EN 的并发症重在预防，同时也要注意规范操作并动态监测。临床上可以通过管饲、持续泵注、缓慢增加输注量、适当加温等方式减少胃肠道并发症的发生。盲法放置的鼻饲管在使用前必须通过影像学证实在位。卧床患者实施 EN 时需要床头抬高 30° ~ 40° 以避免反流。静脉管路和 EN 管路必须分开放置，EN 管路应采用不同颜色，尤其禁止使用输液器实施 EN。对于重度营养不良的患者，在使用 EN 的初期还要警惕再喂养综合征的出现。

当 UC 患者出现胃肠道并发症后，要及时调节 EN 剂量、制剂种类和输注温度、浓度、速度等，也可以增加调节胃肠道功能和促进消化的药物。当患者出现严重恶心、呕吐或剧烈腹痛而无法耐受 EN 时，可考虑给予短期 PN。

二、肠外营养治疗的并发症及防治

由于 UC 患者静脉血栓发生风险高，PN 的使用会进一步增加血栓风险。此外接受 PN 的患者还可能出现以下并发症：导管相关并发症，如穿刺损伤、空气栓塞、导管异位、导管堵塞等；感染并发症，如导管相关感染、营养液感染；代谢并发症，如高血糖、电解质紊乱、微量元素缺乏、脂代谢异常、高氮血症等；脏器功能损害，如 PN 相关性肝损害等。其中导管相关脓毒症、胃肠道黏膜屏障功能损害、代谢并发症及肝损伤等比较常见。

为了减少 PN 相关并发症，需把握 PN 适应证并选择合理的输注途径，严格遵循操作规范，定期监控相关血液指标，个体化调整配方等。

第九节　营养治疗小组

临床营养治疗经过多年发展，早已成为当代医学治疗的常规。临床营养也被誉为继麻醉、消毒法和抗生素之后外科领域的第四个最重要的具有里程碑意义的发明。建立完善的营养治疗小组（NST）能使临床营养治疗的规范化程度提高，有效降低营养治疗并发症的发生率，减少住院时间和医疗费用，推动营养治疗在临床上更为有效、安全、合理的应用。

NST 的目标是为患者提供合理的营养治疗，具体包括：①确定患者是否存在营养不良，或是否有营养不良风险；②对患者进行科学的营养评价，制订合理的营养治疗方案；③为患者提供安全、合理和有效的营养治疗。

为达成以上目标，NST 具体的工作职责和范围包括：①制订营养治疗工作规范，包括制订统一的营养治疗操作与护理常规，制订营养治疗规章制度与程序，制订规范的配方单、会诊单和巡视单等；②负责全院患者的会诊，并进行营养和代谢评价；③对营养治疗进行质控，包括实验室和临床监测，并及时调整方案，及时处理临床问题和并发症；④对全院工作人员进行营养治疗的教育和培训，以及对患者进行相关宣教；⑤进行营养治疗的学术研究工作；⑥执行家庭营养治疗计划（HNS），包括对患者的教育和培训，制订出院后的营养治疗计划、随访和监测；⑦开设营养门诊。

NST 的组成主要包括临床医师、营养师、护士和药剂师等。一般来说，临床医师是 NST 的主要负责人，指导 NST 的运作，对患者进行营养评估、完善病史、体格检查以及相关实验室检查，并制订详细的 EN 或 PN 支持计划。营养师要对患者进行营养筛查，发现有营养风险的患者，负责住院患者的膳食指导，调整饮食结构，并负责患者营养摄入情况的监测及一般营养问题的指导。护士主要负责营养治疗过程中的护理指导和监测，维持营养治疗设备，对患者及其家属和临床护士进行详细宣教与咨询。药剂师参与营养液的配制，就药物配伍、用药方法等提供咨询，并参与制订营养治疗配方。

NST 在组织形式上主要包括：①进行日常查房，对住院患者进行营养筛查和评价，对发现有营养治疗指征的患者，需及时给予营养治疗；②建立专门的营养科室，一旦患者需要，可随时转科治疗。

（朱维铭　周伟　贾燕　李舒　贺程程　李明松）

主要参考文献

［1］Massironi S，Rossi R E，Cavalcoli F A，et al. Nutritional deficiencies in inflammatory bowel disease：therapeutic approaches [J]. Clin Nutr，2013，32（6）：904-910.

［2］Sarbagili-Shabat C，Sigall-Boneh R，Levine A. Nutritional therapy in inflammatory bowel disease [J]. Curr Opin Gastroenterol，2015，31（4）：303-308.

［3］Boullata J I，Carrera A L，Harvey L，Escuro AA，et al. ASPEN safe practices for enteral nutrition therapy task force，American society for parenteral and enteral nutrition [J]. JPEN J Parenter Enteral Nutr，2017，41（1）：15-103.

［4］Forbes A，Escher J，Hébuterne X，et al. ESPEN guideline：clinical nutrition in inflammatory bowel disease [J]. Clin Nutr. 2017，36（2）：321-347.

［5］中华医学会消化病学分会炎症性肠病学组，中华医学会肠外与肠内营养学分会胃肠病与营养协作组 . 炎症性肠病营养支持治疗专家共识（第二版）[J]. 中华炎性肠病杂志，2018，2（3）：

154-172.

［6］Liu J J, Rosson T B, Xie J J, et al. Personalized inflammatory bowel disease care reduced hospitalizations [J]. Dig Dis Sci, 2019, 64（7）: 1809-1814.

［7］Lopes MCBR, Ceniccola GD, Araújo WMC, et al. Nutrition support team activities can improve enteral nutrition administration in intensive care units [J]. Nutrition, 2019, 57（1）: 275-281.

［8］Bischoff S C, Escher J, Hébuterne X, et al. ESPEN practical guideline: clinical nutrition in inflammatory bowel disease [J]. Clin Nutr, 2020, 39（3）: 632-653.

第十三章
内镜治疗

UC 是累及直肠和邻近结肠黏膜及黏膜下层的慢性非特异性、炎症性肠道疾病，是 IBD 的常见类型之一。肠道炎症急性活动可能引发急性并发症，常见的有各种肠道感染（艰难梭菌、巨细胞病毒和 EB 病毒感染等）、消化道出血、中毒性巨结肠等；肠道炎症的反复、慢性发作会导致大肠肠壁纤维化等结构和功能的异常，常见的慢性并发症有肠道息肉、上皮内瘤变及癌变、肠道狭窄等，特别是病程长的 UC 患者，结直肠癌（colorectal cancer，CRC）风险明显增加。部分接受 IPPA 手术（结直肠切除 – 回肠储袋 – 肛门吻合术，proctocolectomy with ileo-pouch-anal anastomosis）的 UC 患者还可能出现储袋炎、吻合口狭窄等。

内镜技术（如光学染色内镜、色素染色内镜、放大内镜、超声内镜、激光共聚焦内镜等）不仅在 UC 的诊断和鉴别诊断中具有不可替代的地位，而且在 UC 的疗效评估、癌变监测及并发症的诊断和治疗中同样发挥着重要作用，对 IBD 及其并发症具有治疗作用的内镜技术被称为介入内镜（intervention endoscopy）。

有研究表明，在专注 IBD 的内镜专家手中，IBD 患者接受常规肠镜检查的并发症（如肠穿孔）的发生率并没有增加。但是，这些患者在接受介入内镜治疗时，并发症的机会可能会高于普通人群，因此，需要更好地做好术前沟通、肠道准备、术中及术后的谨慎处置。

第一节　肠道癌前病变和黏膜内癌变

反复发作或持续发作的肠道慢性炎症是 UC 和结肠型 CD 患者肠道癌变的主要危险因素。随着病程的延长，CRC 的风险也相应增加。研究发现，10 年病程的 UC 患者癌变率为 2%、20 年病程的为 8%、30 年病程的为 18%。肠道癌变占这类患者死因的 10% 左右。因此，对于病程较长的 UC 患者，尤其是有癌变高危因素的 UC 患者，应定期接受内镜 + 病理学监测，以期早期发现癌前病变和早期癌症，并予以积极治疗。

　　详细的、高清晰度白光内镜对结肠癌前病变的筛查准确性比较高，2015 年公布的 IBD 患者内镜监测专家共识意见（surveillance for colorectal endoscopic neoplasia detection and management in IBD patients，SCENIC 共识）也强调了染色内镜在 IBD 肠道癌变监测中的重要作用（图 13-1）。根据内镜下病变是否可见，结肠炎相关的异型增生（colitis-associated dysplasia）被区分为内镜可见病变（endoscopically visible lesion）和内镜不可见病变（endoscopically invisible lesion），前者又分为息肉样病变（polypoid lesion）和非息肉样病变（nonpolypoid lesion）。大多数内镜可见病变都可以考虑内镜下切除治疗。

　　UC 处于活动期或继发肠道感染时，肠道黏膜炎症会引起黏膜结构改变，从而影响结肠镜对肠道黏膜癌变的筛查。因此，应该尽可能在缓解期或者肠道炎症得到明显控制时进行肠道黏膜癌变筛查。如果 UC 处于活动期时肠道癌变筛查结果可疑，或者与临床表现不一致时，应该在病情缓解后尽快再行癌变筛查。

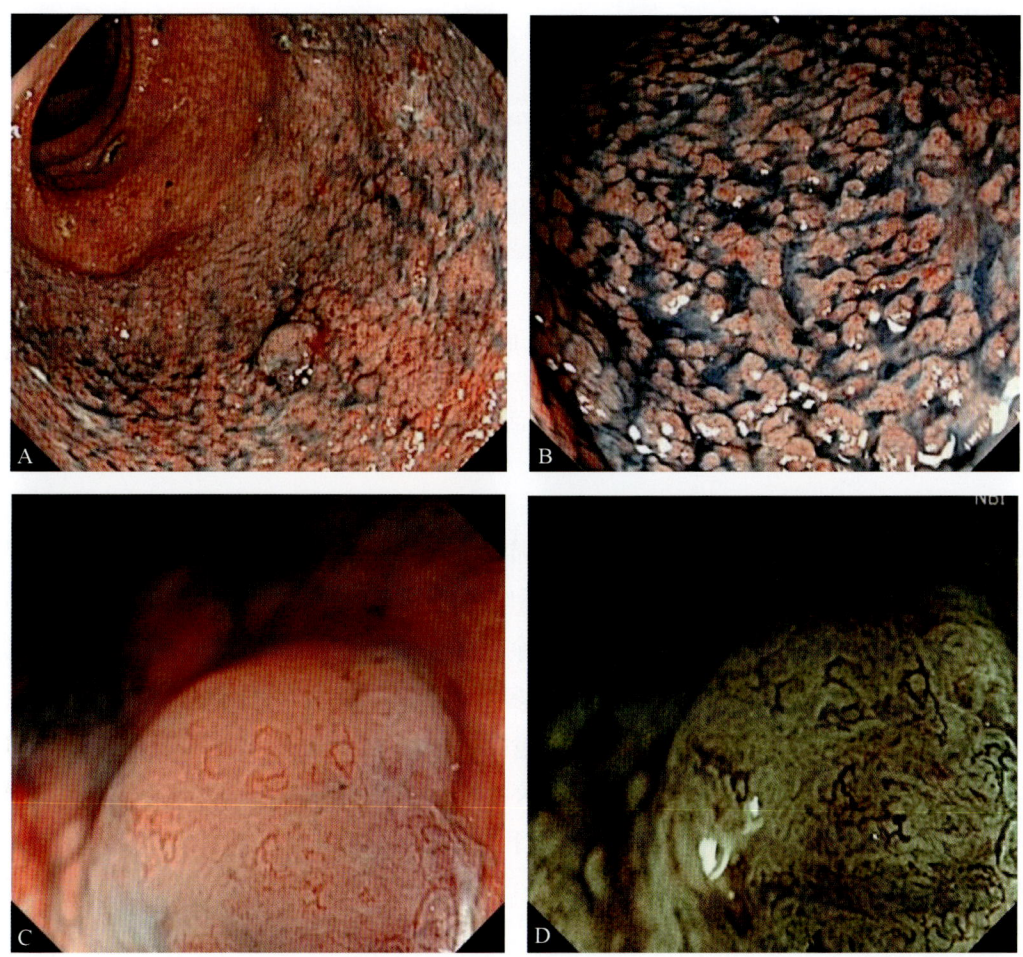

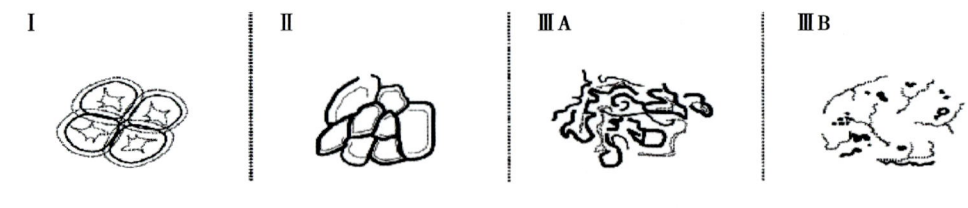

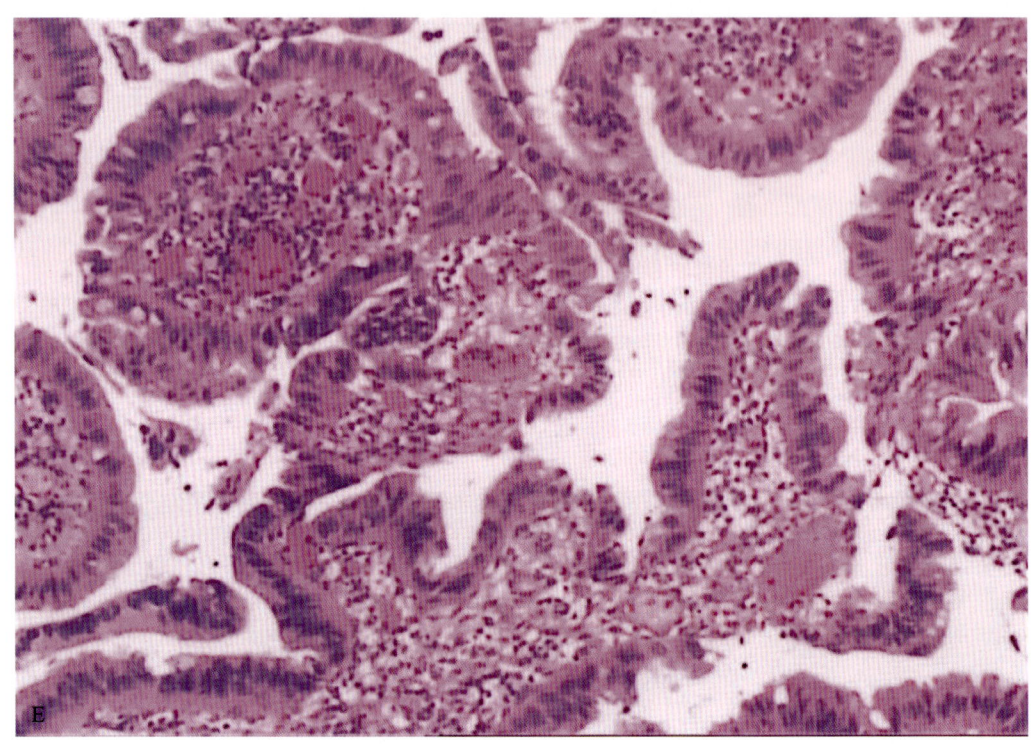

■ 图 13-1　UC 继发肠道癌变

临床诊断为 UC，病史 10 年余。病情复发后查血象及炎症指标均升高，结肠镜见横结肠以下连续性、弥漫性溃疡性病变（A、B），NBI 检查见隆起性病变血管改变为ⅢA，部分已经达到ⅢB，提示肠道癌变（C、D）。隆起性病变活检标本病理学检查显示肠道黏膜内癌变（E）

　　对于已经发现的癌前病变和早期癌症，应根据患者的情况选择适当的治疗手段。单一性的、息肉样或隆起性、边界清晰的病灶适合内镜下切除；边界清晰、非隆起非凹陷病灶，也可以尝试内镜下切除，因为 IBD 患者常存在黏膜下层纤维化，这类病灶并非都意味着已经癌变。对于多灶性病变或已经明确癌变的病灶，原则上不推荐内镜下切除。内镜下切除技术包括内镜下黏膜剥切术（endoscopic mucosal resection，EMR）和内镜黏膜下剥离术（endoscopic submucosal dissection，ESD）。ESD 能够将局限于黏膜层或仅累及黏膜下层浅层的病灶自黏膜下层完整切除，比 EMR 更加可靠、病灶残留的概率也更低。对于所有接受内镜治疗的患者都需要密切随访监测。

一、癌前病变和早期 CRC

UC 患者的主要癌前病变为各种级别的异型增生，一旦发现异型增生，需要进一步确认活检组织是否来源于癌灶旁；早期 CRC 是指仅局限于黏膜层的癌变。一旦发现高级别异型增生和早期癌变，就需要进一步了解病灶的广度（是单一病灶，还是多发病灶）、深度（侵犯到肠壁的哪一层）、是否有肠壁外受累（如周围淋巴结，甚至远处转移）。因此，在选择治疗方案前，应进行比较全面细致的评估，完善超声内镜、影像学检查（如 CT、MRI）等。

（一）隆起型病灶

无论是否伴有低级别或高级别异型增生的隆起型病灶，ESD 可作为首选治疗手段都可以完整切除病灶。此外，还要根据 ESD 术后组织病理学检查结果，决定是否需要追加外科手术治疗、确定随访和复查方案。

1. 组织病理学结果提示隆起型病灶已经癌变，并累及黏膜下层浅层，即使隆起型病灶已经完整地被切除，仍应追加手术治疗。

2. 组织病理学结果提示隆起型病灶已经被完整切除、切缘干净，但隆起型病灶附近的平坦黏膜（活检）发现有高级别异型增生或早癌，应追加外科手术治疗。

3. 组织病理学结果提示隆起型病灶已经被完整切除、切缘干净，隆起型病灶附近的平坦肠道黏膜（活检）未发现异型增生或早癌，其他肠段也无异型增生，则不必追加外科手术，密切随访即可，一般建议 ESD 术后 3 个月复查肠镜和病理学，如果无特殊情况，以后每隔 6 个月复查 1 次肠镜和病理学。

（二）平坦型病灶

这种类型的异型增生需要根据病理级别来选择治疗方案。

1. 伴有高级别异型增生的平坦型病灶，建议外科手术治疗，不宜行内镜治疗，除非有外科手术治疗的禁忌证。

2. 伴有低级别异型增生的平坦型病灶，首选 ESD 治疗。根据 ESD 后的完整组织病理学结果，决定后续治疗方案。

（1）组织病理学提示该病灶已发生癌变，且癌变已累及黏膜下层的中层甚至更深，则必须立即追加外科手术治疗。

（2）组织病理学提示该病灶已发生癌变，但癌变局限于黏膜内，或仅累及黏膜下层浅层，宜追加外科手术治疗。

（3）组织病理学提示该病灶未发生癌变，已被完整切除，不必追加外科手术，应密切随访，在 3~6 个月复查肠镜和病理学。

3. 无法确定上皮内瘤变级别的平坦型病灶，需要严密监测，短期（3 个月）内复查肠镜和病理学，也可以采用其他内镜技术（如染色内镜、放大内镜等）进行复查。有学者认为这类病灶应按高级别异型增生病灶从严处理。

（三）早期癌变

如果在 UC 的内镜和病理学监测过程中发现肠道癌变，需要通过内镜技术（如放大内镜、染色内镜、超声内镜等）对癌变部位进一步深入检查，以了解癌变侵犯的深度，如果癌变仅仅局限于黏膜层，可考虑 ESD 完整切除病灶，如果癌变已经突破黏膜层，累及黏膜下层，则建议外科治疗。有学者认为，由于 UC 背景的 CRC 常为多中心发生，易漏诊和误治，而且进展快、预后差，只要已经癌变，无论癌变是否局限于黏膜内，均应接受外科手术治疗。

对于 ESD 的患者，还需要对 ESD 切除的标本进行详细的组织病理学检查，根据病理学检查结果决定后续的治疗和随访方案。

1. ESD 已经完整切除病灶、组织病理学结果提示癌变确实局限于黏膜层、切缘干净，此时，暂时无须追加外科手术，但应密切随访、复查，应在 ESD 后 3 个月内行结肠镜和病理学检查，如果无特殊情况，以后每隔 6 个月复查 1 次肠镜和病理学（图 13-2）。

2. 组织病理学结果提示癌变已突破黏膜层，累及黏膜下层（图 13-3），或者切缘有残留，则应立即追加外科手术治疗。

二、ESD 技术

（一）适应证和禁忌证

与普通人群大肠癌 ESD 治疗的适应证和禁忌证相同。对于 UC 患者的 ESD 治疗主要适用于前文讨论的 UC 伴大肠上皮内瘤变和早期黏膜内癌变，超过上文讨论的患者（如癌变累及黏膜下层）则不适合 ESD 治疗，而应选择外科手术治疗。总体来说，UC 相关 CRC 的内镜治疗指征宜从严，外科手术治疗指征宜从宽。

此外，有以下情况者也应列为禁忌证：有普通胃肠镜检查的禁忌证、肠道有明显狭窄和肠梗阻者、有明显出血倾向者。

（二）ESD 技术要点

ESD 的技术步骤包括标记、黏膜下注射、边缘切开、剥离和创面处理。必须完整切除病灶。必须妥善处理 ESD 切除的标本，这对保证诊断的准确性、减少漏诊和误诊至关重要。ESD 切除的标本要展平、用大头针固定、做好必要的标记方向、及时用甲醛液固定，认真填写病理学申请单，及时送病理科。

病理科接到 ESD 标本之后，按照正常流程，对大体标本进行连续切割、编号、制备病理学切片，并详细描述病理学所见（图 13-4）。

（三）ESD 并发症和处理

UC 患者的 ESD 并发症与普通患者相似，在专注 IBD 的内镜专家手中，其操作

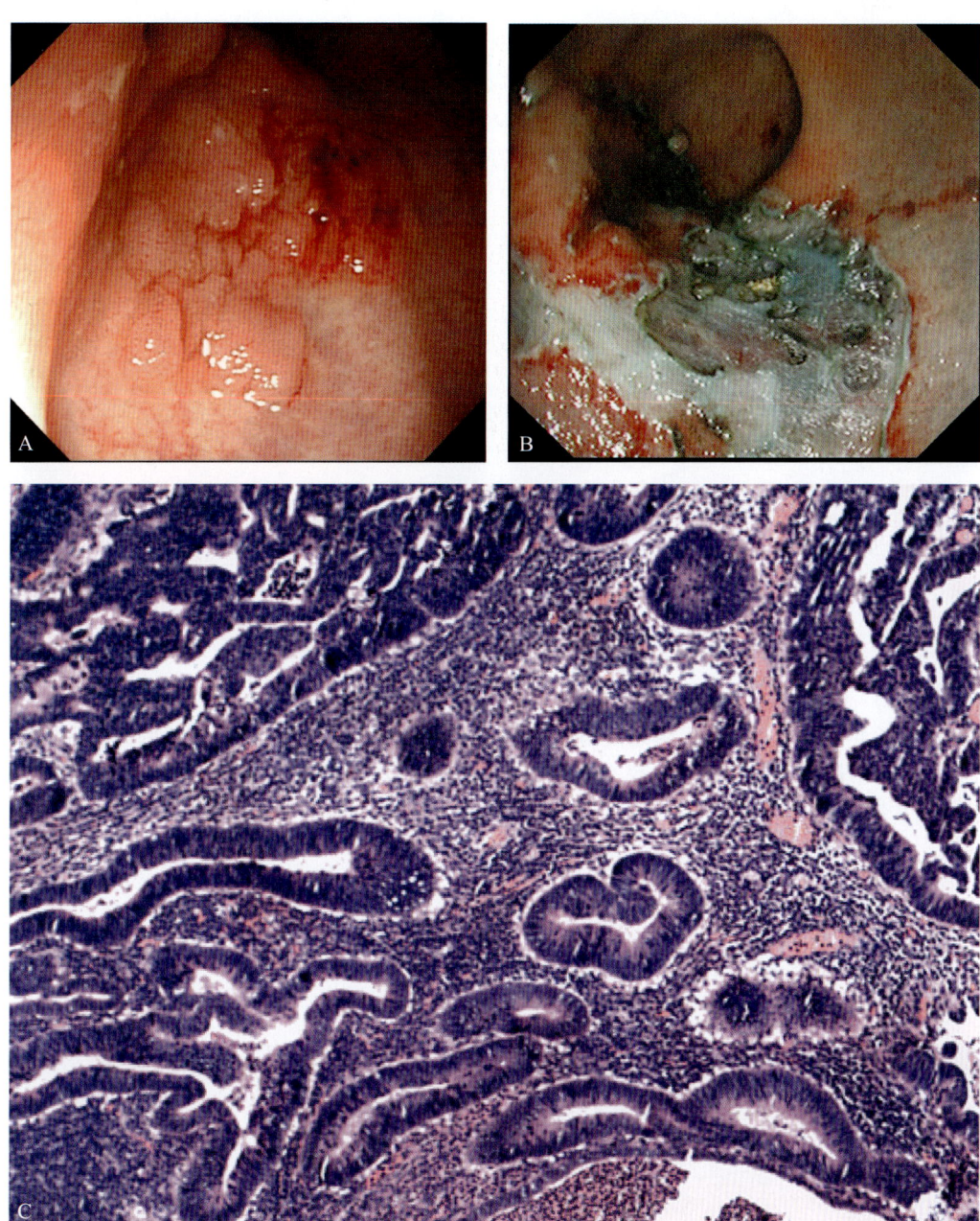

■ 图 13-2　UC 合并肠道癌变

UC 病史 10 年余，缓解期常规复查结肠镜见直肠黏膜平坦隆起型病变（A），考虑肠道黏膜癌变行 ESD 完整切除病灶（B），病理学检查见黏膜内癌变（C）

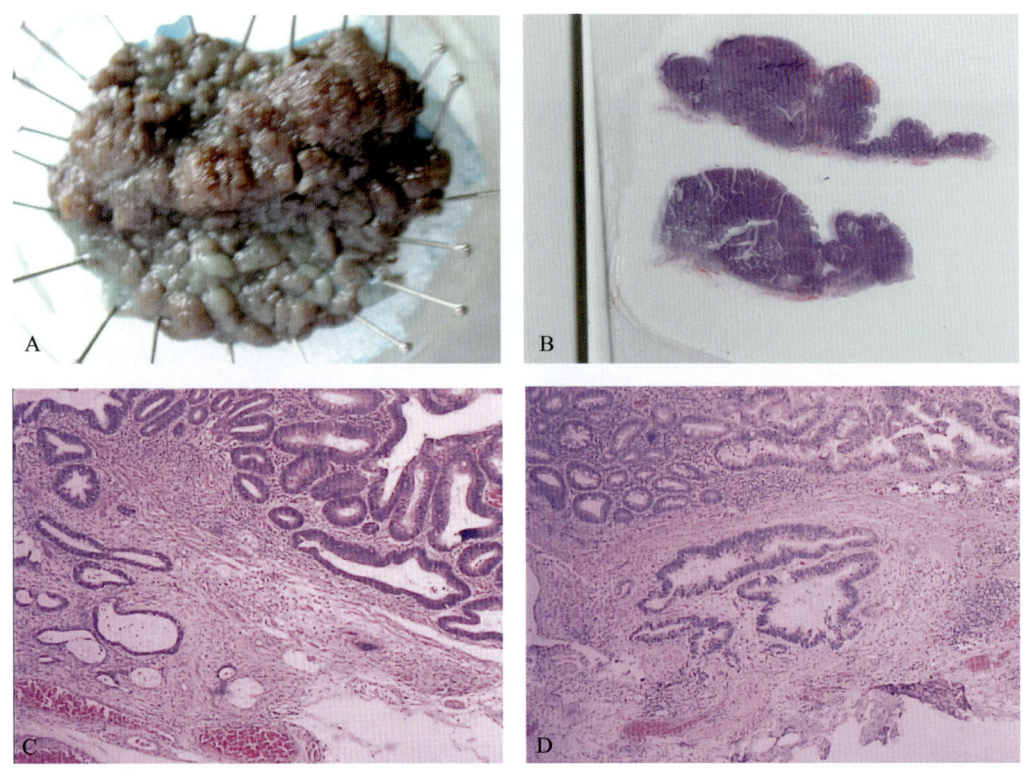

■ 图 13-3　隆起性病变切除标本病理学检查

UC 病史 10 年，结肠镜检查见隆起性病灶，术前结肠镜染色放大及超声检查诊断为黏膜内癌（A）。ESD 术后病理学检查见黏膜高分化腺癌，局部累及黏膜下层（B、C、D）。追加手术治疗（IPPA）

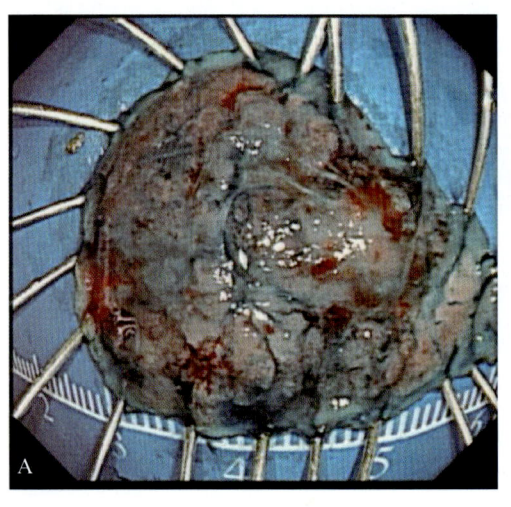

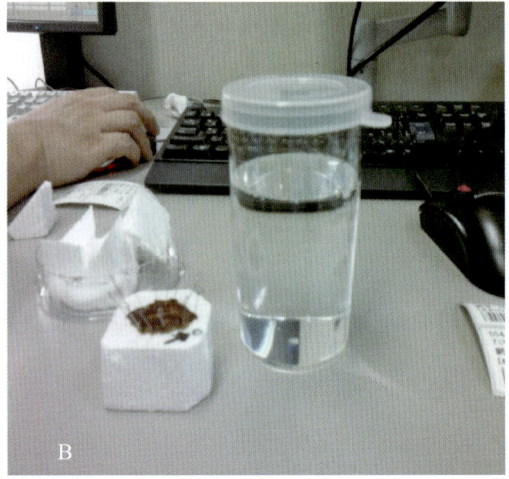

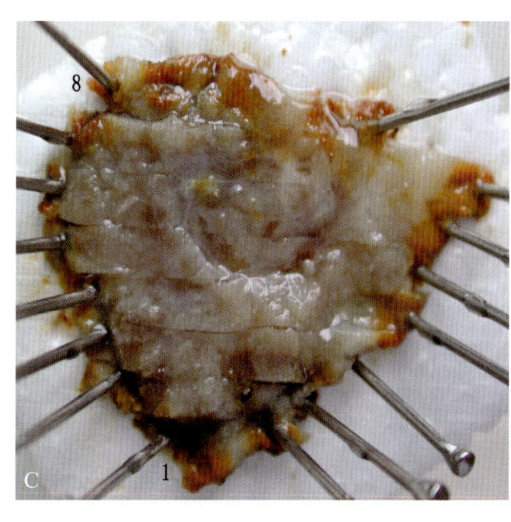

■ 图 13-4　ESD 标本处理流程
将 ESD 切除的标本先展平并以大头针固定（A），然后将标本连同固定物一起浸泡在甲醛液中固定（B），在制作病理切片前，应将经甲醛固定好的大体标本做连续地分割并编号，选取病变明显的组织块制片以及组织学观察（C）

并发症发生率并无明显增加。主要并发症包括出血（术中出血、延迟出血）、肠道穿孔等，术中出现的并发症一般在术中可以获得圆满处理。

（四）ESD 随访与复查

根据患者的具体情况和 ESD 病理学情况，确定随访时间间隔和方式，未接受外科手术治疗、仅接受 ESD 治疗的 UC 患者，具体的内镜和病理学复查时间如前文所述。

第二节　肠道出血

大肠出血（便血）是 UC 的常见临床表现，多由大肠黏膜糜烂、溃疡引起，多呈少量出血，可能导致贫血，较少引起外周循环变化。如果 UC 的病变比较重，或者合并肠道感染，可能形成比较深的溃疡，一旦累及较大血管，可导致大出血，甚至休克（图 13-5）。

此外，UC 合并痔疮时，也可自发或外力诱发（如灌肠治疗）痔疮大出血，引起低血容量性休克，若未经详细鉴别，易被误认为是 UC 溃疡出血。

对于伴有大出血的患者，在条件许可、建立静脉输液的情况下，急诊结肠镜检查有重要价值。此时患者可能无法接受细致的洗肠，因此可在肠镜检查过程中边冲洗、边观察，根据患者情况不强求完整观察到全部结肠，"所见即所得"，对于判断出血部位、病灶性质等均有重要参考价值。如果发现出血病灶，可根据具体情况给予内镜治疗，包括注射治疗、电凝治疗等。由于活动期 UC 患者病变肠段黏膜脆弱，行钛夹钳夹止血可能导致肠穿孔，因此，不宜在 UC 活动期行钛夹钳夹止血，在缓

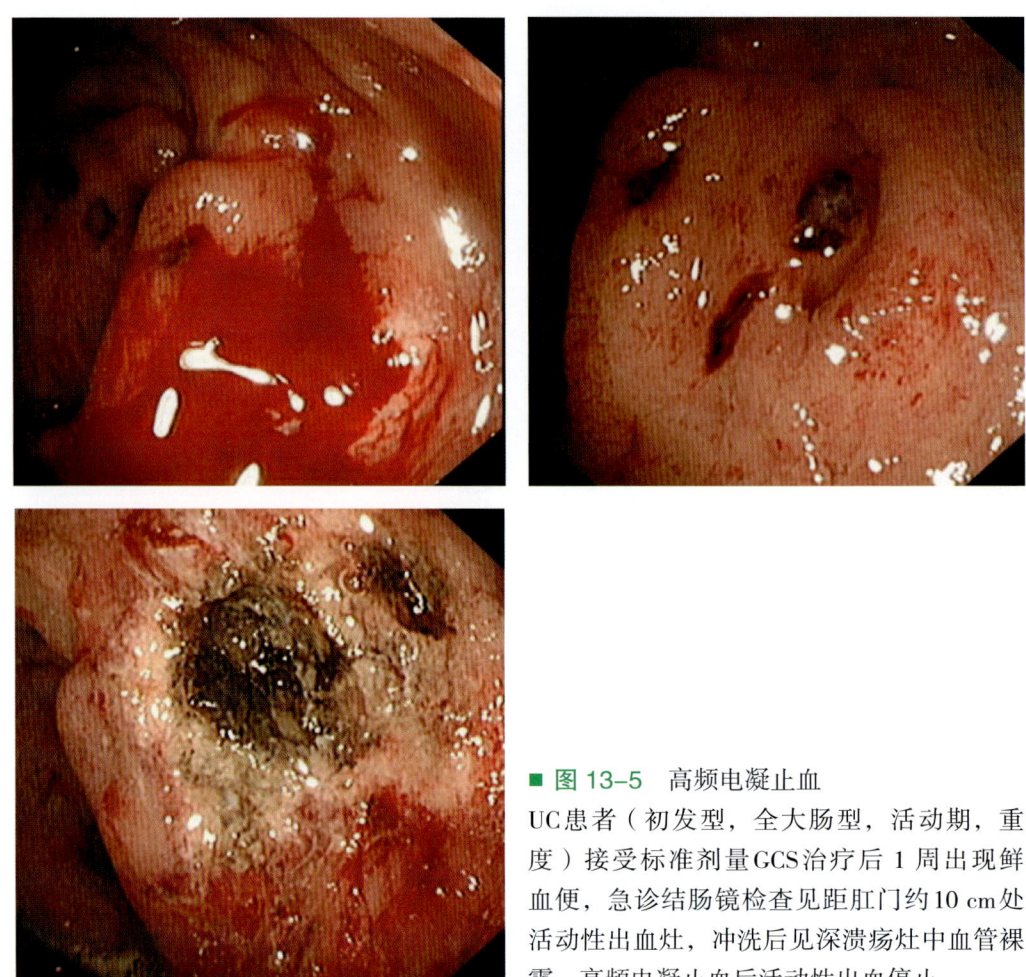

■ 图13-5 高频电凝止血

UC患者（初发型，全大肠型，活动期，重度）接受标准剂量GCS治疗后 1 周出现鲜血便，急诊结肠镜检查见距肛门约 10 cm 处活动性出血灶，冲洗后见深溃疡灶中血管裸露，高频电凝止血后活动性出血停止

解期或者炎症基本上得到控制时可尝试钛夹钳夹止血。如果急诊肠镜检查发现是痔疮出血，可酌情采用硬化剂注射、橡皮圈套等治疗。

第三节　大肠息肉和黏膜桥

病程比较长的 UC 患者在炎症反复发作、诱导治疗之后都可能出现大小不等的炎性息肉，甚至形成黏膜桥。较小的炎性息肉（直径 < 1 cm）通常无须内镜切除，可能随着炎症的消除而消退（图13-6，图13-7）。较大的炎性息肉（直径 > 1 cm）和黏膜桥通常不会消退，可能还会继发出血，或者已经继发出血，此类息肉应行内镜下切除（图13-8，图13-9）。

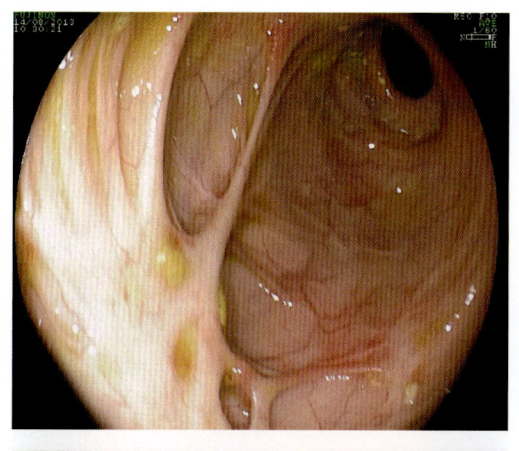
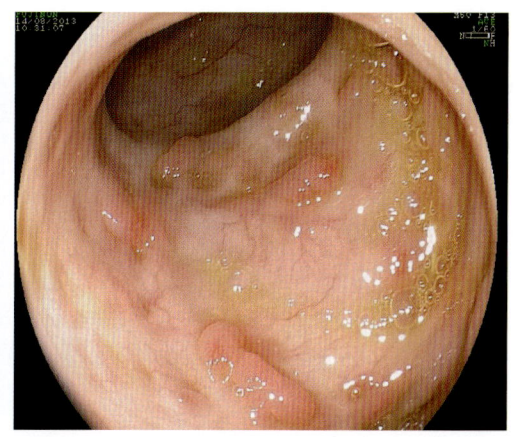
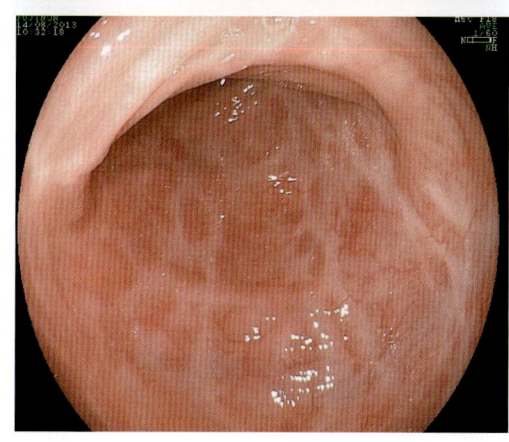

■ 图 13-6　瘢痕及炎性息肉（一）

治疗后的 UC（初发型，全大肠型，缓解期）
患者肠镜发现黏膜愈合，瘢痕形成及散在息
肉（结肠镜检查结果）

一、适应证和禁忌证

UC 患者大肠息肉、黏膜桥的介入内镜治疗的禁忌证与普通患者并无区别。适应证包括各种息肉，尤其是继发出血者。禁忌证包括有胃肠镜检查禁忌证；有狭窄及肠梗阻；有明显的出血倾向。

二、内镜治疗方法

内镜治疗包括电凝切除、勒切、EMR、ESD 等，与普通人群肠道息肉切除方法一样。但是值得注意的是：UC 患者由于肠壁炎症（特别是活动期患者）、凝血变化等，肠穿孔、术后出血的风险增加，应予特别关注。因此，内镜治疗宜在缓解期或肠道炎症明显好转后择期进行。

如果术后组织病理学结果提示息肉已经癌变，需要参照本章第一节癌前病变和早期肠道癌变的内镜治疗中的相关原则进行处理，必要时追加外科手术治疗。

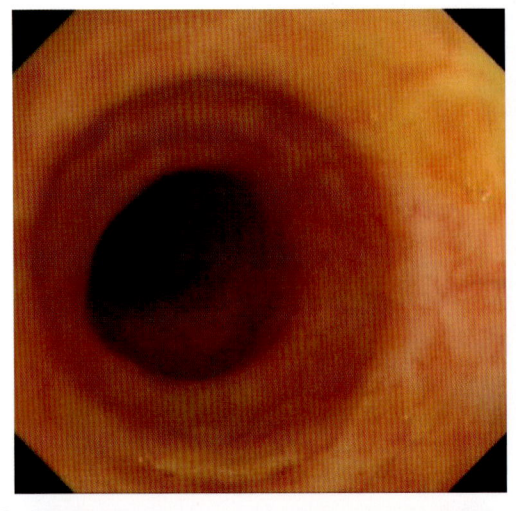
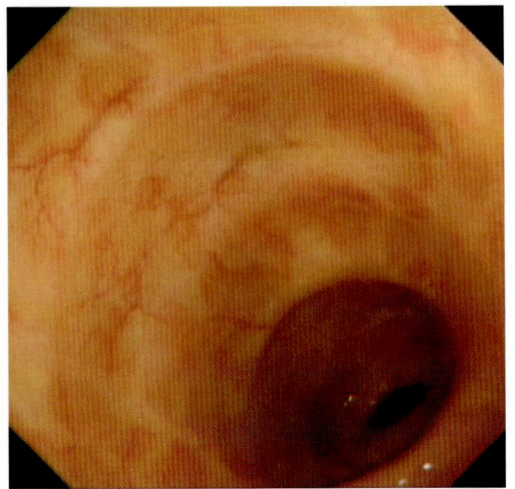
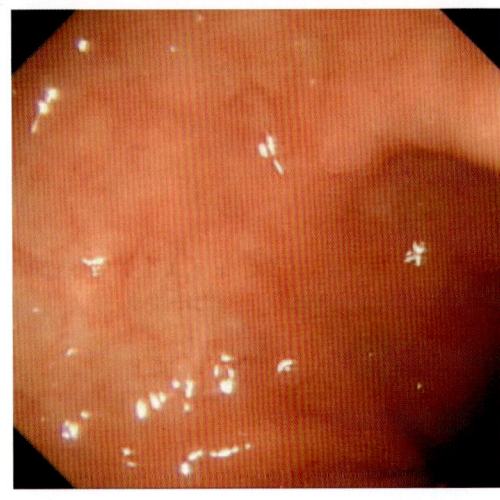

■ 图 13-7 瘢痕及炎性息肉（二）

上图UC（初发型，全大肠型，缓解期）患者以美沙拉嗪维持缓解治疗，复查肠镜见瘢痕明显消退，息肉已完全消失（结肠镜检查结果）

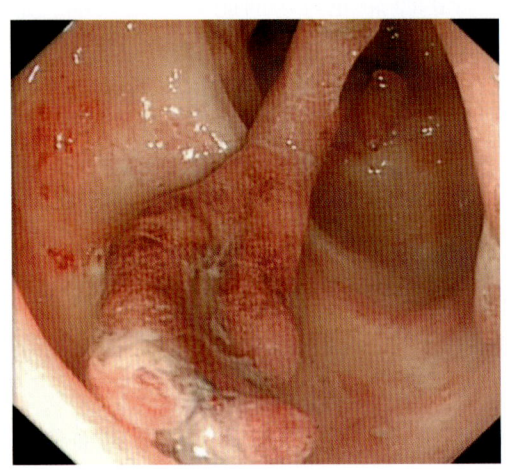
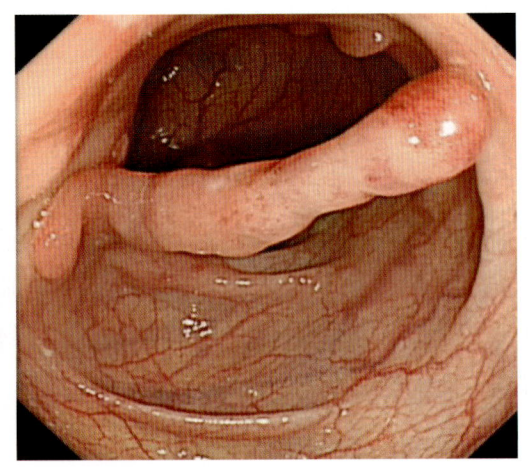

■ 图 13-8 炎性息肉并出血（一）

临床确诊UC（初发型，全大肠型，活动期，轻度），结肠镜检查见形态不规则长蒂息肉，表面糜烂、溃疡及出血

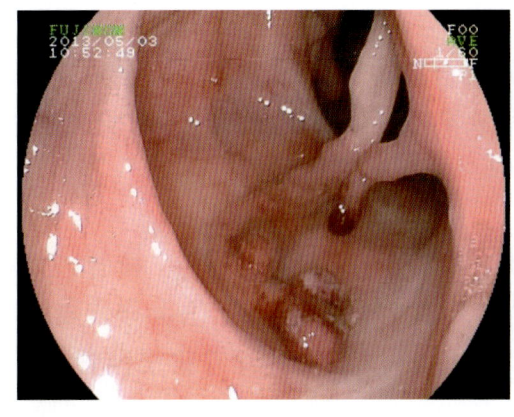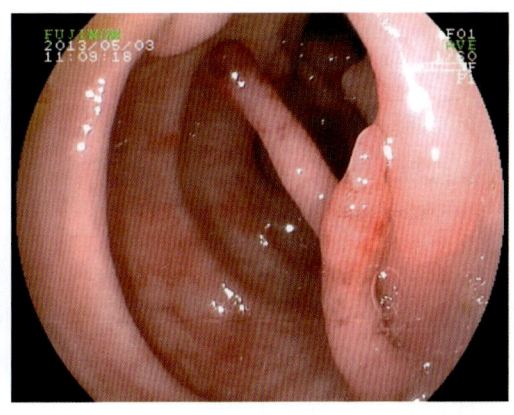

■ **图 13-9** 炎性息肉并出血（二）

临床确诊 UC（初发型、全大肠型、活动期、轻度），结肠镜检查见形态不规则长蒂息肉、表面糜烂、溃疡及出血

三、并发症

常见并发症包括消化道出血、穿孔等。这些并发症基本上可以在内镜下治疗，少数情况需要外科手术治疗。

尽管研究认为，IBD 患者内镜下息肉切除的并发症与普通人群相似。但是，值得注意的是：UC 患者由于肠壁炎症（特别是活动期患者）、凝血功能异常等，肠穿孔、术后出血的风险升高，需要特别关注。

第四节 肠道狭窄

与 CD 相比，UC 患者合并肠道狭窄相对少见，但是长期慢性发作或者手术（如IPAA）后也会出现肠道狭窄或吻合口狭窄，此类狭窄的原因包括炎性狭窄和纤维性狭窄，其中炎性狭窄可随炎症消退而缓解；纤维性狭窄一般难以消退，如果导致肠梗阻，则需要进一步治疗，介入内镜治疗是首要选择方案。需要注意的是，部分 UC 患者的肠道狭窄可能是恶性疾病所致（如癌变、合并淋巴瘤等），这类狭窄原则上需要考虑外科手术治疗。因此，对于肠道狭窄的 UC 患者，首先应该经过针对性检查以排除肠道癌变。

一、适应证和禁忌证

UC 患者肠道狭窄内镜治疗的适应证、禁忌证与其他原因肠道狭窄的内镜治疗相似。

（一）适应证

伴有明显肠梗阻症状的肠管狭窄（包括吻合口狭窄）、狭窄段 < 4 ~ 5 cm。肠管狭窄分为炎症性、纤维性和混合性，炎症性狭窄患者如果在短期内出现难以解除的肠梗阻症状，也是内镜治疗的适应证。

（二）禁忌证

有胃肠镜检查禁忌证；成角性狭窄；狭窄处有溃疡、穿孔、窦道、瘘管、脓肿；狭窄段长度超过 4 ~ 5 cm；有明显出血倾向等。多发性肠段狭窄、合并瘘管或脓肿、成角狭窄、长段狭窄（ > 4 ~ 5 cm）、或狭窄（ > 2 ~ 3 cm）并伴有狭窄性管腔扩张时，外科手术是首选方法。

二、内镜治疗的方法

内镜治疗的长期目标是避免或至少推迟外科手术。内镜治疗后如果再次狭窄，可以重复治疗，若多次内镜治疗无效，则应考虑外科手术治疗，但手术后并发症风险增加。

肠道狭窄的介入内镜治疗方法包括：放置肠梗阻导管（placement of intestinal obstruction catheter，PIOC）、内镜下球囊扩张（endoscopic balloon dilation，EBD）、内镜下狭窄切开术（endoscopic stricturotomy，EST）、内镜下支架植入术（endoscopic stent placement，ESP）、内镜下注射术（endoscopic intralesional injection，EII）等。

（一）PIOC

PIOC 简单、易行，可以在床边操作。经肛肠 PIOC 一般适合较低位肠道狭窄（包括炎症性、纤维性和混合性狭窄、癌变等）、患者全身状况差而无法耐受其他介入内镜治疗。本方法属于临时过渡性治疗措施，待肠道梗阻症状解除、全身状况好转之后，再行其他介入内镜治疗或外科治疗。

（二）EBD

EBD 是治疗各种类型良性狭窄（包括炎症性、纤维性和混合性狭窄）的首选方法，比较简单、易行，技术要求相对较低。

（三）EST

EST 对部分膜性环状狭窄的效果更好，特别适合于纤维性狭窄和混合性狭窄，单纯的炎症性狭窄一般不首先选择 EST。EST 对内镜操作的技术要求也更高，大出血和穿孔风险高，宜谨慎选择合适病例。

（四）ESP

ESP 对部分肠道狭窄的 IBD 患者也可考虑放置可回收覆膜金属支架（以便日后摘除），简单、有效，能够快速解除狭窄导致的肠梗阻症状。ESP 与 PIOC 一样，属于临时性过渡措施，待肠道梗阻症状解除、全身状况好转之后，还需要考虑其他的介入内镜治疗或外科手术治疗。此外，金属支架还有移位和脱落的可能。

（五）EII

有学者认为在 EBD 或 EST 的同时，在肠管狭窄部位注射糖皮质激素、干细胞等，可抑制肠管局部纤维化，预防肠道再狭窄。EII 无法短期内发挥效力，不能作为肠道狭窄介入内镜治疗的首选措施，而且 EII 的效果未获得验证，目前并不推荐在 EBD 的时候常规进行 EII。

三、并发症

与其他疾病的介入内镜治疗一样，主要并发症包括肠道出血、肠壁撕裂、肠穿孔等，这些并发症可以在内镜下治疗，如果内镜下处置失败，则需要考虑外科治疗。

四、注意事项

在介入内镜治疗之前，应该对患者的病情（包括肠道情况、全身状态等）进行充分评估，尽可能应用各种影像学方法（包括 X 线）了解狭窄肠管的具体情况，如狭窄的部位和长度、严重程度、单一部位还是多部位狭窄以及与周边组织器官的相关性等。

原则上需要充分的肠道准备，干净的肠道是介入内镜治疗（特别是 EST）的基本前提条件，但是不少 IBD 患者由于全身状况差、肠道狭窄引起明显的肠梗阻等，往往无法进行常规、充分的肠道准备。如果病情和时间允许，可以在介入内镜之前数天开始饮食管理、少量多次的缓泻剂口服、生理盐水灌肠等，尽量使肠道内环境能够满足介入内镜治疗的要求。

充分的医患沟通十分重要。介入内镜并不能治疗 UC 本身，只能在一定时间内解除肠道梗阻，暂时避免或推迟外科手术治疗的时间。介入内镜治疗后如果再次狭窄，可以重复治疗，若多次内镜治疗无效，则应考虑外科手术治疗，但外科手术后并发症风险增加。

IBD 相关肠道狭窄、吻合口狭窄的介入内镜治疗（特别是 EST），需要经过严格培训的 IBD 内镜专家来进行，以减少内镜治疗相关的并发症。

第五节　IPAA 术后并发症

IPAA 是目前 UC 外科手术的标准术式，保留了肛门排便功能，避免了腹壁造口，显著改善患者的生活质量。

IPAA 术后的近期并发症主要有各种感染（包括创口感染）、出血、吻合口瘘等；

远期并发症有肠梗阻、储袋炎、吻合口狭窄、储袋窦道等。其中，肠梗阻的发生率 10%~15%，多数是粘连性肠梗阻，部分可自行缓解，少数患者需要手术治疗。储袋炎的发生率约 30%，约 10% 可形成慢性储袋炎，表现为排便次数增多、水样便、血便、发热等，抗生素治疗有效，若内科治疗无效，少部分患者需要外科治疗。

IPAA 术后并发症，如消化道出血、吻合口狭窄、吻合口瘘等，可以优先考虑介入内镜治疗。

储袋窦道的治疗则比较复杂而困难。储袋窦道常常是 IPAA 术后慢性吻合口瘘和脓肿导致，是慢性吻合口瘘的一种特殊形式，占 IPAA 术后的 2.8%~8%。尽管外科手术是治疗顽固性慢性窦道的主要方法，即时成功率高，但术后 30 d 不良事件发生率也高达 53%，修复手术难度大、技术要求高，外科手术的结果在很大程度上取决于经验和技术熟练程度。考虑到外科手术治疗的不良结果，近年来介入内镜治疗成为主要治疗手段。内镜下储袋窦道切开术的主要目的是开放窦道、打开窦道与储袋相邻的壁、使其与储袋形成共腔，促进其纤维化和内壁上皮化。内镜下储袋窦道切开术同样要求丰富的经验和熟练的内镜技术，必须由经过严格培训的 IBD 内镜专家来进行。有学者报道腔内喷洒 50% 葡萄糖和多西环素可以促进纤维化，但尚缺乏更多的循证医学证据。

（王承党　张强　谭琰）

主要参考文献

［1］Neumann H，Neurath M F，Atreya R. Endoscopic therapy in inflammatory bowel diseases [J]. Viszeralmedizin，2015，31（4）：280–286.

［2］Driessen A，Macken E，Moreels T，et al. Dysplasia in inflammatory bowel disease [J]. Acta Gastroenterol Belg，2017，80（2）：299–308

［3］Gheorghe C，Becheanu G，Iacob R，et al. The role of confocal laser endomicroscopy in assessing mucosal healing in patients with ulcerative proctitis [J]. Endoscopy，2017，49（12）：1285.

［4］Shen B. Interventional IBD：the role of endoscopist in the multidisciplinary team management of IBD [J].Inflamm Bowel Dis，2018，24（2）：298–309.

［5］Navaneethan U，Zhu X，Lourdusamy D，et al. Colorectal cancer resection rates in patients with inflammatory bowel disease：a population-based study [J]. Gastroenterol Rep（Oxf），2018，6（4）：263–269.

［6］Klepp P，Tollisen A，Roseth A，et al. Real-life chromoendoscopy for dysplasia surveillance inulcerative colitis [J]. World J Gastroenterol，2018，24（35）：4069–4076.

［7］Spiceland C M，Lodhia N. Endoscopy in inflammatory bowel disease：role in diagnosis，management，and treatment [J]. World J Gastroenterol，2018，24（35）：4014–4020.

[8] Lan N, Hull T L, Shen B. Endoscopic sinusotomy versus redo-surgery for the treatment of chronic pouch anastomotic sinus in ulcerative colitis patients [J]. Gastrointest Endosc, 2018, 89 (1): 144–156.

[9] Bharadwaj S, Narula N, Tandon P, et al. Role of endoscopy in inflammatory bowel disease [J]. Gastroenterol Rep (Oxf), 2018, 6 (2): 75–82.

[10] Lee H W, Park S J, Jeon S R, et al. Long-term outcomes of endoscopic balloon dilation for benign strictures in patients with inflammatory bowel disease [J]. Gut Liver, 2018, 12 (5): 530–536.

[11] Flynn A D, Valentine J F. Chromoendoscopy for dysplasia surveillance in inflammatory bowel disease [J]. Inflamm Bowel Dis, 2018, 24 (7): 1440–1452.

[12] Vleugels J, Rutter M D, Ragunath K, et al. Chromoendoscopy versus autofluorescence imaging for neoplasia detection in patients with longstanding ulcerative colitis (FIND-UC): an international, multicentre, randomised controlled trial [J]. Lancet Gastroenterol Hepatol, 2018, 3 (5): 305–316.

[13] Trivedi P J, Kiesslich R, Hodson J, et al. The paddington international virtual chromoendoscopy score in ulcerative colitis exhibits very good inter-rater agreement after computerized module training: a multicenter study across academic and community practice (with video) [J]. Gastrointest Endosc, 2018, 88 (1): 95–106.

[14] Kochhar G, Shen B. Endoscopic fistulotomy in inflammatory bowel disease (with video) [J]. Gastrointest Endosc, 2018, 88 (1): 87–94.

[15] Segal J P, Adegbola S O, Worley G, et al. A systematic review: the management and outcomes of ileal pouch strictures [J]. J Crohns Colitis, 2018, 12 (3): 369–375.

[16] Samadder N J, Valentine J F, Guthery S, et al. Family history associates with increased risk of colorectal cancer in patients with inflammatory bowel diseases [J]. Clin Gastroenterol Hepatol, 2019, 17 (9): 1807–1813.

[17] Reinglas J, Bessissow T. Strictures in Crohn's disease and ulcerative colitis: is there a role for the gastroenterologist or do we always need a surgeon? [J]. Gastrointest Endosc Clin N Am, 2019, 29 (3): 549–562.

[18] Oka S, Uraoka T, Watanabe K, et al. Endoscopic diagnosis and treatment of ulcerative colitis-associated neoplasia [J]. Dig Endosc, 2019, 31 (Suppl 1): 26–30.

[19] Bhattacharya A, Shen B, Regueiro M. Endoscopy in postoperative patients with Crohn's disease or ulcerative colitis. does it translate to better outcomes? [J]. Gastrointest Endosc Clin N Am, 2019, 29 (3): 487–514.

[20] Khalid S, Abbass A, Khetpal N, et al. Endoscopic detection and resection of dysplasia in inflammatory bowel disease-techniques with videos [J]. Int J Colorectal Dis, 2019, 34 (4): 569–580.

[21] Navaneethan U, Farraye F A. Expanding the horizons in interventional inflammatory bowel disease: endoscopic sinusotomy for the treatment of chronic pouch anastomotic sinus [J]. Gastrointest Endosc, 2019, 89 (1): 148–157.

［22］Cassinotti A，Buffoli F，Fociani P，et al. Virtual chromoendoscopy with fice for the classification of polypoid and nonpolypoid raised lesions in ulcerative colitis [J]. J Clin Gastroenterol，2019，53（4）：269–276.

［23］Shen B，Kochhar G，Navaneethan U，et al. Role of interventional inflammatory bowel disease in the era of biologic therapy：a position statement from the Global Interventional IBD Group [J]. Gastrointest Endosc，2019，89（2）：215–237.

［24］Klinger A L，Kann B R. Endoscopy in inflammatory bowel disease [J]. Surg Clin North Am，2019，99（6）：1063–1082.

［25］Bisschops R，East J E，Hassan C，et al. Advanced imaging for detection and differentiation of colorectal neoplasia：European society of gastrointestinal endoscopy（ESGE）guideline–update 2019 [J]. Endoscopy，2019，51（12）：1155–1179.

［26］Olén O，Erichsen R，Sachs M C，et al. Colorectal cancer in ulcerative colitis：a Scandinavian population–based cohort study [J]. Lancet，2020，395（10218）：123–131.

［27］Shen B. Endoscopic management of inflammatory bowel disease-associated complications [J]. Curr Opin Gastroenterol，2020，36（1）：33–40.

［28］Venezia L，Michielan A，Condino G，et al. Feasibility and safety of self-expandable metal stent in nonmalignant disease of the lower gastrointestinal tract [J]. World J Gastrointest Endosc，2020，12（2）：60–71.

［29］Stasinos I，Toyonaga T，Suzuki N. Double-tunneling butterfly method for endoscopic submucosal dissection of extensive rectal neoplasms [J]. VideoGIE，2020，5（2）：80–85.

第十四章
外科治疗

第一节　手术适应证与国内外现状

近年来生物制剂和激素的使用显著提高了 UC 患者的临床疗效，UC 手术率也有下降的趋势。西方国家研究表明，1997—2009 年间 UC 的手术率从 5.4/（10 万人·年）降至 2.3/（10 万人·年）。西方国家报道的 UC 手术率高达 30%，而包括我国在内的亚洲国家所报道的手术率远低于西方国家。一项来自韩国的研究表明，亚洲 UC 手术率较低的可能原因包括：西方 UC 患者确诊时病情较为严重，亚洲 UC 患者有较好的药物反应率，西方 UC 医患对手术接受程度较高等。

UC 本身是慢性疾病，存在活动期和缓解期交替的现象。患者及医师对手术决策选择难以统一。然而，外科手术是治疗 UC 的重要手段。成功的外科治疗离不开对手术适应证的选择和手术时机的把握。这需要胃肠外科医师、消化内科医师和患者三方共同讨论决定。

UC 手术的适应证包括：①急诊消化道大出血、肠穿孔；②经积极内科治疗无效的重症 UC；③内科治疗效果不佳或患者无法耐受长期药物治疗的副作用，影响患者生活质量；④高级别瘤变或癌变；⑤合并狭窄的 UC 患者，特别是病程较长慢性 UC 合并肠狭窄患者中癌变发生率达 30%；⑥ UC 合并严重肠外表现，甚至致残者；⑦青少年或儿童患者疾病反复发作影响生长发育，应更积极手术治疗。

第二节　溃疡性结肠炎手术时机

对于明确具有急诊手术指征的 UC 患者接受手术并不困难，困难的是对于急性重症 UC 患者内科治疗无效的判定和手术时机的把握。已有证据表明，对于静脉激素治疗无效的急性重症 UC 患者，增加剂量（甲泼尼松龙超过 60 mg/d）或延长治疗时间（超过 7 d）并不能提高疗效。药物治疗无效拖延手术时机，是增加术后并发症和死亡率的独立危险因素。激素治疗后 3 d 如果疗效不佳应考虑转换治疗，或者直接手术。转换治疗方案包括静脉用环孢素、他克莫司或英夫利西单抗等。当二线药物治疗 7 d 无效时，宜果断采取手术治疗（图 14-1）。不恰当地拖延手术时机，会增加术后并发症和死亡率。目前不推荐三线治疗。

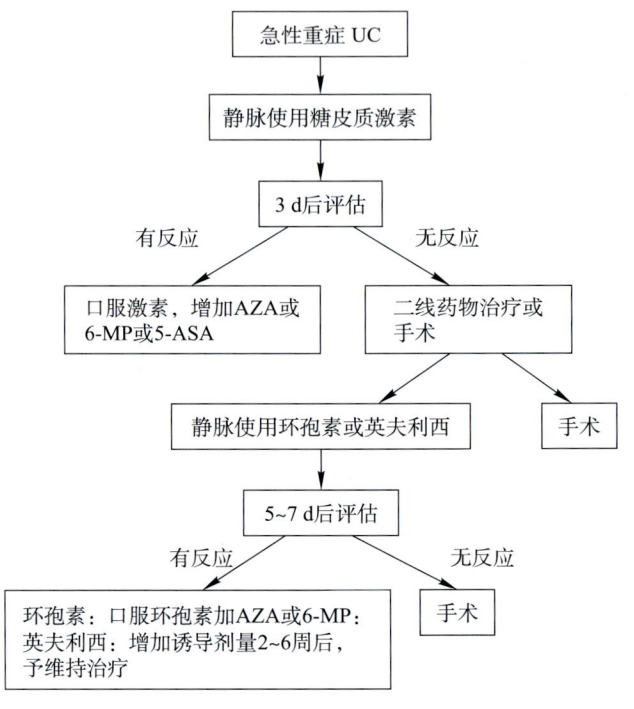

■ 图 14-1　急性重症 UC 的治疗流程图

研究表明，入院后前 3 d 腹泻 > 8 次 / 天或腹泻 3 ~ 8 次 / 天伴有 CRP > 45 mg/L 的患者，约 85% 需要接受结肠切除术。UC 诊断早期使用激素治疗的患者手术率高。长期随访结果显示，急性重症 UC 静脉应用激素治疗 2 d，患者腹泻仍大于 12 次 / 天者，55% 需要实施结肠切除术；经静脉激素诱导未缓解者 1 年内有 50% 需要手术治疗。即使是初始对激素治疗反应良好的患者，长期随访结果提示仍有 20% ~ 80% 需要手术治疗。腹部平片也是帮助医生判断急性重症 UC 手术时机的一个重要手段。一项回顾性研究指出，腹部平片显示结肠扩张，最大直径 ≥ 5.5 cm 的患者中，75% 需要手术治疗。

中毒性巨结肠（toxic megacolon）是急性重症 UC 的严重并发症，合并穿孔者死亡率高达 27% ~ 57%。目前临床上缺乏客观可靠的检查结果或临床征象提示患者即将穿孔，因此应抢在患者病情恶化或出现穿孔、腹腔感染等危重情况前积极考虑手术。对持续腹胀、现有治疗无反应或出现中毒性巨结肠者也应及早进行手术治疗。

10岁以上儿童及成年人中毒性巨结肠的诊断标准包括：影像学检查证实横结肠扩张，最大直径 > 5.6 cm 伴有全身中毒症状。10岁以下儿童中毒性巨结肠诊断标准为横结肠最大直径 > 4.0 cm 伴有全身中毒症状。中毒性巨结肠患者常要急诊手术。生命体征平稳情况下，可非手术治疗48~72 h，若中毒症状加重或无好转，必须立即实施结肠切除术。

综上所述，手术时机及手术适应证的把握对手术成败至关重要。在内科治疗的同时，应连续监测患者病情变化，随时评估疾病活动度及药物治疗效果，及时将手术治疗的可能方案和并发症同患者进行沟通，做好手术心理准备，及早转换治疗具有至关重要的作用。有一点医患双方都必须明确：适时的择期手术远比急诊手术取得的效果要好，不恰当地拖延手术将进一步消耗患者生理储备而危及生命。

第三节 溃疡性结肠炎围手术期的药物治疗调整

一、激素

回顾性研究表明，成人 UC 术前应用氢化泼尼松 20 mg/d 或与此剂量相当的其他糖皮质激素达到6周是发生手术并发症的独立危险因素，用药时间和用药剂量与术后感染、吻合口瘘的发生率呈正相关。因此，对激素依赖或激素无效的 UC 患者，不宜盲目加大激素剂量以期控制病情，而应权衡大量、长时间使用激素给手术带来的不利影响，在进行挽救治疗的同时，要为手术治疗做准备，避免因为挽救治疗而增加手术风险。

在可以更换用其他药物控制病情的情况下，术前应尽量减少激素用量，或停用激素后再实施手术治疗，以避免激素相关的手术并发症。但也不能为了撤停激素而延误手术治疗时机。在临床中许多急性重症 UC 患者并没有充裕的时间撤停激素，需立即进行手术。这时要综合患者的一般情况、激素给手术带来的风险大小及外科医师的临床经验选择手术方式。

激素减量的方案目前尚未统一，也没有大型的研究证据支持，但宗旨是为了避免激素撤退过快导致肾上腺皮质功能不全甚至危象，如最常见的低血压、低血糖和低钠血症。轻度的肾上腺皮质功能不全表现不明显，仅仅表现为术后恢复较慢。生理情况下晨8~9时血浆皮质醇含量应 > 14.5 μg/dl，若低于此值可以采用 ACTH 激发试验，即：1 μg ACTH 静脉注射后20~30 min 采血检测血浆皮质醇浓度，若有一高于 18 μg/dl 的峰值，则可排除肾上腺皮质功能不全。撤减激素的方法是：先将激素立即减量至生理分泌剂量的高值，即氢化可的松 25~30 mg/d 或氢化泼尼松

5～7.5 mg/d。对于那些长期使用激素、疗程超过 6 个月的患者，再每周减量相当于氢化泼尼松 1 mg，直至停药。根据美国重症医学会的推荐，若术后出现肾上腺皮质功能不全，可给予泼尼松 5～20 mg/d。

二、水杨酸制剂、免疫抑制剂及生物制剂

水杨酸制剂，如柳氮磺胺吡啶、美沙拉嗪等药物对手术没有影响，可在择期手术前 1 d 停药；术前应用硫唑嘌呤、环孢素不增加手术并发症发生率，可在手术当天停药。有感染等并发症的患者，建议术前 1 周停用环孢素。术前应用 IFX 是否增加手术并发症发生率目前仍有争议。最近一项包括 5 个研究纳入 706 例 UC 患者的荟萃分析指出，术前应用 IFX 增加术后短期（30 d）内总并发症发生率。梅奥医学中心的研究指出，全结直肠切除＋回肠储袋－肛管吻合术（ileal pouch-anal anastomosis，IPAA）术前应用 IFX，术后吻合口瘘、储袋炎、感染等并发症增多。但也有研究认为术前应用 IFX 不增加手术并发症。ECCO 指南则建议，术前使用 IFX 的患者应避免一期构建储袋。2014 年美国结直肠外科医师协会发表的 UC 手术指南认为，术前应用 IFX 对术后并发症的影响仅限于观察性研究。这些研究包含不同的患者群，缺乏并发症的统一定义，因此需要更大规模、多中心、统一手术方式和并发症定义的研究来证实。

三、抗凝药物

UC 患者深静脉血栓的发生率高于结肠癌患者，手术使这一风险进一步提升。研究表明，UC 术后发生静脉血栓栓塞症的风险高达 5.8%，造口或行储袋手术风险更高，达到 7%。深静脉血栓的发生不仅增加医疗费用及延长住院时间，同时也明显增加死亡率。发生深静脉血栓患者的死亡风险较未发生血栓者高出 4 倍。预防 UC 患者深静脉血栓的发生是围手术期管理的重要组成部分。按照《中国住院炎症性肠病患者静脉血栓栓塞症防治的专家共识意见》，对于住院 IBD 患者，无论是否处于疾病活动期，如将接受腹腔、盆腔等外科手术，在不违背围手术期处置原则的前提下，均应开展围手术期预防性抗凝治疗，并密切观察。推荐使用 Caprini 评分指导围手术期预防性抗凝治疗的策略。关于 UC 围手术期深静脉血栓的预防策略，主要借鉴结直肠手术深静脉血栓预防指南及临床研究经验。美国临床肿瘤学会指出，行盆腹腔手术的结直肠肿瘤患者，推荐术后继续预防性抗凝 7～10 d，对高危患者建议术后抗凝 4 周。美国胸科医师学会也指出，对具有静脉血栓栓塞症高危风险的结直肠肿瘤患者，推荐术后继续抗凝 4 周。此外，ECCO 指南指出，急性重症 UC 患者应使用低分子肝素钠预防深静脉血栓的发生。笔者所在 IBD 中心 UC 围手术期抗凝经验为：急症重症 UC 患者常规使用低分子肝素钠进行抗凝；行手术治疗的 UC 患者术后排

除出血风险后的第 1 天常规开始抗凝直至患者下床活动及出院；对于非急性重症 UC 患者，我们常规对患者行 Caprini 血栓风险评分，根据患者的血栓发生风险等级采取不同的预防深静脉血栓形成方案。

第四节　溃疡性结肠炎术前营养治疗

与 CD 患者相比，UC 合并营养不良的比例要低，但依然远高于普通人群，常见于活动期的患者。营养不良表现形式多样，疾病后期常表现为混合型营养不良。激素治疗的患者骨质减少和骨质疏松发病率会进一步增加。大量腹泻或血便还导致钾、镁、钙、磷等电解质丢失和贫血。营养不良削弱患者的抗感染能力，也是儿童、青少年 UC 患者生长发育迟缓甚至停滞的原因，同时影响手术切口及肠吻合口愈合，增加手术并发症的发生率和死亡率。

对于择期手术的 UC 患者，如果同时合并营养不良或存在营养风险者，围手术期应先纠正营养不良再手术，以降低手术风险及术后并发症发生率。但需要强调的是，营养治疗对于 UC 患者只能纠正其营养状况，不能诱导缓解。因此，不应为了纠正营养不良或盲目希望达到营养治疗周期而延误手术治疗时机，尤其对于重症 UC 患者，及时手术十分必要。

对于轻中度 UC 患者，患病期间最好保持正常经口饮食。当正常饮食无法耐受时，考虑营养治疗。每日口服摄入量不足的患者，予以 500 ~ 600 kcal/d 的营养补充。营养补充的途径应遵循"只要肠道有功能，就使用肠道，即使部分肠道有功能，也应该使用这部分肠道"的原则，首选肠内营养（EN）。对于存在营养不良的重度 UC 患者也推荐采用肠内营养纠正营养不良，因为肠道休息并不能改变患者的临床结局；相反，肠内营养有助于降低重症 UC 并发症的发生。肠外营养仅应用于肠内营养不能耐受且需要肠道休息的 UC 患者，比如中毒性巨结肠、肠道准备和结肠大量出血等。在肠功能恢复后，应逐渐开始给予 EN，剂量逐渐增大，使营养支持模式由肠外向肠内过渡。

尚无明确的证据表明要素膳（氨基酸单体制剂）、短肽制剂或其他特殊配方制剂较整蛋白制剂 EN 有优势。

无论使用何种制剂，大多数 UC 患者在使用 EN 时都可能出现胃肠道不耐受现象，处理方法首先是通过调节 EN 制剂的种类、剂量、浓度、温度、输注方法和速度等方式改善 UC 患者的耐受性，如口服不耐受，可考虑管饲，如管饲速度不好掌握，可考虑采用输注泵控制输注速度。通过采用上述措施，尤其是在专业营养支持小组的指导下，多数患者能够耐受肠内营养。必要时也可使用减缓胃肠蠕动、促进消化等药物改善肠道对 EN 的耐受性。如果患者存在严重的恶心呕吐，或剧烈腹痛腹泻，无法耐受肠内营养，可给予短时间的肠外营养支持。

UC 患者常合并贫血，大多由于铁元素缺乏或叶酸缺乏所致。UC 患者血清镁、锌、硒和 β− 胡萝卜素均较正常人低。对于缺铁患者，应注意口服或静脉补充铁剂，改善贫血、提高患者生活质量。但一般不需要为了维持或改善患者的营养状态进行其他微量营养元素的补充。

第五节　溃疡性结肠炎的手术方式

UC 的手术治疗以切除病变组织、处置并发症和提高患者生活质量为目标。具体手术方式应根据患者的年龄、术前一般情况、病变范围及个人意愿等方面综合决定。现有的主要手术方式如下。

一、全结直肠切除 + 末端回肠永久性造口术

全结直肠切除、末端回肠永久性造口术（Brook Ileostomy）1944 年由 Brooke 提出。其手术要点是切除全部结直肠，在齿状线水平离断直肠，彻底切除病变可能复发的部位，也彻底消除了癌变风险，是传统标准术式（图 14-2）。但永久性回肠造口给患者带来一定的精神负担和生活不便，因此该术式一般适用于无法行回肠储袋肛管吻合术（IPAA）的患者，即肛门括约肌功能不全、高龄、基础疾病多、营养状况极差或已经发生结直肠癌的患者。对于一些不愿意接受 IPAA 手术及其可能手术并发症的患者，该术式也是一种选择。

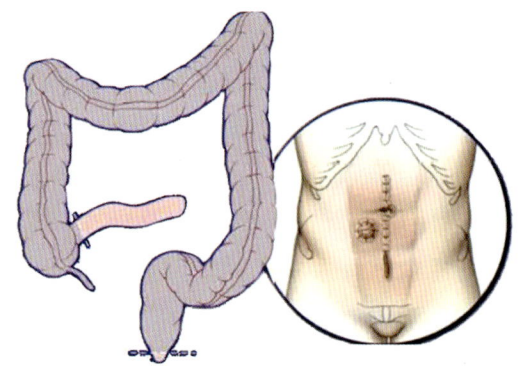

■ 图 14-2　全结直肠切除，末端回肠永久性造口术

二、全结直肠切除 + 末端回肠节制性造口术

外置造口袋给患者生活带来不便，因此外科医师积极寻求改良术式。1972 年，Kock 用末端回肠构建成一个带有活瓣控便功能的储袋，通过导管排泄，即可控制式造口（图 14-3）。该术式用于肛门括约肌功能不全、对传统 Brooke 造口不满意或行 IPAA 失败的患者。术中采用远侧回肠段制成一个乳头状活瓣，定期插管排放肠液。

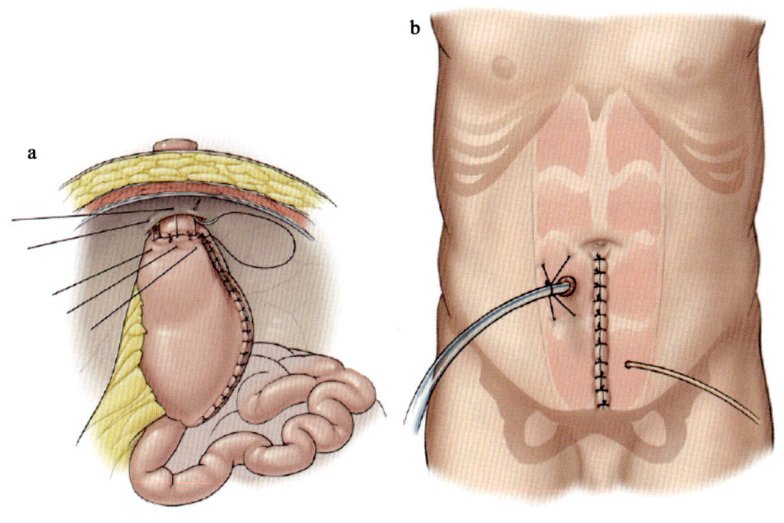

■ 图 14-3 末端回肠节制性造口术

该手术虽然做了巨大改进，但也不能改变患者腹壁造口的事实，且每天需多次插入导管排便排气，30% 的患者会出现早期并发症，如造口脓肿、出血等；后期并发症发生率也高达 60%，如排粪失禁、乳头功能失调导致的梗阻等，后来逐渐被保肛术式取代。

三、全结直肠切除 + 回肠储袋肛管吻合术

该术式是治疗 UC 的推荐标准术式，步骤包括全结直肠切除、残余直肠黏膜剥除、末端回肠制作储袋、储袋与肛管吻合（图 14-4）。近年来认识到肛垫对肛门精

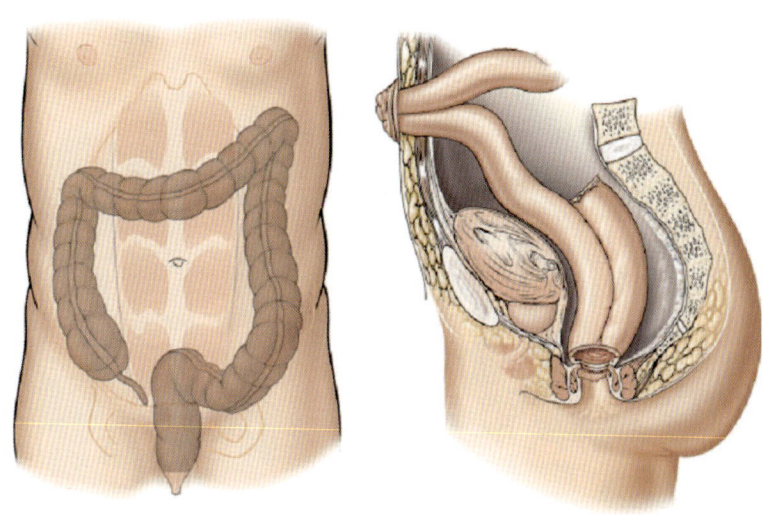

■ 图 14-4 全结直肠切除，回肠储袋（J 型）肛管吻合术

细控便功能的作用，以及黏膜剥除难以保证剥除完全，被覆于回肠储袋下，发生炎症甚至癌变反而难以发现等原因，目前已不主张做直肠黏膜剥除，而是在齿状线近端 2 cm 处离断肛管，并与储袋吻合，从而保留肛垫和肛管下端完整结构。但保留的肛管移行区黏膜上皮由于具有黏膜组织特征，术后仍可出现慢性炎症，即封套炎（cuffitis），应注意复查肠镜，了解肛管黏膜炎症状况。

这一术式要求患者具有健全的肛门括约肌功能、耐受复杂盆腔手术的身体状况等。可根据患者一般情况及术者经验，手术分为一期、二期或三期完成。多数择期手术患者可选择二期手术，一期先完成全结直肠切除，制作储袋，并与肛管吻合，再于储袋近端 20～30 cm 行转流性造口，二期做造口还纳。对于急诊手术、术前大剂量激素使用及合并严重营养不良的患者，手术建议分三期进行，一期仅行次全结肠切除以减少创伤及术后并发症发生，可快速改善患者情况；二期行残余结直肠切除，回肠储袋成型，储袋肛管吻合及回肠保护性造口；三期行造口还纳。Zittan 提出了改良二期手术，即一期行次全结肠切除，二期行残余结直肠切除，储袋成型及储袋肛管吻合。报道称该术式术后瘘的发生率较传统二期手术低，但仍需进一步研究证实。

回肠储袋的结构主要有 4 种：J 形储袋，S 形储袋，H 形储袋和 W 形储袋（图 14-5），每种储袋各有利弊，目前应用最多的是 J 形储袋，其次是 S 形储袋。储袋的选择取决于回肠系膜游离程度、患者骨盆宽窄和医师的经验习惯。但一般来讲，如果使用吻合器进行吻合，建议采用 J 形储袋；如果是手工吻合，建议应用 S 形储袋。J 形储袋和 H 形储袋为双襻型，操作相对简单，但容积较小；S 形储袋为三襻型，容积较大，比 J 形储袋多出 2～4 cm 的残端肠管供吻合用，因而吻合口张力较小；但储袋与肛门间这段肠管可能出现排便梗阻，且手术操作相对复杂，术后储袋炎发生率较高。W 形储袋为四襻，容积最大，操作更加烦琐，手术耗时长。近期一

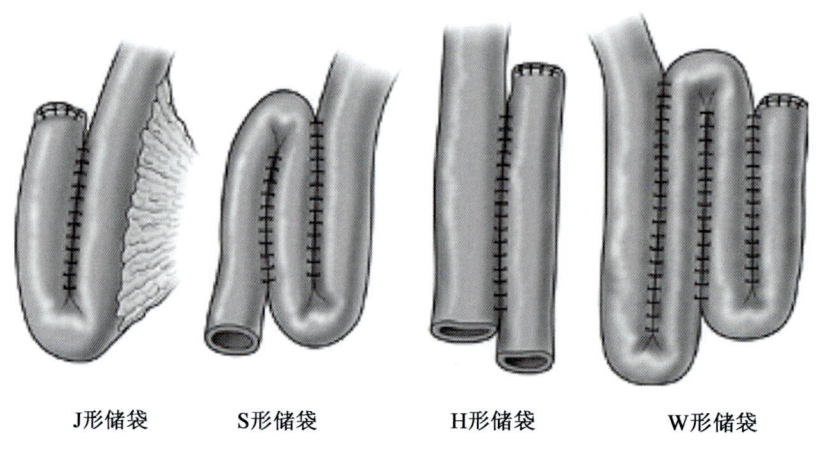

J 形储袋　　　S 形储袋　　　　H 形储袋　　　　W 形储袋

■ 图 14-5　回肠储袋的制作和分型

项对比 J 形储袋和 W 形储袋的研究发现，两者在术后每日排便次数、使用止泻药物、便急等方面无明显差异。增大储袋容积并不能改善术后排便功能，因此目前临床多采用 20 cm 长 J 形储袋，储袋容积 125 ~ 150 ml。但不管采用何种储袋，均应在吻合的时候保持无张力的状态，吻合口张力是储袋长期生存的不良因素。

四、结肠次全切除 + 回肠造口术

对于危重症需要急诊手术的 UC 患者，为缩短手术时间，避免手术创伤给患者带来额外的风险，可以先做结肠次全切除，即切除盲肠至乙状结肠之间的大部分结肠，行回肠造口（图 14-6）。这一手术耗时短，相对安全，切除了大部分病灶，能够快速改善患者的临床症状。待患者身体状况改善后再二次手术，二次手术可根据患者一般情况选择上述三期或改良二期手术方式。三期手术虽然更安全，但增加手术次数和费用，尤其是再次手术切除直肠难度加大。因此，三期手术仅适用于病情危重、难以承受二期手术的患者，特别是需要急诊手术的急性重症 UC 患者。急性重症 UC 患者常病情危重，生命体征不平稳。手术治疗的目的是抢救生命，控制病情，所以按照损伤控制原则，采取简单有效的手术方式挽救生命，也为后续确定性手术提供可能性。

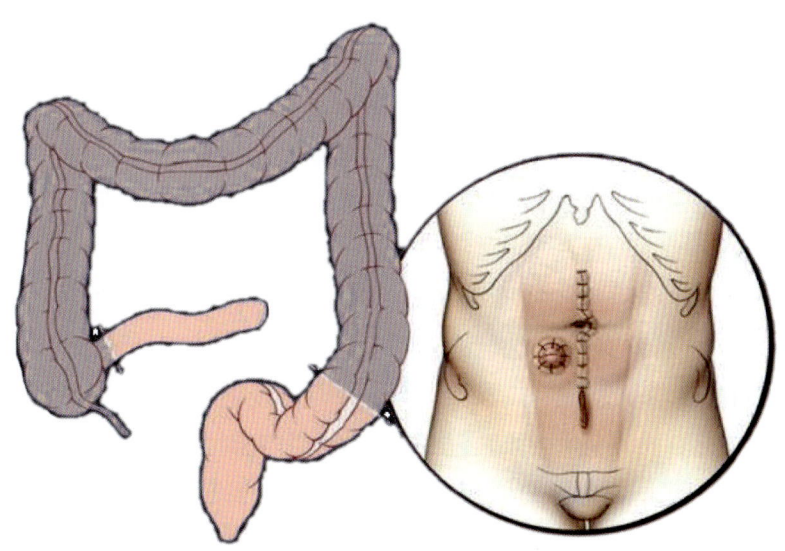

■ 图 14-6　结肠次全切除 + 末端回肠造口术

对乙状结肠残端的处理有以下选择，可将残端封闭后置于腹腔内，也可将乙状结肠残端拖出腹腔外做黏膜瘘，或将封闭的乙状结肠残端置于皮下。目前尚无随机临床研究对以上 3 种措施进行比较。已有的回顾性研究表明，第一种方法由于存在炎症病变的残端裂开而导致腹腔感染，不利于二期手术时盆腔的游离，增加手术难

度；另外两种方法则可能发生较高的切口感染率。笔者单位一般将封闭的乙状结肠残端置于皮下，一旦残端瘘则切开皮肤形成黏液瘘，如果残端愈合良好则可避免两个造口给患者带来生活上的不便。

五、UC 癌变的手术方式

对于非腺瘤样隆起型病变合并高级别上皮内瘤变或癌变的 UC 患者建议手术治疗。大部分患者可行 IPAA 手术，只有当肿瘤位置太低、距离齿状线太近，无法保证远端足够切缘、或肛门括约肌功能受损的情况下才考虑行全结直肠切除、回肠永久性造口术。术中需按肿瘤手术标准进行相应系膜切除及淋巴结清扫。

癌变不是 UC 患者 IPAA 术后并发症的危险因素，但有 20% 的 UC 癌变患者术后肿瘤转移而死亡。术前发现肿瘤转移一般先行结肠次全切除、回肠造口术，监测 1 年治疗效果良好后再决定是否行 IPAA 术。伴发盲肠癌的 UC 患者相对比较特殊，需要切除的回肠及系膜较长，可能无法将储袋下拉至盆腔与肛管吻合，则应放弃实施 IPAA，行回肠永久造口。

六、UC 的腹腔镜手术

（一）适应证和禁忌证

过去 20 年，腹腔镜手术在结直肠外科取得了巨大进展。2000 年前后，一些经验丰富的中心开始实施腹腔镜辅助的 UC 手术，近年来逐渐成为主流术式。如今，除非患者存在严重的并发症，如肠穿孔、消化道大出血或全身中毒症状致生命体征难以维持，需要在尽可能短的时间内完成手术时才考虑开腹手术；否则，应尽可能选择腹腔镜手术。

腹腔镜手术与开腹手术同样安全可行。腹腔镜手术可减少术后住院时间，促进肠功能恢复，减少腹腔粘连，减少腹壁疝发生等。此外，对于女性患者，腹腔镜手术还能降低不孕发生率，可能与减少卵巢和输卵管及盆腔粘连有关。但腹腔镜手术缺点在于手术时间稍长，且存在储袋肛管吻合张力大时系膜处理困难及储袋方向容易扭转的风险。随着手术经验的增长，上述缺点均可以克服。其他新技术如单孔腹腔镜手术和手术机器人手术自 2010 年起均有在 UC 应用的报道，但无论是在术中失血量、手术时间还是术后切口愈合、肠功能恢复及住院时间等指标方面都没有显示出较传统腹腔镜更具优势。

（二）腔镜手术技巧

手术按照游离直肠→乙状结肠→左半结肠→右半结肠→横结肠→储袋制作→储袋肛管吻合顺序进行（图 14-7）。现以二期手术为例讲述 IPAA 手术技术要点。

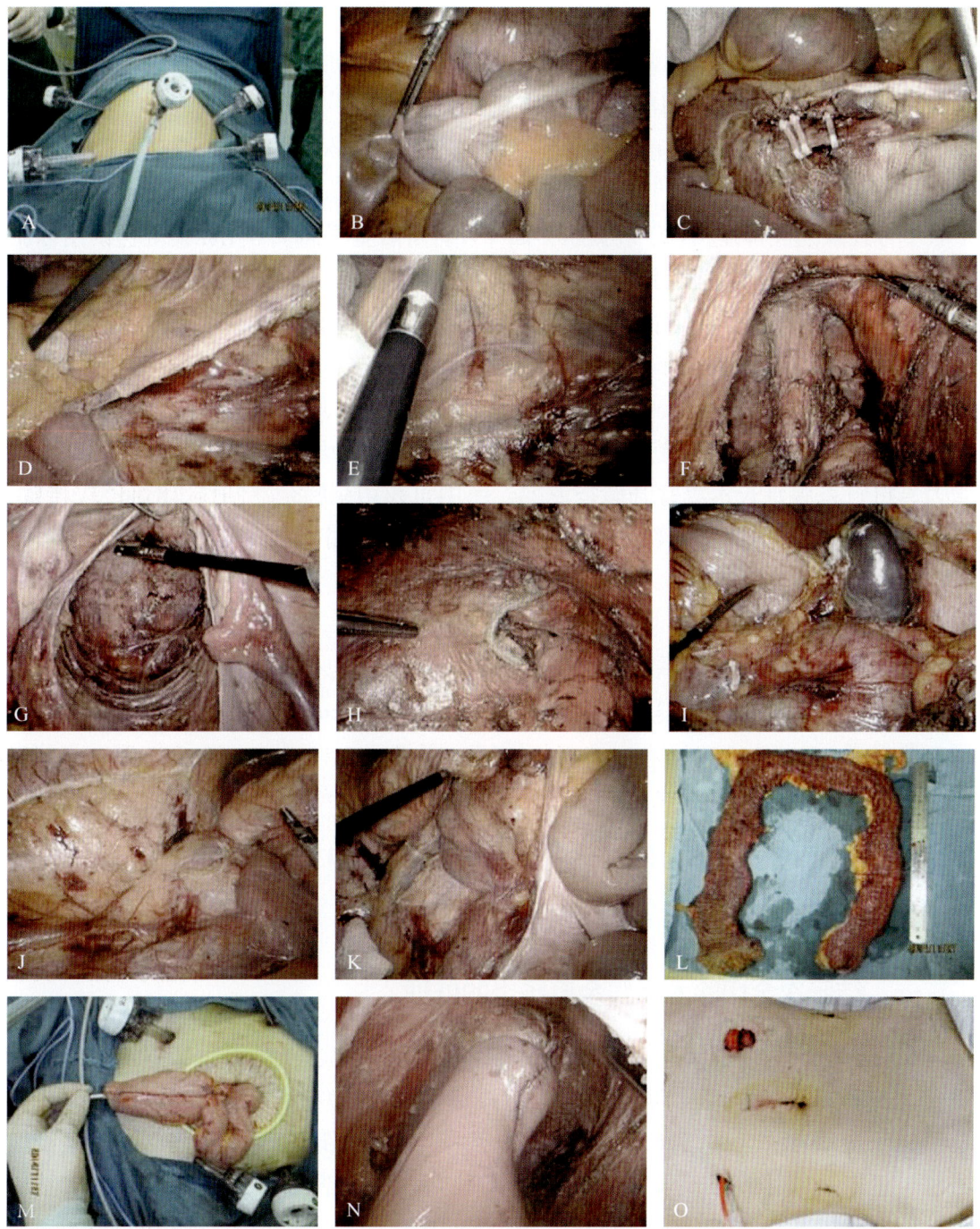

图 14-7　腹腔镜 IPAA 手术步骤

A. 采用五孔法，其中右下腹戳孔为拟回肠袢式造口部位；B. 常规进行全小肠及回盲部检查，排除克罗恩病可能；C. 在肠系膜下动脉近根部切断，注意保护下腹下神经丛；D. 在胰腺下缘切断肠系膜下静脉；E. 沿左侧 Toldt 间隙分离；F. 盆底分离需直至肛提肌平面；G. 分离后注意保护下腹下神经及盆腔神经丛；H. 在肛提肌平面切断直肠肛管交界处；I. 分离结肠脾曲；J. 分离右侧 Toldt 间隙，注意保护十二指肠；K. 小肠系膜与后方的附着应一直分离到十二指肠水平部水平，以减轻储袋张力；L. 切除后的全结肠；M. 储袋制作完毕；N. 储袋肛管吻合完毕；O. 回肠袢式造口

1. 直肠切除

中央入路游离切断肠系膜下动脉，并沿左侧 Toldt 间隙游离至胰腺下缘水平，切断肠系膜下静脉，向左侧拓展 Toldt 间隙，游离降结肠。盆底游离一般按照全直肠系膜切除（TME）原则进行，直肠需游离至肛提肌水平，必须切断肛尾韧带。因直肠炎症存在，骶前间隙往往炎症明显，且邓氏筋膜不清，可稍贴近直肠壁分离，避免损伤下腹下神经及盆腔神经丛。于肛提肌平面（外科学肛管平面）采用腔镜下切割闭合器（Endo-GIA）切断肠管，女性注意勿损伤阴道后壁。部分盆腔狭小男性患者可于直肠上段切断，从肛门翻出直肠后于齿状线上方 2 cm 直肠肛管交界处用切割缝合器切断。

2. 标本取出及储袋制作

延长腹部切口至 6 cm，取出全结肠标本，将小肠自此处提出体外，于回肠残端近端 20 cm 处对折肠管，检查储袋顶端是否可到达耻骨联合下方 2~3 cm 处，如有张力，可行系膜延长术。打开储袋顶端，使用直线切割缝合器制作 J 形储袋，储袋长度为 18~20 cm，注水试验检查储袋无渗漏。储袋顶端部位荷包缝合后置入 29 mm 腔内管状吻合器抵钉座。

3. 吻合及造口

重建气腹，确认小肠系膜及储袋无扭转，自肛门置入腔内管状吻合器行储袋肛管吻合，充气试验检查无渗漏。于储袋顶端近端约 20 cm 处行回肠袢式造口术。盆底放置引流。

第六节　术　后　处　理

一、结肠次全切除术后残余直肠炎的处理

结肠次全切除术后，残余的结直肠仍可能出现炎症、溃疡等病变。常见的症状是便血及下腹部疼痛不适，甚至导致乙状结肠残端破裂。所以在行结肠次全切除时，乙状结肠残端建议埋在切口下方，这样即使发生破裂可以产生黏液瘘，而不至于形成腹腔感染及脓肿。对于术后便血及肛周不适，可以采用美沙拉嗪灌肠，激素灌肠可以作为二线选择。用于对局部联合治疗无效的患者，可增加静脉或口服激素使用。对于炎症反复或症状明显的患者，建议行残余结直肠切除，既可以改善症状，又可以预防残余结直肠的癌变。

二、IPAA 的术后处理

IPAA 的术后患者，由于储袋内积存的积血及坏死组织不能及时排空，可出现发

热、储袋积脓等毒素吸收症状。笔者的经验是对储袋进行冲洗：经肛门放置引流管，外用生理盐水进行储袋冲洗，既能减少储袋出血的发生，又可以及时清除积血及坏死组织。由于储袋内的黏膜坏死组织容易导致引流管堵塞不畅，需注意冲洗时液体是否能经引流管顺畅流出，防止储袋被液体撑破。

术后需定期肛门指诊，检查排除吻合口狭窄，必要时扩张。同时进行肛门括约肌功能锻炼，肛门括约肌锻炼应在储袋成形术后 4 周开始。共识推荐初次手术后 8~12 周行回肠造口还纳术，术前应采用水性造影剂行储袋造影，排除储袋漏的可能，并行盆腔 MRI 及对储袋进行内镜检查。在还纳之前，还可行肛门测压检查来确保肛门括约肌的功能正常。

IPAA 造口还纳术后近期腹泻较常见，常有 6~10 次 / 天排便，此后可慢慢减少到 4~5 次 / 天。非病理性腹泻可能与结肠全部切除后肠液的水分吸收减少有关，此时若肠液丢失量不大，可在补液的同时继续观察。若患者已进食，建议进食固体食物，减少液体摄入；若仍未见效，可考虑予止泻药，如蒙脱石散、洛哌丁胺等，需注意切忌用药过量致肠梗阻。

三、储袋相关并发症及诊治

由于 UC 患者多数存在营养不良等全身问题，手术并发症发生率较高。一项基于人群的研究表明，UC 患者术后 90 d 并发症发生率高达 33.3%，主要包括脓肿、吻合口瘘、肠梗阻和感染等，再入院率达 11.1%。研究表明影响 UC 手术安全性的因素主要有以下几方面：年龄、急诊或择期、实施手术医院的 UC 手术量及术者的经验。

（一）早期并发症

IPAA 术后与储袋相关的早期常见并发症有储袋出血、储袋漏、储袋肛管吻合口狭窄等。

1. 储袋出血

储袋出血并不多见，有研究报道发生率约为 1.5%，可分为早期出血（术后 1 周内）和迟发型出血（术后 1 周之后），其中 66% 发生于术后 1 周内。发生原因与储袋制作过程中肠壁吻合处组织破裂或血管出血有关，临床表现为肛门坠胀感、便血或凝血块。一般先行非手术治疗：液体复苏保证循环血容量，同时应用肾上腺素溶液灌肠（1 : 100 000），有效率达 96%。出血量大时可通过储袋镜检查，清除血块，内镜止血。对于迟发型出血，应考虑漏及吻合口剥离的可能性，应及时进行储袋镜检查。

2. 储袋漏

储袋漏指用回肠制作储袋时发生的储袋吻合线或吻合口瘘，主要症状为发热、大便次数增多及盆腔疼痛，可导致盆腔脓肿。通常在术后 7~10 d 出现症状，部分患者术后较长时间才有临床表现。水性造影剂造影检查可确诊。治疗方式包括抗生素（主要针对革兰阴性菌及厌氧菌）、局部引流、肠道休息等。当已经出现盆腔脓肿时，应尽早行 CT 引导下穿刺引流。与吻合口相关的骶前脓肿穿刺困难应及时行麻醉下的探查，经肛门放置导管进行持续冲洗，在确定脓肿消失及漏口闭合后拔除。出现盆腔感染后应尽量使肠道休息，使用肠外营养支持，在确定症状控制后可以进食。对于漏口较小的患者，可以通过储袋镜使用内镜下吻合夹（OTSC）夹闭漏口。对于漏口较大、非手术治疗无效或出现腹膜炎的患者，应及时行手术治疗。手术应切开引流脓肿，尽量封闭漏口，并在漏口近端行回肠造口。对于局部缺血的肠管，应予以切除。对于反复出现储袋漏的患者应考虑 CD 的可能。

3. 储袋肛管吻合口狭窄

吻合口狭窄一般发生于术后 6～9 个月，以吻合器吻合多见，症状主要表现为排便困难及排便量减少。直肠指检或储袋镜检查可确诊。药物治疗对于封套炎或吻合口炎症性狭窄效果较好，主要采用局部美沙拉嗪栓剂。纤维性狭窄则主要采用扩张术治疗，可选择手指扩张、扩肛器自行扩肛、内镜下球囊扩张等。Shen 等回顾了646 例储袋术后吻合口狭窄的患者，97% 的患者经内镜扩张后可取得良好的效果，使用针刀放射样切开法也取得不错疗效。如以上治疗方式均无效，可选择切除储袋、改做永久性造口或重建储袋。

（二）远期并发症

1. 储袋炎

IPAA 术后 10 年内约 50% 的患者可发生储袋炎。一般将症状持续小于 4 周者称为急性储袋炎，症状持续 4 周以上称为慢性储袋炎。其他分类方法还包括：①原发性或继发性；②活动期或缓解期；③少发型（每年发作 < 3 次）或频发型（每年发作 > 3 次或抗生素停用一月内发作）；④抗生素反应型（对持续 2 周的抗生素治疗有应答）、抗生素依赖型（需长期连续使用抗生素才能缓解症状）和抗生素抵抗型（对抗生素治疗无应答，需局部应用 5-ASA，激素或口服免疫抑制剂）。

储袋炎疾病活动指数（pouchitis disease activity index，PDAI）（表 14-1）是评价储袋炎活动最常用的工具。包括临床症状、内镜表现及病理评分 3 个部分。PDAI >7 分为储袋炎诊断标准。

临床表现的严重程度常与内镜下表现及病理学炎症评分不一致。储袋炎的临床症状主要有便次增多，稀水样便，腹部绞痛，里急后重及盆腔不适感。直肠出血、发热、肠外表现也可出现，但少见。术后发生储袋炎的危险因素包括广泛结肠病变或全结肠炎、倒灌性回肠炎、肠外表现尤其合并原发性硬化性胆管炎者（primary sclerosing cholangitis，PSC）、非吸烟者、S 形储袋、血清 p-ANCA 阳性及围手术期应用激素、NSAIDs 及术前血栓病史者。

表 14-1 储袋炎疾病活动指数

临床指标	得分
临床表现	
排便频次	
正常术后排便频次	0
每日排便次数较正常术后排便频次多 1~2 次	1
每日排便次数较正常术后排便频次多 3 次及 3 次以上	2
直肠出血	
没有或极少	0
每日出现	1
排便急迫或腹部痉挛	
无	0
偶尔	1
经常	2
发热（体温 > 37.3℃）	
无	0
有	1
内镜指标	
水肿	1
颗粒感	1
质地脆	1
失去正常血管纹理	1
黏液性渗出	1
溃疡	1
急性期组织学指标	
多形核白细胞浸润形态	
轻度	1
中度 + 隐窝脓肿	2
重度 + 隐窝脓肿	3
每低倍镜下溃疡数（均数）	
< 25%	1
25%≤50%（确认一下）	2
> 50%	3

注：储袋炎，PDAI 总分≥7 分；缓解：PDAI 总分 < 3 分；改善：≥3 的 PDAI 总分下降至少 3 分

（1）储袋炎的内镜检查：IPAA 术后患者储袋功能异常的原因除了储袋炎外，还有 CD、封套炎（Cuffitis）和储袋易激综合征（irritable pouch syndrome，IPS）等，这也是诊断储袋炎需要内镜、病理和临床表现 3 个方面综合考虑进行鉴别诊断的原因。

内镜检查时镜身应尽可能进到回肠输入袢，并仔细观察整个储袋和封套部位。储袋炎的内镜表现主要是黏膜水肿、颗粒感、易脆、自发性或接触性出血、血管纹理模糊或消失，脓性渗出、糜烂和溃疡。吻合口糜烂或溃疡不能诊断储袋炎，而应视为正常的异物反应。自回肠输入袢开始，应进行常规的储袋黏膜活检，但不需要沿着吻合口进行活检。处于缓解期的储袋炎不需要进行常规内镜检查。

（2）储袋炎的治疗：大部分储袋炎患者对甲硝唑及环丙沙星敏感，建议连续应用环丙沙星 1 g/d 或甲硝唑 20 mg/（kg·d）两周。在诱导急性储袋炎缓解上，环丙沙星优于甲硝唑，副作用也更少。其他可选的抗生素有喹诺酮类药物、阿莫西林 – 克拉维酸，红霉素等。布地奈德灌肠剂、利福昔明及乳酸菌制剂也可以较好地诱导储袋炎缓解。考虑到术后肠道解剖的改变，推荐优先使用口服用药方式，次选局部灌肠。有研究认为益生菌制剂 VSL#3 可降低急性储袋炎的发生率，提高术后患者的生存质量，但这一结论尚需大规模前瞻性临床研究证实。

10%～15% 的急性储袋炎患者最终转变为慢性储袋炎。治疗慢性储袋炎需要两种抗生素联用。抗生素诱导缓解后使用益生菌 9～12 周可有效维持缓解，并可有效预防术后 1 年内发生的储袋炎。多数研究证明，若环丙沙星单药治疗无效，可联合咪唑类抗生素或利福昔明，或改用口服布地奈德治疗。布地奈德诱导缓解的患者可采用口服 AZA 维持。西班牙一项多中心研究表明，IFX 治疗慢性复发性储袋炎 8、26、52 周应答率分别为 21%、33% 和 27%。IFX 治疗效果不佳的患者，可换用阿达木单抗治疗，50% 的患者治疗 1 年后可避免回肠永久造口。近期研究表明，环孢素灌肠对慢性复发性储袋炎也具有较好的疗效。

对于难治性储袋炎应排除巨细胞病毒性储袋炎、难辨梭菌性储袋炎等。各种治疗均宣告无效后，应考虑手术切除储袋、回肠永久造口，或再次行 IPAA。

（3）储袋炎癌变的监测及治疗：储袋异型增生及癌变发生率较低，克利夫兰医学中心随访 3203 例行 IPAA 的患者，5、10、15、20 及 25 年发生储袋异型增生的概率分别为 0.9%、1.3%、1.9%、4.2%、5.1%，并且大部分储袋异型增生起源于肛管移行区。

2. 封套炎

采用双吻合器行储袋肛管吻合术后，直肠下端和肛管残余黏膜因未被切除而出现炎症称封套炎，症状容易上与储袋易激综合征（IPS）及储袋炎混淆，但出血更多见。治疗上可采用 5–ASA 500 mg 每天 2 次灌肠，持续 8 周；或 5 mg 氢化泼尼松栓剂纳肛每日 2 次持续 1 个月，然后减量至每日 1 次持续 1 个月。对于症状严重或术中残留直肠黏膜过多的患者需要再次手术切除残余直肠，再次手术效果良好，5 年储袋功能良好率达 90%。

（朱维铭　周伟　杜鹏　吴现瑞　张腾辉）

主要参考文献

［1］Park S H，Kim Y M，Yang S K，et al. Clinical features and natural history of ulcerative colitis in korea [J]. Inflamm Bowel Dis，2007，13（3）：278–283.

［2］McLaughlin S D，Clark S K，Thomas–Gibson S，et al. Guide to endoscopy of the ileo-anal pouch following restorative proctocolectomy with ileal pouch-anal anastomosis：indications，technique，and management of common findings [J]. Inflamm Bowel Dis，2009，15（8）：1256 –1263.

［3］Pardi D S，D'Haens G，Shen B，et al. Clinical guidelines for the management of pouchitis [J]. inflamm Bowel Dis，2010，15（9）：1424–1431.

［4］Geisler D P，Condon E T，Remzi FH. Single incision laparoscopic total proctocolectomy with ileal pouch-anal anastomosis [J]. Colorectal Dis，2010，12（9）：941–943.

［5］Walch A，Meshkat M，Vogelsang H，et al. Long-term outcome in patients with ulcerative colitis treated with intravenous cyclosporine A is determined by previous exposure to thiopurines [J]. J Crohns Colitis，2010，4（4）：398–404.

［6］Yang Z，Wu Q，Wu K，Fan D. Meta-analysis：pre-operative infliximab treatment and short-term post-operative complications in patients with ulcerative colitis [J]. Aliment Pharmacol Ther，2010，31（4）：486–492.

［7］Strong S A. Management of acute colitis and toxic megacolon [J]. Clin Colon Rectal Surg，2010，23（4）：274–84.

［8］Grainge M J，West J，Card T R. Venous thromboembolism during active disease and remission in inflammatory bowel disease：a cohort study [J]. Lancet，2010，375（9715）：657–663.

［9］Shaukat A，Virnig D J，Salfiti N I，et al. Is inflammatory bowel disease an important risk factor among older persons with colorectal cancer in the United States? a population-based case-control study [J]. Dig Dis Sci，2011，56（8）：2378–2383.

［10］Turner D，Travis S P L，Griffiths A M，et al. Consensus for managing acute severe ulcerative colitis in children：a systematic review and joint statement from ECCO，ESPGHAN，and the Porto IBD working group of ESPGHAN [J]. Am J Gastroenterol，2011，106（4）：574–588.

［11］Gash K J，Goede A C，Kaldowski B，et al. Single incision laparoscopy（SILS）restorative proctocolectomy with ileal pouch-anal anastomosis [J]. Surg Endosc，2011，25（12）：3877–3880.

［12］Mowat C，Cole A，Windsor A，et al. Guidelines for the management of inflammatory bowel disease in adults [J]. Gut，2011，60（5）：571–607.

［13］Kumar A，Auron M，Aneja A，et al. Inflammatory bowel disease：perioperative pharmacological considerations [J]. Mayo Clin Proc，2011，86（8）：748–757.

[14] Gulliford S R，Limdi J K. Acute severe ulcerative colitis：timing is everything [J]. Postgrad Med J，2011，87（1025）：215–222.

[15] Turner D，Levine A，Escher J C，et al. Management of pediatric ulcerative colitis：joint ECCO and ESPGHAN evidence-based consensus guidelines [J]. J Pediatr Gastroenterol Nutr，2012，55（3）：340–361.

[16] Bulian D R，Knuth J，Krakamp B，et al. Restorative restproctectomy as single-port surgery through the ostomy site in a three-stage procedure [J]. SurgEndosc，2012，26（12）：3688–3690.

[17] Allen I C，Wilson J E，Schneider M，et al. Wi. NLRP12 suppresses colon inflammation and tumorigenesis through the negative regulation of noncanonical NF–κB signaling [J]. Immunity，2012，36（5）：742–754.

[18] Kaplan G G，Seow C H，Ghosh S，et al. Decreasing colectomy rates for ulcerative colitis：a population–based time trend study [J]. Am J Gastroenterol，2012，107（12）：1879–1887.

[19] Barreiro-de Acosta M，Garcia-Bosch O，Souto R，et al. Efficacy of infliximab rescue therapy in patients with chronic refractory pouchitis：a multicenter study [J]. Inflamm Bowel Dis，2012，18（5）：812–817.

[20] Dignass A，Lindsay O J，Sturm A，et al. Second European evidence-based consensus on the diagnosis and management of ulcerative colitis. part 2：current management [J]. J Crohns Colitis，2012，6（10）：991–1030.

[21] Dignass A，Eliakim R，Magro F，et al. Second European evidence-based consensus on the diagnosis and management of ulcerative colitis. part 1：definitions and diagnosis [J]. J Crohns Colitis，2012，6（10）：965–990.

[22] JMagro F，Langner C，Driessen A，et al. European consensus on the histopathology of inflammatory bowel disease [J]. J Crohns Colitis，2013，7（8）：827–851.

[23] Annese V，Daperno M，Rutter M D，et al. European evidence based consensus for endoscopy in inflammatory bowel disease [J]. J Crohns Colitis，2013，7（12）：982–1018.

[24] Panes J，Bouhnik Y，Reinisch W，et al. Imaging techniques for assessment of inflammatory bowel disease：joint ECCO and ESGAR evidence-based consensus guidelines [J]. J Crohns Colitis，2013，7（7）：556–585.

[25] Van Assche G，Dignass A，Bokemeyer B，et al. Second European evidence-based consensus on the diagnosis and management of ulcerative colitis. part 3：special situations [J]. J Crohns Colitis，2013，7（1）：1–33.

[26] Bartels S A，Gardenbroek T J，Ubbink DT，et al. Systematic review and meta-analysis of laparoscopic versus open colectomy with end ileostomy for non-toxic colitis [J]. Br J Surg，2013，100（6）：726–733.

[27] Massironi S，Rossi RE，Cavalcoli FA，et al. Nutritional deficiencies in inflammatory bowel disease：therapeutic approaches [J]. Clin Nutr，2013，32（6）：904–910.

[28] Ross H，Steele S R，Varma M，et al. Practice parameters for the surgical treatment of ulcerative colitis [J]. Dis Colon Rectum，2014，57（1）：5–22.

［29］ Reich K M，Chang H J，Rezaie A，et al. The incidence rate of colectomy for medically refractory ulcerative colitis has declined inparallel with increasing anti-TNF use：a time-trend study［J］. Aliment Pharmacol Ther，2014，40（6）：629-638.

［30］ Sebastian S，Hernández V，Myrelid P，et al. Colorectal cancer in inflammatory bowel disease：results of the 3rd ECCO pathogenesis scientific workshop（I）［J］. J Crohns Colitis，2014，8（1）：5-18.

［31］ Rahier J F，Magro F，Abreu C，et al. Second European evidence-based consensus on the prevention，diagnosis and management of opportunistic infections in inflammatory bowel disease［J］. J Crohns Colitis，2014，8（6）：443-468.

［32］ Buskens C J，Sahami S，Tanis P J，et al. The potential benefits and disadvantages of laparoscopic surgery for ulcerative colitis：a review of current evidence［J］. Best Pract Res Clin Gastroenterol，2014，28（1）：19-27.

［33］ Wilson M Z，Connelly T M，Tinsley A，et al. Ulcerative colitis is associated with an increased risk of venous thromboembolism in the postoperative period the results of a matched cohort analysis［J］. Ann Surg，2015，261（6）：1160-1166.

［34］ 龚剑峰，韦瑶，顾立立，等. 腹腔镜下全结直肠切除、回肠储袋肛管吻合术治疗溃疡性结肠炎 38 例临床疗效分析［J］. 中国实用外科杂志，2016，36（4）：425-429.

［35］ Choi C H，Moon W，Kim Y S，et al. Second Korean guidelines for the management of ulcerative colitis［J］. Intest Res，2017，15（1）：7-37.

［36］ Brady M T，Patts G J，Rosen A，et al. Postoperative venous thromboembolism in patients undergoing abdominal surgery for IBD：a common but rarely addressed problem［J］. Dis Colon Rectum，2017，60（1）：61-67.

［37］ Magro F，Gionchetti P，Eliakim R，et al. Third European evidence-based consensus on diagnosis and management of ulcerative colitis. part 1：defnitions，diagnosis，extra-intestinal manifestations，pregnancy，cancer surveillance，surgery，and ileo-anal pouch disorders［J］. J Crohns Colitis，2017，11（6）：649-670.

［38］ Higashiyama M，Sugita A，Koganei K，et al. Management of elderly ulcerative colitis in Japan［J］. J Gastroenterol，2019，54（7）：571-586.

［39］ Jain S，Ahuja V，Limdi JK. Optimal management of acute severe ulcerative colitis［J］. Postgrad Med J，2019，95（1119）：32-40.

［40］ Ko CW，Singh S，Feuerstein JD，et al. AGA clinical practice guidelines on the management of mild-to-moderate ulcerative colitis［J］. Gastroenterology，2019，156（3）：748-764.

［41］ Rubin DT，Ananthakrishnan AN，Siegel CA，et al. ACG clinical guideline：ulcerative colitis in adults［J］. Am J Gastroenterol，2019，114（3）：384-413.

［42］ Singh S，Feuerstein J D，Binion DG，er al. AGA technical review on the management of mild-to-moderate ulcerative colitis［J］. Gastroenterology，2019，156（3）：769-808.

［43］ Ungaro R，Colombel J F，Lissoos T，et al. A treat-to-target update in ulcerative colitis：a systematic review［J］. Am J Gastroenterol，2019，114（6）：874-883.

第十五章
中医药诊疗

第一节 概 述

我国古医籍中并无 UC 的病名，但对类似本病临床表现的记载较早，《黄帝内经》将本病称为"肠澼""赤沃"。如《素问·太阴阳明篇》云："饮食不节，起居不时，阴受之，阴受之则入五脏，入五脏则腹满闭塞，下为飧泄，久为肠澼"。再如《素问·至真要大论》："少阴之胜，……腹满痛，溏泄，传为赤沃"。因本病便中多夹带黏液胶冻，排出时"嘈嘈"有声，故名"肠澼"。后《难经·五十七难》提出大瘕泄、大肠泄、小肠泄病名，并描述其临床症状，故云"大瘕泄者，里急后重，数至圊而不能便，茎中痛"，亦云"大肠泄者，食已窘迫，大便色白，肠鸣切痛"，又云"小肠泄者，溲而便脓血，少腹痛"。东汉张仲景有"便脓血""下利赤白"等描述，并统称为"下利"。隋朝巢元方《诸病源候论》首先提出"休息痢"病名。他认为痢疾有冷痢、热痢、赤白痢、水谷痢、休息痢、久痢等几十种，其中认为"休息痢者，胃脘有停饮……邪气或动或静，故其痢乍发乍止，谓之休息痢也"。随后各位医家对休息痢的病因病机及辨证治法均有不同的见解。宋朝《太平圣惠方》提出"大肠中久积风冷，中焦有虚热，……风冷热毒，搏于大肠，大肠既虚，时时下血，故名肠风也"。南宋陈言《三因极一病证方论》提出"肠风脏毒，自属滞下门。脏毒，即是脏中积毒"。故此，对以腹泻、脓血便为主要临床表现的中医疾病命名繁杂而众多，有从病因、泄下物的性质形态、脏腑等命名，然归属于中医学的"泄泻""痢疾""大瘕泄""肠风""脏毒"等范畴。

第二节 病因病机

中医学认为本病多因外感时邪、饮食不节（洁）、情志内伤、素体脾肾不足所致，基本病理因素有气滞、湿热、血瘀等。本病病位在大肠，涉及脾、肝、肾、肺诸脏。湿热蕴肠、气滞络瘀为基本病机，脾运失健为主要发病基础，饮食不调常是主要发病诱因。本病多为本虚标实之证，活动期以标实为主，主要为湿热蕴肠，气血不调；缓解期属本虚标实，主要为正虚邪恋，运化失健，且本虚多呈脾虚，亦有兼肾亏者。

外感时邪：外邪主要有风、寒、湿、热，多为发病之诱因，其中以湿邪最常见。感受湿邪，脾失健运，湿热或寒湿蕴于大肠，气血与之相搏结，肠道传导失司，脉络受损，气血凝滞，化腐成脓而痢下赤白；伤及气分，则为白痢；伤及血分，则为赤痢；气血俱伤，则为赤白痢。正如《脾胃论》云："夫肠澼者，为水谷与血另作一派……时值长夏，湿热大盛……而主气弱也，故肠澼之病甚。"

饮食不节：嗜食肥甘醇酒或辛辣炙煿之品，酿生湿热，湿热与气血相搏结，化为脓血；或素嗜生冷，中阳受损，湿从寒化，大肠气机受阻，气血与寒湿相搏，化为脓血，亦可致痢下赤白。故《素问》云："食饮不节，起居不时者，则阴受之，阴受之则入五脏，入五脏则膜满闭塞，下为飧泄，久为肠澼"。

七情内伤：情志不遂或忧思恼怒，肝失疏泄，气机郁结，横逆犯脾，脾虚失运，湿浊内生，湿郁化热，湿热与气血相搏结，气滞血瘀，血腐肉败化为脓血，大肠传导失司，故腹痛，里急后重，便脓血。故《内经》云："厥阴之胜……少腹痛、肠鸣飧泄。"

脾肾素虚：先天禀赋不足或久病体虚，脾阳不足或肾阳亏虚不能温煦脾阳，以致脾肾阳虚，水谷清浊不分，下注大肠，故见大便溏薄甚至水样便，洞泄不止，缠绵难愈。如《景岳全书》云："泄泻之本……脾胃受伤……精华之气不能输化……合污下降而泻痢作。"

故此，湿邪阻滞，脾运失健，气血同病，肠络受损，大肠传导失司，为本病的主要表现病机。湿热之邪，或恣食肥甘厚味，酿生湿热，或寒湿化热客于肠道，与肠道气血相搏结，大肠传导失司，气血凝滞，脂膜血络损伤，血败肉腐，壅滞成脓，内溃而成疡，出现下利、脓血便等；湿热蕴肠，气血不调，肠络阻滞，腑气通降不利，不通则痛，出现腹痛、里急后重、肛门灼热；热盛伤津，下痢伤津，出现小便短赤、口干口苦等；舌红苔黄腻，脉滑数，发为大肠湿热之证。若素体阳虚或疾病日久误治、失治而致阳虚体质，夹杂湿热之邪壅滞肠腑，反复发作泻痢；湿热内蕴肠道，腑气不通，出现腹痛绵绵、腹部灼热感；湿热内困，津液气化障碍，出现烦渴；阳虚体质，失于温运，出现四肢不温；舌苔薄黄，脉弦，发为寒热错杂之证。正虚邪恋，运化失健，湿邪内蕴而致脾失运化，清浊不分，夹杂而下，出现下利、黏液便；脾胃运化失职，气机升降失调，出现脘腹胀满、食少纳差；脾胃虚弱，气血生化乏源，机体失于濡养，出现肢体倦怠、神疲懒言；舌苔白腻，边有齿痕，脉细，发为脾虚湿蕴之证。如若情志不畅，导致肝气郁结克犯脾土，脾运失健，混杂而下，出现泄泻、黏液便、食少腹胀。病程日久，脾胃虚弱，气血生化乏源，同时湿热伤阴，而致阴血化生不足，阴液亏虚，肠道失润，出现排便困难；湿热伤阴，虚火内炽，灼伤肠络，出现黏液脓血、腹中隐隐灼痛、口燥咽干。久病而伤肾阳，不能运化脾阳，脾土失养，运化失健，混杂而下，出现久泄、白冻、完谷不化、滑脱不禁；久病阳气虚衰，失于温煦，出现形寒肢冷；脾胃虚寒，失于运化，出现腹痛、腹胀、食少纳差；肾精亏损，腰膝失养，出现腰膝酸软；舌淡胖苔白润，脉沉细，而成脾肾阳虚之证。于诸证中均可因气血不畅，久病入络而兼夹血瘀证的临床表现。

UC 如以泄泻为主，日久则耗伤气阴，暴泻无度可致气阴两衰而最终成亡阴亡阳之变；如便脓血甚或利下鲜血，则可导致阴血亏虚，气随血脱成厥脱危候。

第三节　中医诊断

一、辨病

本病是由于邪蕴肠腑，气血凝滞，大肠脂膜血络损伤，传导失司，而致的以腹痛、腹泻、下痢赤白脓血为主症的病证。诊断依据如下。

（1）下痢脓血黏液，腹痛，里急后重，大便次数增多。

（2）急性者起病急骤，可伴有发热；慢性者则反复发作，迁延不愈。

（3）常因情志失调、劳累、饮食失调等诱发。

（4）排除感染性肠病等。

二、辨证

根据不同的中医脉证，可将其细分为大肠湿热证、脾虚湿蕴证、寒热错杂证、肝郁脾虚证、脾肾阳虚证、阴血亏虚证等不同证型。但临床辨证时需注意以下几点。

（一）辨久暴

一般而言，暴泻者起病较急，病程较短，大便次数频多，以湿盛为主；久泻者起病较缓，病程较长，呈间歇性发作，以脾虚多见。

（二）辨虚实

一般新病年少，形体壮实，腹痛拒按，便后减轻者，多为实；久病年长，形体虚弱，腹痛绵绵，痛而喜按，便后不减或虚坐努责者，多为虚。

（三）辨寒热

下血色鲜红，或赤多白少，质稠恶臭，肛门灼热，口渴喜冷饮，小便黄或短赤，舌质红，苔黄腻，脉数而有力者，属热；痢下白多赤少或晦暗清稀，频下污衣，无臭，面白，畏寒喜热，四肢微厥，小便清长，舌质淡，苔白滑，脉沉细弱者，属寒。

（四）辨气血

下痢白多赤少，为湿邪伤及气分；赤多白少，或以血为主者，为热邪伤及血分。

第四节　鉴别诊断

一、腹痛

本病之腹痛，伴有里急后重，下利赤白脓血；而腹痛病证，当以腹部疼痛为主要表现。

二、泄泻

两者多发于夏秋季节，均为排便次数增多，皆由外感时邪、内伤饮食而发病。本病便脓血、腹痛、里急后重并见，便后不减，其病机为邪客大肠，与气血搏结，气血凝滞，腐败化为脓血。而泄泻粪便稀薄，无脓血，腹痛、肠鸣并见，泻后痛减，其病机为脾失健运，湿邪内盛，以资鉴别。见诸临床，泻痢两者可相互转化。有先泻后转痢者，病情加重；亦有先痢而后转泻者，病情减轻，临证时须仔细辨别。

三、便血

本病便血特点为脓血相兼，且伴有腹痛、里急后重、肛门灼热等症。而便血一般不伴有脓，亦无里急后重等症状。

第五节　中医治疗

2017年中华中医药学会脾胃病分会发表了《溃疡性结肠炎中医诊疗专家共识意见》，将本病分为大肠湿热、热毒炽盛、脾虚湿蕴、寒热错杂、肝郁脾虚、脾肾阳虚及阴血亏虚7个证型。治疗总体以扶正祛邪、标本兼顾为原则，同时应注意分清虚实、寒热、标本、缓急。一般初期或活动期，病以标实为主，多为湿热蕴结，气机阻滞，治宜重祛邪，以清热化湿、行气调血、敛疡收肌为主；缓解期，多为脾胃气虚、脾肾亏虚、阴血不足或肝脾不调等，治宜健脾益气、补益脾肾、滋养阴血、抑肝扶脾等，佐以清热化湿。

一、辨证论治

（一）大肠湿热证

主症：①腹泻，便下黏液脓血；②腹痛；③里急后重。

次症：①肛门灼热；②腹胀；③小便短赤；④口干；⑤口苦。

舌脉：①舌质红，苔黄燥；②脉滑数。

治法：清热化湿，调气和血。

主方：芍药汤（《素问病机气宜保命集》）。

药物：白芍、黄连、黄芩、木香、炒当归、肉桂、槟榔、生甘草、大黄。加减：脓血便明显者，加白头翁、地锦草、马齿苋等；血便明显者，加地榆、槐花、茜草等。

（二）热毒炽盛证

主症：①便下脓血或血便，量多次频；②腹痛明显；③发热。

次症：①里急后重；②腹胀；③口渴；④烦躁不安。

舌脉：①舌质红，苔黄燥；②脉滑数。

治法：清热祛湿，凉血解毒。

主方：白头翁汤（《伤寒论》）。

药物：白头翁、黄连、黄柏、秦皮。加减：血便频多者，加仙鹤草、紫草、槐花、地榆、牡丹皮等；腹痛较甚者，加徐长卿、白芍、甘草等；发热者，加金银花、葛根等。

（三）脾虚湿蕴证

主症：①黏液脓血便，白多赤少，或为白冻；②腹泻便溏，夹有不消化食物；③脘腹胀满。

次症：①腹部隐痛；②肢体困倦；③食少纳差；④神疲懒言。

舌脉：①舌质淡红，边有齿痕，苔薄白腻；②脉细弱或细滑。

治法：益气健脾，化湿和中。

主方：参苓白术散（《太平惠民和剂局方》）加减。

药物：党参、白术、茯苓、甘草、桔梗、莲子肉、白扁豆、砂仁、山药、薏苡仁、陈皮。加减：大便白冻黏液较多者，加苍术、白芷、仙鹤草等；久泻气陷者，加黄芪、炙升麻、炒柴胡等。

（四）寒热错杂证

主症：①下痢稀薄，夹有黏冻，反复发作；②肛门灼热；③腹痛绵绵。

次症：①畏寒怕冷；②口渴不欲饮；③饥不欲食。

舌脉：①舌质红，或舌淡红，苔薄黄；②脉弦，或细弦。

治法：温中补虚，清热化湿。

主方：乌梅丸（《伤寒论》）。

药物：乌梅、黄连、黄柏、桂枝、干姜、党参、炒当归、制附子等。加减：大便稀溏者，加山药、炒白术等；久泻不止者，加石榴皮、诃子等。

（五）肝郁脾虚证

主症：①情绪抑郁或焦虑不安，常因情志因素诱发大便次数增多；②大便稀烂或黏液便；③腹痛即泻，泻后痛减。

次症：①排便不爽；②饮食减少；③腹胀；④肠鸣。

舌脉：①舌质淡红，苔薄白；②脉弦或弦细。

治法：疏肝理气，健脾化湿。

主方：痛泻要方（《景岳全书》引刘草窗方）合四逆散（《伤寒论》）。

药物：陈皮、白术、白芍、防风、炒柴胡、炒枳实、炙甘草。加减：腹痛、肠鸣者，加木香、木瓜、乌梅等；腹泻明显者，加党参、茯苓、山药、芡实等。

（六）脾肾阳虚证

主症：①久泻不止，大便稀薄；②夹有白冻，或伴有完谷不化，甚则滑脱不禁；③腹痛喜温喜按。

次症：①腹胀；②食少纳差；③形寒肢冷；④腰酸膝软。

舌脉：①舌质淡胖，或有齿痕，苔薄白润；②脉沉细。

治法：健脾补肾，温阳化湿。

主方：理中汤（《伤寒论》）合四神丸（《证治准绳》）。

药物：制附子、党参、干姜、炒白术、甘草、补骨脂、肉豆蔻、吴茱萸、五味子。加减：腰酸膝软者，加菟丝子、益智仁等；畏寒者，加肉桂等；大便滑脱不禁者，加赤石脂、禹余粮等。

（七）阴血亏虚证

主症：①便下脓血，反复发作；②大便干结，夹有黏液便血，排便不畅；③腹中隐隐灼痛。

次症：①形体消瘦；②口燥咽干；③虚烦失眠；④五心烦热。

舌脉：①舌红少津或舌质淡，少苔或无苔；②脉细弱。

治法：滋阴清肠，益气养血。

主方：驻车丸（《备急千金要方》）合四物汤（《太平惠民和剂局方》）。

药物：黄连、阿胶、干姜、当归、地黄、白芍、川芎。加减：大便干结者，加麦冬、玄参、火麻仁等；面色少华者，加黄芪、党参等。

二、中成药

（一）虎地肠溶胶囊

清热，利湿，凉血。用于 UC 湿热蕴结证，症见腹痛，下痢脓血，里急后重。口服，每次 4 粒，每日 3 次，疗程 4~6 周。

（二）补脾益肠丸

益气养血，温阳行气，涩肠止泻。用于脾虚气滞所致的泄泻，症见腹胀疼痛、肠鸣泄泻、黏液血便；慢性结肠炎、UC 见上述证候者。口服，每次 6 g，每日 3 次。

（三）固肠止泻丸

调和肝脾，涩肠止痛。用于肝脾不和，泻痢腹痛，慢性非特异性 UC 见上述证候者。用法用量：口服，每次 4 g（浓缩丸），或每次 5 g（水丸），每日 3 次。

（四）肠胃宁片

健脾益肾，温中止痛，涩肠止泻。用于脾肾阳虚泄泻。UC、肠功能紊乱见上述证候者。用法用量：口服，每次 4 粒，每日 3 次，4~6 周为 1 个疗程。

（五）结肠宁灌肠剂

活血化瘀，清肠止泻。用于瘀阻肠络证等。用法用量：灌肠用，取药膏 5 g，溶于 50~80 ml 温开水中，放冷至约 37℃时保留灌肠，每日大便后 1 次，4 周为 1 个疗程。

（六）固本益肠片

健脾温肾，涩肠止泻。用于脾虚或脾肾阳虚所致的泄泻。症见腹痛绵绵、大便清稀或有黏液及黏液血便、食少腹胀、腰酸乏力、形寒肢冷、舌淡苔白、脉虚；慢性肠炎见上述证候者。用法用量：口服，每次 8 片，每日 3 次。

（七）龙血竭片（肠溶衣）

活血散瘀，定痛止血，敛疮生肌。用于慢性结肠炎所致的腹痛、腹泻等症。用法用量：口服，每次 4~6 片，每日 3 次。

（八）锡类散

清热解毒、化腐生肌。源于清代《金匮翼》，由牛黄、青黛、珍珠、冰片、人指甲、象牙屑、壁钱炭组成。用于 UC 的灌肠治疗。用法用量：保留灌肠，1.5 g 加 100 mL 生理盐水。

（九）克痢痧胶囊

解毒辟秽，理气止泻。用于泄泻，痢疾。用法用量：口服，每次 2 粒，每日 3~4 次；中病即止，避免长久使用。

三、单方验方

（一）陈荷散

陈皮 15 g，干荷叶 10 g，砂仁 2 g，以开水泡服，每日 2 剂，早晚各服 1 剂。适用于 UC 属脾虚湿盛者。

（二）马齿苋单方

马齿苋 200 g，捣烂取汁，或水煎频服，每日 1 剂，连服 3 d。适用于 UC 属湿热内蕴证者。或以鲜马齿苋 30～60 g 煎水一碗，冲入捣烂的大蒜泥 10～15 g，过滤得汁，可酌加糖，每日 2 次，同时用生大蒜 5 g，切细温水吞服，每日 2～3 次。适用于 UC 属湿热内蕴证者。

（三）乌梅单方

乌梅 25 g，煎浓汁加糖服，或烧焦研末，每服 10 g，米汤或黄酒送下，每日 2～3 次。适用于赤白痢或久痢不愈。

（四）石榴皮陈皮干姜方

石榴皮 15 g，陈皮 15 g，干姜 6 g，水煎服，每日 2～3 次。适用于 UC 虚寒型。

（五）高粱方

带壳高粱 50 g，干姜 6 g，水煎服，每日 2～3 次。适用于 UC 虚寒型。

四、针灸治疗

（一）大肠湿热证

取天枢、上巨虚、合谷、内庭、公孙、长强、曲池，每次选 4～5 穴，泻法，每日 1 次，10～15 d 为 1 个疗程。

（二）热毒炽盛证

取合谷、天枢、足三里、曲池、委中、曲泽、三阴交、大肠腧、胃俞，每次选 4～5 穴，泻法，每日 1 次，10～15 天为 1 个疗程。

（三）脾虚湿蕴证

取脾俞、章门、胃俞、中脘、阴陵泉、气海、关元、足三里，每次 4～5 穴，用补法加灸，每日 1 次，10～15 天为 1 个疗程。

（四）寒热错杂证

取穴天枢、关元、足三里、阴陵泉、上巨虚、脾俞、肾俞和大肠俞，每次选 4～5 穴，平补平泻，每日 1 次，10～15 天为 1 个疗程。

（五）肝郁脾虚证

取脾俞、章门、肝俞、期门、关元、天枢、足三里，每次选 4～5 穴，用平补平泻法，每日 1 次，10～15 天为 1 个疗程。

（六）脾肾阳虚证

先针脾俞、肾俞，再针足三里，用补法，隔姜灸中脘、章门、天枢、关元，每穴灸 10 壮，每日 1 次，6 次为 1 个疗程。

（七）阴血亏虚证

取天枢、上巨虚、合谷、照海、太溪、血海，用平补平泻法，每日 1 次，10～15 天为 1 个疗程。

五、灌肠

中药灌肠有助于较快缓解症状，促进肠黏膜损伤的修复。常用药物有：①清热化湿类，如黄柏、黄连、苦参、白头翁、马齿苋、秦皮等；②收敛护膜类，如诃子、赤石脂、石榴皮、五倍子、乌梅、枯矾等；③生肌敛疮类，如白及、三七、血竭、青黛、儿茶、生黄芪、炉甘石等；④宁络止血类，如地榆、槐花、紫草、紫珠叶、蒲黄、大黄炭、仙鹤草等；⑤清热解毒类，如野菊花、白花蛇舌草、败酱草等。灌肠液 120～150 mL，温度 39℃，睡前排便后灌肠为宜，可取左侧卧位 30 min，平卧位 30 min，右侧卧位 30 min，后取舒适体位。灌肠结束后，尽量保留药液 1 h 以上。

六、预防调护

UC 的发病是多环节、多因素协同作用的结果。因此，在预防方面也要从多个方面和多个角度进行预防。

（一）预防

1. 饮食预防

饮食结构的西化、高蛋白食品的摄入及冷藏食品、垃圾食品的摄入是亚太地区尤其是中国 UC 发病率上升的主要原因之一。研究表明，健康的饮食有利于降低 UC 患病风险，因此，从饮食结构方面进行预防具有积极的作用，对于家族中有 UC 病史的人群这一方面尤为重要。中国人一般的饮食结构以淀粉类食物和蔬菜为主，辅助以肉类、鱼类，保持这种传统的饮食习惯能够有效降低 UC 的发病。另外，饮食卫生也是需要关注的方面，卫生条件较差的地区诱发 UC 的主要原因是肠道细菌感染，这种细菌的感染会破坏肠道黏膜的正常结构，增加发病率；因此，减少外出进食，尤其是减少去卫生条件比较差的场所进食，可以降低肠道感染的概率，从而减少 UC 的发生，即中医所谓的"虚邪贼风，避之有时"。

2. 生活预防

免疫紊乱是 UC 发病的关键。而生活没有规律、经常熬夜、过度劳累等会造成免疫紊乱，因此，建议生活规律，作息有序，能使人体的各项生理功能处于正常的状态，从而降低本病的发生，这也符合中医"正气存内，邪不可干"的观点。

（二）调护

1. 生活调护

情志的稳定对于防止 UC 复发十分重要；尽量保持心态平和，避免不良情绪，听一些舒缓欢快的音乐，打太极拳，平常泡一些玫瑰花茶，这些均能调节情志，预防复发；劳累是 UC 患者病情加重或复发的重要原因，需要避免过度劳累，但也不能过度慵懒，需要劳逸结合，可做一些八段锦、太极拳运动，预防复发。

对于患者来讲，肠黏膜的修复是治疗的关键，而充足的睡眠更有利于肠黏膜的修复，因此，每日应该在晚上 12 点之前入睡，保证每日 8 小时的睡眠（包括午睡）。同时，应该保证睡眠质量，存在睡眠障碍的患者应进行诊治，必要时可给予安眠或镇静类药物。UC 患者多数伴有营养不良，抵抗力较差，这在使用免疫抑制剂的患者中表现尤为明显，因此，要注意保暖，适寒温，保持居住环境安静整洁、空气清新，特别要注意腹部的保暖，以防外寒直中而诱发 UC。NSAIDs（如对乙酰氨基酚片）有加重病情的可能，因此，在平时应该减少或避免这类药物的使用。在需要使用其他药物时，应向主诊医师告知所患疾病，以免因为用药而导致病情反复。

2. 饮食调养

UC 患者对饮食比较敏感，因此饮食宜忌在本病治疗中相当重要。UC 的治疗根据虚实、寒热、久暂而定，饮食治疗亦应遵循这一原则。本病初起或反复发作较重之时，多属湿热俱重，呈实象，应以消导清热化湿为主，食性当偏凉；久病便次不甚多而呈虚寒象者，则以补益为主，食性宜偏温；便次较多时，亦可酌用酸涩收敛之食物以助止泻。本病无论虚实，脾胃均有损伤，食疗方面当以扶正为主，参以祛邪，尤须注意进食不当或饮食不节更伤脾胃。因此饮食以柔软、易消化、营养丰富、有足够热量为原则，宜少食多餐，并补充足量维生素。生冷、肥厚、黏腻、刺激之品等均可损伤脾胃，不宜服用。对牛奶不耐受或过敏者慎食牛乳及乳类制品。在平时无高热、呕吐等情况时，宜多食以下食品：荞麦、芋芳、刀豆、荠菜、香椿、刺苋菜、马齿苋、萝卜、冬瓜、山楂、无花果、石榴、向日葵、山药、鲫鱼、鸡蛋、莲子、绿茶等。

禁忌进食韭菜、香菜、茴香、葱蒜等辛香发散之品和牛羊肉、海鲜等热性发物和恣食生冷或不洁食品。

第六节　经典医案

一、张伯臾医案——湿热稽留

（一）首诊

患者，男，46 岁。

1974 年 1 月 13 日初诊。腹痛里急后重，大便量少，或为赤白冻，或为鲜血，日行三至四次，日间畏寒，夜间烦热，时轻时重，病延十载，脉弦小，苔黄腻。

辨证：湿热败浊，稽留曲肠，络脉受伤。

治法：苦化湿浊，清肠止血。

方药：炒槐花 18 g，炒当归 12 g，墨旱莲 15 g，炒茅术 9 g，炒黄柏 9 g，香连丸 4.5 g（分吞），全瓜蒌 12 g，薤白头 6 g，焦楂曲（焦山楂、焦神曲）各 9 g，荠菜花 12 g。

（二）二诊

1974 年 1 月 25 日。腹痛肠鸣，里急后重，便日行四至五次，色暗红，量不多，脉弦小，苔腻舌边暗。久病胃肠虚弱，肠中湿热垢滞未清，虚实夹杂，拟复方图治。

黄连 3 g，阿胶 9 g（烊冲），丹参 15 g，当归 18 g，赤芍、白芍各 9 g，炒槐花 30 g，旱莲草 15 g，全瓜蒌 12 g，薤白头 6 g，二妙丸 9 g（分吞）。

（三）三诊

1974 年 2 月 28 日。大便日行三四次，色鲜红夹白冻，两胁胀痛，纳可，脉弦小，苔薄黄腻。肠风脏毒，难以速效，今拟槐花散合脏连丸加减图治，另以汤灌肠，未知能否获效。

槐花炭 15 g，炒防风 9 g，炒赤芍 12 g，阿胶 12 g（烊冲），陈皮 4.5 g，甘草 6 g，米仁 15 g，焦楂曲各 9 g，红藤 30 g，败酱草 30 g，脏连丸 9 g（分吞）。

另：青黛粉 4.5 g，白及粉 6 g，皂荚粉 4.5 g 加温水 100 ml 调匀灌肠，初每日 1 次，后隔日 1 次，至基本痊愈出院。

按：本病患者延时十年，曾多次住院，经中西医多方治疗罔效。本次住院曾用槐花散、驻车丸、脏连丸等加减治疗也无良效。后继服清肠化湿止血之剂，加用青黛、白及粉、皂荚粉末灌肠，获得显效，大便日行仅 1 次，未见血液及黏冻，腹痛里急后重亦消失。盖因青黛清热解毒凉血，白及收敛止血生肌，皂荚祛腐托毒排脓，三者相合，犹如兵家，步步为营，围歼顽敌，直捣匪巢。（资料来源于严世芸等主编张伯臾医案）

二、丁光迪医案——气血不足，湿邪久留证

（一）首诊

患者，男，42岁。

泻痢3年余，时剧时差，反复发作。发时多因气候变化，或饮食不当而致。腹痛泻痢，腹痛以左少腹为甚，不欲按，肠鸣矢气，即欲如厕。便中冻垢多，兼夹脓血，甚时见鲜血，并有后重不爽感。纳谷不香，特别不能吃厚味油炸或冷饮，如果不注意，其病能够立即发生。平时亦多肠鸣辘辘，欲得矢气，神疲乏力，但又时见燥热，舌苔薄黄腻，脉弦。

辨证：中虚湿停，气血两虚。

治法：升阳除湿。

方药：东垣升阳除湿汤加减。柴胡5g，升麻5g，苍术10g，防风炭10g，白芷10g，陈皮5g，茯苓10g，乌梅肉10g，黄连4g，黄柏10g，焦枳实10g，桔梗5g，当归炭10g，炒白芍15g，金银花15g。5剂，另蜡矾丸10g，分两次饭前吞下。鸦胆子仁42粒，用桂圆肉包，每包7粒，早上空腹一次吞下，以早饭压之，3d服1次，连服3次。

（二）二诊

药后症状改善，腹痛减缓，泻痢次数亦少，脓血大减，后重已除。原方去桔梗、金银花；加炙甘草4g，5剂。鸦胆子仁按上法继服，蜡矾丸继服。

（三）三诊

腹痛泻痢均除，大便成形，但粪便上面仍附有少量脓冻。胃纳转香，亦无燥热。而腹中仅喜热按，中虚之象更著，苔薄白，脉细弦。此为湿积渐化，虚象踵至。转为升阳补中，巩固疗效。原方再去茯苓、乌梅、黄柏、枳实，加用炙黄芪15g，炒党参15g，炮姜4g，蜡矾丸继服，7剂，此后煎药停服，蜡矾丸再服半个月。

以后9个多月未复发，偶有大便变化，仍用上法，见效更快。

按：慢性非特异性UC的泻痢，属于中医的久痢类证，不是濡泄，而为久泄痢后的中气下陷，胃气不能上升，水谷不化的病情，所以不宜用分利方法止泻，亦不是理气导滞所能止痢。大便中的冻垢脓血，虽说是积滞，实际是溃疡病灶的产物，似痢而非痢，要参兼外科疮疡证治取法。李东垣的升阳除湿法，结合他的疮疡治验，似较适合。如果证见湿热积滞，有燥热的，伍用梅、芍、芩、连、柏、枳等，但不必全用，亦不可久用；冻垢多的，伍用白芷、枳、芍、桔梗，具有排脓之意；脓血多的，须用蜡矾丸，生肌止痛，护膜解毒，可多用一段时间。如见鲜血的，加用防风炭、荆芥炭、炒银花。见腹痛甚的，不必用止痛药，应用升阳之风药，风药能搜风止痉，有些风药还能排脓止痛，生肌敛疮，则其痛自止。总之，此病宜"下者举

之"，不能过用导滞，更不宜兜塞。（资料来源于丁光迪著中国百年百名中医临床医家丛书）

三、李振华医案——脾虚湿滞，脾肾阳虚

（一）首诊

患者，女，56 岁。

2004 年 9 月初因生气及饮食不节，食生冷水果和油腻食物，饮啤酒后发病，腹痛，痛则腹泻，腹泻黏液脓血便，多至每日 10 次，疲倦畏寒、四肢乏力，舌体胖大、苔白腻，脉沉细。肠镜检查示：符合 UC 改变。

辨证：脾虚湿滞，脾肾阳虚。

治法：健脾利湿，温补脾肾。

方药：炒白术 10 g，茯苓 15 g，泽泻 12 g，猪苓 10 g，桂枝 5 g，苍术 10 g，厚朴 10 g，五味子 20 g，补骨脂 20 g，吴茱萸 5 g，煨豆蔻 10 g，薏苡仁 30 g，诃子肉 12 g，木香 6 g，黄连 6 g，黑地榆 15 g，海螵蛸 10 g，干姜 8 g，甘草 3 g，大枣 5 枚。每日 1 剂，水煎服。

上方连续服用 20 剂，患者精神明显好转，小便利，大便次数逐渐减少，脓血便消失，舌有改善。减去黑地榆，守方又服用 20 剂，患者腹痛消失，黏液便消失，每天大便 1 次，大便成形，食欲、精神等均恢复正常。治疗期间及康复后嘱患者忌食辛辣、油腻、生冷和不易消化食物。继服四神丸 2 个月，近期随访一切正常。

综观李老治此验案脉证，病变脏器主要在于脾胃及肾。脾胃虚寒，则健运失职。而脾主升清，运化水湿精微；胃主降浊，受纳腐熟水谷。如脾胃受损，寒邪侵袭，使升降失常，运化无权，水湿精微下注则成为泄泻。故《内经》曰："清气在下，则生飧泄"，然泻痢日久，穷必及肾，而致肾阳虚衰，命门之火不能温运脾阳，肾者胃之关，肾关不固，故病程缠绵。由此可见，该患者病机关键主要是脾虚湿滞，脾肾阳虚。故治宜健脾利湿，温补脾肾。方中用五苓散（猪苓、茯苓、白术、泽泻、桂枝）渗湿利水，补益脾胃为君药。四神丸（补骨脂、吴茱萸，五味子、肉豆蔻）温补脾肾，助阳化湿为臣药。厚朴、苍术、炒薏苡仁、黄连、木香合用，燥湿健脾，行气除满；诃子、黑地榆、海螵蛸、干姜温肾助阳，收敛固精。以上共为佐药。甘草、大枣合用甘温归经脾胃，补益脾胃，调和诸药为使药。诸药合用，共奏利水渗湿，温肾健脾，敛精固脱，涩肠止泄之功。（资料来源于刘淑红等国医大师李振华教授辨治 UC 验案赏析，光明中医，2011，26（8）：1540-1543）

四、李寿山医案——肝脾不和，气滞湿郁证

患者，女，55 岁。

1980 年 6 月 10 日初诊。该患者于 1978 年春始腹泻、腹痛，大便每日 5 ~ 6 次，甚至每日 10 余次，黏液血便，里急后重，时急时缓，常伴有肠鸣腹胀，腹痛即泻，泻后痛缓，食欲不振，脘腹痞满，嗳气不舒，情绪急躁。每因情绪不快而加重，迁延不愈。曾先后多次大便常规检查及培养排除痢疾。X 线钡餐灌肠检查确诊为 UC，先后用中西药物治疗效果不显。舌红苔白腻，舌下络脉淡紫纡长，脉象弦滑。

辨证：肝脾不和，气滞湿郁夹热。

治法：疏肝和脾，理气化湿佐以清热。

方药：香军四逆散加减。柴胡 15 g，黄芩 15 g，延胡索 15 g，白芍 30 g，广木香 7.5 g（后下），酒大黄炭 3 g，甘草 10 g。水煎服，每日 1 剂。连服 3 d 后腹泻止，腹痛减。效不更法，方药略有增减，连服 30 余剂，诸症均平，经乙状结肠镜检查溃疡面全部愈合。为巩固疗效，嘱服焦楂炭粉，每服 5 g，加白糖少许，开水送服。每日 2 次，随访半年，病未复发。

按：方中四逆散可调和肝脾，升清降浊；柴胡疏肝解郁，配枳壳理气散结；白芍、甘草和中，两者又具芍药甘草汤之意，以缓急止痛；木香调气理肠，酒大黄导滞清热。（资料来源于陈镜合，陈沛坚，程方，等.当代名老中医临证荟萃 [M].广州：广东科技出版社，1987：208 ~ 209）

五、罗云坚医案——脾虚湿热，气机阻滞证

患者，女，37 岁。

1996 年 7 月 19 日初诊。患者近 1 年来反复出现腹痛，以下腹明显，痛即欲便，便后痛减，大便溏烂，每日 5 ~ 6 次，夹有多量黄色黏液，腹胀满不欲饮食，矢气频频，精神疲倦，今年 6 月初曾在一所医院住院，诊断为慢性结肠炎（左半结肠），服双歧杆菌活菌胶囊等药疗效不佳，住院半个月出院，遂至广东省中医院门诊要求中医治疗。诊时患者上症仍存，舌淡边有齿印，苔黄腻，脉弦滑。

辨证：脾胃虚弱，大肠湿热，气机阻滞。

治法：健脾理气，清热解毒祛湿。

方药：黄芪 20 g，木香 12 g（后下），延胡索 12 g，乌药 15 g，大腹皮 12 g，大黄 6 g，牡丹皮 15 g，黄连 9 g，薏苡仁 30 g，白花蛇舌草 30 g，白头翁 20 g。每天 1 剂，煎成 300 ml，分 2 次微温服，连服 7 剂。

第 8 天患者来诊，谓腹痛稍减，每日 2 ~ 3 次，夹有黄白色黏液，舌脉同前，再服上方 23 剂。患者再度来诊，谓偶有腹痛，大便呈条状，每日 2 ~ 3 次，大便不爽，已无黏液，舌淡边，有齿印，苔薄黄腻，脉滑，证属本虚标实，余邪未清，方拟：牡丹皮 15 g，黄连 9 g，白扁豆 15 g，薏苡仁 30 g，槟榔 9 g，黄芪 20 g，佩兰 12 g，蚕沙 9 g，苍术 9 g，乌药 15 g。每日 1 剂，连服 28 剂，诸症若失，大便条状，每日

1~2 次，嘱患者服医院自制之健脾渗湿冲剂以善其后。2 个月后复查结肠镜，全结肠未见明显病变，临床痊愈。

按：UC 的根本在于脾胃，常常虚实夹杂，本虚为脾胃虚弱，标实为湿热、气滞、血瘀。治疗上标本兼顾，扶正祛邪。本例患者属脾虚湿热、气机阻滞之证，以经验方肠炎清化裁：方选黄芪益气健脾，托毒生肌；薏苡仁及大黄清热解毒利湿，荡涤肠胃积滞；牡丹皮、黄连、白花蛇舌草清热燥湿，解毒凉血；槟榔、乌药调理肠道气机，理气止痛；全方共奏健脾益气、清热化湿、解毒活血之功。后期以健脾益气化湿之健脾渗湿冲剂以善其后。对于胃肠道疾病，罗老认为重在调理气机，而 UC 的发生与复发和脾胃功能减退、免疫功能异常有关，故治疗时常用木香、陈皮、槟榔等调理气机，黄芪、党参等益气健脾，增强机体的免疫功能。此外，方中每每加用薏苡仁、白花蛇舌草，既可清肠解毒，又可预防癌变。有研究证实，白花蛇舌草可增强白细胞的吞噬功能，对细菌感染引起的炎症有较显著的疗效，对多种癌细胞有抑制的作用。

第七节　中医药研究现状

一、病名研究

基于流行病学的认识，本病在古代的疾病谱中属于少见病，但从异病同治的角度出发，梳理古代文献的有关论述，挖掘中医对 UC 认识的内涵，对治疗该病有重要的参考价值。①泄泻：泄泻之名首载于《内经·生气通天论》，《难经·五十七难》从脏腑辨证角度将泄泻分为 5 类："泄凡有五，其名不同。有胃泄、有脾泄、有大肠泄、有小肠泄、有大瘕泄……小肠泄者，溲而便脓血，少腹痛。大瘕泄者，里急后重，数至圊而不能便，茎中痛。此五泄之要法也。"该五泄实际包括了泄泻和痢疾两病，胃泄、脾泄、大肠泄归属泄泻范畴，而小肠泄、大瘕泄属痢疾范畴。张仲景在《金匮要略》中首次提出下利病名，"下利已差，至其年月日时复发者，以病不尽故也……"，这段描述突出了本病发作与休止交替出现的特点，但仲景所说的下利实际包含泄泻和痢疾两病，并未将两者明确区别，"下利"的病名也没有延续下来使用。《景岳全书·泄泻》中指出："泄泻之本，无不由于脾胃，脾胃受伤，则水反为湿，谷反为滞，……而泻痢作矣。"《素问·阴阳应象大论》曰："湿胜则濡泄。"泄泻以脾胃功能失调、湿邪内盛为主要发病机制，而中医认为 UC 病机是脾虚为发病之本、湿邪为致病之标，其在发病初期的潜伏期或缓解期只表现为腹泻而没有脓血便时多与泄泻的临床症状相似，因此在治疗上也多以泄泻进行辨证治疗。

②肠风：肠风一词最早出自《素问·风论篇》："久风入中，则为肠风飧泄"，主要是指风邪下冲大肠形成的以便下鲜血为特点的一类疾病。其发病原因为风邪，即"久风入中"。这种风邪的性质为久风，包括内风和外风。《河间六书》认为内风"因阳气虚而玄腑疏，风邪乘热自生"，《永类钤方》认为外风则由"坐卧当风，荣卫气虚，风邪冷气侵袭脏腑，因热乘之，血渗肠间"。《医说》提到："人患肠风下血者何也？人肠皆有脂裹之，厚则肠实而安，肠中本无血，血缘有风或有热以消其脂，肠遂薄，渗入身中血。"可见古代对肠风发病机制的认识与 UC 的病理机制是有相似之处的。

③脏毒：脏毒始见于《圣济总录》一百四十三卷。其包含的意义一是指痢疾，二是指便血病症。《疡科心得集》："阴络受伤，脾胃虚损，外邪得而乘之，以致营血失道，渗入大肠而下，久则元气愈陷，湿热愈深，而变为脏毒矣。"可见脏毒临床有血便症状，且为久病。UC 临床有黏液脓血便症状，同时具有反复发作、迁延难愈的久病特点，与脏毒具有相似之处。UC 活动期最主要的症状为血性便，可归入肠风、脏毒范畴。肠风、脏毒虽多并提，但古代医家认为肠风多为新病、随感而发，脏毒为宿病、积久乃发，故 UC 初发时多为肠风，后期则进展为脏毒。④痢疾：《素问》中提出了与痢疾相关的三个病名："肠澼""赤白""赤沃"，其中肠澼具有腹泻、便下脓血、里急后重等症状，其临床症状和病因病机与 UC 具有相似之处，古代医家亦多有论述，但肠澼的病名并未被后世延续下来使用。东晋医家陈延之在《小品方》首次提出"滞下"的病名，言其排便有脓血黏液、涩滞难下的临床特点，与 UC 症状亦有相似之处。但肠澼和滞下都可统属于中医痢疾范畴。晋代葛洪在《肘后备急方》中，首先用"痢"称本病，将痢疾与泄泻从病名上彻底区分开来，为后世医家所接受。宋代《太平惠民和剂局方》中首次提到了"痢疾"和"久痢"的病名，"皆因饮食失调，动伤脾胃，水谷相拌，运化失宜，留而不利，冷热相搏，遂成痢疾"，痢疾病名沿用至今。随后，对本病在证候分类上的认识也逐渐趋于统一。隋代巢元方在《诸病源候论》首次提到休息痢这一病名："休息痢者，胃脘有停饮，……邪气或动或静，故其痢乍发乍止，谓之休息痢也"。UC 中最常见的慢性复发型具有病程长、易于反复发作的发病特点，时发时止的休息痢与之相类似。临床上比较少见的慢性持续型 UC 与病程较长的"久痢"相似。

上述病名虽然繁杂众多，但从不同病情分期时的临床表现来看，缓解期或临床表现没有脓血便时，与泄泻相近；活动期便脓血与痢疾相似；从临床类型来看，初发型与肠风、脏毒相似；慢性复发型与休息痢、久痢相似。

二、病机研究

UC 的病因病机多从以下几个方面考虑：湿热，虚（脾虚、肾虚、脾肾虚），气（气郁），瘀。主要致病因素为湿热，病理基础以脾虚为本，湿热、肝郁、瘀血为标。

（一）与肝、脾、肾脏的关系

本病主要是因脾肾虚发病，符合脾主运化，肾司二便的理论。肝与脾生理上关系密切，相互制约，共同完成水谷的纳化过程，病理上情志失疏，肝气郁结，横逆犯脾，易致肝脾不和，诸症由生。董建华强调脾胃虚弱乃共同的发病根本。马贵同认为本病的发生多与六淫邪气，七情内伤，饮食不节，起居不时或先天禀赋不足所致脾气亏损有关。脾气亏损，运化失司，水湿内停，一方面下趋于肠，为泄为痢，另一方面，阻滞气血，肠络瘀滞，日久血败肉腐，成痈成疡。陈文兆等通过临床观察认为，本病与脾肾阳虚、温煦气化不力、寒湿顽痰阻滞有关，脾肾阳虚为其本。

（二）六淫与发病的关系

湿邪是本病的主要致病因素，故有"无湿不成泻"之说。外感六淫之中，尤以湿热之邪为诱导疾病发作的主要因素。另外风邪是本病发生及反复发作的重要原因之一。风邪客于肠胃，脾胃受损，升降失调是本病的基本病理变化，正如《内经》所说："春伤于风，邪气留连，乃为洞泄""春伤于风，夏生飧泄""久风入胃中，则为肠风，飧泄"。

（三）气血瘀滞与发病的关系

现在有许多学者认为气血瘀滞在本病发展中具有重要意义。脾胃失司，水湿下趋固然是 UC 的基本病理，但瘀阻肠络，影响气化运行亦是不可忽视的病理之一。因为本病病程较长，水湿盘踞肠间，气机运行不利，必然会影响血液的运行，导致肠络瘀滞，即"久病必瘀"。研究表明，UC 患者存在高凝状态，血栓栓塞的危险性增高。张连峰等发现中药丹参注射液对腹泻、血便的症状控制较好，且能抑制血小板聚集，降低血黏度，并有抗氧化作用。

三、新方药研究

（一）理论基础

朱生樑等认为三焦的功能和 UC 的病机密切相关，在三焦理论基础上提出治疗本病以调气清血化湿为基本法则，创立调气清血化湿方为基础方治疗本病。方药组成：枳壳、红藤、木香、黄连、苏梗、半夏、生地黄、赤石脂。方中以红藤、枳壳二药为君。红藤清热解毒，为治肠痈腹痛之要药。枳壳性味苦、辛、微寒，入脾、肺、大肠经，上可清泄肺金之风热，中可除脾胃之痞满，下可通肠腑之气机；红藤合枳壳行气活血，所谓"调气则后重自除，行血则便脓自愈"。臣以黄连、木香。黄连既可散三焦之湿，又可清决渎之热，为"治痢之最"。木香可以通行上、中、下三焦之气，以助枳壳调畅三焦。苏梗功用宽胸利膈，意在利上焦以助行气。半夏功用燥湿化痰，降逆止呕，消痞散结：意在除中上二焦之痰湿。赤石脂甘酸而涩温，功用涩肠止泻、收敛止血、敛疮生肌。生地黄清热凉血，养阴生津，既可助红藤清血分之热，又可防辛香药物伤阴之弊。诸药合用三焦气机调畅，湿浊得化，血热得清，此病自愈。

朱生樑把 UC 的辨证分为 6 型：湿热内蕴、脾胃虚弱、脾肾阳虚、肝郁脾虚、阴血亏虚、气滞血瘀。用药在调气清血化湿方的基础上根据分型加减药物。湿热内蕴型加白头翁、败酱草，脾胃虚弱型加太子参、白术、茯苓。脾肾阳虚型中偏于肾阳虚加补骨脂、菟丝子；偏于脾阳虚加白芍、桂枝。肝郁脾虚型加柴胡、八月札、党参。阴血亏虚型加熟地黄、阿胶、枸杞子。气滞血瘀型加牡丹皮、川芎、三七。

（二）专病专方研究

1. 柴胡桂枝干姜汤

柴胡 30 g，黄芩 10 g，炙甘草 10 g，桂枝 10 g，干姜 10 g，生牡蛎 10 g，天花粉 10 g，半夏 10 g。治疗 30 例，临床痊愈 18 例，好转 11 例，无效 1 例，总有效率 96.67%。

2. 葛根芩连五炭汤

葛根 20 g，黄芩 10 g，黄连 10 g，当归炭 10 g，山楂炭 10 g，荆芥炭 6 g，乌梅炭 20 g，地榆炭 20 g，生甘草 6 g。治疗 30 例，显效 19 例，有效 9 例，无效 2 例，总有效率 93.33%。

3. 肠愈宁颗粒

白头翁，马齿苋，黄芩，黄连，黄柏，（焦）白术，陈皮，茯苓，泽泻。治疗 25 例，完全缓解 9 例，有效 13 例，无效 3 例，总有效率 88%。

4. 清肠化湿方

黄连 6 g，黄芩 10 g，白头翁 10 g，煨木香 10 g，炒当归 9 g，炒白芍 20 g，肉桂 3 g，生甘草 6 g。临床缓解率 36.7%。黏膜愈合率 50%。

5. 复方苦参肠溶胶囊

苦参，地榆，青黛，白及，生甘草。治疗 100 例，完全缓解 45 例，有效 47 例，无效 8 例，总有效率 92%。

6. 肠安胶囊

广东省中医院院内制剂，内含乌梅、黄连、干姜等，口服，适宜以寒热夹杂为主的 UC。

7. 结肠宁片

广东省中医院院内制剂，内含白术、五味子、补骨脂等，口服，适宜脾肾两虚之腹泻型 UC 患者。

8. 调肠消炎片

广东省中医院院内制剂，内含黄芪、薏苡仁、白花蛇舌草、木香等，口服，适宜以湿热蕴结为主症的 UC。

9. 调肠健脾片

广东省中医院院内制剂，内含党参、白术、延胡索、木香等，口服，适宜以脾虚腹泻、腹痛为主症的 UC。

10. 调肠理气片

广东省中医院院内制剂，内含枳实、白术、乌药、虎杖等。口服，适宜以脾虚气滞之便秘为主症的 UC。

11. 肠涤清灌肠液

广东省中医院院内制剂，内含黄柏、白及等。灌肠，适宜以湿热互结为主证的 UC。

四、动物实验

中医药治疗 UC 的机制研究方兴未艾，做了大量的动物实验研究，取得了丰硕的成果。

陈大光等通过芍药汤治疗 UC 大鼠，结果显示芍药汤组大鼠血清中 IL-4、ET、TNF-α 表达水平显著降低；透射电镜下大鼠结肠上皮组织紧密连接破坏情况较轻。提示芍药汤可能通过修复肠上皮组织紧密连接，减轻炎症反应，保护肠黏膜机械屏障而发挥治疗 UC 的作用。

孙中美等运用具有清热燥湿、温脾止泻、凉血止血等功效的清肠温中方治疗葡聚糖硫酸钠诱导的 UC 大鼠，发现清肠温中方干预后，大鼠结肠 miR-675-5p、RORγt mRNA、血清 IL-17 的表达较模型组明显降低，VDR mRNA、Foxp3 mRNA、ZO-1、Occludin、血清 IL-10 的表达较模型组明显升高。提示清肠温中方可能通过降 miR-675-5p 的表达，靶向调控 VDR 信号通路，从而调控 UC Th17/Treg 免疫平衡、修复肠黏膜屏障损伤，达到治疗 UC 的目的。

王海强等运用肠愈宁颗粒治疗 UC 大鼠，结果显示，与模型组相比，肠愈宁颗粒大鼠血清中 IL-6 和 IL-8 水平明显升高，结肠组织 PPAR-γ 的表达降低、NF-κB 的表达升高。表明肠愈宁颗粒能有效减轻大鼠实验性 UC，缓解炎症反应，其机制可能是调节 PPAR-γ/NF-κB 信号通路从而减少炎症因子释放。

朱亚珍等运用痛泻要方治疗肝郁脾虚型 UC 大鼠，结果显示痛泻要方干预组大鼠血清 IL-17 和 IFN-γ 降低趋势明显，而 IL-4 升高趋势明显，IL-10 呈升高趋势，发现痛泻要方能够通过调节细胞炎症因子的表达量而参与对 UC 的治疗作用，从而发挥对 T 细胞介导的炎性平衡的调节作用，进而抑制过度的炎症反应，发挥相应的治疗作用。

丁凌辉等运用参苓白术散治疗脾虚湿困型 UC 大鼠，发现与模型组相比，参苓白术散（高、中、低剂量）组大鼠结肠 IL-13 含量和 IL-13 mRNA 表达均升高，尤以参苓白术散高剂量组最显著，IL-23 含量和 IL-23 mRNA 降低，COX-2、CREB mRNA 表达及蛋白相对表达量降低，表明参苓白术散可调节脾虚湿困型 UC 大鼠结肠 IL-13、IL-23 及环氧合酶 -2、环磷腺苷效应元件结合蛋白的表达，具有减少结肠炎症反应的作用。

张北平等研究运用清解伏毒法立方的调肠消炎片及拆方治疗 UC 大鼠，结果调肠消炎片原方组大鼠一般状况有所改善，结肠黏膜上皮表面的微绒毛基本完整，腺上皮间相互连接紧密，肠腺杯状细胞，胞浆内黏液颗粒较丰富。并且大鼠肠黏膜 Occludin 蛋白的表达高于其他组，表明调肠消炎片对 UC 大鼠模型结肠黏膜超微结构有改善作用，从而改善 UC 肠道炎症。

李叶等研究运用清解伏毒法立方的调肠消炎片治疗 UC 大鼠，结果发现调肠消炎片组的 CMDI 及血清 TLR-4 浓度均低于模型组。表明调肠消炎片明显降低 UC 大鼠血清 TLR-4 浓度，提示其可能通过调控 TLR-4 信号通路，有效治疗溃疡性结肠炎模型大鼠。

臧凯宏等研究运用黄芪甲苷Ⅳ治疗 UC 大鼠，结果显示黄芪甲苷Ⅳ可降低 UC 大鼠结肠组织中 TNF-α 与 IL-1β 水平，降低血清 D-LA 及 DAO 水平，从而减轻 UC 的结肠病变，改善 UC 模型大鼠结肠黏膜通透性及黏膜屏障功能。

刘琦等运用黄芩汤治疗 UC 大鼠，UPLC-Q-TOF-MS 检测结果表明芍药苷在结肠中可以检测到，并且芍药苷可显著减轻小鼠结肠溃疡症状并显著促进 UC 小鼠体质量和脾指数恢复，降低 UC 小鼠外周血单核细胞比例。减少结肠和肠系膜中巨噬细胞浸润的数量，并通过抑制结肠巨噬细胞中 NLRP3 炎症小体活化进而降低结肠组织上清中 IL-1β 含量。表明芍药苷可改善 UC 小鼠病理症状，抑制肠系膜和结肠组织中巨噬细胞的浸润，抑制结肠巨噬细胞中 NLRP3 蛋白并抑制细胞因子 IL-1β 的释放。

奚沁华等研究运用黄芪多糖干预 UC 小鼠，结果显示小鼠骨髓中、脾脏中、外周血中 MDSC 细胞的表达均明显下降，表明黄芪多糖对 MDSC 细胞有明显的抑制作用，其在 UC 中的治疗作用可能是通过 MDSC 来实现的。

沈洪等采用清肠化湿方治疗活动期 UC。清肠化湿方干预后能有效改善 TNBS 诱导 UC 模型动物的结肠病变程度，抑制 NF-κB 的激活，减轻炎症反应，并通过促进肠道黏膜 MUC2 与 TFF3 的分泌修复肠黏膜屏障。体外予 TNF-α 和 LPS 诱导 HT-29 细胞炎症模型，以 SASP 为对照，发现清肠化湿方可明显减轻 HT-29 细胞炎症反应，抑制巨噬细胞趋化，减少 NF-κB 活化入核、降低 TLR4 的表达，减轻 IL-8 的分泌，减轻炎症反应。

朱磊等采用健脾补肾、清肠化湿方研究其联合 BMSCs 治疗 UC 的效果，结果显示其能促进 BMSCs 向 UC 受损部位归巢和分化，提高肠干细胞标志物 Lgr5 和

Ephrin-B3 蛋白表达，减少 IL-6，IL-17 水平，升高 TGF-β 水平，修复受损的结肠黏膜。

丁晓钢等用黄芩汤单味药有效成分研究其对实验性 UC 大鼠的治疗效果，对照组选用柳氮磺胺吡啶治疗，结果显示中剂量组与模型组比较能显著降低 IL-1 和 MDA 含量，而提高 IL-4、SOD 含量，提示黄芩汤有效成分可通过改善细胞因子、自由基水平而对大鼠 UC 具有治疗作用。

郑舜华等用冰乙酸和兔抗血清建立大鼠创伤性和免疫性 UC 两种模型。治疗组给予补肺益肠方（党参、黄芪、桑白皮、紫菀、乌梅、五味子、血竭等），对照组给予饮用水灌胃，结果显示治疗组大鼠结肠黏膜光镜下组织学有明显改善，结肠损伤分数，大便乳酸含量降低，SOD 升高，LPO 降低，与对照组比较有显著差异（$P < 0.01$，$P < 0.05$），提示从肺论治 UC 的可能性，并为"肺与大肠相表里"理论提供了佐证。

宋延平等用结肠炎丸治疗 UC 效果显著，实验研究观察其对大黄型脾虚模型小鼠的治疗作用，发现 8 g/kg、4 g/kg、2 g/kg 能明显增加小鼠的体重，显著减少其稀便次数；显著提高 RES 吞噬功能，明显提高血清溶血素的生成从而提高机体体液免疫能力，起到治疗 UC 的作用。

要丽英等用具有解毒化瘀、扶正固本功效的中药 UC 康胶囊（灵芝、忍冬藤、青黛、黄精、徐长卿、白花蛇舌草）等治疗 UC 大鼠，发现其可降低 IgA、IgG 及抗大肠抗体滴度，升高血清 SOD 水平，且可促进溃疡愈合，提示解毒化瘀、扶正固本中药治疗 UC 的疗效机制与其有效的免疫调节和抗自由基的作用有关。

当然，中药治疗本病取得疗效，不一定是上述药物单纯的功效在起作用，很可能是多种因素作用的结果，表现为一药多效或多药多效协同作用，如一些清热解毒燥湿的药物亦具有增强免疫功能的作用，一些活血化瘀的药物亦有抑制病原微生物、消炎及增强免疫功能等作用，也许还有其他许多因素在起作用，这些都有待于进一步加以研究。

第八节 中西医结合之路

UC 是一种难治性疾病，西医使用 GCS 治疗急性发作和重型病例可明显缓解病情，近期疗效比较好，使用 SASP 亦能收到较好效果。然而长期或大量使用氨基水杨酸制剂、激素、免疫抑制剂等均可导致多种副作用，且存在停药易复发的问题，部分患者较难接受。中医药治疗本病急重症者的疗效虽不如糖皮质激素等迅捷，但疗效稳定，副作用小，复发率较低，这可能与中医药的整体调节有关。因此在治疗 UC 的过程中，应该根据病情和病程，发挥中西医的各自优势，进行优势互补。

基于 UC 病因病机尚未明了，因此从不同角度开展对 UC 病因病机的研究，实属必要，特别是从中医整体观出发，从神经 – 内分泌 – 免疫网络方面进行切入，或许有所补益，在此基础上为中西医治疗提供理论依据。

西药对 UC 的远期疗效仍欠佳，临床治愈后容易复发是目前比较棘手的问题。中医药在这方面应发挥潜在的优势，但应在严谨的科研设计下，开展中医证候标准化、规范化及相应西医微观指标的相关性研究，探索防止复发的有效方药，以提高临床疗效。

对于 UC 的治疗，目前可根据中西医各自的优势，选择优化治疗方案。活动期的治疗，可以西医治疗为主，配合中医药治疗，不能耐受西药治疗者，可采用中医药的综合疗法；缓解期的治疗，可采用中医药为主，对于纯中药疗效不佳者可中西医结合，配合得当，则可提高疗效且减少西药副作用，降低复发率。其中，中医辨证论治配合灌肠的综合治疗近期疗效较好，不论活动期或缓解期均可采用。对病情较久、反复发作者，中医也可从整体出发，培补脾肾、益气活血、解毒生肌，调整机体的免疫功能，促进局部病变的修复，使机体康复。

目前临床上治疗 UC 多采取辨病与辨证相结合。现代药理学研究证实，多种中药可抗感染，调节免疫功能，改善微循环。可根据临床实际，在辨证论治的基础上，选用以下药物。①黄连：含小檗碱、黄连碱、掌叶防己碱和药根碱等生物碱，此外尚含有多种微量元素，其有抗微生物和抗原虫作用、抗腹泻作用、抗炎及调节免疫系统的作用。②黄芪：含黄芪多糖。黄芪多糖具有显著的免疫促进作用，对单核 – 巨噬细胞吞噬功能有明显的促进作用，并显著增加特异性抗体溶血素的含量，对 T 细胞和 B 细胞有较好的保护和双向调节作用。③白花蛇舌草：可增强免疫功能，刺激网状内皮系统，增强白细胞吞噬能力，具有抗菌消炎作用。④丹参：能抑制血小板聚集，降低血黏度，抗氧化和抗血管内皮损伤作用，改善微循环。⑤白及：有良好的局部止血及促进肉芽生长的作用。该药中的白及胶浆有在肠黏膜毛糙创面形成保护膜的功能，阻断或减少肠道细菌或菌体成分进入血液循环，减少毒素的吸收，阻断或减少免疫复合物的形成。⑥白芍：白芍水煎剂和白芍总苷对机体的细胞免疫、体液免疫及巨噬细胞功能均有调节作用，其免疫调节作用可能与影响白细胞介素、白三烯等介质的产生及松果体密切相关。

（张北平　沈洪　李军祥　陈泽曼）

主要参考文献

[1] 郑红斌，胡鸿毅.马贵同治疗溃疡性结肠炎经验[J].中医杂志，1999，40（12）：718-719.

［2］宋延平，王少涛，刘小平.结肠炎丸的药效学研究 [J]. 陕西中医，1999（9）：427-428.

［3］郑舜华，崔儒涛.补肺益肠方治疗溃疡性结肠炎的实验研究 [J]. 上海中医药杂志，2000（6）：10-12.

［4］罗云坚，陈慧，张北平，等.溃疡性结肠炎的中医药研究进展 [J]. 河北中医，2001（11）：878-880.

［5］陈文兆，周二南.慢性非特异性溃疡性结肠炎治则浅析 [J]. 陕西中医，2001，22（1）：30-31.

［6］张连峰，刘继洲.丹参对溃疡性结肠炎病人血小板功能的影响 [J]. 中华消化杂志，2002，22（6）：383-384.

［7］丁晓刚，傅延龄.黄芩汤有效成分配方抗大鼠实验性溃疡性结肠炎实验研究 [J]. 北京中医药大学学报，2003（1）：45-48.

［8］要丽英，焦君良，李士军，等.UC 康胶囊治疗溃疡性结肠炎 128 例临床观察——附柳氮磺胺吡啶片治疗 104 例对照 [J]. 浙江中医杂志，2003（1）：24-25.

［9］张北平，刘丰，黄穗平，等.调肠消炎片配合肠涤清液灌肠治疗溃疡性结肠炎的临床研究 [J]. 医药产业资讯，2005（15）：61-62.

［10］罗云坚，张北平，杨小波.溃疡性结肠炎的中医药治疗特色与优势 [J]. 中国消化内镜，2008（4）：21-24.

［11］李叶，罗云坚.肠涤清配合锡类散灌肠治疗溃疡性结肠炎 31 例临床体会 [J]. 中国中医急症，2009，18（7）：1160-1161.

［12］王高峰，黄天生，朱生樑.朱生樑辨证治疗溃疡性结肠炎经验 [J]. 中医杂志，2010（S1）：100-101.

［13］仝战旗，杨波，童新元，等.复方苦参结肠溶胶囊治疗湿热内蕴型溃疡性结肠炎多中心、随机、双盲、对照研究 [J]. 中国中西医结合杂志，2011（2）：172-176.

［14］谢晶日，吴芃瑶，刘朝霞.肠愈宁颗粒治疗活动期溃疡性结肠炎 25 例 [J]. 中医杂志，2011（6）：517-518.

［15］张北平，赵喜颖，吴艺锋，等.调肠消炎片及拆方对溃疡性结肠炎大鼠结肠黏膜超微结构及 Occludin 蛋白表达的影响 [J]. 广东医学，2011，32（20）：2647-2650.

［16］李叶，张北平，吴艺锋，等.调肠消炎片调控溃疡性结肠炎大鼠模式识别受体 TLR-4 信号通路的研究 [J]. 新中医，2012，44（8）：159-161.

［17］章浩军，范文东.柴胡桂枝干姜汤治疗溃疡性结肠炎临床观察 [J]. 辽宁中医杂志，2012（7）：1319-1320.

［18］王雁梅，康美清，崔燕兵，等.葛根芩连五炭汤内外合治活动期溃疡性结肠炎 [J]. 中国实验方剂学杂志，2012（17）：267-270.

［19］贺海辉，沈洪，郑凯，等.清肠化湿方治疗溃疡性结肠炎活动期湿热内蕴证的疗效观察 [J]. 中国中西医结合杂志，2012（12）：1598-1601.

［20］沈洪.溃疡性结肠炎中西医的过去、现在与未来 [M]. 南京：东南大学出版社，2012：92-97.

［21］罗云坚，黄穗平.专科专病中医临床诊治丛书消化科专病中医临床诊治 [M]. 3 版 . 北京：人民卫生出版社，2013：241-272.

［22］沈洪，刘智群，朱荃，等.清肠化湿方对溃疡性结肠炎 NF-κB/Tolls 通路的影响及其机制 [J]. 中国中西医结合杂志，2013，33（9）：1216-1220.

［23］彭艳红.溃疡性结肠炎中医病名源流探析 [J]. 辽宁中医药大学学报，2014（3）：138-139.

［24］朱磊，沈洪，顾培青，等.健脾补肾方促进 BMSCs 增殖治疗溃疡性结肠炎的实验研究 [J]. 南京中医药大学学报，2015，31（6）：560-563.

［25］朱磊，沈洪，刘丽，等.健脾补肾清肠化湿方对静脉移植 MSCs 向溃疡性结肠炎大鼠结肠迁移分化的影响 [J]. 中国实验方剂学杂志，2015，21（21）：88-92.

［26］顾培青，沈洪，朱磊，等.清肠化湿方对溃疡性结肠炎大鼠结肠组织 PPAR-γ，NF-κB 及 MUC2，TFF3 的影响 [J]. 中国实验方法学杂志.2017，23（2）：79-85.

［27］张声生，沈洪，郑凯，等.溃疡性结肠炎中医诊疗专家共识意见 [J]. 中华中医药杂志，2017，32（8）：3585-3589.

［28］奚沁华，李月芹，戴娟，等.黄芪多糖治疗溃疡性结肠炎小鼠的实验研究 [J]. 免疫学杂志，2017，33（11）：975-978.

［29］刘琦，罗霞，罗爽，等.芍药苷通过抑制 NLRP3 炎症小体治疗溃疡性结肠炎小鼠的研究 [J]. 中药新药与临床药理，2018，29（4）：409-414.

［30］Rashvand S，Behrooz M，Samsamikor M，et al. Dietary patterns and risk of ulcerative colitis：a case-control study [J]. J Hum Nutr Diet，2018，31（3）：408-412.

［31］朱亚珍，厉启芳，李鹤，等.痛泻要方对肝郁脾虚型溃疡性结肠炎大鼠炎性因子表达量的影响 [J]. 时珍国医国药，2018，29（5）：1053-1057.

［32］丁凌辉，贾育新，成映霞，等.参苓白术散对脾虚湿困型溃疡性结肠炎大鼠结肠 IL-13，IL-23 及 COX-2，CREB 表达的影响 [J]. 中国实验方剂学杂志，2018，24（11）：67-72.

［33］陈大光，曹晖，李令，等.芍药汤对溃疡性结肠炎大鼠结肠组织机械屏障及细胞因子的影响 [J]. 安徽中医药大学学报，2019，38（4）：67-71.

［34］孙中美，丁庞华，王文婷，等.清肠温中方通过 miR-675-5p/VDR 信号通路调控溃疡性结肠炎 Th17/Treg 免疫平衡及肠黏膜屏障的机制研究 [J]. 中国中医急症，2019，28（1）：94-97.

［35］王海强，郑丽红，朱峰，等.肠愈宁颗粒对大鼠溃疡性结肠炎的药效及作用机制 [J]. 中医学报，2019，34（4）：754-759.

［36］臧凯宏，吴建军，段海婧，等.黄芪甲苷Ⅳ对溃疡性结肠炎大鼠的作用及其机制研究 [J]. 中国临床药理学杂志，2019，35（1）：48-51.

第十六章
患者的日常生活管理

第一节 日常饮食

UC 是消化系统疾病，目前 UC 与饮食因素之间的关系还存在争议，尽管迄今还没有确切的证据表明膳食因素在 UC 的发生、发展中起作用，但关注 UC 患者的饮食并做出适当调整，有可能减轻症状，促进疾病康复。目前饮食管理已成为 UC 多学科协作诊疗中的重要组成部分。

对于 UC 而言，病变部位在结肠，对消化吸收营养物质的小肠影响较小，对营养代谢的影响也小于克罗恩病。因此，UC 造成严重营养不良者相对较少，患者主要表现为反复黏液血便及由此导致的缺铁性贫血，产生疲乏不适等症状。但也会影响 UC 的儿童患者生长发育，因此保持适当的营养，这对 UC 的治疗同样重要。

UC 的饮食管理既要保证患者的营养以利肠道的黏膜愈合，保证肠道病变修复，又要避免胃肠道消化吸收的负荷过重而加剧肠道炎症。UC 的活动会给患者带来腹痛、腹泻等不适，处于疾病活动期的患者需要调整饮食。

对于轻中度活动患者，以进食柔软、少渣、易消化、营养丰富、热量充足的食物为原则，并补充足量维生素，尽量做到膳食平衡，可改为低纤维饮食、半流质饮食、流质饮食等。低纤维饮食又称为少渣饮食，是相对于高纤维饮食的一种膳食分类方法，要求减少摄入可增加大便残渣的食物，低纤维食物包括粥、面包、软面条、软烂的嫩肉、动物内脏、豆腐脑、菜水、菜汁、去皮制软的瓜类、番茄、胡萝卜、土豆等。在低纤维饮食期间，应注意患者是否存在过度限制饮食，过度限制饮食则不利于患者获得均衡营养。另外，低纤维食物摄入者需要补充额外的维生素。一般低纤维饮食只是暂时的，当肠道炎症控制后，患者可逐渐恢复至疾病缓解期的饮食模式。流质饮食是指进食易吞咽消化、无刺激性的液体状食物，这类食物所含热量和营养素往往欠缺，一般也只是短期使用，或配合肠内营养或肠外营养一起使用。半流质饮食是指一种介于软饭与流食之间的饮食，包括粥类、汤面类、泥状食物、沫状食物、羹等。流质饮食或半流质饮食一般在患者疾病发作时使用，作为一种过渡性饮食能在一定程度上帮助减轻炎症，促进消化吸收。此外，建议患者尽可能少食多餐，每 3~4 小时进食 1 次，可以每天安排 5 餐，每次的量可以比平时的一日三餐少一点，每次用餐的时间适当延长，利于食物消化。

对于重度活动患者，甚至需要通过禁食、胃肠外营养来减轻肠道负担，病情减轻后开始考虑逐步恢复饮食，从流质饮食、半流质饮食逐渐过渡，需避免高纤维饮食，病情改善以后，才可以增加纤维成分。初始，患者可以进食少量麦片、面包，如可耐受，可进一步给以土豆、米糊或面糊、瘦肉、禽类或鱼类等，最后可添加更多的脂肪、奶酪或肉类。但在恢复饮食的初期，不要急于撤除胃肠外营养或肠内营养，可以同时联合或交叉进行，以免患者出现体重降低。目前尚没有证据支持肠内营养对于活动期 UC 有效，不支持 UC 患者常规进行营养支持。

对于 UC 缓解期患者的饮食需均衡，不必限制饮食。均衡的饮食要求每日摄入适宜的包括淀粉类碳水化合物、蛋白质、脂肪、蔬菜和水果等食物，饮食的种类要多样化，能够提供每日所需的营养配额，满足人体所需的各种营养成分。同时根据患者个人喜好、饮食习惯和食物耐受情况进行食物选择。正常人的食物大部分对于 UC 患者无禁忌。在 UC 缓解期，不推荐患者限制饮食，注意补充富含叶酸、锌、钙、铁、维生素 B_{12} 等营养物质的食物，尤其是建议所有 UC 合并缺铁性贫血的患者注意补充叶酸、铁、维生素 B_{12}，全身糖皮质激素治疗的患者可通过饮食预防性补充钙和维生素 D。此外，应少吃辛辣刺激性的或过冷、过热的食物，注意补充水分，这是由于慢性腹泻的患者水分丢失会造成肾前性肾衰竭。对于一些难消化的食物，需关注进食此类食物所带来的消化道不良影响，如腹泻、腹痛等，这类食物常见的是水果皮、种子类、坚果等。

UC 患者的饮食管理所要强调的并不是哪一种食物能吃、能够防止复发，而是如何选择食物的问题。我们强烈建议患者记录好自己的食谱日志，用以帮助患者识别出缓解不适的食物和加重症状的食物。许多人对于某些食物不耐受，不耐受不等同于食物过敏，比如牛奶中含有的乳糖是一种常见的不耐受食物，不论是否患有炎症性肠病，一些人对于乳糖始终不可耐受。对某个患者而言，某种食物或许会加重病情，患者应尽量避免此类食物，当然，也有一些食物可以缓解发作的不适。食谱日志可帮助患者识别不耐受食物，日志应当坚持长期记录，内容包括全部饮食（进食或饮用）的时间、食品或饮料的种类，具体的烹饪方式，进食以后的主观感觉和症状，尤其是腹痛、腹泻等不适症状、每日大便次数、性质及颜色等。当发现不耐受食物时，可以尝试减少或避免这类食物，关注减少或避免这类食物后疾病症状是否得到改善。经历一次急性发作之后，患者恢复饮食时要先从原来耐受的食物开始。减量服用糖皮质激素类药物过程中可能会出现不适症状，这时不要误认为食物不耐受，需要加以甄别。

UC 饮食管理既要有总体的原则，又必须个体化，患者个人的饮食经验是选择合适饮食的重要因素。食物和营养不会导致 UC，而营养均衡的饮食方式却有助于更加健康地生活。

第二节　日常活动

尽管 UC 是一种慢性疾病，需要长期治疗，患者常常需要定期服药甚至住院治疗，但在疾病缓解期，许多患者可以感觉很好，甚至没有任何不适症状。即便 UC 患者没有任何不适症状，也要遵医嘱用药，定时复诊。对于活动期的 UC 患者，应保证充分的休息，减少精神和体力负担。UC 可以通过治疗而被控制，大多数 UC 患者可同样过着充实而又丰富多彩的生活。

当疾病处于缓解阶段，患者可以过上和正常人一样的生活，上学、工作、结婚、生子、旅行等。UC 女性患者后代的先天性畸形率并无增加，女性患者在缓解期可以考虑怀孕，分娩方式的选择需综合消化内科医师、外科医师、产科医师的建议，以选择最合适的。此外，尚可进行适量的运动，增强免疫力，避免感染诱发疾病加重。研究表明：瑜伽可以增加 UC 患者的生活质量。在运动过程中，可同时释放内心的焦虑、抑郁，减轻压力。年轻的患者应该尽可能多地参加体育运动，但当运动导致疲劳、腹痛、关节炎或者其他症状加重时，就应该适当限制运动量，改变运动方式。激素治疗会导致骨质疏松，引起骨折，在这些情况下，就需要权衡运动的利弊，制订合适的运动计划。

吸烟对 UC 是一种保护因素。吸烟可降低 UC 发生的危险及严重度，虽然吸烟可降低 UC 的严重程度，但吸烟并不会改变 UC 的自然病程，吸烟可能对患者合并发生 PSC 或储袋炎有保护作用。吸烟虽然对 UC 具有保护性作用，但是却可以导致人体其他系统疾病的发生，如心血管疾病、肺癌等。此外，戒烟可能导致 UC 的发作，二手烟对溃疡的结肠不仅无保护作用，还会引起储袋炎及转流性肠炎。因此，需尽量避免暴露于二手烟。我们虽然不鼓励抽烟，但是从患者知情权的角度考虑，也是需要告知患者吸烟对 UC 的治疗具有积极作用的。

UC 患者的日常生活中要避免使用某些可加重疾病的药物，如 NSAIDs 药物的使用会加重 UC 病情，但短期使用选择性 COX-2 抑制剂还是安全的。

第三节　心　理　健　康

大部分 UC 患者是在青春期确诊的，那么不仅仅是患者受到疾病的影响，整个家庭以及社会医疗系统都会受到影响。与健康人群相比，高水平的焦虑和情绪障碍往往发生在慢性疾病状态的患者身上，而伴随的心理障碍也会对患者疾病病程变化和生活质量造成影响。UC 病程长，疾病迁延难愈，患者心理、社会功能方面同样有不同程度的下降。UC 伴随的心理障碍容易受到医师们的忽视，心理障碍可间接影响疾病活动、直接影响 UC 患者的生活质量，所以在 UC 患者疾病管理中应关注患者心理健康的管理。

UC 患者较健康人群有高水平的心理障碍，如焦虑、抑郁，心理障碍可能与疾病活动、疾病带来的经济负担、患者低健康导致生活质量的下降、一些药物如类固醇激素的副作用等相关。这些不仅影响心理方面，如情感角色和精神健康，还能影响到患者的躯体方面，如躯体功能、总体健康和生命活力。所以疾病管理中应评估患者心理障碍存在情况，也同样应采用适当方式评估患者的焦虑症状和抑郁症状，必要时予以干预。当出现更严重的心理疾病的征象，如不合群、不愿意或者没能力上学、工作，或者出现其他如处理事情的能力降低的征象等，这时候需咨询有经验的心理学家、精神病专家，寻求适当的心理精神方面的治疗。

作为医师，需要对患者进行教育，加强心理护理，积极疏导患者负性情绪。患者或患者家庭中的任何一个成员都没有理由为患有这个疾病而内疚。患者需主动掌握 UC 的相关知识，正确认识疾病、了解疾病，以乐观的心态、积极的态度面对，多寻求外界帮助，积极参加病友会，分享经验、相互鼓励，共同面对。此外，患者可通过行为做出改变，做自己喜欢的事情，让自己快乐起来。

虽然目前从肠道微生态角度分析，紊乱的肠道菌群可以通过脑肠轴影响 IBD 患者的大脑功能，从而出现心理障碍，但确切机制仍有待探讨，所以无论从心理学还是肠道微生态角度，都应有进一步的研究证明 IBD 与心理障碍的关系。

（郅敏　江紫莹）

主要参考文献

［1］Keohane J，O'Mahony C，O'Mahony L，et al. Irritable bowel syndrome-type symptoms in patients with inflammatory bowel disease：a real association or reflection of occult inflammation? [J]. Am J Gastroenterol，2010，105（8）：1788-1795.

［ 2 ］刘凤斌，李筱颖 . UC 患者生存质量研究现状与展望 [J]. 世界华人消化杂志，2011（5）：498–504

［ 3 ］Panara A J，Yarur A J，Rieders B，et al. The incidence and risk factors for developing depression after being diagnosed with inflammatory bowel disease：a cohort study [J]. Aliment Pharmacol Ther，2014，39（8）：802–810

［ 4 ］Yadav P，Ellinghaus D，Rémy G，et al. Genetic factors interact with tobacco smoke to modify risk for inflammatory bowel disease in humans and mice [J]. Gastroenterology，2017，153（2）：550–565.

［ 5 ］Kochar B，Barnes E L，Long M D，et al. Depression is associated with more aggressive inflammatory bowel disease [J]. Am J Gastroenterol，2018，113（1）：80–85.

［ 6 ］Levine A，Sigall Boneh R，Wine E. Evolving role of diet in the pathogenesis and treatment of inflammatory bowel diseases [J]. Gut，2018，67（9）：1726–1738.

［ 7 ］Chudy-Onwugaje K O，Christian K E，Farraye F A，et al. A state-of-the-art review of new and emerging therapies for the treatment of IBD [J]. Inflamm Bowel Dis，2019，25（5）：820–830.

［ 8 ］Frolkis A D，Vallerand I A，Shaheen A A，et al. Depression increases the risk of inflammatory bowel disease，which may be mitigated by the use of antidepressants in the treatment of depression [J]. Gut，2019，68（9）：1606–1612.

［ 9 ］Bischoff S C，Escher J，Hébuterne X，et al. ESPEN practical guideline：clinical nutrition in inflammatory bowel disease [J]. Clin Nutr，2020，39（3）：632–653.

第五部分

不同年龄段溃疡性结肠炎的治疗

第十七章
儿童溃疡性结肠炎

第一节 概　　述

　　与成人 UC 相比，儿童溃疡性结肠炎具有不同的发病模式，并且病情更严重、进展更快、预后更差。欧洲儿童多中心研究表明，儿童期起病的 UC 表现为全结肠炎的高达 60%～80%，而成人发病的 UC 只有 20%～30%。儿童 UC 患者在确诊后的 5 年内发生急性重型结肠炎及 GCS 治疗失败的比例更大，结肠切除术的风险也更高。此外，年龄及全身麻醉等因素限制了内镜下评估，需要更多地依赖于临床评估。儿童还面临生长、发育、营养和成年后自我管理、自身形象及自信建立等问题。有研究表明，高达 75% 的青少年患者没有完全坚持治疗策略，这进一步加剧了疾病控制的复杂性。生长发育和青春期发育显著影响治疗策略。儿童 IBD 患者中有 20%～50% 的骨密度受损，在儿童期结束时达到最大值，从而增加未来患骨质疏松和骨折的风险。除了炎症过程的直接影响外，GCS 治疗还进一步损害生长和骨密度，因此，不含 GCS 的 UC 治疗策略在儿童中最为重要。目前统计 19 岁以下 UC 的年发病率北 / 西欧为（0.3～15）/10 万、东欧为（0.9～5.2）/10 万、南欧为（0.1～9.6）/10 万、北美为（0.5～10.6）/10 万、亚洲 / 中东为（0.2～3.9）/10 万、澳大利亚为（0.4～1）/10 万。

第二节 病　　史

　　欧洲儿童胃肠病肝病及营养学会（ESPGHAN）基于共识制定了一套 IBD 诊断标准，建议任何儿童如果有持续性（≥4 周）或反复发作性（6 个月内发作次数≥2 次）的腹痛、腹泻、血便和体重下降症状，则应临床怀疑为 IBD。另外，IBD 儿童也可能表现出发热、直肠周围脓肿、体重下降、发育期延迟、关节痛等单一症状。

　　腹痛、体重下降、直肠出血和腹泻是 IBD 中很常见的症状，其中腹泻和直肠出血在 UC 中更常见。注意腹痛的类型可获得重要信息。下腹部痉挛性疼痛指向结肠炎症，而直肠型 UC 常有排便紧迫感和血便。需要强调的是，儿童常常忍受力较强，可能将疼痛评估得较低。而且他们也不能像年长的儿童那样准确描述或定位疼痛。

患者大便相关信息较难以获得，但却是必要的。一旦如厕训练完成，父母不易有机会观察到孩子的大便，青少年则通常不会留意大便的外观与性状。在临床诊治中，不仅要询问大便的次数，还要询问大便的性质。每个人对腹泻的定义不同，因此患儿或家长对大便的详细描述至关重要：如大便遇水是否分散是区分成型便与稀便的有效信息。夜间大便不正常，常反映结肠炎症，应高度怀疑 IBD。学龄期儿童可能会害怕说出大便中有血，青少年可能不会看他们的大便，因此，询问患者是否血便以及有无观察大便的行为和习惯也是必要的。大便的性质和次数可以帮助判断结肠炎的严重程度。同时也有研究表明，大便外观性状与肠内菌群有一定关系。根据布里斯托粪便性状分类法，可将粪便分为 3 级：Ⅰ级像香肠或蛇，平滑而且软；Ⅱ级呈团块状，较为松散，像泥浆状；Ⅲ级为分离的团块，像果核。在Ⅱ级粪便中益生菌最少，而产气荚膜梭菌／总菌数最多。因此，大便直观表现也可作为疾病评估指标和调整用药的参考。排便紧迫感、大便次数增加及里急后重是直肠型 UC 的症状，在 UC 和 CD 中均可出现。

IBD 儿童常常会表现出体重下降或体重不增、生长障碍以及青春期延迟。与成人 IBD 相比，生长障碍是儿童 IBD 患者独有的特征，在 10%～40% 的患者中可见。尽管其在 UC 和 CD 患儿中均可出现，但在 CD 中更常见。当患者仅仅表现出营养不良和生长障碍时，有时会被误诊为神经性厌食症。

IBD 患者也可能表现出非特异性症状或仅仅表现出 IBD 的肠外表现。不明原因发热（FUO）定义为每天体温超过 38.3℃，持续 3 个月以上，尽管广泛筛查仍未找到病因。FUO 儿童中有 5% 最终诊断为 IBD，而且约 2% 确诊为 IBD 的患者只表现为发热。

约 4% 的 IBD 患者以关节炎为主要症状，累及大关节。关节炎有在早晨加重的倾向，与感染性关节炎的鉴别是重要的。

IBD 患者也可能因为痛性非特异性皮疹，尤其是四肢末端的皮疹，而首先就诊于皮肤科医师。有很大比例的结节性红斑或脓皮病患者被发现患有 IBD。极少数患者仅仅会出现 IBD 的肠外表现——口唇肿胀。

除了现病史外，家族史也可能为诊断 IBD 提供线索。11%～29% 新诊断的 IBD 患者的一级或二级亲属有 IBD 病史。当儿童主诉任何胃肠道不适时，许多父母会担心他们的孩子会患 IBD。兄弟姐妹中的症状较先证者更易被发现。社会史和系统回顾以及详细的过敏史也应常规收集。

第三节 体 格 检 查

体格检查通常能证实通过全面病史采集后得出的怀疑。患者的一般情况可能会提示该疾病。患者常有情感和体力缺乏。严重贫血常表现为面色苍白。伴生长和发育延迟的儿童常较他们的实际年龄看起来小很多。虽然眼睛是评估营养状况的敏感性部位，身高和体重以及获得既往生长数据也是相当重要的。这些数据必须标在生长速度表和身高速度表上。生长速度下降是疾病活动的重要指标。随着近年来肥胖发生率的上升，正常的营养状态甚至肥胖也不能排除 IBD 的可能性。生命体征可能会有重要改变。IBD 患儿可出现发热，在检查时需注意。心动过速提示可能合并发热、贫血、低血容量及脱水。

IBD 患儿在检查眼睛时如果发现葡萄膜炎和巩膜表层炎，需转诊到眼科医师处进行全面的眼部检查。IBD 可在 GCS 治疗后出现白内障和青光眼。有眼部病变的患者需每年到眼科随访。

口咽部也应全面检查，观察有无口腔溃疡。

评估 IBD 患儿的心肺功能也是重要的。极少数的 IBD 患儿可发展为有较少体征的间质性肺炎或伴有摩擦音、心音低钝以及随着呼吸运动血压呈反常变化的心包积液。

部分患儿腹部体检是正常的，或仅仅表现为非特异性的压痛。腹胀可能见于肠梗阻、穿孔或腹部包块。肠鸣音一般会随着肠袢扩张而亢进，随着严重的炎症、腹膜炎或由于药物或电解质紊乱导致的肠梗阻而次数减少甚至消失。尽管在 CD 的结肠炎中常见，炎性结肠的压痛仅仅在严重 UC 患者中可见。

肛周视诊和直肠指检（DRE）尽管给患者带来不便，在怀疑 IBD 患者的体格检查中是非常重要的部分。痔疮在儿童中并不常见，通常只在施压下出现，有反映静脉曲张的蓝色变。直肠指检应在患者感到适当舒适下进行，可以提供关于大便有无带血、肛管有无狭窄的重要信息。如果肛管狭窄，但小指可以通过肛管，那么这种狭窄通常不会阻碍大便的通过。在直肠指检中，如果骨盆可触及有压痛的包块则可能提示阑尾脓肿而不是 IBD，是导致里急后重的原因（请阅读本书姊妹篇《克罗恩病——基础研究与临床实践（第二版）》的第十五章肛周病变）。

皮肤、指甲和关节检查也可能提供重要信息。患者可能存在杵状指。皮疹，如结节性红斑和坏疽性脓皮病，可在 IBD 患者中发现，且相对容易与其他更常见的皮疹区分。关节积液可能不明显。

体格检查也应注意对身高和营养状态进行评价，包括目前的身高、体重、上臂中段周径、三头肌皮褶测量、父母的平均身高以及青春期性发育的评估。

（一）体重

体重是生长和营养状态评估的关键指标。作为整个身体的质量，它是生长的指标。由于体重可以迅速改变，所以也是测量营养状态的指标。体重的测量是从与年龄和性别对应的体重表获得的。然而体重低下和超重的确定需要测量身高，因为相同体重儿童的身高可以不相同，导致差异较大的"相对体重"。对于 2～20 岁的儿童，BMI 是良好的相对体重指标。

（二）身高

身高是儿童营养状态的累积指标。身高低于同龄儿代表既往营养缺乏或目前生长障碍，动态身高测量可以用于评估目前的生长障碍或生长追赶。

（三）生长速度

生长速度是用某段时间身高（或体重）的改变除以对应的这段时间（年龄改变），如生长速度 =（身高 2– 身高 1）/（年龄 2– 年龄 1）。对于还没有完全成熟的儿童，生长速度是目前营养状态和健康状态评估的良好指标。生长速度随着年龄、性别、性成熟状态及季节改变，因此当解释生长速度时这些因素需要考虑在内。生长速度应根据使用的生长速度标准指南来计算 6 个月或 12 个月的时间间隔。较标准指南短或长的时间间隔可能会高估或低估真实的生长速度，这是生长速度的季节性波动和其他生长因素所致。

（四）BMI

对于成人，BMI 是一种简单的相对体重的测量方法，性别间无明显差异，成人的营养状态可根据 BMI 的范围分类。在儿童中，BMI 随着年龄和性别有明显的变化，因此，将 BMI 与疾病中心（CDC）的生长图表对比来确定相应年龄的 BMI 比例是重要的。

（五）上臂围和肱三头肌皮褶厚度

上臂中段周径是短期营养状态的良好指标，它综合测量了手臂上的肌肉、脂肪和骨骼，只需要简单的仪器即可完成。肱三头肌皮褶厚度是在上臂围测量的相同部位、肱三头肌的上面、上臂的伸面进行的。它是对皮下脂肪储量的测量，可作为能量储存的总指标。它与通过其他方法测量的身体的总脂肪量相关性好。上臂围和肱三头肌皮褶厚度可以用于计算上臂脂肪面积和上臂肌肉面积，而且这与身体的脂肪总量和肌肉总量相关性好。

（六）骨骼成熟评估

骨骼成熟评估是儿童生物成熟的良好指标。骨骼成熟延迟可由多种原因引起，包括慢性营养不良。手 – 腕部 X 线上所见的手部和腕部的骨骺成熟情况与 atlas 或健康儿童的标准特定发展阶段相对比来确定骨龄。在美国，GP 图谱法（Greulich and

Pyle method）使用较广泛，而在其他地方则是 TW 法（the Tanner-Whitehose method）。

（七）性成熟评估

性成熟延迟在 IBD 儿童中较常见，是儿童生长迟缓的特征性表现。青春期糖皮质激素的改变促进迅速的线性生长、身体组成部分的改变以及骨骼矿物质的增加，因此处于青春期儿童中，性成熟评估应作为生长和营养状态评估的一部分。性成熟评估将在女孩的乳房发育、男孩的生殖器发育，以及男孩和女孩的阴毛发育中根据 Tanner 标准分为 5 类。性成熟也以女孩的月经初潮和男孩的晚上射精为特点。

第四节　实验室检查

一、血液学检查

血液学检查至少应包括全血细胞计数，如白细胞计数及分类、血红蛋白和血细胞比容、红细胞特点或指数如平均红细胞体积等。另外，肝脏生化学、白蛋白和总蛋白及全身性炎症指标都应该纳入最初实验室评估中。尽管检查结果正常不能排除肠道炎症的可能，但是如果存在异常，则需要进一步的检查。而且血清生化指标，如 ESR 和 CRP，可鉴别是非活动性还是活动性病变，其升高已证实与肠镜下黏膜病变是相关的。

（一）贫血

贫血是 IBD 常见的并发症。儿童贫血与年龄相关：1~4 个月，Hb < 90 g/L；4~6 个月，Hb < 100 g/L；6 个月~6 岁，Hb < 110 g/L；6~14 岁 Hb < 120 g/L。由于一些尚未被认识的原因，许多 IBD 患者不能耐受口服铁剂治疗或者他们的贫血属于难治性，补充铁剂疗法对其无效。文献报道 IBD 中贫血的发病率不一，但似乎 CD 较 UC 多。另外，贫血在儿童中较青少年和成人更常见。

UC 的贫血通常是慢性肠道出血导致的铁丢失所致，但也可由于慢性疾病所致的贫血，其机制可能包括：①细胞因子激活和继发铁稳态改变所致的贫血；②由于红细胞生成受到抑制所致的贫血；③与慢性疾病相关的红细胞半衰期缩短。由于继发与慢性疾病炎症的共同存在，在 IBD 中准确评估铁状态是相当困难。对于这项评估，建议联合使用几个指标和标志物。铁蛋白在 IBD 贫血的定义和诊断中起着中心作用。转铁蛋白、转铁蛋白饱和度和可溶性转铁蛋白受体在临床实践中都被发现是有用的指标，但是，所有这些生化指标都有局限性，因为它们可能被除了铁平衡以外的因素所影响。红细胞指标如红细胞分布宽度（RDW）和低色素性红细胞的比例以及网织红细胞指标如网织红细胞的血红蛋白浓度、红细胞大小、网织红细胞分布宽度，都可能是评估贫血的有用指标。

（二）血小板

在炎症情况下，由于趋化因子的刺激，急性时相反应蛋白会升高。反应性血小板增多症是一个非特异性炎症指标，是急性时相应答的结果，是疑诊 IBD 患者评估中的标准部分，并用于监测其疾病活动度。然而，最近关于 IBD 发病机制的研究提示血小板在诱发和加重肠道炎症中起着重要作用。凝血机制激活可能介导并扩大 IBD 中的炎症瀑布，特别是通过蛋白酶激活受体相关通路。UC 患者发展成血栓栓塞（TE）的风险比对照人群多至少 3～4 倍。尽管病因是多因素的，IBD 中的 TE 现象大部分归因于在全身炎症时凝血功能激活和血小板聚集。因此，血小板可能在诱发和加重肠道炎症及 IBD 全身炎症的一些严重的后遗症方面（如 TE 过程）起着很重要的作用，而不是 IBD 中简单的生物标志物。

平均血小板体积（MPV）受黏膜和全身炎症的程度和类型的影响，可能是肠道炎症的另一个有用的指标。

（三）ESR 和 CRP 及其他标志物

ESR 和 CRP 是两种炎症的非特异性指标，在 IBD 患者的评估中可用于：①诊断和鉴别诊断目的；②评估疾病活动度和并发症风险；③预测 UC 复发；④监测治疗的疗效。CRP 与其他急性时相蛋白相比，半衰期相对较短（19 h），因此，在炎症早期即升高，在炎症缓解后迅速下降，可能是评估疾病活动度和预测复发的良好指标，可能有助于鉴别 IBD 和其他炎症疾病。另外，在生物制剂的临床试验中，在治疗开始前 CRP 水平升高与较高的应答率有关。ESR 和 CRP 的联合有助于提高诊断率。值得注意的是，不是所有的 IBD 患者 CRP 均升高。

总体上，在 UC 中，ESR 特别是 CRP 对炎症的应答不是很强烈，而且在广泛性肠炎中较局限性肠炎中要高。然而，超敏 CRP（hs-CRP）有更高的敏感性，特别是在局限性疾病中。

最近，一项研究发现一种新的肠道炎症指标，即中性粒细胞明胶酶相关脂质转运蛋白（NGAL），即使不优于也是与 ESR 和 CRP 相当的炎症指标。另外，也有利用血浆中氨基酸谱建立的生物统计模型，通过多因素指标来鉴别 UC 患者与健康对照，区分活动期 UC 患者与缓解期患者。

（四）其他实验室评估

肝功能和电解质检测可提供临床医师更多的信息。尽管严重的肝脏疾病在 IBD 患儿中可以是首发表现，但是低白蛋白血症在诊断时较常见。据报道，在儿童中低白蛋白血症可出现于 15% 的 UC 患儿，可用于评估儿童整体营养状态（白蛋白反映的是最近 1 个月的，半衰期为 18～20 d；前白蛋白反映的是最近 1 周的，半衰期为 2～3 d），也可预测手术风险及作为疗效应答的指标。

AST 和 ALT 可出现一过性升高。然而，当 AST/ALT 持续升高或 AST/ALT 升高伴 ALP、直接胆红素和（或）GGT 升高时，应考虑到 PSC 或自身免疫性肝炎 / 重叠综合征。据报道，PSC 可出现于 3% 的 IBD 儿童中，可与 IBD 同时或先于 IBD 出现，可明显降低儿童的存活率。

肾脏疾病和胰腺疾病可能是 IBD 重要的肠外表现，也可能是 IBD 药物治疗的不良反应，应注意检测淀粉酶和脂肪酶。

还有营养状态和骨骼健康的相关评估，如血清钙、锌、镁、维生素 D、维生素 K 和碱性磷酸酶等。

（五）血清学检测

ASCA 和 p-ANCA 是在 IBD 中检测的两种免疫指标。据报道，在 UC 中，ASCA（IgG 或 IgA）的特异性波动于 88%～97%，p-ANCA 的特异性波动于 65%～95%。在儿童中，联合两种血清学指标在鉴别 IBD 和非 IBD 中的特异性波动于 84%～95%。但是，这些血清学的敏感性都较低，据报道总体上的敏感性波动于 55%～78%，整体上不如临床病史和常规实验室检查（HB 和 ESR）敏感。因此，阴性的血清学检测结果并不能够排除 IBD。

二、大便检查

（一）大便常规、培养及涂片

对有腹泻和腹痛的儿童应进行全面的大便检查，需在侵入性操作前采集大便标本，以排除细菌或寄生虫感染。常规检测红白细胞、隐血试验对炎症及出血有初步了解，炎症性肠病活动期常表现为大便稀薄、红白细胞增多、大便隐血阳性；标准大便培养可用于寻找肠出血性大肠埃希菌、沙门菌、志贺菌及弯曲菌属和艰难梭菌；寄生虫及虫卵检测用于寻找溶组织性阿米巴和其他寄生虫。阳性的大便检测结果并不能排除 IBD 的可能性，所以病史可疑的、使用针对大便病原体的合适的治疗方案却不见好转的患者需要进一步的评估。

（二）大便炎性标志物

炎症性肠病活动期存在肠道黏膜受损、大量中性粒细胞浸润，因此可通过从粪便中检测出中性粒细胞及其衍生蛋白来反映疾病的活动性。中性粒细胞衍生蛋白包括钙卫蛋白（CP）、基质金属蛋白酶 9（MMP-9）、髓过氧化物酶（MPO）、抗中性粒细胞胞质抗体等，可直接反映肠道炎症程度，用于炎症性肠病活动性的评估、复发的预测及疗效评判。粪钙卫蛋白（FCP）在感染性肠病中也存在，不具有诊断特异性，但低水平 FCP 在判断 UC 缓解及随访过程中有重要意义。患儿疾病活动性和预测复发，FCP 也可用来鉴别和初筛 IBD、IBS、肠道肿瘤性疾病。尚无理想的钙卫蛋白临界值以反映黏膜炎症及预测疾病预后。不同研究应用不同参考标准。通常

< 100 μg/g 往往反映缓解，> 250 μg/g 能更准确地反映黏膜炎症，检测结果可提示需进行肠镜评估或改变治疗方案。MMP-9 是一种含 Zn^{2+} 的内肽酶，UC 患者的大便中 MMP-9 明显增高，但 CD 患者仅轻微增高。与 UC 不同，MMP-9 在淋巴细胞性结肠炎中并没有改变。因此，MMP-9 可用于鉴别 UC、CD、IBS 等及评价 UC 患儿的黏膜炎症和损害情况。MPO 在中性粒细胞嗜天青颗粒中表达，粪便 MPO 水平能够成为内镜和组织学检查的客观补充，但由于其在粪便中存在时间短、不稳定等特点，限制了其在临床中的应用。

（三）粪便中抗体检测

IBD 的发病机制尚不清楚，但消化道异常免疫反应在其中发挥重要作用，因此常伴随着自身免疫抗体与抗微生物抗体的异常出现和升高，为 IBD 的诊断、鉴别与活动性的评估提供了新思路。血 ASCA、p-ANCA、抗小肠杯状细胞抗体（GAB）和抗胰外分泌腺抗体（PAB）、抗细胞外膜孔道蛋白 C 抗体、I2 抗体、抗 Cbirl 抗体、抗乙糖苷昆布糖抗体（ALCA）、抗乙糖苷壳糖抗体（ACCA）等在 IBD 诊断中具有一定的意义，联合粪便检测意义更大。IBD 活动期常伴有菌群紊乱和侵袭性杆菌增加，可溶性 CD14（sCD14）是细菌内毒素 LPS 的特异性受体，广泛存在于人的血、尿、便中。IBD 患儿中 sCD14 水平升高，且与疾病活动相关，缓解后可下降，因此可用于评估病情和疗效。

第五节　影像学检查

UC 是结直肠黏膜的慢性、特发性、炎症性病变，以黏膜炎症、水肿和溃疡为特点，通常会累及直肠，并以连续性的方式向近端结肠延伸。除了偶尔会有回肠末端的"倒灌性回肠炎"，小肠一般不会受累。UC 的影像学表现相对有特异性。

一、腹部 X 线片

腹部 X 线片表现为非特异性黏膜水肿对诊断几乎无帮助，然而，在有中毒性巨结肠患者中，可显示明显的结肠扩张。也可用于检测疗效和是否有肠穿孔。

二、对比灌肠造影

考虑到结肠镜及活检比对比灌肠造影在诊断与鉴别诊断中有更重要的作用，结肠对比造影较过去少做，然而，如果需要，可用于确定诊断、评估疾病范围和严重程度以及监测并发症。在气体对比造影中最早发生的改变是结肠黏膜的小颗粒样改变。随着疾病的进展，黏膜的不规则性增多。随后出现溃疡，并向深处延伸，破坏了黏膜下层，形成烧瓶样或领扣样溃疡。广泛的黏膜溃疡可使剩下的炎症性黏膜形成黏膜岛，可被认为是"假息肉"。与 CD 相反，在 UC 中这些改变是连续性的、环周的和对称性的，不存在跳跃性病变。在持续的疾病中，结肠壁可由于黏膜下层纤维化而变得僵硬、缩短及狭窄，形成"铅管样结肠"表现。

对比灌肠在有急性症状的患者中的使用应特别小心。在对比灌肠前应先做体格检查排除会阴部体征，腹部平片排除 TMC 和游离性气体，因为任何这些发现都可能是对比灌肠的禁忌证。

三、CT

CT 在鉴别 UC 和 CD 上有价值，它在观察肠壁及邻近结构上有优势。欧洲及我国的相关指南均推荐对所有疑似 IBD 的患儿进行小肠影像学检查；对于内镜及组织学表现确诊的典型 UC，小肠影像学检查可以推迟。对于以下情况，小肠影像学检查尤其重要：可疑 CD、结肠镜未能进入回肠末端的患儿、内镜下有明显的 UC 表现但无典型症状或 IBDU 患儿。

在骨骼状态测量中，骨密度仪（DXA）是已经被广泛接受的定量检测手段。WHO 中成人骨质疏松诊断标准是基于 T 评分的，儿童中的评估是相对于年龄或身材，即 Z 评分。许多研究均报道过 IBD 儿童中 DXA 检测 BMD 下降。然而 DXA 检查常因疾病对生长的影响而受到影响。一些研究证实 IBD 儿童由于生长迟缓，其骨骼相对于年龄来说较小，但是相对于骨骼大小来说其骨质含量是足够的。因此一些研究开始通过三维定量计算机断层扫描（QCT）评估相对于身高的整个身体的骨质含量（BMC）。

四、MRI

造影剂增强 MRI 检查可作为鉴别 UC 和 CD 的手段，且与内镜有良好的可比性，然而，由于不能获取组织标本，因此不能取代内镜。目前 MRI 不仅可以检测出结肠病变，其在 IBD 相关的小肠病变的检测也是比较有潜力的。

五、超声检查

超声检查有如下优势：便宜、非侵入性和无电离辐射。在少数儿童研究中，超声在监测疾病活动度和评估疗效方面有一定的价值。如在中重度 UC 中，结肠肠壁增厚超过 3 mm 预测疾病活动的阳性预测值是 82%。

第六节　内镜和组织病理学检查

儿童 UC 的诊断依靠典型的内镜下连续性弥漫性直肠及邻近结肠慢性炎症与组织学表现，同时需要排除 CD 及其他感染性肠炎。

一、UC 的镜下及组织病理学表现

UC 的镜下及组织病理学检查见表 17-1。

（一）UC 的典型表现

UC 的典型表现是从邻近肛门的直肠开始的连续性弥漫性黏膜炎症，无小肠累及，活检无上皮样肉芽肿。内镜下表现包括黏膜红斑、颗粒样隆起、黏膜脆性增加、脓性分泌物以及浅小溃疡。炎症可能通常会累及直肠，可累及部分或者全部结肠。早期组织学表现：局灶活动性结肠炎（FAC）、黏膜嗜酸性粒细胞增多等可在 IBD 早期出现，但也可以出现在其他疾病中，如自限性结肠炎、食物过敏及原发性免疫缺陷病和自身免疫性肠病，需联合其他组织病理学特征，如浆细胞、隐窝及杯状和潘氏细胞的情况予以鉴别。典型组织学表现：局限于黏膜层和黏膜下层的浅层炎症性病变，肠壁深层极少受累（巨结肠除外），远端最重，直肠均累及，伴不同程度的连续性进展。黏膜中性粒细胞浸润，隐窝炎，上皮变形，杯状细胞减少甚至消失，隐

表 17-1　UC 的镜下及组织病理学表现

类型	内镜下表现	组织学表现
典型	从直肠开始的连续性病变	隐窝结构改变；黏膜基底部淋巴、浆细胞浸润；越靠近远端炎症程度越重；无肉芽肿
不典型		
直肠赦免	直肠乙状结肠黏膜无典型的内镜下表现	与典型表现相同
短病程	从直肠开始的连续性病变	可能不会出现慢性炎症及隐窝结构扭曲，其他同典型表现
盲肠斑块	累及从直肠开始的左半结肠及盲肠	典型表现；盲肠验证部位活检可能为非特异性炎症
上消化道累及	胃内糜烂或小溃疡，但非匐行或纵行	散在或局灶的炎症，无肉芽肿（隐窝周围肉芽肿除外）
急性重症肠炎	从直肠开始的连续性病变	可有黏膜全层炎症或深溃疡，其他特征不典型；无淋巴细胞浸润，V 形的裂隙样溃疡

窝脓肿是活动性 UC 的表现，隐窝脓肿破溃到固有层或糜烂时可导致组织细胞的聚集，形成肉芽肿样结构，需注意鉴别。隐窝结构改变如腺体不规则分支和萎缩，伴局灶性或弥散的基底部浆细胞增多是慢性病变的表现。另外，隐窝上皮转化的增加导致杯状细胞减少和潘氏细胞化生。值得注意的是，在正常年轻儿童的远端结肠也可出现潘氏细胞化生。假息肉在 UC 中较常见，其柄较短，表面光滑，其广泛树枝样分支及融合可导致黏膜桥的形成。

（二）UC 不典型表现

儿童 UC 典型的表现不多见，有 5 种不典型病变。对于存在不典型 UC 表现的患儿，要依据临床、病理、内镜及血清学的综合表现进行诊断。

（三）UC 的回肠末端累及

全结肠累及的 UC 可在末端回肠出现轻度的回肠炎，但无肠腔狭窄及肉芽肿，即倒灌性回肠炎。倒灌性回肠炎最常见的组织学特点有：浅表溃疡伴片状的有中性粒细胞浸润的隐窝脓肿、轻度绒毛萎缩、黏膜固有层淋巴细胞浸润。

二、检查对象和时机

2018 年发布的 ESPGHAN 儿童炎症性肠病患者内镜检查意见书推荐：①在非急诊情况下对所有可疑 IBD 的患儿进行回结肠镜和食管胃十二指肠镜检查，不管有无上消化道症状。所见的各个消化道节段，包括内镜下未见病变的节段，均需进行多点活检（≥2）。内镜下的表现需完整描述。②UC 诊断后建议以下情况行回结肠镜评估：主要治疗改变（升阶梯或降阶梯）之前；有症状的患者中症状是否与炎症有关尚不清楚时；临床缓解期间出现粪钙蛋白升高时。③肠切除术后，内镜检查应在 6～12 个月后进行，以确定是否术后复发。④怀疑有结肠储袋炎时，尤其是第一次发作时，行结肠储袋镜（pouchoscopy）检查以确诊。⑤临床试验中推荐行回结肠镜下 UC 活动度评价（梅奥内镜评分及溃疡性结肠炎内镜严重指数 UCEIS）。⑥肿瘤监测：结肠恶性肿瘤是 UC 的长期并发症，因此需要定期的内镜检测。内镜监测建议在疾病静止期进行，以防假阳性。

三、检查前准备

（一）患者准备

理想状态是，事先告知儿童和家长内镜检查的过程，有条件的可观看内镜检查，并回答他们的疑问，减少他们关于操作的任何担心和焦虑。对内镜操作了解越多的儿童越少担心。焦虑的减轻甚至可减少静脉镇静药物的剂量。在高度紧张时，儿童友好型装饰的内镜房间以及年龄适当的录像和熟悉的面孔是很重要的。

全面筛查以鉴别潜在的镇静或麻醉的风险很重要。尽管黏膜活检后出血与外周血凝血功能轻度紊乱几乎没有关系，但是易出血体质可能要求提前准备配好血以备用。在怀疑心内膜炎或免疫抑制的儿童中，抗生素的预防性使用有价值。

（二）肠道准备

大剂量口服电解质清肠剂有明显的缺点，有引起水、电解质紊乱的可能。这些口服清肠剂的改进更易被儿童接受，如低容量不可吸收聚乙二醇的肠道准备方法在儿童患者中越来越受欢迎，而且耐受性好，无明显的电解质紊乱。

（三）监测和镇静

镇静的目标包括确保患者的安全，缓解焦虑、止痛、遗忘以及保证充足的检查时间。在儿童中关于上消化道镜和回结肠镜的检查过程中镇静和全身麻醉使用的优缺点已经争论了好几年。在所有年龄的患者中，由于回结肠镜检查的痛苦，使用深度镇静通常是必要的。当镇静时，复苏设备应放在易于获取的地方，由接受过儿童高级生命支持的 1～2 个医师负责保持气道的通畅，监测呼吸、心率、血压和氧饱和度，并注意严重的风险如低血压、呼吸功能下降甚至呼吸抑制等。目前尚缺乏全身麻醉较镇静有更高的并发症发生率的证据。事实上，全身麻醉中气道的管理更有效和安全。

四、内镜检查

（一）结肠镜检查

通常来说，成人结肠镜的直径较大，在儿童中使用低限是 3～4 岁和（或）12～15 kg，使用时需要特别小心，当有过度的抵抗时不要进镜，以避免结肠穿孔。与成人不同，在儿童中末发现结肠镜后菌血症，且并发症较少见。正常的结肠黏膜呈闪闪发光的肉粉色，并可见黏膜下血管分支网。黏膜表面光滑是健康结肠的特征，同时没有接触性出血、易脆性和渗出物。UC 的早期改变是弥漫性红斑及血管结构模糊不清（充血和水肿所致），伴易脆性，可发生接触性出血，散在的小溃疡可融合形成大溃疡。长期病变可引起假息肉的发生。

（二）胃镜检查

传统上，UC 仅累及结直肠，偶可累及回肠，然而，目前已发现上消化道炎症也可在 UC 中存在。另外有不少克罗恩患者误诊为 UC，因此目前不管是否存在上消化道症状，均常规推荐行胃镜检查。

（三）超声内镜

在成人中，肿瘤分期是超声内镜检查的主要指征；在儿童和青少年中，其指征包括怀疑存在起源于腺瘤的早期侵入性肿瘤，评估无蒂息肉的深度和范围以指导切除，评估结肠狭窄、瘘管和吻合口，评估 IBD 的范围和深度，评估血管病变的范围和深度，检查直肠和结肠在门静脉高压时的静脉曲张情况以及怀疑淋巴瘤时。

（四）胶囊内镜

不能排除克罗恩病时，胶囊内镜（CE）可作为 MRE 的补充检查手段。如果怀疑有肠道狭窄，或由于 CE 结果不确定需要活检时，建议行气囊辅助式小肠镜检查。

五、内镜下病情评估

内镜下评估对儿童和其监护者来说是非常有压力的，它要求儿科完全麻醉，因此限制了重复测试的可行性。2018 年欧洲克罗恩病及结肠炎组织（ECCO）和欧洲儿童胃肠病肝病及营养学会（ESPGHAN）推荐梅奥内镜评分（表 17-2）及溃疡性结肠炎内镜下严重指数（UCEIS）（表 17-3）用于儿科 UC。

表 17-2 梅奥内镜评分

炎症程度	内镜下表现
0 分	正常或无活动性病变
1 分	轻度：红斑，血管纹理减少，轻度易碎
2 分	中度：明显的红斑，无血管形态，易碎，侵蚀
3 分	重度：自发性出血，溃疡

表 17-3 溃疡性结肠炎内镜下严重指数 UCEIS 评分描述和定义

评估指标	里克特量表评分	定义
血管形态	正常（0）	正常血管形态，伴毛细血管网清晰或毛细血管边缘模糊或部分消失
	部分消失（1）	血管纹理部分消失
	完全消失（2）	血管纹理完全消失
出血	无（0）	无肉眼可见出血
	黏膜出血（1）	在镜端前见散在点状条状凝血分布与黏膜表面，可被冲脱
	轻度肠腔出血（2）	少量游离的肠腔积血
	中-重度肠腔出血（3）	在镜端前见明显的肠腔积血，或冲洗肠腔积血后见黏膜渗血或见黏膜持续渗血
糜烂，溃疡	无（0）	正常，未见糜烂、溃疡
	糜烂（1）	小的黏膜缺损≤5 mm，边缘扁平，黄白色
	浅表溃疡（2）	大的黏膜缺损 >5 mm，表面覆纤维苔的散在溃疡，虽表浅但不同于糜烂
	深溃疡（3）	深凿样的黏膜缺损，边缘隆起

第七节　诊断与鉴别诊断

2005 年欧洲儿童胃肠肝病和营养学会（ESPGHAN）炎症性肠病工作组制定了儿童炎症性肠病（PIBD）诊断的波尔图标准，2014 年做了修订。2010 年中华医学会儿科学会消化学组儿童炎症性肠病协作组发布了中国儿童炎症性肠病诊断规范共识意见。2018 年欧洲克罗恩病及结肠炎组织（ECCO）和欧洲儿童胃肠肝病及营养学会（ESPGHAN）联合制定了新的儿童溃疡性结肠炎管理指南。根据指南建议，儿童炎症性肠病（PIBD）的诊断需结合病史、症状、体征，实验室、影像学、内镜和组织病理学检查，排除感染性和其他非感染性结肠炎后综合诊断。

一、诊断步骤

（一）临床表现

UC 典型的临床表现为持续或反复发作的腹泻、黏液脓血便伴腹痛、里急后重和不同程度的全身症状，病程多在 4~6 周以上。全身表现有发热、生长迟缓、营养不良、青春发育延迟、继发性闭经、贫血等；另外 IBD 常合并胃肠道外表现，如关节炎、虹膜睫状体炎、肝脾大、皮肤红斑、坏疽性脓皮病等。

（二）内镜检查

内镜及黏膜活组织检查是 UC 的主要诊断依据。最近 ESPGHAN 指南建议同时行结肠镜、胃镜检查及肠黏膜多点活检（暴发型和重症患儿暂缓，但一般情况好转后需做）。UC 内镜及病理表现见内镜和组织病理学检查部分。

（三）其他检查

诊断 UC 需行相应检查排除其他疾病及评估病情。①病原检测：所有患儿行多次粪便涂片及培养排除细菌（包括沙门菌、志贺菌、耶尔森菌、空肠弯曲菌和艰难梭菌）感染、肠结核、阿米巴痢疾等；对疫区或旅游后的患儿行相应的不常见的病原和寄生虫进行检测。但需注意，检出病原并不能排除 IBD。②酌情使用钡剂灌肠，了解病变性质、程度及范围。③检测大便钙卫蛋白和乳铁蛋白以了解炎症的活动性。④血常规、ESR、CRP 和血浆蛋白水平、电解质、肝肾功能、凝血功能、25- 羟维生素 D、叶酸、维生素 B_{12} 等检测有助于病情和营养状态的评估。⑤筛选 ASCA、pANCA 有助于诊断及鉴别诊断。⑥免疫学相关检查评估免疫状态。⑦胸片、结核菌素试验等结核相关检查排除结核感染。

（四）PIBD 分类

有些 IBD 很难界定为 UC 还是 CD，2017 年 ESPGHAN 炎症性肠病工作组发布了最新的 PIBD 分级标准（图 17-1），将 PIBD 划分为 5 类：典型 UC、非典型 UC、IBDU、小肠 CD，结肠型 CD。PIBD 分级系统基于克罗恩病的 23 个典型特征（表 17-4），分为 3 级：①UC 不会出现的特征，应诊断为 CD（1 级特征）；②UC 中出现的概率极低（<5%，2 级特征）；③UC 中可能出现的但概率不高的特征（5%~10%，3 级特征）。PIBD 分级标准区分 UC 与 CD、IBDU 的灵敏度和特异性分别为 80% 和 84%，区分 CD 与 IBDU、UC 的灵敏度和特异性分别为 78% 和 94%。

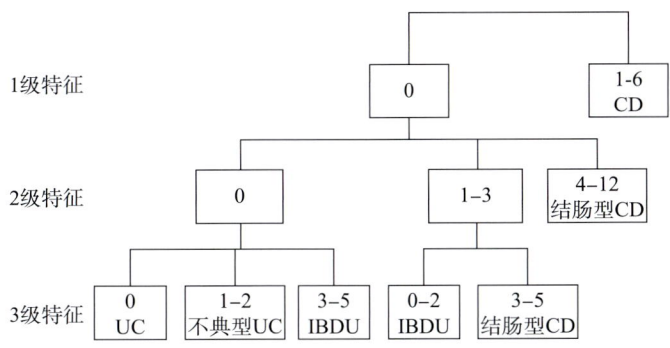

■ 图 17-1　根据表 17-4 PIBD 分级特征将儿童炎症性肠病（IBD）进行分类
注：UC，溃疡性结肠炎；不典型 UC，不典型溃疡性结肠炎；CD，克罗恩病；IBDU，炎症性肠病未分类；结肠型 CD，结肠型克罗恩病

表 17-4　PIBD 分级特征
特征

1级	1	胃肠道任何地方至少有一处形成典型的肉芽肿，远离破溃的隐窝
	2	小肠或上消化道（不包括胃）至少有一处深匐形溃疡、鹅卵石样改变或狭窄*
	3	瘘管病（肠内或肛周）
	4	大的炎性肛周皮赘
	5	影像学显示空肠或回肠肠袢增厚，或胶囊内镜显示明显小肠炎症，不同于倒灌性回肠炎
	6	盲肠正常回肠炎（不同于倒灌性回肠炎）#
2级	7	未接受治疗的患者出现内镜和显微镜下正常的跳跃病变（不包括直肠保留和盲肠修补）
	8	完全直肠赦免（内镜及显微镜下）
	9	炎症黏膜间内镜下正常的肠黏膜在显微镜下存在炎症（即相对斑块）
	10	其他原因（如乳糜泻，长期 GCS 治疗或生长 GCS 缺乏等）无法解释的显著的生长迟缓（身高<-2SD）
	11	非重症结肠炎时结肠全层炎症
	12	小肠、十二指肠和食管（不包括胃和结肠）的任何部位不能用其他原因（如幽门螺杆菌、非甾体抗炎药和腹腔疾病）解释的小而浅的溃疡&

		特征
	13	胃或结肠（整肠黏膜背面）不能被其他原因（如幽门螺杆菌及NSAIDs）引起的多个（≥5）小而浅的溃疡（包括阿弗他溃疡）
	14	可与倒灌性回肠炎共存的回肠炎，但在盲肠中存在轻度炎症
	15	pANCA阴性，ASCA阳性
	16	逆向梯度的黏膜炎症，近端病变重于远端（除外直肠保留）
	17	严重的胃或十二指肠水波纹样改变，其他原因无法解释（如乳糜泻和幽门螺杆菌）
	18	胃部深溃疡（至少1例）或严重的鹅卵石样改变，其他原因无法解释（如非甾体抗炎药和乳糜泻）
3级	19	局灶性慢性十二指肠炎
	20	活检1处局灶性活动性结肠炎
	21	结肠或胃部有几处（＜5处）阿弗他溃疡
	22	非血性腹泻
	23	组织学上局灶性增强的胃炎

注：* 胃部深溃疡或严重鹅卵石样改变，计分如18；十二指肠或食管有小而不深的溃疡，计分如12
盲肠轻度炎症，计分如14
& 溃疡深，计分如2

（五）表现为结肠炎的极早发型IBD

2岁以下的婴儿应排除变应性结肠炎、免疫紊乱和单基因突变所致结肠炎。由于没有特异性的生物学实验证实过敏性结肠炎，只有成功的饮食回避试验才有助于诊断，并可根据临床情况提出建议，特别是在1岁以下的儿童。儿童期任何年龄段中出现不常见的疾病进展、反复感染病史、嗜血细胞性淋巴组织细胞增生症、对IBD的多种治疗无反应，均提示潜在的基因缺陷，建议行基因和（或）免疫学分析。可行以下相关检查鉴别诊断：①全血细胞计数：中性粒细胞减少症、淋巴细胞减少症、血小板减少症；②淋巴细胞亚群分析：T/B细胞缺陷、调节性T细胞缺陷（Foxp3，CD25）；③体液免疫相关抗体IgG/A/M/E：重症联合免疫缺陷（SCID）、常见变异型免疫缺陷病（CVID）、B细胞缺陷、无丙种球蛋白血症、高IgM/IgE综合征；④氧化应激检测：慢性肉芽肿病（CGD）；⑤功能测试：IL-10信号传导缺陷、X连锁凋亡抑制蛋白（XIAP）缺乏；⑥基因检测：候选基因分析可疑缺陷或已知缺陷的确认；全外显子或基因组测序寻找新突变。

二、鉴别诊断

（一）克罗恩病

详见 PIBD 分类。

（二）急性细菌性肠炎

各种细菌感染，常有流行病学特点（如不洁食物史或疫区接触史），急性起病常伴发热和腹痛，具有自限性（病程短，数天至 1 周，一般不超过 6 周）；粪便检出病原体；抗生素治疗有效。但需注意即使有病原体检出，并不能完全排除 UC，注意 UC 合并感染可能。

（三）阿米巴肠病

有流行病学特征，果酱样粪便，结肠镜下见溃疡较深、边缘潜行，间以外观正常的黏膜，确诊有赖于粪便或组织中找到病原体，非流行区患者血清阿米巴抗体阳性有助于诊断。高度疑诊病例采用抗阿米巴治疗有效。

（四）肠道血吸虫病

有疫水接触史，常有肝脾大。确诊有赖于粪便检查，见血吸虫虫卵或孵化毛蚴阳性。急性期结肠镜下可见直肠、乙状结肠黏膜有黄褐色颗粒，活检黏膜压片或组织病理学检查见血吸虫虫卵。免疫学检查有助于鉴别。

（五）其他

有时还需要与过敏性结肠炎、肠道结核及原发性 CMV 肠道感染、乳糜泻、嗜酸性粒细胞胃肠炎、原发性或获得性免疫缺陷性疾病、自身免疫性肠病、肠道肿瘤（特别是肠道淋巴瘤）及血管疾病如过敏性紫癜（HSP）等相鉴别。

第八节　病情评估与药物治疗

一、病情评估

治疗前需评估及预测疾病的活动度，临床试验中推荐行回结肠镜下 UC 活动度评价（梅奥内镜评分及溃疡性结肠炎内镜严重指数 UCEIS），也建议用于临床实践中，但儿童 UC 一般以临床评估为主，采用儿童溃疡性结肠炎活动指数（pediatric ulcerative colitis activity index，PUCAI）评分。ESPGHAN2018 年儿童溃疡性结肠炎管理指南推荐通过 PUCAI 进行疾病严重性及活动度评估，初次治疗前需结合肠镜评估，临床与肠镜不符时以肠镜为准。一旦确诊及治疗后，疾病复发并不严重时并不常规推荐进行结肠镜检查，因为众多研究表明儿童溃疡性结肠炎活动指数（PUCAI）

与内镜评估相近（表 17-5）。只有当治疗方案重大调整、癌症监测或患儿粪钙卫蛋白升高，但无法明确是否与疾病活动相关时才考虑结肠镜检查。PUCAI < 10 分定义为临床缓解，10～34 分为轻度，35～64 分为中度，≥65 分为重度。PUCAI 变化至少 20 分或进入缓解期提示临床治疗有效。

表 17-5 儿童溃疡性结肠炎活动指数（PUCAI）

项目	评分
1. 腹痛	
无痛	0
可以忽略的疼痛	5
不能忽略的疼痛	10
2. 肠出血	
无	0
少量，见于少于半数大便	10
少量，见于大多数大便	20
大量，占大便容量的 50% 以上	30
3. 大多数大便的黏稠性	
成形的	0
部分成形	5
无全不成形	10
4. 每 24 h 大便次数	
0～2	0
3～5	5
6～8	10
>8	15
5. 夜间大便	
无	0
有	10
6. 活动限制	
无活动限制	0
偶尔的活动限制	5
严重的活动限制	10
PUCAI 总分（0～85 分）	

二、分层分度治疗

UC 药物治疗分为诱导缓解和维持治疗，按照病情程度采取相应治疗措施。2018 年 ESPGHAN 儿童溃疡性结肠炎管理指南推荐根据 PUCAI 分度及全身状况选择治疗方案，具体流程见图 17-2。

（一）轻中度 UC 的治疗

美沙拉嗪是轻中度 UC 诱导和维持缓解的一线用药，口服无效时，可以加用灌肠剂型和（或）改为局部应用 GCS。对于中重度或轻中度的非住院患儿，当优化的美沙拉嗪治疗方案无效时，可口服 GCS 诱导治疗。如果口服 GCS 1～2 周无缓解，可以考虑静脉注射 GCS。在难治性非重症病例中，替代入院治疗的另一种选择是门诊进行 IFX 治疗（尤其是嘌呤类药物和美沙拉嗪治疗失败的患儿），某些患儿也可以选择口服他克莫司治疗。接受静脉注射 GCS 的患儿通常应逐渐减停并改为 AZA 治疗。几乎所有的 UC 患儿都必须无限期接受维持治疗。对 GCS 治疗无应答、对美沙拉嗪和 AZA 类药物失应答或者无法耐受的患儿可以行抗 TNF 治疗。需要抗 TNF 治疗达到诱导缓解的患儿应继续这种方案维持治疗，如果未用过 AZA，可在 6～12 个月深度缓解后降阶梯至 AZA 类药物。对于抗体形成导致的 IFX 继发性失应答，可选用 GLM 或 ADM。在原发性抗 TNF 无应答、足够药物浓度情况下出现继发性失应答或抗 TNF 相关不良反应，可以选择 VDZ。建议在任何重要治疗改变前进行内镜评估。最后，结肠切除术是一个可行的治疗选择，无论何时考虑升阶梯治疗时，都需要讨论结肠切除术。

（二）急性重症结肠炎的早期处理

急性重症结肠炎（ASUC）应排除感染，包括细菌、病毒和寄生虫（如隐孢子虫和阿米巴病）。如有发热、其他家庭成员感染或非出血性腹泻；阿米巴疫区或近期去过这些地方则应进行粪便阿米巴检测；粪便细菌培养（包括艰难梭菌毒素 A 和 B），在合并艰难梭菌感染的严重 UC 中，口服万古霉素（每次 10 mg/kg，成人剂量每次 125～250 mg，每日 4 次，疗程 10～14 d）应作为一线治疗。没有口服万古霉素时，可口服甲硝唑（7.5～10 mg/kg，每日 3 次，最大量 2 g/d，疗程 10～14 d）。对静脉 GCS 治疗 3 d 无反应的儿童应排除 CMV 肠炎。确定 CMV 感染最好的方法是通过乙状结肠镜获得黏膜活检标本，使用苏木精伊红和免疫组织化学两种方式染色。PCR 阳性但没有包涵体或染色阴性不足以诊断 CMV，因为 PCR 缺乏特异性。对 CMV 肠炎，予更昔洛韦治疗每次 5 mg/kg，每天 2 次，疗程 21 d。数天内起效，如无效则应考虑其他治疗方法。儿童 ASUC 管理流程见图 17-3。

ASUC 治疗首选静脉 GCS（IVCS）治疗［甲泼尼松龙 1 mg/（kg·d），最大剂量 40 mg/d，对于更严重的以及入院前口服 GCS 治疗失败的儿童，应保持较高剂量

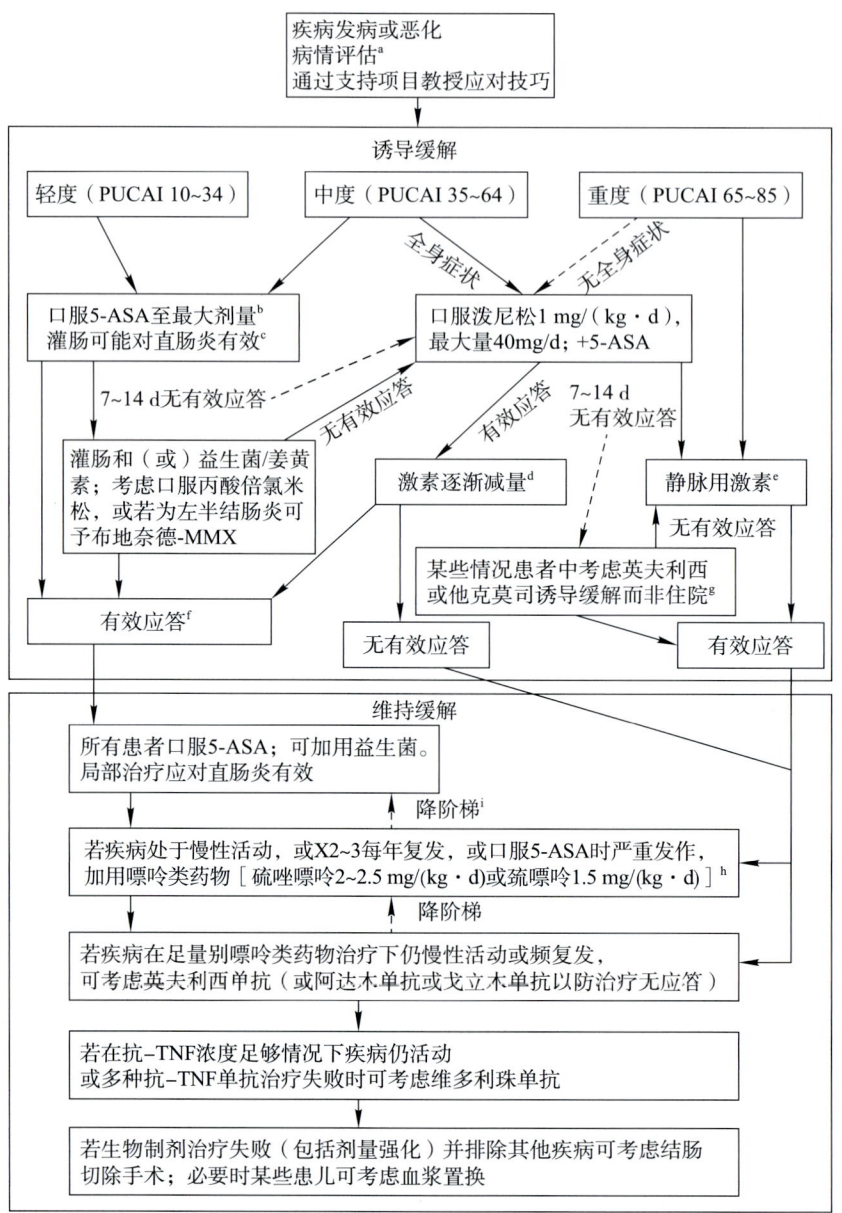

■ 图 17-2　儿童 UC 治疗流程图

注：a. 评估疾病活动性时注意排除以下因素：感染性结肠炎（包括 CMV 和艰难梭菌）、5-ASA 相关结肠炎、乳糖不耐受、肠易激综合征、腹腔疾病。b. 5-ASA 剂量为 60～80 mg/（kg·d），最大量 4.8 g/d。每日 1 次与每日 2 次服药疗效相当。c. 5-ASA 灌肠（每天 1 g 和更高剂量灌肠疗效相当）比 GCS 灌肠更有效。灌肠应取左侧卧位。液体灌肠比泡沫和栓剂更难耐受，但更适合全结肠炎。d. 如果在治疗 7～10 d 之后没有改善（即 PUCAI 降低 < 20 分），或者在任何时候 PUCAI 提高 20 分及以上，考虑治疗升阶梯。避免 GCS 依赖。e. 见急性重症结肠炎部分。f. 有效应答被定义为 PUCAI 至少下降 20 分，但诱导治疗的最终目标是完全缓解。g. 例如既往对 GCS 不耐受或者耐药，或硫嘌呤类药物维持治疗失败后，选用英夫利西单抗。h. 检测 TPMT 基因分型或酶活性，2～3 个月后测 6-TG 和 6-MMP 水平，可有助于优化硫嘌呤类药物剂量。i. 如果英夫利西单抗用于未接受过硫嘌呤类药物治疗的患儿，可加用硫嘌呤类治疗，如果能到达完全缓解，英夫利西单抗可在 4～8 个月后停用。对于部分患儿，如果 5-ASA 治疗既往没有失败过，并且经过一段时间的持续缓解后，可考虑降阶梯至 5-ASA

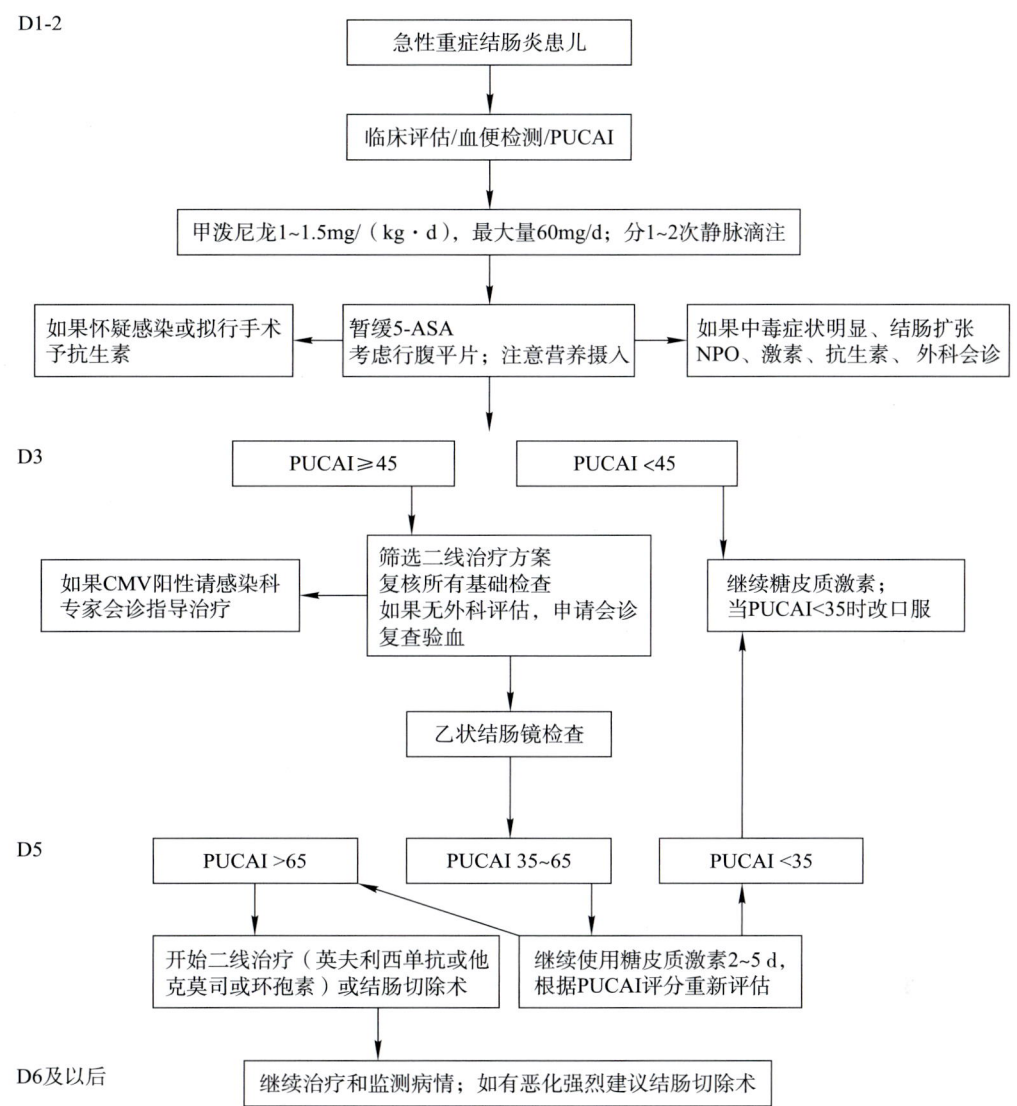

■ 图 17-3 急性重症小儿溃疡性结肠炎的管理流程

注：血便检测包括全血细胞计数，电解质，肝酶，白蛋白，C反应蛋白，红细胞沉降率，血培养，粪便培养，病毒和艰难梭菌毒素；NPO：术前禁食

1.5 mg/（kg·d），最大剂量 60 mg/d]，治疗期间每日评估病情，根据病情采取下一步诊疗方案（具体流程见图 17-3）。应避免使用 NSAIDs。考虑到会诱发巨结肠的长远风险，阿片类药物的使用应特别谨慎，并密切监测，应用剂量不应超过相当于吗啡 0.1 mg/kg 的剂量。如果出现严重或进行性加重腹痛，应考虑肠穿孔或中毒性巨结肠。大多数 ASUC 病例应继续规律饮食。如果不能耐受口服喂养或营养不良，可以使用肠内营养（不耐受肠内营养可用肠外营养），巨结肠或即将手术时禁忌口服或肠内喂养。电解质失衡（尤其是低钾血症和低镁血症）可促进结肠扩张。因此，应根

据基线值和临床状态至少 1~3 d 监测一次电解质。

应警惕中毒性巨结肠，入院时腹部 X 线应成为常规检查，特别是对于腹痛、腹胀和全身中毒表现明显的患儿。横结肠直径 > 56 mm（或 < 10 岁的儿童 > 40 mm）且有全身毒性症状可诊断为儿童中毒性巨结肠。用于诊断儿童中毒性巨结肠的全身毒性特征包括发热、心动过速、脱水、电解质紊乱、意识状态改变和低血压；GCS 可能掩盖腹膜炎体征。除了 GCS，中毒性巨结肠的起始治疗包括静脉补液，静脉用抗生素（覆盖革兰阴性和厌氧细菌，如氨苄青霉素、庆大霉素和甲硝唑），肠道休息和手术准备。诊断中毒性巨结肠应立即请外科医师评估是否手术治疗，非手术治疗只应在临床情况稳定和能密切监测的高度专业化的中心进行；如果 24~72 h 没有明显改善，建议紧急进行结肠切除术。

由于 ASUC 期间发生静脉血栓栓塞事件（VTE）风险较高，青少年 ASUC 患者当存在以下一种或多种危险因素时，建议使用低分子量肝素（LMWH）抗凝治疗：吸烟、口服避孕药、完全制动、留置中心静脉导管、肥胖、伴明显感染（如呼吸道、尿道、皮肤和腹腔内）、已知促血栓形成疾病、既往 VTE 病史和 VTE 家族史。在青春期前儿童中是否使用抗凝需进一步评估血栓预防的安全性和有效性。因此，对于至少有两种危险因素的患者可考虑进行血栓预防。

（三）维持期的评估与监测

通常需于 3 个月内进行早期评估，症状明显或疾病恶化时，需进行早期干预。是否需要升阶梯治疗应在 Mayo 内镜评分 0~1 的基础上、在当前治疗的基础上个体化制定（如美沙拉嗪加量或加用灌肠）；升阶梯治疗同样需考虑症状和病变范围（Mayo 1 分的短节段病变可能只需密切监测，而广泛病变可能需升阶梯治疗）。应至少测定 2 次钙卫蛋白，再考虑结肠镜检查。由于组织学缓解滞后于内镜改善，钙卫蛋白检查可能要延迟到 4~6 个月。儿童 UC 缓解期评估和监测见图 17-4。

三、常用药物

（一）氨基水杨酸类制剂

氨基水杨酸类制剂包括传统的 SASP 和其他各种不同类型的 5-ASA 制剂。SASP 疗效与其他 5-ASA 制剂相似，但不良反应远较 5-ASA 制剂多见。尚缺乏证据显示不同类型 5-ASA 制剂的疗效有差异。口服 5-ASA 被推荐作为轻 - 中度 UC 的一线诱导缓解和维持治疗。5-ASA 口服联合直肠局部给药比单独口服治疗更有效，而且 5-ASA 直肠局部治疗优于 GCS 局部治疗。对于轻 - 中度溃疡性直肠炎（儿童中并不常见）建议维持单独的直肠局部治疗。儿童 5-ASA 的药代动力学与成人相似。口服美沙拉嗪剂量为 60~80 mg/（kg·d），最大量 4.8 g/d。每日 1 次与每日 2 次服药疗效相当。有效诱导缓解的剂量应继续作为维持缓解的剂量。在持续缓解数月后，可

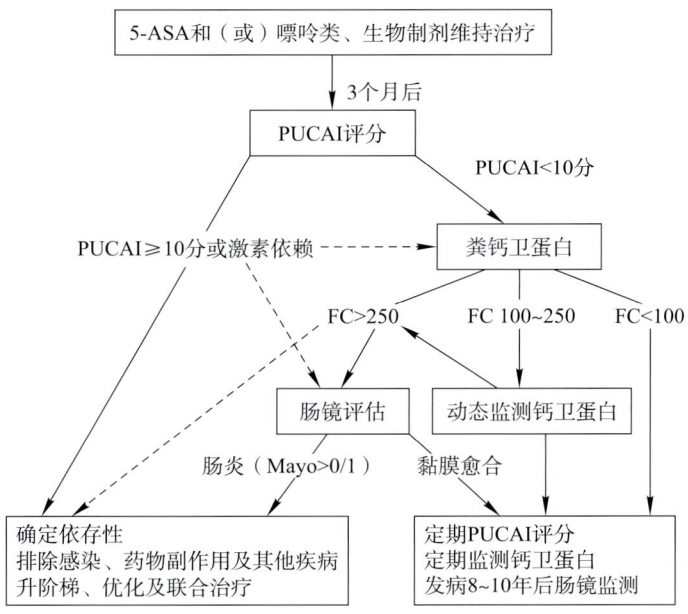

■ 图 17-4　维持期评估与监测

注：FC 单位，μg/g

考虑在建议剂量的范围内减量。美沙拉嗪直肠给药剂量为 25 mg/（kg·d）至 1 g/d，也有使用超过 4 g/d 的高剂量直肠给药，但研究显示超过 1 g 后疗效并不能提升。5-ASA 栓剂用于局限性直肠炎，而泡沫和液体的 5-ASA 灌肠剂适用于全结肠炎。以 PUCAI 指数作为评价标准，美沙拉嗪对 35%～55% 的患儿有缓解作用，治疗 2～3 周疗效不佳的患儿应考虑调整治疗方案。5-ASA 的急性不耐受常出现在治疗的第 1 个月，表现为溃疡性结肠炎病情的恶化，停药数天症状缓解，再次应用复发者应停药。直肠给药也会出现不耐受的症状。对难治性或不耐受 5-ASA 和 GCS 的溃疡性直肠炎患者，可考虑行他克莫司的局部治疗［建议剂量为 0.07 mg/（kg·d），成人试验的最大剂量为 3 mg/d］。

（二）GCS

口服 GCS 应作为 5-ASA 治疗无效的轻中度 UC（口服 ± 直肠给药）的二线药物，也可作为中度 UC 病变范围中病情较重者的一线用药。重度 UC 患儿通常应静脉输注 GCS。实验室检查正常或接近正常的重度 UC 患儿（即 PUCAI≥65），可考虑短期口服 GCS 治疗。5-ASA 难治的轻度 UC 患儿，可在应用口服泼尼松之前选用全身副作用更小的二代口服 GCS，如二丙酸倍氯米松（BDP）和布地奈德 -MMX；布地奈德 -MMX 一般仅用于治疗左半结肠型结肠炎。不推荐应用 GCS 来维持缓解，应采取 GCS 减量策略。推荐口服泼尼松龙，泼尼松的剂量为 1 mg/（kg·d）（最多 40 mg），每天 1 次，维持 2～3 周，然后逐渐减量，持续 8～10 周。GCS 晨起顿服给药与相同剂量一天多次给药的疗效等同。在体重 > 30 kg 的患儿中，BDP 的用量是每天 1 次，每次 5 mg，持续 4 周；布地奈德的用量是每天 1 次，每次 9 mg，持续 8 周。尚无体重 < 30 kg 儿童的给药方案。目前尚无证据证明 BDP、布地奈德这两种药物需要逐渐减停，但已经发表的突然停药的随机对照试验结果还是建议在 2 ~ 4 周逐渐减量。

口服 GCS 或 5–ASA 治疗 8 周后，87% 的患者获得临床缓解，40% 获得内镜下缓解，15% 获得组织学缓解，但这两种治疗方法的效果并无显著差异。口服 GCS 治疗儿童活动性 UC 有 14% ~ 49% 发生 GCS 依赖。GCS 依赖是指虽能维持缓解，但 GCS 治疗 3 个月内强的松仍不能停药，或停用 GCS 3 个月内复发，需要再次使用 GCS。儿童的 GCS 依赖比成人高（成人约 8%），避免 GCS 依赖的策略包括 5–ASA 的优化、辅助灌肠治疗以及升阶梯为硫嘌呤或生物制剂。UC 患儿比成人可能有更多的 GCS 相关并发症，包括生长抑制、骨密度减低、肾上腺抑制、痤疮、青光眼和白内障等，因此限制了其在儿童和青少年中的使用。除了副作用外，GCS 抵抗和 GCS 依赖也较常见。目前的趋势是在儿童和成人 IBD 中减少甚至是避免使用 GCS。

（三）免疫调节剂

嘌呤类药物包括 AZA 和 6–MP，具有免疫抑制和淋巴细胞毒性，单独应用在诱导成人 UC 缓解方面并不比安慰剂更有效，但在预防复发方面疗效优于安慰剂，在儿童 UC 的维持缓解中可能比 5–ASA 更有效。因此，嘌呤类药物不用于 UC 患儿的诱导缓解，在维持缓解方面基于安全性考虑，一般用作 5–ASA 治疗失败后的二线药物。推荐嘌呤类药物用于以下 UC 患儿的维持缓解治疗：GCS 依赖；5–ASA 不耐受；优化 5–ASA 治疗后仍频繁复发（每复发 ≥2 次）的患儿。ASUC 患儿出院后也应考虑使用嘌呤类药物来维持缓解。

临床实践中，药物遗传学和代谢物检测的应用可提高 UC 儿童对抗代谢治疗的整体临床应答率，减少疾病复发及降低结直肠癌的发病风险，并减少抗代谢物导致的不良反应风险。鼓励通过监测 *TPMT* 基因型或表型来识别严重骨髓抑制风险较高的患儿。对于正常 TPMT 的患者，嘌呤类药物剂量应为 2 ~ 2.5 mg/（kg·d）（AZA）和 1 ~ 1.5 mg/（kg·d）（6–MP）。*TPMT* 基因杂合突变或 TPMT 低活性的患儿应减少剂量，而 *TPMT* 基因纯合突变或实验室确定 TPMT 活性非常低的患儿则禁用嘌呤类药物。嘌呤类药物应用期间应常规监测血常规及肝功能：建议在第 1 个月内每隔 1 ~ 2 周定期监测；之后每月 1 次；3 个月后每 3 个月 1 次。应指导使用嘌呤类药物和其他免疫抑制药物的家庭注意防晒。

AZA 和 6–MP 的代谢物 6–TGN（活性成分）和 6–MMP 的浓度检测有助于治疗中疗效的监测和为转换治疗提供依据。推荐对以下患儿监测嘌呤代谢产物的浓度：服用稳定剂量的嘌呤类药物但患者的应答不完全；患儿出现白细胞减少或转氨酶升高等副作用；或怀疑患儿的依从性较差。6-TGN 的浓度在 235 ~ 450 pmol/8 × 10⁸ RBC 和 6-MMP < 6 700 pmol/8 × 10⁸ RBC 为嘌呤类药物治疗的最佳剂量。嘌呤类药物联用 5-ASA 时，因为 5-ASA 可抑制 TPMT 活性，从而增加 6-TGN 活性代谢产物的浓度，从而增加嘌呤类药物的骨髓毒性。直到治疗 10 ~ 12 周后，嘌呤类药物的最大疗效才可能显现。对一种嘌呤类药物有胃肠不耐受或出现流感样反应的患者，可以减少剂量或转换为另一种嘌呤类药物。有限数据显示，将日剂量一分为二，可缓解 TPMT 高活性患者的胃肠道反应及肝毒性。临床出现严重骨髓抑制或胰腺炎的患者应停用嘌呤类药物。

嘌呤类药物治疗达 12 周，6-TGN 水平已足量，但疾病仍处于活动期的患儿应考虑调整治疗方案。在高活性 TPMP 导致高 6-MMP（通常与转氨酶升高有关）和低 6-TGN 的情况下，有经验的单位可考虑减少巯嘌呤类药物的剂量（减为初始剂量的 25% ~ 30%），并考虑联用别嘌呤醇。患儿体重 < 30 kg，别嘌呤醇每日剂量为 50 mg；体重 > 30 kg，别嘌呤醇每日剂量为 100 mg，最大剂量为 5 mg/kg。必须密切监测患儿药物毒性增加的风险。

应谨慎权衡停药的益处以及复发增加的风险。患儿在长期治疗（至少 1 年）后获得持续的临床缓解，在确保达到黏膜愈合，最好是在获得组织学缓解后，可考虑停用嘌呤类药物。停用嘌呤类药物后，继续用 5-ASA 治疗可能有助于患儿的维持缓解（特别是从未用过 5-ASA 者）。当其他替代药物不可行或不可用时，对嘌呤类药物无反应或不耐受的 UC 患儿可考虑应用甲氨蝶呤。

对门诊 UC 患儿，口服 FK-506 可替代 GCS 成为桥接嘌呤类药物或维得利珠单抗。因为达到起效的时间较长，初期应达到较高的血清谷浓度（10 ~ 15 ng/mL），之后逐渐降低谷浓度水平（5 ~ 10 ng/mL，最终减为 2 ~ 5 ng/mL）以避免严重副作用的发生。UC 患儿可受益于长期低剂量的治疗（即药物靶目标水平为 2 ng/mL），但应仔细考虑他克莫司的潜在毒性，也需注意该方案仅有有限的证据支持。

（四）生物制剂

TNF-α 是主要的炎症因子，而 IFX 是人鼠嵌合型的针对 TNF-α 的 IgG1 单克隆抗体，其作用除了中和 TNF-α 外，也阻止白细胞迁移，诱导 T 淋巴细胞和单核细胞凋亡以及补体依赖的细胞毒性及抗体依赖的细胞毒性。主要用于不能被 5-ASA 和嘌呤类药物控制的慢性活动或 GCS 依赖 UC 的诱导和维持缓解。在抗 TNF-α 治疗前，结合病史、胸片、结核菌素试验或干扰素释放试验排除潜伏结核，也建议对乙肝、丙肝、水痘 – 带状疱疹病毒和艾滋病病毒进行适当的筛查。

在 UC 患者中（国内用生物制剂的时候，儿童患者一般都是收住入院的），IFX 最初应以 5 mg/kg 的剂量给药（在第 0、2 和 6 周），随后每 8 周给药 5 mg/kg 以维持治疗。对于体重较轻（< 30 kg）或 BMI 较高，且存在较高炎症负担和低蛋白血症的患儿，

应考虑较高的初始剂量。维持期间保持血药浓度 3 ~ 7 μg/mL。如果诱导剂量耐受良好且剂量稳定，快速输注（超过 1 h）似乎与传统慢速输注一样安全有效。为减少 IFX 抗体的产生，IFX 最好与一个免疫调制剂（大多为嘌呤类药物）联用，并且能提高未接受过嘌呤类药物治疗患儿的治疗有效性。6 个月后在确保 IFX 浓度 3 ~ 7 μg/mL 后，可考虑停用免疫抑制剂，尤其是对男孩。对于持续存在远端结肠炎症状的患者，尽管有最优的抗 TNF-α 治疗，加用直肠局部治疗（最好是 5-ASA）可能是有益的。

ADM 或 GLM 可用于最初有应答但随后失去应答或无法耐受 IFX 的患儿，对 IFX 初始治疗无应答的 UC 无效。VDZ 可在抗 TNF 失败后用于慢性活动性或 GCS 依赖性患儿的二线生物治疗。维得利珠是一种人源化的抗 α4β7 整合素，通过特异性抑制肠道 T 淋巴细胞向组织迁移而抑制肠道炎症。ADM、GLM 及 VDZ 与嘌呤类药物联用尚有争议，通常被用于单一治疗。ADM 在体重 > 40 kg 患者的初始剂量为 160 mg，2 周后为 80 mg，然后每 2 周 40 mg 维持。幼儿的最佳剂量还不确定，根据体表面积推算，诱导剂量 92 mg/m^2，2 周后 46 mg/m^2，随后每 2 周 23 mg/m^2 维持。维持期间的目标浓度在不同的研究中为 > 5 ~ 8 μg/ml。GLM 在体重 > 45 kg 患者中，诱导剂量第 0 周为 200 mg，第 2 周减为 100 mg。低体重儿童一般按体表面积计算，诱导剂量第 0 周为 115 mg/m^2，第 2 周减为 60 mg/m^2。维持治疗 4 周 1 次，体重 > 45 kg 者 100 mg，< 45 kg 者 60 mg/m^2。维持期间的目标浓度 > 2 μg/ml。维得利珠剂量（5 mg/kg，最大 300 mg，在第 0 周，第 2 周，第 6 周，之后每 8 周一次），体重 < 30 kg 者，最好按体表面积计算（即 177 mg/m^2）。维得利珠治疗 UC 在第 6 周一般已有反应，但完全有效的反应可能要到第 14 周才能显现，在部分反应的患儿中，维持间隔可能需要缩短至 4 周。在诱导后（如 IFX 在第 14 周和 ADA 在第 8 周）测量药物浓度和抗药物抗体水平可以帮助优化治疗。评估抗 TNF-α 治疗效果不满意时，药物浓度监测很有用，以指导剂量的增加或转向另一种生物制剂（图 17-5）。目前，尚无足够资料提出何时可以停用抗 TNF。对抗 TNF 维持治疗达 1 年，维持无 GCS 缓解伴黏膜愈合和 CRP 正常者，可考虑停用 IFX，继以免疫抑制剂维持治疗。对停用抗 TNF 后复发者，再次使用抗 TNF 可能仍然有效。

（五）其他疗法

选择性白细胞吸附疗法（主要机制是减少活化或升高的粒细胞和单核细胞）、粪菌移植、发芽的大麦食品、ω-3、芦荟草药和静脉注射的免疫球蛋白等均不建议常规用于儿童 UC。抗生素不应常规用于诱导或维持儿童 UC 的缓解，但合并感染或储袋炎时建议使用抗生素治疗。益生菌剂（如 VSL#3、大肠埃希菌 Nissle 1917）可作为一种佐剂用于 5-ASA 不耐受的轻度 UC。姜黄素被认为是可用于诱导和维持轻至中度 UC 临床缓解的一种附加疗法。姜黄素（姜黄的有效成分）的用法用量尚未在

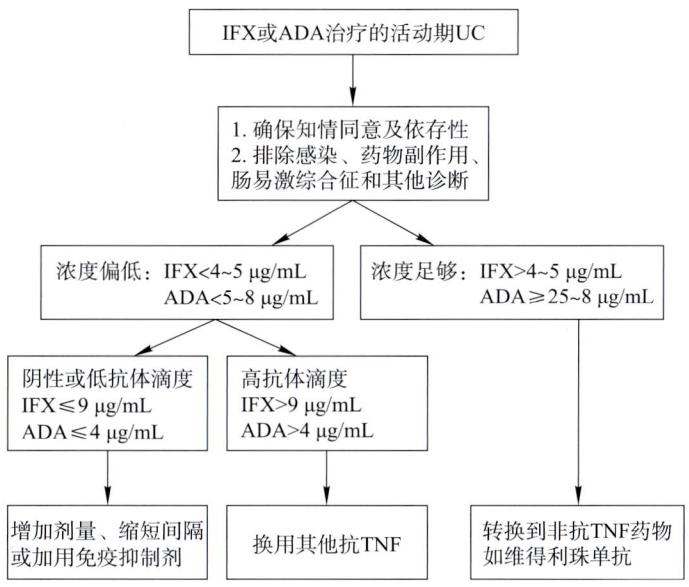

■ 图 17-5　生物制剂治疗 UC 的评估及优化策略

注：不同的国家使用不同的检测试剂盒，可有不同的临界值；药物浓度和抗抗体水平应做相应的调整

儿童中建立，但有证据表明，达到 4 g/d 的诱导和 2 g/d 的维持治疗均是安全的。有临床试验诱导剂量如下：体重 > 30 kg，4 g/d；体重 20 ~ 30 kg，3 g/d；体重 < 20 kg，2 g/d。均分 2 次口服。维持治疗剂量可减半。

（六）关节炎的处理

有一部分肠外表现与肠道疾病活动相关，例如结节性红斑、外周性关节炎，而另一些则单独发生如坏疽性脓皮病、葡萄膜炎、强直性脊柱炎和 PSC。有研究表明 6% ~ 17% 诊断为 UC 的儿童，特别是 5 岁以上的 UC 儿童，存在 1 个或更多肠外表现，并且随着疾病进展增加到接近 50%。IBD 的关节病变可以是中轴性的（骶髂关节炎或强直性脊柱炎），也可以是外周性关节炎，通常为急性和自限性，血清学阴性而且无关节变形。在儿童中，关节炎的患病率几乎是成人的 2 倍，且女性发病更高更明显。急性外周性关节炎通常与活动性 IBD 有关，治疗应以诱导肠道疾病的缓解为主，柳氮磺胺吡啶应作为外周性关节炎的一线治疗，其次是抗 TNF 制剂。诊断中轴性脊柱关节炎或骶髂关节炎是基于典型的临床症状，如进行性腰背痛、臀部和大腿疼痛以及影像学异常（最常用的是 MRI）。治疗骶髂关节炎需要与风湿科医师密切合作，如果需要治疗关节炎，非甾体抗炎药应短时间、低剂量使用，以减少 IBD 加重的风险。

第九节　肿瘤监测与预防

结肠恶性肿瘤是 UC 的长期并发症，在 UC 发病 10 年后其发生风险以每年高于普通人群的 1% 递增，所以推荐发病 10 年后开始肠镜监测，如果存在高危因素可在大于 16 岁儿童中提前至发病 8 年后监测。高危因素：全结肠炎；长期结肠炎高负荷（严重性和慢性因素）；一级亲属中 50 岁前发生结直肠癌。具体监测间隔：高危人群（＞2 个高危因素）每年监测 1 次；中危人群（1~2 个高危因素）每 3 年监测 1 次；没有任何危险因素的人群每 5 年 1 次。

合并原发性硬化性胆管炎的 IBD 患者患恶性肿瘤的风险更大，例如在合并 PSC 的 UC 患者中结直肠癌和胆管癌占 8%~30%。儿童 IBD 中 PSC 的患病率在诊断后 10 年为 1.6%，但是如果进行系统筛查测试，则高达 3%。UC 发生 PSC 的概率是 CD 的 3 倍，并且与儿童的年龄相关。PSC 可能发生在 IBD 发病前几年，甚至在结肠切除术后也可能发生。胆管不规则、多发局部狭窄和扩张是 PSC 的特征，可能进展为肝硬化，最终需要肝移植。存在胆汁淤积时，可出现肝酶慢性升高，所有 UC 患儿应至少每年监测一次转氨酶和 γ-GGT，必要时进行腹部超声和磁共振胰胆管成像（MRCP）检查，筛查 PSC 和自身免疫性肝炎。内镜下逆行胰胆管造影（ERCP）推荐用于治疗性干预。另外，有指征时需要行肝活检。在某种程度上由于自身免疫性肝炎 / 重叠综合征在 PSC 患儿中并不罕见，因此在这种情况下考虑行肝脏活检时，应降低标准。确诊 PSC 开始每 1~2 年进行结肠镜、CA199 和肝脏超声 /MRCP 监测。年龄越大，结肠肿瘤的风险则越高，推荐利用新的结肠镜技术在异常病变部位进行靶向活检。但 12 岁以下 UC 患儿出现 CRC、胆管癌的情况罕见，因此可以推迟监测，同时根据风险因素（疾病持续时间、家族史、随时间变化疾病的严重程度以及病变范围）采用个体化方案。

没有药物被证明可以减少从 PSC 诊断到肝移植或胆管癌发展的时间。熊去氧胆酸的益处仍然存在质疑，如果使用，应选低剂量［10~15 mg/（kg·d）］或者可以考虑口服万古霉素（通常每日 35 mg/kg，最大 1 500 mg，分 3 次，疗程 12 周）。目前已证实口服万古霉素 12 周可使血清肝酶及 γ-GGT 降低甚至恢复正常。也有一些小规模研究表明，万古霉素及甲硝唑均有效，但只有万古霉素组达到了主要研究终点，且副作用更少。口服万古霉素的疗效与调节性 T 细胞的升高和肝功能指标的正常化相关。

第十节 营 养 治 疗

营养不良是 IBD 最常见的全身症状之一，虽然 UC 患儿中营养不良的发生率远低于 CD 患儿，但 UC 是慢性和复发性肠道疾病，疾病状态下患儿的消化吸收能力下降、营养消耗增加，GCS 等药物治疗也常常影响营养状态及生长发育。另外，父母和儿童相信饮食与健康状况有关，可能存在某些食物的有意规避。研究显示，超过 20% 的 UC 患者回避食用玉米和玉米制品、坚果、牛奶和麸皮等食物，如此，可能会无意中减少摄入的总热量、营养素和微量元素，导致患儿营养不良和某些营养元素的缺乏。所以对 UC 患儿定期营养监测及营养支持是 UC 管理不可或缺的一部分。

一、营养监测

（一）记录饮食日志

对 IBD 患儿进行随访时，饮食摄入量评估应成为随访的一个重要部分。在治疗医师和（或）营养师认为合适的情况下，记录 3~5 d 的饮食日志（包括质量和数量），≤5 岁患儿至少每年 2 次，>5 岁患儿至少每年 1 次。

（二）生长发育评估

营养不良和线性生长受损可能是疾病活动的标志，它们的恢复被认为是一个治疗目标。每次随访时测量体重、身高和 BMI，并绘制曲线图用于评估营养状况，每 6 个月评估 1 次生长速度或年龄性别身高标准差的变化。IBD 患儿可能出现青春期发育延迟，并导致相关并发症，如骨矿密度下降、身材矮小和缺乏自信心。10 岁或 10 岁以上儿童从确立诊断开始，应定期评估发育情况，在随访期间至少每年评估 1 次，直到青春期结束。

二、营养支持

（一）宏量元素和微量元素

目前还没有研究表明 IBD 患儿对碳水化合物和脂肪的需求量与健康人不同，在疾病缓解期对蛋白质的需求量与健康人群相似，但在疾病活动期蛋白质的需求可能会增加，建议疾病活动期至少增加 25% 的蛋白质摄入，直到线性生长得到改善。如果摄入量不足，通过营养指导增加食物摄入量和食物强化，必要时可通过补充配方粉或增加能量密度来实现。当口服不能满足需求时，予鼻胃管管饲。

临床上明显的锌缺乏在 IBD 患儿中并不常见，但在长时间腹泻（>4 周）患儿中检测锌水平还是有必要的。当出现锌缺乏时，短疗程（2~4 周）口服锌通常足以恢复血清水平。只有少数研究报告显示成人 IBD 患者的硒水平较低，与疾病活动和部位无关，儿童中没有确切的结论，所以是否定期监测及补硒尚无定论。

（二）矿物质

铁缺乏在 IBD 患儿中普遍存在，随访过程应定期监测。当存在缺铁性贫血（IDA）时，建议所有 IBD 患儿补充铁，以使血红蛋白水平和铁储备正常化。轻度贫血（Hb > 10 g/dL）可采用口服补铁，在 Hb < 10 g/dL 的活动性 IBD 患儿首选静脉补铁，持续的肠道疾病激活使口服补铁耐受差，静脉用蔗糖铁或羧基麦芽糖铁通常能够耐受并取得显著疗效。

是否对 IBD 患儿常规监测或补充镁尚无足够的证据支持，但对于腹泻 > 4 周或有再喂养综合征风险的患儿，应该考虑测量血镁。当明确镁缺乏时，2~4 周口服镁通常足以恢复血镁水平。

许多 IBD 患儿的钙摄入量较低，骨密度降低的风险较高，研究表明 IBD 患儿有 50% 骨密度 Z 评分 <-1SD，有 25% 骨密度 Z 评分 <-2SD。许多因素都与骨矿化不良有关，包括慢性全身炎症、营养不良、GCS 治疗、青春期延迟、生长迟缓、BMI 低和久坐不动的生活方式等。在患有 IBD 的儿童和青少年中应监测钙的摄入量，并对骨质疏松症风险较高的患儿监测骨密度。虽然没有推荐补充钙的特定剂量，但建议至少遵循欧洲食品安全管理局（EFSA）对普通儿科人群的推荐剂量，即每日钙摄入量：1~3 岁 450 mg，4~8 岁 800 mg，9~18 岁 1 150 mg。

（三）维生素

大多数研究表明 IBD 患儿血清 25- 羟基维生素 D_3 水平明显降低，建议所有患儿监测维生素 D 水平，并在缺乏时补充维生素 D。血清 25- 羟基维生素 D_3 浓度 > 50 nmol/L 或 20 ng/mL 表示充足，< 50 nmol/L 或 20 ng/mL 表示缺乏，< 25 nmol/L 或 10 ng/mL 表示严重缺乏。对于 IBD 患儿维生素 D 的标准补充剂量尚未确定，但有证据支持补充 2 000 IU/d 或 5 万 IU/w 的长期治疗是能够有效纠正维生素 D 不足的。

由于证据不足，在没有慢性肝病的情况下，并不建议常规测量或补充维生素 A、维生素 E 和维生素 K。

IBD 患儿中存在明显的叶酸缺乏症，磺胺嘧啶和 MTX 都能引起叶酸缺乏，建议至少每年监测 1 次血清或红细胞中叶酸水平，在接受 MTX 治疗的 IBD 患儿中补充叶酸（每日 1 mg 或每周 5 mg）。IBD 患儿维生素 B_1、维生素 B_2、维生素 B_3、维生素 B_6、维生素 B_7 和维生素 C 是否缺乏，尚无明确定论，不建议对 IBD 患儿进行常规测量或补充。

对于患有活动性回肠 CD、回肠切除 > 20 cm 和 UC 回肠袋手术患儿，至少每年检测血清维生素 B_{12} 或血液 / 尿液中的甲基丙二酸水平。广泛的回肠远端切除术或临

床维生素 B_{12} 缺乏的患者，每隔一天注射 1 000 mg B_{12}，持续 1 周，后每周注射 1 次，直到临床好转，然后根据甲基丙二酸水平定期注射。回肠远端切除 > 60 cm 的患者则需要终身补充维生素 B_{12}。

三、营养治疗

儿童 UC 的营养治疗同样包括肠内营养（EN）治疗和肠外营养（PN）治疗。EN 不用于诱导和维持 UC 缓解，仅用于摄入不足时的营养补充。能通过 EN 补充能量者尽可能不用 PN，减少 PN 相关并发症，并可降低成本。同时 EN 能减少普通食物及其代谢产物对肠道的不良刺激，有利于病变黏膜的愈合。PN 应仅在口服或肠内营养支持不足、围手术期或肠内喂养禁忌时使用。

第十一节 心理治疗

UC 是一种目前病因不明尚不能完全治愈的慢性复发性疾病，一旦患病，需要做好长期应对的准备。研究显示 IBD 的青少年患者，尤其是男孩，常常伴随焦虑、抑郁、愤怒、敏感等心理障碍，生活质量下降，并影响学业、社交、就业等。抑郁症的发生率高达 25%，且不容易被父母或医疗保健专业人员识别。精神心理因素对于 UC 的发生发展有一定的影响，焦虑和抑郁是 IBD 早期复发的危险因素，这些情绪也是疾病活动期很常见的一种反应，对疾病的恢复很不利。改变这些患儿的生活质量可以影响整个家庭，但是他们往往缺乏应对复杂现实的良策。因此，在 UC 患儿的临床诊疗过程中，不可忽视精神心理因素对病情的影响，在治疗疾病的同时要注意改善其精神心理障碍，必要时予以一定的精神心理干预治疗。

另外，据报道高达 50% ~ 66% 的 IBD 患儿治疗依从性差，特别是青少年患儿。依从性差的原因包括担心药物的副作用、自我感觉病情稳定、认为药物无效、服药次数过多、忘记服药、服药时间被其他活动干扰、吞药困难、缺乏动力、父母与子女有冲突等。临床医师需要定期评估患儿依从性，主要通过患者访谈、药物监测（如血清药物水平）和处方药补充率等手段评估。通过提供关于处方药物的全面信息、尽可能低的药物负担、尽可能使用单次服用每日剂量、利用电子提醒和提供药丸盒，来提高患者的依从性。

随着年龄增长，IBD 青少年或青年患者还需要面临的一个问题是需从儿童医疗中心转诊至成人医疗中心，这个过程称为过渡。过渡的年龄段一般在 14 ~ 18 岁。这个过程同时需要患儿从父母照顾、护理、管理到自我管理的过渡，需要根据患者的社会心理准备情况调整。应该鼓励青少年承担更多的治疗责任，增多对疾病的认知，学习更多的自我疾病管理及护理技能。

<h1 align="center">第十二节　手术治疗</h1>

一、手术适应证及时机

ASUC 经积极内科治疗后疗效不佳、难治性 UC［药物治疗疾病持续活动和（或）药物不良反应已严重影响生存质量的 UC］及合并结肠异型增生的，应考虑选择性结肠切除术。结肠切除术前必须进行回结肠镜、胃镜和小肠影像学等检查排除克罗恩病。

患儿的 GCS 治疗、低蛋白血症和营养不良增加手术并发症的发生率，嘌呤类药物和钙调神经磷酸酶抑制剂则相对不会，VDZ 相关数据尚不足。抗 TNF-α 制剂会增加手术风险，所以根据预防原则，如果可以推迟是安全的，宜于末次 IFX 治疗 4~6 周后进行结肠切除术。手术尽可能在 GCS 及免疫抑制剂减量、改善营养状况后进行，但对于急性重症结肠炎患儿可能近期已接受大剂量 GCS 治疗，营养状态相对较差，若需行手术治疗，不应待上述情况恢复而推迟手术。

二、手术方式

全结直肠切除–回肠储袋–肛管吻合术（restorative proctocolectomy with ileal pouch-anal anastomosis，RPC-IPAA）和回肠袢式造口术是儿童 UC 的推荐手术方式。肛门括约肌功能良好的患儿，RPC-IPAA 是首选治疗方法，因为它避免了永久性的造口，使患儿的身体功能保持在接近正常的水平。回直肠吻合术（ileo-rectal anastomosis，IRA）的作用仍有争议，若女性患者担忧 IPAA 相关的生育力降低，可考虑选用 IRA，应告知手术失败率更高，且需终身监测癌症。儿童 UC 的手术可能需要多达 3 期：一期，结肠次全切除术和末端回肠造口术；二期，全结直肠切除和回肠储袋–肛管吻合术或回肠直肠吻合术（有或者无回肠造口）；三期，关闭回肠造口。最佳手术组合方式取决于患儿的临床状况。对于大多数轻中度 UC 患儿，可联合根治性结直肠切除术和预防性回肠造口的 IPAA/IRA 作为一期手术，待储袋愈合后回纳造口。对于未接受抗 TNF-α 制剂或 GCS 治疗的轻度且营养状况良好患儿，如果手术中不存在技术困难或吻合张力，可考虑 IPAA 不进行回肠造瘘。急性重症结肠炎、大剂量 GCS、近期抗 TNF 制剂治疗、严重营养不良或 IBD-U 患儿，建议采用三期手术方案，但最终术式应个体化。

无论急诊手术或择期手术，进行开腹手术或腹腔镜手术治疗结果无差异；推荐女性患儿采用腹腔镜手术，可能更有利于保护女性的生育能力。采用手工吻合或吻合器进行 IPAA 手术，术后功能结局和并发症发生率相似。无论何种吻合技术，齿状线与吻合口之间残留肛管黏膜长度不应超过 2 cm。儿童 UC 储袋手术应由经验丰富的外科医师主刀，在每年至少完成 10 例储袋手术的大型医院进行。

三、并发症防治

由于 UC 患儿结肠切除后并发症发生率高，特别是感染和血栓事件，围手术期应常规予以抗生素及预防血栓栓塞。目前虽无足够证据表明结肠次全切除术后推迟储袋手术会影响 IPAA 术后长期预后，但如推迟储袋手术，应进行局部治疗，防止直肠残端炎。如果有明显的直肠炎，直肠残端可形成黏膜瘘，常用替代方案是闭合直肠残端，并临时放置经肛门引流管。

储袋炎是回肠储袋非特异性、特发性炎症，是 IPAA 最常见的远期并发症，见于 24%~67% UC 患儿。术后一旦出现排便频率增加和排便急迫感、里急后重感、失禁、腹痛、直肠出血和盆腔不适疼痛等症状，应行储袋镜检查并取组织活检以明确诊断。储袋炎的内镜表现可包括充血、血管形态异常、质脆、出血和溃疡。病变可为局灶性或弥漫性，与 UC 不同，病变可能不连续，一般远端储袋病变重于近端。黏膜活检常见：部分至全部绒毛变钝伴隐窝增生、固有层单核细胞及嗜酸性粒细胞数量增多、隐窝脓肿及溃疡。应于储袋及回肠输入袢处进行黏膜活检，而非缝合线处，因该处糜烂和（或）溃疡并不一定提示储袋炎。

储袋炎分类：抗生素敏感储袋炎，不频繁发作（每年少于 4 次），经单一抗生素两周治疗后迅速好转；抗生素依赖性储袋炎，频繁发作（每年 4 次及 4 次以上）或持续症状，需要长期抗生素治疗以维持缓解；抗生素抵抗性储袋炎，经 4 周抗生素治疗无效，需要大于 4 周或更长时间其他治疗。储袋炎按病程可分为急性（<4 周）或慢性（≥4 周）；频率可被描述为少发、复发或持续。储袋炎常用抗生素治疗方案为：环丙沙星［30 mg/（kg·d），最大剂量 1 g/d，分 2 次给药］和（或）甲硝唑［20~30 mg/（kg·d），最大剂量 1.5 g/d，分 3 次给药］，疗程 14 d，环丙沙星疗效可能更佳。顽固性储袋炎需联合甲硝唑和环丙沙星或口服 / 局部使用布地奈德。难治性储袋炎对抗生素治疗无效，或存在布地奈德依赖性，可考虑使用 AZA。IFX 对于难治性储袋炎的有效性仅在成人病例系列中得到证实，有效率约为 50%。益生菌合剂 VSL#3 能有效用于慢性储袋炎症患者维持缓解，但 VSL#3 是否可预防储袋炎首发尚存争议性。

10%~15% 的急性储袋炎可发展为慢性。对于慢性、复发性或难治性储袋炎样症状，应排除封套炎、克罗恩病漏诊、吻合口溃疡、储袋易激综合征、感染性储袋炎和吻合口狭窄等。封套炎是残留的直肠封套炎症，可能引起类似于储袋炎症状，尤其是出血。封套是全直肠结肠切除术后齿状线与吻合口之间残留的直肠黏膜。粪钙卫蛋白可用于评估储袋炎症，可避免复发性储袋炎患者反复进行储袋内镜检查，也可用于监测治疗反应。钙卫蛋白 > 300 μg/g 提示储袋炎，而低于该水平并不排除储袋炎（敏感度为 57%，特异度为 92%）。

（沈振宇　王丽娜　余慕雪　黄瑛　王丽波）

主要参考文献

［1］中华医学会儿科学会消化学组儿童炎症性肠病协作组，陈洁，许春娣，等．儿童炎症性肠病诊断规范共识意见 [J]. 中国实用儿科杂志，2010，25（4）：263–265.

［2］Levine A，Koletzko S，Turner D，et al. ESPGHAN revised porto criteria for the diagnosis of inflammatory bowel disease in children and adolescents [J]. J Pediatr Gastroenterol Nutr，2014，58（6）：795–806.

［3］Ruemmele F M，Turner D. Differences in the management of pediatric and adult onset ulcerative colitis-lessons from the joint ECCO and ESPGHAN consensus guidelines for the management of pediatric ulcerative colitis [J]. J Crohns Colitis，2014，8（1）：1–4.

［4］Joosse M E，Samsom J N，van der Woude C J，et al. The role of therapeutic drug monitoring of anti-tumor necrosis factor alpha agents in children and adolescents with inflammatory bowel disease [J]. Inflamm Bowel Dis，2015，21（9）：2214–2221.

［5］Feuerstein J D，Nguyen G C，Kupfer S S，et al. American gastroenterological association institute guideline on therapeutic drug monitoring in inflammatory bowel disease [J]. Gastroenterology，2017，153（3）：827–834.

［6］Mitrev N，Vande Casteele N，Seow C H，et al. Review article：consensus statements on therapeutic drug monitoring of anti-tumour necrosis factor therapy in inflammatory bowel diseases [J]. Aliment Pharmacol Ther，2017，46（11–12）：1037–1053.

［7］Magro F，Gionchetti P，Eliakim R，et al. Third European evidence-based consensus on diagnosis and management of ulcerative colitis. part 1：definitions，diagnosis，extra-intestinal manifestations，pregnancy，cancer surveillance，surgery，and ileo-anal pouch disorders [J]. J Crohns Colitis，2017，11（6）：649–670.

［8］Harbord M，Eliakim R，Bettenworth D，et al. Third European evidence-based consensus on diagnosis and management of ulcerative colitis. part 2：current management [J]. J Crohns Colitis，2017，11（7）：769–784.

［9］Birimberg-Schwartz L，Zucker D M，Akriv A，et al. Development and validation of diagnostic criteria for IBD subtypes including IBD-unclassified in children：a multicentre study from the pediatric IBD porto group of ESPGHAN [J]. J Crohns Colitis，2017，11（9）：1078–1084.

［10］Sykora J，Pomahacova R，Kreslova M，et al. Current global trends in the incidence of pediatric-onset inflammatory bowel disease [J]. World J Gastroenterol，2018，24（25）：2741–2763.

［11］吴开春，梁洁，冉志华，等.炎症性肠病诊断与治疗的共识意见（2018年·北京）[J].中国实用内科杂志，2018，38（09）：796-813.

［12］Oliva S，Thomson M，de Ridder L，et al. Endoscopy in pediatric inflammatory bowel disease [J]. J Pediatr Gastroenterol Nutr，2018，67（3）：414-430.

［13］Barfield E，Sockolow R，Hoffenberg E，et al. Assuring quality for non-hospital-based biologic infusions in pediatric inflammatory bowel disease [J]. J Pediatr Gastroenterol Nutr，2018，66（4）：680-686.

［14］Gwee K，Lee W W，Ling K L，et al. Consensus and contentious statements on the use of probiotics in clinical practice：a south east Asian gastro-neuro motility association working team report [J]. J Gastroenterol Hepatol，2018，33（10）：1707-1716.

［15］Turner D，Ruemmele FM，Orlanski-Meyer E，et al. Management of paediatric ulcerative colitis. part 1：ambulatory care—an evidence-based guideline from European Crohn's and colitis organization and European society of paediatric gastroenterology，hepatology and nutrition [J]. J Pediatr Gastroenterol Nutr，2018；67（2）：257-291.

［16］Turner D，Ruemmele FM，Orlanski-Meyer E，et al. Management of paediatric ulcerative colitis. part 2：acute severe colitis—an evidence-based consensus guideline from the European Crohn's and colitis organization and the European society of paediatric gastroenterology，hepatology and nutrition [J]. J Pediatr Gastroenterol Nutr，2018；67（2）：292-310.

［17］中华医学会儿科学分会消化学组，中华医学会儿科学分会临床营养学组.儿童炎症性肠病诊断和治疗专家共识[J].中华儿科杂志，2019，57（7）：501-507.

第十八章
老年溃疡性结肠炎

IBD 是一种慢性非特异性肠道炎性疾病，可累及全消化道，包括 CD 和 UC。老年人 UC 指起病于 60 岁及以上，以及年轻时发病且病程延续至 60 岁及以上的患者，其主要临床表现为反复发作的腹痛、腹泻和黏液脓血便等。由于结肠镜广泛普及及全球老龄化进程，老年 IBD 患者（≥60 岁）数量逐年增加，已成为老年慢性腹泻的主要原因之一。由于老年 UC 患者的诊断与管理存在复杂性与特殊性，如普遍有并存疾病、重要脏器功能减退、鉴别诊断困难、药物不良反应增多等，导致老年 UC 与成年 UC 相比存在诸多差异。

第一节　老年 UC 的流行病学

普遍认为 IBD 的发病存在"双峰样"年龄分布，第二次发病高峰为 60 ~ 70 岁，亚洲国家第二高峰少见。老年 IBD 全球年发病率为（4 ~ 8）/10 万，在新诊断的 IBD 患者中年龄 60 岁以上的占 10%，其中 60 ~ 69 岁约占 65%，70 ~ 79 岁约占 25%，80 岁以上者约占 10%。随着人口老龄化，老年 IBD 发病率及患者数量将进一步增高。老年 UC 和 CD 发病率存在差异。根据 ECCO 指南，在过去 60 多年，UC 发病率高于 CD，欧洲和美国 UC 年发病率从 1.8/10 万增加到 20/10 万，而亚太地区则低得多。美国老年 UC 年发病率约 4/10 万，加拿大、丹麦和北加州大规模队列研究显示随年龄增长，UC 发病率并没有明显下降。男、女性 UC 发病率几乎等同，60 岁以上男性显示出轻微优势。也有研究认为随着年龄的增长，男性占比逐渐增高并贯穿生命始终，40 岁之后男、女之比为 2：1。其他队列研究也观察到同样现象。目前尚缺乏我国老年 UC 患者流行病学资料。有关老年 UC 患者家族史的研究甚少。

第二节　病因和发病机制

迄今为止 IBD 的发病机制尚未完全阐明，目前认为本病可能是多种因素综合作用的结果，在遗传、环境、肠道菌群和免疫等因素联合作用下肠黏膜屏障功能被破坏、免疫系统异常活化、炎症细胞浸润，最终导致肠道炎症发生发展。在年轻群体观察到的危险因素通常延续至老年群体，提示与年轻个体相比，老年发病的 IBD 具有相似的病因。

一、遗传易感性

流行病学及家系研究表明 IBD 发病呈明显种族差异和家族聚集性。在不同种族人群中，白种人发病率最高，其次为美洲黑种人，亚洲人种发病率最低。10%~20%的 IBD 患者有家族史，同卵双胞胎疾病一致率明显高于异卵双胞胎。GWAS 研究已确定超过 240 个 IBD 易感基因位点，UC 和 CD 共享约 30% 的易感基因。最近跨种族基因组学研究新发现 38 个 IBD 易感位点。不同人种和种族之间 IBD 的易感基因位点和多态性频率存在差异。目前发现第 3~7、10、12、14、16、19 染色体上的基因或基因单核苷酸多态性（SNP）与 IBD 发病有关。日本研究确认了两个东亚特异性 IBD 易感基因：*ATG16L2-FCHSD2* 和 *SLC25A15-ELF1-WBP4*。老年 IBD 患者有家族史者较少，故遗传因素在老年 IBD 发病中作用较小。在 EPIMAD 登记册中，CD 和 UC 的家族史随年龄增长而下降，老年 UC 患者仅 6% 有家族史。

二、环境因素

近年来 IBD 发病率持续增高，这种现象首先出现在经济高度发达的北美、北欧，而后为西欧。日本和南美的发病率迅速上升，说明环境因素变化在 IBD 的发病中具有重要作用。目前认为吸烟对 UC 起保护作用。阑尾切除术亦是 UC 的保护因素。饮食结构和 IBD 的发病亦有一定关系，水果、蔬菜、母乳喂养可能具有保护作用，牛奶、巧克力、可乐、高糖分、高蛋白则可能增加罹患 IBD 的风险。口服避孕药导致女性 IBD 发病风险增加。老年人群中阑尾切除术或其他已知的危险因素的资料报道甚少。

三、肠道菌群

研究发现肠道菌群失调是驱动 IBD 炎症过程的基本因素。与健康人群相比，IBD 患者肠黏膜肠道菌群稳定性降低，具体表现为肠内细菌种类多样性减少，侵入肠黏膜的细菌（如大肠埃希菌等）数量增加，厌氧菌和兼性厌氧菌的数量和比例增加，优势菌（拟杆菌门数量和厚壁菌门等）数量减少。来自意大利的一个横断面研究显示 UC 患者中厚壁菌、拟杆菌、放线菌、疣微菌、蓝藻菌和梭菌丰度均发生改变。临床上应用抗生素和微生态制剂能缓解 IBD 患者症状。多种品系的免疫缺陷小鼠在无菌环境下并无肠炎发生，但恢复肠道细菌会出现肠道炎症。此外，肠道菌群也可调节各种免疫细胞的发育和功能，包括 T 细胞、产 Ig-A 的 B 细胞、自然杀伤细胞、NK 细胞、树突状细胞、巨噬细胞及先天淋巴细胞（ILCs）等。大量实验及临床资料显示，肠道菌群参与 IBD 的发生，IBD 易感人群肠道菌群失衡，细菌及其产物等抗原物质便可能引起肠黏膜免疫功能失调，使肠道免疫系统对肠腔内的抗原物质失去耐受，从而引发肠道炎症。

四、免疫反应

免疫应答失调在 IBD 的发生发展中发挥了重要作用。天然免疫系统作为肠道细菌感染的第一道屏障，其功能失调被认为是 IBD 发病机制的中心环节。肠黏膜屏障破坏、天然免疫系统应答细胞损伤或过度激活、模式识别受体、细胞因子和炎症介质表达异常等，均导致机体不能及时有效地清除外来细菌，对肠道共生菌群产生免疫耐受，进一步激活适应性免疫系统，诱导免疫系统级联反应，促使机体免疫系统过度激活。表达 IL-22 的 NK 细胞对 IBD 具有保护作用，IL-21 可促进肠道炎症状态下 NK 细胞的细胞毒作用，IL-2、IL-15 和 IL-23 与 IBD 的 NK 细胞活化与分泌促炎因子密切相关。研究发现 UC 患者炎症肠黏膜组织内 Th2 效应细胞因子如 IL-4、IL-5、IL-13 等上调，这些细胞因子不仅促进初始 T 细胞分化为效应性 T 细胞，而且是效应性 T 细胞发挥免疫调节作用的重要介导因子，参与 IBD 患者肠黏膜免疫反应。随着年龄增长，免疫系统发生重塑，称为免疫衰老。老龄化可导致天然免疫系统效率下降，包括 Toll 样受体和巨噬细胞数量减少、分叶核细胞变形能力减弱、TNF 产生增多等。适应性免疫系统中 T 细胞和 B 细胞的效应也随着年龄增长而下降。因此老年患者整体免疫功能下调，对 IBD 发病到底是促进还是保护效应，目前并不明确，有待更深入研究。

第三节　老年患者的临床表现和病程

一、临床表现

老年 UC 患者临床表现较轻，与年轻患者相比，老年患者中腹痛和全身症状如发热和体重减轻并不常见，而来自国内的报道显示老年患者以体重减轻、便秘、贫血等症状较常见，而腹痛、腹泻、里急后重等消化道症状较少。大多数研究认为老年患者和年轻患者的肠外表现相似，包括皮肤损害、关节病变、眼部病变、口腔病变等。老年 UC 患者初次发病比慢性迁延型患者症状更严重，病变范围以左半结肠炎为主，广泛性病变和单纯性直肠炎相对成年患者更少见。一般疾病部位较稳定，很少向近端结肠发展，结肠切除手术的概率相对较低。诊断时肠外表现 3%～4.9%，肛周病变约 8%。

既往认为老年 IBD 患者病情一般多为轻度，然而最近基于人群为基础的流行病学调查显示老年 IBD 患者也可表现为疾病快速进展，与成年人 IBD 相似，而且初发可比成人 UC 更严重，住院更频繁。老年 UC 患者合并营养不良、贫血和低血容量更多，高凝状态、脱水、卧床时间延长和活动能力下降等因素均导致血栓栓塞性疾病比例增高。老年和非老年 UC 患者在疾病严重程度、接受药物治疗（类固醇激素和免疫抑制剂）以及外科手术干预方面相似。与非老年患者相比，老年 UC 患者机会性感染（巨细胞病毒感染、艰难梭菌感染）、病情恶化接受住院治疗、结直肠癌发生及死亡率（全因死亡率及 UC 相关死亡率）较高。年龄是老年 IBD 患者术后预后不良的独立危险因素。研究证实老年 IBD 患者手术时间延长，术后并发症更多，住院时间延长。常见的术后并发症包括尿路感染、肺炎、静脉血栓栓塞、败血症和再次手术等。

二、诊断与鉴别诊断

（一）诊断

老年 UC 的诊断应结合临床表现、实验室检查、内镜检查、组织病理学和影像学检查等综合判断。参照成人诊断标准，由于老年 UC 患者临床特点与年轻人不同，应更加注意进行全面细致的体格检查和病史收集，明确疾病类型、严重程度、疾病部位及范围。有研究显示老年患者明确诊断时间较成年患者更长。

结肠镜检查并活检是 UC 最重要的确诊手段之一。UC 病变多从直肠开始逆行向近端扩展，呈连续性、弥漫性分布；黏膜血管模糊、紊乱、充血、水肿、出血及附着脓性分泌物；病变严重处呈弥漫性糜烂和多发性浅溃疡；慢性病变黏膜粗糙呈细颗粒状，可见炎性息肉，结肠变形缩短，结肠袋变浅或消失。

（二）鉴别诊断

老年 UC 患者由于并存疾病多，且存在较多与 UC 症状相似的疾病，导致鉴别诊断较年轻患者更多更复杂，主要包括缺血性结肠炎、药物性结肠炎、结肠 CD、感染性结肠炎、放射性结肠炎等。

1. 缺血性结肠炎

该病是由于结肠供血不足或回流受阻引起结肠壁缺氧损伤所致。大多起病急、病程短，多发于老年患者，多伴有高血压、冠心病、糖尿病及脑血管病等基础疾病。常见症状为突发腹痛、腹泻和血便，腹痛与进食相关，结肠镜下以黏膜充血、水肿、糜烂、溃疡等非特异性表现为主。详细询问病史，根据内镜下表现、病理活检等可与活动性 UC 进行鉴别。需要注意的是，老年 UC 的高凝状态比较明显，予以糖皮质激素治疗时更严重，可诱发或加重包括小肠和大肠的肠道缺血性病变，其临床表现与急性缺血性结肠炎相似。

2. 药物性结肠炎

药物性结肠炎包括抗菌药物性结肠炎和 NSAIDs、抗凝药、抗血小板聚集药物、各类化疗药、中药、甲基多巴等药物导致的结肠炎。由于老年患者基础疾病较多，使用 NSAIDs 类药物更常见。NSAIDs 可引起小肠和（或）结肠溃疡、狭窄，甚至穿孔。鉴别诊断主要依靠用药史、临床表现、内镜下表现及停止使用 NSAIDs 相关药物以后症状有明显缓解。

3. 感染性结肠炎

急性感染性结肠炎常见病因为弯曲杆菌、志贺菌、沙门菌和产毒型大肠埃希菌、耶尔森菌等，常有流行病学史如不洁食物史或疫区接触史，急性起病常伴发热和腹痛，具有自限性（病程一般数天至 1 周，不超过 6 周）；抗生素治疗有效，粪便检出病原体可确诊。慢性腹泻、血便症状需要与慢性细菌性痢疾、阿米巴肠病、血吸虫病、肠结核等进行鉴别。阿米巴肠病确诊有赖于粪便或组织中找到病原体，非流行区患者血清阿米巴抗体阳性有助于诊断，高度疑诊病例抗阿米巴治疗有效。肠道血吸虫病有疫水接触史，确诊有赖粪便检查见血吸虫虫卵或孵化毛蚴阳性。需要注意的是，老年 IBD 患者合并艰难梭菌或巨细胞病毒感染风险显著增高。

4. 放射性结肠炎

放射性结肠炎患者有放疗史，主要为妇科肿瘤、直肠肿瘤或前列腺肿瘤放射治疗后，表现为腹痛腹泻、黏液血便，导致结肠炎症或者狭窄。尤其是晚期放射性结肠炎，最初症状不严重，直到放疗结束数年后才就诊者易被误诊为 UC。结肠镜检查表现为结肠和直肠黏膜充血、水肿，血管纹理不清，甚至有溃疡形成，黏膜质脆，触之易出血。在放射性肠炎慢性期，可见黏膜水肿，苍白，呈颗粒状，较脆弱，并有明显的黏膜下毛细血管扩张。因此对老年患者，应详细询问既往史，结合内镜检查、影像学检查排除诊断。

第四节 治 疗

老年 IBD 患者的治疗目标是诱导和维持缓解，预防疾病相关并发症，避免不良事件，提高生活质量。老年 IBD 的治疗包括活动期诱导治疗及缓解期维持治疗。药物治疗适宜于急性期与缓解期，手术只限于穿孔、梗阻性肠段狭窄、消化道大出血及药物治疗无效的难治性患者。老年患者相对免疫低下，药物代谢缓慢，感染风险增加。此外，老年患者存在多种并存疾病，器官功能逐渐衰退，药物相互作用及不良反应发生风险增加，而且由于认知功能衰退，使治疗更加复杂棘手。

一、一般治疗

注意休息、饮食和营养。对于活动期老年 IBD 患者应嘱充分休息，予以流质饮食，待病情好转后改为易消化、富营养、少渣饮食。病情严重者如能耐受，也应尽量肠内营养，可要素饮食；如出现并发症如中毒性巨结肠或考虑手术者则需禁食，并予以完全胃肠外营养。老年 IBD 患者营养不良发生率高，营养风险增加，易患营养缺乏症。因此老年 IBD 患者推荐常规进行营养风险筛查和评估，并积极进行营养干预。饮食总原则是均衡饮食，满足能量供应，一般推荐复合碳水化合物、蛋白质、植物油和蔬菜水果，避免加工食物。应补充适量的铁和维生素 D。营养支持和合适的膳食对于诱导缓解、促进黏膜愈合具有积极作用。

二、5-ASA

5-ASA 是轻到中度 UC 的一线治疗，是老年 IBD 患者最常使用的药物。老年 IBD 患者使用 5-ASA 与年轻患者应答率以及治疗疗效方面无明显差异。与年轻患者相比，5-ASA 在老年人使用率较高的原因可能是病情普遍较轻，安全性良好。但也要注意一些不良反应，包括药物过敏、肾毒性等，尽管较罕见，但在老年人中发生风险较高，因此应特别关注有潜在肾脏疾病的患者。此外由于老年人常并存房颤和充血性心力衰竭，应注意 5-SAS 与华法林之间的相互作用，并可能降低地高辛的药物浓度。具体用法用量参照成人标准，根据药物不同种类剂量不同。

三、GCS

对 5-SAS 治疗无应答或重症 UC 患者需要给予 GCS 治疗。轻中度回肠炎或回结肠炎患者，可使用布地奈德诱导缓解。老年 IBD 患者中有 31%～57% 需应用 GCS 诱导缓解，与年轻患者相比应答率无明显差异。GCS 可有效控制症状，但要避免长期使用，以避免严重不良反应。GCS 使用可导致较多并发症，与老年患者特别相关的并发症包括骨质疏松症、高血糖症、高血压、血脂异常、青光眼、白内障、血栓栓塞和精神状态变化等。高龄本身是机会性感染如艰难梭状芽孢杆菌感染（CDI）的危险因素，而接受 GCS 治疗的老年患者发生严重感染（包括结核病、真菌感染和脓毒血症）的风险和死亡率均增加。此外，应注意使用抗癫痫药可加快 GCS 清除，从而导致其功效降低。GCS 与抗凝血药物之间也存在相互作用。中度 UC 按泼尼松 0.75~1 mg/（kg·d）给药，其他类型全身作用激素的剂量按相当于上述泼尼松剂量折算。重度 UC 静脉给予甲泼尼龙 40~60 mg/d，或氢化可的松 300~400 mg /d。

四、免疫抑制剂

嘌呤类药物和 MTX 在老年人中使用比成年患者更少。匈牙利西部的一项研究显示老年 UC 患者中 AZA 的使用率仅为 2.8%，而总使用率为 4.1%。MTX 在老年患者中的使用率更低，一项研究显示仅 1.3% 的老年患者应用 MTX。老年发病的 UC 患者应用免疫抑制剂机会明显低于成年发病患者。免疫抑制剂在老年 IBD 患者中的功效与年轻患者相似，但由于药物潜在的相互作用，导致罹患淋巴瘤、黑色素瘤皮肤癌和感染的风险增加，故老年人使用 AZA 应谨慎考虑并加强监测。例如使用 AZA 的患者发生淋巴组织增生性疾病（如非霍奇金淋巴瘤）的风险增高 5 倍，并且风险随年龄增长而增加。嘌呤类药物发生非黑色素瘤皮肤癌的风险也随年龄的增长而增加。使用 MTX 时，老年人可能会更频繁地发生胃肠道和血液学不良反应，应予以监测。需要注意的是免疫抑制剂与老年患者常用药物之间也存在相互作用。与血管紧张素转换酶抑制剂同时使用可导致白细胞减少和贫血风险更高。因为黄嘌呤氧化酶的抑制，与别嘌呤醇一起使用可增加骨髓毒性。硫嘌呤也可能降低华法林患者的国际标准化比值（INR），而甲氨蝶呤可能增加 INR。甲氨蝶呤在诱导、维持缓解或防止 UC 复发方面并未发现比安慰剂更好。使用时应注意全身及胃肠道不适和肝酶无症状升高的不良反应。接受甲氨蝶呤治疗的患者必须补充叶酸。

重症溃疡性结肠炎患者使用环孢素进行抢救治疗，但由于老年患者多存在高血压和肾脏疾病，故不推荐在老年 IBD 患者中使用，如需使用，应监测肾功能。

五、生物制剂和小分子药物

目前，生物制剂主要包括抗肿瘤坏死因子抗体、抗整合素抗体和抗白细胞介素抗体等。生物制剂在 IBD 的治疗中显现出旺盛的生命力，但在老年 IBD 患者中缺乏足够的使用数据，因此在老年患者中生物制剂应用概率显著低于成年患者。年龄 > 65 岁的患者中，使用英夫利西单抗或阿达单抗治疗约 2 年后 UC 的临床缓解率为 59%。在 65 岁之前和之后开始用药的患者对抗肿瘤坏死因子 α（TNF-α）单抗的长期临床应答率似乎相似。然而，开始抗 TNF-α 治疗时年龄超过 60 岁的患者中断治疗的风险更高。抗 TNF-α 治疗适应证等同于成人患者，用于 GCS 和免疫抑制剂治疗无效或激素依赖者或不能耐受上述药物治疗者，也可一开始就应用。由于药物反应性及不良反应的发生，老年患者停止抗 TNF-α 单抗治疗的概率较年轻患者大 3 倍，而且抗 TNF-α 单抗相关的严重感染的风险较年轻人增高，合并机会性感染是老年 IBD 患者使用抗 TNF-α 单抗治疗时应关注的重点。最近的病例对照研究显示，老年患者应用抗 TNF-α 单抗，其短期（10 周）临床应答率较年轻人低（68% vs 89%；$P < 0.001$），而 6 个月时无明显差异，表明老年患者治疗时间应延长。最近研究显示与应用糖皮质激素相比，抗 TNF-α 单抗长期应用可降低死亡率和心血管事件发生，而严重感染风险相似。

最新研究显示，选择性抑制肠整合素 α4β7 的单克隆抗体维得利珠单抗，在老年 IBD 患者治疗中具有良好的有效性和安全性。目前维得利珠单抗被批准用于治疗中重度 UC 和 CD。然而，关于它在老年人中的作用的数据仍然有限。研究显示，在 < 35 岁、35 岁 ~ 55 岁和 ≥55 岁的不同年龄组，维得利珠诱导和维持治疗效果相似。然而，由于前瞻性随机试验中老年患者的人数较低，≥60 岁的患者数量较少。应用维得利珠的老年 IBD 患者与年轻人相比，严重感染、恶性肿瘤或输液相关不良反应没有增加。作为一种全身性不良事件风险低、疗效与抗 TNF 药物相当的治疗方法，维得利珠为老年 IBD 患者提供了一个有利的选择。

乌司奴单抗是一种针对 IL-12 和 IL-23 的 p40 亚单位的单克隆抗体，最近获批治疗中重度活动性 CD。研究显示与安慰剂相比，乌司奴单抗治疗组严重感染率没有增加（2.3% vs 2.3%）。而且使用乌司奴单抗的非皮肤和皮肤恶性肿瘤的风险亦无显著增加。虽然目前尚无乌司奴单抗在老年 IBD 患者中有效性和安全性的研究，但鉴于其总体副作用较低，因而对老年 IBD 患者可能是一个有希望的选择。

目前，小分子物质主要包括 JAK 通路抑制剂和 S1P 受体调节剂。托法替尼是一种口服的 JAK 抑制剂，最近被批准用于中重度活动期 UC。研究显示与安慰剂相比，托法替尼治疗 UC 的过程中，其机会性感染风险更高，尽管大多数感染是轻中度。带状疱疹重新激活的风险与剂量相关，然而所有带状疱疹重新激活的病例都是轻微的，不需停止使用托法替尼。在非皮肤恶性肿瘤方面，接受托法替尼治疗的患者发病率并无显著增高。托法替尼治疗前后需监测淋巴细胞减少症、贫血和血脂谱。总胆固醇、低密度脂蛋白和高密度脂蛋白升高的意义尚不清楚，也与不良心脏事件的增加无关。最近，一项针对年龄 > 50 岁且至少有一种心脏疾病的类风湿关节炎患者的研究显示，与服用 5 mg 甲氨蝶呤的患者相比，托法替尼与甲氨蝶呤联合应用组患者死亡率和静脉血栓栓塞发生率更高。因此，在老年人中使用托法替尼需谨慎，特别是需较高剂量时。在开始使用托法替尼之前，应接种灭活重组带状疱疹病毒疫苗。

六、外科手术

对于难治性或药物不耐受的老年 IBD 患者应考虑外科手术，老年 IBD 患者手术适应证和危险因素与年轻人相比并无差异，手术风险包括早期即需要使用激素、更广泛的病变范围和疾病行为，而年龄并不是手术风险的预测因素。病变范围广泛和激素应用与老年 UC 手术风险增加有关，而硫唑嘌呤应用 12 个月以上则降低手术风险。老年发病的 UC 患者累积 1 年、5 年和 10 年手术风险分别是 2.1%、7.8% 和 9.3%，与成年发病的患者相似。老年 UC 患者的手术方式与年轻人相同，但永久性回肠造口术的直肠切除术比回肠袋肛门吻合术（IPAA）更常用。IPAA 在成人 UC 患者中是最常用术式，但仅有 9% 老年发病患者接受此术式。老年 UC 患者接受 IPAA 术后并发症和住院时间延长，但再手术率、30 天再住院率以及长期并发症包括储袋炎和储袋失败率与成人 UC 没有差异，储袋失败后仅在成人 UC 患者会选择再造储袋，而在老年患者中一般永久性造口。目前观点认为年龄本身不是 IPAA 排除因素，但是术前应做充分评估，包括手术必要性、基础疾病及肛门直肠功能，而非考虑年龄。接受外科手术的老年 IBD 患者术后并发症包括感染、血栓形成和死亡风险比非老年患者风险更大，死亡率增高达 4 倍以上，非致死性术后并发症的风险增高 1.7 倍。而更重要的是，接受急诊 IBD 手术的患者术后死亡率增高近 3 倍，UC 术后死亡率增高 5 倍。

第五节　老年炎症性肠病患者的癌变

IBD 患者发展为大肠癌经历了炎症 – 异型增生 – 癌的过程，且 UC 和 CD 的癌变风险相似。异型增生和肿瘤的高危因素包括疾病持续时间、病变范围、疾病初发年龄及家族史等。年龄是结直肠腺瘤和结直肠癌发展的独立危险因素。结直肠癌（CRC）的风险在持续性结肠 IBD（无论 UC 或 CD）患者中增加。起病 8～10 年的所有 UC 患者均应行 1 次结肠镜检查，以确定当前病变的范围。老年 IBD 患者中，早期 CRC 和漏诊 CRC 的概率较成人患者增高 3 倍。此外，CRC 累积风险随 UC 病程的延长而增加，从 10 年后的 2% 增加到 30 年后的 18%。因此，有长期结肠疾病的老年 IBD 患者患 CRC 的风险更高。因此老年 IBD 患者的 CRC 筛查应与疾病严重程度、并发症与预期寿命评估同等重要。然而老年患者监测手段需进一步权衡，鉴于肾功能不全，很多老年人是影像学 CTE 和 MRE 的禁忌证（需要静脉注射造影剂），以及侵入性结肠镜检查在老年人中的风险，非侵入性标志物如粪钙卫蛋白或 C 反应蛋白更多应用于老年 IBD 患者。

荟萃分析显示用硫唑嘌呤和 6– 硫嘌呤治疗的 IBD 患者，罹患淋巴瘤风险增高 4 倍。并且在组间分析中，淋巴瘤发病率从 20～29 岁年龄组的 7.65% 增加到 60～69 岁年龄组的 56.45%。此外，考虑 65 岁以上接受免疫抑制剂治疗的负担、既往结肠镜检查史、预期寿命和其他 CRC 特有的风险等因素，需要对老年 IBD 患者制订个体化的癌症筛查策略。

（叶梅　刘小伟）

主要参考文献

［1］Kandiel A，Fraser A G，Korelitz B I，et al. Increased risk of lymphoma among inflammatory bowel disease patients treated with azathioprine and 6-mercaptopurine [J]. Gut，2005，54（8）：1121–1125.

［2］Long M D，Martin C F，Pipkin C A，et al. Risk of melanoma and nonmelanoma skin cancer among patients with inflammatory bowel disease [J]. Gastroenterology，2012，143（2）：390–399.

［3］Juneja M，Baidoo L，Schwartz M B，et al. Geriatric inflammatory bowel disease：phenotypic presentation，treatment patterns，nutritional status，outcomes，and comorbidity [J]. Dig Dis Sci，2012，57（9）：2408–2415.

［4］Jostins L，Ripke S，Weersma R K，et al. Host–microbe interactions have shaped the genetic architecture of inflammatory bowel disease [J]. Nature，2012，491（7422）：119–124.

［5］Moran G W，Lim A W，Bailey J L，et al. Review article：dermatological complications of immunosuppressive and anti-TNF therapy in inflammatory bowel disease [J]. Aliment Pharmacol Ther，2013，38（9）：1002–1024.

［6］Desai A，Zator Z A，de Silva P，et al. Older age is associated with higher rate of discontinuation of anti–TNF therapy in patients with inflammatory bowel disease [J]. Inflamm Bowel Dis，2013，19(2)：309–315.

［7］Seinen M L，van Asseldonk D P，de Boer N K，et al. The effect of allopurinol and low-dose thiopurine combination therapy on the activity of three pivotal thiopurine metabolizing enzymes：results from a prospective pharmacological study [J]. J Crohns Colitis，2013，7（10）：812–819.

［8］Tran A H，Man N E，Wu B U. Surveillance colonoscopy in elderly patients：a retrospective cohort study [J]. JAMA Intern Med，2014，174（10）：1675–1682.

［9］Habib I，Mazulis A，Roginsky G，et al. Nonsteroidal anti-inflammatory drugs and inflammatory bowel disease：pathophysiology and clinical associations [J]. Inflamm Bowel Dis，2014，20（12）：2493–2502.

［10］Charpentier C，Salleron J，Savoye G，et al. Natural history of elderly–onset inflammatory bowel disease：a population-based cohort study [J]. Gut，2014，63（3）：423–432.

［11］Lobaton T，Ferrante M，Rutgeerts P，et al. Efficacy and safety of anti-TNF therapy in elderly patients with inflammatory bowel disease [J]. Aliment Pharmacol Ther，2015，42（4）：441–451.

［12］Liu J Z，van Sommeren S，Huang H，et al. Association analyses identify 38 susceptibility loci for inflammatory bowel disease and highlight shared genetic risk across populations [J]. Nat Genet，2015，47（9）：979–986.

［13］Lawlor G，Katz S. Management of IBD in the elderly patient with cancer [J]. Curr Treat Options Gastroenterol，2015，13（3）：301–307.

［14］Bollegala N，Jackson T D，Nguyen G C. Increased postoperative mortality and complications among elderly patients with inflammatory bowel diseases：an analysis of the national surgical quality improvement program cohort [J]. Clin Gastroenterol Hepatol, 2016, 14（9）: 1274-1281.

［15］Ahmed O, Nguyen G C. Therapeutic challenges of managing inflammatory bowel disease in the elderly patient [J]. Expert Rev Gastroenterol Hepatol, 2016, 10（9）: 1005-1010.

［16］Shi H Y, Chan F K, Leung W K, et al. Natural history of elderly-onset ulcerative colitis: results from a territory-wide inflammatory bowel disease registry [J]. J Crohns Colitis, 2016, 10（2）: 176-185.

［17］Ananthakrishnan A N, Shi H Y, Tang W, et al. Systematic review and meta-analysis: phenotype and clinical outcomes of older-onset inflammatory bowel disease [J]. J Crohns Colitis, 2016, 10（10）: 1224-1236.

［18］张颖，赵尚敏，姚健凤，等. 中国老年人溃疡性结肠炎的特点 [J]. 中国老年学杂志，2016，36（13）: 3224-3226.

［19］Fuyuno Y, Yamazaki K, Takahashi A, et al. Genetic characteristics of inflammatory bowel disease in a Japanese population [J]. J Gastroenterol, 2016, 51（7）: 672-681.

［20］Maria L S, Cristina P, Antonio M, et al. Cross sectional evaluation of the gut-microbiome metabolome axis in an Italian cohort of IBD patients [J]. Scientific reports, 2017, 7（1）: 9523.

［21］Navaneethan U, Edminister T, Zhu X, et al. Vedolizumab is safe and effective in elderly patients with inflammatory bowel disease [J]. Inflamm Bowel Dis, 2017, 23（4）: E17.

［22］Sturm A, Maaser C, Mendall M, et al. European Crohn's and colitis organisation topical review on IBD in the elderly [J]. J Crohns Colitis, 2017, 11（3）: 263-273.

［23］Tran V, Limketkai B N, Sauk J S. IBD in the elderly: management challenges and therapeutic considerations [J]. Curr Gastroenterol Rep, 2019, 21（11）: 60.

［24］Lin E, Lin K, Katz S. Serious and opportunistic infections in elderly patients with inflammatory bowel disease [J]. Gastroenterol Hepatol（N Y）, 2019, 15（11）: 593-605.

［25］Eder P, Niezgodka A, Krela-Kazmierczak I, et al. Dietary support in elderly patients with inflammatory bowel disease [J]. Nutrients, 2019, 11（6）: 1421.

［26］Porcari S, Viola A, Orlando A, et al. Persistence on anti-tumour necrosis factor therapy in older patients with inflammatory bowel disease compared with younger patients: data from the sicilian network for inflammatory bowel diseases（SN-IBD）[J]. Drugs Aging, 2020, 37（5）: 383-392.

［27］Moon J M, Kang E A, Han K, et al. Trends and risk factors of elderly-onset Crohn's disease: a nationwide cohort study [J]. World J Gastroenterol, 2020, 26（4）: 404-415.

［28］Piovani D, Danese S, Peyrin-Biroulet L, et al. Systematic review with meta-analysis: biologics and risk of infection or cancer in elderly patients with inflammatory bowel disease [J]. Aliment Pharmacol Ther, 2020, 51（9）: 820-830.

［29］Ibraheim H, Samaan M A, Srinivasan A, et al. Effectiveness and safety of vedolizumab in inflammatory bowel disease patients aged 60 and over: an observational multicenter UK experience [J]. Ann Gastroenterol, 2020, 33（2）: 170-177.

第六部分

溃疡性结肠炎特殊情况的处理

第十九章

贫 血

第一节 发 病 机 制

一、贫血和铁转运异常

贫血是炎症性肠病（IBD）在血液系统的主要表现，影响患者的体力、工作能力、情感及认知，严重影响患者的生活质量。因 IBD 合并贫血常见，以至于常常不将其作为并发症而忽略。同时，贫血也是反映 IBD 疾病活动性的重要参数。

IBD 合并贫血的患病率为 4% ~ 76%，在儿童的患病率更高，约 72% 儿童 IBD 患者在诊断时即有贫血。在我国，IBD 住院患者中约 23% 患有贫血，CD 患者贫血更常见。在 IBD 患者中，最常见的贫血是缺铁性贫血（iron deficiency anemia，IDA），约 45%；炎症性贫血（anemia of inflammation，AI）也是常见原因，并且两者互有重叠。另外，还有叶酸、维生素 B_{12}（vitamin B_{12}，VB）缺乏所致的贫血及治疗药物相关性贫血，如柳氮磺胺吡啶、AZA、甲氨蝶呤等。

二价铁（Fe^{2+}）参与细胞的重要的生理过程，如氧传输、DNA 的复制与修复，作为辅酶参与血红素、血红蛋白生成的重要原料。但是铁过载也会活化氧自由基（reactive oxygen species，ROS）造成组织损伤。故机体有维持铁稳态的复杂调节系统。缺铁和铁代谢异常在 IDA 和 AI 发病中均起重要作用。

铁在人体内循环并取得平衡。十二指肠黏膜每天吸收 1 ~ 2 mg 的铁，同时由于上皮细胞脱落，每天有 1 ~ 2 mg 的铁流失。血浆中与转铁蛋白结合的铁总量约为 3 mg。骨髓和红细胞中的红细胞前体含有大部分的铁，衰老的红细胞被网状内皮巨噬细胞利用，为新红细胞的合成提供铁。肝脏中约有 1 000 mg 的铁以铁蛋白和含铁血黄素的形式储存，300 mg 的铁以肌红蛋白的形式存在于肌肉中。

小肠是人体吸收食物中铁的唯一部位。小肠吸收铁主要依赖 4 种铁代谢相关蛋白，分别为十二指肠细胞色素 B（duodenal cytochrome b，DcytB）、二价金属离子转

运蛋白 –1（divalent metal transporter 1，DMT1）、膜铁转运蛋白（ferroportin，Fpn）和膜铁转运辅助蛋白（hephaestin，Hp）。食物中的三价铁（Fe^{3+}）在 DcytB 作用下还原成 Fe^{2+}，然后 DMT1 转运 Fe^{2+} 进入肠上皮细胞，在 Fpn 和 Hp 的协同作用下穿过肠上皮细胞的基底膜，与血液内的转铁蛋白（transferrin，Tf）结合。吸收的铁进入血液循环后，一部分储存在肝细胞和网状内皮系统中，另一部分则在骨髓中被直接利用，实现造血等生理功能。

90% 参与红细胞生成的铁来源于网状内皮系统巨噬细胞储存的铁，是由巨噬细胞吞噬衰老红细胞释放出的可反复利用的铁。

铁调素（Hepcidin）是铁稳态的关键调节因子，是肝脏合成的人体内铁代谢的负性调节激素。Hepcidin 是富含半胱氨酸的抗微生物肽，有三种形式，包括 Hepcidin20、Hepcidin22、Hepcidin25，其中 Hepcidin25 为主要形式并起到作用。机体通过复杂的机制，调节铁调素 – 膜铁转运蛋白轴，以维持铁稳态。

组织中的铁（十二指肠上皮细胞吸收的饮食中的铁，肝细胞中储存的铁、巨噬细胞释放的衰老红细胞中的铁等），输出至血液循环，需要在上述细胞内与铁的唯一输出蛋白 Fpn 结合才能实现。在肠上皮细胞内，Hepcidin 与其受体 Fpn 结合，诱导 Fpn 内化、降解，抑制铁输出，使铁限制在上述细胞内，从而使红系可利用的铁减少。

Hepcidin 的调控主要受肝脏贮存铁、血清铁、低氧、炎症及红细胞生成的影响，铁过载、炎症状态刺激 Hepcidin 合成，低氧、贫血则抑制 Hepcidin 合成。机体通过转铁蛋白受体 –1（transferrin receptor–1，TfR1）、TfR2 和遗传性血色病铁蛋白（hemo–chromatosis iron protein，HFE）组成的肝细胞复合体感受血液循环中的转铁蛋白，并通过 BMP/SMAD 信号通路调控肝脏 HAMP 基因调控 Hepcidin。这是机体调控 Hepcidin 的主要通路。同时机体在炎症刺激下，释放大量炎症因子，如 IL–6，通过肝细胞膜上 IL–6 受体，激活 JAK1/2/STAT3 信号通路调控 Hepcidin。在 BMP/SMAD 信号通路调控中，人们渐渐深入发现了调节信号的调节因子，如铁调素调节蛋白（Hemojuvelin，HJV）、跨膜丝氨酸蛋白信号 6（transmembrane protease serines 6，TMPRSS6）、Neogenin 蛋白等。HJV 主要是 BMP–6 的协同受体，HJV 蛋白有两种形态，一种是通过糖基磷脂酰肌醇（glycosyl–phosphatidyl inositol，GPI）锚合在细胞膜上的 GPI–HJV，另一种是经弗林蛋白酶作用的可溶型 HJV（sHJV），弗林蛋白酶基因的启动子包含有低氧诱导因子 1（HIF–1）转录复合体的结合部位。因此，低氧能通过促进弗林蛋白酶的活性，增加 sHJV 表达，抑制 Hepcidin 表达。

二、缺铁性贫血发生机制

在 IBD 患者中，IDA 大部分是由于肠黏膜损伤（如糜烂、溃疡）造成的慢性失血（特别是 UC），有十二指肠或上段空肠受累的 CD 患者可出现铁吸收障碍，重度

IBD 患者可能存在摄入不足（进食加重症状），而在大部分非活动性 IBD 及轻至中度 IBD 患者中，铁吸收不受影响。

一项来自意大利多中心的研究共纳入 2014—2015 年 965 例 IBD 患者，其中 582 例 CD、383 例 UC，142 例住院患者、823 例门诊患者，IDA 发生率 53.7%，在 UC、CD 患者中无差异。

Alayon 等在 127 例 IBD 门诊患者中，37% 患者没有贫血但是有缺铁，以女性多见，且疾病常处于活动期。这些患者同样会因为缺铁影响线粒体呼吸链功能及能量产生，他们有运动耐量降低和乏力症状，从而也影响生活质量。

三、炎症性肠病患者合并炎症性贫血发生机制

铁稳态失衡、炎症因子如 IL-6 抑制红细胞生成以及红细胞膜受损，导致 AI，也称为慢性病性贫血（anemia of chronic diseases，ACD）。近年来的流行病学研究显示，除了与肿瘤、慢性感染及免疫性疾病有关，AI 还与疾病危重状态、肥胖、老年、肾衰竭均有关。

AI 的特征是储存铁增高的低铁血症，铁从血液循环至网状内皮系统储存位置的转移，导致红系祖细胞对铁利用受限，Hepcidin 起了重要作用。AI 患者对 EPO 反应迟钝，常为轻至中度的贫血（少有 Hb < 80 g/L），正细胞正色素贫血，血清铁下降，铁蛋白正常或增高。在既往的研究报道中，发现 IBD 患者合并 AI 发生率约 8.2%。AI 发生的主要原因包括以下几个方面。

（一）Hepcidin 合成增加

IBD 患者单核-巨噬细胞、肠上皮细胞、淋巴细胞等免疫细胞大量激活，产生大量促炎症细胞因子（如 IL-6），通过 IL-6-JAK2-STAT3 信号通路，发挥生物学效应，刺激肝脏合成 Hepcidin 蛋白，抑制肠道吸收铁，并将铁储存于网状内皮系统，致红细胞造血的可利用循环中铁减少，造成贫血。

在 IBD 贫血患者中，Hepcidin 的研究受到了很多关注。Arnold 等研究了 51 例 UC 患者及 10 例 CD 患者的血清 Hepcidin，无论是否合并有缺铁性贫血（依据血清铁、铁蛋白），与健康对照都有显著下降，同时检测了其中 25 例患者 IL-6 水平，Hepcidin 与 IL-6 呈正相关，提示其可反映肠道的炎症状态。随后 Oustamanolakis 等检测了 49 例 UC 患者和 51 例 CD 患者的血清 Hepcidin，与 102 例健康者对照，IBD 患者血清 Hepcidin 显著升高，与血清铁蛋白相关，与 Hb 呈负相关，UC 患者同时与疾病活动度、CRP 相关；而 Mecklenburg 等回顾性分析了 247 例 IBD 患者，将患者依据疾病是否活动、是否贫血、是否缺铁情况分成 5 组测定铁调素，提示铁蛋白下降（<30 mg/L）的患者 Hepcidin 显著下降，与疾病的活动度、年龄、性别均无明显相关，并认为在 IBD 患者中缺铁是调控 Hepcidin 的主要因素。这与 Bergamaschi 等

的研究结果一致。在该研究中，IBD 贫血患者中 AI 患者的 Hepcidin 较 IDA 患者及 IDA+AI 混合的患者显著增高，且与 CRP 有关。近期的研究发现，活动期 IBD 患者较缓解期及健康人 Hepcidin 水平高，且与疾病活动性、CRP、ESR 有关，与贫血严重度有关，在 CD 患者中，抗 TNF 治疗能显著下调铁调素。故 Hepcidin 可作为反映疾病活动性的指标。另外，Suega 等研究了 80 例 AI 患者，发现 IL-6、铁蛋白、肌酐水平可以预测这些患者的 Hepcidin 水平。

鉴于 Hepcidin 是 AI 发病的核心，生成受信号通路的调控，故是炎症、免疫与铁代谢的桥梁。目前已有多环节调控 Hepcidin 为靶点的药物研发处于动物及临床研究中，如 Hepcidin 生成抑制剂、中和 Hepcidin 活性药物、干扰 Hepcidin 与 FPN 结合的制剂等，取得良好改善贫血的效果。

（二）Fpn 的异常

Fpn 的异常也影响铁代谢。Hepcidin 与 Fpn 结合，是在 Fpn 翻译后的蛋白水平。肠道炎症能直接抑制 Fpn 转录；巨噬细胞胞质内亚铁血红素的水平，BACH1（BTB domain and CNC Homolog 1）和 NRF2（Nuclear factor erythroid 2-related factor 2）分别是转录的抑制剂及激动，这是影响 Fpn 转录水平的调节因素。在翻译水平，Fpn 的表达是受其 5′ 末端非翻译区的铁反应序列调控的，胞浆内低铁促进铁反应元件（iron response element，IRE）和铁反应元件结合蛋白（iron-responsive element-binding proteins，IRPs）结合，抑制 Fpn mRNA 表达。在 IBD 贫血患者中，Burpee 等研究发现 CD 贫血儿童较不贫血儿童，肠道 Fpn 蛋白显著增高。IBD 贫血 Fpn 异常尚需进一步研究。

（三）TNF-α 直接抑制十二指肠铁吸收

Laftah 等在小鼠实验性结肠炎模型中，予腹腔内注射 TNF-α 后 3 h 即发现血清铁下降，同时脾脏铁储存增加；24 h 后，发现十二指肠铁转运显著减少。在该实验中肝脏合成 Hepcidin mRNA 未见改变。一项西班牙的研究回顾性分析了 362 例 IBD 患者（271 例 CD、91 例 UC），29.3% 患者出现贫血；抗 TNF-α 治疗后 6、12 个月后评估，随着 CRP 下降，贫血患者显著降至 14.4% 和 7.8%，血红蛋白在 6 个月增加，并能维持 12 个月，且与铁剂的补充无关。

（四）红细胞寿命缩短

炎症因子 TNF-α、IL-1、IL-6、INF-γ 直接或间接影响红细胞。在炎症状态下，红细胞寿命减少约 25% 至 90 d。巨噬细胞被激活后更易识别和吞噬衰老红细胞，从而清除被炎症损伤的红细胞。

（五）红细胞生成减少

促炎症细胞因子直接抑制骨髓红细胞生成。在系统性炎症中，大量的细胞因子如 INF-γ、TNF-α 激活转录因子 PU.1，使髓系的造血增加，红系的造血减少（粒红比 > 4∶1）；促使最早的红系造血祖细胞（BFU-e）凋亡而使红系增殖减少；炎症因子直接抑制红细胞生成素（erythropoietin, EPO）的启动子，导致肾脏产生 EPO 减少；促炎症因子作用于 EPO 信号通路，下调 EPO 受体，导致红系 EPO 抵抗，ERFE（erythroferrone）合成减少，而 ERFE 是 Hepcidin 的抑制剂。

四、维生素 B_{12}、叶酸缺乏巨细胞贫血发生机制

由于回肠受累或切除，瘘管形成、小肠细菌过度生长、进食减少等原因，约 22% 的 CD 患者出现维生素 B_{12} 缺乏。Battat 等研究发现，与正常人群相比，CD 患者如果没有回肠切除或回肠切除小于 20 cm，并没有增加维生素 B_{12} 缺乏的风险。除了行结直肠切除、回肠肛管储袋吻合的患者，UC 患者很少有维生素 B_{12} 缺乏。

叶酸作为辅酶为 DNA 合成提供一碳基团，DNA 合成障碍、复制延迟，胞核的发育滞后于胞质，形成巨幼变。CD 患者叶酸缺乏的发生率为 16%~28%，UC 患者为 1.4%~12%。除了药物（抗核苷酸合成药物）柳氮磺胺吡啶与甲氨蝶呤的副作用外，食物摄入不足、疾病活动度、回肠受累都是影响因素，并可继发于维生素 B_{12} 缺乏，因为在无活性的甲基四氢叶酸转化为有活性的四氢叶酸过程中需要维生素 B_{12} 依赖的甲硫氨酸合成酶的作用。CD 患者约 8% 可出现大细胞性贫血。

五、自身免疫性溶血性贫血及骨髓抑制

自身免疫性溶血性贫血（autoimmune hemolytic anemia, AIHA）在 UC 贫血患者是非常少见的，只有 0.2%~1.7%，在 UC 出现症状的同时或早于 UC 症状出现，可以是治疗药物 SASP 因为葡萄糖-6-磷酸脱氢酶的缺乏而介导的溶血，但大多是红细胞自身抗体产生的，并与结肠炎症的受累范围有关。AIHA 在 CD 患者中罕见，特别是 Coombs 试验阴性的，文献中只有个例报道。

IBD 贫血也直接与骨髓抑制有关。结直肠型 CD 患者中骨髓增生异常综合征（myelodysplastic syndrome, MDS）发病较高，其预后取决于 MDS 严重程度。IBD 中 MDS 约占 17%，年发病率约为 170/10 万，远高于年龄 70 岁及以上自然人群 20/10 万的发病率。MDS 发生除与药物相关，如 AZA，主要是与自身免疫病相关，而不仅仅是与骨髓细胞的染色体异常有关。CD 也可能是 MDS 血液病以外的肠道表现，是肠系膜动脉自身免疫导致的血管炎。在重症合并全身性炎症反应 UC 患者中，骨髓抑制是其严重的全身并发症。

IBD 患者应用抗炎药物如 SASP、美沙拉嗪及嘌呤类似物等可能干扰红细胞的生成。美沙拉嗪可引起极少数 IBD 的造血细胞三系减少。嘌呤类似物并不引起造血细胞三系减少，骨髓抑制轻，故临床上贫血发生也较少，其抑制程度与硫代嘌呤甲基转移酶（TPMT）基因型有关。在 IBD 维持治疗中，免疫抑制剂如 AZA 的长程使用，可与淋巴细胞增殖性疾病、白血病有关，使造血异常，导致贫血。

六、维生素 D、维生素 A 和维生素 B_6 缺乏引起的贫血

（一）维生素 D 缺乏

维生素 D 除了具有维持人体钙磷平衡的经典作用外，它通过与其受体（vitamin D receptor，VDR）结合，进入细胞核内，再与启动子上的维生素 D 反应元件（vitamin D response elements，VDREs）结合，调控多种靶基因的表达，发挥多种生物学功能。在 IBD 患者中，维生素 D 缺乏很常见，补充外源性维生素 D 可降低炎症因子水平，改善肠道黏膜屏障功能。在维生素 D 与 IBD 贫血研究中，Bacchetta 等发现维生素 D 能与其反应元件结合作用于肝细胞 Hepcidin HAMP 基因，从而抑制其转录。在健康志愿者中单次口服维生素 D（100 000 IU Vit D_2）可使血清中 25-OH-VitD 水平增加，24 h 内 Hepcidin 循环水平下降 34%。而维生素 D 缺乏常导致抑制功能下降 Hepcidin 合成增加，故维生素 D 与贫血有关。进一步的研究发现，维生素 D 直接支持红细胞刺激生成素（erythropoiesis-stimulating agents，ESAs）来影响红细胞水平。

（二）维生素 A 缺乏

维生素 A 是脂溶性维生素，是通过活性代谢产物维 A 酸（retinoic acid，RA）、全反式维 A 酸（all-trans retinoic acid，atRA）等发挥重要生理功能。atRA 与维 A 酸受体（retinoic acid receptor，RAR）结合，并与类视黄醇 X 受体（retinoid X receptor，RXR）形成异源二聚体，然后结合到维 A 酸反应元件（retinoic acid response elements，RARE）上，从而影响基因的表达，进而调控多种免疫细胞的功能，如 T、B 细胞功能，树突状细胞免疫耐受，肠固有淋巴细胞归巢，维持黏膜免疫稳态。维生素 A 缺乏致肠道免疫失衡，致炎症因子增加致肠道炎症。既往研究报道了 38 例 CD 患者血清维生素 A 水平（serum retinol levels，SRL）及相对剂量反应试验（relative dose response，RDR）（反映肝视黄醇储备），29% CD 患者 SRL 浓度较低，对照组为 15%，RDR 检测结果为 37% 的 CD 患者阳性，对照组为 12%，提示肝内维生素 A 储备不足。由于机体先消耗肝脏储存的维生素 A，故血清中的检测不是一个敏感指标。维生素 A 不仅与免疫相关，还与铁代谢、红细胞生成有关。维生素 A 缺乏降低血清铁及转铁蛋白饱和度水平，增加脾脏网状内皮系统铁浓度，降低肾脏 EPO mRNA，从而降低 EPO 合成，致红细胞畸形，从而导致贫血。

（三）维生素 B_6 缺乏

维生素 B_6（吡哆素，pyridoxine）是一种水溶性维生素，其磷酸酯（pyridoxal phosphate，PLP）是活性成分，为人体内某些辅酶的组成成分，参与多种代谢反应，比如其是血红素合成路径中的第一个辅酶（5-aminolevulinic acid synthase，5-ALAS）重要组分，故缺乏导致小细胞贫血。以 PLP<10 nmol/L 为诊断标准，10%～30% IBD 患者合并维生素 B_6 缺乏，且活动期患者较缓解期患者更易缺乏。

第二节 诊 断

一、实验室检查

IBD 患者贫血的标准是血红蛋白低于 WHO 定义的，即在海平面地区，最低的血红蛋白标准（表 19-1）。

表 19-1 贫血诊断标准

	HB 水平（g/L）			
	健康者	轻度贫血	中度贫血	重度贫血
儿童（0.5~4 岁）	≥110	100~109	70~99	<70
儿童（5~11 岁）	≥115	110~114	80~109	<80
儿童（12~14 岁）	≥120	110~119	80~109	<80
未妊娠的妇女和女孩（≥15 岁）	≥120	110~119	80~109	<80
妊娠的妇女和女孩（≥15 岁）	≥110	100~109	70~99	<70
男人和男孩（≥15 岁）	≥130	110~129	80~109	<80

ECCO 建议检查应包括全血细胞计数，如红细胞分布宽度（RDW）和红细胞平均血红蛋白量（MCV）、网织红细胞计数，血细胞分类计数，血清铁蛋白、转铁蛋白饱和度（Tfs）和 C 反应蛋白（CRP）浓度，更广泛的检查包括血清中维生素 B_{12}、叶酸、结合珠蛋白、低色素红细胞百分比（%HYPO）、网织红细胞血红蛋白（CHr）、乳酸脱氢酶、可溶性转铁蛋白受体（sTfR），锌原卟啉（ZPP），肌酐。详见表 19-2。

表 19-2 评价 IBD 贫血的实验室结果

参数	参考值	解释	说明
红细胞平均体积（MCV）/红细胞平均血红蛋白量（MCH）	MCV：75~90 fL；MCH：27~33 pg	低可提示 AI 同时存在真正的缺铁。正常值不排除缺铁，因为高达 40% 的 IDA 病例为正常细胞（例如，在 AZA 或 6-MP 治疗的患者中）	可能有助于指导补铁治疗；在一些研究中，比 TfR/铁蛋白比值对提示 IDA 的敏感性低
血清铁蛋白（Ferritin）	女：10~250 ng/mL 男：18~360 ng/mL	低于（<30 ng/mL）：即使在炎症情况下也提示真正的缺铁。正常或高于（>100 ng/mL）：炎症条件下（CRP>5）铁的储存量不足	铁蛋白表达受炎症影响。真正的铁缺乏也可表现为高铁蛋白水平（30~100 ng/mL）

续表

参数	参考值	解释	说明
转铁蛋白饱和度（Tfs）	20% ~ 45%	低：AI 和 AI-IDA 高：急慢性的铁过载（溶血，血色素沉着症）	基于血清铁浓度变化与节律变化。可能在高铁蛋白水平下对功能性缺铁的诊断有帮助
可溶性转铁蛋白受体（sTfR）	0.8 ~ 3.3 mg/L	高表达表明在没有炎症的情况下红细胞生成所需要的铁是少的，提示 IDA	对红细胞生成所需的铁敏感，但表达也受炎症抑制
转铁蛋白/铁蛋白比值（TfR/F ratio）	N/A	>2：提示真正铁缺乏，伴或不伴 AI <1：提示功能性缺铁，AI 可能性大	比 sTfR 这一指标能更好区分 AI 和 AI-IDA，然而，也存在部分重叠
网织红细胞血红蛋白含量（CHr）	28 ~ 35 pg	与 AI 相比 AI-IDA 是减少的；提示短期（48 h）正在进行的红细胞生成和网织红细胞的可利用铁，有助于分析体内铁贮备；既可反映早期铁缺乏，也可早期判断铁剂治疗效果	取决于特定的技术设备 AI 和 AI/IDA 之间的重叠降低了鉴别潜力
低色度红细胞（% HYPO）	<5%	在真正铁缺乏中呈高百分比；长程（120 d）红细胞生成中可利用铁的指标	取决于特定的技术设备 与其他诊断 IDA 方法相比，敏感性尚不清楚
锌原卟啉 Zinc protoporphyrin（ZPP）	<40 μmol/mol Hb	40 ~ 80 μmol/mol Hb：缺铁但没有贫血 >80 μmol/mol Hb：IDA	在缺锌的情况下应谨慎解释。不宜指导补铁治疗
Hepcidin	N/A	在 AI 中高水平；在 AI-IDA 中正常或低浓度	Hepcidin 水平似乎受红细胞生成所需铁的严格控制，而不受炎症的严格控制；化验方法还没有广泛应用
结合珠蛋白 Haptoglobin（HPT）	300 ~ 2 000 mg/L	降低提示溶血，升高也可能与炎症有关	可鉴定溶血性贫血
叶酸 Folic acid	2.0 ~ 9.0 ng/mL（4.5 ~ 20.4 nmol/ L）	红细胞生成随时间推移而减少，或胃的炎症而致减少，或与治疗相关（如甲氨蝶呤）	
Vit B_{12}	200 ~ 900 pg/mL（~147~645 pmol/L）	临床缺乏时，敏感性为 95% ~ 97%，特异性≤80%	对于 CD 和回肠肛管储袋的贫血患者应初步评估及随访评估
Vit D	25-OH-Vit D >20 ng/mL	<20 ng/mL：缺乏； 20 ~ 30 ng/mL：不足； >30 ng/mL：足量	1,25-OH-Vit D 可能有助于解释正常钙和 25-OH-Vit D 水平下的 HPT

二、诊断

由于 IBD 是慢性疾病，也常伴随着其他慢性疾病和多药治疗，干扰了传统贫血的实验室检查结果，从而使结果的解读变得复杂。因此准确诊断贫血类型是非常具有挑战性的。IDA 和 AI 的症状相似，包括疲劳、虚弱、心血管功能下降和运动耐受力下降，以及学习和记忆能力受损等。

（一）IDA 的诊断

当 IBD 患者 Hb 低于 WHO 诊断标准，小细胞低色素，MCH（＜27 pg）或者更低的 CHr（＜28 pg），MCV（＜80 fL），同时 Tfs＜16%，铁蛋白浓度＜30 ng/mL，临床无炎症迹象，即可诊断。

目前还没有特异的临床检查可以清楚地区分炎症存在时的缺铁，所以在 IBD 的 IDA 管理中常常需要结合多一些参数。虽然 MCV 和 MCHC 在 IDA 诊断中较为敏感，表现为小细胞低色素，却受免疫抑制剂治疗、维生素 B_{12} 或叶酸缺乏的影响。血清铁蛋白水平低于 30 ng/ml 即预示铁缺乏，而 IBD 患者因炎症的作用，铁蛋白在较高水平就可能已存在缺铁。转铁蛋白饱和度（Tfs）的升高较铁蛋白改变更为敏感，低于16% 表示缺铁，但在 AI 时也可以是低值。可溶性转铁蛋白受体（sTfR）是另一项参数，在缺铁时浓度增高，基本不受炎症影响，但在正常范围和标准化检测上没有一致的意见。检测 TfR/log ferritin 可能更为准确。当 sTfR 升高或 sTfR/log ferritin ＞2 时，即存在缺铁。虽然骨髓涂片可以直接诊断 IDA，但这种方法是有创的，只有在其他参数冲突且治疗无效时才考虑使用，在临床上很少被使用。

（二）AI 的诊断

IBD 合并 AI 是在炎症性肠病的诊断下，有炎症症状（临床体征和血清 CRP 升高），在实验室检查中，血常规显示中等程度的正细胞正色素性贫血，Hb 很少低于 80 g/L，铁代谢指标为：血清铁低下（必备条件）但无储存铁低的证据，血清铁蛋白正常或升高、Tfs 正常或降低（一般＞16%）、sTfR 正常、转铁蛋白正常或降低。AI 患者骨髓检查的特点主要为红系代偿增生不明显、铁粒幼细胞减少、细胞外铁增加。

与缺铁性贫血不同，AI 在骨髓巨噬细胞、脾巨噬细胞和肝巨噬细胞中都有铁质储存，这些巨噬细胞可以循环利用衰老的红细胞。因此，AI 主要是一种铁分布异常的疾病。但是 IBD 患者经常出现 IDA 及 AI 重叠。很多病例需要更多检查来鉴别 IDA 合并 AI，以利于明确消化道出血情况（铁丢失）及后续补铁治疗。在中等铁蛋白浓度（30～100 ng/mL）情况下，如果 Tfs/log SF＜2 同时 CHr 正常，AI 合并绝对缺铁的诊断可被确认。最近有研究表明，如果 Hepcidin 水平＞4 nmol/L 同时 CHr＜28 pg，则 Hepcidin 水平可代替 Tfs/log SF 用于合并 IDA 和 AI 的诊断。IDA、AI 及 IDA ＋ AI 的不同的检查结果详见表 19–3。

表 19-3 IBD 合并 IDA、AI、IDA + AI 的实验室检查鉴别

参数	IDA	AI	IDA + AI
红细胞指数			
MCV/MCHC	↓	↓至↔	↓至↔
网织红细胞计数	↓	↓	↓
RDW	↑	↔至↑	↔至↑
CHr（pg）	< 29	< 29	< 29
% HYPO	> 5	> 5	↔
铁指数			
血清铁	↓	↓	↓
铁蛋白（μg/L）	< 30	> 100	30 ~ 100
转铁蛋白	↑	↓至↔	↔至↑
Tfs	< 16%	< 20%	< 16% ~ 20%
sTfR	↑	↔	↔至↑
sTfR/log ferritin	> 2	< 1	1 ~ 2
铁调素	↓	↑	↓至↔
炎症参数			
IL-6	↔	↔至↑	↔至↑
CRP	↔	↑	↑
红细胞沉降率/白细胞计数/临床症状	↔	↑	↑

MCHC, mean corpuscular haemoglobin concentration；MCV, mean corpuscular volume；RDW, red cell distribution width；CHr, reticulocyte hemoglobin content；% HYPO, percentage of hypochromic red blood cells；sTfR, soluble transferrin receptor；Tfs, transferrin saturation.

（三）维生素 B_{12}、叶酸缺乏的诊断

维生素 B_{12} 的日常需求为 1 ~ 2.4 μg，当体内的维生素 B_{12} 储备（4 ~ 5 μg）减少到只有 5% ~ 10% 时，临床症状才会开始显现。这可解释维生素 B_{12} 缺乏者产生巨幼细胞贫血的滞后性。

所有大细胞性贫血或对补铁或 EPO 治疗无反应的贫血患者均需评估维生素 B_{12}。此外，在所有 CD 患者中，特别是有活动性回肠炎或回肠切除史的患者，应考虑定期筛查，尽管筛查的推荐间隔尚未确定。ECCO 指南建议至少每年检查钴胺素水平；或在没有使用 AZA 的情况下，出现巨幼细胞时检查钴胺素水平。

虽然没有金标准，但维生素 B_{12} 缺乏症的诊断传统上是基于低血清维生素 B_{12} 水平，通常低于 200 ng/mL（148 pmol/L），以及疾病的临床证据。然而，一项系统综述

表明，仅血清维生素 B_{12} 水平可能不足以诊断无症状患者的维生素 B_{12} 缺乏症，有时需结合其他检查，如 Schilling 试验，反映维生素 B_{12} 吸收情况。

因此，美国国家健康和营养检查调查（NHANES）指出无症状个体的维生素 B_{12} 缺乏症的诊断应包括一个血液循环中维生素 B_{12} 的生物标志物（血清维生素 B_{12} 或全反钴胺素 Ⅱ）和一个功能生物标志物（甲基丙二酸，MMA；或同型半胱氨酸，Hcy），确认细胞内 VB_{12} 的消耗。

现行的叶酸检测大都是检测血清叶酸水平，而不可能准确地检测红细胞叶酸水平。红细胞叶酸反映的是红细胞生存周期组织叶酸的状态，是一个长期的叶酸状态。与维生素 B_6 和维生素 B_{12} 相比，叶酸已被证明对总同型半胱氨酸（tHcy）数值有更强的影响作用，但血浆 tHcy 仅在不明确的情况、怀疑叶酸缺乏才被用来检测证实；如果排除维生素 B_6 和维生素 B_{12} 缺乏，$< 15\ \mu mol/L$ 提示叶酸不足。

第三节 治 疗

一、缺铁性贫血的治疗

铁剂治疗的目标是 Hb 恢复正常、血清铁蛋白和 Tfs 水平正常化，补充储备铁（补充铁蛋白 $> 100\ g/L$），避免输血，提高生活质量。4 周的补铁治疗能够使 Hb 至少升高 2g/dl。同时应针对 IBD 进行积极治疗，以防止铁进一步的丢失及减轻可能合并的 AI。

（一）一般治疗

膳食调整，食品强化，进行饮食和营养教育。

增加膳食中铁的摄入。膳食中的铁分为血红素铁和非血红素铁，血红素铁容易被人体吸收，主要存在于动物红肉、肝脏、血液中；非血红素铁主要存在于植物性食物中，不容易被人体吸收。多吃富含维生素 C 的水果（橙子、猕猴桃、草莓等）、蔬菜，但要避免含草酸多的如菠菜、苋菜、芋头等蔬菜，同时膳食钙、植酸盐（麸皮、燕麦、黑麦、大豆、谷类）、多酚类（浓茶、咖啡）能阻止非血红素铁的吸收，也需避免。

慎用影响铁吸收的药物，如抗酸剂（如 H_2 受体拮抗剂）和质子泵抑制剂。

（二）补充铁剂

ECCO 指南推荐，当 IBD 患者一经诊断为 IDA，即需补铁治疗。由于 IBD 患者常有不能耐受口服铁剂治疗或对口服铁剂治疗反应不充分，同时铁剂本身具有通过铁死亡等机制损伤消化道黏膜等毒作用，宜首选静脉铁剂治疗。

1. 口服铁剂补充

由于使用方便，价格便宜，口服铁剂常用于治疗轻至中度 IBD 贫血。

口服铁剂配方包括 Fe^{2+} 盐及 Fe^{3+} 盐，由于 Fe^{3+} 盐可溶性差，所以 Fe^{2+} 盐临床运用更多。常用口服的 Fe^{2+} 盐包括富马酸亚铁（元素铁含量每片 106 mg）、硫酸亚铁（元素铁含量每片 65 mg）、葡酸亚铁（元素铁含量每片 28 ~ 36 mg）。新的口服铁剂麦芽酚铁（phaseⅢ 临床试验）在成年 IBD 患者中显示效果好，副作用少，但是目前缺乏大样本 IBD 队列对照研究。

推荐口服补充元素铁的剂量：成人 100 mg，儿童 3 ~ 6 mg/kg BM。在储存铁耗竭的妇女低剂量 40 ~ 80 mg 隔天给药能提高耐受性及疗效，但需要长程更多病例研究。Hb 恢复正常后，仍需继续口服至少 3 个月以补充储存铁。

口服补充铁一般 4 d 起效，如 14 d Hb 升高 ≥ 1.0 g/dL，能预测后续的持续应答反应。

口服铁剂治疗有 51% 有副作用，常见胃肠道副作用，包括恶心、便秘、腹泻、上腹疼痛、呕吐，是铁剂对肠黏膜直接损害。患者常有黑 / 绿 / 柏油样便，担心消化道出血，而且污染衣物，所以治疗依从性低。口服补铁的效率低，纠正贫血所花费的时间长，而且，未被肠道吸收的铁能改变肠道菌群，增加肠道致病菌从而加重肠道炎症，甚而有致癌作用。

2. 静脉铁剂补充

IBD 合并中、重度贫血，疾病处于活动期，口服铁剂不能耐受或无效，需要静脉补铁。

静脉铁剂能避开肠道炎症所造成的肠道铁吸收障碍，能快速补铁。在 IBD 患者中，与口服补铁相比，升 HB 作用更有效，并且因为药物副作用及不耐受而中断治疗的比率更低。

目前，有 6 种补铁静脉制剂可用：低分子量右旋糖酐铁（low-molecular-weight iron dextran，LMWID）、葡糖酸钠铁复合体、蔗糖铁（iron sucrose，IS）、羧基麦芽糖铁（ferric carboxymaltose，FCM）、异麦芽糖铁（iron isomaltoside，IIM）及纳米氧化铁。IBD 补铁有效性及耐受性荟萃分析发现，FCM 最有效，渐次 IS、IIM、LMWID，最后口服补铁。所有这些静脉铁剂在治疗缺铁方面都同等有效，主要的差别包括价格以及给予全部剂量所需要的就诊次数 / 治疗时间。FCM、IIM 较其他铁制剂昂贵，但可以单次大剂量输注，所需的医疗监管花费可减少（表 19-4）。

以往，严重的过敏反应均发生在高分子量右旋糖酐铁使用时，因此，现已弃用高分子量右旋糖酐铁。在一项病例对照研究中，多达 5.7% 的患者在输注低分子量右旋糖酐铁测试剂量期间发生 IgE 介导的过敏反应，因此，现在包装说明书有注射前需要测试剂量的黑框警告。现在静脉补铁制剂的严重副作用非常少见。美国一项回

表 19-4 静脉铁制剂治疗 IBD 合并贫血

制剂	每一次剂量
低剂量	
葡萄糖酸亚铁（iron gluconate）	62.5 ~ 125 mg/100 mL 0.9% NaCl 20 min ~ 1 h
蔗糖铁（iron sucrose）	100 ~ 200 mg/100 mL 0.9% NaCl 大于 30 min
高剂量	
羧基麦芽糖铁（ferric carboxymaltose）	500 mg/100 mL 0.9% NaCl 或 1 000 mg/250 mL 0.9% NaCl 大于 15 min
右旋糖酐铁（iron dextran）	1 000 mg/500 mL 0.9% NaCl 大于 4 ~ 6 h
异麦芽糖铁（iron isomaltoside 1 000）	500 mg/250 mL 0.9% NaCl 大于 30 min
	1 000 mg/500 mL 0.9% NaCl 大于 1 h
纳米氧化铁（ferumoxytol）	510 mg 静脉输注 30 mg/s 或大于 15 min

顾性研究发现，在 IBD 中，约 1 000 次注射发生 0.24 次过敏反应，500 万次注射中才有 1 次致死或严重的后果。所以，只需要在有复苏设备及有经验的工作人员执行静脉输注是安全的，不需要使用测试剂量，但输注时至少需严密观察 30 min。

既往补铁需要量是通过 Ganzoni 法计算，缺铁量（mg）= 体重（kg）×［目标 Hb− 实际 Hb（g/L）× 2.4］+ 储存铁（500 mg），不仅复杂、不方便，并且常低估铁需要量。目前推荐以 HN 及体重为基础的需要补铁量（表 19-5）。

患者如果静脉铁剂治疗效果不佳，需要考虑是否合并 AI 及寻找其他潜在的贫血原因，需要优化治疗方案，可考虑行红细胞生成刺激剂治疗（ESA）联合静脉铁剂治疗，使血红蛋白恢复至 120 g/L。

表 19-5 铁需求简化量表

缺铁严重程度	血红蛋白（g/L）	剂量（mg）	
		体重 <70 kg	体重 ≥70 kg
无贫血	正常	500	1 000
轻度贫血	100 ~ 120（女性）	1 000	1 500
	100 ~ 130（男性）		
中度贫血	70 ~ 100	1 500	2 000
重重贫血	<70	2 000	2 500

二、炎症性贫血的治疗

（一）标准治疗

治疗 AI 是复杂及琐碎的问题。与 IDA 管理不同，铁剂治疗不是 AI 的一线方法，因为 AI 可能是功能性缺铁，如患者长期接受静脉铁剂治疗，可能会出现铁过载的毒性反应。因此，应从 IBD 贫血的人群中寻找出难治性或复发性的贫血患者，并以更个性化的方式进行治疗。

持续性炎症在维持 AI 中起着关键作用，故控制炎症状态是 IBD 相关贫血的重要步骤。然而，控制慢性疾病的进程往往是漫长的，有时很难实现。一些用于评估疾病活动的临床指标有时不能真正反映疾病的活动度，目前控制、治愈疾病追求的理想指标是黏膜愈合。

以促炎症细胞因子为靶点的生物制剂和小分子药物在 IBD 治疗中的应用越来越广泛。结果显示，抗 TNF-α 单抗治疗可改善患者的血液指标。此外，抗 TNF-α 单抗可清除 TNF-α 对促红细胞生成素的影响，促进促红细胞生成素的产生。经过治疗诱导黏膜愈合，减少失血和促炎症细胞因子的产生，从根本上抑制 Hepcidin 的产生。

其他治疗包括使用促红细胞生成素（ESAs）。Gasche 等在 CD 合并贫血患者对铁剂与 EPO 的治疗研究中，单独静脉注射铁剂组经 5 周治疗后，HB 平均升高 20 g/L，而 EPO+ 铁剂静脉注射组 Hb 平均上升 50 g/L。给予 EPO 治疗后，显示了更快、更显著的疗效。所以 ESAs 被保留作为二线治疗，且由于长期使用促红细胞生成素（EPO）会加重功能性缺铁，因此常与静脉补铁合用。值得注意的是，Liu 等进行的最新研究显示了 EPO 和肠内营养（含少量铁元素）联合治疗 IBD 患者贫血的良好潜力，提示与直接静脉补铁相比，贫血患者可以从以生理的方式补铁中受益，这需要进行更大规模的研究来讨论这个问题的利弊。

只有当 Hb 浓度低于 70 g/L，存在严重的并发症等特殊危险因素，或危及生命时，才应考虑输血。现在有越来越多的证据表明红细胞输注与不良的临床结果相关，因此，有必要采用限制性的红细胞输血方法。由于输血没有持久的效果，不能充分补充铁的储存，仍应考虑其他的选择（包括静脉补铁伴或不伴 ESAs）。

（二）新的治疗方案

尽管 AI 的治疗有多种方案，但都不完美，因此催生了以 Hepcidin 为靶点的新药的研发。对以 EPO 治疗无效的患者可能有益。目前，Hepcidin 拮抗剂可分为三类：Hepcidin 生成抑制剂、中和 Hepcidin 的多肽、Hepcidin-Fpn 干扰剂。这类 Hepcidin 拮抗剂目前大部分还处于临床前阶段，少部分进入临床研究。

1. Hepcidin 生成抑制剂

BMP-Smad 信号通路通过上调节铁调素发挥作用。因此，BMP 或 BMPR 的抑制剂能够减少铁调素表达。首先，被识别的靶点是 HJV，它是 BMP/SMAD 信号的主要受体。可溶性 HJV. FC 融合蛋白（sHJV.FC）包含了 HJV 的胞外结构域，与人 IgG FC 部分的融合，在小鼠中，抑制了 Hepcidin 的表达，提高了肠道铁吸收和血清铁水平。另一个可能的靶点是 I 型 BMP 受体的磷酸化，是 JAK1/2 抑制剂，实验研究发现，Momelotinib 可抑制 ACVR1（the bone morphogenic protein receptor kinase activin A receptor，type I），从而影响了 BMP 信号通路，减少肝脏合成 Hepcidin，改善贫血，并在骨髓纤维化患者的 II 期临床验证中证实有效。TP-0184 也是一种强效的 ALK2/ACVR1 抑制剂，靶向 ALK2/ACVR1，降低 Hepcidin 水平，逆转功能性缺铁，已在多个临床前模型中显示出一致的活性，现有初步证据证明它可以调节人体内的 Hepcidin 水平。TP-0184 目前正在进行临床前开发，计划第一阶段人体研究。

肝素是另一种阻断 BMP 通路信号的治疗选择。它们具有很强的抑制 Hepcidin 表达的能力，可能是通过与 BMP6 螯合阻断 SMAD 信号，然而其强大的抗凝活性使其抗 Hepcidin 活性的应用受到出血风险的影响。因此，研发具有低抗凝活性、高抗 Hepcidin 活性的肝素衍生物成为研究热点。但是住院的 IBD 患者本身发生深静脉血栓形成和肺栓塞的风险显著增高，可以从肝素治疗中获益。尽管如此，抗凝血活性较弱的合成肝素 Glycol-split non-anticoagulant heparins 已经在炎症动物模型中表现出对 Hepcidin 表达有抑制作用，其临床作用尚需进一步验证。

IL-6/STAT3 轴的炎症通路参与了 Hepcidin 的上调，阻断该通路可能是 AI 有效的治疗方法。Siltuximab 可以高度特异性中和人类 IL-6 单抗，这种抗体已经在临床上成功用于多中心卡斯特莱曼病（multicentric Castleman disease，MCD）治疗并可以改善患者的贫血表现；抑制剂 Tocilizumab 是 IL-6 受体的抗体，改善了猴胶原诱导结肠炎的贫血，并降低了 Hepcidin 表达，在类风湿关节炎患者中除了显著改善关节痛外，还能够抑制铁调素合成，进而改善了贫血；AG490 和 PpYLKTK 均是小分子 STAT3 抑制剂，AG490 主要抑制 JAK2 催化的 STAT3 磷酸化，而 PpYLKTK 则干扰磷酸化 STAT3 的二聚作用，阻碍其与相应靶基因的结合，在动物研究中显示有效改善贫血。

2. 抗 Hepcidin 治疗

为降低 Hepcidin 负荷，可以通过中和、直接阻断或隔离 Hepcidin 的方法。迄今为止，单克隆抗体、Anticalins 抗凝蛋白和 Spiegelmers 是抗 Hepcidin 治疗的最佳候选药物。

抗 Hepcidin 抗体：美国 Amgen 公司采用杂交瘤技术获得与重组人 Hepcidin 的高亲和力（Kd = 110 pmol/L）的抗人 Hepcidin IgG1 单体（mAb2.7），仅在与 Esculentoside A（EsA）联合使用时，才能改善由热灭活牛布鲁菌引起的 AI 鼠模型的贫血。一种完全人源化的单体 LY2787106 已经通过了癌症相关贫血患者的 I 期研究。

Hepcidin 结合蛋白：脂笼蛋白（anticalins）是一种结构简单的分泌蛋白，能够识别和结合各种疏水性小分子配体和特殊细胞表面受体。其中，高选择性脂钙蛋白（lipocalin）衍生物小蛋白类抗凝血素 PRS-080 对人 Hepcidin 具有高度亲和力，在食蟹猴体内注射 PRS-080 可引起剂量依赖性的 Hepcidin 抑制及铁动员增加，重复注射 PRS-080 则作用可持续。PRS-080-PEG30 目前处于早期临床开发阶段。

铁调素结合镜像异构体：Spiegelmer® Lexaptepid Pegol（NOX-H94）是一糖基化的镜像结构寡核苷酸（L-RNA），可高亲和力与人 Hepcidin 结合，可以保护 Fpn 免受 hepcidin 诱导的降解。Van Eijk 等在 I 期临床试验中发现，单次给药 NOX-H94，检测了药动学及药效学，该药阻断了健康受试者脂多糖注射诱发的血清铁降低。Boyce 等报道了在 64 例健康受试者中进行的 NOX-H94 随机、双盲、安慰剂对照试验，结果显示了 NOX-H94 良好的耐受性及安全性。在由血液恶性肿瘤导致的贫血患者中进行 II a 期研究显示，抑制了 Hepcidin，12 例患者中有 5 例（43%）NOx-H94 治疗后 Hb 升高 ≥ 10 g/L，能治疗伴有功能性缺铁的 AI（癌症相关贫血）。

3. 干扰 Hepcidin-Fpn 相互作用

LY2928057 是一种新型的人源化 IgG4 单克隆抗体，该抗体与 Fpn 具有很高的亲和力，可在不影响 Fpn 转运功能的情况下阻止 Hepcidin 与 Fpn 结合，是一种高效 Hepcidin 活性抑制剂，在 Caco-2 细胞及猕猴身上显示出良好的效果。该药物的第一阶段试验正在慢性肾脏病患者中进行中。

合成的硫胺衍生物呋喃硫胺化学骨架中具有二硫键，可像 LY2928057 一样干扰 Hepcidin-Fpn 的相互作用。Fung 等发现，在体外，呋喃硫胺通过阻断 Fpn 上的 C326 残基阻止与 Hepcidin 结合。但体内试验结果与体外并不一致，可能是由于其在体内药代动力学代谢成硫胺素。对于进一步考虑作为 Hepcidin 靶向治疗剂，则需要对呋喃硫胺修饰以改善其在体内的有效性。

4. 其他治疗 AI 新方向

脯氨酰羟化酶抑制剂（prolyl hydroxylase inhibitors，PHI）可以稳定 HIF，促进内源性 EPO 的生成，增加铁吸收并同时抑制 Hepcidin 的产生，促使红细胞的生成。

HIFs 是一种普遍存在的转录调节因子。HIF-1 是作为 EPO 的转录激活因子被发现的。HIF-1 主要以异二聚体形式存在，由 HIF-1α 和 HIF1β 两个亚基组成。常氧状态下，HIF-1α 亚基在翻译后，先在脯氨酰羟化酶（proline hydroxylase domain，PHD）催化下发生羟化反应，然后被泛素 - 蛋白酶水解复合体降解；在缺氧状态下，PHD 被抑制，亚基的降解被抑制，活性 HIF-1α 转移到细胞核内，与缺氧反应元件相结合，调节多种基因的转录。PHD 是 HIF-1α 的关键分子。既往研究 HIF-1α 在正常肠黏膜组织中不表达或很微弱地表达，而在 IBD 患者的肠腔广泛表达。激活的 HIF-1α 被证明是具有保护作用的。现低氧诱导因子辅氨酸羟化酶抑制剂（HIF-PHI）Roxadustat 在常见的 ACD 慢性肾脏病贫血中处于 III 期临床试验，显示能降低血清铁调素水平，纠正贫血，这也为 IBD 贫血患者提供了新的治疗策略。

三、维生素 B$_{12}$、叶酸缺乏的治疗

关于补充维生素 B$_{12}$ 的剂量和疗程尚无共识。对于已行回肠切除的患者，补充维生素 B$_{12}$ 的最佳方案也不清楚。胃肠外（肌内或皮下）给药仍然是首选途径。没有神经系统受累的患者标准初始剂量 1 000 μg 羟钴胺肌内 / 皮下注射，每周 3 次共 2 周，或每周 5 次，随后的 5 周每周注射 1 000 μg，以后每 3 个月 1 000 μg 肌内 / 皮下维持治疗。大于 20 cm 的回肠切除患者必须进行终身替代。

羟钴胺的过敏反应相对少见。不良反应的发生可能是由于钴或其他成分的化合物，包括恶心、面红、瘙痒、发热、头晕、皮疹和（很少）过敏反应。严重贫血的患者在补充维生素 B$_{12}$ 后可能出现短暂的低钾血症，临床意义尚不清楚，可以考虑钾替代治疗。神经功能障碍可能会暂时恶化，然后在数周至数月后消退。

在贫血患者中，治疗 7～10 d 后网织红细胞能明显上升。如果无反应，则应考虑最初的诊断是否正确。纠正巨幼细胞贫血可能需要 8 周。

IBD 患者，特别是活动性小肠疾病的 CD 患者，可能存在维生素 B$_{12}$ 吸收障碍，维生素 B$_{12}$ 高剂量的口服治疗，还需要进行进一步的研究。

由于饮食不足或慢性药物治疗导致的叶酸缺乏的巨幼细胞贫血患者，应连续 4 个月每天服用 5 mg 叶酸，在吸收不良的状态下建议 4 个月每天服用 15 mg。同时在开始叶酸治疗之前，应对叶酸缺乏患者的维生素 B$_{12}$ 状况进行常规评估。

四、炎症性肠病合并其他维生素缺乏的治疗

基于循证的有效 VD 替代建议目前也缺乏。达到血清 25- 羟维生素 D$_3$[25-（OH）D$_3$]水平在 75～100 nmol/L 是安全的，可能对 IBD 疾病活动也有好处。根据维生素 D 血清浓度、CD 回肠的累及、体重指数和吸烟情况，维生素 D 剂量为 1 800～10 000 IU/d 是必要的。维生素 B$_6$ 缺乏症可通过每日服用 50～100 mg 的吡哆醇来治疗。

综上所述，IBD 可以合并各种类型的贫血，应该引起临床医师的足够重视，并仔细行鉴别诊断，对因治疗。由于对疾病发病机制认识的不断深入，特别是对炎症性贫血发病机制的认识，对铁调素及其上下游调控因子的深入研究。临床上不断涌现出新的治疗药物，拓展了我们临床思维，为治疗疾病提供更多的手段。

（刘占举　蔡敏　李明松）

主要参考文献

［1］Wilson A，Reyes E，Ofman J. Prevalence and outcomes of anemia in inflammatory bowel disease：a systematic review of the literature [J]. Am J Med，2004，116（7）：44-49.

［2］ Murawska N，Fabisiak A，Fichna J. Anemia of chronic disease and iron deficiency anemia in inflammatory bowel diseases：pathophysiology，diagnosis，and treatment [J]. Inflamm Bowel Dis，2016，22（5）：1198-1208.

［3］ 任东美，王红 . 炎症性肠病合并贫血的影响因素分析 [J]. 河南医学研究，2018，27（24）：4445-4447.

［4］ 刘嫦钦，吴维，邬瑞金，等 . 克罗恩病患者贫血因素分析及其临床意义 [J]. 胃肠病学，2013，18（5）：292-295.

［5］ Kulnigg S，Gasche C. Systematic review：managing anaemia in Crohn's disease [J]. Aliment Pharmacol Ther，2006，24（11-12）：1507-1523.

［6］ Stein J，Hartmann F，Dignass A U. Diagnosis and management of iron deficiency anemia in patients with CD [J]. Nat Rev Gastroenterol Hepatol，2010，7（11）：599-610.

［7］ Ganz T. Anemia of inflammation [J]. N Engl J Med，2019，381（12）：1148-1157.

［8］ Ginzburg Y Z. Hepcidin-ferroportin axis in health and disease [J]. Vitam Horm，2019，110（1）：17-45.

［9］ Steinbicker AU，Sachidanandan C，Vonner AJ，et al. Inhibition of bone morphogenetic protein signaling attenuates anemia associated with inflammation [J]. Blood，2011，117（18）：4915-4923.

［10］ Nemeth E，Rivera S，Gabayan V，et al. IL-6 mediates hypoferremia of inflammation by inducing the synthesis of the iron regulatory hormone hepcidin [J]. J Clin Invest，2004，113（9）：1271-1276.

［11］ Xia Y，Babitt J L，Sidis Y，et al. Hemojuvelin regulates hepcidin expression via a selective subset of BMP ligands and receptors independently of neogenin [J]. Blood，2008，111（10）：5195-5204.

［12］ Lee DH，Zhou LJ，Zhou Z，et al. Neogenin inhibits HJV secretion and regulates BMP-induced hepcidin expression and iron homeostasis [J]. Blood，2010，115（15）：3136-3145.

［13］ Nai A，Pagani A，Silvestri L，et al. TMPRSS6 rs855791 modulates hepcidin transcription in vitro and serum hepcidin levels in normal individuals [J]. Blood，2011，118（16）：4459-4462.

［14］ Testa A，Rispo A，Romano M，et al. The burden of anaemia in patients with inflammatory bowel diseases [J]. Dig Liver Dis，2016，48（3）：267-270.

［15］ Alayon C G，Crespo C P，Pedrosa S M，et al. Prevalence of iron deficiency without anaemia in inflammatory bowel disease and impact on health-related quality of life [J]. Gastroenterol Hepatol，2018，41（1）：22-29.

［16］ Fraenkel P G. Anemia of inflammation：a review [J]. Med Clin North Am，2017，101（2）：285-296.

［17］ Weiss G，Goodnough LT. Medical progress：Anemia of chronic disease [J]. New Engl J Med，2005，352（10）：1011-1023.

［18］ Arnold J，Sangwaiya A，Bhatkal B，et al. Hepcidin and inflammatory bowel disease：dual role in host defence and iron homoeostasis [J]. Eur J Gastroenterol Hepatol，2009，21（4）：425-429.

［19］ Oustamanolakis P，Koutroubakis I E，Messaritakis I，et al. Serum hepcidin and prohepcidin concentrations in inflammatory bowel disease [J]. Eur J Gastroenterol Hepatol，2011，23（3）：

262-268.

[20] Mecklenburg I, Reznik D, Fasler-Kan E, et al. Serum hepcidin concentrations correlate with ferritin in patients with inflammatory bowel disease [J]. J Crohns Colitis, 2014, 8 (11): 1392-1297.

[21] Bergamaschi G, Di Sabatino A, Albertini R, et al. Serum hepcidin in inflammatory bowel diseases: biological and clinical significance [J]. Inflamm Bowel Dis, 2013, 19 (10): 2166-2172.

[22] Suega K, Widiana G R. Predicting hepcidin level using inflammation markers and iron indicators in patients with anemia of chronic disease [J]. Hematol Transfus Cell Ther, 2019, 41 (4): 342-348.

[23] Weiss G, Ganz T, Goodnough L T. Anemia of inflammation [J]. Blood, 2019, 133 (1): 40-50.

[24] Marro S, Chiabrando D, Messana E, et al. Heme controls ferroportin1 (FPN1) transcription involving Bach1, Nrf2 and a MARE/ARE sequence motif at position-7007 of the FPN1 promoter [J]. Haematol-Hematol J, 2010, 95 (8): 1261-1268.

[25] Burpee T, Mitchell P, Fishman D, et al. Intestinal ferroportin expression in pediatric Crohn's disease [J]. Inflamm Bowel Dis, 2011, 17 (2): 524-531.

[26] Laftah A H, Sharma N, Brookes MJ, et al. Tumour necrosis factor alpha causes hypoferraemia and reduced intestinal iron absorption in mice [J]. Biochem J, 2006, 397 (1): 61-67.

[27] Lucendo A J, Roncero O, Serrano-Duenas MT, et al. Effects of anti-TNF-alpha therapy on hemoglobin levels and anemia in patients with inflammatory bowel disease [J]. Dig Liver Dis, 2020, 52 (4): 400-407.

[28] Martin J, Radeke H H, Dignass A, et al. Current evaluation and management of anemia in patients with inflammatory bowel disease [J]. Expert Rev Gastroenterol Hepatol, 2017, 11 (1): 19-32.

[29] Battat R, Kopylov U, Szilagyi A, et al. Vitamin B$_{12}$ deficiency in inflammatory bowel disease: prevalence, risk factors, evaluation, and management [J]. Inflamm Bowel Dis, 2014, 20 (6): 1120-1128.

[30] Bermejo F, Algaba A, Guerra I, et al. Should we monitor vitamin B$_{12}$ and folate levels in Crohn's disease patients? [J]. Scand J Gastroenterol, 2013, 48 (11): 1272-1277.

[31] Giannadaki E, Potamianos S, Roussomoustakaki M, et al. Autoimmune hemolytic anemia and positive Coombs test associated with ulcerative colitis [J]. Am J Gastroenterol, 1997, 92 (10): 1872-1874.

[32] Wang Z, Zhou Y, Liu Y. Concurrent inflammatory bowel disease and myelodysplastic syndrome: report of nine new cases and a review of the literature [J]. Dig Dis Sci, 2008, 53 (7): 1929-1932.

[33] Harewood G C, Loftus E V, JR, Tefferi A, et al. Concurrent inflammatory bowel disease and myelodysplastic syndromes [J]. Inflamm Bowel Dis, 1999, 5 (2): 98-103.

[34] Beaugerie L, Brousse N, Bouvier AM, et al. Lymphoproliferative disorders in patients receiving thiopurines for inflammatory bowel disease: a prospective observational cohort study [J]. Lancet, 2009, 374 (9701): 1617-1625.

[35] Ghishan FK, Kiela PR. Vitamins and minerals in inflammatory bowel disease [J]. Gastroenterol Clin North Am, 2017, 46 (4): 797-808.

［36］Bacchetta J，Zaritsky J J，Sea L L，et al. Suppression of iron-regulatory hepcidin by vitamin D [J]. J Am Soc Nephrol，2014，25（3）：564–572.

［37］Smith EM，Tangpricha V. Vitamin D and anemia：insights into an emerging association [J]. Curr Opin Endocrinol，2015，22（6）：432–438.

［38］Maria BS，Alvares GRd，Almeida BGLDS. Vitamin A and inflammatory bowel diseases：from cellular studies and animal models to human disease [J]. Expert Rev Gastroenterol Hepatol，2019，13（1）：25–35.

［39］Soares-Mota M，Silva T A，Gomes L M，et al. High prevalence of vitamin A deficiency in Crohn's disease patients according to serum retinol levels and the relative dose-response test [J]. World J Gastroenterol，2015，21（05）：1614–1620.

［40］Cunha MSBd，Siqueira EMA，Trindade LS，et al. Vitamin A deficiency modulates iron metabolism via ineffective erythropoiesis [J]. J Nutr Biochem，2014，25（10）：1035–44.

［41］Saibeni S，Cattaneo M，Vecchi M，et al. Low vitamin B_6 plasma levels，a risk factor for thrombosis，in inflammatory bowel disease：role of inflammation and correlation with acute phase reactants [J]. Am J Gastroenterol，2003，98（1）：112–117.

［42］McLean E，Cogswell M，Egli I，et al. Worldwide prevalence of anaemia，WHO vitamin and mineral nutrition information system，1993–2005 [J]. Public Health Nutr，2009，12（4）：444–454.

［43］Dignass AU，Gasche C，Bettenworth D，et al. European consensus on the diagnosis and management of iron deficiency and anaemia in inflammatory bowel diseases [J]. J Crohns Colitis，2015，9（3）：211–222.

［44］Guagnozzi D，Lucendo AJ. Anemia in inflammatory bowel disease：a neglected issue with relevant effects [J]. World J Gastroenterol，2014，20（13）：3542–3551.

［45］Kaitha S，Bashir M，Ali T. Iron deficiency anemia in inflammatory bowel disease [J]. World J Gastrointest Pathophysiol，2015，6（3）：62–72.

［46］Gasche C，Ahmad T，Tulassay Z，et al. Ferric maltol is effective in correcting iron deficiency anemia in patients with inflammatory bowel disease：results from a phase-3 clinical trial program [J]. Inflamm Bowel Dis，2015，21（3）：579–588.

［47］Moretti D，Goede J S，Zeder C，et al. Oral iron supplements increase hepcidin and decrease iron absorption from daily or twice-daily doses in iron-depleted young women [J]. Blood，2015，126（17）：1981–1989.

［48］Seril D N，Liao J，Ho K L，et al. Dietary iron supplementation enhances DSS-induced colitis and associated colorectal carcinoma development in mice [J]. Dig Dis Sci，2002，47（6）：1266–1278.

［49］Jimenez K M，Gasche C. Management of iron deficiency anaemia in inflammatory bowel disease [J]. Acta Haematol，2019，142（1）：30–36.

［50］Evstatiev R，Marteau P，Iqbal T，et al. FERGIcor，a randomized controlled trial on ferric carboxymaltose for iron deficiency anemia in inflammatory bowel disease [J]. Gastroenterology，2011，141（3）：846–853.

［51］Khalil A，Goodhand J R，Wahed M，et al. Efficacy and tolerability of intravenous iron dextran and oral iron in inflammatory bowel disease：a case-matched study in clinical practice [J]. Eur J Gastroenterol Hepatol，2011，23（11）：1029-1035.

［52］Akhuemonkhan E，Parian A，Carson K A，et al. Adverse reactions after intravenous iron infusion among inflammatory bowel disease patients in the United States，2010-2014 [J]. Inflamm Bowel Dis，2018，24（8）：1801-1807.

［53］Vaughn B P，Shah S，Cheifetz A S. The role of mucosal healing in the treatment of patients with inflammatory bowel disease [J]. Curr Treat Options Gastroenterol，2014，12（1）：103-117.

［54］Liu S，Ren J，Hong Z，et al. Efficacy of erythropoietin combined with enteral nutrition for the treatment of anemia in Crohn's disease [J]. Nutr Clin Pract，2013，28（1）：120-127.

［55］Theurl I，Schroll A，Sonnweber T，et al. Pharmacologic inhibition of hepcidin expression reverses anemia of chronic inflammation in rats [J]. Blood，2011，118（18）：4977-4984.

［56］Asshoff M，Petzer V，Warr M R，et al. Momelotinib inhibits ACVR1/ALK2，decreases hepcidin production，and ameliorates anemia of chronic disease in rodents [J]. Blood，2017，129（13）：1823-1830.

［57］Peterson PKW，Whatcott C，Siddiqui-Jain A，et al. TP-0184 inhibits ALK2/ACVR1，decreases hepcidin levels，and demonstrates activity in preclinical mouse models of functional iron deficiency [J]. Blood，2017，130（Supplement 1）：937.

［58］Poli M，Asperti M，Naggi A，et al. Glycol-split nonanticoagulant heparins are inhibitors of hepcidin expression in vitro and in vivo [J]. Blood，2014，123（10）：1564-1573.

［59］van Rhee F，Casper C，Voorhees P M，et al. A phase 2，open-label，multicenter study of the long-term safety of siltuximab（an anti-interleukin-6 monoclonal antibody）in patients with multicentric Castleman disease [J]. Oncotarget，2015，6（30）：30408-30419.

［60］Hashizume M，Uchiyama Y，Horai N，et al. Tocilizumab，a humanized anti-interleukin-6 receptor antibody，improved anemia in monkey arthritis by suppressing IL-6-induced hepcidin production [J]. Rheumatol Int，2010，30（7）：917-923.

［61］Song S N，Iwahshi M，Tomosuhi N，et al. Comparative evaluation of the effects of treatment with tocilizumab and TNF-α inhibitors on serum hepcidin，anemia response and disease activity in rheumatoid arthritis patients [J]. Arthritis Res Ther，2013，15（5）：1-10.

［62］Fatih N，Camberlein E，Island M L，et al. Natural and synthetic STAT3 inhibitors reduce hepcidin expression in differentiated mouse hepatocytes expressing the active phosphorylated STAT3 form [J]. J Mol Med（Berl），2010，88（5）：477-486.

［63］Zhang SP，Wang Z，Wang L X，et al. AG490：an inhibitor of hepcidin expression in vivo [J]. World J Gastroenterol，2011，17（45）：5032-5034.

［64］Sasu B J，Cooke K S，Arvedson T L，et al. Antihepcidin antibody treatment modulates iron metabolism and is effective in a mouse model of inflammation-induced anemia [J]. Blood，2010，115（17）：3616-3624.

［65］Vadhan-Raj S，Abonour R，Goldman JW，et al. A first-in-human phase 1 study of a hepcidin monoclonal antibody，LY2787106，in cancer-associated anemia [J]. J Hematol Oncol，2017，10（1）：73.

［66］Hohlbaum A M，Gille H，Trentmann S，et al. Sustained plasma hepcidin suppression and iron elevation by Anticalin-derived hepcidin antagonist in cynomolgus monkey [J]. Br J Pharmacol，2018，175（7）：1054-1065.

［67］Schwoebel F，van Eijk L T，Zboralski D，et al. The effects of the anti-hepcidin Spiegelmer NOX-H94 on inflammation-induced anemia in cynomolgus monkeys [J]. Blood，2013，121（12）：2311-2315.

［68］Boyce M，Warrington S，Cortezi B，et al. Safety，pharmacokinetics and pharmacodynamics of the anti-hepcidin Spiegelmer lexaptepid pegol in healthy subjects [J]. Br J Pharmacol，2016，173（10）：1580-1588.

［69］Witcher DR，Leung D，Hill KA，et al. LY2928057，an antibody targeting ferroportin，is a potent inhibitor of hepcidin activity and increases iron mobilization in normal cynomolgus monkeys [J]. Blood，2013，122（21）：3433.

［70］Sheetz M，Barrington P，Callies S，et al. Targeting the hepcidin-ferroportin pathway in anaemia of chronic kidney disease [J]. Br J Clin Pharmacol，2019，85（5）：935-948.

［71］Fung E，Sugianto P，Hsu J，et al. High-throughput screening of small molecules identifies hepcidin antagonists [J]. Mol Pharmacol，2013，83（3）：681.

［72］邱骅婧，吴维，刘占举. 缺氧在肠黏膜炎症损伤过程中的病理生理机制 [J]. 世界华人消化杂志，2013，21（7）：591-596.

［73］Chen N，Hao C，Liu BC，et al. Roxadustat treatment for anemia in patients undergoing long-term dialysis [J]. N Engl J Med，2019，381（11）：1011-1022.

［74］Devalia V，Hamilton MS，Molloy AM，et al. Guidelines for the diagnosis and treatment of cobalamin and folate disorders [J]. Br J Haematol，2014，166（4）：496-513.

［75］Hlavaty T，Krajcovicova A，Payer J. Vitamin D therapy in inflammatory bowel diseases：who，in what form，and how much? [J]. J Crohns Colitis，2015，9（2）：198-209.

第二十章

肛周病变

溃疡性结肠炎（ulcerative colitis，UC）是肠道黏膜的病变，发生肛周病变的概率较低。2011 年西班牙多中心回顾性研究指出 4.1% 的 UC 患者存在肛周病变，中位随访时间 11.5 年。而 2019 年韩国一项基于人群队列和医院队列的研究分析指出 UC 肛周病变 10 年累及发病率为 4%，标准化发病率是普通人的 2.88 倍。UC 肛周病变提示预后不良，存在肛周病变的患者诊断 UC 时结肠炎症范围更广，激素或生物制剂的使用及结肠切除率均高于无肛周病变的患者，但仍存在争议。另外，若出现复发性或复杂的肛周瘘管性病变则需高度怀疑 CD。

痔、肛裂、肛周脓肿、肛瘘、直肠阴道瘘等是主要的 UC 肛周病变，疾病的临床表现及诊断和一般的肛周疾病大致相同，也可参照肛周克罗恩病（Perional Crohn's disease，pCD），但一般较 pCD 简单。

影像学检查被推荐应用于所有需要评估肛周病变的患者，例如肛周脓肿、肛瘘患者。影像学有助于明确脓肿和瘘管的范围、括约肌复合体累及情况、鉴别会阴部感染的原因。MRI 具有无侵袭性、高准确度的特点，尤其是盆腔 MRI 和肛管 MRI，对于复发性或复杂的肛周瘘管性病变应是首选检查方法，而超声检查在肛周脓肿急性期对于脓肿的诊断具有一定的优势，而且费用较低。

UC 的肛周病变分类方法和治疗原则与非特异性感染的肛周病变基本相同。肛瘘的分类方法仍然采用 Parks 分型。存在肛周脓肿时，应尽快手术引流；麻醉下探查结合探针检查可明确内口位置及数量。肛周引流切口应在脓肿波动感最明显处或破溃外口周围切开。坐骨直肠间隙脓肿应根据脓肿的范围选择合适形态的切口，以保证术后通畅引流为宜，必要时予多处对口挂线引流；引流时发现内口，应予留置引流性挂线；深部脓腔搔刮彻底后则予置管引流。单纯性低位肛瘘可行肛瘘切开术，但应避免对女性前侧瘘行该术式治疗。对复杂性肛瘘，应尽可能选择保留括约肌手术方法。

有关肛周病变的诊断和治疗的具体内容，请阅读本书的姊妹篇《克罗恩病——基础研究与临床实践（第二版）》第十五章。

（吴现瑞　谷云飞　张宗进）

主要参考文献

［1］Zabana Y，Van Domselaar M，Garcia-Planella E，et al. Perianal disease in patients with ulcerative colitis：a case-control study [J]. J Crohns Colitis，2011，5（4）：338–341.

［2］Magro F，Gionchetti P，Eliakim R，et al. Third European evidence-based consensus on diagnosis and management of ulcerative colitis. part 1：definitions，diagnosis，extra–intestinal manifestations，pregnancy，cancer surveillance，surgery，and ileoanal pouch disorders [J]. J Crohns Colitis，2017，11（6）：649–670.

［3］Harbord M，Eliakim R，Bettenworth D，et al. Third European evidence–based consensus on diagnosis and management of ulcerative colitis. part 2：current management [J]. J Crohns Colitis，2017，11（7）：769–784.

［4］Choi Y S，Kim D S，Lee D H，et al. Clinical characteristics and incidence of perianal diseases in patients with ulcerative colitis [J]. Ann Coloproctol，2018，34（3）：138–143.

［5］Song E M，Lee H S，Kim Y J，et al. Incidence and clinical impact of perianal disease in patients with ulcerative colitis：a nationwide population-based study [J]. J Gastroen Hepatol，2019，34（6）：1011–1017.

［6］Steinhart A H，Panaccione R，Targownik L，et al. Clinical practice guideline for the medical management of perianal fistulizing Crohn's disease：the toronto consensus [J]. Inflamm Bowel Dis，2019，25（1）：1–13.

［7］McKenna N P，Lightner A L，Habermann E B，et al. Hemorrhoidectomy and excision of skin tags in IBD：harbinger of doom or simply a disease running its course? [J]. Dis Colon Rectum，2019，62（12）：1505–1511.

第二十一章

感　染

IBD 本身是一组免疫功能紊乱性疾病，不只是累及肠道，还可以累及几乎所有的器官和系统。由于 IBD 需要长期应用免疫抑制性药物治疗，部分患者可能出现免疫功能过低而存在感染风险（表 21-1）。事实上，IBD 从诊断和鉴别诊断到其后的治疗、随访和监测都与感染性疾病纠缠不清，而且感染性疾病的发生和发展会使 IBD 病情更复杂、进展更快、预后更差，值得高度重视。

IBD 相关的感染包括机会性感染和潜伏感染被激活。

表 21-1　IBD 药物相关感染

关联强度	药物	感染类型	患者风险	感染风险程度
关联确认	嘌呤类药物	病毒	所有患者，尤其是 EBV、CMV、VZV 血清阴性的患者	低
	抗 TNF 药物	分枝杆菌	所有患者，尤其是活动性结核发病高危区者	低
		细菌	所有患者，尤其是老年患者	老年患者高
	托法替尼	带状疱疹	所有患者，尤其是老年患者、亚洲人群、既往接受抗 TNF 治疗者	过高风险组高
关联不确定	抗 TNF 药物	术后感染	反复多次手术者	-
	维多珠单抗	术后感染	-	研究结果存在争议
关联未知	甲氨蝶呤	-	-	IBD 研究很少，但类风湿关节炎中感染风险轻度增加
	乌思奴单抗	-	-	IBD 研究很少，但类银屑病性关节炎中无感染风险

第一节　机会性感染

机会性感染（opportunistic infection）是指机体免疫功能低下时致病菌或条件致病菌引起的感染。IBD 患者存在免疫功能调节异常，在 IBD 的治疗过程中，免疫抑制性药物的使用，包括 GCS、嘌呤类药物、MTX、钙调磷酸酶抑制剂（CsA 或 FK506）、肿瘤坏死因子拮抗剂（IFX、ADM 等）或其他生物制剂，都在一定程度上抑制了机体的免疫应答功能，导致机体免疫功能降低，从而增加了机会性感染的风险。

一、高危因素

（一）药物

临床常用的免疫抑制性药物几乎均导致 IBD 发生机会性感染，特别是在几种免疫抑制性药物联合使用时。虽然迄今没有资料明确提示哪种免疫抑制性药物会导致哪种特异性机会性感染，但是临床研究发现，GCS 与真菌感染关系比较密切，AZA 与病毒感染有关，而生物制剂的使用则与真菌及分枝杆菌等细菌性感染有一定的关系。但是，在 IBD 的治疗过程中，上述药物通常联合使用，故在发生机会性感染时，并不能明确区分是哪种药物导致的感染，可能是多种药物共同作用的结果。

目前，关于免疫抑制性药物的使用可增加机会性感染的循证医学证据大部分来源于风湿性疾病的研究。例如，GCS 治疗类风湿关节炎增加机会性感染的风险，且为剂量依赖性的。但是，在 IBD 患者中并未发现 GCS 的使用与感染的发生呈剂量依赖关系。GCS 和 IFX 可增加 IBD 术后腹腔内感染的风险，特别是在联合使用时。IFX 可增加 IBD 机会性感染的风险。如 IFX 可增加患者的术后感染并发症，但并不增加 UC 患者的术后感染风险。IFX 同时可增加患者严重感染的风险。

（二）营养不良

营养不良会损害细胞免疫应答，下调细胞的吞噬功能，减少细胞因子的分泌，降低分泌性抗体的黏附与应答，影响补体系统的作用，进而增加感染发生的风险。营养不良会影响免疫系统的有效应答，而免疫应答不佳也会反过来影响患者的营养状况。

大部分 IBD 患者都存在营养不良和营养风险。IBD 的营养不良包括宏量元素和微量元素的缺乏（包括锌、铜、硒）。IBD 患者中营养不良的发生率较高主要与以下因素相关：体内各种炎症因子的增加导致的患者食欲较差；治疗药物与营养物质之间的相互作用，如 GCS 抑制肠道钙的吸收，促进肾脏的排泄，SASP 抑制叶酸的吸收等；肠道的病变导致肠道吸收功能较差，如肠道菌群的过度生长引起的脂肪泻会导致脂溶性维生素及维生素 B_{12} 的吸收减少；疾病中梗阻并发症导致肠道营养物质及能量的摄入不足；回肠手术切除影响维生素 B_{12} 的吸收；空肠的病变或手术导致铁的吸收障碍；反复多次的手术导致的短肠综合征等。

体内外的研究都证实合并营养不良会损害细胞免疫应答，目前关于营养不良的 IBD 的机会性感染的相关研究尚较少。已有研究发现，在 IBD 患者中，营养不良会增加感染相关的住院风险。目前对于营养状况的评估还主要使用体重指数（BMI）和营养专家对于摄入和排除的量表计算，对于使用免疫抑制性药物治疗前或手术治疗前的营养状况评估，BMI < 20 可能对于临床实践有一定的指导价值。

（三）并发症

已证实合并慢性肺部疾病、酒精中毒、脑器质性疾病和糖尿病的患者会增加风湿性关节炎机会性感染的风险。在 IBD 患者，同时合并其他疾病狭窄性病变和穿透性病变均会增加感染相关的住院率，但是研究数据较少，尚需进一步研究。对于有合并疾病的 IBD 患者，免疫抑制性药物的使用需要综合考虑。

（四）年龄

随着年龄的增长，包括固有免疫应答和适应性免疫应答在内的机体免疫功能逐渐减退。部分感染性疾病，如化脓性细菌感染，特别是社区获得性肺炎或尿道感染，在老年人中的发生概率相对升高。老年 IBD 患者应用免疫抑制性药物后感染风险更高。对于 IBD 患者，年龄已被证实为感染相关的独立危险因素。有研究显示，在 IBD 患者中，年龄超过 50 岁的，机会性感染的比例明显增加。而与之相对的，在儿童的 IBD 患者中，免疫抑制性药物的使用也会增加机会性感染的风险，但是感染大部分为轻度感染。对于 < 1 岁的婴儿 IBD 患者，由于免疫系统发育不成熟，例如 IL-10 受体的缺乏、调节性 T 淋巴细胞功能改变及 FOXp3 蛋白水平的下调等导致免疫功能的缺陷，可以合并严重的感染，例如 EB 病毒诱导的淋巴组织增生异常等。

二、常见机会性感染

（一）细菌性感染

1. 结核分枝杆菌感染

（1）概述：结核分枝杆菌也称结核杆菌，是结核病的病原菌。早期结核病的死亡率较高，是全球重要的传染病，随着抗结核药物的广泛使用，结核病的发病率有所下降。但是近年来，随着免疫抑制性药物的使用以及多重耐药菌（MDR-TB）、广谱耐药菌（XDR-TB）的出现，结核病的发病率又有上升趋势。结核主要好发于发展中国家，但是近年来，随着全球化的趋势以及艾滋病的流行，在经济发达地区，结核的发病率也有所上升。

（2）病史：IBD 患者接受生物制剂、GCS、嘌呤类药物和甲氨蝶呤的使用均增加了结核发生的风险。在使用 TNF-α 拮抗剂治疗的患者中，隐性结核复发的比例逐渐升高，且病情一般较普通人群更严重。研究显示应用相当于泼尼松剂量 ≥ 15 mg/d，治疗时间超过 1 个月，可增加潜伏结核感染（LTBI）再活动风险，单独使用嘌呤类药物也可增加此风险，而嘌呤类药物与 GCS 和（或）TNF-α 拮抗剂联合用药比单药更易发生 LTBI 再激活。

（3）临床表现：TNF-α 拮抗剂用药后诱发的结核多为肺外结核，并易出现全身播散，以发热、CRP 升高为主，但病原学检测阳性率更低，使得结核病的诊断相对较困难。

（4）诊断：在 IBD 诊断时及拮抗 TNF-α 生物制剂使用前需要进行隐性结核筛查，筛查方法包括：结核接触病史、胸部 X 线检查、皮肤结核菌素试验（TST）以及 γ 干扰素释放试验（IGRA）。其中结核菌素试验是应用结核菌素进行皮肤试验来测定机体对结核分枝杆菌是否能引起超敏反应的一种试验。目前常用结核菌素纯蛋白衍化物（PPD），即 PPD 试验，皮试后红肿硬结直径超过 5 mm 即为 PPD 皮试阳性。PPD 试验检测灵敏度高，但是对于结核复发诊断特异性较差，对于接种过卡介苗的患者都会出现阳性反应。同时，对于长期使用免疫抑制性药物的患者也会出现假阴性，如使用 GCS 治疗超过 1 个月、使用嘌呤类免疫抑制性药物或 MTX 治疗超过 3 个月的患者；同时在部分 IBD 的活动期时，也会出现皮试假阴性的现象。

与 PPD 试验相比，γ 干扰素释放试验（IGRA）检测的灵敏度和特异度较高，且不受卡介苗接种的影响。IGRA 通过采用酶联免疫吸附测定（ELISA）或酶联免疫斑点法（ELISPOT）定量检出受检者全血或外周血单个核细胞对结核分枝杆菌特异性抗原的 IFN-γ 释放反应，可用于结核菌潜伏感染的诊断，主要包括 Quanti 铁 RON-TB Gold（QFT）和 T-SPOT 检查。QFT 主要采用 ELISA 方法检测上清液中 IFN-γ 的量，而 T-SPOT 则是采用 ELISPOT 方法检测分泌 IFN-γ 的细胞数，可避免与卡介苗和大多数非结核分枝杆菌抗原出现交叉反应，特异性较高。中华医学会结核病分会建议 PPD 和 IGRA 均可用于 LTBI 的筛查，对 PPD 阳性的患者可进一步采用 IGRA 协助确认。IBD 患者在诊断前应筛查隐性结核，特别是在启用 IFX 治疗前，建议单用 IGRA 或联合 PPD 进行结核的筛查。

（5）治疗：对于 TNF-α 拮抗剂、GCS（相当于泼尼松 ≥ 15 mg/d）治疗前进行的隐性结核筛查阳性者，需要给予 1 ~ 2 种结核杀菌药治疗，抗结核方案的制订可以根据当地疾病流行情况及药敏来制定，在患者接受 TNF-α 拮抗剂或 GCS 治疗中应继续同样抗结核方案治疗 6 个月。

当患者在治疗过程中出现结核病活动时，需停用 TNF-α 拮抗剂和免疫抑制性药物，并立即开始规范的抗结核治疗。而 GCS 是否可继续应用或需减量则需慎重权衡利弊或与感染科医师讨论后决定。对于因病情需要的患者，可在规范抗结核治疗 2~3 个月且患者结核相关指标改善后恢复使用 TNF-α 拮抗剂。

（6）预防：在启用 TNF-α 拮抗剂治疗前，使用包含异烟肼的抗结核治疗方案治疗 6~9 个月可有效预防结核的发生，其中 9 个月疗程的保护率达到了 90%，6 个月的保护率达到了 80%。利福平联合异烟肼一周一次给药治疗 3 个月的抗结核疗效与异烟肼一天一次的疗效相当，且严重副作用的发生率不高，可用于结核的预防治疗。对于既往有陈旧性结核病史的 IBD 患者是否需要预防性抗结核治疗，需结合患者既往治疗情况并与感染科医师讨论后决定。

（7）预后：对于合并结核感染的 IBD 患者，尽管给予规范的抗结核治疗，但 TNF-α 拮抗剂治疗后出现结核再次感染的可能性仍不能完全排除，因此仍需密切随访。

2. 艰难梭菌感染

（1）概述：艰难梭菌（c-diff）属于厌氧性细菌，常寄居在人的肠道里，在过度服用抗生素时，艰难梭菌的菌群生长速度加快，可引起假膜性小肠结肠炎。

c-diff 主要通过粪–口途径感染，细菌产生的毒性产物——A 毒素（肠毒性）和 B 毒素（细胞毒性）是主要致病因素。c-diff 感染相关疾病（CDAD）的发生率逐渐上升，不仅在普通人群中，在活动性或非活动性 IBD 患者中也有上升趋势。有报道显示 IBD 患者中艰难梭菌感染从 2004 年的 1.8% 上升到 2005 年的 4.6%。CDAD 发生标化的优势比（OR 值）在 CD 和 UC 中分别为 2.1 和 4.0，且欧美研究显示 IBD 是艰难梭菌感染的独立危险因素。艰难梭菌在住院 IBD 患者中感染率自 1998 年至 2004 年分别为 UC 3.7%、CD 1%。在 IBD 活动复发时，CDAD 的感染率在 UC 和 CD 中分别为 3%~7% 和 6%~9%，而儿童患者中则高达 26%。故在患者应用 GCS 和免疫抑制性药物治疗出现病情复发和治疗效果不佳时，需要排查是否合并艰难梭菌感染。

（2）病史：免疫抑制性药物的使用可增加艰难梭菌感染率和 CDAD 的发生率。特别是 GCS 相对于其他免疫抑制性药物而言可明显增加 IBD 患者中 CDAD 的发生率，而免疫抑制性药物的长期维持使用也是 IBD 合并 CDAD 发生的独立危险因素。

（3）临床表现：艰难梭菌的感染可为无症状性感染，也可为暴发性凶险性感染。临床表现以水样腹泻、疲乏、腹痛、发热和白细胞增多为主。

（4）诊断：艰难梭菌感染的诊断方法多种多样，包括采用酶联免疫法（ELISA）和毒素中和试验（CCNA）检测粪便中的细菌毒素，以及谷氨酸脱氢酶抗原检测（GDH）或培养方法检测病原菌，也可以采用核酸扩增技术（NAT）来检测毒素基因，还有一些新的方法检测高毒性的菌株等。CCNA 对于毒素 B 的检测为 c-diff 感染检测的金标准，一般建议 NAT 和 ELISA 进行联合检测。内镜下表现并不能用于艰难梭菌感染的诊断，这主要在于仅有少部分感染会出现典型的假膜性肠炎表现，且大部分感染时并没有出现内镜下典型的表现。然而，结合内镜下病变黏膜艰难梭菌培养阳性则能作出准确的临床诊断（图 21-1）。有报道提示合并 CDAD 的 IBD 患者中仅有 13% 有假膜性小肠结肠炎的表现，故仅依据内镜诊断并不可靠。

（5）治疗：甲硝唑是艰难梭菌感染的一线治疗用药，200 ~ 250 mg qid 或 400 ~ 500 mg tid 治疗 10 ~ 14 天为标准疗法。口服万古霉素治疗 CDAD 疗效佳，特别是对于复发型 c-diff 感染或对甲硝唑耐药的菌株有效，125 mg Q6h 口服治疗 10 ~ 14 天为治疗疗程。为预防 c-diff 感染复发，建议万古霉素逐渐减量或间断用药，具体方法为 125 ~ 500 mg，持续 2 ~ 3 周。有研究显示万古霉素和甲硝唑与其他抗生素（如利福昔明等）相比，在治疗轻中度 c-diff 感染的疗效方面无明显差别，但是对于重症 c-diff 感染或使用甲硝唑治疗后症状加重的患者，需要尽早改用万古霉素治疗。其他的抗生素还有硝唑尼特、利福昔明、替加环素、非达霉素，均为二线治疗药物。

有研究显示联用免疫抑制性药物和抗生素在治疗合并 CDAD 的 IBD 复发时，其手术、并发症（肠穿孔、中毒性巨结肠等）及死亡率较单用抗生素治疗的患者要高，而且免疫抑制性药物的联合使用也会增加 CDAD 感染后疾病预后不良的风险。故对于合并 CDAD 的 IBD 患者，免疫抑制性药物的使用需要根据病情综合考虑。

（6）预防：经手传播是 c-diff 感染的重要途径，故通过手套或手卫生防护是防止院内感染的重要途径。我国研究显示普通肥皂液对于 c-diff 的清除效果最好，其次依次为抗菌肥皂液、季铵盐消毒湿巾、流动水、手消毒液 6 步洗手法。目前并不建议

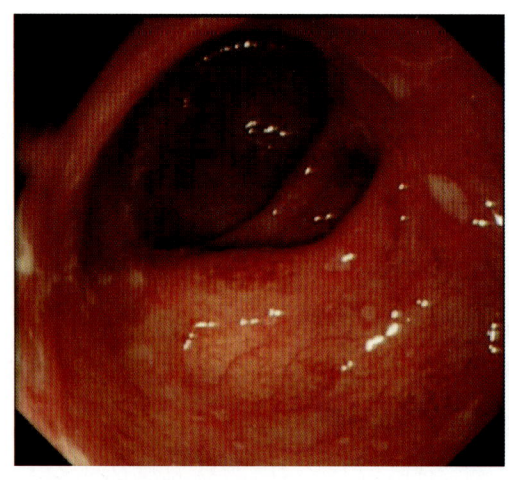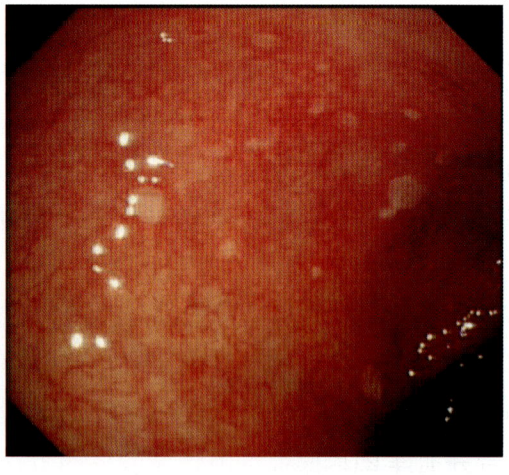

■ **图 21-1 假膜性肠炎**
确诊的回结肠型 CD，GCS 按标准剂量治疗后 2 个月余，症状逐渐缓解，结肠镜复查见黏膜愈合。其后 GCS 逐渐减量，并予硫唑嘌呤维持治疗，月余出现水样腹泻、疲乏、腹痛、发热和白细胞增多，结肠镜检查见结肠黏膜广泛充血水肿，散在点片状浅表灶，表面覆白苔，不易冲洗掉，取白苔行艰难梭菌培养呈阳性，以万古霉素抗艰难梭菌治疗 1 周后病情缓解

对于 c-diff 感染进行药物预防。对于怀疑有艰难梭菌感染的患者，建议采取适当的隔离措施避免交叉感染。

（7）预后：CDAD 的发生可延长 IBD 患者的住院时间、增加手术及病死的风险，故对接受 GCS、免疫抑制性药物治疗的 IBD 患者需在病情反复和治疗效果不佳时及时排除 c-diff 感染。

3. 肺炎链球菌感染

肺炎链球菌是人体正常寄生菌之一，属于链球菌科，为革兰阳性双球菌。肺炎链球菌是肺炎、脑膜炎、鼻窦炎及中耳炎的常见病原菌。免疫抑制性药物治疗的 IBD 患者容易合并肺炎链球菌感染。已报道的在使用免疫抑制性药物治疗的 IBD 患者中，肺炎链球菌感染为发生率最高的机会性感染。

因肺炎链球菌荚膜具有抗原性，目前已有相应的疫苗可用于预防肺炎链球菌的感染。目前有多糖疫苗（23 价，适用于 2 岁以上的适用人群）和蛋白结合疫苗（7 价或 13 价，适用 2 岁以下的婴幼儿）。免疫抑制性药物开始治疗前，建议接种 23 价肺炎链球菌疫苗，但是免疫抑制性药物会降低接种疫苗的应答，ECCO 建议在启用免疫抑制性药物治疗前 2 周接种疫苗以预防该菌感染。其中对于既往未接种过肺炎链球菌疫苗的 19 岁以上的患者，在使用免疫抑制性药物前，建议先接种一剂 13 价疫苗，8 周后再接种一次 23 价疫苗，第二针 23 价疫苗在 5 年后接种。而对于既往曾接种过 23 价疫苗的患者，13 价疫苗需要在最后一次 23 价疫苗接种后 1 年以上再接种。

肺炎和脑膜炎是肺炎链球菌感染时常见且严重的表现。对于使用免疫抑制性药物治疗的患者合并肺炎链球菌感染时，治疗方案应覆盖肺炎链球菌，并应考虑细菌药敏试验结果、感染部位和抗菌药物的药代动力学等。青霉素是主要治疗的抗生素，但是青霉素的耐药性逐渐增加，故对耐药的致病菌，可考虑换用其他有效的抗生素（如 3 代或 4 代头孢等）。在肺炎链球菌活动性感染时，免疫抑制性药物应考虑暂时停用。

4. 军团菌感染

军团菌是需氧革兰阴性杆菌，以嗜肺军团菌最易致病。免疫抑制性药物的使用增加了军团菌感染发生的风险，特别是在 IFX 联用其他免疫抑制性药物时。军团菌感染可导致军团菌肺炎，故对于免疫抑制治疗过程中出现的肺部感染，需要检查是否合并有军团菌感染。现已有免疫抑制性药物治疗过程中严重军团菌感染的报道，感染的发生通常以免疫抑制性药物治疗开始初 1 个月居多。

目前尚无预防军团菌感染的疫苗，也无预防感染的药物治疗方法。军团菌感染诊断可以依据痰液中细菌培养，尿液中抗原的检查快速便捷，也可以进行呼吸道分泌物的直接荧光检测，分泌物的实时 PCR 检测也可应用，但是临床应用较少；急性期和恢复期血清中抗体滴度的改变也可诊断。大环内酯类或喹诺酮类可用于感染的治疗。在急性感染期，免疫抑制性药物应暂时停用。对于在免疫抑制性药物使用过程中出现军团菌的反复感染时，需考虑停用免疫抑制性药物治疗。

5. 沙门菌感染

沙门菌属于肠杆菌科，是肠道革兰阴性杆菌，根据其抗原性可分为多个血清型，其中能致病的为伤寒杆菌、副伤寒甲杆菌、副伤寒乙杆菌。免疫抑制性药物的使用增加沙门菌感染的风险，特别是沙门菌肠炎和伤寒的发生。感染早期主要为胃肠道表现，但可播散导致脑膜炎、毒血症、泌尿系统感染或关节炎发生等，注意饮食卫生，如不食用生鸡蛋、未消毒的牛奶、未煮熟的食物或肉类，可有效预防沙门菌感染，同时接触农场或农场动物时也要注意避免感染。诊断主要通过从粪便、血、尿中分离致病菌。

沙门菌感染可根据当地的疾病谱经验性使用喹诺酮类或三代头孢治疗，对于合并沙门菌感染的骨髓炎或化脓性关节炎时，在抗生素治疗的基础上，需要外科清创治疗。在感染的急性期，需要暂时停用免疫抑制性药物治疗，待感染恢复后，才能考虑重新使用免疫抑制性药物。

6. 李斯特菌感染

单核细胞增生李斯特菌属于乳酸杆菌属，为革兰阳性小杆菌，为人畜共患病的重要病原。李斯特菌系细胞内致病菌，T 细胞在清除本菌中起重要作用。免疫抑制性药物使用可增加系统性或中枢神经系统感染的风险，特别是在使用 TNF-α 拮抗剂联合其他免疫抑制性药物治疗时。发病儿童主要表现为脑膜炎及血流感染，成人主要表现为各种脏器的实质性病变。除临床表现外，确诊主要依据病原学检查。预防方法为：避免食用未消毒的奶制品、未煮熟的肉类、生的蔬菜及烟熏的海产品等。诊断主要通过病原学培养。治疗方案包括阿莫西林、氨苄西林、或磺胺甲噁唑 / 甲氧苄氨嘧啶或万古霉素。在急性感染时，需要停用生物制剂，对于感染恢复后何时恢复使用免疫抑制性药物，需要征求感染科医师的意见综合考虑，并在治疗过程中密切观察。

7. 诺卡菌感染

诺卡菌属细胞壁含分枝菌属，是广泛分布于土壤中的需氧性放线菌，为革兰阳性杆菌。可通过直接接触导致皮肤感染或经呼吸道感染引起坏死性肺部感染，也可经血液循环到脑导致中枢神经系统感染，且大部分发生在免疫功能低下的患者。免疫抑制性药物（尤其是生物制剂）的使用可增加系统性或皮肤诺卡菌感染的风险，特别是在 TNF-α 拮抗剂与 GCS 联合使用时更容易发生感染。已有报道在使用 GCS 或 TNF-α 拮抗剂的患者中出现皮肤、肝脏、肺部及神经系统的诺卡菌感染。预防措施包括：避免破损皮肤接触污染的土壤或吸入污染的尘埃空气。可以通过痰液、胸腔积液及支气管灌洗液的革兰染色及抗酸染色快速诊断，也可以进行病原学分离培养进行诊断。

诺卡菌感染的治疗可采用磺胺甲噁唑/甲氧苄氨嘧啶、头孢曲松钠、碳青霉烯类的单药或联合用药，治疗疗程推荐直至病变完全消失后才考虑停药。对于合并神经系统病变的免疫功能低下的患者，治疗疗程至少1年。对于需要长期使用免疫抑制性药物治疗的患者，则建议抗生素的疗程无限期延长。对于感染恢复后是否需要重新启用免疫抑制性药物及生物制剂治疗，需要征求感染科医师的意见综合考虑，在治疗过程中，也需要密切随访。

（二）真菌感染

真菌广泛分布于自然界中，部分真菌分布与动物相关，部分真菌分布具有地区特异性。真菌是人类胃肠道的常驻菌，参与维持肠道微生态平衡。IBD 患者中真菌的感染率相对较低，目前关于阿达木治疗的大型临床研究发现真菌的感染约为1.8%，其中主要是假丝酵母菌或球孢子菌感染。近期研究提示 CD 中肺孢子菌感染的风险增加，特别是在 GCS 联用其他免疫抑制性药物治疗时。

真菌感染因侵犯的部位不同可分为浅部真菌感染和深部真菌感染两大类。根据致病性的不同，又可分为条件致病菌和非条件致病菌。目前引起深部真菌感染的条件致病菌主要是念珠菌、曲霉和新生隐球菌。深部真菌病病情凶险且进展迅速，早期诊断及治疗十分关键。真菌的感染可侵及各脏器，并可侵犯中枢神经系统，合并肺部感染时病情较危重。例如隐球菌全身感染可导致隐球菌肺炎，但最常见的为隐球菌脑膜炎。

为改善预后，真菌的诊断引入了分级诊断的理念。具体如下。拟诊（possible）：同时符合宿主发病危险因素、临床特征或微生物学检查依据者；临床诊断（probable）：同时符合诉诸发病因素、临床特征及病原学检查依据；确诊（proven）：无菌体液培养阳性或组织病理学检查阳性。真菌感染的诊断方法如表 21-2 所示。其中肺孢子菌是非典型真菌，支气管肺泡灌洗液（BAL）中检出阳性率高，血清中

表 21-2 真菌感染的诊断方法

病原体	培养	血清学	分子学	其他检查方法
肺孢子菌	–	–	+/-	直接观察/细胞学
白假丝酵母菌	+	（+/-）	（+/-）	
曲霉菌	+	+	–	临床指标–放射检查
组织胞浆菌	+	+	（+/-）	放射检查+直接观察（组织学）/抗原检测
新型隐球菌	+	+	–	细胞学/抗原检测

1,3-β-D 多聚糖的检出也有助于诊断，也可以在显微镜下观察有无肺孢子菌的孢子或囊泡。

治疗措施的制订需要综合考虑。根据感染部位、病情严重程度，对真菌感染的治疗策略也相应不同。浅部真菌感染可局部用药，而播散性深部感染应予静脉应用抗真菌药（治疗方案如表 21-3 所示）。确诊侵袭性真菌感染时，原则上应停用对机体免疫功能有抑制作用的药物。对于使用免疫抑制性药物的过程中，机会性真菌感染反复发作的症状，需要认真评估 IBD 患者病情和继续使用的利弊关系，应该考虑在疾病允许的条件下停用该免疫抑制性药物治疗。而对于因病情需要不能停用该治疗方案的，考虑在使用免疫抑制性药物的同时加用抗真菌的二线预防治疗以预防机会性感染的反复发作。

表 21-3　真菌感染的治疗方案

	首选方案	二线方案	疗程
肺孢子菌	甲氧苄氨嘧啶 + 磺胺甲噁唑	喷他脒	14 ~ 21 d
侵袭性白念珠菌	氟康唑	卡泊芬净	至少 14 d
非侵袭性非白念珠菌	氟康唑	伏立康唑	2 周
曲霉菌	伏立康唑	两性霉素 B 去氧胆酸盐	直至症状好转
组织胞浆菌	两性霉素 B 脂质体，继以伊曲康唑	两性霉素 B 去氧胆酸盐	2 ~ 3 个月
新型隐球菌	两性霉素 B 去氧胆酸盐	氟康唑	诱导治疗 10 周，巩固治疗（两性霉素 B 去氧胆酸盐 +5- 氟胞嘧啶治疗 2 周，继以氟康唑 400 ~ 800 mg/d 治疗 8 周）

目前无预防真菌感染的疫苗，并不推荐真菌感染的一线预防，在二线预防则需要综合各科专家的意见再考虑。

就肺孢子菌而言，目前尚无预防的疫苗。对于联合使用钙调磷酸酶抑制剂（环孢素或他克莫司）或 IFX 的三联免疫抑制疗法的患者，在患者可耐受的情况下，可使用标准剂量的复方磺胺甲噁唑进行预防性治疗。对于两种免疫抑制性药物联用（特别是其中一种为钙调磷酸酶抑制剂）时，复方磺胺甲噁唑的预防治疗可酌情使用，也可使用甲氧苄氨嘧啶 - 磺胺甲噁唑（TMP-SMZ）进行预防治疗。

器官移植、肿瘤及 ICU 的患者在合并中性粒细胞减少时对假丝酵母菌或曲霉菌感染可进行二线预防措施，但是对免疫抑制性药物治疗的 IBD 患者无需预防处理。对于长期使用免疫抑制性药物治疗的患者，可以考虑给予一定的预防治疗，但这也需要与专科医师讨论后再制订治疗方案。

专科医师对 IBD 患者的病情进行准确评估，掌握好使用抗真菌药物及停用免疫抑制性药物等抑制机体免疫功能的时机，可以最大限度地改善 IBD 患者合并真菌感染的预后。

（三）寄生虫感染

目前为止，IBD 合并寄生虫感染的研究相对较少。寄生虫的分布具有较明显的地区特异性，目前无预防寄生虫感染的疫苗。如患者有疫区久居史或旅居史，可酌情予以常规寄生虫筛查；如怀疑合并寄生虫感染，可酌情减少免疫抑制性药物的用量；如寄生虫感染控制后，必须使用免疫抑制性药物控制 IBD 病情，可请感染专科医师会诊，必要时予二级预防。

1. 粪类圆线虫感染

类圆线虫为兼性寄生虫，主要分布于热带和亚热带，其次为温带，寒冷地区多为散在流行。患者是主要的传染源，主要通过皮肤或黏膜接触污染土壤而感染，在患者体内可反复引起自身感染。人群普遍易感，机体具有效免疫应答者可清除感染。在疾病、营养不良或接受免疫抑制性药物治疗的情况下，杆状蚴可在体内迅速发育成为具有侵袭力的丝状蚴，导致全身播散。合并肺泡出血的类圆线虫炎症感染常见于大剂量 GCS 或其他免疫抑制性药物治疗时，且类圆线虫感染时约有 70% 出现嗜酸性粒细胞明显升高，故对于嗜酸性粒细胞明显升高时需要加以注意。

类圆线虫感染的临床表现不典型，确诊主要依据流行病学治疗、粪便检查及血清学检查。对于来自流行区的免疫缺损者及长期使用免疫抑制性药物者应进行筛查，以预防超高度感染。治疗推荐使用依维菌素，二线药物可选用阿苯达唑或甲苯咪唑。近期有疫区接触并且血清学检查阳性的患者需要给予伊维菌素或联合阿苯达唑治疗。驱虫前应避免使用免疫抑制性药物以防感染扩散。对于部分血清学阴性的患者，应由专科医师根据其病史考虑是否也给予相应的治疗。

2. 弓形虫感染

弓形虫是专性寄生在细胞内的原虫，其滋养体呈弓形或新月形。猫和猫科动物是弓形虫的终宿主。先天性弓形虫病主要通过胎盘传染，后天获得性弓形虫病主要经口感染。人类对弓形虫普遍易感，职业、生活方式、饮食习惯等与弓形虫感染率有密切的关系。恶性肿瘤、器官移植、AIDS 以及接受免疫抑制性药物治疗等免疫功能低下者均易感染本病，且多呈显性感染，常可引起中枢神经系统感染甚至全身播散性感染。

弓形虫可以侵犯人体任何组织或器官，最常见部位为脑、眼、淋巴结、心、肺和肝。其最基本的病理表现为细胞破坏，组织坏死及坏死组织周围有急性炎症反应，表现为水肿和单核细胞浸润。弓形虫病的严重程度取决于虫体与宿主相互作用的结果。淋巴结肿大为最常见的临床发病类型，临床表现可类似传染性单核细胞增多症或巨细胞病毒感染，亦可表现为心肌炎、心包炎和心律不齐，还可侵犯呼吸道，引起支气管炎和肺炎。长期受到免疫抑制性药物等医源性免疫损伤时，可导致潜在的感染激活，使原有的感染恶化，从而发生局部或全身性弓形虫病。

弓形虫的诊断较难，在组织、体液或细胞中找到滋养体可以明确诊断。高滴度抗体或 2～3 周后抗体滴度增长 4 倍以上，提示活动感染。但抗体阴性不能排除弓形虫病。目前用于治疗弓形虫病的药物主要有磺胺嘧啶、乙胺嘧啶、克林霉素和 SMZ/TMP。这些药物可抑制速殖子增殖，但对包囊无效，因此本病的复发率高。预防主要通过控制传染源加强对家畜、家禽和可疑动物的检测和隔离，减少与猫、犬的接触，不吃未煮熟的肉类，加强卫生宣传教育和管理。

（四）病毒性感染

1. 巨细胞病毒感染

（1）概述：巨细胞病毒（cytomegalovirus，CMV）亦称细胞包涵体病毒，是一种疱疹病毒组 DNA 病毒。由于感染的细胞肿大，并具有巨大的核内包涵体，故名。CMV 在全球分布很广泛，但是高发地区主要为发展中国家或经济水平较低的国家。人群中 CMV 感染率较高，其中儿童的感染率达 10%～20%，而在成人该比例上升到 40%～100%。在 IBD 患者中，依据目前的检测手段，CMV 的感染报道 10%～43%，并且 UC 合并 CMV 结肠炎者多于 CD。其中 GCS 难治性患者中，研究报道内镜组织标本免疫组化检出率达 20%～67%。

（2）病史：CMV 的感染主要通过接触显性或隐性感染者的分泌物（唾液、尿液或宫颈分泌液等）。

（3）临床表现：CMV 感染大部分为无症状性，临床表现主要为单核细胞增多综合征，可以影响到机体的任何器官，甚至导致严重的肝炎、结肠炎、食管炎、肺炎、脑炎和视网膜炎。尽管 CMV 在首次感染后可持续潜伏存在，但是在使用免疫抑制性药物治疗的 IBD 患者中与 CMV 相关的严重感染还是很少见的。CMV 感染性结肠炎表现与 UC 或 CD 结肠炎加重或复发相类似，病情凶险，结肠手术切除率高。

（4）诊断：鉴于仅有很少一部分患者在 CMV 感染后有临床症状，故并不推荐 IBD 患者进行 CMV 的筛查，但是对于发生 GCS 抵抗的患者需要进行筛查。CMV 感染检测的方法众多，包括 CMV 抗体的检测（CMV-IgG，CMV-IgM），CMV pp65 抗原血症（每 150 000 个白细胞中 CMV 阳性细胞数≥1），病原学病毒培养（特异性高，敏感度低，但存在培养耗时长，无法进行病毒的定量等缺点）、qPCR（检测迅速，灵敏度高，可以进行定性或定量诊断以及对于中性粒细胞减少患者也可以检测）

等。组织病理学及免疫组化的方法对于组织或活检标本的诊断的特异性和灵敏度都很高。临床上常用的检测方法是通过 PCR 的方法检测外周血或组织中的 CMV-DNA 定量。对于 CMV 感染性结肠炎，结肠黏膜组织 HE 染色阳性伴免疫组织化学染色（immunohistochemistry，IHC）阳性，和（或）结肠黏膜组织 CMV-DNA qPCR 阳性为诊断的金标准，同时可以检测血中 CMV-DNA 定量，高滴度的病毒血症有助于 CMV 结肠炎的诊断。病毒载量超过 250 copies/mL 则认为是结肠炎 GCS 抵抗的预测因素。

IBD 患者结肠镜检查发现特殊内镜表现（黏膜脱失、深凿样溃疡、纵行溃疡、鹅卵石样改变、不规则溃疡）可提示 CMV 结肠炎，应常规行活组织检查并进行鉴别诊断。

（5）治疗：免疫抑制性药物的使用可以导致 CMV 隐性感染的亚临床复发。有研究显示使用 GCS 或 6-MP 治疗的 UC 患者中常常有 CMV 感染的再激活，但是常常无须抗病毒治疗即可自愈。因此在使用免疫抑制性药物治疗的同时，亚临床或轻度症状性 CMV 感染是无需抗病毒治疗或中断免疫抑制性药物疗程的，但是对于很少见的全身性 CMV 感染（CMV 相关的脑膜脑炎、肺炎、食管炎和肝炎等）需要积极抗病毒治疗，同时必须停用免疫抑制性药物，全身感染预后较差，需要积极早期干预。

IBD 合并 CMV 感染时，若外周血 CMV-DNA qPCR 检测阳性 > 1 200 copies/mL 者可考虑行抗病毒治疗。目前研究提示在重度结肠炎患者中，CMV 的检出率达到 21% ~ 34%；而在 GCS 依赖或 GCS 抵抗的患者中则高达 33% ~ 36%。故对于使用免疫抑制性药物治疗的 GCS 抵抗型重度 UC 患者，在组织黏膜检查证实 CMV 感染时，需要立即开始抗病毒治疗，但是否停药或酌情减停，应个体化评估后决定。IBD 合并 CMV 结肠炎患者的抗病毒治疗疗程建议为 3 ~ 6 周，一般在更昔洛韦常规剂量静脉用药 3 ~ 5 d 症状好转后，可改为口服治疗直至疗程结束，一般不少于 3 周。对于更昔洛韦不耐受或治疗不佳的，可改为膦甲酸钠治疗。

（6）预防：考虑到 CMV 以隐性感染为主，不推荐 IBD 患者进行常规 CMV 的筛查。据国外报道，GCS 抵抗的重度 UC 患者中 CMV 结肠炎比例为 20% ~ 40%，因此 GCS 抵抗的患者需要进行筛查，以排除 CMV 结肠炎导致的疾病加重（图 21-2），同样在升级免疫抑制性药物治疗方案前，需要进行病变部位组织的 PCR 或免疫组化的方法排除有无合并 CMV 感染。目前尚无 CMV 的疫苗，切断传播途径为相对有效的预防措施，考虑到抗病毒药物本身的毒副作用，因此并不推荐预防性抗病毒治疗。

（7）预后：机会性感染可加重 UC 病情，增加医疗花费、死亡率，同时还是预后不良的危险因素。临床小数据统计分析显示，CMV 感染可导致重度 UC 对 GCS 抵抗，增加急诊行结肠切除手术的风险。熟悉 IBD 患者机会性感染的临床特点并早期发现，有助于改善疾病预后。

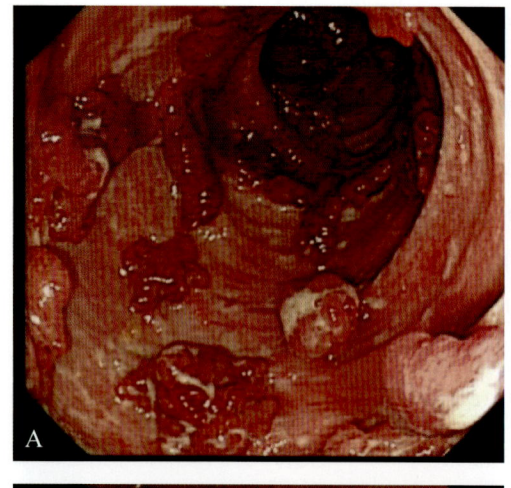
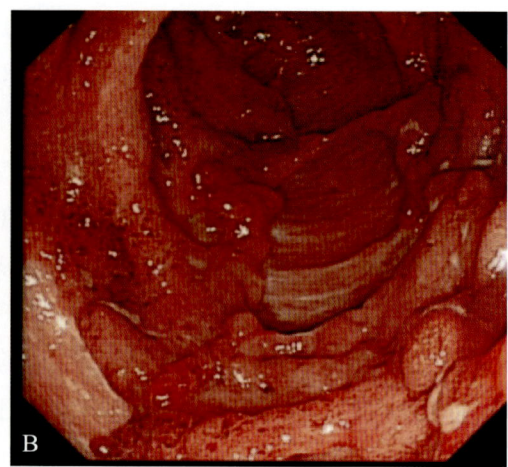
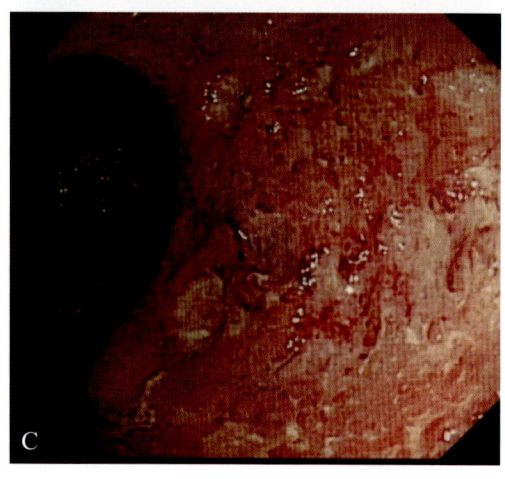

■ 图 21-2　活动期 UC 合并 CMV 感染
临床确诊为 UC（全大肠型，活动期，重度），以标准剂量的 GCS 治疗月余，症状曾有缓解，然后迅速加重，结肠镜检查见全大肠黏膜广泛充血水肿糜烂及溃疡，伴散在大片黏膜缺失，外周血 CMV-DNA 定量分析明显增高，标准剂量更昔洛韦治疗有效

2. 肝炎病毒感染

（1）乙型肝炎病毒感染

1）概述

乙型肝炎病毒（hepatitis B Virus，HBV）是嗜肝病毒科中的 DNA 病毒，在全球范围内流行。我国为 HBV 感染的高发地区。在 IBD 患者中，乙型肝炎病毒是常见的机会性病毒感染之一，但 IBD 患者中的 HBV 感染率与同地区的普通人群在统计学上无明显差异。IBD 合并肝炎病毒感染的患者，接受免疫抑制性药物或生物制剂治疗时可能会导致肝炎病毒活跃复制、肝功能异常甚至肝衰竭的风险。有研究提示，长期（＞3 个月）联合（≥2 种）使用免疫抑制性药物是发生病毒再激活的危险因素。

2）病史

乙型肝炎病毒主要通过垂直传播、血液传播、性传播及医源性传播等胃肠外途径传播，被感染者通常有输血、文身等相关病史。

3）临床表现

HBV 感染包括急性感染和慢性感染，感染时年龄与感染类型有很大关系。慢性乙型肝炎疾病早期主要为病毒血症及活动性肝功能损害，而在疾病后期，病毒复制减低，肝功能损害好转。而对于母婴传播的慢性乙型肝炎疾病早期主要为病毒复制但不伴有肝功能损害的免疫耐受阶段。根据病情的严重程度可分为无临床症状的慢性活动性病毒性肝炎（ALT 升高 1.5～2 倍、HBV–DNA 阳转或 HBV–DNA > 2 000 IU/mL）、急性肝衰竭（2 周内出现肝性脑病、出血倾向等肝功能失代偿的临床表现）及亚急性肝衰竭（2～26 周出血倾向等肝功能失代偿的临床表现）。

慢性乙型肝炎的暴发或再燃与病毒大量复制所致的高病毒血症有关，其中乙型肝炎再燃是机体对于 HBV 免疫应答增强，这也可以解释大部分乙型肝炎的暴发是在停用免疫抑制性药物后，机体免疫功能反跳性增加，从而导致对于 HBV 免疫应答增强导致。

4）诊断

IBD 患者在诊断 HBV 感染时都要进行 HBV 的检测（HBsAg，HBsAb，HBcAb），对于 HBsAg 阳性的 HBV 感染者需要进一步行 HBeAg、HBeAb 和 HBV–DNA 定量检测，也有研究建议对 HBsAg 阴性且抗 HBc 阳性的 IBD 患者筛查 HBV–DNA。

5）治疗

对于隐性 HBV 感染（HBcAb 阳性，但 HBsAg 阴性）的 IBD 患者在使用免疫抑制性药物治疗的时候，病毒活跃复制的概率很低，很少出现 HBV 感染的复发。因此除非 HBV–DNA 定量出现阳性，一般对于该类患者不推荐预防性抗病毒治疗，但是需要每 2～3 个月检测转氨酶水平（谷丙转氨酶、谷草转氨酶）、HBV 血清学标志物及 HBV–DNA 定量。

对 HBV 病毒携带者需进行预防性抗病毒治疗，应在用免疫抑制治疗前 1～3 周开始治疗直到停用免疫抑制性药物后 6 个月终止抗病毒治疗。

对于 HBsAg 阳性的慢性乙型肝炎 IBD 患者，不管 HBV–DNA 病毒定量高低，都需要在使用免疫抑制性药物治疗前抗病毒药物治疗、治疗过程中以及治疗停止后 12 个月内预防性使用抗病毒治疗，一般推荐在免疫抑制性药物治疗开始前 2 周即开始预防性抗病毒治疗，一直延续到免疫抑制性药物停用后 1 年。但是对于高病毒血症（HBV–DNA > 2 000 IU/mL）的 HBV 感染者，需要按照 HBV 治疗指南进行抗病毒治疗。治疗上首选核苷或核苷酸类似物（如恩替卡韦、替诺福韦），与其他抗病毒药物相比，起效快、抑制病毒作用强、耐药性低，用于抗病毒治疗疗效佳。干扰素作为 HBV 抗病毒的药物之一，并不推荐用于 IBD 患者的 HBV，原因是干扰素可加重 CD 病情，同时也会导致骨髓抑制白细胞的降低。

6）预防

确诊的 IBD 患者在进行 GCS、免疫抑制性药物、生物制剂治疗前，都必须常规进行乙型肝炎病毒感染标志物检测。

对于所有 HBV 血清学阴性（抗 -HBs 和抗 -HBc 均阴性）的 IBD 患者都要进行 HBV 疫苗的接种，其中 IBD 患者的 HBV 疫苗接种的应答率相对较低，这可能与 IBD 疾病免疫功能异常有关或者与疾病治疗过程中 TNF-α 拮抗剂等药物抑制机体免疫功能相关。因此，对于接种 HBV 疫苗不应答的 IBD 患者，疫苗剂量加倍、缩短接种间隔时间（0、1、2 个月）都可以提高患者的疫苗应答率。在 HBV 疫苗接种后 1~2 个月应进行 HBsAb 的检测。对于 IBD 患者，HBsAb 滴度 > 100 IU/L 可达到有效的血清学保护作用。随着时间的延长，HBsAb 的滴度也会逐渐下降，故在中、高度流行地区需要每 1~2 年监测 HBsAb 以评估 HBV 抗体的保护情况。

7）预后

接受免疫抑制治疗的 HBV 感染者，可能会导致 HBV 活跃复制，轻者出现肝酶异常，重者出现肝衰竭，甚至死亡。出现肝衰竭患者，预后较差。

（2）丙型肝炎病毒感染

1）概述

丙型肝炎病毒（hepatitis C Virus，HCV）是黄病毒科的嗜肝性的 RNA 病毒，在全球范围内，广泛流行，IBD 患者 HCV 感染率与普通人群比较无明显差异。免疫抑制性药物的使用对于丙肝的疾病发展有一定影响，目前研究提示免疫抑制性药物的过度使用特别是大剂量 GCS 的使用可能会增加丙肝的病毒血症，促进肝纤维化进展，降低生存率。但是在 IBD 患者中，使用免疫抑制性药物治疗的丙肝患者与未使用的患者在肝纤维化的进展中无明显区别。免疫抑制性药物的使用可能增加治疗 HCV 药物的肝脏毒性作用，却并不明显损害 IBD 的丙肝疾病预后，但是同时合并乙肝病毒或获得性免疫缺陷病毒（HIV）感染时，会增加肝衰竭发生的风险。而拮抗 TNF-α 生物制剂似乎对于使用干扰素或利巴韦林方案治疗的丙肝患者，可提高病毒应答水平。

2）病史

HCV 主要通过血液传播、性传播、垂直传播及医源性传播等途径传播，被感染者通常有输血、文身等相关病史。

3）临床表现

急性丙型肝炎常常为无症状，无明显黄疸；但是约 85% 患者为慢性感染，其中约 20% 患者 20 年内可进展为肝硬化，发展为肝癌的概率也较高。

4）诊断

对于 IBD 患者，丙肝抗体的筛查是有必要的，对于抗体阳性的患者，需进一步行 HCV-RNA 检查以明确诊断。

5）治疗

合并丙肝感染的 IBD 患者，免疫抑制性药物的使用并不是禁忌，目前尚未观察到免疫抑制性药物使用过程中急性丙型肝炎的发生，故并不推荐在 IBD 治疗过程中停用免疫抑制性药物。

我国目前主要的抗 HCV 方案为 PR 方案，即聚乙二醇干扰素 α（peginterferon alfa，PEGIFN-α）联合利巴韦林治疗，此外欧美国家已上市一类新型直接抗病毒药物 DAA，推荐作为 IBD 患者的抗 HCV 治疗方案，而国内仍处于临床试验阶段。特拉普韦（Telaprevir）和博赛泼（Boceprevir）是治疗丙肝的新型蛋白酶抑制剂，在体内主要是通过细胞色素 P450 3A 代谢来发挥药效的，但是细胞色素 P450 3A 同时也是 CsA 和 FK506 代谢的关键酶。当使用特拉普韦和博赛泼时会显著增加 CsA 和 FK506 的血药浓度，故对于使用 CsA 或 FK506 治疗的 IBD 患者，特拉普韦和博赛泼的使用会显著增加不良反应的发生率，特别是危及生命的严重不良事件。因此丙肝治疗药物对于 IBD 的疾病病程及药物治疗效果有一定的影响，故对于合并丙肝的 IBD 患者，丙肝的治疗需要慎重对待，在进行 HCV 感染的抗病毒治疗前，需要充分权衡抗病毒治疗加重 IBD 病情的风险，以及药物间可能的相互作用，进行综合评估，并征求专科医师的意见综合考虑后制订合理的治疗方案。

6）预防

对于确诊的 IBD 患者，在进行 GCS、免疫抑制性药物、生物制剂治疗前，都必须常规进行丙肝病毒感染标志物筛查。目前尚无有效的丙肝疫苗或药物预防方法，故需要从传播途径等源头上预防，避免感染。

7）预后

急性丙型病毒性肝炎干扰素抗病毒效果好，90% 患者可获得完全应答而痊愈；慢性丙型病毒性肝炎病情相对较乙型病毒性肝炎为轻，经标准抗病毒方案治疗，有机会清除病毒获得痊愈。部分患者感染 20~30 年后可出现肝硬化或肝癌。在感染 HCV 的 IBD 患者中，抗病毒治疗延误对病毒活动性以及疾病进展的影响未见系统性报道。

（3）人类免疫缺陷病毒感染：人获得性免疫缺陷病毒（human immunodeficiency Virus，HIV）作为艾滋病（acquired immune deficiency syndrome，AIDS）的病原体，是一种感染人体免疫系统细胞的逆转录病毒，主要通过逆转录酶将 RNA 转录为 DNA 整合到宿主细胞染色体中，通过多种细胞损伤机制破坏宿主细胞。HIV 感染主要通过病毒表面蛋白 gp120 与表达 CD4 的辅助 T 淋巴细胞（Th 细胞）、单核-巨噬细胞和树突状细胞表面的 CD4 受体作用，协同作用受体还包括 CCR5 和 CXCR4。病毒感染后主要是导致 $CD4^+$ T 淋巴细胞的数量的减少和 $CD4^+$ T 淋巴细胞介导的细胞免疫应答的损害，当 Th 细胞下降到一定程度的时候，会导致 HIV 相关的感染和肿瘤的发生。同时 HIV 感染造成宿主免疫功能低下，加重 IBD 患者的免疫抑制状态，尤其是使用免疫抑制性药物患者，可能引起其他机会性感染，而感染 HIV 的 IBD 患者的感染易感性取决于 HAART 抗病毒治疗效果，当 CD4$^+$ T 淋巴细胞计数 < 200/μL 感染风险明显增加。

HIV 主要通过性传播、血液传播、垂直传播及医源性传播。HIV 感染后主要经历急性感染期、无症状潜伏期及症状性进展期。目前，随着高效抗逆转录病毒疗法（HARRT）的应用，可在一定程度上抑制病毒的复制。

IBD 患者无论是儿童还是成年患者都需要进行 HIV 检测，特别是免疫抑制性药物治疗前。初筛主要检测 HIV p24 抗原或抗体，若怀疑感染，尚需进一步行 PCR 确证检测。对于合并 HIV 感染的 IBD 患者，可使用高效抗逆转录病毒疗法（HAART）进行抗病毒治疗，可以抑制病毒的复制，有利于机体免疫系统的重建。

对于合并有 HIV 感染的 IBD 患者，免疫抑制性药物的使用并不是绝对禁忌证，但是当 HAART 抗病毒治疗无效时，有必要停止免疫抑制性药物或者生物制剂的治疗。需要综合各专科专家的意见，考虑治疗方案。对于存在高危因素的患者，在病程中需要重复检测 HIV。

确诊为 IBD 的患者需要进行 HIV 检测，特别是免疫抑制性药物治疗前。由于目前临床上暂无有效的 HIV 疫苗，因此 HIV 预防在 IBD 患者中与普通人相似，包括避免不洁性接触、静脉药瘾者避免共用针头等。对于有 HIV 暴露史的患者要及时进行暴露后的预防处理。

（4）水痘 – 带状疱疹病毒感染：水痘 – 带状疱疹病毒（varicella-zoster virus，VZV）属于疱疹病毒科的 DNA 病毒，人是 VZV 的唯一自然宿主，皮肤上皮细胞是主要靶细胞。病毒借飞沫经呼吸道或接触感染进入机体。VZV 首次感染即为水痘，主要表现为发热和出现特征性的水疱脓疱疹。水痘在儿童中一般不严重，但是成人中发生的水痘病情常常较严重，可导致致命性肺炎，特别是在妊娠晚期更为严重。VZV 首次感染恢复后，病毒并未完全清除，可潜伏在背根神经节，在机体免疫力低下时可再次导致带状疱疹的产生，主要表现为分布于躯干或面部、单侧、沿神经节分布的水疱样皮疹，疼痛剧烈。免疫功能不全患者水痘病情通常更严重，可导致水痘相关的肺炎、肝炎、脑炎和血液系统疾病等，疾病凶险。有研究显示：免疫抑制性药物治疗的 IBD 患者中，水痘发生的风险明显提高，UC 风险比为 1.21 : 1，而 CD 为 1.61 : 1。同时，免疫功能不全的患者发生带状疱疹后遗神经痛的比例也大大提高。

血清学检查并不是诊断水痘或带状疱疹的有效手段。病变部位特征性水痘对于诊断具有重要的价值，而 PCR 具有灵敏度和特异度高的特点，可作为确诊的手段。

其他检测手段包括快速抗原检测、Tzanck 试验、电子显微镜技术（后两种检测技术不能区分 VZV 和 HSV）等也是有效的检测手段。目前也出现可检测 VZV-IgG 的商业化试剂盒，但是仍需要进一步改善以提高其灵敏度和可靠性。

对于怀疑有 VZV 感染的患者，在检查结果出来前即需要立即开始抗病毒治疗。VZV 抗病毒治疗的剂量要高于 HSV 感染，抗病毒药物中万乃洛韦（Valaciclovir）或泛昔洛韦（Famciclovir）具有较高的口服生物利用度而优于阿昔洛韦。对于水痘或带状疱疹现症感染的患者，不能加用免疫抑制性药物治疗。对于在免疫抑制性药物治疗过程中出现的 VZV 感染，需要立即开始抗病毒治疗，同时停用免疫抑制性药物以避免严重并发症的发生。待水疱消失、体温恢复正常病情恢复后可考虑再次启用免疫抑制性药物治疗。

目前已经有水痘减毒活疫苗接种来预防感染，水痘疫苗接种可有效预防严重水痘的发生。在 IBD 患者诊断时，对于既往未曾接种水痘疫苗的患者，需要追问既往有无水痘或带状疱疹感染病史，对于病史不明确或既往无感染的患者需要进行血清中 VZV 抗体（VZV-IgG）检测。对于血清学抗体阴性的患者，需要至少在启用免疫抑制性药物治疗前 3 周完成两针水痘疫苗的接种（两针接种间隔 1 个月以上）。由于水痘疫苗为减毒活疫苗，因此在免疫抑制性药物（包括大剂量的 GCS 治疗）治疗过程中，不能进行水痘疫苗的接种，必须在停用免疫抑制性药物 3~6 个月后才可接种。而在使用免疫抑制性药物的 IBD 患者中，带状疱疹疫苗的有效性和安全性尚未明确。对于 VZV 血清抗体阴性、未接种过疫苗的且具有高危因素的 IBD 患者，当接触了水痘、带状疱疹等疱液时，需要在 10 d 内给予 VZV 免疫球蛋白（VZIG）治疗，同时需要继续观察至少 1 个月以防止水痘的发生。

（5）单纯疱疹病毒感染：单纯疱疹病毒（herpes simplex virus，HSV）属于疱疹病毒科，是人类最常见的病原体，人是唯一的自然宿主。根据抗原性的不同分为 1 型（HSV-1）和 2 型（HSV-2）。HSV-1 主要由口唇病灶获得，HSV-2 可从生殖器病灶分离到，主要通过接触含有疱疹病毒的疱液直接传播。HSV 首次感染后，HSV 特异抗体 IgG 数月内都不会出现，并且并非为保护性抗体，而细胞免疫在控制病毒复制中发挥重要作用。HSV-2 血清阳性率主要与年龄、性别相关，女性中较高。

HSV 的感染一般为亚临床型，也会引起严重的感染，包括角膜炎、视网膜炎和脑炎。免疫功能不全的患者合并 HSV 感染的频率更高，感染严重程度更重，病变更广泛。有研究显示：与使用 5-ASA 治疗的 IBD 患者相比，使用 AZA 治疗的患者在病程中出现口腔及生殖器 HSV 感染的比例更高。而 HSV 的感染复发可能会导致严重的系统性感染，包括脑炎、脑膜炎、肺炎、结肠炎、食管炎，而这些感染常常比较凶险，死亡率较高，需要加以关注，甚至于暴发性单纯疱疹性肝炎可能是全身播散性 HSV 疾病最初的临床表现。

体内检测到 HSV 抗体的阳性表示既往或近期有 HSV 感染，但不能作为确诊的手段，IBD 患者出现眼部及生殖器部位的症状对诊断有一定的参考作用，HSV 感染可以通过特征性的疱疹初步诊断。HSV 感染主要使用治疗剂量的更昔洛韦（Ganciclovir）或万乃洛韦（Valaciclovir）或泛昔洛韦抗病毒治疗。

HSV 感染临床症状常常较轻微，且大部分为自限性的，因此 HSV 感染并不是免疫抑制性药物使用的禁忌证，并不需要停用免疫抑制性药物或进行抗病毒治疗。但是对于有 HSV 现症感染时，最好不要加用免疫抑制性药物治疗，因为这可能会加重感染，导致感染的扩散。

对于在免疫抑制性药物治疗过程中，反复出现口腔及生殖器 HSV 感染时，则需要抗病毒口服治疗。对于使用免疫抑制性药物治疗的难治性 IBD 患者，当怀疑合并有 HSV 感染的结肠炎时，需要采用免疫组化或 PCR 的方法检测。在免疫抑制性药物治疗过程中，合并重度 HSV 感染时，需要及时抗病毒治疗如静脉使用阿昔洛韦或膦甲酸钠，同时停用免疫抑制性药物直至疾病好转后才考虑重新使用。

目前尚无 HSV 的疫苗。在使用免疫抑制治疗前需要采集患者既往有无口腔、生殖器或眼睛的 HSV 感染病史，无须常规进行 HSV 抗体筛查。对于反复发作的 HSV 感染或既往已经间断使用抗病毒治疗的患者，可以给予抗病毒药物来抑制病毒的复制预防 HSV 感染，预防用药可以采用阿昔洛韦 400 mg Bid 或伐昔洛韦 500 mg Qq 或泛昔洛韦 250 mg bid 口服。

（6）EB 病毒感染：EB 病毒（epstein-Barr virus，EBV），又称为人类疱疹病毒 4 型，普遍存在于自然界中。EBV 感染通常较迟，在青少年中约 40% 的患者未感染 EBV，但是到成年时，超过 90% 都感染过 EB 病毒。EB 病毒主要通过唾液传播，也可经输血传染。

EBV 首次感染后，可长期存在于体内的 B 淋巴细胞中，可无症状复发并具有传染性，外周血 EBV-IgG 阳性提示既往感染。目前认为 EBV 与多种疾病的发生有关，包括霍奇金淋巴瘤、非霍奇金淋巴瘤及其他肿瘤等。鉴于 EBV 感染的 B 淋巴细胞持续存在于循环系统中，并且表达低剂量的病毒基因，而细胞免疫（如 T 淋巴细胞的细胞毒作用）对于病毒活化的监视和清除转化的 B 淋巴细胞有重要作用。因此，当器官移植等破坏了 T 淋巴细胞的免疫监视功能后，体内的 EBV 感染的 B 淋巴细胞大量增殖最终可导致淋巴细胞增多症或淋巴瘤（post-transplant lymphoproliferative disease，PTLD）的产生。有研究显示器官移植术后 1 年的 PTLD 的发生率明显增加。对于 IBD 患者而言，目前研究提示应用嘌呤类免疫抑制性药物可增加淋巴瘤发生的风险，可能与 EB 病毒感染有一定的关系。

EBV 的感染表现多样，可以表现为临床非显性感染，也可以出现致命性严重感染。临床表现与发病年龄有关，如在幼儿中仅仅出现单核细胞增多，而在青少年及成人可出现传染性单核细胞增多症，以咽喉痛、发热及淋巴结增大为主要表现，也可出现黄疸和肝脾大、淋巴细胞和单核细胞增多和异形淋巴细胞的出现。急性感染通常在 3～4 周后恢复，大部分患者无后遗症，但是对于少数有潜在免疫功能不全的患者可能会导致脾破裂、呼吸道梗阻及神经系统并发症等。同时，EBV 感染时要高度警惕发生巨噬细胞活化综合征（marcrophage activation syndrome，MAS）和噬血淋巴组织增生症（hemophagocytic lymphohistocytosis，HLH）。

针对病毒衣壳抗原（VCA）的 IgM 和 IgG 血清学检测阳性提示 EBV 感染，EBV 核抗原 1（EBNA1）的 IgG 通常感染数周到数月后才出现。移植后 EB 病毒载量监测对于高风险造血干细胞移植或血清学阴性实体器官移植受体的现在及将来 EBV 相关性 PTLD 预测有高度敏感性，但特异性差。

EBV 的感染的治疗：阿昔洛韦并不能改善传染性单核细胞增多症。对于合并有呼吸道梗阻的患者，可酌情给予 GCS 治疗缓解症状。对于合并 EBV 感染时，需进行密切的临床观察评价，同时进行血常规、血涂片、肝功能及 EBV 血清学检测。对于在使用免疫抑制性药物治疗过程中出现的 EBV 严重感染时，需要立即开始抗病毒治疗，同时需停用免疫抑制性药物。抗病毒药物常使用更昔洛韦或膦甲酸钠，其较阿昔洛韦抑制病毒复制作用更强，但是其毒副作用相对较严重。对于出现 EB 病毒诱导的淋巴组织增生疾病时，治疗方案的制订需要综合多学科专家的意见，同时停用免疫抑制性药物，如果停用免疫抑制性药物后疾病未缓解或加重，对 CD20 阳性的 B 细胞淋巴瘤者可以考虑使用利妥昔单克隆抗体。

IBD 患者在使用免疫抑制性药物治疗开始前建议进行 EBV 感染（EBV-IgG）的检测。对于血清学抗体检测阴性的患者，目前更推荐使用 TNF-α 拮抗剂优于嘌呤类免疫抑制性药物。目前尚无预防 EBV 的疫苗，在肾移植术后推荐预防使用阿昔洛韦或更昔洛韦预防性治疗，从而降低淋巴瘤发生的风险，但是在 IBD 中因合并淋巴瘤发生较少，尚未建议进行抗病毒的预防性治疗。

（7）人乳头瘤病毒感染：人乳头瘤病毒（human papilloma virus，HPV）感染是最常见的性传播疾病，它的流行分布与性别（女性多于男性）、地区（经济条件差的地方发生率高）、年龄、性行为及病毒的种类等有关。目前有 40 多种 HPV 病毒通过性传播，根据致病性的强弱，可分为低危型病毒（可导致生殖器疣状增生）和高危型病毒［与高级别上皮内瘤变及生殖器肿瘤（宫颈癌）的生成有关］。

HPV 感染的诊断可以通过检测血清中特定类型病毒的抗体（IgG 和 IgA）进行初步检查，HPV-DNA 的 PCR 检测的特异性高。由于 HPV 感染通常是一过性的，常常在感染后两年内清除，故目前的诊断仅仅针对现症感染。也可以宫颈刮片检查进行筛查。对于 HPV 感染，尚无有效的抗病毒方法。但是对于 HPV 相关肿瘤的治疗，可采用手术、化疗或放疗等方法。

IBD 患者中的 HPV 感染率与普通人群相似，但是免疫抑制性药物可增加 HPV 的持续感染及宫颈癌生成的风险。因此成年女性患者，特别是免疫抑制性药物治疗的患者，需要定期进行宫颈刮片等检查。美国癌症学会推荐免疫功能不全的女性在诊断第一年需要进行两次筛查，随后每年进行一次筛查。HPV 的现症和既往感染并不是免疫抑制性药物使用的禁忌证。但是，对于尖锐湿疣或大范围扁平疣的患者，需要考虑停用免疫抑制性药物。

目前国际上已经有四价疫苗（HPV6、HPV11、HPV16 和 HPV18）可以预防这四种病毒的感染，因为大部分宫颈癌的感染类型为 HPV16 和 HPV18，所以疫苗可以降低宫颈癌发生的风险。目前欧洲和美国都推荐对于 11 ~ 14 岁的女性在首次性行为前即接种 HPV 疫苗，如果错过了上述疫苗阶段，26 岁以下无性生活的女性仍被推荐疫苗使用。因为该疫苗为非活菌疫苗，所以对于使用免疫抑制性药物治疗的 IBD 患者也可接种。

（8）流行性感冒病毒感染：流感病毒（influenza virus）即流行性感冒病毒，属于正黏病毒科，可造成急性呼吸道感染，可在空气中迅速传播，在世界各地可造成周期性大流行。可造成流行的流感病毒包括 A 型和 B 型，A 型中根据表面抗原的不同分为多个亚型，其中 H1N1 和 H3N2 会造成世界范围内的周期性流行。

流感的诊断主要是依据典型的临床表现（如畏寒、发热、乏力、鼻塞等呼吸道症状），依据当地流感流行的状况做出临床诊断。进一步病原学诊断可进行病毒培养、快速抗原检测、血清诊断、逆转录 PCR 和免疫荧光技术等。流感的抗病毒治疗方法包括金刚烷胺、金刚烷乙胺、扎那米韦、奥司他韦等。目前金刚烷胺和金刚烷乙胺的耐药性较高，故目前较少使用。静脉或雾化扎那米韦被推荐用于复杂型流感及奥司他韦抵抗性流感。对于怀疑或已证实流感病毒感染合并免疫抑制性药物治疗的患者需要立即开始进行治疗，治疗可以根据当地流感病毒的分布情况及当地的指南进行经验性治疗。

在 IBD 患者中，免疫抑制性药物的使用并不会明显增加流感发生的风险，但是会增加流感严重感染和严重并发症发生的风险。目前，每年进行流感疫苗的接种可有效预防流感病毒的感染，因此对于免疫抑制性药物治疗的患者推荐使用。目前有两种类型的流感疫苗：减毒活疫苗（适用 5 ~ 49 岁的健康人群接种）和三价灭活疫苗（可适用于 6 个月以上的婴幼儿及所有人使用，包括使用免疫抑制性药物的人群）。对于 IBD 患者，推荐每年接种三价灭活流感疫苗进行流感的预防。但是目前研究提示免疫抑制性药物治疗的 IBD 患者，特别是在联用免疫抑制性药物时，对流感疫苗接种的应答率较低。但是流感疫苗的接种在一定程度上可以预防 IBD 患者流感的发生，且 IBD 患者接种流感疫苗是相对安全的。

对于与流感患者密切接触时，奥司他韦和扎那米韦早期预防可减少症状性流感发生的风险。因此对于免疫抑制性药物治疗 IBD 的高危患者，在密切接触流感患者后，可早期给予药物预防流感的发生。

（陈白莉）

第二节 潜伏性感染

潜伏性感染是病原体感染人体后，由于机体免疫功能足以将病原体局限化而不引起显性感染，但又不足以将病原体清除时，病原体便可长期潜伏，待机体免疫功能下降时，则可引起显性感染。特点：无明显临床症状而携带病原体，但病原体在体内不繁殖，且一般不排出体外。常见的潜伏性感染病原体有结核分枝杆菌、单纯疱疹病毒、水痘、带状疱疹病毒（VZV）、乙型肝炎病毒、EBV 病毒、巨细胞病毒等。

一、结核分枝杆菌感染

（一）概述

2015 年后，结核病（TB）作为一种由分枝杆菌引起的传染病，已然超过人类免疫缺陷病毒（HIV）所致的免疫缺陷综合征（AIDS），成为单一病原体所致的首要死亡原因。全球疾病死亡率排名第 9 位。

根据当地流行情况和国家的建议，潜伏性结核（latent tuberculous infection，LTBI）可结合患者既往病史、胸部 X 线、结核菌素皮肤试验（tuberculin skin test，TST）和 γ- 干扰素释放试验（interferon gamma release assays，IGRAs）诊断。IGRA 作为结核菌素皮肤试验的补充检查，在卡介苗接种个体中优选。

随着生物制剂引入 IBD 治疗，相关报道示抗 TNF 治疗与 TB 感染风险相关。接受 TNF 拮抗剂治疗的 IBD 患者 LTBI 再激活发生率及严重程度较普通人群明显增加。韩国一项回顾性分析示英夫利西单抗和阿达莫单抗治疗中活动性结核发病率分别为 1.2%~1.5% 和 0.4%。一项队列研究表明，接受生物制剂的 LTBI 患者进行正规抗结核治疗（异烟肼治疗 9 个月），虽无法消除 LTBI 再激活可能，但其风险明显降低［0.98 例 /（100 人·年）］。因此，IBD 患者在开始抗 TNF 等免疫调节治疗前，必须筛查 LTBI。若诊断为潜伏性结核，应延迟抗 TNF 治疗，并按国家指南规定给予规范抗结核治疗。根据患者所在地理区域及流行背景不同，LTBI 化疗方案不尽相同。当急性 IBD 患者并发潜伏性结核感染时，除了临床紧急情况和专家建议，一般需在抗结核治疗后至少延迟 3 周，方可行抗 –TNF 制剂治疗。

（二）诊断

国际指南建议 IBD 患者行 TNF 拮抗剂治疗前行潜伏性结核风险评估，包括流行病学危险因素、体格检查，胸部 X 线检查，TST 检查，可存在地方差异。若有近期结核暴露病史，TST 阳性，TST 或 IRGA 渐进性升高，但无放射学活动性结核病的证据应当考虑诊断为潜伏性结核。TST 阳性定义为硬结直径≥5 mm。即使没有符合其他标准，异常胸部 X 线改变（钙化灶 > 5 mm，胸膜增厚或线性浑浊）亦提示为潜伏性结核。

结核菌素皮肤试验（TST）是敏感的，但其预测结核复发的特异性很差；只有约 5% 具有潜在免疫能力的阳性患者，在其一生中会由潜伏性结核进展为结核。鉴于接种个体可能成为纯化蛋白衍生物（PPD）的阳性反应物，故 TST 诊断潜伏性结核可受先前卡介苗接种的影响。但这种影响无关接种及再接种年龄，在 30 岁以上的成年人中微不足道。使用皮质类固醇 > 1 个月或硫嘌呤 / 甲氨蝶呤 > 3 个月，TST 也可能是假阴性。近期研究表明，TST 阳性与年龄较大和 5- 氨基水杨酸治疗相关。TST 阴性与类固醇治疗、免疫抑制剂治疗和两者联合治疗相关。抗 TNF 治疗前 TST 的敏感性一般较低。故最好在使用免疫调节治疗前早期行 TST 筛查，而已使用免疫调节剂的患者，在第一次 TST 检测后 1 ~ 2 周复查结果为阴性，需行 TST 的补充检查。TST 假阴性亦可发生于无免疫抑制的 IBD 活动期患者。临床实践证明，在风湿或 IBD 患者中，TST 补充检查有助于额外诊断出 8% ~ 14% 的潜伏性结核。对于潜伏性结核，凡是 TST≥5 mm 均应被认为是阳性。

IGRAs 主要通过特异性抗原 ESAT-6 和 GFP-10 与全血细胞共同孵育，然后检测 γ- 干扰素水平或采用酶联免疫斑点试验（ELISPOT）测量计数分泌 γ- 干扰素的特异性 T 淋巴细胞。其优势是可区分结核分枝杆菌自然感染与卡介苗接种和大部分非结核分枝杆菌感染，特异性明显高于 TST，可作为补充检查。因此对于近期感染过结核，特别是高进展风险的人群，以及 10 岁以下已接种卡介苗的儿童，IGRAs 优选。现常用的两种新型的 IGRAs 为 QuantiFERON-TB Gold（QFT）和 T-SPOT。QFT 检测上层清液的 IFN-γ 含量。而 T-spot 检测产生 IFN-γ 的 T 细胞数量。近期一项病例对照研究表明 QFT 亦可出现假阴性，发生率约为 11.5%，其与系统性的皮质类固醇治疗和白蛋白低水平（ < 3.5 g/dL）有关。

现有诸多研究着力于 TST、IGRAs 及胸部 X 线检查结果一致性的探讨。一项包含 1 309 例 IBD 患者，9 项研究的荟萃分析示 TST 和 IGRAs 一致性为 85%，TST 和 T-spot 一致性为 72%，认为此结果可能受免疫抑制影响。一项对接受抗 TNF 治疗的 IBD 患者进行的回顾性观察研究示 TST 与 IGRA 间一致性为 44%，接受或未接受免疫抑制治疗患者的 TST 和 IGRA 无显著差异。我国的一项单中心回顾分析显示 T-spot 和胸部 CT 的一致性为 75%，建议可将胸部 CT 作为 IGRA 的替代方法来筛查 IBD 患者的 LTBI。

综上，LTBI 应根据当地流行情况和国家建议，结合患者病史、胸片、结核菌素皮肤试验和干扰素释放试验（定量 FERON 试验）综合评估。在接受免疫抑制治疗和卡介苗免疫的患者中，定量 FERON 试验是首选。

（三）治疗

日本学者 Takeuchi 的一项含 5 000 例类风湿关节炎患者使用 IFX 的研究显示抗结核化学预防减少了显性结核的数量。结核预防性化疗方案主要基于异烟肼（INH）6~9 个月。

长期使用 GCS 患者（泼尼松≥15 mg/d，持续≥1 个月），若 TST 阳性，需要接受 INH 预防性抗结核化疗。一项随机试验表明，INH 的抗结核预防治疗非常有效，9 个月 INH 有效率达 90%，6 个月有效率达 60%~80%。

一项公开随机非劣效性试验（RFP 900 mg+INH 900 mg WD1 3 m 与 INH 300 mg QD 9 m 对比）示，RFP+INH WD1 持续 3 m 预防结核治疗方案，严重肝脏毒性发生率相对更低。尽管此结论尚未在免疫抑制的患者身上得到证实。INH 相关的肝毒性发生率约为 0.15%，可严重甚至危及生命。异烟肼的肝损害风险与剂量或血药浓度无关。有报道示风湿性疾病中与甲氨蝶呤（MTX）或柳氮磺胺吡啶（SASP）合用，INH 相关肝毒性的风险增加，但在 IBD 中其相关性尚未明确。一些学者建议间断监测肝功能，若转氨酶超过 3 倍且有肝炎相关的症状或黄疸，或转氨酶超过 5 倍无肝炎相关的症状或黄疸，需停止或转换治疗策略。

结核病治疗需呼吸科或传染科专职医师监督。最新相关共识研究认为，诊断为潜伏结核感染的患者，在 TNF-α 抑制剂治疗前应接受完整规范的抗结核治疗。在抗结核治疗后的 1 个月内不可行 TNF-α 抑制剂治疗。当确诊为活动性结核病时，必须开始抗结核治疗，TNF-α 抑制剂治疗必须停止，但若需要可在完成抗结核后 2 个月恢复。对于接受抗 TNF 治疗同时进行巯嘌呤类药物治疗是否增加结核感染风险，现尚无权威的评估数据。

二、单纯疱疹病毒

（一）概述

在免疫调节治疗前没有必要筛查 HSV 感染，而 HSV 感染亦不是免疫调节治疗的禁忌证。免疫调节药物治疗期间，若口腔或生殖器 HSV 感染反复出现或不断加重，则需要口服抗病毒治疗。IBD 患者若临床怀疑 HSV 感染，排除 HSV 结肠炎最好的方法是免疫组织化学或组织标本 PCR。对于难治性 IBD，在增加免疫调节剂前需找出免疫相关因素，是否合并病毒感染。免疫调节治疗期间，发生严重 HSV 感染，应启动抗病毒治疗并停止免疫调节治疗，直到症状改善。

（二）免疫调节剂治疗对 HSV 自然史的影响

原发性或复发性口腔和生殖器疱疹可能更常见于严重和广泛的免疫缺陷患者。

在一项前瞻性研究中，服用 AZA 的 IBD 患者自诉皮肤或生殖器疱疹明显多于服用 ASA 的患者。HSV 再激活可引起严重的局限性或系统性感染，其发病率和死亡率很高，包括脑炎、脑膜炎、肺炎、食管炎和结肠炎。HSV 在免疫缺陷人群中，传播的可能性更大。单纯疱疹病毒性肝炎可能是播散性单纯疱疹病毒病的首发表现。这种罕见但极具破坏性的 HSV 并发症在免疫功能轻度受损的人群中也更为常见。

（三）诊断

HSV 抗体阳性表明先前暴露 HSV 或持续存在潜伏性 HSV 感染，但不需要常规筛查。血清学反应出现较晚，不适合诊断。有眼部或生殖器症状的患者需专家进行评估。（具体见 VZV）

（四）治疗

口服治疗剂量的阿昔洛韦、伐昔洛韦或泛昔洛韦。

（五）免疫调节治疗与 HSV

HSV 的再激活通常是一个温和的、自限性过程。一般不需要停用免疫调节剂并行系统性的抗病毒治疗。然而，由于 HSV 可能加重甚至传播，故在 HSV 感染期间不应予以免疫调节治疗。对于服用 AZA 患者合并活动性口腔或生殖器 HSV 感染，需对可能 HSV 传播保持警惕。尽管罕见，在 IBD 免疫抑制治疗期间，HSV 可致肝炎、脑炎、结肠炎和肺炎。此时需行抗病毒治疗（阿昔洛韦或膦甲酸 ivgtt）并停用免疫抑制性药物。HSV 脑炎以及其他严重或危及生命的 HSV 感染需要多学科的谨慎管理。是否及何时重启抗 TNF 治疗，是否需要伐昔洛韦或阿昔洛韦的预防抗病毒，需要个体化考量。HSV 结肠炎罕见，特别在 IBD 患者，但可导致类似的急性复发，且结肠切除的风险亦很高。

（六）预防措施

目前还没有针对 HSV 的疫苗。在免疫抑制治疗前，需要询问患者是否有口唇、生殖器或眼的 HSV 感染。患者既往罹患 HSV 角膜炎需寻求专家评估和建议。对于反复发作的，或已采取间歇性抗病毒治疗的患者，需实施常规抗病毒。预防方案是：阿昔洛韦 400 mg bid，伐昔洛韦 500 mg qd，或泛昔洛韦 250 mg bid。

三、水痘、带状疱疹病毒

（一）概述

诊断 IBD 时，应根据病史对原发性 VZV 感染进行筛查。那些没有明确水痘 / 带状疱疹感染史，皮肤呈带状疱疹或水痘疫苗效价呈 2 倍剂量的，应进行 VZV-IgG 检测。建议在开始使用免疫调节治疗前 3 周，血清阴性患者需完成至少 3 周的 2 倍剂量的水痘疫苗接种。免疫调节治疗后的接种只能是停药 3~6 个月后进行。血清反应阴性的患者应该及时接受接触后的预防措施。

（二）免疫调节剂治疗对 VZV 自然史的影响

水痘在免疫缺陷患者中往往更严重，更易危及生命，可导致肺炎、肝炎、脑炎或出血疾病（血小板减少或弥散性血管内凝血）。一项 IBD 患者 VZV 感染研究中，20 例水痘中有 5 例死亡。IBD 接受免疫调节治疗是否增加 VZV 感染风险，诸多研究存在分歧。一项病例对照研究中，UC 的风险为 1.21，而 CD 的风险为 1.61，提示使用免疫调节治疗的 IBD 患者，带状疱疹的风险增加。同时，与一般人群相比，IBD 患者有更高的带状疱疹罹患风险，免疫调节药物如抗 TNF、联合治疗和泼尼松均被证明可独立增加带状疱疹的风险。且带状疱疹后神经痛的风险也更高。在 32 例报道的带状疱疹性 IBD 患者中，25 例接受 AZA 治疗，14 例接受单一治疗。有 7 例患者有内脏播散的证据，其中 5 例为中枢神经系统 VZV。而另一项包括 33 324 例患者研究，评估首次接受 TNF-α 抑制剂的 RA、炎症性肠病、牛皮癣、银屑病关节炎、强直性脊柱炎患者，发现与未接受 TNF-α 抑制剂者相比，带状疱疹风险没有增加。由于证据尚不清楚，临床医师应意识到带状疱疹的潜在风险增加，特别是考虑 VZV 血清阳性的高患病率患者。

（三）诊断

血清学不是诊断水痘或带状疱疹的有效指标。带状疱疹皮损刮检 VZV 检出率高。选取何种检测手段取决于可用的技术。核酸扩增技术特异性和敏感性均高（均接近 100%），并且尽管不再处于感染活动期，仍能在结痂处检出 VZV-DNA。老技术包括快速抗原检测、Tzanck 涂片（多核巨细胞）和电子显微镜，更依赖于所取标本的质量和取样时间以及显微镜读镜技术。Tzanck 涂片及电子显微镜测试不能区分 VZV 和 HSV。

（四）治疗

在 IBD 中，疑似活动性水痘或带状疱疹，需要根据检出结果立即治疗。VZV 需要比 HSV 更高的治疗剂量。新药物伐昔洛韦或泛昔洛韦具有更高的口服生物利用度，较阿昔洛韦更适用于口服治疗。

（五）免疫调节治疗与 VZV

水痘或带状疱疹期间，不应行免疫调节治疗。患者应该谨慎评估并接受专家建议。一般建议停止免疫调节治疗，直到临床缓解。

（六）预防措施

常规实施儿童疫苗接种的国家，活病毒水痘疫苗 12~18 个月接种，4~6 岁再种。2 倍剂量的水痘疫苗用于预防严重水痘感染。

诊断为 IBD 时，未接种疫苗的成人和儿童需根据是否有水痘（或带状疱疹）病史，来筛查原发感染的可能性。若病史不确切或阴性，或患者出生在热带或亚热带地区，需要检测 VZV-IgG。

如果可以，血清阴性有免疫潜能的 IBD 患者，应该在行任何免疫调节治疗前，接受 2 倍剂量的水痘疫苗接种，间隔 1 个月或更久，完成至少 3 周的疫苗接种。免疫调节治疗后的措施，需停止所有免疫抑制治疗后，行 3~6 个月接种措施，包括单一高剂量类固醇法。成人：泼尼松 40 mg qd 口服，持续 ≥1 周；若为高剂量 GCS 法则剂量更高。儿童：泼尼松 2 mg/（kg·d）口服或肛塞，持续 ≥1 周；或泼尼松 1 mg/（kg·d）口服或肛塞，持续 1 个月。

1. 暴露后预防

对于未免疫、血清阴性、高风险 IBD 患者（免疫抑制治疗、妊娠），有明确的暴露因素（水痘，播散带状疱疹，或带状疱疹皮肤），应在 10 d 内予水痘带状疱疹免疫球蛋白（VZIG）。VZIG 后应密切观察患者 28 d，并在发生水痘时进行治疗。

2. 带状疱疹疫苗

对于预防带状疱疹和带状疱疹后神经痛，带状疱疹疫苗较水痘活疫苗作用强 14 倍。许多国家允许接种，常规使用单一剂量，适用于 60 岁以上有免疫潜能者。接受免疫调节治疗的 IBD 患者接种疫苗，在接种前后需要足够停用免疫调节的时间窗。然而，根据美国疾控中心的指南，低剂量甲氨蝶呤 [≤0.4 mg/（kg·w）]，硫唑嘌呤 [≤3.0 mg/（kg·d）] 或 6-巯基嘌呤 [≤1.5 mg/（kg·d）] 的免疫抑制治疗不足以造成接种安全隐患，并且认为不是注射带状疱疹疫苗的禁忌证。疫苗接种在免疫调节治疗的 IBD 患者中的安全性及有效性仍有待进一步研究。近期基于真实事件的研究表明接受抗 TNF 治疗同时接受带状疱疹减毒活疫苗 42 d 后，未发现带状疱疹或急性水痘发生。一项针对抗 TNF 治疗同时接种带状疱疹减毒活疫苗的安全性大型随机对照试验（VERVE triai- NCT02538341）正在进行。2017 年 FDA 批准了一种新型佐剂非活重组疫苗 Shingrix，专为 50 岁以上的成人设计。新疫苗证实在一般人群中高效且具有良好的免疫原性，但在 IBD 人群尚无有效性和安全性数据。

四、乙型肝炎病毒

（一）概述

所有 IBD 患者在诊断 IBD 时均应进行 HBV 检测（HBsAg、抗 HBAbs、抗 HBcAb），以确定 HBV 状态。在 HBsAg 阳性的患者中，病毒血症（HBV-DNA）也应该被量化。

所有血清抗 -HBcAb 阴性的 IBD 患者均建议接种乙肝疫苗。乙肝疫苗接种的有效性在 IBD 中受损，可能是由疾病本身所致，亦可能是抗 TNF 所致。接种疫苗后应测抗 HBs 反应，可能需要更高剂量的免疫抗原，尤其应监测高危患者 HBs 抗体的维持情况。

无论病毒血症的程度如何，为了避免乙肝暴发，在免疫调节治疗前、中及停止后至少 12 个月，HBsAg 阳性患者（慢性乙肝病毒感染者）应该接受有效的抗病毒药物（核苷/核苷酸类似物）治疗。

HBcAb 阳性和 HBsAg 阴性的患者可能存在隐匿性 HBV 感染。隐匿性 HBV 的再激活很少发生在 IBD 的免疫抑制治疗中。血液病毒学（HBV-DNA）应每 2~3 个月评估一次，但不建议常规抗病毒治疗，除非检测到 HBV-DNA。

（二）免疫调节剂治疗对 HBV 自然史的影响

如果不使用抗病毒治疗，HBV 的再激活作为一种免疫抑制的常见并发症，在器官移植或癌症化疗多见，发生率高达 50%。对乙肝病毒感染的免疫抑制患者实施预防性治疗已得到科学界及社会的认可。因此，在 IBD 中，免疫调节治疗对未经治疗的 HBV 感染过程的影响将永远不会有前瞻性的研究。首例报道的乙肝病毒在 IBD 中再激活的病例是在英夫利西单抗治疗后描述的，而在其他地方亦可见。

然而，这些病例中的大多数同时接受其他免疫调节剂，如皮质类固醇或巯嘌呤类药物，这表明更深层的免疫抑制可能促进病毒再激活。最近有两大回顾性队列研究，旨在评估 IBD 患者 HBV 感染与其接受的免疫抑制治疗［GCS、免疫调制剂和（或）抗 TNF-α 治疗］的关系。在接受免疫抑制性药物治疗的 HBsAg 阳性 IBD 患者中，25%~60% 出现肝功能障碍。在其中一项研究中，超过 50% 的乙肝病毒再激活患者出现肝衰竭，其中一名患者死亡。鉴于在 IBD 中免疫调节剂的类型、持续使用时间和组合与肿瘤治疗和其他需要免疫调节剂的炎症不同，其所提供的信息具有临床相关性。针对这一点，大多数再激活的 HBV 感染者一般为长期接受两种或两种以上免疫调节剂治疗，HBV-DNA 呈阳性，和（或）未接受预防性抗病毒治疗。曾有个案报道过 1 名克罗恩病患者，抗 HBcAb 阳性和 HBsAg 阴性，接受皮质类固醇和英夫利西单抗治疗后 HBV 再激活。然而，与接受肿瘤化疗的患者相比（尤其是利妥昔单抗），在 IBD 中使用免疫抑制性药物，隐匿性 HBV 感染的再激活似乎极为罕见。

（三）诊断、治疗与预防措施

所有 IBD 患者都必须接受 HBV 感染检测（HBsAg、抗 Hbs、抗 HBc），以评估感染及接种状况。在有 HBV 感染证据的患者中，还应评估 HBeAg、抗 HBe 和 HBV-DNA。

1. 血清阴性患者的疫苗接种

HBV 感染造成的负担，特别是在 IBD 中，需要对所有血清阴性患者（抗 Hbs 阴性、抗 HBc 阴性）进行系统的疫苗接种。在流行程度低的国家，普遍接种疫苗的必要性受到了质疑。然而，世界卫生组织（WHO）最近建议，不仅在流行程度高的国家，而且在流行程度中、低的地区，在出生后均应尽快接种乙肝疫苗。

乙肝病毒感染在 IBD 中的流行情况与在参考人群中观察到的相似。然而，从高流行区移民至低流行区可能在局部水平上影响 HBV 的流行。从这个意义上讲，移民和土著人口融合程度的提高可能会导致 HBV 向未接种疫苗的个人传播。此外，从低风险地区到高风险地区的旅行者，多为对风险认知较低的年轻人，往往会做出许多高风险的行为。

标准疫苗接种（rHBAg 20 μg 单剂量出生后 0、1 和 6 个月）对于大多数之前未接种疫苗的 IBD 患者而言，是无法获得血清学保护的，尤其是在那些接受免疫抑制性药物治疗的患者。在 0、1、2 个月时短期接种双倍剂量疫苗，若无充分反应，则复种（0、1 和 2 个月）双倍剂量疫苗，此法显示出比标准方法（60%～70% 的疗效）更好的疗效。

血清学反应应在最后一剂后 1～2 个月进行评估。由于许多患者在成功接种疫苗后将失去血清保护（每个患者每年 18%），因此建议抗 HBs > 100 IU/L 来表示实现充分的血清保护，特别是预计使用抗 TNF 者。另一方面，一种独特的加强剂量已证明可恢复失去血清保护的儿童患者的免疫反应，此为此类患者的推荐治疗方案。HBs 抗体水平的监管还不完善，但每年或每两年进行一次抗 HBs 检查似乎是合理的，主要是在流行程度中、高的国家。

2. 慢性 HBV 感染（HBsAg+）血清阳性患者再激活的预防和（或）治疗

HBsAg+ 患者建议使用核苷酸 / 核苷类似物预防性抗病毒治疗，最好在行免疫调节剂前 2 周开始，停药后持续 12 个月。HBV-DNA 高基线水平（> 2 000 IU/mL）的患者应继续抗病毒治疗，直到达到 HBV 治疗相关具体指南规定，适用于有免疫潜能患者的界值。一系列病例和研究表明，核苷酸 / 核苷类似物在 IBD 患者免疫调节剂治疗中是安全有效的。恩替卡韦和替尼福韦是 IBD 患者首选的抗病毒药物，因为它们起效快、抗病毒效力高、耐药发生率低。在 IBD 中，需要快速控制 HBV 感染，而不延迟使用免疫抑制性药物。此外，长期使用免疫抑制，要求具有高遗传屏障和极低耐药性发生率的抗病毒治疗。IFN-α 最好避免使用，原因有二：首先，IFNα 可能会加剧 CD 而非 UC 疾病进展；其次，IFN-α 可致骨髓抑制。

3. 预防有 HBV 感染病史的血清阳性患者（HBsAg 阴性、抗 HBcAb 阳性、有无抗 HBsAb）的再激活

如前所述，HBV 再激活可能发生在 HBsAg 阴性但抗 HBc 和抗 HBs 阳性的患者，以及单独抗 HBc 阳性患者。然而，回顾性和前瞻性研究表明，隐匿性 HBV 在 IBD 中很少再激活。因此，不建议对这些患者进行常规预防。根据 2012 年 EASL 临床实践指南，这些患者应定期监测 AST/ALT 的升高，进行免疫调节治疗时，每 1～3 个月监测血清 HBV 和 HBV-DNA 的变化。

4. 免疫调节治疗与 HBV

目前尚无报道在免疫调节剂或生物治疗期间新获得的（急性）HBV 感染。专家建议除了暴发性肝炎需核苷酸 / 核苷治疗，现对于急性 HBV 感染，没有确定的治疗方案。在具有免疫潜能的成人中，HBV 感染在绝大多数可解决。然而，免疫调节剂

可加重疾病或增加慢性感染的机会。皮质类固醇通过直接影响病毒复制和抑制免疫反应来提高 HBV 的复制速度。IBD 患者合并急性 HBV 感染时，免疫调节剂和（或）生物制剂应延迟或停止，直到急性感染或再激活结束（HBV-DNA < 2 000 IU/mL）。核苷酸 / 核苷治疗被推荐用于急性感染。

五、EB 病毒

（一）概述

在免疫调节治疗前应行 EBV 感染筛查。在免疫调节治疗中，发生严重原发性 EBV 感染时，可考虑抗病毒治疗，并停止免疫调节治疗。如果在免疫调节治疗期间发生 EBV 相关的淋巴增生性疾病，应与专科专家一起对患者进行管理，并停止使用免疫调节剂。

（二）免疫调节剂治疗对 EBV 自然史的影响

在正常宿主中，潜伏期基因呈最小表达量，故可刺激 EBV 感染的 B 细胞在循环中持续存在，从而避免了 EBV 特异性细胞毒性 T 淋巴细胞的破坏。当 T 细胞免疫监督功能受损时，如移植后，EBV 潜伏期基因表达增强可促进受 EBV 感染的 B 细胞的增殖，并伴有移植后淋巴细胞增殖 / 淋巴瘤（PTLD）的风险。在移植后第一年的原发性 EBV 感染，与发生 PTLD 风险增加有关。移植前 EBV-IgG 检测能识别易感患者，联合移植后 EBV-DNA，有助于早期识别原发性感染和及时减少免疫抑制治疗。

近年来数据显示，IBD 患者，尤其是服用巯嘌呤类药物的患者，罹患淋巴瘤的风险虽然很小，但有所增加。包含近 20 000 例患者的 Cesame 队列研究中，目前 AZA 治疗发展为淋巴增殖性疾病的危险比为 5.28。总的风险很小，估计每 300 ~ 1 400 年 AZA 治疗就会增加一个淋巴瘤，但是 EBV 似乎与肠道表现有关。Cesame 队列研究显示，服用 AZA 的患者中，15 个淋巴瘤中有 12 个是类 PTLD 的（通常与 EBV 相关），而没有服用 AZA 的患者中 8 个淋巴瘤中有 1 个是类 PTLD 的。原发性 EBV 感染可能造成特殊威胁：在 AZA 组的 6 名 50 岁以下患者中，有两名男性患有致命性传染性单核细胞增多症相关的淋巴增生性疾病。服用 AZA 的 CD 患者中还有两例为患有致命性传染性单核细胞增多症。

（三）诊断

Paul Bunnell 和 monospot 检测用于诊断并不理想。原发性 EBV 感染的诊断是通过检测病毒衣壳抗原（VCA）的 IgM 和 IgG。而 EBNA1-IgG 通常出现在数周或数月后。移植后 EBV 病毒载量监测，对于评估目前或未来有高危 HSCT 倾向及血清阴性的实体器官移植受体中 EBV 相关的 PTLD 发生具有较高的敏感性，但特异性较差。

有限的 IBD 数据显示，予以免疫调节剂治疗后，无 EBV 相关疾病发生，连续

EBV 病毒载量监测仅有可忽略的或可自我限制的增加。为了区分传染性单核细胞增多症与淋巴增生性疾病、非霍奇金淋巴瘤和霍奇金病，需要由专业血液病理学家进行活检诊断和分类。检查必须包括原位杂交 ISH–EBER，以检测 EBV 的存在。由于 LMP–1 等病毒蛋白通常不表达，因此 EBV 的免疫组织化学不能作为充分的替代检测。

（四）治疗

阿昔洛韦不能改善其他健康个体传染性单核细胞增多症的进程。类固醇可用于气道阻塞。抗病毒药物在已发生的 PTLD 治疗中没有作用。

（五）免疫调节治疗与 EBV

潜在的原发性 EBV 感染需要仔细进行临床评估，包括血常规和血涂片，肝功能和血清 EBV 检测。如果可能，应减少或停止免疫调节剂治疗。在严重的原发性 EBV 感染中，尽管缺乏支持证据，仍可考虑使用更昔洛韦或膦甲酸进行抗病毒治疗。对于 EBV 复制，这些制剂比阿昔洛韦更有效，但毒性更大。

对于可疑的淋巴增生性疾病 / 淋巴瘤的调查和管理应征求专家意见。停止免疫抑制治疗可能致 EBV 相关淋巴增生性疾病的自发性消退。若出现无自发消退或免疫调节剂中断后进展的情况，利妥昔单抗（Rituximab）是治疗 CD20 阳性 B 细胞 EBV 相关淋巴增生性疾病的下一步策略，也可能需要进一步化疗。

（六）预防措施

目前还没有 EBV 疫苗。肾移植术后使用阿昔洛韦或更昔洛韦进行预防已被报道可降低肾移植者罹患淋巴瘤的风险，但 IBD 的淋巴瘤风险过低，不足以证明这种方法的合理性。

免疫调节治疗前应行 EBV–IgG 筛查。对于 EBV 血清阴性患者，抗 TNF 单一治疗优于 AZA 治疗，具体由临床医师决定。

六、巨细胞病毒

（一）概述

在免疫调节治疗前，不需要筛查巨细胞病毒感染。对于患有急性 GCS 抵抗性结肠炎，最好在加用免疫调节治疗前，采用组织 PCR 或免疫组化法排除 CMV 感染。进行免疫调节治疗期间，若发生严重 GCS 抵抗性结肠炎合并 CMV 感染，需行抗病毒治疗并停用免疫调节治疗，直到肠炎症状缓解。一旦出现系统性 CMV 感染，免疫调节治疗必须终止。

现有研究表明 HCMV 潜伏性感染可能与多种机制相关：① HCMV 编码的 microRNAs（miRs）已成为调节宿主细胞和病毒基因表达以诱发潜伏感染的关键因子。HCMV 编码的 miRs 可抑制抗病毒免疫反应，如促炎症介质的产生、抗原表达和细胞凋亡；亦可减少病毒 DNA 复制。② HCMV 编码四种病毒 GPCR 同源物（vGPCRs），分别为 US27、US28、UL33 和 UL78，参与潜伏期的调节。③ T 细胞异常应答等。

（二）免疫调节剂治疗对 CMV 自然史的影响

免疫调节治疗常与潜伏性 CMV 亚临床再激活相关。这种再激活大多无症状，或以轻度、自限性为特征。CMV 感染（通过血清学或病毒 DNA 检测）和 CMV 疾病（同时存在巨细胞病毒感染和临床体征及症状，如发热、白细胞减少或终末器官受累）不同。Matsuoka 等认为 CMV 常常在使用 GCS 或 6- 巯基嘌呤的 UC 患者中被再激活，但不经过抗病毒治疗可自行转阴。在他们研究的患者中 CMV 抗原浓度均较低，且均无临床表现，在活检标本中亦未检出 CMV。这提示在免疫调节治疗和生物治疗时，CMV 感染多为亚临床再激活，且即使继续原方案治疗，CMV 亦能自限。因此，除了严重感染（见下文）外，CMV 再激活期间，免疫调节治疗可继续。

（三）诊断

只有少数人 CMV 的感染有临床表现，因此除了 GCS 依赖的 IBD 患者，亚临床 CMV 感染不进行常规筛查。

多种 CMV 检测技术可供选择。成人血清 CMV 高价提示血清学对诊断活动性 CMV 感染的价值有限，但检测 CMV 特异性抗体可用于诊断近期感染（CMV–IgM、IgG 浓度变化或 IgG 亲和度），可识别具有 CMV 再激活（CMV–IgG 阳性）风险的患者。传统的病毒培养和快速的壳瓶培养具有较高的特异性，但存在培养时间长、缺乏病毒定量、细胞培养接种延迟可致假阴性、与血抗原检测或 PCR 相比敏感性较低等缺点。血 CMV 抗原检测只是半定量，但可作为播散性感染的间接标志物。如果缺乏 PCR 测病毒载量的技术，血 CMV 抗原检测可迅速监测免疫缺陷患者的感染和抗病毒治疗情况。组织病理结合免疫组化（IHC，使用针对 CMV 早期抗原的单克隆抗体）可明确组织或活检中 CMV 感染，具有高度特异性和敏感性。诊断 CMV 感染和 CMV 疾病最常用的技术是在组织和血液中通过 PCR 检测 CMV–DNA。PCR 的优点是快速，高灵敏度，具有高定性和定量的潜力，检测样本范围广泛［全血、巴菲涂层标本、支气管肺泡灌洗液（BALF）和粪便］，并且适用于中性粒细胞减少症患者。重症结肠炎患者肠黏膜组织中 CMV 阳性率达 21% ~ 34%，难治性 GCS 性肠炎中达 33% ~ 36%。CMV 病毒载量（> 250 copies/mg）已被证实是 GCS 耐受性疾病的预测因子。

（四）治疗

更昔洛韦（2 ~ 3 周）适用于 CMV 感染。3 ~ 5 d 后，根据疾病表现和当地专家的建议，在其后的 2 ~ 3 周，可考虑改用更昔洛韦口服治疗。若对更昔洛韦耐药或不耐受（如骨髓毒性），膦甲酸（2~3 周）可作为替代方案。

（五）免疫调节治疗与 CMV

亚临床或轻度的 CMV 再激活不需要治疗或只需中断免疫调节治疗即可，且通常因无症状而无法识别。CMV 系统性再激活所致的脑膜炎、肺炎、肝炎、食管炎或结肠炎是罕见的，与较差的预后相关。及时使用更昔洛韦或其他药物进行抗病毒治疗，停用免疫抑制性药物可改善临床表现，降低死亡率，因此建议使用。

（六）预防措施

目前尚无 CMV 疫苗。虽然多种核苷类似物对治疗严重的 CMV 感染有效，但潜在诸多不良反应。标准化的化学预防尚未确定。

附录　IBD 患者的疫苗接种策略

一般人群疫苗接种	根据国家特定指南，执行常规疫苗接种计划，包括年龄特定疫苗（即流感疫苗、带状疱疹疫苗） 活疫苗在免疫抑制治疗中是禁止的
IBD 诊断确立	VZV 疫苗（如无水痘史，VZV 血清学阴性者需接种；免疫抑制治疗期间禁止接种） 乙型肝炎（血清学阴性者需接种） 流感（三价灭活疫苗） 人类乳头状瘤病毒
免疫调节剂使用前	肺炎球菌疫苗
每年	流感疫苗
复种	肺炎球菌多糖疫苗（每 5 年）
自由决定	旅游疫苗：听取相关专家的建议；活疫苗（如黄热病、脊髓灰质炎）在免疫抑制治疗期间禁用

（陈白莉　朱兰香　李明松）

主要参考文献

［1］Rahier J F，Magro F，Abreu C，et al. Second European evidence-based consensus on the prevention，diagnosis and management of opportunistic infections in inflammatory bowel disease [J]. J Crohns Colitis，2014，8（6）：443-468.

［2］Andersen N N，Jess T. Risk of infections associated with biological treatment in inflammatory bowel disease [J]. World J Gastroenterol，2014，20（43）：16014-16019.

［3］Kim E S，Song G A，Cho K B，et al. Significant risk and associated factors of active tuberculosis infection in Korean patients with inflammatory bowel disease using anti-TNF agents [J]. World J Gastroenterol，2015，21（11）：3308-3316.

［4］Rahier J F. Management of IBD patients with current immunosuppressive therapy and concurrent infections [J]. Dig Dis, 2015, 33（1）: 50–56.

［5］Cekic C, Aslan F, Vatansever S, et al. Latent tuberculosis screening tests and active tuberculosis infection rates in Turkish inflammatory bowel disease patients under anti-tumor necrosis factor therapy [J]. Ann Gastroenterol, 2015, 28（2）: 241–246.

［6］Lee J W, Choi C H, Park J H, et al. Clinical features of active tuberculosis that developed during anti-tumor necrosis factor therapy in patients with inflammatory bowel disease [J]. Intest Res, 2016, 14（2）: 146–151.

［7］Song D J, Tong J L, Peng J C, et al. Tuberculosis screening using IGRA and chest computed tomography in patients with inflammatory bowel disease: a retrospective study [J]. J Dig Dis, 2017, 18（1）: 23–30.

［8］Taxonera C, Ponferrada A, Bermejo F, et al. Early tuberculin skin test for the diagnosis of latent tuberculosis infection in patients with inflammatory bowel disease [J]. J Crohns Colitis, 2017, 11（7）: 792–800.

［9］Borman Z A, Cote-Daigneault J, Colombel J F. The risk for opportunistic infections in inflammatory bowel disease with biologics: an update [J]. Expert Rev Gastroenterol Hepatol, 2018, 12（11）: 1101–1108.

［10］Kaur M, Singapura P, Kalakota N, et al. Factors that contribute to indeterminate results from the quantiFERON-TB gold in-tube test in patients with inflammatory bowel disease [J]. Clin Gastroenterol Hepatol, 2018, 16（10）: 1616–1621.

［11］Ramos G P, Stroh G, Al-Bawardy B, et al. Outcomes of treatment for latent tuberculosis infection in patients with inflammatory bowel disease receiving biologic therapy [J]. Inflamm Bowel Dis, 2018, 24（10）: 2272–2277.

［12］Sturm A, Maaser C, Calabrese E, et al. ECCO-ESGAR guideline for diagnostic assessment in IBD. part 2: IBD scores and general principles and technical aspects [J]. J Crohns Colitis, 2019, 13（3）: 273–284.

［13］Maaser C, Sturm A, Vavricka S R, et al. ECCO-ESGAR guideline for diagnostic assessment in IBD. part 1: initial diagnosis, monitoring of known IBD, detection of complications [J]. J Crohns Colitis, 2019, 13（2）: 144–164.

［14］Jackson S E, Sedikides G X, Okecha G, et al. Generation, maintenance and tissue distribution of T cell responses to human cytomegalovirus in lytic and latent infection [J]. Med Microbiol Immunol, 2019, 208（3–4）: 375–389.

［15］Frank T, Niemann I, Reichel A, et al. Emerging roles of cytomegalovirus-encoded G protein-coupled receptors during lytic and latent infection [J]. Med Microbiol Immunol, 2019, 208（3–4）: 447–456.

［16］Beaugerie L, Rahier J F, Kirchgesner J. Predicting, preventing, and managing treatment-related complications in patients with inflammatory bowel diseases [J]. Clin Gastroenterol Hepatol, 2020, 18（6）: 1324–1335.

第二十二章
炎症性结肠炎患者的生育

第一节 概　　述

由于多见于 20～40 岁，UC 患者常常面临着生育问题。这些育龄期患者常担忧自身疾病和病情进展会影响生育，对治疗药物的安全性亦产生疑虑。面对患者的种种担心，毫无疑问医师的建议在很大程度上影响了患者的态度和选择。此外，医师对患者病情的认识和控制程度、药物的选用等对妊娠是否成功亦起关键作用。因此，为科学建议和指导育龄期 UC 患者，临床医师首先应对 UC 与生殖、妊娠、药物安全、哺乳等一系列问题有充分的认识。

但多年来妊娠合并炎症性肠病相关处理原则缺乏业内共识；2015 年 12 月 11 日由欧美 IBD 和妇产科专家组成的妊娠期 IBD 管理小组制定了《多伦多妊娠期炎症性肠病管理共识意见》，各位专家从妊娠与 IBD 的相互影响、妊娠期 IBD 复发的处理原则、妊娠期 IBD 诊断方法选择、妊娠 IBD 药物或手术治疗及产后母婴管理等各方面进行讨论并统一投票表决，根据投票数制定该项处理原则的推荐度。2015 年 ECCO 也提出了对 IBD 患者生殖及妊娠相关的共识意见，对规范化处理妊娠合并 IBD 这一特殊类型有重要的临床指导价值。

第二节 性　功　能

一、UC 对性功能的影响

目前关于 IBD 对性功能影响的研究尚缺乏，尚未形成针对 IBD 患者的性功能评估标准和有效的应对手段。

IBD 患者涉及的性健康问题包括成长发育、身体外形、性行为、性功能、生育力和妊娠。大部分现有研究表明 IBD 的症状和病情活动会影响患者的性生活，尤其是女性。女性更易出现性交痛、性欲低下和月经异常等不适。相较于男性患者，女性患者的性生活次数明显减少，性欲减退。此外，药物治疗、手术治疗及以抑郁为代表的疾病过程中产生的心理问题对性功能也有不同程度的影响。

二、药物治疗对性功能的影响

有研究表明类固醇的使用对患者的身材和某些性功能有不利影响。但目前仍缺乏进一步研究。例如产生影响的标准是什么？其他治疗方案是否也有相同的副作用？间歇性使用这些药物是否仍有副作用？是否可逆？这些都有待进一步研究。

三、手术治疗对性功能的影响

关于手术因素对 UC 患者性功能的影响目前仍有分歧。大部分的研究认为手术对患者性功能并无显著影响或无直接关联，但少数研究认为手术因素可能对性功能既有消极影响也有积极影响，而程度与性别有关。

部分研究报道 UC 女性患者术后性欲和性活动显著下降，而有的研究报道 UC 女性患者术后虽然性交痛明显增加，但性欲和性活动与术前无差别，同时也有报道称经历 IPAA 术后女性患者虽然性交痛增加但性欲也有明显提升。UC 对男性患者的性生活影响则较小。一些手术尤其是盆腔手术，如 IPAA 术，可能会导致射精丧失或逆行性射精等罕见并发症，但总体而言男性患者术后依然维持正常甚至增强了性功能。这可能与手术治疗改善了患者整体身体健康和心理健康，从而使患者性欲增加有关。事实上，术后的性行为波动也可能来自许多非手术原因，IPAA 仍是一种有着相当价值的 UC 治疗手段。

四、精神心理异常对性功能的影响

抑郁对性功能有着不可忽视的消极作用，而很多研究也表明了 IBD 患者有产生严重抑郁症状的倾向。慢性疾病和抑郁焦虑既可能是独立的，也可能是相互促进的。在大多数案例中，慢性疾病的确诊促生了抑郁焦虑，抑郁焦虑又加重了慢性疾病，由此形成恶性循环。良好的心态对患者来说至关重要。除此之外，对病情的认知水平也对性能力起正向作用。

第三节 受 孕 能 力

一、UC 对受孕的影响

研究发现 UC 患者受孕率比普通人群低，可能主要与一些患者采取主动避孕有关。超过 1/3 的患者认为 UC 治疗药物对胎儿有害而惧怕妊娠，部分患者认为妊娠会使疾病复发、加重或影响胎儿发育而避免妊娠，还有部分患者则因反复腹痛、腹泻困扰而主动选择避孕。

事实上，UC 本身不是妊娠的禁忌证，患者的年龄、营养状况、外科手术、疾病活动度等因素可能会影响生殖能力，但就整个 UC 育龄女性患者群体而言，她们中的 85%～90% 可以正常妊娠。

缓解期 UC 患者的生殖能力与正常人群无明显差异，活动期患者的生殖能力有所下降，可能与活动期输卵管炎和卵巢炎、手术干预、腹腔粘连等因素有关。

二、药物对受孕的影响

（一）女性

大部分药物本身对女性患者的生殖能力无影响。目前尚无氨基水杨酸制剂、GCS 和 AZA 降低女性生殖能力的报道，认为上述药物不会导致女性不孕症的发生。MTX 有明确致畸作用，计划生育时即应避免使用，至少停用 MTX 3～6 个月方可妊娠。生物制剂方面 IFX 的研究比较多，认为女性备孕期间使用是安全的，不影响女性的生殖能力。

现无 CsA 和 FK506 对 UC 女性患者生殖能力影响的资料，但肝移植方面的研究提示 CsA、FK506 不影响女性生殖能力。

（二）男性

SASP 可导致 60% 的男性出现可逆性不育。具体的作用机制目前仍不清楚，可能与 SASP 引起精子运动能力和数量下降有关。当停药或调整为 5-ASA 后，精子穿卵力及其他生育指标会有所改善，恢复正常生殖能力。鉴于精子的平均寿命为 120 天，建议男性患者在考虑生殖能力时，提前 4 个月停用 SASP 或改用 5-ASA。虽然 SASP 会影响精子质量，男性在 SASP 服药期间仍然可使其配偶怀孕。一项纳入 22 例男性 IBD 患者的研究发现有 5 例男性在持续服用 SASP 期间其配偶成功怀孕。对于 5-ASA，曾有一例病例报道一名男性服用 5-ASA 后出现可逆性不育，随后未见类似报道。

很多疾病需要使用 GCS 治疗，泼尼松、泼尼松龙和布地奈德是最常用的 GCS。至今未发现 GCS 会影响精子质量和生殖能力。男性患者在备孕期可短期使用 GCS 以控制病情。

免疫抑制剂包括 AZA 和 6-MP。研究发现男性 IBD 患者使用这两种免疫抑制剂后不影响精子的质量，不会导致男性出现不育。

MTX 对男性生殖能力的影响结论不一。部分研究认为 MTX 不影响精子质量，但一项 MTX 治疗银屑病的研究报道 MTX 可导致可逆性精子减少，停药数月后可逐渐恢复。在有关男性备孕期服用 MTX 的研究中，目前尚未发现 MTX 有致男性生殖能力下降的风险。由于 MTX 有明确的致畸作用，推荐男性备孕者应至少提前 3~6 个月停用 MTX。

IFX 可使精子能动性及正常椭圆形态出现轻微变化，但总体而言精子质量是没有变化的，这些改变是否会对男性生殖能力造成影响有待进一步研究。男性备孕期间可以使用 IFX。

现无 CsA 和 FK506 对 UC 男性患者生殖能力影响的资料，但肝移植方面的研究提示 CsA、FK506 不影响男性生殖功能。

三、手术对受孕的影响

（一）女性

多项研究发现手术治疗后的女性患者生殖能力下降。一项荟萃分析报道女性 UC 患者接受结直肠切除术后回肠储袋肛管吻合术（IPAA）后不孕症的发生风险是内科保守治疗患者的 3 倍，这可能与手术导致输卵管积水、输卵管伞部结构破坏、输卵管堵塞等并发症有关。而 IPAA 术后体外受精的成功率与普通人群或未接受该术式的患者无差异。

现有大量文献报道可经腹腔镜行 IPAA 手术，但结果不一致。有的研究发现其不孕症的发生风险与传统开腹手术一样，有的则发现减少了不孕症发生率。

生育期的女性患者可选择一期手术行全结肠切除 + 直肠封闭 + 回肠造瘘术，随后再二期手术行 IPAA 的手术方案，但目前没有证据支持这有助于降低不孕症的发生率。同时，这种术式可能会导致患者出现造瘘口狭窄、梗阻、周围皮肤炎的罕见并发症。

（二）男性

UC 男性患者行 IPPA 后可能会出现逆行性射精和勃起功能障碍的并发症，导致少数男性不孕。但总体而言，UC 男性患者术后性功能与术前无明显差别甚至有所增强。目前尚无研究分析这种性功能改变对男性生殖能力有何影响。

四、精神心理异常对受孕的影响

IBD患者受孕能力较普通人群下降，主要原因是大多数IBD患者选择主动避孕，特别是女性IBD患者。患者在妊娠期间由于缺乏医学知识，常过度担忧药物对胎儿的副作用。在一项对145名女性的调查中发现：1/4患者为避免胎儿受到药物影响而放弃治疗；1/3患者认为治疗IBD的药物对胎儿有害；几乎1/2患者担心不孕；3/4患者担心后代遗传该病。

因此对IBD患者进行妊娠相关健康讲座至关重要。育龄期的IBD女性应在产前、整个孕期及产后进行妊娠咨询，有学者认为，产前咨询与心理辅导能够改善妊娠结局。对于考虑妊娠的IBD育龄期妇女应早期在消化科及产科进行产前咨询，了解妊娠风险、药物应用的益处与危害等，克服对妊娠的错误认识及恐惧心理，进行健康管理。

第四节　妊　　娠

一、UC 对孕妇的影响

妊娠期UC复发指妊娠时处于疾病静止期，而妊娠期间复发或妊娠时处于疾病活动期而妊娠期间加重，最易发生在妊娠最初3个月和产后。UC患者妊娠期间若出现病情复发，患者不必终止妊娠。因为目前尚无证据证明诱导流产能改善疾病的活动，甚至有报道流产会导致病情进一步恶化。少数患者在妊娠期或产褥期会初发UC，主要为重型或暴发型。曾有报道5例孕妇妊娠期间初发UC，结果4例在分娩或流产后死于暴发型UC。尽管这种情况比较少见，但也应予以高度重视。对于伴活动性UC的妊娠女性，推荐其就诊于妇产科。对于因IBD而需要住院的妊娠女性，推荐其转诊至可得到消化科和妇产科医师诊治的三级医院，最好就诊于具有高危产科经验的医师。

二、UC 对胎儿的影响

UC患者出现不良妊娠结局的整体风险较正常人高。特别是UC疾病活动度会增加不良妊娠结局的风险。目前主流观点认为UC患者更易出现流产（包括人工流产和自然流产）、早产（妊娠满28周至不足37周分娩者）、低出生体重儿（出生体重<2 700 g者）、小胎龄儿、先天性畸形、剖宫产、流产及死产。

近期瑞士一项研究纳入了470 110名单胎妊娠女性，其中包括1 833例UC患者和 1 220 例 CD 患者，结果发现 UC 患者流产、早产、低出生体重儿、小于胎龄儿及死产发生风险增高。

目前尚不清楚患者发生妊娠不良事件主要与 UC 疾病本身、疾病活动情况或是治疗药物有关。但研究发现患者在病情持续活动状态下受孕或妊娠，不良事件发生风险增高，若在疾病缓解期妊娠，患者不良事件发生风险与正常人无差别，说明疾病的严重程度会显著影响 UC 患者的妊娠结局。

此外，患者受孕年龄、吸烟状态等因素也影响 UC 患者的妊娠结局。

对于先天畸形发生风险，目前的研究结果仍模棱两可。就 IBD 而言，UC 较 CD 更易出现胎儿或婴儿先天畸形。

除前面提及的早产、低出生体重儿外，UC 患者足月分娩的新生儿没有其他重大缺陷，其新生儿 Apgar 评分、死亡率、重症监护室住院率、癫痫发作等与健康对照组相比无明显差异。

三、妊娠对 UC 的影响

妊娠对 UC 的影响，主要取决于受孕时 UC 是否处于活动状态。经较大样本调查发现，受孕时疾病处于缓解期，75% 的患者妊娠期间继续保持在缓解期，复发率与非妊娠妇女类似；受孕时疾病处于活动期的患者，51% 的患者妊娠期间疾病仍将保持中 – 重度活动性。即使是予以积极治疗，妊娠过程中病情多数仍然会处于活动期。所以，建议 UC 患者在疾病缓解期进行妊娠。

20% ~ 30% IPAA 术后患者的妊娠期间，尤其是妊娠晚期 3 个月会出现储袋功能障碍，表现为肠蠕动增加，大便次数增多，排便急甚至大便失禁，但这些改变在产褥期会完全恢复。

四、妊娠期诊断

妊娠期 UC 的诊断程序与一般患者没有区别。诊断方法包括症状、体征、血液学检查（血常规、便常规、CRD 及 ESR 等）、结肠镜及影像学方法。UC 孕妇主要表现为腹泻、黏液脓血便、体重增加不明显的临床表现。体格检查可能没有明显的阳性体征，也可能出现一些非特异性表现，如体重减轻、苍白、口腔溃疡等。此外，体格检查还可以发现一些皮肤、骨骼等方面的肠外表现。

在血液检查方面，由于妊娠期血液稀释，血红蛋白和白蛋白降低更为显著。因此，评价病情程度的血液学相关指标的价值受到影响，不能可靠地反映病情活动的真实性。慢性铁丢失在 UC 合并妊娠时也会加重，常常会引起小细胞性贫血。CRP 在妊娠期比较稳定，因此，可以用它来评估 IBD 的活动性。粪便培养可以用来鉴别诊断一些与 UC 具有相同症状的疾病，如肠道感染。

对于妊娠妇女，辐射暴露量应处于最低限度（ < 50 mGy ），在此范围内不会导致流产及畸胎。孕妇应选择无电离辐射的超声及 MRI 检查。有学者认为妊娠 28 ~ 30 周时由于胎儿的影响，腹部超声很难准确观察到肠道，故应选择 MRI 检查。

既往认为，在妊娠期任何阶段进行内镜检查均可能增加流产、死胎及穿孔等风险。有学者担心，妊娠早期 3 个月行肠镜检查更有可能导致胎儿流产。在妊娠后期，由于巨大的子宫压迫腹腔和盆腔内器官，肠镜检查会变得比较困难。但是，近期的研究发现，在妊娠期任何阶段进行内镜检查时不良事件的风险与健康对照组并没有差别。因此，在妊娠期任何阶段进行内镜检查是安全的。为安全起见，负责检查操作的内镜医师必须技术熟练，检查前或检查中遇到复杂情况时应仔细分析，慎重权衡利弊，既要完成检查，又要保证胎儿与孕妇的安全。

妊娠中晚期孕妇应采取左侧卧位，避免平卧位，因为妊娠期的子宫会压迫主动脉及下腔静脉造成低血压及低胎盘灌注。

肠道准备是内镜检查的一个重要环节。与正常人一样，CD 孕妇在进行结肠镜、胶囊内镜等检查前都需要使用泻药清洁肠道。目前无关于 IBD 患者妊娠期间使用泻药进行肠道准备的相关研究。一项纳入 22 843 名便秘孕妇使用泻药治疗的研究发现，泻药不增加先天性畸形的发生风险。临床上有多种泻药可用于清洁肠道，临床医师需根据泻药的 FDA 分级及药物属性等选择最适合用于孕妇的泻药。磷酸二氢钠的主要成分是磷酸盐，是一种渗透性泻药，FDA 分级为 C 级。研究发现该药可能会导致人体水、电解质失衡，大部分患者使用后会出现低钾血症、低钙血症和高磷血症。所以不建议孕妇选择磷酸钠类泻药进行肠道准备。柠檬酸镁是一种 FDA 妊娠分级为 B 级的药物，偶尔用于治疗便秘或进行肠道准备是安全有效的，但长期使用会出现高镁血症、高磷血症、脱水等水与电解质紊乱。聚乙二醇溶液是一种非吸收性、非分泌性、等渗的口服肠道清洗液，改进了其他泻药影响水、电解质平衡的副作用。聚乙二醇溶液口服后，其在人体肠道内吸收量甚少，FDA 分级为 A 级。由于孕妇使用聚乙二醇溶液的研究资料有限，尚不清楚其妊娠安全性。根据现有资料认为，孕妇使用后肠道清洁效果佳且耐受性好，是孕妇妊娠期间进行肠道准备较佳的选择。目前仅有一项便秘患者哺乳期使用泻药的研究，发现乳汁中不含任何泻药及其活性代谢产物。

内镜检查时经常使用镇痛和镇静药物治疗，其对孕妇和胎儿的影响也应受到关注。对于需行无痛内镜检查的孕妇，哌替啶及芬太尼因不会增加畸胎率而被广泛应用，但镇静可能导致胎儿呼吸抑制，故剂量应控制在最低有效剂量范围内。哌替啶可快速通过胎盘屏障。两项分别纳入 268 名孕妇和 62 名新生儿的研究发现，妊娠早期暴露哌替啶无致畸作用。孕妇静脉注射哌替啶 1 h 内会出现胎儿心跳间歇期变化减少，提示可能存在胎儿窘迫。哌替啶的这种不良作用是短暂可逆的，不会导致不良妊娠结局。美国儿科学会批准哺乳期妇女可使用少量的哌替啶。越来越多的医师在内镜检查时使用丙泊酚进行麻醉。目前无妊娠早中期孕妇使用丙泊酚的大样本研究，所以不推荐孕妇妊娠早中期使用丙泊酚。少量丙泊酚分泌到母乳和初乳中，但含量很少，几乎可以忽略不计。应避免使用苯二氮䓬、地西泮和咪达唑仑，特别是妊娠早期前3个月。如内镜检查需使用上述药物时，常优先选择使用咪达唑仑。咪达唑仑可通过胎盘屏障，孕妇口服、肌内注射或静脉注射咪达唑仑后，其胎儿血液中的咪达唑仑含量相当于孕妇的 1/3 ~ 2/3。同时，咪达唑仑可分泌至乳汁，建议若孕妇使用咪达唑仑 15 mg 以上，最好延迟 4 h 再哺乳，以减少乳汁中的咪达唑仑含量及对新生儿的不良影响。

综上，《多伦多妊娠期炎症性肠病管理共识意见（2015）》对可疑 IBD 或 IBD 突然加重的妊娠女性，推荐采用乙状结肠镜或结肠镜检查（强烈推荐，极低质量证据），影像学检查手段限定为超声或磁共振成像（强烈推荐，极低质量证据）。

五、药物治疗对孕妇及胎儿的影响

有研究表明，若 UC 患者在疾病缓解期或轻度活动时受孕，大部分孕妇妊娠期间病情都维持在平稳状态，85% 孕妇会平稳度过妊娠期，仅 1% 孕妇出现胎儿畸形，自发性流产和死产发生率与正常人无差异。相反地，若 UC 患者在病情活动阶段受孕，不良妊娠结局发生率较正常人高，且与缓解期受孕者相比，产程明显延长和低出生体重儿显著增多。

2010 年 ECCO 指南已明确提出，活动期或病情加重所导致的妊娠不良事件远多于绝大部分药物本身所致的不良反应，除 MTX、沙利度胺外，UC 患者在妊娠期间仍需继续维持原有药物治疗。由此可见，在妊娠前和妊娠过程中应及时有效地控制 UC 病情，诱导并维持疾病缓解是保证 UC 患者妊娠成功的关键。

妊娠期 UC 的药物治疗要比普通 UC 患者复杂困难得多，临床上应根据 UC 孕妇的实际病情，参照 FDA 关于孕妇药物安全等级划分（表 22-1），灵活选用药物，积极把病情控制在缓解期，并且迅速果断地处理好并发症。

表 22-1　FDA 对妊娠 UC 治疗药物的推荐

药物分类	药物	FDA 分级	妊娠建议
氨基水杨酸类	SASP、巴柳氮、5-ASA	B	安全
氨基水杨酸类	奥沙拉嗪	C	安全
抗菌药物	甲硝唑	B	安全
抗菌药物	环丙沙星	C	证据有限，可能安全

续表

药物分类	药物	FDA 分级	妊娠建议
GCS	泼尼松、泼尼松龙、	C	安全
	布地奈德	B	安全
免疫抑制剂	AZA/6-MP	D	安全
	MTX、沙利度胺	X	禁忌
生物制剂	IFX	B	可能安全（避免妊娠晚期使用）
	ADA	B	可能安全（避免妊娠晚期使用）
	CZP	B	证据有限，可能安全（避免妊娠早期使用）

FDA 关于孕妇药物安全等级划分如下。

A 级：大量设计良好的动物和临床对照研究均未提示存在胎儿致畸的风险。

B 级：无胎儿致畸风险的临床证据。该证据可以是动物实验提示风险，但临床试验未证实；亦可以是动物实验未发现风险，但临床对照研究相对缺乏。

C 级：风险不能排除。缺乏来自设计良好的临床对照试验的证据，但动物实验已显示有胎儿致畸风险的发生或动物实验亦缺乏，然而药物潜在的收益可能远远高于其风险。

D 级：风险证据存在。临床调查提示有风险，然而药物潜在的收益可能高于其风险。

X 级：动物实验和临床试验已证实胎儿致畸作用，其风险远高于可能的收益，药物属于禁忌。

（一）氨基水杨酸制剂

氨基水杨酸制剂包括 SASP 和 5-ASA 两类，运用氨基水杨酸制剂治疗妊娠期 UC 女性已有多年的历史。实践证明，这类药物比较安全。

FDA 将 SASP 列为妊娠 B 级药物，SASP 及其代谢产物磺胺吡啶能通过胎盘屏障，抑制叶酸的合成。根据 SASP 的这种化学特性，人们猜测 SASP 有致神经管缺陷、唇腭裂等畸形的发生风险，但临床未见相关报道。此外，磺胺吡啶能取代胆红素与白蛋白结合，导致新生儿出现黄疸，目前亦未见相关病例报道。大量研究表明胎儿的并发症和自发性流产等的风险并未因使用该药而增加。

5-ASA 在妊娠期 UC 女性应用更为广泛。由于 5-ASA 的肾脏排泄速率很快，其胎盘通过量很少。已有研究表明 5-ASA 并不增加妊娠期间如流产、先天畸形等不良事件的发生风险，而早产、死产、低出生体重儿发生风险的研究结果不一致。早期一项纳入 165 例 5-ASA 治疗的 IBD 患者（其中 146 例在妊娠早期 3 个月使用 5-ASA），发现 5-ASA 与低出生体重儿和早产相关。该研究不能排除疾病活动度对研究结果影响。近期一项纳入 642 例 5-ASA 或 SASP 治疗的 IBD 患者荟萃分析，发现 5-ASA 或 SASP 不增加早产、低出生体重儿、死产的发生风险。总体而言，目前认为妊娠期间服用常规剂量（3 g/d）5-ASA 是比较安全的。然而，有研究报道较大剂量给药（4 g/d），可能引发新生儿肾功能不全。较大剂量 5-ASA 的妊娠安全性仍需进一步研究。Ford 等报道荟萃分析经口和直肠 5-ASA 联合治疗效果优于单纯口服用药，且不良反应的发生率无明显差异。

某些 5-ASA 缓释片如安萨科（Asacol）表面会使用邻苯二甲酸二丁酯（dibutyl phthalate，DBP）涂层。DBP 因其具有肠道定位释放功能，多作为运载工具包含于多数美沙拉嗪制剂中，但其抑制胎儿的生长并影响神经发育，故不推荐孕期应用。动物实验发现 DBP 增加动物泌尿系统先天畸形的发生风险。一名妇女使用这类 5-ASA 后在其尿液中检测出高浓度的 DBP 代谢产物含量。生活中许多常用药物和膳食添加剂含有 DBP 成分，目前尚无 DBP 导致人类先天畸形的研究报道，但有研究发现邻苯二甲酸盐可能与青少年性早熟相关。FDA 将含 DBP 涂层的 5-ASA 从 B 级降至 C 级。2015 年《多伦多妊娠期炎症性肠病管理共识意见》建议在计划妊娠并且应用含 DBP 的 5-ASA 制剂的 UC 女性患者调整为不含 DBP 的 5-ASA 药物。对于已经应用含 DBP 的 5-ASA 药物治疗的孕妇是否更换治疗方案，取决于孕周及疾病类型，对于妊娠 3 个月后的患者更换治疗方案不会增加畸胎的风险。

尽管奥沙拉嗪在动物实验中有胚胎发育异常的个案，但是目前还未证实这一药物能否透过胎盘屏障。FDA 将奥沙拉嗪的风险列为 C 级，这表明当临床认为使用益处明显大于潜在的风险时，还是可以使用该药的。

此外，因为 SASP 影响叶酸的合成，而叶酸在神经管发育中起着重要作用，建议患者在服用 SASP 时，在妊娠前 3 个月、妊娠全程、产后 4～6 周及哺乳全程除进食富含叶酸的食物外，每日还要补充 2 mg 的叶酸。

综上，2015 年《多伦多妊娠期炎症性肠病管理共识意见》推荐在经口和（或）直肠应用 5-ASA 维持治疗的妊娠 IBD 女性患者中，推荐在整个妊娠期间继续使用常规剂量 5-ASA 治疗；在此期间出现轻、中度疾病突然加重的 UC 患者，推荐经口和直肠 5-ASA 联合治疗。

（二）GCS

GCS 是治疗中、重度 UC 最常用的药物。用于 UC 急性期诱导缓解可迅速奏效。这类药物的主要缺点是作用广泛，干扰全身各系统的生理功能，但并不能预防 UC 复发。所以，GCS 不宜作为 UC 维持缓解的药物。

FDA 对 GCS 的妊娠安全分级定义为可的松 D 级，倍他米松 C 级，地塞米松 C 级，泼尼松 B 级，泼尼松龙 B 级，布地奈德 B 级。

尽管 GCS 可以透过胎盘屏障，但会在合体滋养层 11- 氢化酶的作用下快速降解成低活性的代谢产物，因而胎儿体内 GCS 浓度很低，对胎儿的影响很小。泼尼松、泼尼松龙和甲泼尼龙在胎盘的降解效率更高，其在胎儿体内的药物浓度明显低于地塞米松和倍他米松。因此糖皮质激素虽可通过胎盘代谢，但存留在胎儿体内少，故在妊娠期应用相对安全，患者妊娠期间 GCS 治疗首选泼尼松、泼尼松龙或甲泼尼龙。

动物实验提示 GCS 可导致不良妊娠结果，但未能在人体身上得到证实。早期曾有研究发现妊娠前 3 个月服用 GCS 会增加胎儿唇腭裂发生风险。然而另一项纳入 51 973 名孕妇的研究发现妊娠早期服用 GCS 者的胎儿畸形发生率与未服用者无明显差异，均未发生唇腭裂。随后又有另外两项病例对照研究也证明 GCS 不增加唇腭裂发生风险。这提示 GCS 似乎对唇腭裂可能产生轻微的影响，但不会导致明显的畸形。UC 孕妇使用 GCS 治疗后流产、早产、低出生体重儿的发生风险与正常人类似。但在不除外疾病活动度影响的条件下，糖皮质激素会增加子痫前期及早产等风险。

有部分研究提出 GCS 可能会影响婴儿下丘脑 - 垂体 - 肾上腺轴的功能，导致新生儿肾上腺功能不全，但仅有 2 例病例报道妊娠晚期使用 GCS 可抑制新生儿肾上腺功能，证据等级低。目前仅有一项小样本研究报道 IBD 孕妇使用布地奈德不增加妊娠不良事件发生率。

此外，GCS 增加高血压与糖尿病的患病风险，严重影响母婴的健康。患者妊娠期间需严密监测血压、血糖、尿常规变化，及早发现妊娠期高血压疾病和糖尿病并及时予以相应处理。

总体来说，妊娠期间使用 GCS 是相对安全的，为了避免潜在的胎儿唇腭裂风险，妊娠期使用 GCS 应尽可能避开妊娠早期 3 个月，且尽可能采用较小的有效剂量。2015 年《多伦多妊娠期炎症性肠病管理共识意见》也推荐在 5-ASA 或 AZA 类药物维持治疗期间出现疾病突然加重的妊娠 IBD 患者应用糖皮质激素或抗 -TNF 治疗以诱导症状缓解。

（三）AZA 与 6-MP

AZA 能通过胎盘屏障，脐带血可测得相当于母体 1/2 水平的代谢产物 6- 硫鸟嘌呤（6-TG）。FDA 将 AZA 和其代谢产物 6-MP 的妊娠安全分级均定为 D 级。AZA 及 6-MP 可干扰腺嘌呤及鸟嘌呤核苷酸的合成，人们以细胞毒作用来推测这类药物可能存在胎儿致畸作用。动物实验已证实 AZA 或 6-MP 可导致胎儿腭裂、骨骼异常等先天畸形，但大量研究发现女性患者服用 AZA 或 6-MP 后不提高其子女先天畸形的发生风险。一项荟萃分析报道 AZA 除了增加早产发生风险以外，不影响低出生体重儿、先天异常的发生风险。另一项大型的临床试验（PIANO study）亦报道妊娠期使用免疫抑制剂不增加先天畸形、新生儿生长发育异常及其他并发症的发生风险。

另外，AZA 和 6-MP 为免疫抑制剂，能抑制免疫系统，可能会对新生儿的免疫系统及血液系统产生近期或远期影响。有一项研究对宫内暴露 AZA/6-MP 的婴儿平均随访 4 年后发现，这些婴儿的感染风险没有增加，生长发育及免疫系统功能未出现异常。对于血液系统，一项研究发现 16 名宫内暴露 AZA/6-MP 新生儿中有 10 名出现贫血。

现普遍认为 UC 疾病活动度对胎儿的影响大于药物本身的影响。对于 UC 妊娠期女性，通常建议妊娠前停止服用此类药物，如果临床经过慎重考虑，认为有必要使用此类药物，则可以继续使用维持病情缓解。一般不建议此类药物作为治疗首选。

AZA/6-MP 治疗期间出现妊娠，建议继续使用 AZA/6-MP 治疗及继续妊娠，同时密切注意患者是否出现 AZA/6-MP 相关不良反应。6-TG 能通过胎盘屏障，目前尚无妊娠相关安全性研究，所以不建议 UC 患者妊娠期间使用 6-TG。

男性患者使用 AZA/6-MP 不影响其配偶的妊娠结局。一项研究发现男性 IBD 患者在其配偶受孕前 3 个月内仍服用 AZA，其配偶妊娠不良事件发生率与受孕前停药超过 3 个月者相似。

综上，2015 年《多伦多妊娠期炎症性肠病管理共识意见》推荐 AZA 类药物维持治疗的妊娠 IBD 女性患者在整个妊娠期间继续 AZA 类药物治疗（强烈推荐，极低质量证据）。众多研究证实了妊娠期应用 AZA 治疗中、重度及难治性 IBD 是安全有效的，不会增加先天畸形等不良妊娠结局，且不会影响胎儿发育及免疫功能，但停药后复发或处于疾病活动期会增加早产发生率。

（四）CsA、FK506

对任何疾病的患者，CsA 和 FK506 都是有严重毒副反应的强效免疫抑制剂，临床上广泛用于预防和治疗骨髓移植后的移植物抗宿主免疫反应及抑制实体器官移植后的排斥反应。

现有的 CsA 和 FK506 妊娠安全数据主要来源于这些移植患者。CsA 能通过胎盘，动物实验未发现 CsA 有致畸作用。一项纳入 15 项研究共 410 例使用 CsA 患者的荟萃分析，发现使用 CsA 后先天畸形的发生率为 4.1%，与正常人群无差异（$OR = 3.83$，$95\%CI$：$0.75 \sim 19.6$）。另一项荟萃分析发现 CsA 与妊娠不良事件早产、低出生体重儿相关。CsA 对母体有肝肾毒性，目前只限用于少数对 GCS 不敏感的难治性重症 UC，以避免或延缓手术治疗，使患者顺利度过妊娠期。

目前 UC 患者 CsA 妊娠安全性研究仅限于少量重症 UC 的小样本研究，未发现 CsA 导致先天畸形，但可能会导致早产和低出生体重儿，尚不清楚是否与患者本身严重疾病或 CsA 相关。

此外，有研究表明重症 UC 手术治疗与严重妊娠不良事件相关，使新生儿死亡率高达 49% 和产妇死亡率高达 22%。所以暴发型 UC 孕妇或 GCS 治疗无效的难治性 UC 孕妇可以选择使用 CsA 治疗以避免妊娠期急诊手术治疗。由于 IFX 是 B 级药物，且其临床资料比 CsA 更丰富，这种情况下常优先选择 IFX 治疗。

FK506 妊娠安全性的数据主要来源于移植患者。一项研究共纳入了 84 名孕妇，最终产下 100 名新生儿，其中 59% 新生儿为早产，3 例新生儿死亡，4 例先天畸形。此外，该研究还发现 14% 新生儿出现短暂但有意义的血钾升高（血钾 > 7 mmol/L）。另一项研究对 37 名孕妇分娩的 49 名新生儿进行 13 年随访，发现 FK506 显著增加早产率，但不增加先天畸形的发生风险。目前关于 FK506 治疗 UC 的妊娠安全性的研究很少。仅有一个病例报道一名 UC 患者妊娠期使用 FK506 治疗后足月顺产一名健康婴儿（Apgar 评分 9/10/10；出生时体重 3 500 g；身长 51 cm）。

（五）MTX

MTX 属于 X 级药物，有明显致畸作用。虽然有少数研究报道 IBD 患者妊娠期间暴露 MTX 后仍产下正常新生儿的个别病例，但大量研究表明 MTX 拮抗胎儿对叶酸的利用，易造成流产、畸胎、新生儿心血管发育异常、宫内生长发育迟缓、颅面畸形、唇腭裂、肢体缺失以及中枢神经系统异常如无脑畸形、脑积水和脊髓脊膜膨出等妊娠不良结局，特别是目前普遍认为 MTX 可使自发性流产的风险大为增加，导致孕妇反复自发性流产。

因此，MTX 禁用于妊娠或任何计划妊娠的女性，接受 MTX 治疗的患者应采取科学避孕措施。若患者出现意外受孕，或在应用 MTX 期间妊娠，推荐立即停用 MTX 并转诊至妇产科就诊，并同时补充大剂量叶酸、评估胎儿情况和考虑是否终止妊娠。

MTX 在细胞内的代谢产物 MTXPG 半衰期很长，需要经过 6 周左右的时间才会达到稳定状态或完全从患者体内清除。UC 男性或女性患者至少应在计划妊娠前 3 ~ 6 个月停药，以使致畸风险最小化。

（六）生物制剂

TNF 是 UC 发病过程中的一个主要的炎症因子。近年来，随着生物工程技术的迅猛发展，人们将 TNF-α 作为一个药物靶点开发了许多新型生物制剂用于 CD 临床治疗。目前临床上应用的抗 -TNF 药物主要包括 IFX、ADA 及 CZP。IFX 和 ADA 属于免疫球蛋白 G1（IgG1）多克隆抗体，可通过胎盘主动转运，且在妊娠中期逐渐升高至妊娠晚期达峰值，而 CZP 属于 IgG1 的 Fc1 蛋白片段，仅少量通过胎盘主动转运，故若 IBD 处于静止期可于妊娠晚期结束该治疗。有研究报道，妊娠期中重度 IBD 诱导缓解中应用抗 -TNF 未能增加先天畸形、自然流产等不良妊娠结局，但在不排除疾病活动度的情况下，其增加了新生儿感染的风险。2015 年《多伦多妊娠期炎症性肠病管理共识意见》推荐抗 -TNF 制剂维持治疗的妊娠 IBD 患者，继续该治疗；对 IBD 复发风险较低的孕妇，明确有停用抗 -TNF 制剂的依据时，为使胎儿暴露最小化，建议妊娠 22 ~ 24 周应用最后一次抗 -TNF 治疗（强烈推荐，极低质量证据）。

IFX 属 IgG1 单克隆抗体，是 FDA 妊娠分级 B 级的药物。动物实验的研究表明 IFX 没有母体毒性、胚胎毒性和致畸作用等。许多临床研究也证实 UC 患者妊娠早中期使用 IFX 是安全有效的，能够使病情很好地维持在缓解期及顺利分娩足月新生儿。目前关于 IFX 药品安全性及妊娠安全最大样本量的资料主要来源于美国 CentocOR 公司的 IFX 注册表及安全数据库。该临床试验于 2007 年进行，共纳入 6 200 余例 IBD 患者，其中有 168 名孕妇，结果只有两名新生儿出现先天异常：室间隔缺损和无脑畸形。IFX 组与安慰剂组的流产率分别是 10% 和 6.7%，新生儿并发症分别是 6.9% 和 10%，两者的不良妊娠事件无差别。IFX 妊娠早期几乎不通过胎盘屏障，但妊娠中晚期却能经主动运输有效地通过胎盘屏障。这虽可以避免胎儿在妊娠早期器官发育的关键时期暴露于 IFX，但可能会使胎儿及出生数月内的婴儿体内存在 IFX。已有研究在胎儿及出生 6 个月婴儿检出 IFX。文献报道，有 8 名 IBD 孕妇每隔 8 周注射一次 IFX，最后一次使用 IFX 中位时间是分娩前 66 d。8 名患者均产出 8 名健康婴儿。这 8 名婴儿出生时血液中的 IFX 含量较母亲高并持续至出生后 2 ~ 7 个月。由于新生儿的网状内皮系统发育不完全，抗体清除效率低下，新生儿出生时 IFX 浓度总是高于母亲，且常常需要更多时间方可降至检测值下限。新生儿体内存在 IFX 可能会增加婴儿后期感染风险及影响婴儿疫苗接种后的免疫应答。曾有病例报道一名女性 IBD 患者妊娠期间使用 IFX 治疗，其出生仅 4.5 个月的婴儿在接种卡介苗 3 个月后因播散性卡介苗感染而死亡。

妊娠中期末或妊娠晚期停用 IFX 有助于减少 IFX 胎盘通过量及降低 IFX 对婴儿的潜在不良影响。但这期间，患者可能存在病情复发的风险。

一项研究曾有 22 名 IBD 患者在受孕前 3 个月和妊娠 20 周前使用 IFX，结果部分患者在妊娠后 3 个月出现疾病复发，最终有 3 例自然流产，1 例稽留流产，1 例 36 周死胎（脐带异常），2 例早产，3 例低出生体重儿，无先天畸形发生。

针对这种情况，国外研究者的实践经验是若患者不临近分娩，可按照原有注射时间表给予原剂量 IFX 治疗。CentocOR 公司 IFX 数据库中有 10 例 IBD 患者妊娠全程均持续使用 IFX 治疗，最终均顺利产出活婴。另外，有的学者认为此时应首选 GCS 治疗。

妊娠患者停用 IFX 确切时间目前仍存在争议。普遍认为患者妊娠早中期使用 IFX 是安全有效的。为减少对胎儿的影响，妊娠晚期应尽早输注最后一次 IFX。若患者具有 UC 高危因素或妊娠晚期仍处于活动期，可以妊娠全程使用 IFX。

对于男性，有研究报道 10 例使用 IFX 治疗的男性患者其配偶的妊娠结局，9 例活婴，1 例流产，无先天畸形发生。目前认为男性备孕期使用 IFX 是安全的。

此外 PIANO 临床试验报道妊娠期间联合使用 AZA/6-MP 和 IFX 增加 9 ~ 12 个月婴儿的感染风险。虽然联合治疗维持缓解率高，致妊娠不良结局的风险较单药治疗无明显差异，但联合治疗增加了新生儿感染的风险，故在抗 -TNF 和 AZA 类药物联合治疗的妊娠 IBD 患者，建议合理评估复发的概率后转换为抗 -TNF 单药治疗。

在既往未应用 AZA 类药物并启动抗 –TNF 治疗的妊娠 IBD 女性患者中，建议采用抗 –TNF 单药治疗而非联合用药。

ADA 是 FDA 妊娠分级 B 级的药物，相关临床资料较 IFX 少。现已有 UC 孕妇使用 ADA 治疗后成功妊娠的病例报道。畸形学信息专家组织（OTIS）进行了一项纳入 38 名使用 ADA 孕妇的前瞻性研究，同时还回顾性病例对照分析 133 名使用 ADA 的孕妇。结果前瞻组有 5 人出现流产（5/38，13%），0 例死胎，妊娠不良事件发生率与病例对照组及健康人群相似，先天畸形（2/33，6.1%）与早产率分布在健康人群的预测值范围。

ADA 与 IFX 同属 IgG1 单克隆抗体，推测 ADA 的胎盘通过率与 IFX 类似。目前尚无检测 ADA 药物含量的方法，所以暂无法检测患者、胎儿和新生儿体内的 ADA 含量，不十分清楚 ADA 对患者及新生儿有何影响。

通常认为妊娠早中期使用 ADA 是安全的，但 ADA 是每周或每两周给药 1 次，妊娠晚期过早停止使用 ADA 可能难以避免病情出现复发，建议预产期前 8～10 周停止使用 ADA。

与 IFX 相似，在具有 UC 高危因素或妊娠晚期仍处于活动期的特殊情况下，可以妊娠全程使用 ADA。现无男性患者备孕期间使用 ADA 的数据，不清楚男性患者使用 ADA 对其子女有何不良影响。

CZP 是一种聚乙二醇人源化 Fab' 片段的抗 TNF–α 单克隆抗体，FDA 妊娠分级为 B 级。CZP 的研究资料很少，现有的动物实验和一期临床试验数据显示 CZP 无胎儿致畸作用，认为女性患者妊娠期使用 CZP 是安全的。不同于 IFX 和 ADA 的 IgG1 单克隆抗体，CZP 的 Fab' 片段在妊娠晚期通过被动扩散的方式通过胎盘，导致 CZP 胎盘通过率远低于 IFX 和 ADA。动物实验证实大鼠乳汁及幼年大鼠体内的 CZP 含量低于 IFX 和 ADA。在人类身上，有研究报道 4 例妊娠期间接受 CZP 治疗的患者，在分娩期前 1～4 周给予最后一次 CZP 治疗，测得患者分娩当日 CZP 含量为 4.9～59.6 μg/mL，新生儿为 0.4～1.0 μg/mL。新生儿体内这种微量浓度几乎可以忽略不计。从这点来看 CZP 相较于其他生物制剂在妊娠期的运用更具优势。但 CZP 在胎儿器官发育的关键时期——妊娠早期能通过胎盘，尽管通过量很少且不排除其他生物制剂亦会如此，我们仍需进一步研究验证 CZP 的妊娠安全性并避免在妊娠早期使用。目前无男性使用 CZP 生育安全性的研究。

维得利珠单抗（Vedolizumab，VDZ）是一种抗人 $\alpha_4\beta_7$ 整合素的人源化单克隆抗体（IgG1K 亚类）。目前已批准用于对传统治疗或 TNF–α 抑制剂应答不充分失应答或不耐受的中度至重度活动性溃疡性结肠炎的成年患者。强烈建议育龄妇女在使用 VDZ 治疗期间使用适当的避孕措施来阻止受孕，本品治疗结束后至少 18 周内，应继续采用避孕措施。目前关于孕妇使用本品的数据极为有限。动物研究并未表明生殖毒性相关的直接或间接有害影响，仅当获益明显超过对母体和胎儿的任何潜在风险时，才可在妊娠期间使用本品。

乌司奴单抗（UST）是靶向针对 IL-12 和 IL-23 的全人源化单克隆抗体，已被批准用于免疫调节剂或激素治疗失败或不耐受，但 TNF 拮抗剂从未失败或一个或多个 TNF 拮抗剂治疗失败或不耐受的 CD 患者。孕妇使用 UST 的数据尚不充足。动物研究未发现本品对妊娠、胚胎 / 胎儿发育、分娩或出生后发育有直接或间接的损害作用。来自 UST 临床实验报告显示 877 例女性患者接受 ≥1 次静脉或皮下注射 UST 其中 26 例妊娠报道，平均年龄 27.6（19~43）岁，报告妊娠前暴露于 UST 的平均持续时间是 76 周 ±62.1 周，其中有 24 例有妊娠结局，包括 15 例活产，5 例选择性流产，4 例自然流产，所有自然流产均发生在第一孕程，自然流产患者暴露于 UST 的中位持续时间（80 周）长于妊娠结局为活产或选择性流产的患者（分别为 56 周和 22 周）。在活产婴儿中没有先天性异常的报告，但值得注意的是，1 名婴儿有短暂低血糖发作，进行了口服补糖治疗。此外，胎龄为 38.2 周 ±1.3 周（n=12）、5 min APGAR 评分平均为 9.8 分 ±0.45 分（n=5）和平均出生体重为 3 kg ±0.73 kg（n=13）等新生儿结局均没有安全性问题。UST 暴露可能不会影响妊娠结局，但为防止意外，妊娠期间最好避免使用本品。推荐在治疗期间及治疗后至少 15 周内，有生育能力的女性应使用有效的避孕措施。孕妇使用 UST 需确保获益大于风险。

（七）沙利度胺

沙利度胺（Thalidomide）为谷氨酸衍生物，具有免疫调节、抗炎及抑制血管生成等功能，近年来也有用于 UC 治疗的报道。沙利度胺可导致胎儿肢体缺失及耳、眼睛和神经管缺陷等明显先天畸形和高达 40% 的新生儿死亡率。目前知道的所有沙利度胺相关胎儿畸形均有妊娠早期沙利度胺暴露史，所以目前还不清楚女性仅在妊娠前使用沙利度胺会对胎儿造成何种不良影响。目前暂无男性使用沙利度胺后导致胎儿出生缺陷的研究报道。然而，沙利度胺可排泄至精液中，且精液中的药物浓度高于血液循环。OTIS 建议男性在使用沙利度胺期间需采取与女性同样的避孕措施。因此，为避免严重的妊娠不良事件，目前对于沙利度胺的观点是：沙利度胺停药后 3 个月及以上才可以妊娠；妊娠期间禁用沙利度胺；应用沙利度胺期间即使妊娠也应终止妊娠；男性和女性均同样处理。

（八）抗生素

UC 患者出现感染时常常需要抗生素治疗。常用的抗生素有甲硝唑和环丙沙星。甲硝唑属 B 级药物，动物实验中发现甲硝唑有致畸及致癌的作用。Koss 等研究发现，甲硝唑在妊娠早期及晚期应用会增加早产、低体重儿及先天畸形等风险，故应在妊娠中期适量应用。目前少量文献报道妊娠中晚期暴露甲硝唑会增加唇裂发生风险，未见到其他严重的胎儿畸形。另一项研究发现不同妊娠期使用甲硝唑不会增加自发性流产、胎儿先天性畸形的发生风险，而且长期以来甲硝唑被广泛应用于妊娠女性细菌性阴道炎的治疗，实践证明是十分安全的。所以 UC 患者妊娠期间短期使用甲硝唑是安全的。不过，没有数据证实甲硝唑长期给药治疗 UC 有无毒副反应，建议妊娠早期 3 个月内应避免应用该药和避免长期使用甲硝唑。

环丙沙星 FDA 妊娠分级定为 C 级。关于环丙沙星妊娠安全性的证据有限。虽然动物实验发现环丙沙星会导致胎儿骨骼发育异常，但是人类致畸风险并未见到。现有研究发现妊娠期间服用环丙沙星的女性患者发生胎儿畸形、早产和低出生体重儿等妊娠不良事件的风险与未服用者相比无明显差异。UC 患者妊娠期间短期使用环丙沙星是低风险的。环丙沙星对软骨和骨组织的亲和力高，可能引起儿童骨关节病，虽然发生风险很低，妊娠早期 3 个月内仍应避免应用该类药物。

阿莫西林 – 克拉维酸不会导致妊娠不良结局，故可作为一个安全的选择。

（九）营养治疗

UC 患者营养不良的原因主要与食欲减退、药物治疗引起的味觉改变、腹泻等有关。UC 孕妇由于病情活动、失血过多、吸收不良及消耗增加等原因更容易出现营养不良，导致机体蛋白质缺乏，增加妊娠女性 UC 的发病率与死亡率，且不利于胎儿宫内生长发育。所以营养支持对患有 UC 的妊娠女性尤其重要，但目前无针对 UC 妊娠女性的特殊营养建议。

平时注意 UC 孕妇体重变化，若发现早期体重无明显增加，应立即评估患者的营养状态，明确是否存在叶酸、维生素 B_{12}、铁和维生素 D 的缺乏，及时加强营养支持。长期应用 SASP 会显著降低叶酸的吸收，对所有的计划妊娠及妊娠期 UC 患者都要应用叶酸制剂。对于有缺铁性贫血倾向的 UC 孕妇，要补充铁剂。

六、手术治疗对孕妇及胎儿的影响

约 20%UC 患者需要行手术。妊娠期 UC 手术适应证和非妊娠期正常患者是一样的，主要是积极内科治疗无效的重度 UC、大出血、穿孔、癌变及高度疑为癌变。

现有少数研究报道妊娠早期手术干预会导致胎儿流产，妊娠晚期手术治疗会导致早产，但若不及时手术治疗会严重威胁胎儿和母体的健康，甚至导致死亡。对于病情严重的患者，病情持续活动造成的危害远大于手术可能导致的风险。孕妇的手术时机常常没有选择余地，所以若临床判断 UC 孕妇有手术适应证，应及时手术处理。

2015 年《多伦多妊娠期炎症性肠病管理共识意见》也明确指出在妊娠期间 UC 患者若出现无法控制的出血、穿孔、中毒性巨结肠等并发症时应积极行急诊手术，而不应单纯考虑妊娠而推迟手术（强烈推荐，极低质量证据）。目前普遍认为任何妊娠期手术治疗都是比较安全的。手术方式有直肠结肠切除术、部分结肠切除术、回肠造瘘术等。为避免一期吻合可能发生的术后并发症，一般首选造瘘术。

第五节　分　　娩

一、分娩对 UC 的影响

与 CD 患者妊娠期及产后病程进展不同，ECCO 研究发现 UC 妊娠患者相较于非妊娠患者在妊娠期（$OR = 2.19$）及产后（$OR = 6.22$）复发风险更高。

二、分娩方式的选择

UC 孕妇的最佳分娩方式目前仍存在争议，至今尚无随机对照的前瞻性研究结果。UC 患者剖宫产率研究结果不一致。早期研究发现 UC 患者剖宫产率明显增加，但近期一项大型研究发现 UC 患者总体剖宫产率与正常人无明显差别。

现认为分娩方式应根据产科的需要及适应证来决定。曾行 IPAA 手术的 UC 患者应选择剖宫产，因为 IPAA 手术改变了直肠肛门正常的生理结构与功能，患者易出现大便失禁，术后患者较正常人更加依赖完整的盆底肌和肛门括约肌结构与功能来维持正常的排便功能。

UC 患者回直肠吻合术虽然保留了正常的直肠结构与功能，但术后常出现稀烂便，且存在病情复发需二次手术治疗的风险。所以，回直肠吻合术后患者也应选择剖宫产进行分娩。

既往有结肠造瘘术、回肠造瘘术等手术史的患者可经阴道分娩，但若存在其他原因导致分娩风险增加时，应适当降低剖宫产适应证。

既往无手术史的 UC 患者主要由产科医师根据相关适应证并结合患者具体病情选择分娩方式。

研究发现 IBD 患者经阴道分娩后永久性大便失禁的发生率较正常人高。阴道分娩时会阴切开术可能会出现肛周括约肌损伤，且发生率不低，影响患者的排便功能。建议阴道分娩时应在避免会阴撕裂伤的前提下避免会阴切开术。括约肌损伤风险在第一次分娩时最高。

总之，UC 患者分娩方式的选择主要取决于产科适应证，但需结合产后括约肌及盆底肌损伤对胃肠道可能产生的短期及远期不良影响权衡利弊后慎重抉择。2015 年《多伦多妊娠期炎症性肠病管理共识意见》也推荐对于妊娠 IBD 女性应该基于产科考量而非单纯 IBD 诊断来制订剖宫产的决策（强烈推荐，极低质量证据）。对于接受回肠贮袋肛管吻合术（IPAA）的妊娠期 IBD 女性，建议在咨询妇产科和外科医师的情况下，考虑行剖宫产手术，以降低肛门括约肌损伤风险（有条件推荐，极低质量证据）。对于接受剖宫产的妊娠期 UC 女性，推荐在住院期间以抗凝药预防血栓形成（强烈推荐，极低质量证据）。

第六节　哺　　乳

一、UC 对哺乳的影响

母乳中含有丰富的生物利用率高的营养物质，最适合婴儿消化吸收，其质和量随婴儿生长和需要发生相应变化，促进婴儿生长发育。另外，乳汁还含有丰富的免疫球蛋白和免疫细胞，母乳喂养能提高婴儿的免疫功能。而 UC 患者常因个人原因或对药物副作用的担忧选择放弃母乳喂养。

二、哺乳对 UC 的影响

一项研究认为患者产后母乳喂养会增加疾病的复发风险，但校正妊娠期中断药物治疗混杂因素后母乳喂养与非母乳喂养患者的疾病复发风险无统计学意义。另一项研究发现母乳喂养与非母乳喂养患者在产后 1 年内的 IBD 复发率无明显差别，分别是 26% 和 29.4%。现普遍认为母乳喂养不影响 UC 的病情变化。

关于母乳喂养与 UC 患病关系的研究结果存在矛盾。有一项研究认为母乳喂养与 IBD 患病无关，而另外三项研究认为母乳喂养是一种保护性因素，非母乳喂养的婴儿 UC 发病风险增高（OR=1.5，95%CI：1.2～2.1）。有两项系统评价认为母乳喂养与早发性 IBD 发病风险降低相关。

三、哺乳期药物治疗

（一）氨基水杨酸制剂

乳汁中的 5-ASA 含量很低，其影响几乎微不足道。早期有两例研究报道婴儿暴露于 5-ASA 会出现水样腹泻或血便，但随后未见类似报道。目前认为，5-ASA 可安全用于哺乳期 UC 患者。

SASP 和磺胺吡啶能排泄至乳汁，其含量分别只有母体的 30% 和 50%。理论上SASP 能引起新生儿黄疸，但迄今为止未见相关病例报道。另外，曾有一例婴儿经乳汁暴露 SASP 后出现血便的报道，但随后再无类似发现。因此，UC 患者哺乳期可以服用常规剂量的 SASP 或 5-ASA。

（二）AZA 和 6-MP

少量研究报道在乳汁可检测到微量的 AZA/6-MP 的代谢产物，在服药后 4 h 内浓度最高。新生儿体内的药物含量更是微不足道。一项病例对照研究发现婴儿乳汁暴露 AZA/6-MP 后不会增加婴儿感染风险。因目前 AZA/6-MP 哺乳期安全性研究资料有限，且新生儿肝脏发育不完全，AZA/6-MP 的吸收与代谢存在明显的个体差异，现不清楚新生儿暴露 AZA/6-MP 是否存在潜在毒性。

哺乳期妇女是否可以使用 AZA/6-MP 有待进一步研究。若女性患者使用 AZA/6-MP 坚持母乳喂养，最好服药 4 h 后再哺乳以减少 AZA/6-MP 进入新生儿体内。

（三）GCS

泼尼松和泼尼松龙在乳汁中的浓度很低，对新生儿影响较小，较为安全。为尽量减少乳汁中药物浓度对婴儿的不良影响，建议服用 GCS 4 h 后再哺乳。

（四）CsA 和 FK506

CsA 哺乳期安全性的数据主要来源于移植治疗的患者。大量研究在乳汁中检出不同浓度的 CsA，暂无母乳喂养的婴儿发生不良事件。但 CsA 有改变胎儿细胞代谢的潜在不良影响，婴儿有可能出现高血压、肾毒性、恶性肿瘤等不良事件。CsA 不能用于哺乳期患者。乳汁中同样可检出 FK506，根据现有的少量资料不建议女性哺乳期继续使用 FK506。

（五）抗生素

甲硝唑和环丙沙星乳汁中检出量很低。目前缺乏哺乳安全性的临床资料，建议哺乳期妇女尽量避免使用，女性患者使用甲硝唑和环丙沙星时必须停止哺乳。

（六）MTX

MTX 可在乳汁中检出，而且会在婴儿体内积聚。MTX 有明显的致畸作用，对婴儿可能产生免疫抑制、中性粒细胞减少、潜在致癌性的不良影响。

因此，MTX 禁止用于哺乳期女性。

（七）生物制剂

研究发现乳汁中含有零至微量的生物制剂，但目前普遍认为新生儿血液循环检出的生物制剂含量是通过胎盘而不是乳汁进入新生儿体内的。目前仅有的少量研究发现哺乳期患者继续使用抗 TNF 生物制剂，其婴儿无不良事件发生。

根据现有的少量相关研究推测，哺乳期使用抗 TNF 生物制剂可能是安全的，哺乳期妇女必要时可在检测乳汁及新生儿血液循环内的抗 TNF 抗体及药物浓度的条件下谨慎使用抗 TNF 生物制剂。对于妊娠期间应用抗 -TNF 治疗所分娩的新生儿，反对在出生后 6 个月内应用减毒活疫苗接种，因为抗 -TNF 治疗会造成新生儿全身免疫抑制，并有 1 例在出生 3 个月接种活菌疫苗致死的报道。

VDZ 可以在人乳汁中检测到，其对婴儿的影响未知。由于母体抗体（IgG）可排泄至乳汁中，因此，建议作出是否停止哺乳或停止本品治疗的决定之前，应综合考虑哺乳婴儿的获益以及母体接受治疗的获益。

尚不清楚 UST 是否会在人乳汁中分泌。动物实验结果显示乳汁中会有低水平 UST 分泌。已知母亲的 IgG 存在于母乳中。尚不清楚 UST 在吞食后是否会全身性吸收。已发表的资料表明，由于 UST 是一种大分子物质，且在胃肠道中降解，因此预计母乳喂养的婴儿全身暴露于 UST 的风险较低。然而，如果 UST 转移到母乳中，则胃肠道局部暴露会产生何种影响尚不清楚。2018 年发表在 *Gastroenterology* 最新的研究显示：各生物制剂包括（IFX/ADA/UST/GLM）母乳中的药物浓度低，药物暴露的婴儿、非母乳喂养的婴儿、非药物暴露的婴儿在感染和发育上没有差异，通过药物治疗的产妇似乎可以进行母乳喂养。但是母乳喂养对婴儿发育及其健康的益处应与母亲对 UST 的临床需要以及 UST 或母亲基础疾病对母乳喂养儿童的任何潜在不良影响一并考虑，权衡哺乳对婴儿的益处以及本品对女性患者的益处，从而决定是否在治疗期间及治疗后 15 周内停止哺乳抑或终止本品治疗。

（八）沙利度胺

沙利度胺可导致胎儿肢体缺失及耳、眼睛和神经管缺陷等明显先天畸形和高达 40% 的新生儿死亡率，因此哺乳期间禁止使用。

UC 患者常用药物对妊娠及哺乳的安全性见表 22-2。

表 22-2　ECCO 对妊娠期及哺乳期治疗药物的安全性评估

药物	妊娠	哺乳
5-ASA	低风险	低风险
SASP	低风险	低风险
GCS（服药 4 小时后）	低风险	低风险，4 小时后哺乳
巯嘌呤类	低风险，仅限于 6-TG 数据	低风险
抗 TNF 制剂	低风险，缓解期患者妊娠 24 周时考虑停用	可能低风险，数据有限
MTX	禁忌	禁忌
沙利度胺	禁忌	禁忌
甲硝唑	妊娠早期 3 个月避免	避免
环丙沙星	妊娠早期 3 个月避免	避免

综上，2015 年《多伦多妊娠期炎症性肠病管理共识意见》也认为 5-ASA、糖皮质激素、AZA 类药物或抗 -TNF 治疗的使用不影响母乳喂养；激素及 AZA 类药物经母乳排泄量少，但为减少胎儿的药物浓度，建议服药 4 h 后哺乳。

第七节 生殖系统肿瘤

　　IBD 最为大家所关注的生殖系统肿瘤是宫颈癌。肾移植患者的 HPV 相关宫颈癌的发生率及艾滋病患者的宫颈上皮内瘤变（CIN）的发生率比正常人高。据此推测，使用免疫抑制剂治疗的 UC 患者宫颈癌和宫颈上皮内瘤变的发生风险可能会比正常人高。目前现有的研究结果相互矛盾。有的研究发现 18% ~ 42.5% IBD 患者出现宫颈抹片检查异常，而正常人仅为 5% ~ 7%，进一步分析发现使用超过 6 个月免疫抑制剂患者发生宫颈抹片检查异常的风险高于使用其他药物治疗的患者（$OR = 8.12$，$95\%CI$：$1.2 ~ 7.1$），提示 IBD 增加患者宫颈上皮内瘤变的发生风险，且可能与免疫抑制剂的使用相关。而有两项大型病例对照研究发现无论 IBD 患者是否使用免疫抑制剂治疗，其宫颈上皮内瘤变发生率无明显增加。全世界范围内尚未对 IBD 患者宫颈抹片检查达成共识，建议按照各国指南定期完善宫颈癌筛查，特别是使用免疫抑制剂治疗的患者，并对患者进行相关健康教育，提高患者对其潜在风险的认识（表 22-3）。

　　几乎所有的人群流行病学调查和实验室研究均显示，HPV 感染是宫颈癌的主要病因，HPV 感染与宫颈癌高度相关，其相对危险度或危险度比值高达 250，人群归因百分比大于 90%，HPV 阴性者几乎不会发生宫颈癌。实验动物和组织标本研究还表明，HPV-DNA 检测的病毒含量与宫颈病变程度成正相关，而且 HPV 感染与宫颈癌的发生有时序关系，符合生物学致病机制。这些证据都强有力地支持了 HPV 感染与宫颈癌之间的因果关系，均表明 HPV 感染是宫颈癌发生的必要病因条件。通常建议女性进行 HPV 疫苗接种预防宫颈癌。

　　2006 年欧洲开始出现 HPV6、11、16、18 型四价疫苗 Gardasil，现已获 FDA 批准上市。2007 年欧盟委员会批准 HPV6、1 型二价疫苗 Cervarix 上市。两种 HPV 疫苗都是高免疫原性，能给免疫功能正常者提供安全、高效（95% ~ 100%）的 HPV 预防作用。HPV 疫苗通常在 12 ~ 14 岁女性发生性生活前接种。若错过或推迟接种，女性在 26 岁前尚无性生活史时可补种 HPV 疫苗。对于 Gardasil 四价疫苗，美国还建议用于 12 ~ 14 岁男性青少年，26 岁前仍可补种 Gardasil。这两种疫苗是非活疫苗，可用于免疫功能不全的 UC 患者，最好是在使用免疫抑制剂前。有一项研究纳入 37 例 IBD 患者，其中 51% 接受抗 TNF 药物治疗，49% 患者则给予免疫抑制剂治疗。这 37 例 IBD 均给予 3 剂 Gardasil 疫苗接种，结果均产生了高免疫原性免疫作用，且无严重不良反应发生。Gardasil 为妊娠 B 级药物，动物实验中 Gardasil 对母鼠的交配能力、生育力都没有影响，均未观察到妊娠毒性或造成子代的不良反应，但妊娠期

表 22-3 2012 年 NCCN 指南宫颈癌早期筛查

年龄（岁）	推荐筛查方法	筛查结果的处理	备注
<21	不进行筛查		不适合进行 HPV 检测，ASC-US 者也不使用 HPV 检测
21~29	单独细胞学筛查，每 3 年 1 次	HPV（+）的 ASC-US 或≥LSIL：参考 NCCN 或 ASCCP 指南进行处理 细胞学阴性或 ASC-US 但 HPV（−）：3 年后再进行细胞学检查	对这一人群进行筛查不适合用 HPV 检测
30~65	HPV 和细胞学联合筛查，每 5 年 1 次	HPV（+）的 ASC-US 或≥LSIL：参考 NCCN 或 ASCCP 指南进行处理 HPV（+），细胞学（−），可选择： ①1 年后再次复查细胞学和 HPV； ②行 HPV15 或 HPV16/18 检测：如 HPV16 或 HPV16/18（+），行阴道镜检查；如果 HPV16 或 HPV16/18（−），1 年后复查细胞学和 HPV 细胞学（−）或 ASC-US+HPV（+），5 年后再次联合筛查	一般不推荐单独使用 HPV 筛查
	单独细胞学筛查，每 3 年 1 次	HPV（+）的 ASC-US 或≥LSIL：参考 NCCN 或 ASCCP 指南进行处理 细胞学（−）或 HPV（−）的 ASC-US，3 年后宫颈涂片检查	—
>65	既往筛查结果连续阴性时可终止筛查	—	如果既往有≥CIN Ⅱ 病史，至少进行 20 年的常规筛查
子宫切除术后的女性	不接受筛查	—	宫颈已切除并且 20 年内无≥CIN Ⅱ 病史者可不筛查
HPV 疫苗接种者	和无接种 HPV 疫苗者的筛查方式大同		—

注：ASC-US. 不典型鳞状细胞；LSIL. 鳞状上皮内低度病变；NCCN. 美国国立综合癌症网络；ASCCP. 美国阴道镜及宫颈病理协会。对于任何年龄的女性，不论使用何种方法，筛查都没有必要每年进行一次；单使用细胞学进行筛查时，鳞状上皮内病变及腺癌的检出率更高，但腺癌的检出率有限，同时进行 HPV 检测可弥补这一不足

间母鼠血液中、近足月的胎儿血液中、子代断奶期及出生后 11 周的血液中均可检测到高浓度的 HPV 抗体，即代表这些抗体可透过胎盘及母乳传给子代。人类临床试验中未发现 Gardasil 对生殖、妊娠或婴儿具有不良的影响。同时 Gardasil 的临床试验中，总共有 995 位哺乳期母亲接种 Gardasil 或安慰剂，Gardasil 组与安慰剂组的母亲或母乳喂养婴儿的不良反应发生率无明显差别，授乳和没有授乳的妇女之间所产生的免疫应答类似。目前仍未知 Gardasil 引起的疫苗抗原或抗体是否会排泄在人类乳汁中，所以对哺乳期妇女予以 Gardasil 时应谨慎。现暂无动物实验及人类临床试验研究 Gardasil 对男性生育及其后代的影响。

　　Cervarix 已明确标明不建议用于孕妇，接种疫苗期间需采取避孕措施避孕。若出现意外妊娠，不需终止妊娠，后续剂量必须等产后再继续接种。

（陈白莉　王玉芳）

主要参考文献

［1］Axel D，James O L，Andreas S，et al. Second European evidence-based consensus on the diagnosis and management of ulcerative colitis. part 2：current management [J]. J Crohns Colitis，2012，6（10）：991–1030.

［2］Axel D，Rami E，Trnando M，et al. Second European evidence-based consensus on the diagnosis and management of ulcerative colitis. part 1：definitions and diagnosis [J]. J Crohns Colitis，2012，6（10）：965–990.

［3］Gert VA，Axel D，Bernd B，et al. Second European evidence-based consensus on the diagnosis and management of ulcerative colitis. part 3：special situations [J]. J Crohns Colitis，2013，7（1）：1–33.

［4］Nguyen G C，Seow C H，Maxwell C，et al. IBD in pregnancy consensus group. the Toronto consensus statements for the management of inflammatory bowel disease in pregnancy [J]. Gastroenterology，2016，150（3）：734–757.

［5］Hor T，Lefevre J H，Shields C，et al. Female sexual function and fertility after ileal pouch-anal anastomosis [J]. Int J Colorectal Dis. 2016，31（3）：593–601.

［6］Matro R，Martin C F，Wolf D，et al. Exposure concentrations of infants breastfed by women receiving biologic therapies for inflammatory bowel diseases and effects of breastfeeding on infections and development [J]. Gastroenterology. 2018，155（3）：696–704.

［7］Sturm A，Maaser C，Calabrese E，et al. ECCO–ESGAR guideline for diagnostic assessment in IBD. part 2：IBD scores and general principles and technical aspects [J]. J Crohns Colitis，2019，13（3）：273–284.

［8］Maaser C，Sturm A，Vavricka S，et al. ECCO–ESGAR guideline for diagnostic assessment in IBD. part 1：initial diagnosis，monitoring of known IBD，detection of complications [J]. J Crohns Colitis，2019，22（2）：144–164.

第二十三章
癌　变

第一节　概　述

　　UC 导致癌变的机制目前尚不明确。大多数学者认为，炎症反应与氧化应激共同作用于肠黏膜组织，引起多种基因突变，抑制细胞凋亡，促进细胞增殖转移，从而促进肿瘤的发生和发展。长期甚至联合应用免疫抑制性药物对肠道癌变也起到了推波助澜的作用。UC 相关的肠道癌变的概率比 CD 高得多，UC 与家族性腺瘤性息肉病、遗传性非息肉病一起，被认为是发生结肠癌的三大高危因素。国外报道 UC 癌变占总病例数的 3%～5%，较一般人群发生率高 3～5 倍。

　　UC 相关的癌变不只是发生于肠道，也广泛发生于肠道外。

　　鉴于 UC 癌变的高风险，必须进行监测以及时了解是否癌变以及癌变的程度，争取早期发现癌前病变和癌变，并及时妥善处理。

第二节　肠　道　癌　变

一、危险因素

　　UC 患者继发肠道癌变的危险因素包括发病时间、病程长短、病变部位、病变范围、炎症持续性、家族史、合并 PSC、肠黏膜异型增生病史、肠腔狭窄。

　　广泛结肠型 UC 癌变危险性最高，其次是左半结肠型 UC，直肠型 UC 不会增加癌变危险性。发病时间早的患者（发病年龄＜20 岁）癌变危险性明显增高。病程较长（＞8 年）的 UC 患者癌变危险性明显增高。有 UC 相关性 PSC 的患者癌变危险性明显增高，而且癌变时间明显提前。

　　倒灌性回肠炎是结肠癌变的独立危险因素。

二、监测

为了及时发现癌前病变和早期癌症，改善预后，延长 UC 患者生存期，需要对 UC 患者进行肠道癌变监测，尤其是病程较长的 UC 患者。UC 患者肠道癌变的监测方案以结肠镜检查为主，同时评估患者症状、药物使用、实验室检查和患者本人及家族疾病史。

在监测方案开始时，应行筛查性结肠镜检查，以再次评估病变的范围和确认是否存在癌前病变及癌变。其后，在确定的间隔时间定期行结肠镜监测。结肠镜检查还包括运用染色内镜、放大和超声内镜等技术对可疑病变进行分析。

病程长短是 UC 患者继发肠道癌变的主要危险因素之一，既往多推荐在症状出现后的 8~10 年或 15 年（对于孤立的左半结肠炎患者）开始监测。但是，来自荷兰的全国病理数据库的数据分析发现，此监测方案可能导致 17%~35% 的患者延误发现肠道癌变的时机。因此，症状出现后 8 年以内均需开始结肠镜监测，有显著家族史（一级亲属 50 岁以内发病）及合并 PSC 的患者应该更早。

由于病变范围也是癌变的高危因素，首次肠镜检查的目的还在于再次评估病变范围。如果病变只局限于直肠，以往或目前都没有内镜或显微镜下邻近结肠病变的证据，可以不行肠镜监测。其他所有患者都需采取监测策略。高风险人群需每年进行监测，包括在过去 5 年中发现狭窄和异型增生者、合并 PSC、广泛严重的活动性炎症。中度风险人群需 2~3 年进行 1 次肠镜检查。中度风险包括：广泛的轻中度炎症、炎症后的息肉、肠癌家族史（其一级亲属在 50 岁或以上诊断肠癌）。低风险人群每 5 年检查 1 次肠镜。

三、诊断

UC 肠道癌变的诊断主要依据内镜及病理学检查。关于活检方案，目前 BSG、NICE、ECCO 和 Cancer Council of Australia 等指南均推荐由熟练的内镜医师在染色内镜下行靶向活检，并且考虑肠道炎症可能影响观察，建议于缓解期行内镜检查和活检，每段结肠需取至少两块用于组织学检查。如果无法行染色内镜或染色内镜的效果因严重的肠道炎症、假息肉病、肠道准备不完全受限时，可选择随机活检。随机活检是指若病变累及全结肠，最好每隔 10 cm 行 4 个象限的随机活检，特别注意任何狭窄或隆起性病变的活检，可疑病变区额外取活检。从结肠到直肠至少需要 33 处活检，才能达到 90% 的敏感性。当病变仅分布在部分结肠时，建议在病变肠段应每隔 10 cm 随机取材 4 点即可，鉴于左半结肠是结直肠癌的好发地带，建议左半结肠每隔 5 cm 随机取材 4 点。

不可否认结肠镜监测能发现癌前病变和早期癌，但美国胃肠病学会制定的结直肠癌筛查指南认为，没有直接证据表明内镜监测能减少 IBD 的癌症死亡率。

由于常规肠镜检查及随机活检的局限性，目前有条件的单位可利用新型内镜技术，包括染色内镜、放大内镜、超声内镜、共聚焦内镜（CLE）等，提高对肿瘤性病变的检出率。目前欧洲大多数指南均推荐使用染色内镜监测癌变。内镜下的染色包括化学染色和电子染色。化学染色结合放大可以突出结肠黏膜结构上的微小病变，从而提高结肠镜监测的效果，尤其是提高异型增生病变的检出率。电子染色包括 NBI 和 FICE，结合放大功能，不仅可以突出结肠黏膜结构上的微小病变，而且可以观察到黏膜层的微小血管结构。一些研究支持 NBI 和染色内镜下靶向活检诊断异型增生效能明显优于白光内镜。CLE 可通过共聚焦技术来提高内镜的放大倍数，从而观察到普通内镜观察不到的黏膜细微结构，有学者提出 CLE 在一定程度上可以鉴别结肠黏膜增生性病变和瘤变，同时可以对可疑部位进行定点活检，减少活检次数，但目前仍缺乏临床证据。

四、治疗

结肠镜监测的最终目的在于检出结肠黏膜是否已经发生癌前病变（如异型增生）或已经癌变，从而判断患者是否有癌变的风险或为选择下一步治疗方案提供依据。肠道黏膜异型增生主要分为 3 类：不确定性、低级别（LGD）、高级别（HGD）。尽管如此，对于异型增生程度仍然存在认识上的差异，这种差异在区别"不确定性"和 LGD 时更明显。因此，对异型增生的评估建议由高资质胃肠病理医师来完成。

从病变形态上，肠黏膜异型增生分为 3 类：息肉样、非息肉样、内镜不可见病变。息肉样病变指有蒂（巴黎分型 Ip- 以蒂部与黏膜相连）或锯齿状（巴黎分型 1s- 无蒂、宽基病变）病变突出入肠腔，高度 ≥2.5 mm，常规内镜方法可以处理。非息肉样病变指巴黎分型 Ⅱa（隆起高度 ≤2.5 mm）、Ⅱb（平坦型，无隆起）、Ⅱc（凹陷型）、不规则隆起、斑块样改变、疣状增厚、狭窄和宽基隆起，内镜下难以完整切除。息肉样和非息肉样病变可通过内镜下大体观察区分，但组织病理学检查对诊断有较大价值。

（一）内镜治疗

息肉样异型增生可通过内镜下完整切除。

部分非息肉样异型增生可内镜下处理。如果可以内镜下完整切除，且没有其他结肠肠段非息肉样病变及不可见的异型增生的证据，可继续进行肠镜监测。除此之外，非息肉样异型增生，无论任何级别程度，需行结肠切除术。病变附近息肉样异型增生考虑为散发性腺瘤，可按腺瘤常规处理。采取内镜下切除术的患者再发生异型增生的风险增加 10 倍，因此，推荐 3~6 个月采用染色内镜监测，如无异常，可每年监测。如果有可见异型增生而无法内镜切除，可选择病变肠道切除术。如果异型增生为低级别，也可选择持续监测。

非息肉样异型增生多为多灶病变，经常同时多部位发生肠癌（据报道癌变风险20%），因此，UC患者一旦发生无法切除的非息肉样异型增生应立即行结肠切除术。但有小样本研究证实对于一些诊断非息肉样异型增生的特殊亚群并不一定要行结肠切除术。因此，尽管缺少明确证据，如果非息肉样病变可以完整切除，且没有结肠其他部位不可见或非息肉样病变的证据，可以考虑继续监测。应充分告知患者风险，密切监测，建议3~6个月采用染色内镜监测。

内镜下不可见的异型增生是指内镜下无可见病变而在随机活检中发现的异型增生。随着现代内镜技术的不断发展，更多的微小病变已经可以被内镜所发现。因此，如果在随机活检中发现异型增生，则建议由一名对IBD监测有经验的内镜医师重新检查，最好采用高清放大染色内镜，以判断病变是否可以完整切除并检查是否存在其他异型增生。

如果在不可见异型增生的部位发现可见病灶，则按内镜下可见的异型增生处理。如果没有发现可见病灶，处理方法根据最初异型增生的程度而定，如果是HGD推荐结肠切除术。对于内镜下不可见LGD的处理仍存争议，目前报道其癌变率差异较大，是否行结肠切除术还是继续监测需个体化，评估风险与收益，患者、消化内科医师与结直肠外科医师进行充分讨论。结肠切除术虽然可以降低癌症风险，但如果患者不愿意手术治疗，也可以考虑监测。2013年ECCO内镜指南推荐患者发现内镜下可见LGD病灶应在3个月内重新进行染色内镜检查加随机活检。

（二）手术治疗

无法切除的非息肉样异型增生需行结肠切除术，因为同时多部位并发癌前病变或进展为癌的风险很高，推荐术式为IPAA，对于有肠癌或者PSC等危险因素的术后患者，建议每年进行一次储袋内镜检查。对于无症状的患者无须特殊随访方案。

一项系统性回顾研究报道了IPAA术后的异型增生发生率，其高级别异型增生、低级别异型增生、不确定性异型增生发生率分别为0.15%、0.98%及1.23%。异型增生在储袋、直肠袖口或肛管过渡区中发生率是一样的。术前或术中已经存在的异型增生或是已经确认的肠道癌变是术后储袋异型增生发展的有意义的预测因子。

五、化学预防

有证据表明UC的积极有效的治疗能减少发生肠癌的危险性，长期规律服用5-ASA制剂可以降低结直肠癌的风险。

随机对照研究结果显示，规律5-ASA制剂治疗UC，可使癌的发生率降低75%。另一组研究表明，氨基水杨酸类制剂治疗特别是SASP有明显的保护效应，其作用与疾病活动无关，长程服用氨基水杨酸类制剂患者发展为癌的风险明显低于停止治疗或不能坚持治疗的患者。此外，熊去氧胆酸能减少 UC 合并 PSC 患者发生癌的危险。有学者认为叶酸也有化学预防作用，但尚未被证实。

六、预后

UC 患者继发的肠道癌变常为多发，而且由于免疫抑制性药物的应用，进展较快，预后较差。

第三节　肠道外癌变

总体来看，IBD 患者肠外肿瘤的发生率与一般人群相比，无明显上升。然而，根据部位划分，UC 患者发生胆管癌及白血病的风险更高。

一、危险因素

血液系统恶性肿瘤：发病年龄早、男性、年龄 > 65 岁、接受 AZA 治疗的患者并发血液恶性肿瘤的风险升高。

皮肤癌：吸烟是 IBD 和皮肤恶性肿瘤（特别是鳞癌）的危险因素，其能增加 IBD 患者非黑色素瘤皮肤癌的风险，但降低肢端黑色素瘤风险。通常认为，AZA 增加非黑色素瘤皮肤癌的风险，生物制剂增加黑色素瘤风险，后者可能与光敏性增加有关。此外，日光照射及基因也与皮肤肿瘤发生相关。

宫颈癌：免疫抑制剂与 IBD 高发的宫颈异型增生相关性不明确，但在其他自身免疫病中，使用免疫抑制剂会升高宫颈异型增生的发病率。

胆管癌：IBD（特别是 UC）患者胆管癌发生率高于一般人群，高出的风险主要由 PSC 与胆管癌之间的关系造成。

淋巴瘤：淋巴瘤的发生和发展与免疫抑制性药物的应用有密切关系，部分淋巴瘤的发生发展与 EBV 有密切关系，甚至是因果关系。

此外，免疫抑制性药物能够诱发或加重肝炎病毒感染，尤其是与肝细胞癌关系密切的乙型肝炎病毒和丙型肝炎病毒感染。由于我国乙型肝炎病毒和丙型肝炎病毒感染发病率较高，与肝炎病毒感染相关的肝癌在我国可能更常见。推测 IBD 患者肝细胞癌的风险也应该高于一般人群。只是目前缺乏直接的数据。

二、监测

血液系统肿瘤：暂无具体的监测方案。

皮肤癌：使用抗 TNF 抗体或嘌呤类药物的患者需每年定期行全身皮肤检查。

宫颈癌：免疫功能不全的年轻女性在确诊 IBD 后第 1 年内需完善 2 次巴氏涂片，结果无异常者每年复查一次。筛查 HPV 也是必要的。

胆管癌：IBD 对于 PSC 的自然史和它的并发症（如胆管癌）的影响尚不明确，但对于所有 PSC 患者无论是否合并 IBD 均需常规监测。推荐确诊合并 PSC 后每 6～12 个月定期应用超声、CT 或磁共振成像检查和血清 CA 199 筛查胆管癌。

肝细胞癌：IBD 患者应该常规监测乙型肝炎病毒和丙型肝炎病毒感染。

淋巴瘤：IBD 患者应该常规监测 EVB。

三、诊断

IBD 患者与非 IBD 患者恶性肿瘤的临床表现及诊断类似，目前无早期发现各肠外肿瘤的方法。

就血液系统肿瘤而言，患者如出现持续性血液系统异常，且对治疗无反应，或不能解释的发热、淋巴结肿大、肝脾大等需警惕血液系统恶性肿瘤，应对患者进行全面检查并请血液科会诊。

四、治疗

IBD 患者合并肠外肿瘤时肿瘤的治疗方案与非 IBD 患者基本相同。但是，在治疗肠外肿瘤的同时需要兼顾 UC 的治疗。

五、预防

血液系统恶性肿瘤：研究表明，使用免疫调节剂的患者发生血液系统肿瘤的风险增高，对于需要长期治疗的年轻男性应尽量避免联合使用免疫抑制剂，或采用 MTX 代替 AZA，必须同时接受 AZA 和抗 TNF 制剂的年轻男性患者（<35 岁）可以通过控制两者联用时间至 2 年以下来降低肝脾 T 细胞淋巴瘤发生风险。由于 EBV 阳性患者可能出现单核细胞增多症并继发淋巴瘤，对于年轻男性 IBD 患者而言，只考虑对 EBV 血清学阴性者给予 AZA 治疗，同时行 EBV 监测。EBV 血清学阳性者应停用免疫抑制剂并予抗 EBV 治疗，控制肠道 UC 相关炎症和 EBV 相关肠炎，能降低血液系统疾病的发生风险。

皮肤癌：IBD 患者特别是使用免疫抑制剂者，应避免长时间阳光照射，并进行防晒霜保护。IBD 患者皮肤恶性肿瘤治愈后仍有复发的风险，应定期随访，在这类人群中，应当避免联合应用免疫抑制剂。

宫颈癌：9～26 岁无性生活的女性 IBD 患者需注射 HPV 疫苗。

六、预后

血液系统肿瘤：IBD 合并血液系统肿瘤患者的治疗及预后与非 IBD 患者无异。CD 患者如出现节外复发的霍奇金淋巴瘤，行自体外周血干细胞移植后，两种疾病均能获得完全缓解。

皮肤癌：免疫受损的 IBD 患者皮肤癌发病率较高，部分患者还可能继发第二种皮肤肿瘤（黑色素瘤），故需要定期的皮肤科检查。

胆管癌：无论是否患有 IBD，胆管癌预后都极差。

总体来看，由于 IBD 本身是免疫功能紊乱性疾病，长期的慢性炎症不仅能够诱发和加重肠道癌变，对肠外癌变也有不良影响，免疫抑制性药物的长期应用更是对肠道和肠外癌变起到推波助澜的作用，而且后续针对 IBD 的治疗也会不同程度地对肿瘤的治疗产生负面影响，IBD 合并肿瘤患者预后会更差。

（李瑾　李明松）

主要参考文献

［1］ Annese V，Daperno M，Rutter M D，et al. European evidence based consensus for endoscopy in inflammatory bowel disease [J]. J Crohns Colitis，2013，7（12）：982–1018.

［2］ Magro F，Langner C，Driessen A，et al. European consensus on the histopathology of inflammatory bowel disease [J]. J Crohns Colitis，2013，7（10）：827–851.

［3］ Magro F，Peyrin-Biroulet L，Sokol H，et al. Extra-intestinal malignancies in inflammatory bowel disease：results of the 3rd ECCO pathogenesis scientific workshop（Ⅲ）[J]. J Crohns Colitis，2014，8（1）：31–44.

［4］ Annese V，Beaugerie L，Egan L，et al. European evidence-based consensus：inflammatory bowel disease and malignancies [J]. J Crohns Colitis，2015，9（11）：945–965.

［5］ Lindor K D，Kowdley K V，Harrison M E. ACG clinical guideline：primary sclerosing cholangitis [J]. Am J Gastroenterol，2015，110（5）：646–660.

［6］ Sifuentes H，Kane S. Monitoring for extra-intestinal cancers in IBD [J]. Curr Gastroenterol Rep，2015，17（11）：42.

［7］ Kaltenbach T，Leite G，Soetikno R. Colonoscopy surveillance and management of dysplasia in inflammatory bowel disease [J]. Curr Treat Options Gastroenterol，2016，14（1）：103–114.

［8］ Magro F，Gionchetti P，Eliakim R，et al. Third European evidence-based consensus on diagnosis and management of ulcerative colitis. part 1：definitions，diagnosis，extra-intestinal manifestations，pregnancy，cancer surveillance，surgery，and ileo-anal pouch disorders [J]. J Crohns Colitis，2017，11（6）：649–670.

［9］ Rubin D T，Ananthakrishnan A N，Siegel C A，et al. ACG clinical guideline：ulcerative colitis in adults [J]. Am J Gastroenterol，2019，114（3）：384-413.

［10］De Jong M E，Van Tilburg S B，Nissen L，et al. Long-term risk of advanced neoplasia after colonic low-grade dysplasia in patients with inflammatory bowel disease：a nationwide cohort study [J]. J Crohns Colitis，2019，13（12）：1485-1491.

［11］Biancone L，Armuzzi A，Scribano M L，et al. Cancer risk in inflammatory bowel disease：a 6-year prospective multicenter nested case-control IG-IBD study [J]. Inflamm Bowel Dis，2020，26（3）：450-459.

第二十四章
精神心理异常

IBD 与精神心理之间存在双向调节作用，即精神心理障碍会影响 IBD 的发生发展，同样，IBD 也会影响患者的精神心理健康。近来研究显示，抑郁及焦虑与 IBD 患者症状的严重程度、疾病复发次数、住院率及治疗的医从性密切相关；比如伴有抑郁症的 CD 患者肠瘘的发生率高，手术率较高；伴有抑郁症的 IBD 患者激素的使用率高，疾病的复发率高；伴有焦虑症的 CD 患者生物制剂的使用率较高。因此，为了优化结局，改善生活质量，在治疗 IBD 的同时要注意评估患者的心理状况，包括对 IBD 患者的心理筛查、监测及管理。

第一节　流　行　病　学

IBD 患者常常伴有精神心理异常，大概 1/3（35.1%）的患者会经历焦虑；1/5（21.6%）的患者会经历抑郁。相对而言，UC 患者并发抑郁症状的比例（16.7%）较 CD（25.3%）低。活动期间 IBD 患者焦虑及抑郁的发生率更高，分别为 75.6% 和 40.7%。IBD 患者焦虑障碍（符合疾病诊断标准）的患病率为 20.5%，抑郁障碍（符合疾病诊断标准）的患病率为 15.2%，明显高于普通人群。影响 IBD 患者出现心理障碍的危险因素包括女性、疾病活动度和侵袭性疾病表型。一项前瞻性队列研究显示，随着时间的推移，抑郁与 UC 的临床复发有显著正相关性；而焦虑与 UC 复发无关，这一点与 CD 不同。另一项大型研究显示抑郁症患者患 UC（$HR = 2.23$）的风险显著增加，也证实了抑郁症和 IBD 的发生相关。

第二节　病因和发病机制

精神心理因素参与 IBD 的发生发展可能与脑 – 肠轴（brain-gut axis）有关。脑 –

肠轴是中枢神经系统与肠道之间的双向通信系统，涉及中枢神经系统、自主神经系统、下丘脑 – 垂体 – 肾上腺轴（hypothalamic-pituitary-adrenal axis，HPA 轴）、肠道免疫系统、肠道黏膜屏障和肠道微生态之间的相互作用；机体通过脑 – 肠轴之间的神经内分泌网络双向环路进行胃肠功能的调节称为脑肠互动，脑 – 肠轴的失调在 IBD 的发生发展中具有重要作用。

应激是个体面临或觉察到环境变化对机体有威胁或挑战时做出的适应和反应的过程。应激反应作为机体的防御机制，在维持机体生理和心理内环境平衡方面起到保护作用。但若机体长期处于慢性应激状态，机体的防御反应也将处于持续激活状态，最终导致应激系统失调，加重疾病的发生。

持续的应激将影响脑 – 肠轴，激活中枢神经系统，刺激 HPA 轴，激活交感神经系统，降低迷走神经张力，促进糖皮质激素、肾上腺素和去甲肾上腺素等多种激素的分泌，通过激活肥大细胞、释放炎症介质、诱导肠道产生过激的免疫应答，引起内脏超敏反应，肠运动节律异常、肠道黏膜受损、通透性增加、菌群失调等一系列变化，进而加重肠道炎症反应。而肠道炎性细胞和（或）介质水平的产生，可以激活迷走神经，改变中枢神经递质的释放，进而引起认知、情感、行为方面的障碍，反过来影响心理状态，形成恶性循环。

探索 IBD 患者中迷走神经功能的异常是研究的一个热点。迷走神经通过自主传入神经（经由 HPA 轴）和胆碱能传出神经（已显示有抗炎特质）在神经内分泌 – 免疫 – 自主神经系统轴中发挥着维持内稳态的作用。迷走神经通过胆碱能信号通路，抑制肿瘤坏死因子等促炎症因子，减轻炎症。动物模型显示刺激迷走神经可减轻结肠炎的炎症反应。

第三节　临床表现和诊断

一、临床表现

焦虑、抑郁是 IBD 患者最常出现的精神心理异常。此外，IBD 患者还常出现不同程度的疲劳、睡眠障碍和腹痛。

（一）焦虑

焦虑被定义为一种患者无法控制的不安、担忧和（或）恐惧的感觉，通常处于焦虑状态的患者会过分担心、紧张害怕、心烦易怒、注意力难以集中；坐卧不宁、动作增多、肌肉紧张、四肢震颤；同时伴有皮肤潮红或苍白、出汗、头痛头晕、口干、吞咽梗阻感、心悸、胸闷、胃部不适、恶心、腹胀、腹痛、腹泻、尿频、尿急等自主神经功能紊乱症状。广泛性焦虑障碍是一种以焦虑为主要临床表现的精神障碍，至少持续 6 个月，伴痛苦体验。

IBD 患者的焦虑主要来源于对疾病的恐惧及担忧，如 IBD 是否会复发或恶化；病程的不确定性，是否有肿瘤风险，是否需要手术等。同时，IBD 所致的躯体不适、治疗费用高昂、药物的不良反应、社会支持缺乏、社会功能下降等各方面均可对患者造成心理压力而引发焦虑。研究发现焦虑会恶化 IBD 症状，增加住院率和手术率，降低生活质量。

（二）抑郁

抑郁在 IBD 诊断前后均有报告，以情绪低落为主要特征，丧失兴趣或愉快感，常伴有认知、行为和躯体症状，严重时会悲观绝望，甚至出现自杀意念及行为。自杀是 IBD 中一种未被充分认识的抑郁症状。丹麦的一项针对 27 053 例自杀（1981—2006 年）的分析报告显示，与对照组相比，UC 患者（$OR = 1.9$）的自杀风险更高。抑郁情绪并不等同于抑郁障碍，抑郁障碍是指各种原因引起的以显著而持久的心境低落为主要临床特征的一类疾病，持续时间至少 2 周，影响日常生活和工作，有相应的疾病诊断标准。

研究显示 UC 疾病活动和抑郁发作之间存在相关性，但部分 UC 静止期患者也出现抑郁症状。有观点认为抑郁症是一种异质性疾病，不同的症状群有不同的病因，例如，躯体性抑郁症状（如疲劳、食欲减退、睡眠不足）更可能与活动性炎症有关，而认知症状（如无价值感、自责自罪、自杀观念）在静止期也可能发生，提示其可能是与 UC 活动无关的共病精神状态，在选择治疗时应加以考虑。

IBD 合并抑郁常常预示着病程更长，疾病复发、住院和手术的风险增加。研究显示，抑郁症及相关躯体症状可影响压力感知、情绪控制、疾病管理和生活方式，导致社会功能丧失。

（三）心理相关躯体症状

与心理相关的躯体症状，如慢性腹痛、疲劳和睡眠障碍在 IBD 患者中尤为普遍。相对于抑郁的认知症状，疲劳及睡眠障碍这类躯体症状被发现与炎症升高有更强的相关性，故单列介绍。

1. 腹痛

疼痛被定义为一种不愉快的感觉和情感体验。无论是在 IBD 的活动期还是静止期，腹痛均很常见，影响生活质量并引发焦虑。急性腹痛往往与疾病的活动度相关，50%～70% 的 IBD 患者在疾病发作时感到疼痛。与此不同，慢性腹痛不仅与中枢神经系统的重组有关，也与脑 - 肠轴的失调有关。脑 - 肠轴的失调使 IBD 患者更容易出现焦虑和抑郁。情绪失调（焦虑和抑郁）会降低疼痛阈值，并通过中枢神经系统对肠神经产生影响，导致肠道蠕动异常，腹痛加重。约 1/3 的缓解期 IBD 患者出现慢性腹痛、腹泻等肠易激综合征（irritable bowel syndrome，IBS）样症状，这与内脏超敏反应及精神因素的影响有关，UC 患者出现 IBS 样症状比 CD 少。

2. 疲劳

疲劳被描述为"与体力消耗不成比例的，异常或过度的精力缺失"，不能通过休息缓解，是 IBD 患者重要的临床症状，可导致生活质量下降和工作效率下降。高达 50% 的 IBD 患者报告有疲劳症状，UC 患者的疲劳（42%～47%）比 CD（48%～62%）少见。多项研究表明，疲劳与 IBD 的临床活跃有关，活动期患者报告的疲劳发生率（44%～86%）高于缓解期患者（20%～41%），提示疲劳是由促炎症细胞因子和激活的免疫系统介导所致。但即使是 IBD 缓解患者，疲劳也会随着时间的推移而增加。多种病因可导致 IBD 患者出现疲劳，如疾病活动度、贫血、营养缺乏、药物不良反应、心理障碍等；其中睡眠质量和心理因素（如焦虑、抑郁、共存 IBS）被认为与疲劳的发生显著相关。

3. 睡眠障碍

睡眠障碍在 IBD 患者中并不少见。据统计，77% 的活动期患者和 49% 的静止期患者经历睡眠不良，常存有睡眠潜伏期增加（无法入睡）、睡眠片段化（维持困难）、白天疲倦加重以及自我报告的睡眠质量下降，影响生活质量。有观点认为睡眠障碍可能是影响 IBD 疾病进程的一个潜在环境触发因素。IBD 中的睡眠紊乱和慢性炎症可形成恶性循环：IBD 的慢性炎症可使睡眠质量恶化，而睡眠减少则加剧了炎症细胞因子和炎性环境的产生。研究表明，活动期 IBD 患者报告的睡眠质量较静止期患者差，伴有睡眠异常的处于缓解期的 IBD 患者复发的风险也是增加的。

二、评估

精神心理健康筛查和评估，应作为 IBD 患者综合管理的一部分。尽早选择临床可行的评估工具识别 IBD 患者的心理状态有利于后续干预，将对疾病的发展产生积极影响。考虑到 IBD 患者的生活质量与心理因素密切相关，将生活质量纳入评估范围是有益的。

结构化的定式访谈及量表等可以对 IBD 患者的心理状态及生活质量进行科学的评估，其中量表具有简便易行、耗时少、结果直观等优点，可以针对不同的状况量化评分，进行严重程度分级，但量表不能代替临床专业医师的判断。

（一）焦虑、抑郁评估相关量表

1. Zung 氏焦虑自评量表

Zung 氏焦虑自评量表（self-rating anxiety scale，SAS）是有 20 项条目的自评量表，每项评分 1～4 分，将总评分换算为标准分，50 分以下为正常，50～59 分为轻度焦虑，60～69 分为中度焦虑，70 分以上（含 70 分）为重度焦虑。

2. 广泛性焦虑障碍量表

广泛性焦虑障碍量表（generalized anxiety disorder scale，GAD-7）是有 7 项条目的自评量表，每项评分 0~3 分，总分 0~21 分。5~9 分为轻度焦虑，10~14 分为中度焦虑，15~21 分为重度焦虑。

3. 医院焦虑抑郁量表

医院焦虑抑郁量表（hospital anxiety and depression scale，HADS）是有 14 项条目的自评量表，每项评分 1~3 分，总分 1~42 分，包含两个独立的分量表（各为 21 分）评估焦虑和抑郁，中文版通常以 8 分作为分界值。

4. Zung 氏抑郁自评量表

Zung 氏抑郁自评量表（self-rating depression scale，SDS）是有 20 项条目的自评量表，每项评分 1~4 分，将总评分换算为标准分，50 分以下为正常，50~59 分为轻度抑郁，60~69 分为中度抑郁，70 分以上（含 70 分）为重度抑郁。

5. 患者健康问卷抑郁量表

患者健康问卷抑郁量表（patient health questionnaire，PHQ-9）是有 9 项条目的自评问卷，每项评分 0~3 分，总分 0~27 分。评分 5~9 分、10~14 分、15~19 分和 20~27 分分别代表轻度、中度、中重度和重度抑郁。

（二）疼痛、疲劳、睡眠相关评估量表

1. 数字评定量表

数字评定量表（numeric rating scale，NRS）用数字 0-10 表示疼痛依次加重的程度。0 分无痛，1~3 分为轻度疼痛，4~6 分为中度疼痛，7~10 分为重度疼痛。

2. 多维疲劳量表

多维疲劳量表（multidimensional fatigue inventory，MFI）是有 20 项条目的自评问卷，从综合疲劳、身体疲劳、精神疲劳、动机减少、活动减少 5 个方面来评价疲劳，分值越高，说明疲劳症状越严重。

3. 匹兹堡睡眠质量指数量表

匹兹堡睡眠质量指数量表（Pittsburgh sleep quality index，PSQI）由 19 项自评条目和 5 项他评条目（由睡眠同伴评定，仅供临床参考，不计入总评分）组成，包含主观睡眠质量、入睡时间、睡眠时间、睡眠效率、睡眠障碍、使用镇静催眠药和日间功能障碍 7 项因子，每项因子评为 0~3 分，0 分为没有困难，3 分为非常困难，总分 0~21 分，评分越高，代表睡眠质量越差。

（三）生活质量相关评估量表

健康相关生活质量（health-related quality of life，HRQOL），是一个多维的概念，包括生理、心理和社会功能，涉及与经济、文化背景和价值取向相联系的主观满意度。

1. 健康调查简表

健康调查简表（36-item short form health survey，SF-36）为应用广泛的生活质量标准化测量工具，从生理功能、生理职能、躯体疼痛、一般健康状况、精力、社会功能、情感职能以及精神健康 8 个维度全面调查生活质量。

2. 炎症性肠病生活质量问卷

炎症性肠病生活质量问卷（inflammatory bowel disease questionnaire，IBDQ）是 IBD 最常见的专用问卷，可评价肠道症状、全身症状、情感能力及社会能力 4 个方面，其分值越高，生活质量越好。IBDQ 被证实具有良好的信度和效度，已广泛应用于 IBD 的研究中。

三、诊断

虽然大多数 IBD 的研究都使用自我报告的方法来评估焦虑和抑郁，但是自评只能提示情绪症状的存在，不应与正式诊断的焦虑障碍或抑郁障碍相混淆。由于精神科主要基于症状学进行诊断，一般不主张非精神科医师做出精神障碍的诊断。

目前临床上焦虑障碍和抑郁障碍的诊断标准来自于《国际疾病分类（第 10 版）》（ICD-10）中的精神与行为障碍分类以及《美国精神障碍诊断统计手册（第 5 版）》（DSM-5）。

1. 广泛性焦虑障碍诊断要点

必须在至少 6 个月内的大多数时间存在焦虑的原发症状，这些症状通常应包含以下要素：①过度的焦虑和担忧（为将来的不幸烦恼，感到忐忑不安，注意困难等）；②运动性紧张（坐卧不宁、紧张性头痛、颤抖、无法放松）；③自主神经活动亢进（出汗、心动过速或呼吸急促、上腹不适、头晕、口干等）。

2. 抑郁障碍诊断要点

包括三条核心症状：①心境低落；②兴趣和愉快感丧失；③导致劳累增加和活动减少的精力降低。

七条附加症状：①注意力降低；②自我评价和自信降低；③自罪观念和无价值感；④认为前途暗淡悲观；⑤自伤或自杀的观念或行为；⑥睡眠障碍；⑦食欲下降。以及要求病程持续至少 2 周，并且存在具有临床意义的痛苦或社会功能的受损。

四、鉴别诊断

IBD 患者的焦虑、抑郁需与下列情况进行鉴别，以防误导治疗。

1. 躯体疾病相关焦虑抑郁

甲状腺功能亢进/减退、低血糖、嗜铬细胞瘤、系统性红斑狼疮等躯体疾病均可出现焦虑或抑郁症状，针对相关疾病进行相应的临床和实验室检查，可以明确诊断。此时的治疗应主要针对原发疾病。

2. 药源性焦虑抑郁

许多药物在长期应用、过量或中毒、戒断时可致典型的焦虑或抑郁症状。如甲状腺素、类固醇、抗精神病药物（过量）使用，镇静催眠药戒断时等，根据服药史可予鉴别。

3. 双相情感障碍

双相情感障碍是在抑郁发作的基础上，存在一次及以上的符合躁狂 / 轻躁狂的发作史，疾病特征是情感的不稳定性和转换性。根据明确的躁狂、轻躁狂发作史可予鉴别。

第四节　治　疗

目前对于 IBD 的治疗仍主要以药物和手术治疗为主，但新的治疗药物和方法也日益受到关注，心理干预正是其中之一。常用的心理干预手段有心理治疗和（抗抑郁）药物治疗。此外，生物制剂也显现出一定的抗抑郁效果。

一、心理治疗

既然不能忽略精神心理因素对 IBD 的影响，那么心理治疗也应该在 IBD 的治疗中占有一席之地。目前研究显示心理治疗能够改善 IBD 患者的情绪症状、躯体症状及生活质量，但对疾病活动或病程没有明显的益处。其中认知行为治疗、催眠和正念技术被证明是最有前景的方法。相比成人，儿童拥有更多的心理治疗支持证据，2018 年 ECCO 发布的儿童 UC 管理指南中指出儿童 IBD 中心应根据当地资源提供心理支持。

（一）认知行为治疗

认知行为治疗（cognitive behavioral therapy，CBT）是通过改变个人非适应性认知和行为模式来改善心理问题的治疗方法总和，包括认知疗法和行为治疗两大方向，具有高度结构化、短程高效、目标明确等特点，适用于合并抑郁焦虑的 IBD 患者，同时对改善睡眠障碍、缓解慢性疼痛也有效。在众多 IBD 的心理治疗方法中，其支持证据最多。尤其是对于抑郁的儿童 UC 患者，CBT 能减轻疾病相关活动性症状。目前 CBT 已被证实是一种改善儿童 IBD 抑郁症状和社会功能行之有效的方法。

（二）催眠

催眠为 IBD 的标准医疗提供了一个辅助手段。催眠有效最有力的证据是其与

IBD 活动相关的炎症减轻及生活质量的改善有关。催眠疗法能使 IBD 患者放松，集中注意力向内以屏蔽压力或干扰性刺激，进入深度恍惚状态，对平常不受意识控制的生理过程进行调节，从而改变肠道功能状态，可减轻腹痛等症状、降低疾病的活动度及提高生活质量。肠道定向催眠疗法（gut-directed hypnotherapy，GHT）已成功用于功能性胃肠疾病。有小样本研究显示其亦可改善 IBD 患者的肠道症状及生活质量。特别针对 UC，GHT 似乎具有免疫调节作用，可增强静止期 UC 患者的临床缓解。

（三）正念

正念是一种与心理健康和幸福相联系的心理技能，它鼓励患者把意识集中在当下，采取开放的、不评判、客观的态度来接纳目前的思维、行为和心身体验，防止执着于痛苦的生理感觉及消极的认知，避免过度的、不必要的烦恼。正念通常通过一系列呼吸、冥想和运动来训练患者对此时此刻的注意与觉知。专注于当下可以减轻 IBD 患者的躯体不适（如腹痛）及避免 IBD 患者沉浸在负面认知里（如将疾病发作的影响灾难化）无法抽离。正念干预已被证明可改善 IBD 患者的焦虑抑郁情绪及生活质量，对同时存在 IBS 型症状的 IBD 患者尤为有益。

二、药物治疗

抗抑郁药又称中枢神经调节剂，主要包括：选择性 5- 羟色胺再摄取抑制药（selective serotonin reuptake inhibitor，SSRI）；5- 羟色胺和去甲肾上腺素再摄取抑制药（serotonin norepinephrine reuptake inhibitor，SNRI）；去甲肾上腺素和特异性 5- 羟色胺能抗抑郁药（noradrenergic and specific serotonergic antidepressant，NaSSA）及三环类抗抑郁药（tricyclic antidepressant，TCA），具有抗焦虑、抗抑郁、镇痛、助眠及改善胃肠道症状等作用，常见的不良反应有胃肠道反应、体重增加、性功能障碍等。需要特别注意的是，SSRIs/SNRIs 与非甾体抗炎药或阿司匹林同时使用会增加消化道出血的风险。

抗抑郁药在脑 – 肠互动异常（disorders of gut-brain interaction，DGBI）疾病中的疗效已被证实，目前作为一种新兴的治疗方法也尝试应用于 IBD 中。一项近 600 万人的大型流行病学研究证实抗抑郁治疗（SSRI，SNRI，NaSSA 及 TCA）可降低未来 UC 的发生风险。人体研究表明，与健康对照组相比，UC 患者结肠黏膜组织中的去甲肾上腺素和 5- 羟色胺含量降低，这可能有助于解释 SSRI、SNRI 等在 UC 发病中的保护作用。但 SNRI、NaSSA 只降低 UC 的患病风险，而对 CD 无保护作用，由此推测 UC 和 CD 之间的黏膜免疫和屏障稳态存在差异，这可能是对抗抑郁药物反应差异的重要原因。一项系统评价显示抗抑郁药不仅能治疗 IBD 患者的焦虑抑郁，提高生活质量，而且能通过控制躯体症状和减少炎症改善患者预后。其中最受关注的是抗抑郁药对炎症的潜在作用，研究发现抗抑郁药可减少炎症细胞因子的产生，起到抗炎效果，从而降低 IBD 活动指数。只是，关于 IBD 的大多数试验都是回顾性和观察性的研究，缺乏随机对照研究（randomized controlled trial，RCT）。目前只有 3 种抗抑郁药物（噻奈普汀、度洛西汀及氟西汀）进行了 IBD 的安慰剂对照研究，其中一项还是非随机的，而且样本量都偏小，因此，亟须大型临床试验来证实抗抑郁药对于 IBD 的治疗作用。

三、生物制剂

因具有促进黏膜愈合、维持长期缓解等优势，生物制剂广泛应用于 IBD 的治疗中。有研究表明，抑郁症与免疫系统的激活和细胞因子的释放存在密切关系，因此生物制剂也可能具有抗抑郁的疗效。一项针对 IBD 患者的回顾性研究中，英夫利西单抗治疗与 PHQ-9 抑郁评分的显著降低相关。另一项观察性研究显示随着时间的推移，使用维得利珠单抗进行治疗的 IBD 患者抑郁症状和睡眠障碍得以改善。

IBD 患者往往存在不同程度的精神心理异常，尽早诊断和管理心理状态对 IBD 患者有益的，包括精神科在内的多学科合作诊疗模式有利于改善 IBD 的疾病结局，心身同治的综合治疗应成为未来 IBD 治疗的新趋势。

（罗娴　张燕）

主要参考文献

［1］ Gradus J L, Qin P, Lincoln ΛK, et al. Inflammatory bowel disease and completed suicide in danish adults [J]. Inflamm Bowel Dis, 2010, 16（12）: 2158-2161.

［2］ Swanson G R, Burgess H J, Keshavarzian A. Sleep disturbances and inflammatory bowel disease: a potential trigger for disease flare? [J]. Expert Rev Clin Immunol, 2011, 7（1）: 29-36.

［3］ Docherty M J, Jones R R, Wallace M S. Managing pain in inflammatory bowel disease [J]. Gastroenterol Hepatol（NY）, 2011, 7（9）: 592-601.

［4］ Meregnani J, Clarencon D, Vivier M, et al. Anti-inflammatory effect of vagus nerve stimulation in a rat model of inflammatory bowel disease [J]. Auton Neurosci, 2011, 160（1-2）: 82-89.

［5］ Goodhand J R, Greig FIS, Koodun Y, et al. Do antidepressants influence the disease course in inflammatory bowel disease? a retrospective case-matched observational study [J]. Inflamm Bowel Dis, 2012, 18（7）: 1232-1239.

［6］ 吴文源, 魏镜, 陶明, 等. 综合医院焦虑抑郁诊断和治疗的专家共识 [J]. 中华医学杂志, 2012, 92（31）: 2174-2181.

［7］ Halpin S J, Ford A C. Prevalence of symptoms meeting criteria for irritable bowel syndrome in inflammatory bowel disease: systematic review and meta-analysis [J]. Am J Gastroenterol, 2012,

107（10）：1474–1482.

[8] McCombie A M, Mulder R T, Gearry R B. Psychotherapy for inflammatory bowel disease：a review and update [J]. J Crohns Colitis, 2013, 7（12）：935–949.

[9] Ali T, Madhoun M F, Orr W C, et al. Assessment of the relationship between quality of sleep and disease activity in inflammatory bowel disease patients [J]. Inflamm Bowel Dis, 2013, 19（11）：2440–2443.

[10] Knowles S R, Monshat K, Castle D J. The efficacy and methodological challenges of psychotherapy for adults with inflammatory bowel disease：a review [J]. Inflamm Bowel Dis, 2013, 19（12）：2704–2715.

[11] Raison C L, Rutherford R E, Woolwine B J, et al. A randomized controlled trial of the tumor necrosis factor antagonist infliximab for treatment-resistant depression：the role of baseline inflammatory biomarkers [J]. JAMA Psychiatry, 2013, 70（1）：31–41.

[12] Moser G. The role of hypnotherapy for the treatment of inflammatory bowel diseases [J]. Expert Rev Gastroenterol Hepatol, 2014, 8（6）：601–606.

[13] Berrill J W, Sadlier M, Hood K, et al. Mindfulness-based therapy for inflammatory bowel disease patients with functional abdominal symptoms or high perceived stress levels [J]. J Crohns Colitis, 2014, 8（9）：945–955.

[14] Keethy D, Mrakotsky C, Szigethy E. Pediatric inflammatory bowel disease and depression：treatment implications [J]. Curr Opin Pediatr, 2014, 26（5）：561–567.

[15] Szigethy E, Bujoreanu SI, Youk A O, et al. Randomized efficacy trial of two psychotherapies for depression in youth with inflammatory bowel disease [J]. J Am Acad Child Adolesc Psychiatry, 2014, 53（7）：726–735.

[16] Ehde D M, Dillworth T M, Turner J A. Cognitive–behavioral therapy for individuals with chronic pain：efficacy, innovations, and directions for research [J]. Am Psychol, 2014, 69（2）：153–166.

[17] Gerbarg P L, Jacob V E, Stevens L, et al. The effect of breathing, movement, and meditation on psychological and physical symptoms and inflammatory biomarkers in inflammatory bowel disease：a randomized controlled trial [J]. Inflamm Bowel Dis, 2015, 21（12）：2886–2896.

[18] Mikocka–Walus A, Pittet V, Rossel J B, et al. Symptoms of depression and anxiety are independently associated with clinical recurrence of inflammatory bowel disease [J]. Clin Gastroenterol Hepatol, 2016, 14（6）：829–835.

[19] Neilson K, Ftanou M, Monshat K, et al. A controlled study of a group mindfulness intervention for individuals living with inflammatory bowel disease [J]. Inflamm Bowel Dis, 2016, 22（3）：694–701.

[20] Jonefjäll B, Öhman L, Simrén M, et al. IBS-like symptoms in patients with ulcerative colitis in deep remission are associated with increased levels of serum cytokines and poor psychological well-being [J]. Inflamm Bowel Dis, 2016, 22（11）：2630–2640.

[21] Jokela M, Virtanen M, Batty G D, et al. Inflammation and specific symptoms of depression [J].

JAMA psychiatry，2016，73（1）：87–88.

［22］Gracie D J，Irvine A J，Sood R，et al. Effect of psychological therapy on disease activity，psychological comorbidity，and quality of life in inflammatory bowel disease：a systematic review and meta-analysis [J]. Lancet Gastroenterol Hepatol，2017，2（3）：189–199.

［23］Williet N，Sarter H，Gower-Rousseau C，et al. Patient-reported outcomes in a French nationwide survey of inflammatory bowel disease patients [J]. J Crohns Colitis，2017，11（2）：165–174.

［24］Macer B J，Prady S L，Mikocka-Walus A. Antidepressants in inflammatory bowel disease：a systematic review [J]. Inflamm Bowel Dis，2017，23（4）：534–550.

［25］Sgambato D，Miranda A，Ranaldo R，et al. The role of stress in inflammatory bowel diseases [J]. Curr Pharm Des，2017，23（27）：3997–4002.

［26］Mikocka-Walus A，Bampton P，Hetzel D，et al. Cognitive-behavioural therapy for inflammatory bowel disease：24–month data from a randomised controlled trial [J]. Int J Behav Med，2017，24（1）：127–135.

［27］杨燕秋，王承党. 炎症性肠病与精神心理健康的相关性研究 [J]. 中华消化杂志，2017，37（3）：209–212.

［28］Stevens B W，Borren N Z，Velonias G，et al. Vedolizumab therapy is associated with an improvement in sleep quality and mood in inflammatory bowel diseases [J]. Dig Dis Sci，2017，62（1）：197–206.

［29］Regueiro M，Greer J B，Szigethy E. Etiology and treatment of pain and psychosocial issues in patients with inflammatory bowel diseases [J]. Gastroenterology，2017，152（2）：430–439.

［30］Mikocka-Walus A，Andrews J M. It is high time to examine the psyche while treating IBD [J]. Nat Rev Gastroenterol Hepatol，2018，15（6）：329–330.

［31］Hindryckx P，Laukens D，D'Amico F，et al. Unmet needs in IBD：the case of fatigue [J]. Clin Rev Allergy Immunol，2018，55（3）：368–378.

［32］Kohler C A，Freitas T H，Stubbs B，et al. Peripheral alterations in cytokine and chemokine levels after antidepressant drug treatment for major depressive disorder：systematic review and meta-analysis [J]. Mol Neurobiol，2018，55（5）：4195–4206.

［33］Turner D，Ruemmele F M，Orlanski-Meyer E，et al. Management of paediatric ulcerative colitis. part 1：ambulatory care-an evidence-based guideline from ECCO and ESPGHAN [J]. J Pediatr Gastroenterol Nutr，2018，67（2）：257–291.

［34］Kochar B，Barnes E L，Long M D，et al. Depression is associated with more aggressive inflammatory bowel disease [J]. Am J Gastroenterol，2018，113（1）：80–85.

［35］Gracie D J，Guthrie E A，Hamlin P J，et al. Bi-directionality of brain-gut interactions in patients with inflammatory bowel diseases [J]. Gastroenterology，2018，154（6）：1635–1646.

［36］Gracie D J，Hamlin P J，Ford A C. The influence of the brain-gut axis in inflammatory bowel disease and possible implications for treatment [J]. Lancet Gastroenterol Hepatol，2019，4（8）：632–642.

［37］Argollo M，Gilardi D，Peyrin-Biroulet C，et al. Comorbidities in inflammatory bowel disease：a call for action [J]. Lancet Gastroenterol Hepatol，2019，4（8）：643–654.

［38］Sturm A，Maaser C，Calabrese E，et al. ECCO-ESGAR guideline for diagnostic assessment in IBD. part 2：IBD scores and general principles and technical aspects [J]. J Crohns Colitis，2019，13（3）：273-284.

［39］Borren N Z，Woude C J，Ananthakrishnan A N. Fatigue in IBD：epidemiology，pathophysiology and management [J]. Nat Rev Gastroenterol Hepatol，2019，16（4）：247-259.

［40］Frolkis A D，Vallerand I A，Shaheen A A，et al. Depression increases the risk of inflammatory bowel disease，which may be mitigated by the use of antidepressants in the treatment of depression [J]. Gut，2019，68（9）：1606-1612.

［41］Moulton C D，Pavlidis P，Norton C，et al. Depressive symptoms in inflammatory bowel disease：an extraintestinal manifestation of inflammation? [J]. Clin Exp Immunol，2019，197（3）：308-318.

［42］Mikocka-Walus A，Ford A C，Drossman D A. Antidepressants in inflammatory bowel disease [J]. Nat Rev Gastroenterol Hepatol，2020，17（3）：184-192.

［43］Nocerino A，Nguyen A，Agrawal M，et al. Fatigue in inflammatory bowel diseases：etiologies and management [J]. Adv Ther，2020，37（1）：97-112.

第二十五章
炎症性肠病诊疗中心的构建

第一节 概 述

因为 IBD 不仅影响患者胃肠道生理功能，还可对患者生活质量、心理状态、其他生理系统功能造成负面影响，所以在 IBD 患者管理中仅仅依赖消化内科医师组建的医疗团队是不够的，还需其他专科医护人员的参与，例如结直肠外科医师、心理科医师、影像科医师、病理科医师以及 IBD 专科护士、造口专科护士等，甚至需要社工团体、医疗保险服务机构的参与。实际上，关于 IBD 患者的医疗质量改进、预后改进的相关研究明确表明先进合理的 IBD 患者管理模式可以延长缓解期时长、减少手术干预率、降低 IBD 疾病相关死亡率。虽然目前普遍认为建立 IBD 诊疗中心可以为 IBD 患者提供个体化精准的疾病管理服务，但是何为 IBD 诊疗中心、如何设定 IBD 诊疗机构必备的硬件设施、如何在单一医疗单位科学化地整合应用多学科医疗资源、如何协调规范 IBD 诊治过程，进而提高 IBD 患者就医体验的满意度、改善患者预后、提高医疗机构名誉，最终提高社会医疗资源的合理化利用度，这些措施的实施与目标的实现需要进一步研究讨论。

2016 年中共中央、国务院印发的《"健康中国 2030"规划纲要》中提出了建设全民健康的主要原则是"健康优先、改革创新、科学发展、公平公正"，所以在为 IBD 患者提供医疗服务时，应以全体 IBD 患者健康为首要目标，促进其躯体健康与心理社会健康和谐同步发展，破除医疗机构内利益固化藩篱，清除陈旧医院运行机制障碍，发挥体制创新、科技创新和信息化的引领支撑作用，提高 IBD 患者医疗服务质量和效益，实行 IBD 患者医疗服务绿色集约化发展。

为实现 IBD 患者医疗服务绿色集约化发展，已有相关共识可作为指导，其中包括 2016 年的《我国炎症性肠病诊治中心质量控制指标的共识》和 2017 年的《建立全国通用的炎症性肠病诊治过程的关键性质量控制指标的共识意见》，参照该共识，结合国家对医疗资源供给侧改革、等级医院制度改革推进，作为大城市中的医院，尤其是著名高等学府附属的集医疗、教学、研究为一身的公立医院更应积极设立 IBD 诊疗中心，带领地区基层医院提高对 IBD 患者医疗服务质量。2018 年中华医学会消化病学分会炎症性肠病学组制定了《中国炎症性肠病诊疗质控评估体系》，该共识提供切实可行的 IBD 诊疗中心建设、管理及质量评估操作流程。

第二节　诊疗中心的架构

IBD 诊疗中心的建立，是 IBD 患者实现绿色集约化管理的重要途径。通过建立 IBD 诊疗中心，IBD 患者可以获得一站式、全方位、长期持续的医疗服务，降低 IBD 患者就医成本，提高效益；IBD 诊疗中心单位通过对一定体量的 IBD 患者规范化、长期的管理，建立结构式电子化医疗记录，不仅有助于提高临床工作质量、提升专业领域名誉，对于科学研究也带来许多益处，例如稳定的研究对象群体、完整持续的医疗数据等。

在 IBD 诊疗中心架构建设中，多学科团队协作、多学科会诊制度及持续化的管理等制度被认为是最关键之处，其次还需要包括基本的医疗硬件设备、专业的人力资源、专业的技术服务以及合理的电子医疗信息管理系统。关于专业人力资源、多学科团队协作、会诊制度将会在下一节详细介绍。

持续化的管理制度，主要是指由于 IBD 疾病目前无法治愈，缓解期与活动期交替，期间需要接受生物制剂或（和）免疫抑制剂的治疗时需要检测药物疗效及其副作用等特点，可通过建立 IBD 患者随访系统，详细记录及追踪患者的治疗方案、药物使用、症状变化以实现 IBD 患者持续的管理，设立专门的 IBD 专科门诊、急诊绿色通道、住院诊治床位，保证 IBD 患者可获得定期随访和医院就诊途径。在医疗硬件设备方面，IBD 诊疗中心需要包括 IBD 专属的门诊及门诊必备设施、内镜中心（需可提供胃肠镜以及小肠镜或 SBCE 的检查）、CT、MRI、腹部超声检查、相应的实验室，该实验室可用于检测一定特殊检查条件或途径的检查项目，如 γ- 干扰素释放试验、巨细胞病毒检测、艰难梭菌检测、肠黏膜标本抗酸染色、巨细胞病毒免疫组化染色等。在专业的技术服务方面，IBD 诊疗中心需要可以提供随访患者的服务热线，提供的服务包括：接受患者咨询、指导患者应对药物不良反应或病情变化、安排患者就诊及住院等；此外，IBD 诊疗中心还应设立多渠道多媒体的健康宣教和咨询系统，定期举办健康宣教讲座。

第三节　多学科协作

在多项研究及共识中，医护人员及患者均认为多学科协助（multi-disciplinary team，MDT）是 IBD 诊疗中心的核心制度。之所以会有如此共识，取决于 IBD 疾病的特性。在 IBD 疾病诊断过程中，多个学会的指南均认为 CD 和 UC 的诊断尚无金标准，需要结合临床表现、内镜、影像学和病理组织学进行综合分析并随访观察，这就涉及消化内科医师、内镜医师、影像科医师及病理科医师，以及在随访过程中的 IBD 专科护士的参与；在 IBD 疾病发展过程中，部分患者需要手术干预治疗，此时需要外科医师与消化内科医师协作慎重评估手术的价值和风险，力求在最合适的时间施行最有效的手术；IBD 疾病多发病于青壮年且无法治愈，部分患者在疾病过程中经历儿童期、少年期、青年期，同时需要经历生育和（或）妊娠期，这就更需要消化内科医师与儿科医师、妇产科医师、药学专家相互协助，确保 IBD 患者在不同时期接受到精准治疗，避免药物对婴幼儿及青少年造成严重不良反应；IBD 作为全身性疾病，会影响患者的营养状态、心理状态，还可合并多种肠外表现或其他风湿免疫疾病，如并发脓疱疮、葡萄膜炎、骨关节炎或合并强直性脊柱炎等，这就需要消化内科医师与营养科医师、心理科医师、皮肤科医师、眼科医师、骨科医师及风湿科医师相互协作，为患者提供全方位的诊治。例如，针对一个肠道纤维性狭窄的 CD 患者案例，是选择继续药物干预治疗、内镜下狭窄肠道扩张还是外科手术切除狭窄肠道，就需要多学科协助制订治疗方案及后期随访计划，此时多学科协作至少需要消化内科医师、内镜医师、胃肠外科医师、影像科医师、超声科医师、营养医师多团队合作。再如，针对育龄期女性计划妊娠的案例，此时面对的治疗策略可能包括此时 IBD 疾病状态及药物使用、受孕时机、妊娠期维持缓解的药物、疾病活动监测及分娩方式等选择，此时则需要消化内科医师、生殖医学医师、产科医师、药学专家、新生儿科医师相互协作制订一个育龄期女性孕前、孕中及分娩后的疾病治疗及检测计划。由此可见多学科协作在 IBD 诊疗中心中的重要地位。但是选择何种资质的医师加入、以何种方式及角色加入都需要进一步的明确。

对于多学科团队的核心成员组成要求，首先对于消化内科医师，必须包含高级职称的 IBD 专业医师，并以领导者角色加入，在其中起指导作用；其次还应该包括建立以 IBD 为亚专业的消化内科医师为骨干的团体。消化内科在多学科协作时应占有主导地位，接受门诊、转诊、会诊，协调及参与各科会诊，主导确定诊治方案，负责建立资料库、标本库和全程随访。

其次，对于结直肠外科医师，应该包括具有 IBD 手术经验的外科医师或外科团队。在多学科团队协助中，外科医师主要负责确认手术指征、指导围手术期处理、手术、手术拍照及标本归档等工作。对于病理科医师和影像科医师，在目前的共识指南中均明确表明，至少需要有消化道疾病方向的专业基本技能。消化内镜医师团队组建时，不仅需要可以操作胃肠镜检查技术的医师，还需要可以操作小肠镜及胶囊内镜的医师，并且要求消化内镜医师在内镜下组织活检需要经过专业的训练，确保准确的活体组织标本的获取。此外，在多学科团队中也有对护士资源的要求，要求至少有一名 IBD 专科护士，如果条件允许可以添加造口专科护士，指导带有造口的 IBD 患者进行造口常规护理。

总之，在 IBD 诊疗中心建设中，需要以具有 IBD 诊治经验的消化内科医师或团队为主导，联合具有 IBD 诊治经验的胃肠外科及肛肠外科医师、影像科医师、病理科医师、内镜医师、IBD 专业护士、营养师、造口师、心理和社会志愿者、儿科医师、产科医师等，并提供 24 小时服务热线、快速便捷的转诊通道、成熟的诊治流程、完善合理的疾病评估方案、方便的互动式患者信息登记，开展成熟的 IBD 相关研究。同时，一个合格的 IBD 中心，必须定期开展一系列正式的患者教育项目以提高患者的疾病认知和满意度，提高治疗的意愿和依从性。

第四节　数据库的建立

一个 IBD 诊疗中心必须具备数据库、信息技术和审计系统来支持 IBD 患者的诊疗服务，优化医疗管理。通过提供一个可以用于医师、护士、患者、科学研究人员的系统化、结构化的信息收集系统，可以为 IBD 患者提供高质量的医疗服务，提高医务工作效率，增强科研可靠性。

对于患者而言其好处在于，IBD 诊疗团队通过医师门户随时获得患者的病史、药物使用等相关细节，保证提供给患者更有针对性、更安全的服务。同时该系统支持 IBD 诊疗团队通过电话、电子邮件或通过患者门户，为 IBD 患者提供医疗支持、严格的监测。这可以减少门诊预约和住院次数。患者可以通过患者门户进入自己的个人资料，以便更好地了解自己的疾病状况并支持自我疾病管理。

对于医疗团队的好处在于患者每次接触时均进行系统化、结构化的信息收集，可以保证为患者提供高效率、高性价比及高质量的医疗服务。同时可以监测患者的治疗结局，评估治疗方案的合理性和性价比。对于研究团队，设计合理的数据库和规范化的使用有助于发展具有当地特色的患者研究队伍，成为当地、国家和国际重要的 IBD 研究资源。对于政府工作团队而言，此类数据可推进健康医疗大数据应用体系，为 IBD 相关卫生政策的制定提供强有力的依据。

对于每个中心所设定的数据库，应包含每一位就诊的 IBD 患者，为每一位就诊的 IBD 患者建立唯一的档案号码，使用电子信息化管理，准确记录 IBD 患者诊疗细节，包含症状、药物使用情况、手术信息等。

总而言之，系统化结构化的数据库是 IBD 诊疗中心建立的必要条件，是 IBD 诊疗中心长久发展的关键。IBD 诊疗中心应积极与先进的信息技术服务机构相互合作，制订具有双方知识产权的信息系统，利用互联网 + 医疗，添加患者门户，丰富信息系统的数据，为当地的 IBD 患者谋取利益，为当地、中国及世界的 IBD 疾病管理及研究做贡献。

第五节　标　本　库

IBD 诊疗中心组织库是系统收集和储存手术切除的组织标本、血液样品及相关提取物的机构，为科研工作提供可靠的 IBD 研究资源。同时将数据库与组织库联合管理，保证数据统一，是提高其应用价值的关键。在组织库建立前以及使用过程中有诸多细节需要注意，尤其因为涉及人体的医学科学技术研究活动，需要注意遵守相关法律法规，如《涉及人体的医学科学技术研究管理办法》等。在组织库使用过程中，还应有专人管理和负责，签署知情同意，监督标本留取、提取保存、标记、储存及信息化登记管理等过程。

第六节　有　效　沟　通

合理及有效的沟通是保证 IBD 患者规范治疗和规律随访的重要条件。IBD 患者了解疾病管理计划的益处和风险后可能会更加接受并愿意分享自己关于诊疗方案的意见，并遵循治疗和监测计划。炎症性肠病患者通常需要采用免疫调节剂和生物制剂治疗，这些治疗方法可能非常有效，但是也有可能存在严重的不良反应或副作用。因此，必须要与患者在使用前讨论药物不良反应的风险。由于沟通时间的限制，以及信息化的普及，患者极大可能预先从互联网和其他患者处获取关于药物使用的错误信息，以及缺乏有效与患者及其家属分享准确数据的工具，使沟通过程更具挑战性，因此医务工作者更需要耐心细致地做好有效沟通。

医护工作者在与患者沟通的过程中，需要承认情感因素对风险感知能力的影响，并且要意识到与患者沟通时可能出现沟通错误或误解。发生误解的最常见原因是统计数据的转述错误。医护人员应明确知道在 IBD 患者中很少有人从事与医学统计学相关的职业，所以在对他们陈述相关研究的数据、某种药物的疗效、某种药物不良反应风险时，应当注意 IBD 患者是否准确理解各种数字的含义。例如已有荟萃分析表明高度的相对风险数据可能导致患者及其家属的担忧远远超出绝对增长的极小比例。例如，在一项研究中，要求患者选择两种同样有效的药物之一 ——药物 A（据说减少死亡的相对危险度为 80%）和药物 B（据说每 100 人中可预防 8 人的死亡）——更有可能选择药物 A。其中最重要的原因是对患者提供数据的分母并不相同，使得数据并不具有可比性，并且无论是讲述药物疗效还是不良反应，相对数据给出的数据总会给患者以扩大实际效应的误导，所以与患者及其家属沟通过程中应注意充分说明相对数据和绝对数据，在对比中采用统一的统计学数据的格式，以避免造成信息传递错误。其次，造成信息传递不准确的原因是，在医患沟通中，医生通常采用口语化描述相关风险及效益，例如"非常常见""非常罕见""很多人有效"，其实这种语言对于不同心理状态的患者及其家属理解是不同的，更有可能会给对自己疾病治疗方案不确定的患者造成不必要的恐慌。所以在医患沟通中，医生应当不断学习补充相关知识，避免采用含糊的经验数据与患者沟通。

总而言之，在与 IBD 患者沟通过程中，最难沟通的是明确各种治疗方案的利弊、了解治疗药物的疗效及不良反应风险。所以面对此类问题，医师应具备严谨的科研态度，采取患者易于理解的方式，向患者及其家属准确阐述各种风险的概率，最终在征得患者及其家属个人意愿后制订相应的治疗方案，从而提高患者对治疗和不良反应监测的依从性，提高疗效，减少严重不良反应发生。

第七节　优化管理

随着中国经济的发展，城市规模的不断扩大，在大城市相应的医院建立一个 IBD 诊疗中心并非难事，但是一个诊疗中心不是仅具备相应人才、硬件设备、信息系统就可以顺利开展，还需要持续的优化管理。

IBD 诊疗中心作为服务类型产业，在优化管理中可以借鉴相应的管理学模型及管理工具，例如 Six Sigma、Minitab 等，目的是为 IBD 患者提供安全、及时、有效、高效、公平的医疗服务、节省中心运营成本、提升中心业内名誉、带给中心积极向上的文化氛围。

在进行优化管理过程中，应设立相应的委员会，由 IBD 诊疗中心的领导层成员担任，其主要职责是：设立管理初始阶段的各种职位；确定具体的改进项目及改进次序，分配资源；定期评估各项目的进展情况，并对其进行指导；当各项目小组遇到困难或障碍时，帮助他们排忧解难等。

在优化管理具体过程中，应注意到不同人群的需求。例如对于 IBD 患者，准确的个人 IBD 的科普信息、高质量的医患沟通、明确的治疗团队的负责人是其关注的重点。所以改善时可以在 IBD 诊疗中心开展线上线下健康讲座，进行患者教育；制订规范的沟通框架，进行医患沟通，减少沟通错误；在为每一个 IBD 患者确定明确的治疗团队的核心人物时，通常由消化内科医师担任。对于 IBD 诊疗中心的医师而言，IBD 专业领域知识储备、多学科合作与交流是关注的重点。所以在 IBD 诊疗中心开展定期学术交流、读书报告、影像学阅片学习、病理组织学学习、疑难病例讨论、教学查房等，提升 IBD 诊疗中心医护人员的专业水平是非常有必要的。由于 CD 和 UC 的疾病特点不完全相同，所以 CD 和 UC 的疾病管理应根据疾病各自的特点进行优化。例如尽管大多数 UC 患者可以通过内科药物治疗获得疾病缓解，但是仍有 20%~30% 的患者最终需要手术干预治疗，尤其是急性重症 UC、难治性 UC 及合并癌变的 UC，所以在优化 UC 患者管理过程中，肠镜、乙状结肠镜、直肠镜等内镜的定期复查，及时、精准地监测药物疗效、癌变，内外科紧密沟通及外科手术团队快速响应等流程优化是非常有必要的。

患者的生活质量评估是 IBD 诊疗中心需要额外关注的重点内容，所有 IBD 治疗的最终目标是：维持长的缓解期，减少复发，降低致残率、手术干预率，提高生活质量。所以在 IBD 诊疗中心应当设置特定的服务流程——生活质量评估及改善指导，同理这也涉及多学科协作，其中尤其重要的有心理科医师、社工团体、护理团队等。在生活质量提高的同时，IBD 诊疗中心应配备相应的数字信息管理系统，提高服务过程中信息流的流动性，从而为患者、医生、护士、社会力量间的合作注入活力。

在 IBD 诊疗中心服务及管理优化过程中，明确完成定义需求、明确治疗评估指标、分析改进措施、实施改进方案、控制改进方向，最终达到改善 IBD 患者就诊体验、提高医护人员专业水平、提升医疗服务质量的目的。

（郅敏　何欢）

主要参考文献

[1] Law C C, Sasidharan S, Rodrigues R, et al. Impact of specialized in patient IBD care on outcomes of IBD hospitalizations: a cohort study [J]. Inflamm Bowel Dis, 2016, 22（9）: 2149-2157.

[2] 中华医学会消化病学分会炎症性肠病学组. 建立我国炎症性肠病诊治中心质量控制指标的共识 [J]. 中华内科杂志, 2016, 55（7）: 568-571.

[3] Borren N Z, Conway G, Tan W, et al. Distance to specialist care and disease outcomes in inflammatory bowel disease [J]. Inflamm Bowel Dis, 2017, 23（7）: 1234-1239.

[4] 中华医学会消化病学分会炎症性肠病学组. 建立全国通用的炎症性肠病诊治过程的关键性质量控制指标的共识意见 [J]. 中华炎性肠病杂志（中英文）, 2017, 1（1）: 12-19.

［5］Harbord M，Eliakim R，Bettenworth D，et al. Third European evidence-based consensus on diagnosis and management of ulcerative colitis. part 2：current management [J]. J Crohns Colitis，2017，11（1）：3-25

［6］Gomollon F，Dignass A，Annese V，et al. Third European evidence-based consensus on the diagnosis and management of Crohn's disease 2016. part 1：diagnosis and medical management [J]. J Crohns Colitis，2017，11（1）：3-25.

［7］Turner D，Carle A，Steiner S J，et al. Quality items required for running a paediatric inflammatory bowel disease centre：an ECCO paper [J]. J Crohns Colitis，2017，11（8）：981-987.

［8］中华医学会消化病学分会炎症性肠病学组. 中国炎症性肠病诊疗质控评估体系 [J]. 中华炎性肠病杂志（中英文），2018，2（4）：260-261.

［9］Ng S C，Shi H Y，Hamidi N，et al. Worldwide incidence and prevalence of inflammatory bowel disease in the 21st century：a systematic review of population-based studies [J]. Lancet，2018，390（10114）：2769-2778.

郑重声明

高等教育出版社依法对本书享有专有出版权。任何未经许可的复制、销售行为均违反《中华人民共和国著作权法》,其行为人将承担相应的民事责任和行政责任;构成犯罪的,将被依法追究刑事责任。为了维护市场秩序,保护读者的合法权益,避免读者误用盗版书造成不良后果,我社将配合行政执法部门和司法机关对违法犯罪的单位和个人进行严厉打击。社会各界人士如发现上述侵权行为,希望及时举报,我社将奖励举报有功人员。

反盗版举报电话　(010)58581999　58582371

反盗版举报邮箱　dd@hep.com.cn

通信地址　北京市西城区德外大街4号　高等教育出版社知识产权与法律事务部

邮政编码　100120

读者意见反馈

为收集对教材的意见建议,进一步完善教材编写并做好服务工作,读者可将对本教材的意见建议通过如下渠道反馈至我社。

咨询电话　400-810-0598

反馈邮箱　gjdzfwb@pub.hep.cn

通信地址　北京市朝阳区惠新东街4号富盛大厦1座　高等教育出版社总编辑办公室

邮政编码　100029

防伪查询说明

用户购书后刮开封底防伪涂层,使用手机微信等软件扫描二维码,会跳转至防伪查询网页,获得所购图书详细信息。

防伪客服电话　(010)58582300